妇产科与儿科常见疾病诊疗

主 编 单红英 孙 伟 刘 静 曾伟丽
董 宇 任 贺 王晓波

中国海洋大学出版社

·青岛·

图书在版编目(CIP)数据

妇产科与儿科常见疾病诊疗 / 单红英等主编. —青岛:中国海洋大学出版社,2024.7
ISBN 978-7-5670-3917-9

Ⅰ.R71;R4

中国国家版本馆 CIP 数据核字第 202409FQ56 号

Diagnosis and Treatment of Common Diseases in Obstetrics and Gynecology and Pediatrics

出版发行	中国海洋大学出版社
社　　址	青岛市香港东路 23 号　　　　　邮政编码　266071
出 版 人	刘文菁
网　　址	http://pub.ouc.edu.cn
电子信箱	369839221@qq.com
订购电话	0532－82032573(传真)
责任编辑	韩玉堂　　　　　　　　　　　　电　话　0532－85902349
印　　制	蓬莱利华印刷有限公司
版　　次	2024 年 7 月第 1 版
印　　次	2024 年 7 月第 1 次印刷
成品尺寸	185 mm×260 mm
印　　张	40
字　　数	1000 千
印　　数	1～1000
定　　价	188.00 元

发现印装质量问题,请致电 0535－5651533,由印刷厂负责调换。

前　言

　　科学地规范诊疗程序与操作常规是提高医疗技术水平十分重要的基础工作。妇产科和儿科疾病的临床诊治通常需要医师结合自身临床经验对患者的临床资料进行综合分析、逻辑推理,从而得出正确的诊断,提出合理的治疗方案。为进一步完善和发展临床妇产科与儿科学术体系,使临床工作者全面掌握妇产科、儿科常见病的诊疗进展及学术理论研究现状,加强理论对实践的指导意义,提高妇产科、儿科临床诊治水平,我们在总结多年临床诊治、教学、科研、工作经验的基础上,编写了本书。

　　本书系统论述了妇产与儿科学的基础理论和临床实践,着重介绍了临床常见病、多发病的病因、流行病学、临床表现、诊断与鉴别诊断及其具体治疗措施。努力做到理论联系实际,基础联系临床。内容新颖、实用,重点突出,并且深入浅出,简明扼要,包括很多国内外研究的新进展及先进技术,可以反映目前该领域的新面貌。本书可对临床进修实习医师、研究生以及临床护理工作者的临床实践起到一定的指导和借鉴作用。

　　本书各章节内容编写设置如下:主编单红英编写了前言、第六章第四节至第八节、第八章第一节,共 59.87 千字;主编孙伟编写了第十九章第一节至第九节,共 47.87 千字;主编刘静编写了第十九章第二十四节至第三十七节,共 108.56 千字;主编曾伟丽编写了第一章第十五节、第六章第一节至第三节、第十章第六节、第十一章第一节至第三节,共 32.65 千字;主编董宇编写了第十八章第一节至第十节、第十六节至第二十八节,共 105.41 千字;主编任贺编写了第二十一章第十三节至第十五节,共 21.66 千字;主编王晓波编写了第二十一章第一节至第三节、第六节、第十二节,共 11.78 千字;副主编李玄编写了第十三章第五节至第六节、第十五章,共 31.45 千字;副主编程雪婧编写了第二十一章第四节至第五节、第七节至第十一节,共 20.98 千字;副主编李巧玉编写了第一章第十节、第十七节至第十八节、第三章第二节、第四节至第六节、第四章至第五章、第七章第一节至第五节、第八章第四节至第八节,共 101.28 千字;副主编李玉洁编写了第一章第十六节、第三章第三节,共 11.88 千字;副主编赵福英编写了第一章第十三节至第十四节,共 18.59 千字;副主编黄青霞编写了第十章第一节至第四节、第十三章第一节至第四节,共 52.49 千字;副主编王飞编写了第十九章第十三节至第十四节、第二十节,共 11.45 千字;副主编李静编写了第十九章第二十一节至第二十二节,共 11.23 千字;副主编张云云编写了第十九章第四十七节至第五十节,共 11.54 千字;副主编刘丽君编写了第一章第一节至第七节、第十一节至第十二节、第九章,共 32.13 千字;副主编李硕编写了第七章第六节,共 5.98 千字;副主编王柳编写了第八章第二节至第三节,共 11.11 千字;副主编曲晓丽编写了第二章,共 10.98 千字;副主编宋丹编写了第十八章第十一节至第十三节、第十九章第十节、第十五节至第十九节、第四十六节,共 52.10 千字;副主编彭昕欣编写了第二十章第三节至第四节,共 10.70 千字;副主编张艳编写了第一章第八节至第九节,共 5.56 千字;副主编张宁编写了第十六章至第十七章、第十八章第十四节至第十五节、第十九章第十一节、第二十三节、第三十八节至第四十四节、第五十一节,共 90.48 千字;副主编王会明编写了第十章第五节、第十一章第四节至第六节、第十二章、第十四章、第二十章第一节至第二节,共 59.28 千字;编委王璐编写了第十九章第四十五节,共 3.43 千字;编委胡国敏编写了第十一章第七节,共 3.29 千字;编委宋永丽编写了第十章第七节,共 3.19 千字;编委逯彩虹编写了第三章第一节,共 3.11 千字;编委董伟然编写了第十九章第十二节,共 2.76 千字。

由于我们的学识水平有限,书中不足之处在所难免,恳请同行专家及读者批评指正。

编者

2024 年 6 月

目　录

第一章 女性生殖系统炎症

第一节 外阴炎

外阴炎是指外阴(阴阜、大阴唇、小阴唇、阴蒂和阴道前庭)的皮肤和黏膜发生的炎症。由于外阴是月经血的流向之处,阴道口又是性交、分娩及各种宫腔操作的必经通道,加之阴道分泌物、尿液、粪便的刺激,因此易发生炎症,其中小阴唇最易受罹。

一、病因

非特异性外阴炎多为混合感染,常见的病原体为葡萄球菌、乙型溶血性链球菌、大肠埃希菌以及变形杆菌等。局部刺激是外阴炎的易患因素,如月经血或产后恶露的刺激,宫颈炎、阴道炎及宫颈癌时的分泌物,尿液、粪便,特别是尿瘘的尿液和粪瘘的粪便长期刺激,糖尿病含糖的尿液以及卫生巾或护垫引起的物理及化学性刺激,穿紧身化纤内裤造成的局部通透性差和经常湿润刺激等,易引起外阴部的炎症,尤以外阴瘙痒时的搔抓伤,细菌很容易自伤口侵入引发炎症。

二、临床表现

炎症多发生于小阴唇内、外侧或大阴唇,严重时可波及整个外阴部。急性期多主诉外阴部痒、痛、肿胀、灼热感,活动、性交及排尿排便时加重。由于病变累及范围及轻重程度不同,表现也有所不同。可有局部充血、红肿、糜烂,甚至有抓痕,毛囊感染形成的毛囊炎、疖肿,外阴皮肤脓疱病、汗腺炎等。病情严重时,可形成外阴部蜂窝织炎、外阴脓肿、腹股沟淋巴结肿大等,也可形成外阴溃疡而致行走不便。慢性外阴炎多主诉外阴部瘙痒,检查可见局部皮肤或黏膜增厚、粗糙、皲裂甚至苔藓样改变。

三、诊断

根据病史及检查所见诊断并不困难,阴道分泌物检查有助于明确病因。可以了解是否有滴虫、假丝酵母菌、淋菌、衣原体、支原体、细菌等感染,还应查尿糖,除外糖尿病伴发的外阴炎,对年轻患者,特别是幼儿,应检查肛周有无蛲虫及虫卵,以排除蛲虫引起的炎症。

四、治疗

1.一般治疗

急性期尽量减少活动,避免性生活,保持外阴局部清洁、干燥,停用外阴局部的刺激性外用品。

2.局部药物治疗

用1:5 000高锰酸钾液洗外阴部,每日2~3次,擦干后用抗生素软膏涂抹,如用1%的新霉素软膏或金霉素软膏,或敏感试验软膏及可的松软膏等。此外,还可选用局部中药治疗,如苦参、蛇床子、白鲜皮、土茯苓、黄柏各 15g,川椒 6g,水煎熏洗外阴部,每日 1～2 次。

3.局部物理治疗

(1)急性期

1)紫外线疗法:用紫外线照射局部。第 1 次用超红斑量(10～20 个生物剂量),如炎症控制不满意,每日再增加 4～8 个生物剂量。急性期控制后可隔日照射 1 次,直至痊愈。

2)超短波治疗:超短波可用单极法,距离 4～6 cm,无热量,每次 5～6 min,每日 1 次,炎症逐渐控制后可改用微热量,每日 1 次,每次 5～8 min。

3)微波治疗:用圆形电极,距离 10 cm,输出功率 30～60 W,每次 5～10 min,每日或隔日 1 次。

(2)慢性期

1)超短波治疗:用单极,微热量,每次 10～15 min,隔日 1 次,10～15 次为一疗程。

2)微波治疗:圆形电极,距离 10 cm,输出功率为 90～100W,每次 15 min,隔日 1 次。

3)红外线疗法:距离 40 cm,每次 20～30 min,每日 1 次,8～12 次为一疗程。

4)坐浴:用 1∶1 500 高锰酸钾液,水温 40 ℃左右,每次 15～30 min,5～10 次为一疗程。

4.病因治疗

积极寻找病因并进行病因治疗,针对不同感染选用相应敏感药物。由糖尿病的尿液刺激引起的外阴炎,应治疗糖尿病;由尿瘘、粪瘘引起的外阴炎,应及时实施修补手术;由阴道炎或宫颈炎引起者,则应对其治疗。

五、预防

保持外阴清洁、干燥;减少局部刺激,如紧身化纤内裤、分泌物、尿液、粪便等;积极治疗各种易导致外阴炎的疾病。

(刘丽君)

第二节　前庭大腺炎

前庭大腺炎是病原体侵入前庭大腺引起的炎症。

一、病因

本病常为混合感染。常见的病原体为葡萄球菌、链球菌、大肠埃希菌,随着性传播疾病发病率的增加,淋病奈瑟球菌及沙眼衣原体已成为常见的病原体。此外尚有厌氧菌,其中以类杆菌最多见。因类杆菌属是正常阴道内寄居者,感染机会较多。急性炎症发生时,细菌首先侵犯腺管,腺管开口因炎症肿胀阻塞,渗出物不能排出可形成脓肿。

二、临床表现

本病多发生于单侧前庭大腺,急性炎症发作时,患侧外阴部肿胀,烧灼感,疼痛剧烈,甚至影响排尿、排便,以至于行走困难。检查可见患处红、肿、触痛,可触及肿块。如已形成脓肿,肿块有波动感,触痛更明显,如未及时处理,脓肿可继续增大,较薄的囊壁可自行破溃,脓液流出后,患者自觉症状减轻。当破口较小,引流不畅,脓液不能全部流出时,其症状可反复发作。常伴有腹股沟淋巴结肿大、体温及白细胞升高等感染征象。

三、诊断

根据病史及临床所见诊断不难,典型的临床表现是外阴单侧肿大、疼痛、触痛、触及包块。如有破溃,可见脓液流出,或挤压局部见分泌物或脓液。可伴有发热、腹股沟淋巴结肿大和白细胞升高等全身症状。脓液或分泌物检查及培养有助于确定感染的病原体,选择敏感的抗生素。

四、治疗

急性期应卧床休息,给予抗生素治疗。抗生素的选择应依据药敏试验。但因药敏试验需要一定时间,为避免治疗延误,在药敏试验结果尚未获得之前,应采用经验用药。由于前庭大腺炎的病原体多为需氧菌、厌氧菌及衣原体的混合感染,因此,应选择广谱抗生素或联合用药。可参照常用抗生素的抗菌谱:青霉素对革兰阳性球菌,如链球菌、肺炎球菌及敏感的葡萄球菌作用较强;第一代头孢菌素对革兰阳性球菌作用较强,第二代头孢菌素抗菌谱广,对革兰阴性菌的作用较强,第三代头孢菌素的抗菌谱及抗酶性能优于第二代头孢菌素,有些对厌氧菌有效。可以口服,当患者出现发热、白细胞升高等全身症状时,最好选用静脉给药。如尚未化脓,使用抗生素促使其逐渐好转、吸收;若已形成脓肿,则应切开引流。治疗期间,应保持外阴清洁,可同时进行局部坐浴、理疗等。

(刘丽君)

第三节　前庭大腺囊肿

前庭大腺囊肿是因前庭大腺管开口部阻塞,分泌物不能排出,积聚于腺腔所致。可发生在前庭大腺脓肿消退后,脓液逐渐吸收转为清液形成囊肿;也可发生在分娩时阴道及会阴部损伤后形成的瘢痕组织阻塞腺管口;或会阴侧切、缝合时,损伤前庭大腺管,使之阻塞。先天性腺管狭窄或腺腔内分泌物黏稠排出不畅也可导致囊肿形成。

一、临床表现

如囊肿小且无感染,患者多无自觉症状。当囊肿增大时,外阴患侧肿大,有时可出现外阴坠胀感或性交不适。检查可见外阴患侧肿大,可触及界限清楚、质地较软的囊性肿物,大小不等,多为椭圆形,患侧小阴唇被展平,囊肿较大时,阴道口被挤向健侧。可继发感染形成脓肿反复发作。

二、诊断

根据外阴患侧肿大,触及囊性包块等临床表现可以做出诊断。有继发感染时可有触痛。须注意应与大阴唇腹股沟疝鉴别,后者与腹股沟环相连,挤压后能复位。包块消失,向下屏气,肿物又出现。

三、治疗

较小的囊肿可不做处理,定期随诊。如囊肿较大且有明显症状,或反复发作疼痛,可行手术治疗。前庭大腺囊肿造口术方法简单,损伤小,不影响腺体功能,是常选择的手术方式。需要注意的是,切口应足够大,并放置引流,以防术后切口粘连闭合,再次形成囊肿。近年来采用的 CO_2 激光造口治疗具有操作简单、治疗时间短、无须缝合、术中出血少、无须住院、治愈率高、复发率低、不良反应少、感染发生率低、能保持腺体功能、不影响性生活质量等优点。

(刘丽君)

第四节 婴幼儿外阴阴道炎

婴幼儿阴道炎常见于 5 岁以下儿童,多合并外阴炎,主要是与婴幼儿局部解剖特点有关,其外阴发育差,不能遮盖尿道口及阴道前庭,细菌容易侵入,易发生阴道炎;婴幼儿阴道环境与成人不同,雌激素水平低,阴道上皮薄,糖原少,乳酸菌为非优势菌,局部抵抗力低下,易受细菌感染。另外,婴幼儿外阴不清洁,大小便易污染。因此婴幼儿容易患阴道炎、外阴炎。临床表现主要为阴道分泌物增多伴外阴瘙痒、局部红肿等。近年来,随着性病传播的增多,婴幼儿阴道炎不断增多,已成为临床医师不可忽视的问题。

一、幼女外阴阴道特点

1.外阴特点

婴幼儿大阴唇尚未发育完全,皮下脂肪薄,不能完全覆盖阴道、尿道,因此容易受外来细菌的侵犯。

2.阴道特点

女婴的子宫腺体和阴道上皮在出生后 2 周内由于胎儿时期受母体胎盘所分泌的大量雌激素的影响,体内仍然存在雌激素的影响,出生后随着雌激素水平的不断下降会有少量的白色黏稠的分泌物自阴道流出,有时可见到少量的血性分泌物流出。这些均为正常现象,此时阴道分泌物呈酸性(pH 约为 5.5),阴道尚有自净作用。随着体内雌激素逐渐被代谢,阴道上皮失去了雌激素的影响,阴道黏膜变薄,上皮内糖原减少,阴道的 pH 上升为 6~8,分泌物逐渐减少,自净作用明显减弱。此时阴道内的益生菌-乳酸杆菌极少,而其他致病菌较多,致病菌作用于抵抗力较弱或受损的外阴、阴道时,极易产生婴幼儿阴道炎及外阴炎。

二、病因

(1)婴幼儿卫生习惯不良,外阴部不清洁、穿开裆裤随地乱坐、大便擦拭方向不对等都可能引起病原微生物侵入抵抗力低的外阴及阴道,导致外阴或阴道炎。

(2)婴儿的尿布更换不及时,大小便刺激外阴,容易引起外阴感染。

(3)婴幼儿肛门处有蛲虫感染时,患儿因瘙痒而手挠将蛲虫污染外阴、阴道引起感染。

(4)婴幼儿出于好奇,可将花生米、扣子、糖块、橡皮等异物置入阴道内,引起继发感染。

(5)患有足癣或念珠菌性阴道炎的家长将自己的衣物与婴幼儿的衣裤一起清洗,而引起因污染而传播导致感染。也可能在公共场所,因为浴池、浴具、游泳池等间接传播引起感染,但发生率相对较低。

三、病原体

婴幼儿阴道炎大都由多种细菌感染引起。非特异性感染则绝大多数为大肠埃希菌属感染。此外,葡萄球菌、链球菌、变形杆菌等也都属于较为常见的病原体,而假丝酵母菌、淋病奈瑟球菌、滴虫引起的婴幼儿阴道炎虽有上升趋势,但仅占一小部分。

婴幼儿卵巢尚未分泌雌激素,也未接受过雌激素治疗,所以阴道 pH 较高,不适合假丝酵母菌生长繁殖。婴幼儿念珠菌性阴道炎的发生率较低。滴虫主要是通过浴池、浴具、游泳池等间接传播。虽然滴虫在体外环境中的生活能力很强,既耐寒又耐热,在洗衣服的肥皂水中也能生存,传染力很强,但由于女童的阴道呈碱性,所以不容易感染。随着性病发病率的升高,婴幼儿淋球菌性阴道炎的发病率有所增加,婴幼儿没有性接触史,因此其发病多与父母患病有关。

四、临床表现

婴幼儿外阴、阴道炎的主要症状是外阴阴道瘙痒、阴道分泌物增多,外阴阴道口黏膜充血、水肿并伴有脓性分泌物流出。婴幼儿往往不能明确诉说症状,常表现为哭闹、烦躁不安、用手指搔抓外阴,通过手指抓伤可使感染进一步扩散。当伴有尿路感染时,会出现尿急、尿频、尿痛等症状。婴幼儿的外阴、阴道炎在急性期若被父母疏忽或因症状轻微未予治疗,病变加重,则外阴表面可出现由感染所致的溃疡,可造成小阴唇相互粘连。粘连处往往留有小孔,排尿时尿液经小孔流出,会出现尿流变细、分道或尿不成线等。如果阴道炎长期存在,患儿阴道粘连、严重者甚至造成阴道闭锁影响日后的经血流出,给女童健康造成严重危害。

若为阴道异物引起的阴道炎,可引起阴道分泌物持续增多且为脓血性、有臭味;若为蛲虫所致的阴道炎,婴幼儿会感到外阴及肛门处奇痒,阴道流出多量稀薄的、黄色脓性分泌物。

五、诊断

由于婴幼儿的语言表达能力差,不能主动配合医生,因此在诊断上有一定的困难。因此采集病史时需细心询问患儿母亲及保育人员,检查时手法要轻柔,设法分散患儿的注意力,以获得满意的检查结果。个别情况下需要在全身麻醉下对患儿进行检查。

1. 外阴检查

用示指、中指轻轻分开大阴唇,仔细观察外阴、阴道及前庭处。用棉拭子或吸管取阴道分泌物查找阴道毛滴虫、假丝酵母菌或涂片染色做病原学检查,以明确病原体,必要时做细菌培养。

2. 必要时行阴道窥镜检查

可用宫腔镜、支气管镜或鼻镜作为阴道窥器,清楚地了解阴道及宫颈的情况,检查阴道黏膜上皮及分泌物的性状。应同时用棉棒取阴道分泌物做涂片染色进行病原学检查及药物敏感试验。如果阴道内有异物,可在直视下取出异物。

3. 直肠腹部双合诊

用右手示指或小指伸入患儿的肛门,与腹部双手配合触摸阴道内有无异物、子宫大小及了解盆腔情况。另外进行肛诊时可协助取阴道分泌物,将伸入直肠的手指向前外方挤压阴道后壁,使阴道分泌物流出,涂片送检。

六、治疗

患儿就诊时多以外阴炎合并阴道炎居多,应同时治疗。

1. 局部处理

(1)发病初期一般仅为外阴炎,外涂抗生素软膏即可。若不及时治疗,则易上行感染至阴道,此时只单纯外阴治疗效果较差,必要时加用口服抗生素。反复感染治疗效果不佳者应排除阴道异物。有报道应用橡皮导尿管插入阴道注入敏感抗生素做阴道冲洗,一方面可探知阴道内有无异物;另一方面如果阴道内有细小异物可将其冲出。

(2)小阴唇粘连可发生在上、中、下各段或呈不规则,粘连中间有一透明线,如果粘连面积小则多无症状。粘连严重则可导致尿液和分泌物积聚,常伴尿线方向改变、排尿疼痛和反复发作的外阴阴道炎。轻度粘连者可应用雌激素软膏外用,每日一次,经 2~4 周粘连可自然分离。中、重度粘连应进行小阴唇分离术,消毒外阴后轻轻分开,暴露粘连的小阴唇,以棉签向两侧分离,由浅入深,逐渐暴露阴道口及尿道口(可能会有少量出血),然后以碘伏棉球消毒分离后的创面,并涂以红霉素软膏及雌激素软膏,每日一次。术后尽量保持患儿外阴清洁,每日坐浴 1~2 次,连续 1~2 周,多可治愈。

(3)如有异物应尽早取出,可用肛门推移法或鼻内镜取出,若治疗效果不满意,可行宫腔镜下异物取出术,宫腔镜下取出异物较其他方法更加诊断明确、操作准确、成功率高。儿童期处女膜孔直径为 4~7 mm,而宫腔检查镜直径为 3.5~5 mm,加以麻醉的应用,可使宫腔镜进出不损伤处女膜,但家属的知情同意是必不可少的。

(4)外阴炎及小阴唇粘连的复发率高,应指导婴幼儿母亲正确清洗外阴方法,清洗方向应由前向后,不可用力擦洗,以免损伤皮肤及黏膜。清洗外阴时尚应观察有无外阴充血、水肿等炎症表现并及时给予治疗,以免延误治疗导致阴道炎和小阴唇再次粘连。

2. 药物治疗

根据检查及化验结果针对病原体选择相应的抗生素口服及外用。

(1)细菌性阴道炎:在儿童的阴道炎中最常见的是细菌性阴道炎,正常儿童阴道内的菌群有葡萄球菌、草绿色链球菌、肠球菌、大肠埃希菌、不动杆菌等,当抵抗力下降或外来致病菌入侵而感染时,致正常菌群失调,致病菌、机会致病菌繁殖,阴道炎症发生。治疗原则以抗厌氧菌药物为主,可给予甲硝唑 15 mg/kg,每日 2~3 次,口服,共 7 d,或克林霉素 5~10 mg/kg,每日 2 次,口服,连用 7 d。局部可涂抹克林霉素软膏或甲硝唑凝胶,每晚 1 次,连用 7 d。治愈率可达 95% 左右。

(2)滴虫性阴道炎:主要表现为外阴奇痒,阴道分泌物灰黄、稀薄、有泡沫、有臭味。阴道及外阴充血、水肿。以甲硝唑治疗为首选,可口服甲硝唑或替硝唑片剂,连服 5~7 d,每天清洗外阴,局部可涂抹甲硝唑凝胶。

(3)支原体、衣原体感染:支原体感染往往为幼托或家长间接传播,表现为慢性迁延不愈的浆液性黄白色阴道分泌物增多和不同程度的自觉症状。可给予口服红霉素,每日 50 mg/kg,每日 3~4 次,或阿奇霉素 5~10 mg/kg,每日 2 次,连用 10~14 d,严重者可于服药同时给予药液冲洗外阴及阴道。

(4)念珠菌性阴道炎:主要表现为外阴奇痒,阴道分泌物增多和烧灼感,阴道黏膜充血、糜烂。白带呈豆渣样混浊,外阴皮肤有抓痕及损伤。诊断明确后即刻停止应用任何抗生素,并给予口服 B 族维生素,制霉菌素片剂或两性霉素 B,5～7 d,或氟康唑 3～6 mg/kg,每日 1 次,连用 3 d。每日以清水洗外阴,可将达克宁霜、制霉菌素悬浮液或 0.1%的两性霉素 B 水溶液涂抹在阴道外口及阴唇内侧,每日 2～3 次,连用7～10 d,每月巩固治疗 7 d,共2～3 个月。

七、预防

对于婴幼儿外阴阴道炎,预防是非常重要的。

(1)注意保持婴儿外阴清洁和干燥。小婴儿使用尿布,最好选择柔软、透气好的纯棉制品,少用或不用"尿不湿";大小便后要及时更换尿布,每天坚持清洗外阴,擦洗时要注意自上而下拭净尿道口、阴道口及肛门周围,并轻轻拭干阴唇及皮肤皱褶处;皮肤如有皲裂,应涂擦无刺激性的油膏,最后在外阴及腹股沟处搽少量爽身粉,以保持局部干燥。应避免过多粉剂进入阴道引起对阴道黏膜的刺激。

(2)尽早穿封裆裤,尽量不让孩子在地板上坐卧;衣服要柔软、宽松、舒适,少穿或不穿紧身裤、高筒袜等。

(3)要重视大小便后的清洁,特别是小便后,应用质量有保证的柔软的卫生纸拭擦尿道口及周围。注意小便的姿势,避免由前向后流入阴道。大便后应用清洁的卫生纸,由前方向后方擦拭,以免将粪渣拭进阴道内。

(4)婴幼儿的浴盆、毛巾等生活物品要固定,专人专用,避免与其他人或成人交叉感染。

(刘丽君)

第五节　老年性阴道炎

老年性阴道炎或绝经后阴道炎是指绝经后,由于卵巢功能衰退,雌激素水平下降,阴道壁萎缩,上皮细胞糖原含量减少,局部 pH 上升,阴道抵抗力低下,细菌易于繁殖生长造成炎症所致。其阴道改变也可见于卵巢切除或放疗之后,或产后哺乳过久的妇女。

一、临床表现

临床表现主要为白带增多,白带呈脓性或黄水样,有臭味,或混有血液,阴道黏膜薄,充血发红,甚至点状出血。严重者可波及阴道前庭及尿道口,可出现尿频、尿痛症状。

二、诊断

根据上述表现,结合年龄、绝经情况,不难诊断,但应注意除外宫颈、宫体及输卵管癌的可能。

三、治疗

治疗原则是补充雌激素。即 HRT(雌激素替代疗法),改变全身及阴道局部因雌激素缺乏所造成的系列症状。其次是改善阴道局部的环境,保持清洁。

1.局部治疗

用1%的乳酸或1∶5 000 的高锰酸钾溶液冲洗外阴、阴道,然后阴道放置甲硝唑栓或诺氟沙星(氟哌酸)栓剂(0.2 g),每晚 1 次,连用 7～10 d。也可配合使用欧维婷软膏(雌三醇软膏)涂外阴,每日 1～2 次局部使用,效果良好。

2.全身治疗

(1)补佳乐(戊酸雌二醇,1 mg/片)口服 1 粒,1 次/天,适用于切除子宫后单纯补充雌激素患者。

(2)克龄蒙(戊酸雌二醇片/雌二醇环丙孕酮片复合包装)每板药片按序贯连续给药,适用于围绝经期妇女,保持规律周期性子宫出血。

(3)利维爱(7-甲基异诺酮)2.5 mg,口服,每日或隔日 1 次。

3.中药治疗

(1)治带片。每片 0.25 g,每次口服 5～8 片,每日 2～3 次。

(2)知柏地黄丸。每丸重 9 g,口服每次 1～2 丸,2 次/天。

(刘丽君)

第六节　滴虫性阴道炎

滴虫性阴道炎是由阴道毛滴虫感染所致,是阴道炎症最为常见的一种。

一、临床表现

主要症状是白带增多,白带呈白色、绿色或黄绿色,带泡沫,有腥味,严重者可带血液;其次是外阴瘙痒,伴外阴、阴道烧灼感及性交痛。若伴尿道膀胱感染,可有尿频、尿急及血尿。检查可发现阴道黏膜红肿,点状出血,甚至呈草莓样突起。

二、诊断

依据典型上述表现,白带涂片镜检或培养找到阴道毛滴虫,即可诊断。

三、治疗

多种方法都有效,但多易复发,故治疗应彻底。治疗期间应避免性交,每天换内裤并用物理方法消毒,如晒、烫、煮等,性伴侣需同时治疗。

1.局部治疗

(1)先用 0.5%～1% 乳酸或醋酸溶液或 1：5 000 高锰酸钾溶液冲洗外阴、阴道,减少阴道分泌物,有利于药物作用。改变阴道酸碱度,抑制毛滴虫生长繁殖。

(2)主要抗滴虫药物为甲硝唑(甲硝哒唑)、乙酰胂胺(滴维净)、卡巴胂等,最常用者为甲硝唑栓剂(含甲硝唑 0.5 克/粒),1 粒阴道置入,每晚 1 次,连用 10 d。也可用甲硝唑 200～400 mg片剂置入阴道,每晚 1 次,连用 10 d;卡巴胂(200 mg)或乙酰胂胺 1 片,阴道置入,每晚1 次,连用 10 d。为防复发,应于第 2、第 3 次月经干净后同上方法继续治疗,并复查白带,连续 3 次阴性方为痊愈。

2.全身治疗

(1)对反复发作病例,应检查性伴侣小便及前列腺液,发现滴虫应与患者同时全身治疗。

甲硝唑 200 mg 口服,3 次/天,连用 7 d,同时阴道上药;或甲硝唑 0.5~1 g 口服,2 次/天,连用 7 d;或奥硝唑胶囊 500 mg 口服,2 次/天,连用 5 d,或 1500 mg 睡前单次口服;或替硝唑 1 000 mg口服,2 次/天,连用 5 d。服药期间应注意不能服含乙醇饮料。孕早期甲硝唑对胎儿有致畸可能,故孕 20 周前应避免口服治疗。

(2)若合并真菌感染或阿米巴感染,可服用曲古霉素 10 万~20 万单位,2 次/天,连用 5~7 d。

3.中药治疗

(1)妇科止带片。每片 0.25 g,口服,每次 5 片,3 次/天。

(2)苦参栓。每粒重 1.2 g,含苦参碱为氧化苦参碱汁 100 mg,每晚 1 粒,塞入阴道深处。

(3)子宫丸。每粒 1.2 g,每晚 1 粒,塞入阴道深处。每周 1 次或 2 次,4 次为 1 个疗程,未愈者可继续用 2~3 个疗程。

(4)也可用蛇床子 200 g 或百部 50 g 加水煎煮,冲洗外阴部。

(刘丽君)

第七节　细菌性阴道病

细菌性阴道病是一种以加德纳菌(Gardner)菌、各种厌氧菌、Mobiluncus 菌及支原体引起的阴道混合感染,局部炎症不明显,有 10%~50% 的患者可无症状。1984 年瑞典专门国际会议认为命名为炎症(细菌性阴道炎、非特异性阴道炎)不妥,而定为细菌性阴道病。

一、临床表现

本病有症状者主要是白带增多,白带呈鱼腥臭味,阴道灼热、瘙痒。

二、诊断

阴道分泌物 pH>4.5,涂片发现线索细胞(clue cell)或见到 Mobiluncus 菌,阴道分泌物氢氧化钾试验阳性,脯氨酸氨肽酶测定阳性等,即可诊断。

三、治疗

对无症状细菌性阴道病患者须常规治疗,但应对拟行的妇科手术及计划生育手术进行治疗;无须常规治疗患者性伴侣;对有早产史的细菌性阴道病患者及所有有症状的细菌性阴道病孕妇予以治疗。

1.阴道冲洗

用 0.5% 乳酸溶液或 0.5%~1.0% 醋酸溶液冲洗阴道,每晚 1 次。同时使用下列药物口服及阴道上药。

2.甲硝唑

0.2 g 口服,3 次/天或每次 0.4 g,每日 2 次或 3 次,连用 7 d,同时阴道 200 mg 上药,每晚 1 次。也可用四环素或磺胺噻唑 0.5 g 做成栓剂,每晚 1 粒阴道上药,共 10 d。若有真菌同时感染,阴道内同时上咪康唑栓,每晚 1 次,连用 7~10 d。

3.克林霉素

300 mg 口服,2 次/天,连服 7 d。该药可用于孕妇,也可用克林霉素 1%～2%油膏涂于阴道,每晚 1 次。

4.氨苄西林

500 mg 口服,每 6 h 一次,连用 5～7 d。

5.匹氨西林

700 mg 口服,2 次/天,连用 7 d。

6.中药治疗

(1)当归龙荟丸。每粒重 6g,每袋重 12 g,口服 6～9 g,2 次/天。

(2)妇科止带片。每片 0.25 g,口服 5 片,3 次/天。

(3)四妙丸。每 15 粒重 1 g,每次口服 6 g,3 次/天。

(4)知柏地黄丸。每丸重 9 g,口服每次 1～2 丸,2 次/天。

（刘丽君）

第八节　病毒性阴道炎

一、阴道尖锐湿疣

尖锐湿疣(condyloma acuminate)是由人乳头状瘤病毒(human papailoma virus,HPV)感染引起的鳞状上皮增生性疣状病变,为性传播性疾病。

(一)病因

HPV 属乳多空病毒科 A 亚群内的一组 DNA 病毒,病毒颗粒在电镜下呈球形,遗传信息包含在一个共价团环的双链 DNA 内。HPV 可感染人的皮肤及黏膜上皮细胞,诱发细胞增生,产生乳头状瘤样病变,其中人生殖道感染较多见。目前发现的 70 余型 HPV 中,30 余型与泌尿生殖感染有关,最常见的是 HPV-6、11、16、18 型。HPV-6、11 等为低危型,多诱发良性湿疣;HPV-16、18 等为高危型,与宫颈上皮瘤样病变及宫颈癌、阴道癌、外阴上皮内瘤样病变以及外阴癌等有关。

(二)流行病学

HPV 感染的发病率有逐年上升的趋势,生殖道 HPV 感染多见于育龄妇女,好发年龄在 16～35 岁,孕妇尤其妊娠晚期孕妇 HPV 感染率比正常人群高。

(三)感染途径

感染途径主要是通过性交直接传染,患病 3 个半月时传染性最强,故有性乱者最易感染。少数是通过日常生活用品,如内裤、浴盆、浴巾等间接感染。

(四)病理

肉眼可见散在疣状或乳头状瘤状损害,镜下可见上皮角质层轻度角化,表现为角化不全。其特点为乳头状瘤样增生、棘层增厚、皮突增粗延长,甚至呈不规则向下增生,类似鳞癌;但其最突出的表现则是损害的浅表部出现细胞质空泡化。空泡化细胞较正常细胞大,核浓缩,核周围有透亮晕。真皮内毛细血管扩张,周围有中等度慢性炎症细胞浸润。

(五)临床表现

潜伏期为 1~8 个月,平均为 3 个月。病变以性交时易受损伤的部位多见,阴道病变常伴随大小阴唇、阴蒂、肛周及宫颈部位的尖锐湿疣。临床症状常不明显,部分有外阴瘙痒、烧灼痛或性交后疼痛。典型体征为微小散在的乳头状疣,柔软,其上有细小的指样突起,或为小而尖的丘疹,质稍硬,孤立、散在或成簇状,呈粉色或白色。病灶逐渐增大、增多,互相融合成鸡冠状或菜花状,顶端可有角化或感染溃烂。检查疣体表面粗糙,质脆,触之可脱落,不痛。晚期可出现白带增多和性交后出血。

(六)诊断

典型病例,肉眼可做出诊断。对体征不典型者,需进行辅助检查以确诊。

1.病理组织学检查

尖锐湿疣镜下呈外向性生长,增生的乳头小而密集,表层细胞有角化不全或过度角化;棘细胞层高度增生,有中空细胞出现,为 HPV 感染的特征性改变;基底细胞增生,真皮水肿,毛细血管扩张,周围有慢性炎细胞浸润。

2.聚合酶链反应(PCR)

PCR 方法简便、快速,敏感性高,特异性强。可检测极微量 HPVDNA,不仅可确诊是否为 HPV 感染,且能确定 HPV 类型。注意取新鲜病变表面的刮取物或病变组织以提高阳性率。

3.核酸 DNA 探针杂交

以原位杂交应用较多,有助于对组织学可疑病变的鉴别。

(七)鉴别诊断

1.扁平湿疣

扁平湿疣是二期梅毒的一种表现,损害为生殖器部位的扁平状丘疹,成群分布,湿润而光滑,暗视野显微镜检,可在损害组织内找到梅毒螺旋体,梅毒血清反应为强阳性。

2.生殖器癌

癌有明显浸润,常形成溃疡,病理组织学检查,有癌细胞。

3.假性湿疣

为独立的良性病变,多为丘疹性,局限在小阴唇黏膜,呈沙粒状,症状轻,常并有其他阴道炎症。HPV 病毒(一),无传染性。

(八)治疗

治疗原则为去除外生疣体,改善症状和体征。

1.局部药物治疗

用药前局部涂以 1%的地卡因行表面麻醉以减轻疼痛。

(1)5% 氟尿嘧啶(5-FU)软膏:每周外涂 1~2 次,共 10 周。

(2)1%酞丁安膏涂擦:每天 3~5 次,4~6 周可痊愈,因刺激性小,被广泛应用。

(3)33%~50%三氯醋酸液:外涂,每周 1 次,1~3 次可痊愈。毒性小,对周围正常皮肤无损害,病变修复后不形成瘢痕。

(4)0.5%鬼臼毒素:外涂,每天 2 次,3 d 为 1 个疗程,或20%鬼臼毒素,每周 1 次,共1~6 周。

2.物理或手术治疗

微波是在疣体基底部凝固,适用于任何部位病变;激光适用于任何部位疣及难治疗、体积大、多发疣;冷冻适用于疣体较小及病灶较局限者;手术适用于较大带蒂的疣体,为防止复发,配合其他治疗。

3.干扰素

干扰素(interferon)具有抗病毒、抗增生及调节免疫的作用,可限制 HPV 病毒的复制;减慢病变部位中细胞的分裂速度;增强宿主对感染 HPV 的防御反应。

常用干扰素 α-2b 500 万 IU,分 5 个点注于疣灶内,每周 3 次,共 3 周;或干扰素 α-2a 皮下注射 300 万 IU 或 900 万 IU,每周 3 次,共 4 周;或用奥平,每次 1 粒,隔天 1 次,外用,6～10次为 1 个疗程。

二、阴道疱疹

生殖器疱疹(genical herpes,GH)是由单纯疱疹病毒引起的一种性传播疾病。

(一)病因

病原体是单纯疱疹病毒(herpes simplex virus,HSV),属疱疹病毒的一种,90%的患者由HSV 2 型引起,10%则由 HSV-1 型引起。人体是其唯一天然宿主,在体内终生潜伏,可被激活,引起复发感染。

(二)流行病学

生殖器疱疹引起的女性生殖系统感染在病毒性疾病中居首位。有报道近年来在发展中国家患病人数急剧上升。

(三)感染途径

传染途径是与生殖器疱疹患者发生性接触,有疱疹病史而无症状的带菌者也是传染源。

(四)临床表现

初次感染 HSV 者,潜伏期为 2～12 d,急性期全身症状为发热、畏寒、恶心、全身肌肉痛。局部症状:初起烧灼感,渐出现痒感红丘疹,典型病损为红斑基础上群集粟米大小样的水疱,经3～5 d损害大小阴唇、宫颈、阴道及肛门。水肿合并广泛水疱,搔抓后糜烂而产生溃疡及疼痛。83%的妇女排尿困难伴肿大淋巴结,有触痛。病程 8～10 d 达高峰,2 周后渐退,3～4 周溃疡结痂、愈合。原发性感染多有性伴侣感染史。

1.复发性感染

原发性感染消退后,1 年内可有 60% HSV-1 和 90% HSV-2 复发。病程为 1～2 周,病变轻,愈合快,常在原部位,损害小而少。复发多有诱因,如发热、经期、精神创伤或性生活过频。

2.不典型 HSV 感染

无明显感染病史及典型症状,仅有一般宫颈黏液脓性分泌物,血尿性膀胱炎,偶有下腹痛。但血清学检测有 HSV-2 抗体,需引起警惕。

(五)诊断

典型患者一般诊断不难,为确诊可做实验室诊断,常用以下方法。

1.病毒培养

早期疱疹培养率最高,晚期痂内几乎为 0。用病毒培养拭子收集疱液及溃疡基底,在培养基中 24 h 分离出病毒。

2.涂片细胞学检查

刮取组织,染色,镜检。有条件可用电镜找病毒颗粒。

3.HSV 抗原检查

采用直接免疫荧光或间接免疫酶技术,在组织切片中查找 HSV 抗原。

4.血清抗体

一般用于排除感染。

5.DNA 探针

PCR 技术进行 DNA 体外扩增,敏感性高,对无症状及潜伏感染有价值。

(六)治疗

生殖器疱疹为一种病毒感染性疾病,易复发,与细胞免疫有关,属自限性疾病,抵抗力增强可自愈。

1.一般治疗

(1)保持疱疹壁完整、清洁与干燥。阴部用生理盐水冲洗,每天 2～3 次,吸干水分,防止继发感染。

(2)合并细菌感染时,应用敏感抗生素。

(3)局部疼痛明显,可外用盐酸利多卡因软膏或口服止痛药。

2.抗病毒治疗

(1)阿昔洛韦(acyclovoir,ACV):能选择性地抑制病毒生长繁殖。阿昔洛韦片 200 mg 口服,每天 5 次,共用 7～10 d;皮肤黏膜疱疹破溃后可外用 3％～5％阿昔洛韦软膏;病情严重时,阿昔洛韦静脉注射,5 mg/kg 注射,每 8 h1 次,共注射 5～7 d。

(2)1％酞丁安软膏外用每天 3 次,6 周为 1 个疗程。

(3)干扰素制剂:新型干扰素 Opin 栓(奥平栓)每次 1 粒,隔天 1 次,放阴道内,6～10 次为 1 个疗程。

(七)预防

避免与生殖器疱疹患者性交,避孕套不能完全防止病毒传播。对反复发作的患者,在前驱期应口服阿昔洛韦,可产生部分或完全的保护作用。

(张　艳)

第九节　阿米巴性阴道炎

阿米巴性阴道炎(ameba vaginitis)较少见。阿米巴病是由溶组织内阿米巴引起的大肠感染。肠外阿米巴主要为肝脓肿,阿米巴性阴道炎罕见。多由阿米巴病原体随大便排出后直接感染外阴及阴道,如全身情况差或阴道黏膜上皮细胞有损伤时阿米巴滋养体易侵入损伤部位引起炎症。

一、病因

本病为继发感染,因阴道接近肛门,肠道阿米巴滋养体随粪便排出可直接感染下生殖道,通过滋养体伪足运动和溶组织酶分解而侵犯阴道黏膜,使组织坏死,形成溃疡,充满着黄棕色坏死物质及细胞碎片、黏液及红细胞、白细胞,病灶周围还有淋巴细胞及少数浆细胞浸润,如机体抵抗力低者还可侵犯下至外阴、上至子宫颈及子宫内膜发生炎症。

二、临床表现

阴道分泌物增多,呈血性、浆液性或脓性。出现疼痛性溃疡,常见于阴道,其次为宫颈和外阴。溃疡的口小而底大,呈潜行性,其边缘不整齐,显著突起,表面覆以果酱状黏液,底部有坏死组织,溃疡和溃疡间的阴道黏膜正常,但散在的小溃疡也可融合成片。触之易出血,触痛明显。有的病例由于阴道结缔组织反应明显,可呈肿瘤样增生,极易误诊为恶性肿瘤或结核。

三、诊断

本病发病较少,但根据有腹泻或痢疾的病史,注意观察典型症状阴道有溃疡,也可做出诊断。确诊须做涂片检查,取溃疡处分泌物加 1 滴生理盐水立即检查,可检出活动的滋养体,加美兰于盐水中染色,可使滋养体核更清晰。找到阿米巴滋养体即可确诊;也可于阴道溃疡处做活组织病理检查,找到圆形的阿米巴滋养体确诊。如两项皆为阴性,可做培养,培养法即将阴道分泌物做特殊培养。本法的阳性率较前两种方法为高,但需要一定的人力及技术。

四、鉴别诊断

须与梅毒、淋巴肉芽肿、癌、结核相鉴别,须依靠活体组织病理检查确诊。

五、治疗

(一)全身用药

本病确诊后以全身用药为主。

1.甲硝唑

用量为 200～400 mg,每天 3 次,10～14 d 为 1 个疗程,对阿米巴原虫有杀灭作用,毒性小,疗效高,本药口服后有效血药浓度可维持 12 h。

2.氯奎宁

每天 0.6 g,分 2 次口服,连服 2 d 后改为 0.3 g,每天一次,2～3 周为 1 个疗程。服药后可有食欲减退、恶心、呕吐、腹泻等反应。

3.替硝唑

每次 500 mg,每天 4 次,3 d 为 1 个疗程。服药后会发生一过性白细胞减少。

4.奥硝唑

对肠内、肠外阿米巴疾病均有效,孕期禁用,每次口服 500 mg,每天 4 次,3 d 为 1 个疗程。

5.二氯尼特

二氯尼特又称安特酰胺,能直接杀灭阿米巴原虫,对肠内、肠外阿米巴均有效,可与依米丁(吐根碱)或氯喹合用,每次口服 500 mg,每天 3 次,10 d 为 1 个疗程。

(二)局部用药

在以上用药基础上辅以局部用药。用 1%乳酸或 1：5 000 高锰酸钾液,每天冲洗阴道 1 次,冲洗后擦干,上甲硝唑栓 200 mg,7～10 d 为 1 个疗程。

（张　艳）

第十节　急性外阴溃疡

急性外阴溃疡，属外阴良性溃疡，一般发病急剧，局部症状明显，溃疡迅速发展，有时并有发热及其他全身症状。通常发生于青、中年妇女，身体虚弱者多见。溃疡数目及大小不定，有时相邻病灶可相融合而成一较大溃疡，并有复发倾向。

一、病因

由于在溃疡分泌物中发现一种两端粗钝的大革兰阳性杆菌，即粗大杆菌，以往认为是一种独立疾病，命名为急性女阴溃疡。但以后发现粗大杆菌在培养基的特点与阴道杆菌的性质完全一致，两者实际是阴道的一种正常栖居细菌。故现在认为本病可能是白塞病、结节性红斑或生殖器疱疹的一种特殊类型。

二、临床表现

（一）外阴局部溃疡

可发生于外阴的各部位，但以大、小阴唇内侧最为常见，溃疡的数目及程度各异，多可数个，少可仅有一个，大可成片，甚至造成小阴唇缺损，溃疡可能很深，表面附有脓苔及污秽的分泌物；小者可能仅有粟粒大小，病变很轻。

（二）外阴红肿疼痛

红肿程度因人而异，均可伴有外阴疼痛，有时疼痛较为剧烈。

（三）全身症状

一般多伴有发热、乏力。

三、辅助检查

1.血常规

白细胞总数可升高，如合并其他感染可见有中毒颗粒。

2.涂片或细菌培养

取溃疡面分泌物涂片可查到粗大的革兰阳性杆菌。

3.活体组织检查

怀疑有恶变时取病变组织做病理检查，对排除癌变有重要价值。

四、诊断

参考诊断标准如下。

(1)外阴溃疡表现的数目、程度、大小可多样，或有其他感染特征。

(2)外阴红肿、疼痛明显。

(3)发病急剧，可伴有发热等全身症状。

(4)辅助检查：溃疡表面分泌物中可查到粗大的革兰阳性杆菌。

五、治疗

显然本病非一般化脓性感染，故在治疗上对抗生素并无反应。

（一）全身治疗

可以充分补液多饮水。对病情急剧、有发热等全身症状者,如合并其他感染应加用抗生素,如青霉素 800 万 U,静脉滴注,每天 1 次。另外,头孢曲松(菌必治)对合并淋病者有效。对白塞氏病宜加用皮质类固醇激素,如给氢化可的松 100 mg,静脉滴注,每天 1 次;或泼尼松 5 mg,口服,每天 2 次。还应补充维生素 B、C。必要时给予免疫球蛋白。

（二）局部治疗

①保持外阴清洁干燥,可给 1∶5 000 高锰酸钾溶液坐浴,擦干后穿柔软的棉内裤以避免剧烈摩擦;②以红霉素软膏或 1%～2% 硝酸银软膏外涂。

（李巧玉）

第十一节　急性宫颈炎

急性宫颈炎是指从子宫颈外口到子宫颈内口的宫颈黏膜、黏膜下组织发生急性感染。感染的病原体主要为淋病奈瑟球菌及沙眼衣原体,其次为葡萄球菌、链球菌、肠球菌等。急性宫颈炎主要见于感染性流产、产褥期感染和阴道异物并发感染。

一、临床表现

急性宫颈炎的主要症状是白带过多、脓性,阴道分泌物的刺激可引起外阴瘙痒及灼热感,也可出现经间期出血,性交后出血。常有下泌尿道症状,如尿频、尿急、尿痛。妇科检查见宫颈充血、水肿、黏膜外翻,有脓性分泌物从宫颈流出,宫颈触痛,质脆,触之易出血。若为淋球菌感染,可见尿道口、阴道口黏膜充血、水肿以及多量脓性分泌物。

二、诊断

取宫颈分泌物涂片做革兰染色,若光镜下平均每个高倍视野有 30 个以上中性粒细胞,可诊断化脓性宫颈炎,同时应做淋病奈瑟球菌及沙眼衣原体的检测,以明确病原体。

三、治疗

治疗主要针对病原体。对于单纯急性淋病奈瑟球菌性宫颈炎主张大剂量、单次给药,如头孢曲松钠 250 mg,单次肌内注射,或头孢克肟 400 mg 单次口服;或大观霉素 4 g,单次肌内注射;或环丙沙星 500 mg 单次口服。治疗衣原体药物有四环素类,如多西环素 100 mg,2 次/天,连服 7 d;或红霉素类如阿奇霉素 1 g 单次顿服,或红霉素 500 mg,4 次/天,连服 7 d;或喹诺酮类如氧氟沙星 300 mg,2 次/天,连服 7 d;左氧氟沙星 500 mg,1 次/天,连服 7 d。

（刘丽君）

第十二节　慢性宫颈炎

慢性宫颈炎多见于分娩、流产或手术损伤宫颈后,病原体侵入而引起感染。主要病原体为葡萄球菌、链球菌、大肠埃希菌及厌氧菌;其次为性传播疾病的病原体,如淋病奈瑟球菌、沙眼衣原体。卫生不良或雌激素缺乏,局部抗感染能力差,也易引起感染。近年来的研究显示:单纯疱疹病毒 2 型(HSV-2)和人乳头状瘤病毒 16 型(HPV-16)与宫颈糜烂的发生密切相关。急性宫颈炎治疗不彻底可转为慢性宫颈炎。

一、临床表现

主要症状是阴道分泌物增多。分泌物呈乳白色黏液状,有时呈淡黄色脓性,可有血性白带和性交后出血。

当炎症涉及膀胱下结缔组织时,可出现尿急、尿频。若炎症沿宫骶韧带扩散到盆腔,可有腰骶部疼痛、下腹坠胀。宫颈黏稠脓性分泌物不利于精子穿透,可造成不孕。

二、病理改变

1.宫颈糜烂

宫颈糜烂是慢性宫颈炎最常见的一种病理改变。宫颈外口处的宫颈阴道部外观呈细颗粒状的红色区,称为宫颈糜烂。糜烂面为完整的宫颈管单层柱状上皮所覆盖,其下间质透出呈红色,并非真性糜烂,国外已改称宫颈柱状上皮异位。由于宫颈管柱状上皮抵抗力低,病原体易侵入发生炎症。

宫颈糜烂根据其深浅程度分为 3 型:糜烂面仅为单层柱状上皮所覆盖,表面平坦,称为单纯性糜烂;如果腺上皮过度增生并伴有间质增生,糜烂面凹凸不平呈颗粒状,称为颗粒型糜烂;当间质增生显著,表面呈乳头状,称为乳突型糜烂。根据糜烂面积大小可将其分为 3 度:轻度,糜烂面小于宫颈面积的 1/3;中度,糜烂面占宫颈面积的 1/3～2/3;重度,指糜烂面占整个宫颈面积的 2/3 以上。

2.宫颈息肉

慢性炎症长期刺激使宫颈管黏膜增生并向宫颈外口突出形成息肉。息肉为一个或多个不等,呈舌形,直径一般为 1 cm,质软而脆,易出血,蒂细长。根部多附着子宫颈外口,少数在宫颈壁。光镜下见息肉中心为结缔组织伴有充血、水肿及炎性细胞浸润,表面覆盖单层高柱状上皮。由于炎症存在,除去息肉后仍可复发。宫颈息肉极少癌变,癌变率<1%,但易复发。

3.宫颈黏膜炎

病变局限于宫颈黏膜及黏膜下组织,宫颈阴道部外观光滑,宫颈外口可见有脓性分泌物,有时宫颈管黏膜向外突出,可见宫颈口充血。由于宫颈管黏膜及黏膜下组织充血、水肿、炎性细胞浸润和结缔组织增生,可使宫颈肥大。

4.宫颈腺囊肿

在宫颈糜烂愈合过程中,新生的鳞状上皮覆盖宫颈管腺口或伸入腺管,将腺管口阻塞;腺管周围的结缔组织增生或瘢痕形成压迫腺管,使腺管变狭窄甚至阻塞,腺体分泌物引流受阻、潴留形成囊肿。检查时见宫颈表面突出多个白色小囊肿,内含无色黏液。若囊肿感染,则外观呈白色或浅黄色小囊泡。

5.宫颈肥大

由于慢性炎症的长期刺激,宫颈组织充血、水肿,腺体和间质增生,使宫颈呈不同程度肥大、硬度增加,但表面多光滑,有时可见到宫颈腺囊肿突起。

三、诊断

根据临床表现及病理改变,可确诊并分型。

四、治疗

治疗前应常规做宫颈刮片、Thin Prep 液基细胞学检查、阴道镜检查,排除早期宫颈癌,以免将早期癌症误认为炎症而延误治疗。慢性宫颈炎以局部治疗为主,根据病理类型不同采用不同的治疗方法。

(一)宫颈糜烂

1.物理治疗

治疗原理是用各种物理的方法将宫颈糜烂面的单层柱状上皮破坏,使其坏死脱落后为新生的复层鳞状上皮覆盖。创面愈合需 3～4 周,病变较深者需 6～8 周。临床常用的方法有激光、LEEP 刀、电凝、冷冻、红外线凝结、聚焦超声等。治疗时间应在月经干净后 3～7 d 进行。有急性生殖器炎症者列为禁忌。各种物理疗法后均有阴道分泌物增多,在术后 1～2 周脱痂时可有少量出血。少数患者可有多量阴道出血,可采用局部填塞压迫止血。在创面未完全愈合期间(术后 4～8 周)禁盆浴、性交及阴道冲洗。物理治疗有引起术后出血、宫颈管狭窄、不孕、感染的可能。治疗后需定期检查,观察创面愈合情况。

2.药物治疗

药物治疗适应于轻、中度糜烂及未生育妇女。奥平栓或安达芬栓剂,均为 α-干扰素制剂,具有抗肿瘤、抗病毒及免疫调节活性且可促进组织再生、修复。治疗轻、中度糜烂的有效率达 88%。于月经干净后 2～3 d 用药,睡前置入阴道后穹隆,隔日 1 次。6 次为 1 个疗程。治糜灵栓:每日 1 枚,阴道用药,15 d 为 1 个疗程。

(二)宫颈息肉

行息肉摘除术,根部宜用激光凝结,以减少复发。息肉应送病理组织检查。

(三)宫颈管黏膜炎

局部用药疗效差,可用物理治疗,个别急性期可行全身治疗。根据宫颈管分泌物培养及药敏试验结果,采用相应抗感染药物治疗。

(刘丽君)

第十三节　急性盆腔炎

急性盆腔炎(pelvic inflammatory disease,acute,PID)是盆腔生殖器官的急性炎症,涉及子宫、输卵管、阔韧带和盆腔腹膜以及邻近器官组织。PID 是个笼统的概念,因为临床上很难确定上述区域中哪个孤立的部位炎症,甚至通过腹腔镜检也是如此,所以说现在更倾向于将先前认为的急性输卵管炎作急性盆腔炎命名。PID是常见的妇科炎症,在西方它和性传播性疾病(STD)有密切关系。因此,当性病肆虐而广为蔓延时,性病病原体也就成了盆腔器官感染的主要来源。在我国,性病曾销声匿迹了一段时间,但近年确有死灰复燃之势,由此引起的PID及其并发症、后遗症当应予以重视,而急性PID的诊断与处理对其后果有十分重要的影响。

一、病因

女性生殖道在解剖、生理上的特点是有比较完善的自然防御功能,增强了对感染的防御能力,在健康妇女阴道内虽然有某些病原体存在,但并不引起炎症。其原因为:两侧大阴唇自然合拢,遮掩阴道口和尿道口;由于盆底肌的作用,阴道口闭合,阴道前后壁紧贴,可以防止外界污染。经产妇阴道松弛,这种防御功能较差;阴道自净作用;宫颈内口紧闭,宫颈管黏膜为分泌黏液的高柱状上皮所覆盖,黏膜形成皱褶、嵴突或陷窝,从而增加黏膜表面积;宫颈管分泌大量黏液形成黏液栓,内含溶菌酶及局部抗体,其对保持内生殖器无菌非常重要;孕龄妇女子宫内膜的周期性剥脱,也是消除宫腔感染的有利条件;输卵管黏膜上皮细胞的纤毛向子宫腔方向摆动以及输卵管的蠕动,均有利于阻止病原体的侵入。当自然防御功能遭到破坏,或机体免疫功能下降、内分泌发生变化或外源性致病菌侵入,均可导致炎症的发生。

1.产后或流产后感染

分娩后产妇体质虚弱,宫口未完全关闭,例如分娩造成产道损伤或有胎盘、胎膜残留等,病原体侵入宫腔,容易引起感染;流产过程中阴道流血时间过长,或有组织残留于宫腔内,或手术无菌操作不严格,均可发生急性盆腔炎。

2.宫腔内手术操作后感染

刮宫术、输卵管通液术、子宫输卵管造影术、宫腔镜检查及水囊引产术等,由于手术消毒不严格引起感染或术前适应证选择不当,经手术干扰而引起急性发作并扩散。

3.经期卫生不良

使用不洁的月经垫、经期性交等,均可使病原体侵入而引起炎症。上述感染的病原体以下生殖道内源性菌群的病原体为主,如葡萄球菌、链球菌、大肠埃希杆菌、厌氧菌等。

4.感染性传播疾病

不洁性生活史、过早性生活、多个性伴侣、性交过频者可致性传播疾病的病原体入侵,引起盆腔炎症。常见病原体为淋病奈瑟球菌、沙眼衣原体或合并有需氧菌、厌氧菌感染。

5.邻近器官炎症直接蔓延

例如阑尾炎、腹膜炎等,以大肠埃希杆菌为主。

6.宫内节育器

一是在放置宫内节育器10 d内可引起急性盆腔炎,此时的感染以需氧菌及厌氧菌为主;二是在长期放置宫内节育器后继发感染形成慢性炎症,有时可急性发作。

二、病原体及其致病特点

引起盆腔炎的病原体有两个来源:①内源性病原体,来自原寄居于阴道内的菌群包括需氧菌及厌氧菌;②外源性病原体,来自外界的病原体,主要为性传播疾病的病原体,如淋病奈瑟球菌、沙眼衣原体、支原体,其他有结核分枝杆菌、铜绿假单胞菌等。引起盆腔炎的病原体可以单纯为需氧菌、单纯厌氧菌或需氧菌及厌氧菌的混合感染;可伴有或不伴有性传播疾病的病原体。盆腔炎往往是需氧菌及厌氧菌的混合感染,约有2/3的病例合并有厌氧菌感染。在美国,有 40%～50%的盆腔炎是由淋病奈瑟球菌引起,10%～40%的盆腔炎可分离出沙眼衣原体;在我国,淋病奈瑟球菌、沙眼衣原体引起的盆腔炎也在增加,已引起人们的重视。不同的病原体有不同的传播途径及致病特点,了解这些特点可以判断致病菌,从而为治疗时选择抗生素提供帮助。

(一)需氧菌

(1)链球菌:革兰阳性链球菌的种类很多,乙型溶血性链球菌的致病力强,能产生溶血素和多种酶,使感染容易扩散,并引起败血症,脓液比较稀薄,淡红色,量较多,但一般不并发转移性脓肿。该菌对青霉素敏感。

(2)葡萄球菌:革兰阳性球菌,是产后、手术后生殖器炎症及伤口感染常见的病原菌,常沿阴道、子宫、输卵管黏膜上行感染。分表皮、腐生及金黄色葡萄球菌 3 种,表皮葡萄球菌偶可致病,腐生葡萄球菌通常不致病,以金黄色葡萄球菌的致病力最强,其脓液色黄、稠厚、不臭,常伴有转移性脓肿,对一般常用的抗生素易产生耐药性,根据药敏试验用药较为理想。常用有效药物为苯唑西林钠、氯唑西林钠等。

(3)大肠埃希杆菌:革兰阴性杆菌,是肠道及阴道的正常寄生菌,一般不致病。当机体极度衰弱时可引起严重感染,甚至产生内毒素,常与其他致病菌混合感染。大肠埃希杆菌感染的脓液不臭,当有混合感染时,产生稠厚脓液和粪臭。氨苄西林、阿莫西林有效,但易产生耐药菌株,最好做药敏试验,选择敏感药物。

(二)厌氧菌

厌氧菌是盆腔感染的重要菌群之一,这些细菌主要来源于结肠、直肠、阴道及口腔黏膜。其感染的特点是容易形成盆腔脓肿、感染性血栓静脉炎,脓液有粪臭并有气泡。该类细菌对克林霉素(氯洁霉素)、先锋霉素中的先锋霉素Ⅰ号、氯霉素、甲硝唑等均敏感。在厌氧菌感染中,脆弱类杆菌的致病力最强,常伴有严重感染,形成脓肿。

(1)消化链球菌:属革兰阳性菌,易滋生于产后子宫内膜坏死的蜕膜碎片或残留的胎盘中,其内毒素毒力较大肠埃希杆菌为低,可能破坏青霉素的 β-内酰胺酶,对青霉素有耐药性,还产生肝素酶,溶解肝素,促进凝血,导致引起血栓性静脉炎。在盆腔感染的粪臭味脓汁涂片中,光镜下发现革兰阳性球菌,对诊断有帮助。

(2)脆弱类杆菌:是革兰阴性菌,在严重盆腔感染中主要的厌氧菌为脆弱类杆菌,这种感染的恢复期很长,伴有恶臭,对青霉素有耐药性。在有粪臭味的脓液涂片中,光镜下见到多形性、着色不均匀的革兰阴性菌,很多在白细胞内,提示为脆弱类杆菌感染的可能。

(3)产气荚膜梭状芽孢杆菌:是革兰阴性菌,多见于创伤组织感染及非法堕胎等的感染,分泌物恶臭,组织内有气体,易产生中毒性休克。

(三)性传播的病原体

(1)淋病奈瑟球菌:为革兰阴性双球菌,淋病奈瑟球菌的特点是侵袭生殖、泌尿系统黏膜的柱状上皮与移行上皮。淋病奈瑟球菌主要感染下生殖道,有 10%～17%的患者可发生生殖道的感染,引起淋病奈瑟球菌性盆腔炎,多于月经期或经后 7 d 内发病,起病急,可有高热,体温在 38 ℃以上,常引起输卵管积脓,对治疗反应敏感。淋病奈瑟球菌对青霉素、二代或三代头孢菌素、氨基糖苷类药物敏感。

(2)衣原体:常见为沙眼衣原体,其特点与淋病奈瑟球菌一样,只感染柱状上皮及移行上皮,不向深层侵犯。沙眼衣原体感染的症状不明显,可有轻微下腹痛,但常导致严重的输卵管黏膜结构及功能破坏,并可引起盆腔广泛粘连。

(3)支原体:支原体是一类无细胞壁的原核细胞微生物,形态上呈多形性,是正常阴道菌群的一种。从生殖道分离出的支原体有人型支原体、溶脲脲原体、生殖器支原体。在一定条件下支原体可引起生殖系统炎症。

(四)病毒感染

如巨细胞病毒是疱疹病毒所属的一组病毒,受感染的细胞内见有包涵体,体积增大。多在身体极度衰弱及免疫功能低下的患者受染。孕妇患此病可引起死胎,流产及早产。

三、发病机制

(一)急性子宫内膜炎及急性子宫肌炎

多见于流产、分娩后。

(二)急性输卵管炎、输卵管积脓、输卵管卵巢脓肿

急性输卵管炎主要由化脓菌引起,根据不同的传播途径而有不同的病变特点。若病原菌通过宫颈的淋巴播散到宫旁结缔组织,首先侵及浆膜层,发生输卵管周围炎,然后累及肌层,而输卵管黏膜层可不受累或受累极轻。

轻者输卵管仅有轻度充血、肿胀、略增粗;重者输卵管明显增粗、弯曲,纤维素性脓性渗出物多,造成与周围粘连。若炎症经子宫内膜向上蔓延,首先引起输卵管黏膜炎,输卵管黏膜肿胀、间质水肿、充血及大量中性粒细胞浸润,重者输卵管上皮发生退行性变或成片脱落,引起输卵管黏膜粘连,导致输卵管管腔及伞端闭锁,若有脓液积聚于管腔内则形成输卵管积脓。卵巢很少单独发炎,白膜是良好的防御屏障,卵巢常与发炎的输卵管伞端粘连而发生卵巢周围炎,称输卵管卵巢炎,习称附件炎。

炎症可通过卵巢排卵的破孔侵入卵巢实质形成卵巢脓肿,脓肿壁与输卵管积脓粘连并穿通,形成输卵管卵巢脓肿。输卵管卵巢脓肿可以发生在急性附件炎初次发病之后,但是往往是在慢性附件炎屡次急性发作的基础上形成。脓肿多位于子宫后方或子宫、阔韧带后叶及肠管间粘连处,可破入直肠或阴道。若破入腹腔,则引起弥漫性腹膜炎。

(三)急性盆腔结缔组织炎

内生殖器急性炎症时,或阴道、宫颈有创伤时,病原体经淋巴管进入盆腔结缔组织而引起结缔组织充血、水肿及中性粒细胞浸润。以宫旁结缔组织炎最常见,开始局部增厚,质地较软,边界不清,以后向两侧盆壁呈扇形浸润。若组织化脓,则形成盆腔腹膜外脓肿,可自发破入直肠或阴道。

(四)急性盆腔腹膜炎

盆腔内器官发生严重感染时,往往蔓延到盆腔腹膜,发炎的腹膜充血、水肿,并有少量含纤维素的渗出液,形成盆腔脏器粘连。当有大量脓性渗出液积聚于粘连的间隙内,可形成散在小脓肿;积聚于直肠子宫陷凹处则形成盆腔脓肿,较多见。脓肿可破入直肠而使症状突然减轻,也可破入腹腔引起弥漫性腹膜炎。

(五)败血症及脓毒血症

当病原体毒性强,数量多,患者抵抗力降低时,常发生败血症。多见于严重的产褥感染、感染流产,若不及时控制,患者往往很快出现感染性休克,甚至死亡。发生感染后,若身体其他部位发现多处炎症病灶或脓肿者,应考虑有脓毒血症存在,但是需经血培养证实。

(六)菲科(Fitz-Hugh-Curtis)综合征

菲科综合征是指肝包膜炎症而无肝实质损害的肝周围炎。淋病奈瑟球菌及衣原体感染均可引起。由于肝包膜水肿,吸气时右上腹疼痛。肝包膜上有脓性或纤维渗出物,早期在肝包膜与前腹壁腹膜之间形成松软粘连,晚期形成琴弦样粘连。有 5%~10% 的输卵管炎可出现此综合征,临床表现为继下腹痛后出现右上腹痛,或下腹疼痛与右上腹疼痛同时出现。

四、临床表现和诊断

急性盆腔炎是最常见的妇科急腹症之一,有其病史、症状、体征和实验室检查等临床特点,但也像任何疾病一样,完全典型的表现也是很少见的。询问病史时,上述几项"危险因素"有参考价值,特别是性接触是个不容回避的问题。急性盆腔炎最主要的症状是腹部疼痛,只有不到 5% 的患者腹痛缺乏或较轻。事实上有一半的病史合并有输卵管阻塞,这是输卵管炎造成的直接后果。腹痛位于下腹部、双侧性、持续性,可向腰背、大腿前部及肛门区域放射。通常在发作几小时或几天之内即来就诊。活动、扯拉、性交,会增加痛楚。只有 10% 的患者主诉单侧疼痛,但若经腹腔镜检仍可发现病变是双侧的,或表现轻重不同罢了。此外可有发热、恶心、呕吐以及尿频、尿急等泌尿系症状。阴道分泌物增多,呈灰色、黄褐色、并有恶臭。分泌物异常与腹痛伴随,或有不规则出血及血性分泌物,乃系子宫内膜炎之表现。

临床物理学检查可发现有下腹部压痛,或有反跳痛,压痛是两侧性的,只有不到 10% 的病例是单侧的。正因为如此,如果只有单侧压痛,则应更多考虑其他疾病的诊断。肉眼可见阴道及宫颈分泌物增多,灰色或黄褐色或混有血性。至少有一半的患者可以发现不正常的阴道分泌物。盆腔触诊宫颈有举痛,或活动子宫时疼痛增重。子宫固定,两侧附件部位明显增高,有压痛,或附件区有不规则团块。由于阴道内炎性浸润和触痛,患者会很痛苦与不合作,使检查不甚满意。当有盆腔脓肿形成时,多可在子宫直肠窝扪到包块,囊性,有一定张力,或向后穹隆突出。少数情况下,盆腔脓肿可以向腹腔穿破,由于大量脓汁溢入腹内引起急性弥漫性腹膜炎,有更为显著的压痛、反跳痛、肌紧张等腹膜刺激征,甚至出现休克。若脓液穿入阴道,则从阴道流出较多脓液,患者或可因此而症状减轻。有时脓液可溃入直肠,有脓便表现。一般的实验室检查主要表现为白细胞增多和红细胞沉降率(ESR)升高。针对急性盆腔炎的诊断和鉴别,下述几项检查和诊断技术颇为重要。

(一)分泌物直接涂片

取样可为阴道、宫颈管分泌物,或尿道分泌物,或腹腔液(经后穹隆、腹壁,或经腹腔镜获得),做直接薄层涂片,干燥后以亚甲蓝(美蓝)或革兰染色。凡在多形核白细胞内见到革兰阴性双球菌者,则为淋病感染。因为宫颈管淋菌检出率只有 67%,所以涂片阴性并不能除外淋病存在,而阳性涂片是很有特异性的。沙眼衣原体的镜检可采用荧光素单克隆抗体染料,凡在荧光显微镜下观察到一片星状闪烁的荧光点即为阳性。

(二)病原体培养

标本来源同上,应立即或在 30 s 内将其接种于 Thayer-Martin 培养基上,置 35 ℃ 温箱培养 48 h,以糖酵解进行细菌鉴定。新的相对快速的衣原体酶测定代替了传统的衣原体的检测方法,也可用哺乳动物细胞培养进行对沙眼衣原体抗原检测,该法系酶联免疫测定。敏感性平均为 89.5%,有 98.4% 的特异性。细菌学培养还可以得到其他需氧和厌氧菌株,并作为选择抗生素的依据。

（三）后穹隆穿刺

后穹隆穿刺是妇科急腹症最常用且有价值的诊断方法之一。通过穿刺，所得到的腹腔内容或子宫直肠窝内容，如正常腹腔液、血液（新鲜、陈旧、凝血丝等）、脓性分泌物或脓汁，都可使诊断进一步明确，穿刺物的镜检和培养更属必要。

（四）超声检查

主要是 B 型或灰阶超声扫描、摄片，这一技术对于识别来自输卵管、卵巢及肠管粘连一起形成的包块或脓肿有 85% 的准确性。但轻度或中等度的盆腔炎很难在 B 超影像中显示出特征。

（五）腹腔镜检

如果不是弥漫性腹膜炎，患者一般情况尚好，腹腔镜检可以在盆腔炎或可疑盆腔炎以及其他急腹症患者施行，腹腔镜检不但可以明确诊断和鉴别诊断，还可以对盆腔炎的病变程度进行初步判定，Hager 及其同事的分度可资参考。

（六）男性伴侣的检查

这有助于女性盆腔炎的诊断。可取其男性伴之尿道分泌物作直接涂片染色或培养淋病双球菌，如果发现阳性，则是有力的佐证，特别在无症状或症状轻者。或者可以发现有较多的白细胞。如果对所有 PID 患者的男性伴给予治疗，不论他们有无尿道炎症状，则对减少复发显然是非常有意义的。

总之，急性盆腔炎的诊断应根据病史、症状、体征、实验室检查以及特殊技术综合考虑，对于淋球菌和沙眼衣原体则应以涂片镜检及培养阳性得以确定。

五、治疗原则

（一）一般处理

加强营养，卧床休息，半卧位有利于脓液积聚在直肠子宫陷凹及炎症的局限。补充液体，注意纠正水电解质紊乱及酸碱平衡失调，必要时少量多次输血。高热时给予物理降温。尽量避免不必要的妇科检查以免炎症扩散。

（二）抗生素治疗

根据药物敏感试验选用抗生素较为合理。在无条件作细菌培养和药物敏感试验结果未明之前，根据病情、结合病因、常见致病的病原体及已使用过的抗生素类型等选择抗生素。抗生素的应用要求达到足量且要注意毒性反应。联合用药效果较好，但要配伍合理，药物种类要少，毒性要小，给药途径有静脉滴注，肌内注射和口服，以静脉滴注效果较好。联合用药常选用的方法如下。

1.青霉素或红霉素与氨基糖苷类药物及甲硝唑配伍

青霉素每日 320 万～960 万 U 静脉滴注，分 3～4 次加入少量液体中作间歇快速滴注；红霉素每日 1～2 g，分 3～4 次静脉滴注；庆大霉素 1 次 80 mg，每日 2～3 次，静脉滴注或肌内注射；阿米卡星每日 200～400 mg，分 2 次肌内注射，疗程一般不超过 10 d；甲硝唑葡萄糖注射液 250 mL（内含甲硝唑 500 mg），静脉滴注，每 8 h 1 次，病情好转后改口服 400 mg，每 8 h 1 次。本药通过乳汁排泄，哺乳期妇女慎用。

2.第一代头孢菌素与甲硝唑配伍

尽管第一代头孢菌素对革兰阳性菌的作用较强，但有些药物对革兰阴性菌较优，如头孢拉定静脉滴注，每日 2～4 g，分 4 次给予；头孢唑啉钠每次 0.5～1 g，每日 2～4 次，静脉滴注。

3.克林霉素或林可霉素与氨基糖苷类药物(庆大霉素或阿米卡星)配伍

克林霉素 600 mg，每 8～12 h 1 次，静脉滴注，体温降至正常后改口服，每次 250～500 mg，每日 3～4 次；林可霉素每次 300～600 mg，每日 3 次，肌内注射或静脉滴注。克林霉素或林可霉素对多数革兰阳性菌及厌氧菌有效，与氨基糖苷类药物联合应用，无论从实验室或临床均获得良好疗效。该类药物与红霉素有拮抗作用，不可与其联合；长期使用可致假膜性肠炎，其先驱症状为腹泻，遇此症状应立即停药。

4.第二代头孢菌素或相当于第二代头孢菌素的药物

头孢呋辛钠，每次 0.75～1.5 g，每日 3 次，肌内注射或静脉注射。头孢孟多静脉注射或静脉滴注，每次 0.5～1 g，每日 4 次，较重感染每次 1 g，每日 6 次。头孢替安每日 1～2 g，分 2～4 次给予，严重感染可用至每日 4 g。头孢西丁钠每次 1～2 g，每日 3～4 次，此药除对革兰阴性菌作用较强。对革兰阳性菌及厌氧菌(消化球菌、消化链球菌、脆弱类杆菌)均有效。若考虑有衣原体感染，应同时给予多西环素 100 mg 口服，每 12 h 1 次。

5.第三代头孢菌素或相当于三代头孢菌素的药物

头孢噻肟钠肌内注射或静脉注射，1 次 0.5～1 g，1 日 2～4 次；头孢曲松钠 1 g，每日 1 次静脉注射，用于一般感染，若为严重感染，每日 2 g，分 2 次给予；头孢唑肟每日 0.5～2 g，严重者 4 g，分 2～4 次给予；头孢替坦二钠每日 2 g，分 1～2 次静脉注射或静脉滴注。头孢曲松钠、头孢唑肟及头孢替坦二钠除对革兰阴性菌作用较强外，对革兰阳性菌及厌氧菌均有抗菌作用。若考虑有衣原体或支原体的感染应加用多西环素 100 mg，口服，每 12 h 1 次，在病情好转后，应继续用药 10～14 d。对不能耐受多西环素者，可用阿奇霉素替代，每次 500 mg，每日 1 次，连用 3 d。淋病奈瑟菌感染所致盆腔炎首选此方案。

6.哌拉西林钠

哌拉西林钠是一种新的半合成的青霉素，对多效需氧菌及厌氧菌均有效。每日 4～12 g，分 3～4 次静脉注射或静脉滴注，严重感染者，每日可用 10～24 g。

7.喹诺酮类药物与甲硝唑配伍

喹诺酮类药物是一类较新的合成抗菌药，本类药物与许多抗菌药物之间无交叉耐药性。第三代喹诺酮类药物对革兰阴性菌及革兰阳性菌均有抗菌作用。常用的有环丙沙星每次 10～200 mg，每日 2 次，静脉滴注；氯氟沙星每次 400 mg，每 12 h 1 次，静脉滴注。

(三)中医治疗

1.口服

治疗原则热毒壅盛型(发热期)治疗以清热凉血、解毒化瘀的方药银翘红酱解毒汤：金银花 20 g，连翘 15 g，红藤 20 g，败酱草 30 g，丹皮 10 g，山栀子 12 g，赤芍 12 g，桃仁 10 g，没药 6 g，乳香 6 g，元胡 20 g，黄柏 10 g，黄芩 10 g，蒲公英 30 g，香附 12 g，知母 6 g，甘草 6 g。若产后恶露不净量多去丹皮、赤芍、桃仁、没药、乳香，加贯众炭 20 g，益母草 20 g；气虚加炙黄芪 30 g，党参 15 g，白术 15 g；体温在 39 ℃以上加重金银花至 30 g；盆腔积液加薏苡仁 20 g，瞿麦 20 g；若在经期，经量多去赤芍、桃仁，加地榆 12 g，阿胶 15 g，益母草 20 g，茜草 15 g，仙鹤草 20 g；若带多色黄秽臭者可加车前子 10 g，茵陈 15 g，百花舌蛇草 20 g，鱼腥草 20 g，土茯苓 15 g；湿毒甚者加薏苡仁 20 g；腑实证者加大黄 10 g，芒硝 10 g，川厚朴 12 g；带多加椿根皮 12 g，茵陈 20 g，土茯苓 10 g；腰痛加续断 10 g，杜仲 10 g，菟丝子 10 g；如下腹疼痛难忍，高热不退用大黄 10 g，柴胡 10 g,冬瓜仁 10 g,皂角 10 g;热毒内陷、虚脱者加人参 10 g,麦冬 15 g,五味子 10 g;大便秘结者可加枳实、制大黄各 10 g,川朴 12 g;大便里急后重者加黄连 6 g,葛根 12 g;小便短赤,尿频尿急者可加车前子 10 g,泽泻 10 g;肿块明显者加三棱、莪术各 10 g。水煎服,1 剂/d,连用 15 d。瘀毒内结型(症瘕期):中药治疗宜用行气化瘀、清热解毒的方药银翘红酱解毒汤加减:上述药方中去山栀子、赤芍、没药、乳香、黄芩、知母加冬瓜 15 g,薏苡仁 12 g,白花蛇舌草 20 g,丹参 10 g,紫花地丁 20 g。随症同热毒壅盛型加减。水煎服,1 剂/天,连用 15 d。

2.灌肠

自拟中药复方红藤汤灌肠剂加减:红藤 30 g,大青叶 20 g,鱼腥草 30 g,败酱草 30 g,当归 15 g,川芎 12 g,泽兰 15 g,红花 20 g,天葵子 20 g,元胡 20 g。肿块明显者加三棱、莪术各 10 g,浓煎取汁 150 mL,用纱布过滤去渣,降温至 38 ℃~40 ℃,灌肠前排空大便,用灌肠袋,插管深度为 14~18 cm,灌肠后卧床 1~2 h,每晚 1 次,连用 15 d。

3.外洗

湿热下注,带下量多,呈泡沫状或者豆渣样,外阴瘙痒难忍,精神疲倦,舌苔白腻,或口苦而腻,避开经期用中药自拟解毒止痒洗剂:苦参 20 g,蛇床子 20 g,百部 15 g,地肤子 20 g,苍术 10 g,白鲜皮 15 g,龙胆草 15 g,石榴皮 10 g,虎杖根 20 g,鹤虱 10 g,川花椒 10 g,明矾 10 g,五倍子 10 g;下腹痛甚,白带增多,色黄秽臭口干口苦,舌苔黄腻,脉眩数,去苍术,加黄芩、黄柏各 10 g,鱼腥草 20 g。加水 3 000 mL,煮沸 20 min,去药渣,将药倒入盆中,坐浴 20 min,产后禁止坐浴,可熏洗外阴。隔日一剂,10 d 为 1 疗程。

(四)手术治疗

有脓肿形成,如输卵管积脓、输卵管卵巢积脓、盆腔脓肿等,经抗生素药物治疗已局限时,应选择时机进行手术。若有脓肿破裂,脓液流入腹腔致突然腹剧痛、寒战、高热、恶心、呕吐、腹胀拒按等急腹症状,或已有中毒性休克现象时,应刻不容缓立即急诊剖腹探查,排出脓液,治疗休克,抢回生命。

六、并发症

(一)复发性盆腔炎

有 25% 的急性盆腔炎可于以后重复发作,年轻患者的重复感染是一般年龄组的 2 倍。由于输卵管在上次感染时的损害,对细菌的侵犯敏感性增加。

(二)不孕

急性盆腔炎是造成输卵管梗阻及不孕的重要原因,占不孕的 30%~40%。增加不孕的机会与 PID 发作的次数和严重性有关。

(三)宫外孕

输卵管由于炎症的损害,其攫取受精卵及转送受精卵的功能受到影响。因而,PID 后宫外孕的发生明显上升,可达 50%,比未发生过 PID 者高 7~10 倍。

(四)腹痛

急性盆腔炎后遗留慢性腹痛(超过 6 个月),可达 18%。相比较,没有 PID 历史的,罹患慢性腹痛者只有 5%。疼痛常常是周期性的,主要和输卵管、卵巢及其周围组织粘连有关。

(五)输卵管-卵巢脓肿(tubo-ovarian abscess,TOA)

TOA 是急性 PID 很普通的、却是有潜在危及生命的严重并发症。它引起患者的死亡是由于脓肿破裂造成弥漫性腹膜炎，或败血症。通过急性 PID 的历史，后形成盆腔包块，可行 B 超及后穹隆穿刺检查，诊断当不困难。对于盆腔脓肿，手术治疗指征是：①入院后经积极治疗，48～72 h 后效果不明显或脓肿增大；②脓肿位于正中，突向后穹隆，紧靠阴道壁，波动明显，可先行后穹隆切开引流，若引流不充分或症状不好转者；③脓肿破裂；④肠梗阻；⑤包块存在，诊断不清。手术应抓紧进行，以全子宫双附件切除为宜，以求彻底。但对年轻或未生育患者，在病变处理允许的情况下，尽量保护另一侧卵巢和输卵管的解剖和功能。术后放置引流。

(六)肝周围炎(Fitz-Hugh-Curtis 综合征)

肝周围炎原报告为淋球菌感染所致，但近来报告沙眼衣原体亦可形成。病原体从输卵管扩散，沿结肠侧沟上升，达到膈下，腹膜炎和肝包膜炎因之发生，但肝表面不一定能发现淋球菌或沙眼衣原体。症状包括上腹部疼痛、右季肋部触痛，Murph 征阳性，疼痛常向肩部、臂内侧放射，故可误诊为胆囊炎。腹腔镜可发现在肝表面和周围组织之间有典型的"提琴弦"(violin string)样粘连。处理同急诊盆腔炎。

(七)骶髂关节炎

急性 PID 后可有 68％发生骶髂关节炎，而对照组只有 3％。虽然以骶髂关节炎形式出现的脊椎的慢性关节炎在女性比在男性少，但有 PID 历史的，却是一个重要的易患因素。

七、预后

急性盆腔炎是个非常重要的健康问题，这不仅在于它是一个较常见的妇科急腹症，并对妇女的未来生育有严重影响，还在于它是一个易于传播的、特别是借助于性接触传播的疾病。好的治疗结果取决于：①早期诊断；②入院休息；③有效的广谱抗生素的应用；④预防复发和并发症；⑤性伴侣的治疗。

加强宣传，预防性传播性疾病也是当前不可忽视的任务，尽管在我国它还不像在西方那样严重泛滥，但潜在的或已经显示的危险已经存在。保护妇女的生育能力是治疗 PID 的重要目标。在我国，PID 病因学和流行病学的研究尚缺乏，对 IUD 和 PID 之间的关系也值得注意，因为我国有更为众多的妇女放置了宫内避孕器。

(赵福英)

第十四节　慢性盆腔炎

慢性盆腔炎(chronic pelvic inflammatory disease)是指女性内生殖器及其周围结缔组织、盆腔腹膜的慢性炎症。常为急性盆腔炎未彻底治疗，在患者体质较差的情况下，急性盆腔炎的病程可迁延及反复发作，造成慢性盆腔炎；但是亦可无急性盆腔炎症病史过程，如沙眼衣原体感染所致输卵管炎。慢性盆腔炎病情较顽固，可导致月经紊乱、白带增多、腰腹疼痛及不孕等，如已形成慢性附件炎，则可触及肿块。

一、病因

急性盆腔炎如未得到彻底治疗，病程迁延而发生慢性盆腔炎；当自然防御功能遭到破坏，或机体免疫功能下降、内分泌发生变化或外源性致病菌侵入，亦可导致炎症的发生。有的患者可无急性盆腔炎症病史，而由沙眼衣原体感染所致。部分慢性盆腔炎为急性盆腔炎遗留的病理改变，并无病原体存在。既往盆腔炎多因产后、流产后以及妇科手术后病原菌进入创面而感染，近年来下生殖道感染逆行至上生殖道的感染逐渐增多。

1. 宫腔内手术操作后感

如刮宫术、输卵管通液术、子宫输卵管造影术、宫腔镜检查、人工流产等，由于手术所致生殖道黏膜损伤、出血、坏死，导致下生殖道内源性菌群的病原体上行感染。

2. 性活动与年龄

盆腔炎多发生在性活跃期妇女，尤其是初次性交年龄小、有多个性伴侣、性交过频以及性伴侣有性传播疾病者。据美国资料，盆腔炎的高发年龄在15～25岁。年轻者容易发生盆腔炎可能与频繁的性活动、宫颈柱状上皮生理性向外移位、宫颈黏液的机械防御功能较差有关。

3. 下生殖道感染

下生殖道的性传播疾病，如淋病奈瑟球菌性宫颈炎、衣原体性宫颈炎以及细菌性阴道病与PID的发生密切相关。

4. 性卫生不良

经期性交，使用不洁的月经垫等，均可使病原体侵入而引起炎症。此外，不注意性卫生保健、阴道冲洗者盆腔炎的发生率高。

5. 邻近器官炎症直接蔓延

例如阑尾炎、腹膜炎等蔓延至盆腔，病原体以大肠埃希杆菌为主。

6. PID再次急性发作

PID所致盆腔粘连，输卵管损伤，输卵管防御能力下降，易造成再次感染，导致急性发作。

二、发病机制

1. 慢性子宫内膜炎

慢性子宫内膜炎可发生于产后、流产后或剖宫产后，因胎盘、胎膜残留或子宫复旧不良，极易感染；也见于绝经后雌激素低下的老年妇女，由于子宫内膜菲薄，易受细菌感染，严重者宫颈管粘连形成宫腔积脓。子宫内膜充血、水肿，间质大量浆细胞或淋巴细胞浸润。

2. 慢性输卵管炎与输卵管积水

慢性输卵管炎双侧居多，输卵管呈轻度或中度肿大，伞端可部分或完全闭锁，并与周围组织粘连。有时输卵管峡部黏膜上皮和纤维组织增生粘连，使输卵管呈多发性、结节状增厚，称峡部结节性输卵管炎。输卵管炎症较轻时，伞端及峡部粘连闭锁，浆液性渗出物积聚形成输卵管积水；有时输卵管积脓变为慢性，脓液渐被吸收，浆液性液体继续自管壁渗出充满管腔，亦可形成输卵管积水。积水输卵管表面光滑，管壁甚薄，由于输卵管系膜不能随积水输卵管囊壁的增长扩大而相应延长，故积水输卵管向系膜侧弯曲，形似腊肠或呈曲颈的蒸馏瓶状，卷曲向后，可游离或与周围组织有膜样粘连。

3. 输卵管卵巢炎及输卵管卵巢囊肿

输卵管发炎时波及卵巢，输卵管与卵巢相互粘连形成炎性肿块，或输卵管伞端与卵巢粘连并贯通，液体渗出形成输卵管卵巢囊肿，也可由输卵管卵巢脓肿的脓液被吸收后由渗出物替代而形成。

4.慢性盆腔结缔组织炎

炎症蔓延至宫骶韧带处,使纤维组织增生、变硬。若蔓延范围广泛,可使子宫固定,宫颈旁组织也增厚。子宫常偏于患侧的盆腔结缔组织。

三、临床表现

若为子宫内膜炎,子宫增大,压痛;若为输卵管炎,则在子宫一侧或两侧触到呈索条状的增粗输卵管,并有轻度压痛;若为输卵管积水或输卵管卵巢囊肿,则在盆腔一侧或两侧触及囊性肿物,活动多受限;若为盆腔结缔组织炎时,子宫常呈后倾后屈,活动受限或粘连固定,子宫一侧或两侧有片状增厚,压痛,宫骶韧带常增粗,变硬,有触痛。

1.慢性盆腔痛

慢性炎症形成的瘢痕粘连以及盆腔充血,常引起下腹部坠胀,疼痛及腰骶部酸痛,常在劳累,性交后及月经前后加剧。

2.不孕及异位妊娠

输卵管粘连阻塞可致不孕和异位妊娠,急性盆腔炎后不孕发生率为20%～30%。

3.月经异常

子宫内膜炎常有月经不规则;盆腔淤血可致经量增多;卵巢功能损害时可致月经失调。

4.全身症状

多不明显,有时仅有低热,易感疲倦,由于病程时间较长,部分患者可出现神经衰弱症状,如精神不振,周身不适,失眠等,当患者抵抗力差时,易有急性或亚急性发作。

四、检查

1.B超检查

B超检查可以查出两侧附件增宽、增厚,或有炎性肿物的情况。

2.子宫输卵管碘油造影

子宫输卵管碘油造影可以显示输卵管阻塞的情况,包括阻塞的部位和程度,有利于对症治疗。

3.组织病理学检查

组织病理学检查镜下可见被检组织大量炎性增生。

4.一般的检查项目

包括血常规检查、阴道分泌物检查、肿瘤标志物检查、聚合酶链反应检测。另外,阴道镜、腹腔镜检查、组织病理学检查也有利于诊断慢性盆腔炎。

五、鉴别诊断

1.子宫内膜异位症

子宫内膜异位症是指具有生长功能的子宫内膜,在子宫被覆面以外的地方生长繁殖而形成的一种妇科疾病。主要表现是子宫内膜异位症的痛经呈继发性、进行性加重,若在子宫后壁、子宫骶骨韧带、后陷凹处能触及典型触痛结节,有助于诊断。此外,慢性盆腔炎久治无效者,应考虑子宫内膜异位症。B超检查有助于鉴别。鉴别困难时应行腹腔镜检查。

2.卵巢囊肿

卵巢囊肿属广义上的卵巢肿瘤的一种,各种年龄均可患病,但以20～50岁的女性最为多见。卵巢肿瘤以囊性多见,恶性变的程度很高。输卵管卵巢囊肿需与卵巢囊肿鉴别。输卵管卵巢囊肿除有盆腔炎病史外,肿块呈腊肠形,囊壁较薄,周围有粘连;而卵巢囊肿一般以圆形或椭圆形较多,周围无粘连,活动自如。

3.卵巢肿瘤

附件炎性包块与周围粘连,不活动,有压痛,有时易与卵巢癌相混淆,慢性炎性包块多为囊性;而卵巢癌包块多为实性,较硬,表面不规则,子宫直肠窝可扪及质硬的结节,常有腹水,患者一般情况较差,病情发展迅速,可发生月经周期无关的持续性疼痛,B超检查有助于鉴别。诊断有困难时,可借助于腹腔镜检查或病理活体组织检查。

4.陈旧性宫外孕

指输卵管妊娠流产或破裂后病程长,经反复内出血病情渐趋稳定。此时胚胎死亡,绒毛退化,内出血停止,腹痛有所减轻,但所形成的血肿逐渐机化变硬且与周围组织及器官粘连。陈旧性宫外孕患者可询及停经后反复内出血发作史,其临床特点为阴道不规则出血、阵发性腹痛、附件肿块及低热。低热为腹腔内血液吸收过程引起,若合并继发感染,则表现为高热。多有闭经史及阴道流血,偏于患侧下腹痛,妇科检查子宫旁有粘连的包块,触痛,腹腔镜检查有助于诊断。

5.结核性盆腔炎

慢性疾病,多有其他脏器的结核史,腹痛常为持续性,偶有闭经史,常有子宫内膜结核,腹胀,偶有腹部包块,X线检查下腹部可见钙化灶,包块位置较慢性盆腔炎高,腹腔镜检查活检可明确诊断。

6.盆腔淤血综合征

盆腔淤血综合征(Pelvic Congestion Syndrome)又称卵巢静脉综合征(Ovarian Vein Syndrome)是引起妇科盆腔疼痛的重要原因之一,表现为腰骶骨部间发性疼痛及小腹疼痛,向下肢放射,久站及劳累后症状加重。检查宫颈可见紫蓝色,但子宫附件无异常,症状与体征不符时,可通过盆腔静脉造影确诊。

7.其他情况

有时盆腔充血或阔韧带内静脉曲张也可产生类似慢性盆腔炎的症状,也应注意鉴别。

六、治疗

慢性盆腔炎单一疗法效果较差,根据病变部位、病理类型以及患者主诉采用综合治疗为宜。

(一)一般治疗

解除患者思想顾虑,使其增强治疗的信心,增加营养,锻炼身体,注意劳逸结合,提高机体抵抗力。

(二)中药治疗

慢性盆腔炎以湿热型居多,治则以清热利湿,活血化瘀为主。方药用:丹参 18 g、赤芍15 g、木香 12 g、桃仁 9 g、金银花 30 g、蒲公英 30 g、茯苓 12 g、丹皮 9 g、生地黄 9 g。痛重时加延胡索 9 g。

有些患者为寒凝气滞型,治则为温经散寒、行气活血,常用桂枝茯苓汤加减。气虚者加党参 15 g、白术 9 g、黄芪 15 g。中药可口服或灌肠。

(三)物理疗法

温热能促进盆腔局部血液循环,改善组织营养状态,提高新陈代谢,以利于炎症吸收和消退。常用的有短波、超短波、微波、激光、离子透入(可加入各种药物如青霉素、链霉素等)等。应用理疗治疗慢性盆腔炎时应注意其禁忌证:月经期及孕期;生殖器官有恶性肿瘤;伴有出血;内科合并症如心、肝、肾功能不全;活动性结核;高热;过敏性体质等。

(四)抗菌药物治疗

长期或反复多种抗菌药物的联合治疗有时并无显著疗效,但是对于年轻需保留生育功能者,或急性发作时可以应用,最好同时采用抗衣原体或支原体的药物。

(五)其他药物治疗

应用抗菌药物的同时,也可采用糜蛋白酶 5 mg 或玻璃酸酶(透明质酸酶)1 500 U,肌内注射,隔天 1 次,7～10 次为 1 个疗程,以利于粘连分解和炎症的吸收。个别患者局部或全身出现变态反应时应停药。在某些情况下,抗生素与地塞米松同时应用,口服地塞米松 0.75 mg,3 次/日,停药前注意做到地塞米松逐渐减量。

(六)手术治疗

若有宫腔积脓,需行扩宫术。存在感染灶,反复引起炎症急性发作或伴有严重盆腔疼痛经上述保守治疗无效者应行手术治疗。手术以彻底治愈为原则,避免遗留病灶有再复发的机会。根据患者年龄、病变轻重及有无生育要求决定手术范围,行单侧附件切除术或子宫全切术加双侧附件切除术。对年轻妇女应尽量保留卵巢功能。对于要求生育的输卵管积水或输卵管卵巢囊肿患者,可行输卵管造口术或开窗术。

(七)预后

慢性盆腔炎,往往经久不愈,并可反复发作,不仅严重影响妇女健康、生活及工作,也造成家庭与社会的负担。

七、并发症

1.慢性盆腔疼痛

慢性盆腔疼痛与大网膜及肠管粘连有关。

2.导致不孕或者异位妊娠

慢性盆腔炎可能会导致输卵管阻塞,输卵管卵巢粘连形成输卵管卵巢肿块,输卵管积水或积脓,容易导致不孕,发生率为 20%～30%,也可能发生宫外孕,发生率为是正常妇女的 8 到 10 倍。

3.腹膜炎

腹膜炎与炎症上行迁移有关。

4.败血症

慢性盆腔炎患者可出现免疫力下降,身体素质低下,能引发全身性感染,进而引发败血症。

5.肠梗阻

肠梗阻与慢性盆腔炎导致的肠管粘连有关。能导致肠管缺血性坏死。

八、预防

(1)加强妇女保健工作,要注意饮食调护,多进食新鲜蔬果,增加维生素的摄入,增强体质,提高机体的抗感染能力。

（2）成年女性应注意避孕，避免或减少人工流产手术，在生殖系统施行各种手术时，要严格无菌操作，避免病菌侵入盆腔内。

（3）加强卫生宣教工作，把预防盆腔感染的知识教给群众，教育妇女注意经期及产褥卫生，尽量避免阴道灌洗，注意产后卫生，避免产后感染。

（赵福英）

第十五节 盆腔脓肿

一、病原菌

形成盆腔脓肿的病原体多为厌氧菌、需氧菌、淋菌、衣原体、支原体，而以厌氧菌为主。

二、发病机制

盆腔脓肿是由急性盆腔蜂窝织炎未得到及时治疗而形成，包括输卵管积脓、卵巢积脓、输卵管卵巢脓肿以及由急性盆腔腹膜炎与急性盆腔蜂窝织炎所致的脓肿等。盆腔脓肿可局限于子宫一侧或双侧，脓液也可以流入盆腔深部，甚至可达直肠阴道隔。

三、临床表现

患者多有高热及下腹胀痛，有部分患者发病缓慢，脓肿形成较慢，高热及下腹疼痛的症状不明显，妇科检查时在子宫的一侧或双侧触到包块，或在子宫直肠窝处触及包块，包块触痛明显，有波动感，可有直肠刺激症状。

四、诊断

血常规检查白细胞计数增高，红细胞沉降率增快，盆腔 B 超及 CT 检查可协助诊断，后穹隆穿刺抽出脓液诊断即可明确，可将脓液做细菌培养及抗生素药物敏感试验。

五、治疗

（一）一般治疗

患者应卧床休息，注意营养，同时给予高蛋白半流质饮食，患者应取半卧位，以利于脓液沉积盆腔底部。避免反复内诊。

（二）抗生素的应用

首先采用抗厌氧菌的广谱抗菌药物，如甲硝唑、第三代头孢菌素、克林霉素等。应用药物症状缓解后，还须继续用药 1 周以上，如药物治疗效果不好，体温不下降，包块不消，反而扩大，应手术治疗。

（三）手术治疗

1.脓肿切开引流

脓肿积聚在子宫直肠窝或直肠阴道隔，行阴道后穹隆穿刺抽出脓液后，从该穿刺部位切开排脓后,插入引流管,引流管应选择较粗的橡皮管,上端直达脓腔,下端留在阴道内。脓液明显减少可在 3 d 后取出引流管。也可向脓腔内注入抗生素,反复吸出、注入,亦可达到引流的作用。

2.腹腔镜手术

以下情况应考虑腹腔镜手术治疗:①输卵管卵巢脓肿经抗生素治疗 48~72 h;②腹腔内的脓肿,位置较高,无法切开引流,且药物治疗效果不好;③脓肿直径≥5 cm 或继续增大或双侧性脓肿,经抗生素药物治疗控制后,附件脓肿局限化;④脓肿破裂。对未生育者应尽量保留其生育功能,对年轻患者应尽量保留卵巢,维持卵巢的生理功能,提高日后的生育机会及生活质量。年龄较大已有子女者应行双侧附件切除。

3.术中先吸取盆腔渗出液及脓液送培养和药敏以指导术后选用抗生素

以冲洗器冲洗吸取盆腔脏器表面脓苔,轻柔分离粘连的大网膜、肠管、输卵管、卵巢。输卵管脓肿予以伞端造口引流,将冲洗器伸进管内反复冲洗管腔。卵巢脓肿予以电凝切开,利用水压彻底吸净脓腔内脓苔。对无生育要求的患者可酌情切除附件。术后彻底清洗盆腹腔,注入 200 mL 右旋糖酐-40+庆大霉素 16 万单元+甲硝唑 100 mg+地塞米松 10 mg。术后放置腹腔引流管。

（曾伟丽）

第十六节　急性输卵管炎

输卵管炎在女性生殖器官中最易受感染,很少独立存在,大多数为急性盆腔炎症的一个组成部分或发展阶段。往往是与子宫颈、子宫内膜、子宫肌层或子宫周围的炎症同时存在并相互影响。病原体可从子宫颈的淋巴播散到子宫旁结缔组织,侵犯输卵管浆膜层,首先发生输卵管周围炎,然后累及肌层,继而累及内膜;病原体也可以沿子宫颈黏膜、子宫内膜向上蔓延,首先引起急性输卵管黏膜炎,继而发生管腔粘连;血道扩散也是感染途径之一。另外,也可由附近其他脏器(如急、慢性阑尾炎,肠炎等)的感染而波及。

一、病因

常见的致病菌有链球菌、葡萄球菌、大肠埃希菌、厌氧性链球菌和脆弱杆菌等,近些年来淋球菌和沙眼衣原体感染日益增多。据报道,国外以淋球菌及沙眼衣原体感染为最多,其他如厌氧菌及需氧菌的混合感染;国内则以厌氧菌、需氧菌的感染最多。

1.产后、剖宫产后、流产后

细菌通过胎盘剥离面或残留的胎盘、胎膜、子宫切口等感染肌层、输卵管、卵巢发生炎症。

2.月经期性交

月经期子宫内膜的剥离面有扩张的血窦及凝血块,均为细菌的良好滋生环境,如月经期性交或使用不洁的月经垫,可使细菌侵入发生炎症。

3.妇科手术操作后

妇科手术如放宫内避孕器、人工流产、宫颈糜烂电烫术、输卵管通液、造影、腹腔镜绝育术、人工流产穿透子宫壁、盆腔手术、误伤肠管等均可导致发生炎症，炎症可波及输卵管、卵巢。因此，在操作时必须注意手术者的双手和所用器械及患者的相应部位都进行严格消毒并应严格掌握手术的适应证。临床上也可见到子宫内膜未治愈时即放置宫内避孕器所发生的严重盆腔炎患者。

4. 邻近器官炎症的蔓延

最常见的为急性阑尾炎和腹膜炎等。

5. 慢性炎症急性发作

如有慢性输卵管炎、卵巢炎，在未治愈前有性生活或不洁性交等可引起炎症的急性发作。

6. 全身性疾病

如败血症、菌血症等，细菌也可达输卵管及卵巢从而发生急性炎症。

7. 淋球菌及沙眼衣原体

淋球菌及沙眼衣原体多为上行感染，病原体多自尿道炎、前庭大腺炎等上行至输卵管及卵巢。

二、临床表现

因病情及病变范围大小而表现为不同的症状，发热及下腹痛是其典型症状。发热前可有寒战、头痛，体温可高达 39 ℃～40 ℃下腹痛可与发热同时发生，为双侧下腹部剧痛，或仅病变部剧痛。如疼痛发生在月经期可有月经的变化，如月经量增多、月经期延长，在非月经期疼痛发作则可有不规则阴道出血、白带增多等现象。由于炎症的刺激，少数患者可有膀胱及直肠刺激症状如尿频、尿急、腹胀、腹泻等。检查时可见患者呈急性病容，脉速、唇干。妇科检查见阴道充血，宫颈充血并有分泌物，分泌物呈黄白色或脓性，有时带恶臭，阴道穹隆有触痛，子宫增大、压痛、活动受限，双侧附件增厚或可触及包块，压痛明显。下腹部剧痛常拒按，或一侧压痛，触动宫颈时更明显。炎症部的腹部发硬，呈现腹膜刺激症状。若已发展为盆腔腹膜炎，则整个下腹部有压痛及反跳痛致使患者拒按，多系淋球菌与沙眼衣原体的感染。

三、辅助检查

1. 临床诊断

有不洁性交史，月经期、产褥期性交，宫腔操作史等。

附：急性单纯性输卵管炎的临床诊断标准必须具备下列三项：明显的下腹部压痛，可合并或不合并反跳痛；宫颈举痛；附件压痛。加上下列至少一项：宫颈内淋球菌或沙眼衣原体培养阳性，体温超过 38 ℃，白细胞超过 $10×10^9$/L。急性输卵管炎的临床评分标准的评估项目有三项：下腹部压痛，附件压痛，宫颈或子宫摇举痛。

2. 阴道涂片或细菌培养

急性输卵管炎常合并细菌性阴道炎（61.8％），在急性输卵管炎的病例，阴道常常可分离出细菌性阴道炎的病原体（100％）。因此，阴道细菌涂片或培养有助于急性输卵管炎的诊断。

3. 宫颈管内分泌物涂片培养和免疫荧光检测

急性输卵管炎的宫颈管内分泌物与输卵管内分泌物病原体检测结果具有很好的相关性，故应用宫颈管内分泌物检测可推测急性输卵管炎的病因。

4. 子宫内膜活检

子宫内膜活检为子宫内膜炎的结果对盆腔感染性疾病的阳性预测值为 84％，若在子宫内膜表面上皮每 400 倍视野发现＞5 个中性粒细胞,而且每 120 倍视野发现＞1 个浆细胞,多可提示急性输卵管炎。其对急性输卵管炎的诊断预测敏感性为 92％,特异性为 87％。子宫内膜病原体培养也有助于急性输卵管炎的诊断。

5.直肠子宫陷凹穿刺抽液涂片、培养和免疫荧光检测

可确诊。

6.血清学检查

可进行衣原体直接免疫荧光试验、衣原体培养和抗体的检测。急性输卵管炎治疗前,血清抗衣原体 IgM 检测与宫颈管内分泌物和血清衣原体培养的结果有良好的相关性。治疗后,血清抗衣原体 IgM 多可快速下降。

7.B 超

B 超对盆腔包块、输卵管积脓的诊断有一定帮助。

8.腹腔镜

应用腹腔镜对急腹症进行鉴别诊断,可确定诊断、判断疾病的严重程度以评估对患者以后的生育功能,还可避免把一些非急性输卵管炎的病变诊断为急性输卵管炎。在一组 147 例急性腹痛和临床上诊断为急性输卵管炎的患者中,在入院 24 h 内进行腹腔镜检查,结果发现只有 104 例(70.7％)镜下诊断为急性输卵管炎,20 例(13.6％)为非急性输卵管炎病变,包括卵巢病变、盆腔粘连和子宫内膜异位症等。23 例没有肉眼可见的急性输卵管炎病理征象,但其中有 5 例经过血清学检查发现有沙眼衣原体感染的证据。

由于急性输卵管内膜炎的存在,单纯腹腔镜肉眼检查加组织病理学诊断对急性输卵管炎诊断的敏感性只有 50％,特异性为 80％。因此必须结合伞端活检,从伞端和壶腹部进入输卵管内取材,同时采集腹腔内的渗出物进行涂片和培养。当伞端粘连闭塞时,可在腹腔镜下穿刺抽液涂片和病原体培养等手段综合判断。

腹腔镜下的肉眼诊断标准为:①输卵管表面明显充血;②输卵管壁水肿;③输卵管表面和从开放的伞端流出脓性渗出物。

腹腔镜下急性输卵管炎的病变可分为 3 度。①轻度:输卵管活动,可见红斑和水肿,无脓性分泌物;②中度:输卵管固定,可见明显的红斑和水肿;③重度:附件部位形成炎性包块。

四、诊断与鉴别诊断

(一)诊断

根据病史、临床表现和辅助检查可做出初步诊断,必要时可经腹腔镜或剖腹探查以明确诊断。

(二)鉴别诊断

1.输卵管妊娠流产或破裂

患者大部分有停经史和不规则阴道出血史,有失血性贫血的表现,尿妊娠试验阳性,后穹隆穿刺多能抽出不凝血,无寒战、高热及白细胞升高的表现。急性输卵管炎的患者多无停经史,而有宫腔操作史,尿妊娠试验阴性,多有寒战、高热及白细胞升高,后穹隆穿刺阴性。

2.急性阑尾炎

寒战、高热,白细胞升高,转移性右下腹痛是急性阑尾炎腹痛的特点,妇科检查双附件正常。但应注意右侧急性输卵管炎可以合并阑尾炎,此时多考虑急性输卵管炎为急性阑尾炎所

引起,应以治疗阑尾炎为主。

3.卵巢囊肿蒂扭转

有卵巢囊肿的病史,突发下腹痛,但不伴高热、白细胞升高等感染征象。妇科检查发现一侧附件区可触及边界具体的囊性肿块,蒂部有触痛。而急性输卵管炎则多为双附件增厚、触痛或边界不具体的包块,整个包块均有触痛,多合并感染征象。

4.急性肠炎

此病也可表现为腹痛和腹膜炎的症状,但消化道症状显著,可有恶心、呕吐、腹泻和肠鸣音亢进等表现。妇科检查可无阳性体征。

五、治疗

治疗目的:缓解症状、控制感染及降低远期后遗症的危险。

1.全身治疗

重症者应卧床休息,高蛋白饮食或半流质饮食,体位以头高足低位为宜,以利于宫腔内及宫颈分泌物排出体外,盆腔内的渗出物聚集在子宫直肠陷窝内而使炎症局限。补充液体,纠正电解质紊乱及酸碱失衡,高热时给以物理降温,并适当给予止痛药,避免无保护的性交。

2.抗生素治疗

对细菌培养技术的提高以及药物敏感试验(简称药敏试验)的配合应用,临床上得以合理地使用药物,对急性炎症可达到微生物学的治愈。一般在药物敏感试验做出之前,先使用对需氧菌、厌氧菌以及淋球菌、沙眼衣原体兼顾的广谱抗生素,待药敏试验做出后再更换。药物种类要少,毒性小,以联合用药疗效高。需注意抗生素要求达到足量,给药途径以静脉滴注收效快。常用抗生素如下。

(1)青霉素或红霉素与氨基糖苷类药物及甲硝唑联合:青霉素 G 每日 240 万～1 000 万 U,静脉滴注,病情好转后改为 120 万～240 万 U,每 4～6 h 1 次,分次给药或连续静脉滴注;红霉素 0.9～1.2 g/d 静脉滴注;链霉素 0.75 g 肌内注射,每日 1 次;庆大霉素每日 16 万～32 万 U,分 2～3 次静脉滴注或肌内注射,一个疗程不超过 10 d;甲硝唑 0.5 g 静脉滴注,每 8 h 1 次,孕妇及哺乳期妇女慎用。

(2)第一代头孢菌素与甲硝唑合用:对第一代头孢菌素敏感的细菌有 β-溶血性链球菌、葡萄球菌、大肠埃希菌等。头孢噻吩对革兰阳性菌作用强,每日 2 次,分 4 次肌内注射;头孢唑啉对革兰阴性菌作用较优,每次 0.5～1 g,2～4 次/天,静脉滴注;头孢拉定 100～150 mg/(kg·d),静脉滴注,分 3～4 次给予。

(3)克林霉素:常与氨基糖苷类药物联合应用,有良好的效果。克林霉素对多数革兰阳性菌和厌氧菌及沙眼衣原体有效,每次 600 mg,每 6 h 1 次,静脉滴注;体温降到正常后 24～48 h 改为口服,每次 300 mg,每 6 h 1 次。此类药物与红霉素有拮抗作用,不可与其联用。

(4)第二代头孢菌素:对革兰阴性菌的作用优越,抗酶性能强,抗菌谱广,头孢呋辛每次 0.75～1.5 g,每日 3 次肌内注射或静脉滴注。头孢孟多一般感染每次 0.5～1 g,每日 4 次,静脉滴注;较重的感染每日 6 次,每次 1 g。头孢西丁对革兰阳性菌、阴性需氧菌和厌氧菌包括脆弱类杆菌均有效,每次 1～2 g,每 6～8 h 1 次静脉滴注,可单独使用。

(5)第三代头孢菌素:对革兰阴性菌的作用较第二代头孢菌素更为优越,抗酶性能强,抗菌谱广,对第一、二代头孢菌素耐药的一些革兰阴性菌也常常有效。头孢噻肟对革兰阴性菌有较强的抗菌作用,但对脆弱杆菌类较不敏感。一般 2 g/d,分 2 次肌内注射或静脉滴注,中度或重度感染 3～6 g/d,分 3 次肌内注射或静脉滴注。也可用头孢曲松 1～2 g,每日 2 次静脉滴注。

(6)哌拉西林:又称氧哌青霉素,对多数需氧菌及厌氧菌均有效,每日 4～12 g,分 3～4 次静脉滴注,严重感染者每日可用 16～24 g。

(7)喹诺酮类药物:目前应用较多的是第三代喹诺酮类药物,其对革兰阴性杆菌和阳性球菌均有效。环丙沙星 200～400 mg/d,分 2 次静脉滴注或 500～1 500 mg,分 2～3 次口服;左氧氟沙星每日 2 次,每次 200 mg,口服或静脉注射。第四代喹诺酮类药物除了保持第三代产品抗菌谱广、抗菌活性强、组织渗透性好等优点外,抗菌谱进一步扩大到衣原体、支原体等病原体,且对革兰阳性菌和厌氧菌的活性作用显著强于第三代,常用药物为莫西沙星 400 mg/d,每日 1 次。

3.手术治疗

当形成盆腔脓肿、输卵管卵巢脓肿或输卵管积脓时,在严重粘连的情况下,于 B 超或腹腔镜下穿刺吸脓有一定的危险性,此时应该选择手术治疗。若没有生育要求,可清除脓液、切除输卵管,保留健侧卵巢。

(李玉洁)

第十七节　慢性输卵管炎

一、病因病理

慢性输卵管炎症,一般多从急性炎症迁延而来,对急性炎症未能治愈,或虽经治疗而不彻底,或因患者体质较差,病情迁延而来,甚至无急性炎症的过程直接发生慢性炎症。部分慢性输卵管炎为急性输卵管炎遗留的病理改变,并无病原体。慢性输卵管炎多为双侧,但有时也为单侧发病。肉眼所见输卵管轻度充血,轻度或中度肿胀,黏膜可片状脱落或完整,伞端可部分或完全闭锁,并与周围组织粘连。

二、临床表现

1.慢性盆腔痛

慢性炎症形成后的瘢痕粘连以及盆腔充血,常引起下腹部坠胀、疼痛及腰骶部酸痛,常在劳累、性交后及月经前后加剧。有文献报道,约有 20％的患者于急性盆腔炎发作后遗留慢性盆腔痛。

2.不孕及异位妊娠

输卵管粘连阻塞可致不孕或异位妊娠。据文献报道,一次盆腔炎发作,不孕危险为 13％,两次为 36％,三次为 60％～70％。

3.月经异常

盆腔淤血可致经量增多,卵巢功能损害时可致月经失调。

4.全身症状

多不明显,有时仅有低热,易感疲倦。因病程时间较长,部分患者可出现神经衰弱症状,如精神不振、失眠、周身不适等。当患者抵抗力差时，则可有急性或亚急性发作。

三、诊断及鉴别诊断

根据病史和临床表现，一般诊断为不困难，对极端可疑的盆腔炎性包块，可用 B 超或腹腔镜辅助诊断。需与以下疾病相鉴别。

1. 陈旧性宫外孕

本病常有短暂停经史，不规则阴道出血和腹痛病史，其特点是先有下腹痛，后出现肛门坠胀感。妇科检查于子宫后方直肠陷窝处可触及不规则包块。慢性输卵管炎常有急性盆腔炎的病史，腹痛不伴有肛门部不适，附件区可触及包块。

2. 子宫内膜异位症

子宫内膜异位症以痛经为主要临床表现，多无急性感染病史，妇科检查于后穹隆触及异位结节。如果确实难以鉴别可行腹腔镜检查或治疗性鉴别，子宫内膜异位症患者对达那唑等激素类药物有效，而慢性输卵管炎则对抗感染治疗有效。

3. 盆腔淤血症

慢性盆腔痛为主要临床表现，无急性感染病史，妇科检查附件无压痛。腹腔镜检查可明确诊断。

四、治疗

根据病变部位以及患者主诉采取综合治疗方法为宜。慢性输卵管炎由于病程长，患者思想压力大，治疗时需要解除患者的思想顾虑，增强治疗信心，加强营养，锻炼身体，注意劳逸结合，提高机体抵抗力。

1. 物理疗法

物理疗法能促进盆腔局部血液循环，改善组织营养状况，提高新陈代谢，以利于炎症吸收和消退。常用的方法有激光、短波、超短波、微波、离子透入等。

2. 中药治疗

慢性炎症多以湿热型居多，治疗则以清热利湿，活血化瘀为主。有些患者为寒凝气滞型，治疗则为温经散寒、行气活血。

3. 抗生素治疗

长期或反复多种抗生素的联合治疗有时并无显著疗效，但对于年轻需保留生育功能者，或急性发作时可以应用，最好同时采用抗衣原体的药物。

4. 其他药物治疗

采用 α-糜蛋白酶 5 mg 或透明质酸酶 1 500 U，肌内注射，隔日一次，7~10 d 为一个疗程，以利炎症吸收。

5. 手术治疗

存在感染灶、反复引起炎症急性发作或伴有严重盆腔疼痛，经综合治疗无效者应行手术治疗。手术以彻底治愈为原则，避免遗留病灶再次复发。根据患者的年龄、病变轻重及有无生育要求决定手术范围，可行单侧附件切除术，或行子宫切除术加双侧附件切除术，对年轻妇女尽量保障生育功能。

（李巧玉）

第十八节　出血性输卵管炎

出血性输卵管炎是妇科的急腹症之一,是近年来妇科新增的急腹症(出血性输卵管炎及卵巢内囊肿)内容之一,是急性输卵管炎的特殊类型。出血性输卵管炎是因输卵管黏膜血管扩张、淤血、肿胀,细小血管自发破裂出血,血液流入腹腔引起剧烈腹痛和腹腔内出血为主要症状的一种急腹症。我国自20世纪70年代有首例报道,近年来国内对该病的报道逐渐增多。统计资料多数表明,该症占妇科急腹症的第4位,但临床上常被误诊,常造成不必要的手术。

一、病因病理

目前出血性输卵管炎的病因尚不清楚,可能为某些细菌特别是厌氧菌或病毒等潜在深部生殖器官作为机会致病菌。常见诱发因素:近期有妇产科手术或计划生育手术如人工流产、取环、置环、输卵管通液等宫腔操作,尤其是与手术者的无菌观念淡漠、动作粗暴有关。尤其是与近2个月内有人工流产史或动作粗暴、小切口输卵管结扎术中反复钩取、钳夹输卵管有关,剖宫产手术也易并发本病。另外,月经期、产褥期不注意卫生或有性生活,细菌极易经黏膜上行,病原体侵入输卵管而诱发此病。

出血性输卵管炎的基本病理变化为输卵管管壁和黏膜充血、水肿、出血、坏死,输卵管增粗或肉芽组织增生,中性粒细胞浸润显著,少数可有淋巴细胞及浆细胞浸润,绝对见不到绒毛或滋养层细胞,血管扩张、淤血,细小血管可发生自发性破裂,输卵管腔中有多少不等的血液。

二、临床表现

1.症状

突然出现下腹痛,伴肛门坠胀感。腹痛开始多为一侧,然后波及全腹,起病不如异位妊娠急骤,一般不出现休克。部分伴有不规则阴道流血,出血多者可出现心慌、头晕、晕厥等症状。有的患者还伴有恶心、呕吐、腹泻等症状。

2.体征

主要为下腹压痛、反跳痛、肌紧张等腹膜刺激症状,出血多时可有移动性浊音,伴血压降低。部分患者可有体温升高、脉率增快,个别者化脓性炎症较重时尚可出现高热。妇科检查:阴道后穹隆饱满、触痛、宫颈举痛,子宫正常大小,附件区增厚压痛。当病程较长,输卵管与周围组织器官发生粘连时,可触及附件区包块。

三、辅助检查

实验室检查尿及血hCG阴性,白细胞及中性粒细胞轻度到中度增高,血红蛋白下降不明显。超声检查可见子宫直肠陷窝有液性暗区,附件区可探及包块声影,但亦可无附件区包块,盆腔、腹腔内可探及数量不等液性暗区及细小光点漂浮。后穹隆穿刺可抽出不凝固的血性液体,呈淡红色或血水样,很少有暗红色或陈旧性血液。经腹腔镜检查可确诊,镜下可见腹腔积血,一侧或双侧输卵管增粗、充血水肿,或与周围组织粘连,有的可见输卵管伞端活动性出血。

四、诊断及鉴别诊断

根据病史、症状、体征、B超及血常规、后穹隆穿刺抽出不凝血、尿hCG阴性等多可诊断。

应仔细询问病史,尤其有盆腔炎病史或近期有宫腔操作史,特别是对人工流产术后腹痛而后穹隆穿刺抽出血性分泌物或血性液体者均应考虑到该病的可能。诊断可疑者,应在抗感染治疗的同时密切观察病情变化,有条件者行腹腔镜检查可明确诊断。

出血性输卵管炎因临床症状无特异性,因此在临床上极易误诊为异位妊娠、急性阑尾炎、卵巢黄体破裂、卵巢囊肿蒂扭转、月经血逆流入腹腔、卵巢巧克力囊肿破裂、盆腔脓肿等。仔细询问病史,根据临床表现、妇科检查,结合必要的辅助检查一般不难鉴别。

五、治疗

出血性输卵管炎治疗原则以非手术治疗为主。妇科腹腔内出血以往多选择手术治疗,但随着诊断技术的提高,监测手段的进步,如在术前能做出正确诊断,其中很大一部分可选择非手术治疗。

1. 一般支持及对症治疗

绝对卧床,半卧位以利引流排液,并有助于炎症局限。多饮水及食用高热量易消化的半流质饮食。

2. 控制感染

根据临床表现及病理特征,一般宜选用广谱抗生素,可参考后穹隆穿刺液的涂片检查或细菌培养与药敏试验结果。选用敏感的抗生素。有效治疗的标志是症状、体征逐渐好转,一般在是 48~72 h 可看出疗效。不要轻易更换抗生素。

3. 建议行剖腹探查或腹腔镜手术

①腹腔内出血较多、超声检查示盆腔内有中量以上积液,估计内出血 600 mL 或后穹隆穿刺抽出不凝血;②动态监测血压变化,若血压降低并出现休克症状,而诊断难以明确,且不能除外异位妊娠,则应剖腹探查。术中如发现输卵管病变组织破坏不严重,内出血不多,可电凝止血,清除输卵管内及盆腹腔积血,保留输卵管功能,并常规取输卵管伞端及直肠陷凹内分泌物做细菌培养及药敏试验,以备选择有效、敏感的抗生素。如病变输卵管组织坏死且组织破坏较重时,可行单纯输卵管切除术。

(李巧玉)

第二章 外阴上皮内非瘤样病变

第一节 外阴鳞状上皮细胞增生

外阴鳞状上皮细胞增生是以瘙痒为主要症状的外阴疾病,表现为鳞状上皮细胞良性增生,以往称之为增生性营养不良。其原因不明,尚无确切证据表明慢性损伤、过敏、局部营养失调或代谢紊乱是导致该病的直接原因,但外阴潮湿、阴道排出物的刺激等因素可能与其发病有关。

一、临床表现

该病多见于 50 岁以前的中年妇女,但亦可发生于老年妇女,病损主要累及大阴唇、阴唇间沟、阴蒂包皮和阴唇后联合等处,常呈对称性。主要症状是外阴瘙痒,常感难以忍受,搔抓后虽瘙痒得到暂时缓解,但又可导致局部皮肤进一步损伤导致瘙痒更剧,形成恶性循环。早期病变较轻时,皮肤颜色为粉红或暗红色,角化过渡部位则呈白色。由于长期搔抓和摩擦,皮肤增厚似皮革,色素增加,皮肤纹理突出,皮嵴隆起,出现苔藓样改变,故临床上常称为慢性单纯性苔藓。严重瘙痒者可因搔抓引起表皮抓破、裂隙、溃疡;如出现溃疡长期不愈,特别是有结节隆起时,应警惕局部癌变的可能,需及早活检确诊。

二、病理

主要组织病理变化为表皮层角化过度或角化不全,棘细胞层不规则增厚,上皮角向下延伸,末端钝圆或较尖,上皮角之间和真皮层乳头明显,并有轻度水肿以及淋巴细胞和少量浆细胞浸润。但上皮细胞层次整齐,细胞的大小形态以及细胞核的形态染色均正常。

三、鉴别诊断

各种慢性外阴病变,如糖尿病外阴炎、念珠菌外阴炎、外阴擦伤、接触性皮炎等长期刺激后,均可导致外阴过度角化,局部角化表皮常脱屑而呈白色。该类患者常有局部瘙痒、灼热甚至疼痛等自觉症状,但在原发疾病治愈后,瘙痒和局部白色区均可消退。外阴部股癣、牛皮癣亦可引起外阴皮肤瘙痒和皮损,但在身体其他部位亦有类似病变。此外还需警惕外阴鳞状上皮增生继发癌变的可能,此时活检是唯一的鉴别诊断方法。

四、治疗

1. 一般治疗

保持外阴清洁干燥和透气,不用肥皂或其他刺激性药物擦洗,避免搔抓,凡精神紧张、瘙痒严重以致影响睡眠者,可加用镇静和抗过敏药物以增强疗效。

2. 局部药物治疗

局部药物治疗主要目的在于控制局部瘙痒,一般均主张采用皮质激素局部治疗,常用药物有 0.025％氟轻松、0.1％曲安奈德，或 1％～2％氢化可的松软膏，每日局部涂擦 3～4 次，以缓解瘙痒症状。当瘙痒基本控制后，即停用高效类固醇激素制剂，以免局部皮肤萎缩，改以作用较弱的 1％～2％的氢化可的松软膏，每日 1～2 次，继续治疗。一般是在局部涂抹药膏之前可先用温水坐浴。在瘙痒症状消失后，仍需经过较长时间，增生变厚的皮肤肉眼及病理方可见明显改善，甚至可能完全恢复正常。

3. 超声聚焦治疗

超声聚焦治疗有效率约为 95％。利用超声波在组织内有良好的能量穿透性，将超声波的能量聚集到发生病变的真皮层内，通过超声的机械效应、热效应及空化效应，使病变组织内的小血管、毛细血管及神经末梢受到损伤；同时促进局部微血管的形成，改善其微血管和神经末梢的营养状况，改变局部组织生长的微环境，使组织修复和再生，从而达到使病变的外阴皮肤得以康复的目的。

4. 激光治疗

激光治疗可破坏皮肤深度 2 mm 的异常上皮组织以及真皮内神经末梢，从而阻断瘙痒或搔抓引起的恶性循环，该法有治疗简易、破坏性小、瘢痕少的特点，但远期仍有 50％的复发率。

5. 手术治疗

手术治疗创伤较大，仅用于反复药物治疗无效且超声聚焦治疗或激光治疗亦无效或复发的患者，或有恶变可能者。手术采用单纯性外阴切除，术后应定期随访，远期复发率约为 50％，复发部位多在切口周围。

（曲晓丽）

第二节 外阴硬化性苔藓

外阴硬化性苔藓是以外阴及肛周皮肤萎缩为主要特征的皮肤病，皮肤科医师又称之为"硬化萎缩性苔藓"。但许多学者认为该病虽然病损处皮肤变薄，但通过氚（3H）标记胸腺嘧啶检测，发现其表皮代谢仍甚活跃，故建议删去"萎缩"二字，仍以"硬化性苔藓"命名为宜。

该病发病原因尚不明确。有文献报道母女、姐妹等直系亲属呈家族性发病，但尚未发现特异基因。另有学者发现该病患者可合并白癜风、斑秃、甲状腺功能亢进或减退等自身免疫性疾病，体内抗甲状腺抗体、抗基底膜抗体、抗细胞膜外糖蛋白-1 抗体等升高，提示此病与自身免疫有关。此外，由于该病好发于成年女性，男、女性之比为 1∶10，且患者血清中二氢睾酮水平明显低于正常同龄妇女，尤其是临床应用睾酮对患处皮肤局部治疗时往往有效，因此提示患者血中睾酮水平降低可能与发病有关。但以上可能病因尚未能获得证实和普遍认可。

一、病理

病变早期真皮乳头层水肿，血管扩张充血，进一步发展的典型病理特征为表皮萎缩，表层过度角化，可见毛囊角质栓塞、基底细胞变性、黑素细胞减少，真皮浅层早期水肿，晚期胶原纤维玻璃样变，形成均质带，其下方有淋巴细胞和浆细胞浸润带。由于表皮过度角化和黑素细胞减少使皮肤外观呈白色。

二、临床表现

该病可发生在包括幼女在内的任何年龄妇女，但以 40 岁左右发病率最高。主要症状是局部皮肤瘙痒，但其程度远较鳞状上皮增生的患者为轻，甚至有少数患者无明显的瘙痒不适。此外可有外阴烧灼感、性交不适等症状。病变部位常见于大阴唇、小阴唇、阴蒂、阴唇后联合及肛周，常呈对称性。病变早期局部皮肤发红肿胀，出现粉红、象牙白色的小丘疹，中心有角质栓；进一步发展后皮肤黏膜变白变薄，失去弹性，干燥易皲裂，阴蒂萎缩，大、小阴唇融合以致完全消失；晚期病损皮肤菲薄皱缩似烟卷纸，阴道口挛缩狭窄以致性交困难。幼女患者瘙痒症状多不明显，可能仅在大小便后感外阴不适，检查时外阴及肛周区可见白色病损；但到青春期时，多数患者病变可能自行消失。

三、诊断及鉴别诊断

根据临床表现可初步诊断，病理检查确诊。该病需与老年妇女外阴生理性萎缩相鉴别，后者仅见于老年妇女，其外阴皮肤的萎缩状况与身体其他部位相同，表现为外阴皮肤及皮下脂肪层均萎缩，因此大小阴唇变平退化，但患者无任何自觉症状。

四、治疗

目前普遍认为局部丙酸睾酮是治疗硬化性苔藓的标准方法，有效率约为 80%，且需长期用药。但疗效因人而异，有些患者萎缩皮肤可基本恢复正常，有的病变有所改善，亦有无明显疗效者。临床上一般以 200 mg 丙酸睾酮加入 10 g 凡士林油膏配制成 2% 制剂涂擦患处，每日3～4 次，至少用药 1 个月左右方见疗效，一般应连续治疗 3～6 个月，瘙痒症状消失后 1～2 年，用药次数可逐渐减少，直至每周 1～2 次维持量；若瘙痒症状严重，亦可将丙酸睾酮与 2.5% 氢化可的松软膏混合涂擦，瘙痒缓解后逐步减量直至停用氢化可的松。如果在丙酸睾酮治疗期间出现毛发增多、阴蒂长大或治疗效果不佳时，可改用 0.3% 孕酮油膏（100 mg 孕酮油剂加入30 g 凡士林油膏中）局部涂擦。近年来有报道采用 0.05% 丙酸氯倍他索软膏局部治疗取得良好效果，甚至在症状缓解和降低复发方面优于丙酸睾酮。对于瘙痒顽固、用药无效者可采用超声聚焦、激光或手术治疗。对于幼女患者，其治疗有别于成年妇女，局部不宜采用丙酸睾酮涂擦以免出现男性化。目前认为 0.05% 丙酸氯倍他索软膏是治疗儿童硬化性苔藓的一线药物，治疗经 2～4 周可改用低效的类固醇激素维持治疗；亦可用 1% 氢化可的松软膏或 100 mg 孕酮油剂加入 30 g 凡士林油膏中涂擦局部。

（曲晓丽）

第三节　其他外阴皮肤病

一、接触性皮炎

接触性皮炎是由于外阴皮肤或黏膜直接接触外源性刺激性物质或过敏性物质引起的炎症性反应，表现为红斑、肿胀、丘疹、水疱甚至大疱。根据病因及发病机制可分为原发性刺激性皮炎和变态反应性接触性皮炎。前者是接触物本身对皮肤有较强的刺激性,如强酸强碱、高浓度的消毒防腐剂、洗涤剂等,任何人接触后均可能发生非免疫性皮炎,其发生与刺激物的刺激性、浓度和接触时间长短等因素有关;而后者属于 T 细胞介导的迟发型变态反应,接触物本身无刺激性,如卫生巾、卫生纸、生活用品及化妆品、阴茎套、化纤内裤、动物皮毛等,作为一种过敏原导致少数敏感个体在接触后经一定的诱导期完成致敏反应,当机体再次接触同类抗原后即导致发病。

(一)临床表现及诊断

急性接触性皮炎起病较急,在接触刺激物或致敏物后,最先感外阴瘙痒或灼痛,局部发红,出现边界较清楚的丘疹或丘疱疹,严重者红肿明显,有水疱或大水疱。镜下可见表皮细胞间及细胞内水肿,表皮内水疱、大疱,真皮层水肿、血管扩张,表皮及真皮层均有淋巴细胞和中性粒细胞浸润;如接触物刺激性不强则可表现为慢性接触性皮炎,局部皮肤增厚,可能出现鳞屑形成和表皮脱落。镜检时其病变类似鳞状上皮增生。诊断主要依据病史中曾接触外来刺激物或过敏物,但须和念珠菌性外阴炎、脂溢性皮炎和鳞状上皮增生等其他原因引起的皮炎相鉴别。如去除接触物并经适当处理,皮损很快好转则支持接触性皮炎的诊断。

(二)治疗

无论是原发性刺激性皮炎还是变态反应性接触性皮炎,两者的治疗方法是一样的。首先最重要的是去除致病物,多数患者在脱离致病物后病情迅速好转,如不能确定致病物,则停用所有局部用药或可疑致病物,每日用清水清洗外阴。要避免搔抓,保持外阴清洁干燥,内裤应宽松透气。当局部仅有红斑和丘疹但无渗出液时,采用炉甘石洗剂涂擦局部效果甚佳;若急性炎症期渗出较多时,可用 3% 硼酸液湿敷;当局部病损干燥后可用氢化可的松软膏等皮质激素局部外涂,有继发感染者可用 1:5 000 高锰酸钾湿敷。内服药可使用氯苯那敏或氯雷他定口服,严重者可予地塞米松全身用药。

二、外阴擦烂

外阴擦烂是由于局部潮湿、汗腺分泌过多或局部不清洁所导致的外阴局部炎症反应,多发生于肥胖、糖尿病、老年体弱妇女和婴儿。

(一)临床表现

该病易发于湿热季节。最先在大、小阴唇间皱襞处出现潮湿红色斑块,边界清楚,面积与相互摩擦的皮肤黏膜皱襞面一致,继而肿胀,表皮剥脱,有浆液渗出。患者感局部瘙痒、疼痛、灼热等不适。尿瘘患者尿液长期浸渍外阴可导致整个外阴出现红肿、表皮溃破和散在丘疱疹,称为擦烂湿疹。

(二)治疗

保持局部干燥清洁和透气非常重要。可用 1:5 000 高锰酸钾溶液坐浴,每日两次,坐浴后用软毛巾拭干,散布痱子粉,以保持病损区干燥。对于尿瘘所引起的擦烂湿疹,可在用 1:5 000 高锰酸钾溶液坐浴后局部涂敷氧化锌软膏,以保护局部皮肤不受尿液浸渍,一般是在用药经 3~4 d 即可基本治愈。

三、尿布皮炎

尿布皮炎又称尿布疹,是新生儿和婴儿常见的皮肤病。一般认为尿布皮炎是由于尿布未及时更换,粪便中产氨的细菌分解尿液,产生较多的氨刺激局部皮肤所致。人工喂养的婴儿粪便呈碱性,尿布皮炎的发生率高于母乳喂养婴儿。

(一)临床表现

病损主要见于外阴、大腿内侧及臀部隆起处,也可延至下腹部,但多限于尿布包裹的范围,常呈大片潮红,亦可出现丘疹或斑丘疹,如不及时治疗,可继发脓疱、糜烂或溃疡。

(二)治疗

勤换尿布,尽可能暴露外阴及腿部以使局部干燥透气;用清水清洗外阴,避免使用刺激性物质如肥皂等。局部可涂擦氧化锌软膏,如仅有红斑时可涂擦1%氢化可的松软膏。

四、外阴湿疹

湿疹是多种复杂的内外因素引起的多形性、具有渗出倾向的炎症性皮肤病。近年来发现许多原来原因不明的湿疹,实际上是接触性皮炎。目前临床上仍将具有湿疹特点而又找不到明确病因的皮肤炎症称为湿疹,其发病原因包括感染、创伤、变应原过敏、食物、药物、精神因素、代谢障碍以及局部搔抓等,有时候可能是诸多因素的共同作用。

外阴湿疹以中老年多见,主要的自觉症状为瘙痒,病变累及大小阴唇及周围皮肤,边缘较清晰,急性期可以出现红斑、水肿、丘疹、水疱,继续发展则出现破溃、糜烂、渗出,病程长者有不同程度的浸润和肥厚,由于长期搔抓,局部可发生色素减退或色素沉着。组织病理学镜下可见表皮轻度肥厚,角化不全,棘层细胞内及细胞间水肿,海绵形成,真皮血管周围淋巴细胞、组织细胞浸润。

治疗上首先应去除各种可疑的致病因素,忌辛辣、酒类以及海鲜等易诱发本病的食物,保持皮肤清洁干燥,避免肥皂等化学清洁剂过度刺激。可口服抗组胺药、镇静安定剂达到抗炎、止痒的目的。局部使用霜剂或洗剂等治疗。急性期无渗出时可用炉甘石洗剂,渗出多时用3%硼酸溶液冷湿敷;有感染时局部可加用红霉素、新霉素等抗生素;慢性期可用皮质类固醇霜剂。

五、外阴毛囊炎

毛囊炎是非特异性化脓性细菌如葡萄球菌、链球菌等侵犯外阴毛囊所引起的炎症。搔抓、摩擦、局部潮湿或不洁常为本病诱因,手术前备皮损伤亦可引发毛囊炎。

(一)临床表现

初期表现为粟粒大丘疹,单个或多个,自觉痒痛;脓疱破后可排除少量脓血,数日后脓疱吸收,但易复发。

(二)治疗

保持局部清洁干燥和透气,避免搔抓和摩擦。可用2.5%碘酊消毒或金霉素等抗生素软膏涂擦患处。

六、外阴黏膜白斑

黏膜白斑是指发生在口腔、唇部、生殖器以及肛门黏膜的白色增厚斑片。过去认为黏膜白斑是一种癌前病变,近年来大量研究发现本病癌变率不高,有4%~6%可能癌变。其病因可能与内分泌紊乱、病毒感染、局部刺激以及基因突变等因素有关。目前一般根据有无间变分成两类:无间变的单纯性白斑以及有间变的女阴白斑病或癌前期白斑。在此讲述无间变的单纯性白斑。外阴黏膜白斑多发生于中年或绝经后妇女。临床上患者常有外阴瘙痒,部分患者瘙痒剧烈。检查可见大阴唇、小阴唇、阴蒂甚至阴道黏膜处有灰白色斑片,表面粗糙,伴有浸润肥厚,稍高隆起于皮肤黏膜表面,形态不规则且边界不清。由于长期搔抓摩擦,局部潮红、水肿、皲裂、糜烂。病理上表现为黏膜上皮或表皮的增生性病变。在正常情况下,女性外阴黏膜无颗粒层及角质层,发生白斑病时则出现颗粒层角化,棘细胞层不规则肥厚,甚至部分细胞出现异型性,真皮有不同程度的炎症浸润。

外阴黏膜白斑患者要注意保持外阴清洁干燥,忌用肥皂等过度擦洗,局部可用具有清热解毒作用的中药外洗;瘙痒明显时可外用皮质类固醇激素。长期不愈者应做活检,细胞有异形性或向原位癌发展趋势时,应手术切除病变。

七、外阴瘙痒病

外阴瘙痒是外阴各种不同病变所引起的一种症状,但也可发生于外阴无病变者。当瘙痒严重时,患者感奇痒难忍,坐卧不安,影响工作和生活。

(一)病因

1.局部原因

(1)感染:外阴阴道白念珠菌性阴道炎和滴虫性阴道炎是引起外阴瘙痒最常见的原因;阴虱、疥疮也可导致外阴瘙痒;蛲虫病引起的幼女外阴及肛周瘙痒一般是在夜间发作。

(2)鳞状上皮细胞增生:以严重外阴瘙痒为主要症状,可伴有外阴皮肤发白。

(3)药物过敏或化学物刺激:肥皂、避孕套、卫生巾、化纤内裤、化学清洁剂、药物等可直接刺激或过敏引起接触性或过敏性皮炎,导致外阴瘙痒。

(4)不良卫生习惯:平常不注意外阴清洁,皮脂、汗腺、阴道分泌物、经血等,甚至尿液、粪便浸渍,长期刺激外阴而引起瘙痒。

(5)其他皮肤病变:疱疹、湿疹、寻常疣、肿瘤等均可引起外阴瘙痒。

2.全身性原因

(1)糖尿病:由于糖尿对外阴的刺激,特别是此类患者亦患外阴阴道念珠菌病,故外阴瘙痒常较严重,不少患者是因为外阴瘙痒而首次就诊,经过进一步的检查才明确患有糖尿病。

(2)胆红素升高:患肝胆疾病或妊娠期肝内胆汁淤积症由于血液内胆红素升高,皮肤受胆盐的刺激可出现包括外阴瘙痒在内的全身皮肤瘙痒。

(3)其他疾病:黄疸、维生素 A 或 B 族维生素缺乏、贫血、白血病等患者可有外阴瘙痒及身体其他部位瘙痒的症状。

(4)生理性因素:妊娠期和经前期外阴充血,少数妇女可有瘙痒不适;绝经前后的妇女发生瘙痒,可能与内分泌失调及围绝经期自主神经功能紊乱有关。

(5)不明原因的外阴瘙痒:部分患者长期外阴严重瘙痒,甚至导致抑郁、自杀,但找不到明确病因,目前有学者认为可能与精神或心理方面的因素有关。

(二)临床表现及诊断

外阴瘙痒多发生于阴蒂、大小阴唇、会阴甚至肛周,程度可轻可重,常为阵发性发作,亦可呈持续性,夜间加剧。长期搔抓可引起抓痕、血痂或继发感染如毛囊炎。瘙痒常十分严重,因不断搔抓,阴唇部常有皮肤肥厚及浸渍。诊断时需详细询问发病经过,仔细进行局部和全身检查,辅以必要的化验检查,尽可能找出病因。

(三)治疗

1.一般治疗

注意卫生,保持外阴清洁干燥,穿宽松透气的内裤,避免搔抓和接触或使用刺激性物质,不要因瘙痒用热水烫洗,有感染时可用1:5 000高锰酸钾溶液坐浴,忌酒和辛辣或过敏食物。

2.病因治疗

针对引起瘙痒的局部或全身疾病进行治疗,如念珠菌、滴虫、糖尿病等;若找到阴虱,应剃光阴毛,煮洗内裤和被褥,局部可用1%马拉硫磷粉剂或25%～50%百部酊。

3.对症治疗

(1)局部用药:急性炎症时可用3%硼酸液湿敷,洗后局部涂擦氧化锌软膏;慢性瘙痒可用皮质激素软膏或2%苯海拉明软膏涂擦局部。

(2)全身用药:症状严重时,可口服氯苯那敏4 mg、苯海拉明25 mg或异丙嗪25 mg,以起到镇静和抗过敏的作用。

4.超声聚焦治疗或激光治疗

超声聚焦治疗或激光治疗可用于其他方法治疗无效的严重外阴瘙痒患者。

(曲晓丽)

第三章 女性生殖器肿瘤

第一节 外阴肿瘤

外阴肿瘤包括良性肿瘤与恶性肿瘤。前者少见,后者多见于 60 岁以上的妇女。

一、外阴良性肿瘤

外阴良性肿瘤较少见,主要有来源于上皮性的外阴乳头状瘤、汗腺腺瘤及来源于中胚叶的纤维瘤、脂肪瘤、平滑肌瘤和神经纤维瘤,而淋巴管瘤、血管瘤等罕见。

1. 乳头状瘤

乳头状瘤常见于围绝经期和绝经后的妇女,多发生于大阴唇,呈乳头状突出皮肤表面。需与疣状乳头状瘤、外阴湿疣、外阴癌等鉴别。因 2%～3% 有恶变倾向,应行局部肿瘤切除,术时行冷冻病理检查,若有恶变,应及时扩大手术范围。

2. 纤维瘤

纤维瘤由成纤维细胞增生而成,多位于大阴唇,初起为皮下硬结,继而可增大,形成有蒂实质肿块,大小不一,表面可有溃疡和坏死。切面为致密、灰白色纤维结构。肿瘤恶变少见。治疗原则为沿肿瘤根部切除。

3. 汗腺腺瘤

汗腺腺瘤是一种表皮内的汗腺肿瘤,少见,常见于青春期,与激素有关,可伴有下眼睑及颧骨部位病灶。呈多发的小淡黄色丘疹样隆起,确诊需活检。治疗小的病灶可行激光治疗,大的病灶可行手术切除。

4. 脂肪瘤

脂肪瘤来自大阴唇或阴阜脂肪组织,生长缓慢,质软。位于皮下组织内,呈分叶状,大小不等,也可形成带蒂肿物。镜下见成熟的脂肪细胞间有纤维组织混杂。小脂肪瘤无须处理;肿瘤较大,引起行走不适和性生活困难,需手术切除。

5. 平滑肌瘤

平滑肌瘤来源于外阴平滑肌、毛囊立毛肌或血管平滑肌,多见于育龄妇女,常位于大阴唇、阴蒂及小阴唇。质硬,表面光滑,突出于皮肤表面。治疗原则为肌瘤切除术。

二、外阴恶性肿瘤

外阴恶性肿瘤约占女性生殖道原发恶性肿瘤的 3%～5%,以鳞状细胞癌最常见,其他包括恶性黑色素瘤、基底细胞癌、前庭大腺癌等。

(一)外阴鳞状细胞癌

外阴鳞状细胞癌占全部外阴恶性肿瘤的 80%～90%,发病年龄呈 45～50 岁,70～75 岁双峰状,年轻女性发病率有增高趋势。

1.发病相关因素

病因目前尚不清楚,可能与以下因素相关:①人乳头状瘤病毒(HPV)感染,40％～60％的外阴癌及90％的外阴癌前病变与HPV病毒感染相关,特别是年轻女性,以HPV16、HPV33、HPV6、HPV18、HPV31等感染较多见,其中16型感染超过50％;单纯疱疹病毒Ⅱ型和巨细胞病毒感染等与外阴癌的发生可能有关;②慢性外阴非上皮内癌变发展为外阴癌的危险为5％～10％,二者间存在一定相关性;③淋巴肉芽肿、尖锐湿疣、淋病、梅毒等性传播疾病及性卫生不良亦可能与发病相关。

2.病理

癌灶可为浅表溃疡或硬结节,可伴感染、坏死、出血,周围皮肤可增厚及色素改变。镜下见多数外阴鳞癌分化好,有角化珠和细胞间桥。前庭和阴蒂的病灶倾向于分化差或未分化,常有淋巴管和神经周围的侵犯,必要时可做电镜或免疫组化染色确定组织学来源。

3.临床表现

(1)症状:最常见的症状是外阴瘙痒、局部肿块或溃疡,合并感染或较晚期癌可出现疼痛、渗液和出血。

(2)体征:癌灶以大阴唇最多见,其次为小阴唇、阴蒂、会阴、尿道口、肛门周围等。早期呈局部丘疹、结节或小溃疡;晚期见不规则肿块,伴破溃或呈乳头样肿物。若癌灶已转移至腹股沟淋巴结,可扪及增大、质硬、固定的淋巴结。

4.转移途径

转移途径以直接浸润、淋巴转移较常见,晚期可经血行播散。

(1)直接浸润:癌灶逐渐增大,沿皮肤及邻近黏膜浸润至尿道、阴道、肛门,晚期可累及膀胱、直肠等。

(2)淋巴转移:外阴淋巴管丰富,两侧交通形成淋巴网,癌细胞通常沿淋巴管扩散,汇入腹股沟浅淋巴结,再至腹股沟深淋巴结,进入髂外、闭孔和髂内淋巴结,最终转移至腹主动脉旁淋巴结和左锁骨下淋巴结。一般肿瘤向同侧淋巴结转移,但阴蒂处癌灶常向两侧转移并可绕过腹股沟浅淋巴结直接至腹股沟深淋巴结,外阴后部及阴道下段癌可避开腹股沟浅层淋巴结而直接转移至盆腔淋巴结。若癌灶累及尿道、阴道、直肠、膀胱,可直接转移至盆腔淋巴结。

(3)血行播散:晚期经血行播散至肺、骨等。

5.诊断

(1)病史及症状:有外阴慢性单纯性苔藓、外阴硬化性苔藓等病史。最常见的症状是外阴瘙痒、局部肿块或溃疡,可伴有疼痛、出血,少部分患者无任何症状。晚期邻近部位器官受累可出现相应症状。

(2)妇科检查:早期可为外阴结节或小溃疡,晚期可累及全外阴伴溃破、出血、感染。应注意病灶的部位、大小、质地、活动度、色素改变,与邻近器官关系(尿道、阴道、肛门直肠有无受累)及双侧腹股沟区是否有肿大的淋巴结,并应仔细检查阴道、宫颈以排除有无肿瘤。

(3)辅助检查及诊断。

1)细胞学检查:可做细胞学涂片或印片,其阳性率仅为50％左右。

2)病理组织学检查:是确诊外阴癌的唯一方法。对一切外阴赘生物和可疑病灶均需尽早做活体组织病理检查,对有合并坏死的病灶取材应有足够的深度,建议包含部分邻近的正常皮肤及皮下组织。可在阴道镜观察下在可疑病灶部位活检,以提高阳性率。也可用荧光诊断仪放大观察等协助取材活检。

3)其他:超声、CT、MRI、膀胱镜检、直肠镜检有助诊断。腹股沟区 CT 或 MRI 检查有助于判断淋巴结的状态。

6.临床分期

本病采用国际妇产科联盟的分期(FIGO 2009)。

外阴癌的分期是手术病理分期,腹股沟淋巴结状态与预后密切相关,为准确分期手术后的病理报告应包括:肿瘤浸润深度,组织学类型,组织学分级,脉管间隙是否受累,转移淋巴结的数量、大小及是否有结外扩散。

7.治疗

以手术治疗为主,晚期可辅以放射治疗及化学药物综合治疗,最大限度地保留外阴的生理结构,减少患者的痛苦,减少治疗后的并发症,提高生活质量,对于早期的外阴癌患者在不影响预后的前提下,尽量缩小手术范围,手术切除范围应包括癌灶周围 1 cm 的外观正常的组织;对晚期患者应重视与放疗、化疗相结合的综合治疗,但与直接手术相比并不改善预后。

(1)手术治疗。

ⅠA 期:外阴扩大局部切除术,手术切缘距离肿瘤边缘 1 cm,深度至少 1 cm,需达皮下组织。

ⅠB 期:外阴根治性局部切除,手术切缘应至少超过病变边缘 1 cm,深度应达尿生殖膈下筋膜,即位于阔筋膜水平面且覆盖耻骨联合的筋膜层;如果癌灶在阴蒂部位或其附近,则应切除阴蒂。病灶同侧或双侧腹股沟淋巴结清扫术。

Ⅱ 期:外阴根治性局部切除,并切除受累的尿道、阴道、肛门皮肤及双侧腹股沟淋巴结清扫术,必要时切除盆腔淋巴结。

Ⅲ 期、Ⅳ 期:外阴广泛切除+双侧腹股沟淋巴结切除术,必要时切除盆腔淋巴结;分别根据膀胱、尿道或直肠受累情况选做相应切除(如前盆/后盆或全盆腔廓清手术)。据统计,这种传统的手术方式手术死亡率近乎 10%,5 年存活率为 50%且若有固定或溃疡淋巴结,手术不可能治愈。近年来 FIGO 妇癌报告提出对于这些患者的多学科综合治疗。首先应了解腹股沟淋巴结的状态,原发外阴病灶的处理应在腹股沟淋巴结切除后进行。如手术切除原发肿瘤可以达到切缘阴性,不会损伤括约肌造成大小便失禁,手术值得进行。如手术需以人工肛或尿路改道为代价,建议先行放化疗缩小病灶后再手术。

(2)放射治疗:鳞癌对放射治疗较敏感,但外阴皮肤对放射线耐受性极差,易发生明显放射皮肤反应(肿胀、糜烂、剧痛),难以达到放射根治剂量。外阴癌放射治疗常用于:①术前局部照射,缩小癌灶再手术;②转移淋巴结区域照射;③手术切缘阳性或接近切缘、脉管有癌栓或复发癌治疗。

(3)化学药物治疗:多用于与放疗的同步化疗及晚期癌或复发癌的综合治疗。常用药物有铂类、博来霉素、氟尿嘧啶、阿霉素等。常采用静脉注射或局部动脉灌注。

8.预后及随访

外阴癌的预后与临床分期、有无淋巴转移等有关,其中以淋巴结转移最为密切。有淋巴结转移者 5 年生存率约为 50%;而无淋巴结转移者 5 年生存率为 90%。

(二)外阴恶性黑色素瘤

外阴恶性黑色素瘤较少见,居外阴原发恶性肿瘤的第二位(2%~4%),多见于 65~75 岁妇女,常见于小阴唇,其次是阴蒂周围,呈痣样、结节状生长,有色素沉着(肿瘤多为棕褐色或蓝黑色),可伴溃疡。患者常诉外阴瘙痒、出血、色素沉着范围增大。良、恶性鉴别需肿物活组织病理检查。临床分期参照皮肤恶性黑色素瘤 Clark 分期、Chung 分期和 Breslow 分期系统。手术倾向于更为保守,真皮层浸润≤1 mm 者手术切缘距离病变边缘至少 1 cm,不必行淋巴结切除;真皮层浸润＞1 mm 者手术切缘应距离病变边缘至少 2～3 cm,并切除腹股沟淋巴结。根治性手术后的辅助治疗应首选 α 干扰素免疫治疗。化疗一般用于晚期患者的姑息治疗,常用药物为达卡巴嗪、替莫唑胺、沙利度胺。预后与病变厚度、浸润深度及淋巴结转移相关,预后差。

(三)外阴基底细胞癌

外阴基底细胞癌罕见,发病平均年龄为 70 岁。常见于大阴唇,其次是小阴唇、阴蒂和阴唇系带,可有局部瘙痒或无症状,病灶可呈湿疹或癣样病变伴有色素沉着,亦可呈结节状肿物。因症状不典型,诊断常延误,需与慢性毛囊炎破裂、黑色素细胞病变、皮肤附属器肿物相鉴别。确诊需做活组织病理检查,要求标本足够大以除外腺样囊腺癌避免不必要的根治性手术。确诊患者应检查全身皮肤有无基底细胞癌。外阴基底细胞癌是一种局限于真皮层内、生长缓慢的肿瘤,可行病灶广泛局部切除,手术切缘应距离病变边缘至少 1 cm,不需行腹股沟淋巴结清扫术,外阴基底细胞癌 5 年生存率为 80％～95％。然而,由于切除范围不够,可有 20％的局部复发,可再次手术。

(逯彩虹)

第二节　阴道肿瘤

阴道肿瘤少见,分良、恶性。良性肿瘤较小时多无症状,而恶性肿瘤可出现阴道流血或分泌物异常。

一、阴道良性肿瘤

阴道良性肿瘤相对少见,包括阴道平滑肌瘤、纤维瘤、乳头状瘤、神经纤维瘤、血管瘤和阴道腺病等,其中以阴道平滑肌瘤较为多见。肿瘤可发生于阴道的任何部位,肿瘤较小时临床可无症状,随着肿瘤逐渐长大,出现阴道分泌物增多,下坠或异物感,发现阴道肿物,性交困难,甚至伴膀胱、直肠压迫症状,当肿瘤有溃疡、坏死时,可出现阴道异常分泌物,阴道出血。妇科检查可发现阴道壁有边界清楚的肿块,并向阴道内突出。需与阴道恶性肿瘤和膀胱、直肠膨出鉴别。治疗采用手术切除。术后组织病理学检查是确诊的依据。

二、阴道恶性肿瘤

原发性阴道恶性肿瘤少见,占女性生殖器官恶性肿瘤的 2％左右。有 85％～95％为鳞癌,其次为腺癌(10％),阴道黑色素瘤及肉瘤等更为少见。

(一)发病相关因素

发病确切原因不明,可能与下列因素有关:HPV 病毒感染,长期刺激和损伤,免疫抑制治疗、吸烟、宫颈放射治疗史等。鳞癌和黑色素瘤多见于老年妇女；腺癌好发于青春期，与其母亲在妊娠期间服用雌激素有关；而内胚窦瘤和葡萄状肉瘤则好发于婴幼儿。

（二）转移途径

转移途径以直接浸润和淋巴转移为主，晚期可血行播散至骨、肺等。阴道壁淋巴丰富，相互交融形成淋巴网，并于阴道两侧汇合形成淋巴干。阴道上段淋巴回流至盆腔淋巴结，下段至腹股沟淋巴结，而中段双向回流。

（三）临床表现

早期可无明显症状或仅有阴道分泌物增多或接触性阴道出血。晚期肿瘤侵犯膀胱或直肠时可出现尿频、排便困难等。妇科检查：早期可呈阴道黏膜糜烂充血、白斑或息肉状、菜花状或溃疡；晚期可累及阴道旁，甚至膀胱阴道瘘、尿道阴道瘘或直肠阴道瘘，以及腹股沟、锁骨上淋巴结肿大。

（四）诊断和鉴别诊断

根据病史、体征及阴道壁肿物活组织病理检查可确诊。若没有明显病变，可在阴道镜下行可疑病变部位活检。多数阴道恶性肿瘤是从宫颈癌、外阴癌、子宫内膜癌和绒癌等其他部位转移来的，在诊断时应仔细鉴别。

（五）分期

本病目前主要采用 FIGO 分期。

（六）治疗

由于解剖上的原因，阴道与膀胱、尿道、直肠间隙仅 5 mm 左右，使手术及放疗均有一定困难，治疗强调个体化，根据患者的年龄、病变的分期和阴道受累部位确定治疗方案。总的原则，阴道上段癌可参照宫颈癌的治疗，阴道下段癌可参照外阴癌的治疗。

1.手术治疗

对于 I 期患者行部分或全阴道切除及盆腔和（或）腹股沟淋巴结清扫术；对 IV A 期及放疗后中央型复发患者，尤其是出现直肠阴道瘘或膀胱阴道瘘者，可行前盆、后盆或全盆脏器切除术，以及盆腔和（或）腹股沟淋巴结清扫术。

2.放射治疗

放射治疗适用于 I～IV 期所有的病例，是大多数阴道癌患者首选的治疗方法。可以先行盆腔外照射，然后行腔内或组织内插植放疗。如果累及阴道下 1/3 段，应将腹股沟淋巴结也包括在照射范围内或实施腹股沟淋巴结清扫术。

3.化疗

化疗用于与放疗的同步化疗。辅助化疗的作用有待评价。

（七）预后

预后与分期、病理类型、组织分级、病灶部位相关。阴道癌 I～IV 期患者 4 年生存率分别为 73%、48%、28%、11%。

（李巧玉）

第三节 子宫肌瘤

子宫肌瘤是由子宫平滑肌组织或子宫肌层血管壁平滑肌组织增生而形成的子宫良性肿瘤,其年龄>35岁的发生率为20%～40%,恶变率为0.5%～1.2%。

一、病因

子宫肌瘤居女性生殖器官良性肿瘤的首位,确切的发病原因并不明了。根据临床及实验发现与雌激素、孕激素、胰岛素、生长因子及表皮生长因子的刺激及某些遗传因素有关。

1.雌激素

子宫肌瘤好发于生育年龄妇女,绝经后肌瘤大多停止生长,甚至萎缩消失,提示肌瘤的发生可能与雌激素有关;实验研究发现肌瘤组织中雌激素受体雌二醇含量较正常组织高。

2.孕激素

妊娠期子宫肌瘤生长迅速,容易发生红色样变,患子宫肌瘤妇女在服用炔诺酮后引起肌瘤增大,使用抗孕激素治疗后肌瘤可缩小,均提示肌瘤的发生可能与孕激素水平升高相关。

3.生长因子

近年来研究发现,表皮生长因子(EGF)、胰岛素样生长因子(LGF)、嗜碱性成纤维细胞生长因子(BFGF)与子宫肌瘤发生有关。

4.遗传因素

子宫肌瘤具有家族聚集倾向,有40%～50%的肌瘤细胞具有染色体结构异常。最常见的异常染色体为1、7、12、13号染色体。

二、临床表现

(一)症状

主要与肌瘤生长部位、生长迅速有关。

1.子宫出血

子宫出血最常见为月经量增多,经期延长或周期缩短,月经淋漓不净或不规则出血。

2.腹部包块

腹部包块多见于浆膜下肌瘤,突向膀胱时可出现尿频、尿潴留,突向直肠时可出现便秘,大便不畅,阔韧带肌瘤可压迫输尿管引起输尿管扩张,肾积水。

3.腹痛

腹痛当浆膜下肌瘤蒂扭转,带蒂的肌瘤脱出宫颈管嵌顿或伴发感染,肌瘤变性时常出现急腹痛并有呕吐,体温升高。

4.不育

不育发生率占子宫肌瘤的20%～30%,与肌瘤致宫腔变形或压迫输卵管使之扭曲有关。

5.贫血

长期出血导致继发性贫血,严重时可发生贫血性心脏病。

6.白带增多

子宫黏膜下肌瘤因宫内膜面积增大,腺体分泌增加所致。

（二）体征

与肌瘤位置、大小、数目及有无变性有关，妇科检查及触及子宫均匀增大或表面不规则突起，或在附件区扣及带蒂的肌瘤与子宫相近，或在宫颈口，阴道内见到红色质硬肿瘤或宫颈变形呈巨大包块突向阴道内。

三、辅助检查

1. 超声

肌瘤多呈低回声，检查经腹或经阴道超声显示肌瘤位置大小及子宫关系。

2. 宫腔镜检查

了解宫腔形态，有无黏膜下突起占位病变，同时可刮取宫内膜，将赘生物送病检。

3. 腹腔镜检查

直视下观察子宫大小，肿瘤生长部位与卵巢肿瘤或消化道肿瘤相鉴别。

4. 子宫输卵管碘油造影

可了解宫腔有无充盈缺损，对不孕患者还可了解输卵管通畅情况。

5. 诊断性刮宫

简单易行，可探查宫腔情况，有无内膜腺瘤样增生或子宫内膜癌，刮取内膜送病检。

四、诊断与鉴别诊断

根据病史、临床表现及辅助检查诊断并不困难。鉴别诊断须与以下情况进行鉴别，如妊娠子宫、充盈膀胱、卵巢肿瘤、子宫内膜异位症、子宫腺肌瘤、子宫内膜癌、宫颈癌、子宫肌肥大症、盆腔炎性包块、子宫肉瘤等。

五、治疗

子宫肌瘤的处理，需根据患者的年龄、婚姻、生育情况、肌瘤大小、部位、症状轻重等全面考虑，制订个体化处理方案。

（一）期待疗法

对于有生育要求，子宫<10 周，无月经过多或近绝经年龄者应定期随诊，3～6 个月复查 1 次，注意子宫增长速度，肌瘤是否出现变性，如病情有变化，肌瘤增长速度较快，出现月经过多或压迫症状时则应改手术治疗。

（二）药物治疗

子宫肌瘤属激素依赖性肿瘤，对肌瘤小、症状轻、年轻或近绝经期妇女，可采用激素治疗。

1. 雄激素

睾丸素具有对抗雌激素致子宫内膜萎缩作用，直接作用于平滑肌，使其收缩，减少出血。

2. 促性腺激素释放激素激动药（GnRH-a）

通过激活垂体—性腺轴功能，抑制 FSH 和 LH 分泌，降低 E_2 至绝经水平，达到缩小肿瘤、抑制肿瘤生长。适应体积大的子宫肌瘤术前辅助用药及肌瘤合并不孕，近经期或有手术禁忌的患者。

3. 米非司酮（RU486）

米非司酮是炔诺酮衍生物，有更强的与 PR 相结合能力，通过与 PR 结合阻断了孕激素对促进肌瘤细胞生长及扩张肌瘤血管的作用。

RU486可抑制排卵,用药后可出现闭经,对月经周期正常、经量增多、贫血重或不愿手术治疗者,能在短时间内控制症状,减少失血,对于绝经前的肌瘤患者,不仅可控制肌瘤生长,而且可促发提前绝经,使瘤体继续缩小。

4.内美通(nemestran)

内美通为人工合成的19-去甲睾酮衍生物,具有较强的抗孕激素、雌激素及中度抗促性腺激素及轻度雄激素作用。

(三)手术治疗

手术治疗是治疗子宫肌瘤最常采用的方法,应根据疾病个体选择手术方式。肌瘤切除术适用于<35岁、未婚或已婚未生育、要求保留生育功能者,位于宫腔内和黏膜下肌瘤若<5 cm可采用宫腔镜切除肌瘤,若黏膜下肌瘤带蒂脱出宫颈口可经阴道切除肌瘤,如为子宫壁间肌瘤,则应经腹行肌瘤切除或挖除恢复子宫正常形态。术后复发率可达20%～30%。

1.手术指征

(1)较大的单个或多发性子宫肌瘤,子宫超过2.5个月妊娠大小,易发生变性。

(2)肌瘤合并内膜增生,引起月经过多,导致继发性贫血,药物治疗无效者。

(3)肌瘤短期内增大迅速或绝经后肌瘤体积增大,疑有恶变者。

(4)因肌瘤引起明显压迫症状者。

(5)年轻不育妇女合并子宫肌瘤者。

(6)特殊部位肌瘤,如宫颈部位、黏膜下或阔韧带内肌瘤。

2.手术方式

根据患者年龄,肌瘤大小生长部位及对生育要求而定。

(1)黏膜下肌瘤带蒂脱出宫颈口外者可选择经阴道肌瘤切除,对浆膜下、肌壁间肌瘤可经腹或腹腔镜下行肌瘤剥除术,术后妊娠率可达40%～50%,但应注意术后复发率为20%～30%。

(2)次子宫全切术:适于有手术指征不需保留生育功能的较年轻的患者,术前必须经宫颈病理检查,确认宫颈完全正常。次全切除子宫的优点在于术后可保持阴道解剖及功能上的完整,不影响患者性生活,术后应定期行妇科检查,以便及早发现宫颈残端癌。

(3)子宫全切术:适用于年龄超过40岁,有手术指征患者,对肌瘤较小、子宫<2个月妊娠、盆腔无手术粘连史,且阴道壁较松弛者可经阴道行子宫全切术,或选择腹腔镜辅助下的经阴道全子宫切除,优点为手术对腹腔脏器干扰少,创伤小,术后恢复快,并发症少。对于较大的子宫肌瘤或特殊部位的肌瘤应选择经腹全子宫切除,优点是术中直视下分离出肌瘤,恢复子宫与膀胱、输尿管正常解剖关系,以降低手术副损伤率。

(四)介入栓塞治疗

放射介入学的飞速发展为子宫肌瘤非手术治疗提供了新的途径,通过髂内动脉插管,选择性地将栓塞药注入子宫肌瘤供血区血管,造成肌瘤局部供血障碍,有效控制肌瘤生长,适用于年轻有生育要求的壁间或黏膜下子宫肌瘤患者。

子宫动脉栓塞术(UAE)既往用于治疗妇科急性出血,现已拓展到子宫肌瘤的非手术治疗。子宫的血供来自髂内动脉的前干支的分支,由左右子宫动脉的上下行支向子宫发出的螺旋供血支分布均匀,排列规整。子宫肌瘤患者动脉造影显示,子宫动脉明显增粗,两侧供血支在肌瘤部位形成杂乱的血管网。通过经皮股动脉穿刺,可将导管插至子宫动脉,并注入一种永久性的栓塞微粒,阻断子宫肌瘤的血供,使其发生缺血性改变而逐渐萎缩,达到治疗的目的。

1.**适应证**

(1)经专科检查,确属由肌瘤引起月经过多,经期延长。

(2)由肌瘤引起的慢性下腹痛。

(3)肌瘤引起的膀胱、输尿管压迫症状。肌瘤挖除术后复发者。

2.**禁忌证**

(1)存在血管造影禁忌证,包括心肝肾功能障碍、凝血功能异常。

(2)妇科急慢性炎症,未能得到控制者。

(3)绝经后出血严重动脉硬化为相对禁忌证。

3.**栓塞时间和注意事项**

(1)时间:除急诊止血外,一般应避开月经期,以月经前2周为宜。

(2)准备:术前应完成血管造影术前的常规检查,施术前3个月应行诊断性刮宫,除外宫内膜不典型增生导致出血。术后穿刺侧下肢制动24 h,使用抗生素3~5 d,主要反应为发热、疼痛。主要注意观察穿刺部位有无血肿形成。

(五)聚焦超声治疗(HIFU)

高强度聚焦超声治疗子宫肌瘤是利用超声波的生物学效应。将体外发射的声波聚焦于子宫肌瘤组织,利用靶点组织内产生瞬间高温,使肌瘤细胞通过空化效应即组织吸收超声后产生气泡,强烈膨胀致肌细胞破坏消融直至局部肿瘤缩小甚至消退,适用于育龄期子宫肌瘤要求保留子宫的患者。

(六)射频消融治疗

射频消融是利用高频率的交流电磁波,通过治疗电极导入肌瘤组织,再经弥散电极回路,使肌瘤组织中带电荷离子受电流影响发生振荡产生生物热,当局部温度45 ℃~50 ℃时,肌瘤细胞内蛋白变性,肌瘤组织凝固性坏死,射频消融治疗技术可通过B超实施术中监测,术后随访。

(李玉洁)

第四节　子宫内膜癌

子宫内膜癌又称子宫体癌,是指原发于子宫内膜的一组上皮性恶性肿瘤,为女性生殖道常见三大恶性肿瘤之一,占女性生殖道恶性肿瘤的20%~30%,多见于老年妇女,多数患者就诊时病变尚局限于子宫,故预后较好,其5年总生存率为69%。

一、发病机制

子宫内膜单纯性增生→子宫内膜复杂性增生→局部恶变→子宫内膜癌。目前认为,可能有两种发病机制。

1.**雌激素依赖型**(estrogen-dependent)

可能是在无孕激素拮抗的雌激素长期作用下,发生子宫内膜增生症(单纯型或复杂型,伴或不伴不典型增生),甚至癌变。临床上常见于无排卵性疾病(无排卵性功血,多囊卵巢综合征)、分泌雌激素的肿瘤(颗粒细胞瘤、卵泡膜细胞瘤)、长期服用雌激素的绝经后妇女以及长期服用他莫昔芬的妇女。这种类型占子宫内膜癌的大多数,均为子宫内膜样腺癌,肿瘤分化较好,雌孕激素受体阳性率高,预后好。患者较年轻,常伴有肥胖、高血压、糖尿病、不孕或不育及绝经延迟。大约20%内膜癌患者有家族史。

2.非雌激素依赖型(estrogen-independent)

发病与雌激素无明确关系。这类子宫内膜癌的病理形态属少见类型,如子宫内膜浆液性乳头状癌、透明细胞癌、腺鳞癌、黏液腺癌等。多见于老年体瘦妇女,在癌灶周围可以是萎缩的子宫内膜,肿瘤恶性度高,分化差,雌孕激素受体多呈阴性,预后不良。

二、病理改变

(一)大体检查

根据肿瘤的生长方式与病变表现可分为局限型及弥散型。

1.局限型

病变局限于宫腔某一区域,多见宫底或宫角,病灶呈息肉或小菜花状,浸润深度可深可浅,晚期病灶可融合成片。

2.弥散型

病灶多累及大部分或全部子宫内膜,病变可弥散呈菜花状突向宫腔而没有或仅有浅肌层浸润,也可侵犯子宫壁全层,使子宫增大表面呈结节状灰白色突起,质脆,出血及坏死。

(二)镜下检查

子宫内膜腺体明显增生和间变,腺体下方的间质,肌层或血管间隙侵犯,由于子宫内膜癌起源于米勒管,故具有向米勒各种上皮分化的潜能,依照镜下结构及核分裂构成子宫内膜癌组织病理。

1.子宫内膜癌病理组织类型

国际妇科病理协会(ISGP 1987)公布的组织类型包括子宫内膜腺癌、纤毛状腺癌、分泌型腺癌、乳头状腺癌、腺癌伴鳞状上皮化、腺癌、腺鳞癌。

2.高危型子宫内膜癌病理类型

国际妇科病理协会(ISGP 1987)公布的组织类型包括浆液性癌、黏液性癌、透明性癌、鳞状细胞癌、混合型癌、未分化癌、转移癌。

三、临床表现

1.阴道出血

可发生在任何年龄妇女,子宫内膜增生、非典型增生、子宫内膜癌可同时存在。

(1)青春期:无排卵功血,多为内膜单纯增生,随卵巢发育成熟,内膜增生消失。

(2)生育期:常伴有多囊卵巢,无排卵性月经,应用促排卵无效时,应注意有无癌前病变。

(3)绝经前:卵巢功能减退,无排卵,宫内膜长期受雌激素刺激,表现为功血,常伴有子宫肌瘤,应注意有无宫内膜病变。

(4)绝经后:阴道出血,较绝经前妇女发生癌的危险更大,应用 ERT,引起内膜增生导致出血。

2.疼痛

早期无此症状;晚期由于病变侵犯或压近盆腔神经丛,或宫腔积血/宫腔积脓造成持续性疼痛和(或)腰骶部不适感。

3.子宫增大

由于病变累及子宫全层或伴有宫腔积血、积脓、子宫可明显增大,超声显示宫壁占位性病变,育龄妇女易误诊为子宫肌瘤。

4.其他

晚期病例可出现腹膜后淋巴结大,宫颈或阴道穹隆部转移病灶。

四、分期

美国妇科肿瘤组(GOG)对临床 I 期的患者做了大规模前瞻性手术分期的研究。结果表明:I 期子宫内膜癌中 22％已有子宫外病灶存在,包括淋巴结转移,附件受累及,腹腔冲洗液中发现恶性肿瘤细胞,41％的患者有深肌层浸润,15％有脉管癌栓,多变量分析表明病理分级,肌层浸润深度及内膜病灶范围是预测淋巴结受累的重要独立因素,深肌层浸润或腹膜有转移病灶者淋巴阳性率高达 61％。而高分化且无肌层浸润者无淋巴受累的危险,故手术分期能够准确地估价预后,在此基础上制订个体治疗方案可提高生存率。

五、辅助检查

1.细胞学检查

阴道细胞学检查阳性率仅为 50％,宫腔吸引宫腔毛刷涂片阳性率可达 90％。

2.诊断性刮宫(分段)

诊断性刮宫(分段)是诊断子宫内膜癌最常用的方法,确诊率高,所有不正常出血妇女均应做诊断性刮宫,绝经后妇女子宫内膜厚度为 4～5 mm,诊刮阳性率超过 80％,但当病灶较小或位于宫底角时易漏诊,故对有症状而诊刮阴性者应作进一步检查。

3.宫腔镜检查

可在内镜直视下对可疑部位取活体组织送病理学检查,适用于有异常出血而诊刮阴性者,可了解有无宫颈管病变,及早期癌的镜下活检。

4.阴道超声(TVS)

了解宫内膜厚度,病灶大小,宫内膜占位病变有无侵犯肌层,有无合并子宫肌瘤,是否侵犯宫颈,有助于术前诊断及制订手术方案。

5.血清 CA125 检测

癌血清标记物 CA125 可升高,CA125 阳性与内膜癌临床分期,病理类型,病灶子宫外转移有关。如 CA125＞40～50/mL,可有深肌层侵犯,CA125＞350/mL,87.5％有子宫外转移。

6.CT 与 MRI

CT 与 MRI 均非创性检查方法,对子宫内膜癌侵肌准确率 CT 为 76％,MRI 为 83％～92％,可联合应用。

六、诊断与鉴别诊断

依据病史、体征和辅助检查综合判断。子宫内膜癌需与子宫内膜息肉,子宫黏膜下肌瘤、宫颈癌、输卵管癌及老年性子宫内膜炎相鉴别。

七、治疗

1988 年,有关子宫内膜癌的手术分期系统应用于临床,至今手术治疗内膜癌的比例由 43%明显上升为 92%,主要治疗方法为手术及放疗,根据患者全身情况,临床对癌变累及范围的估计,病理检查及恶性程度选择治疗方式,制订适宜的治疗方案,早期患者原则上以手术治疗为主,根据手术病理分期及存在的复发危险因素选择术后辅助治疗,晚期则采用放疗、手术、药物等综合治疗。

(一)手术治疗

子宫内膜病变发展较缓慢,就诊时多为 Ⅰ～Ⅱ 期,病变局限于子宫,手术目的一是进行手术病理分期,探查并确立病变范围及与预后相关的重要因素,二是切除癌变子宫及其他可能存在的转移灶,对 Ⅲ～Ⅳ 期手术目的是尽可能缩瘤,为放疗、化疗创造条件。

1.筋膜外全子宫及双侧附件切除术

选择性盆腔淋巴结及腹主动脉旁淋巴结切除或取样为标准术式。全面探查盆腔,腹腔冲洗液细胞学检查,切下子宫立即剖视,了解病灶的大小、部位、浸润肌层深度,并送冷冻切片检查,如确定为高分化腺癌无肌层浸润(Ⅱa 期 G_1 级),可不作淋巴切除或取样,但以下情况均应行淋巴清扫或取样:①特殊病理类型如浆液性乳头状腺癌、透明细胞癌、鳞形细胞癌、未分化癌等;②子宫内膜样腺癌、肌层浸润≥1/2 者;③癌灶面积累及宫腔>50%或有宫腔下段及峡部受累者,其淋巴转移率明显增加。

2.筋膜外子宫全切及单侧附件切除

筋膜外子宫全切及单侧附件切除对年轻早期内膜癌患者,近年来探索在治疗彻底同时应考虑生存质量改善,提出对 Ia 期 G_1 年轻患者手术时保留一侧卵巢,术后严密随访,待生育功能完成后再酌情处理留下的卵巢。

3.腹腔镜全子宫双附件切除

盆腹腔淋巴结清扫术。国内外均有报道,适用于 Ⅰ 期子宫内膜癌的手术治疗。

4.广泛性子宫切除加淋巴结清扫术

适用于 Ⅱ 期内膜癌病变已累及宫颈者,包括广泛子宫切除,双侧附件切除加盆腔淋巴结,腹主动脉旁淋巴结切除或取样术,全面探查时可疑病变应取样送冷冻切片检查,激素受体 ER、PR 测定应作为术后选用辅助治疗的依据。

5.肿瘤细胞减灭术

子宫内膜癌手术病理分期中 5%为 Ⅲa 期,有附件转移时常有盆腔、腹主动脉旁淋巴结转移,60%腹腔细胞学检查阳性,复发率为 38%。该术式目的是缩小肿瘤体积,为进一步放疗或化疗创造条件,同时可鉴别、确定卵巢转移性癌及盆腹腔转移癌,争取最大限度肿瘤细胞减灭术,达到满意缩瘤效果。

(二)放射治疗

放射治疗是子宫内膜癌主要辅助治疗方法,包括单纯放射与手术配合的治疗,由于受到放射设备限制和局部病变影响,使腔内放射较困难,宫颈腺癌对放射线不够敏感使治愈率受到影响。

1.术前放疗

一般采用腔内照射,少数情况下采用体外照射。常用的放射源有钴、镭、铯、铱等。术前放疗可减少肿瘤和体积,降低肿瘤细胞增殖活性,减少术中肿瘤种植与转移为减灭肿瘤手术的患者创造了手术条件。

2. 术后放疗

(1)术后体外照射:对术前、腔内放疗患者,手术应探查有无淋巴转移。手术标本检查肌层浸润及腺鳞癌、乳头状腺癌、透明细胞癌、乳头状浆液腺癌等高危病理类型应在全子宫切除后补充放疗,一般为全盆腔照射,必要时加用延伸野照射。

(2)术后腔内照射:对术后标本检查中,切缘未净和(或)癌组织邻近手术范围切除不够者,应补充腔内放疗,剂量 24～25 Gy,2 周内完成。

3. 单纯放疗

仅用于晚期或病变虽为Ⅰ～Ⅱ期但有严重并发症无法胜任手术者,可采用腔内和体外联合放疗,有报道 5 年生存率可达到 48.9%。

(三)药物治疗

药物治疗又称内分泌激素治疗,为子宫内膜癌的辅助治疗,其疗效不能以长期生存率判断,而以用药后临床症状改善、延长无瘤间歇、防止复发来评估,适用于晚期/复发性内膜癌,手术或放疗后失败者,期别早、分化好有生育要求的年轻患者。

1. 激素治疗

适用于病理分化好的子宫膜腺癌,特别对孕激素雌激素受体阳性者反应较好,应用特点是高效、大剂量、疗程长。

2. 化学治疗

(1)单药化疗:晚期/复发性内膜癌单药化疗可使 1/3 的病例症状改善,但效应维持常短于1 年,但疗效优于单纯放疗。

(2)联合化疗:对晚期子宫内膜癌客观效应为 40%～60%,优于单药化疗,并使毒性降低。

(李巧玉)

第五节　原发性输卵管癌

原发于输卵管的恶性肿瘤称卵管癌,该病是一种非常少见的女性生殖道恶性肿瘤,超过60%的输卵管癌发生于绝经后妇女,术前诊断率较低,占所有妇科恶性肿瘤的 0.1%～1.8%,预后较差。

一、病因病理

(一)病因

病因迄今尚不清楚。

(1)好发于绝经后的妇女,发病率远低于子宫内膜癌,可能与输卵管上皮对性激素敏感性远低于子宫内膜及其他米勒组织有关。

(2)研究发现约 50%的患者有不育史,单侧输卵管癌患者的对侧输卵管常有炎症性改变。

(3)少生、不孕等因素和卵巢癌的病因相似。

(二)病理改变

90％以上的输卵管癌是浆液性乳头状囊腺癌，其他类型包括透明细胞癌和子宫内膜样癌和少见的肉瘤，生殖细胞肿瘤和淋巴瘤。

1.大体

原发性输卵管癌的 2/3 为单侧性，左、右两侧发病机会相等，输卵管癌好发壶腹部黏膜，疾病早期病变部位呈结节性肿大，随病程进展，向伞端发展呈菜花状，输卵管管壁被癌组织充填而扩大纡曲呈腊肠状，晚期癌组织可穿破浆膜层或突出输卵管口外与患侧卵巢，后腹膜，盆底，结肠粘连成肿瘤团块。

2.镜检

原发性输卵管癌 95％以上为腺癌，此外尚有少见的内膜样癌、透明细胞癌、腺鳞癌及鳞状细胞癌。乳头状腺癌为基本组织类型，组织分化为 3 级：Ⅰ级，乳头状腺癌；Ⅱ级，乳头腺型癌；Ⅲ级，腺髓型癌。

二、临床表现

典型为三联征，即阴道排液、腹痛、盆腔肿块。输卵管癌早期无症状或因症状体征不典型而延误诊断。

1.异常不规则阴道出血

异常不规则阴道出血约含 50％以上。

2.阴道排液

阴道排液是输卵管癌最常见症状，63.5％～71％，排出液体多数为浆液性，淡黄色，有时稍带血性，个别呈恶臭。10％呈阵发性排液。

3.腹痛

约有 50％的患者出现患侧腹痛，开始为下腹持续隐痛，而且逐渐加重，发展为间歇性痉挛性绞痛，排液后可缓解。

4.盆腔肿块

一般在疾病晚期，癌肿超出患侧输卵管侵犯周围脏器形成肿瘤团块。

5.不孕

33％～50％的输卵管癌患者有原发或继发不孕史。

6.腹腔积液

腹腔积液发生率约占 10％，多发生在晚期病例。

三、辅助检查

1.输卵管癌"三联征"

输卵管癌"三联征"特别是围更年期妇女，具备 1 个或 1 个以上症状时必须高度警惕输卵管癌的发生。

2.阴道脱落细胞检查

阴道脱落细胞检查 40％可查到腺癌细胞。

3.宫腔镜检查

宫腔镜检查可排除宫腔病变，可经输卵管开口行输卵管黏膜吸液涂片查脱落细胞。

4. B 超或 CT

B 超或 CT 确定肿块部位,大小性质及与周周组织的关系。

5. CA125 测定

CA125 测定部分患者可显著升高。

四、诊断与鉴别诊断

(一)诊断

1. 临床诊断

根据临床表现、辅助检查及诊断性刮宫等。

2. 病理学诊断标准

(1)肿瘤来源于输卵管内膜。

(2)组织学类型基于输卵管黏膜上皮。

(3)可见由良性上皮向恶性上皮转变的移行区。

(4)卵巢和子宫内膜可以正常,也可以有肿瘤,但肿瘤体积必须小于输卵管肿瘤。

(二)鉴别诊断

注意原发性输卵管癌要与宫颈癌、子宫内膜癌、输卵管积水、子宫黏膜下肌瘤相鉴别。

四、治疗

50%以上的输卵管癌在确诊时属Ⅰ～Ⅱ期,治疗上可参考卵巢癌,亦为采用以手术为主,辅以化疗或放疗的综合性治疗。

1. 手术治疗

Ⅰ～Ⅱ期输卵管癌应进行手术分期,手术仍为主要治疗方法,手术中应先将腹腔积液或腹腔冲洗液送细胞学检查,术中仔细探查全腹脏器,多点活检,确认期别,手术应力求彻底切净原发病灶和受累的邻近器官。

(1)手术分期:①仔细评估整个盆、腹腔,全面了解肿瘤的范围。②全子宫切除,两侧输卵管卵巢切除。③盆腔、主动脉旁淋巴结取样。④横结肠下大网膜切除。⑤腹腔冲洗。⑥可疑处取活检,包括腹腔和盆腔腹膜。⑦阑尾切除。

(2)全子宫双侧附件切除术,适用于Ⅰ期患者。

(3)全子宫双侧附件切除,盆腔、腹主动脉旁淋巴结活检或切除,适用于Ⅱ期患者。

(4)肿瘤细胞减灭术:亦包括全子宫双附件切除,大网膜、阑尾切除、盆腹腔淋巴结清扫,尽可能切除转移性病灶,适用于Ⅲ～Ⅳ期晚期患者。

(5)再次肿瘤细胞减灭术。适用于第 1 次肿瘤细胞减灭不满意的晚期患者,在接受 1～3 个周期化疗后再次手术。

2. 化疗

用于术前的先期化疗和(或)术后的辅助治疗,多采用以铂类、紫杉类的化疗药物,临床疗效研究资料显示,铂类、紫杉类联合化疗方案优于烷化剂和铂类的联合,化疗药物及方案参考卵巢癌的化疗。

3. 放疗

为术后辅助治疗,对腹腔积液瘤细胞阳性或手术残存病灶<2 cm 者,可采用"腹腔灌注",

或选取用 ^{60}Co、加速器盆腔大面积照射。

4.激素治疗

输卵管癌组织存在孕激素受体,对正常卵巢激素有反应,若肿瘤组织孕激素受体测定阳性,使用孕酮治疗可获长期反应。

5.少见输卵管癌的处理

(1)输卵管绒癌:十分罕见,可见于输卵管妊娠和(或)与 VF 有关,治疗和可以治愈的子宫绒癌一样,先采用手术治疗,后根据预后因素化疗,如瘤灶较局限,希望保留生育功能者可考虑保守性手术。

(2)输卵管生殖细胞肿瘤:相当罕见,可发生在有生育能力的年轻妇女,虽治愈率高,但病情进展快,故早期诊断和治疗十分重要,先手术后化疗,如有生育要求,任何期别患者均可采用保守性手术,化疗方案可同卵巢生殖细胞肿瘤。

(3)输卵管肉瘤:非常少见,多数肉瘤组织类型为混合米勒管瘤,治疗参考子宫肉瘤方案,先手术再化疗。

(4)输卵管淋巴瘤:治疗方案是先手术,再化疗。

(李巧玉)

第六节 输卵管良性肿瘤

原发于输卵管的肿瘤少见,良性者更为罕见,但输卵管部位肿瘤的种类却有很多,按照其镜下特征将原发性输卵管肿瘤大致分为上皮性、上皮和间叶组织混合性及间叶组织肿瘤 3 种,其中以输卵管癌最多见,其他均甚少见。由于输卵管肿瘤缺少典型和特异的症状及体征,且盆腹腔内的肿瘤、特别是卵巢癌转移到输卵管的继发性肿瘤并不少见,临床上常易发生漏诊和误诊,应引起重视。

输卵管良性肿瘤较恶性肿瘤少见,输卵管原发性良性肿瘤来源于副中肾管或中肾管。理论上,凡在子宫内发生的肿瘤都可发生于输卵管内,故输卵管肿瘤的种类很多,根据在副中肾管内细胞的类型可分类如下。①上皮细胞瘤:腺瘤、乳头状瘤、息肉。②内皮细胞瘤:血管瘤、淋巴管瘤、包涵囊肿。③间皮细胞瘤:平滑肌瘤、脂肪瘤、骨瘤。④混合性畸胎样肿瘤:囊性畸胎瘤、生殖细胞残迹等。

文献报道的输卵管原发性良性瘤只有 250～300 例,这些肿瘤除在生育年龄伴有不育外,常无临床症状,故很少能在术前做出诊断。最后诊断按病理组织检查,这些肿瘤的组织与其细胞来源相似,也可应用腹腔镜及子宫输卵管造影协助诊断。输卵管良性肿瘤主要与子宫、卵巢的肿瘤以及输卵管恶性肿瘤、输卵管炎症相鉴别。主要并发症为肿瘤扭转时的急腹痛,肿瘤破裂时所致的腹膜刺激症状,如检查时发现输卵管持续增粗,必须做剖腹探查及病理检查,首选的治疗方法为输卵管切除术。输卵管良性肿瘤预后好,发病率及病死率很低。

一、输卵管腺样瘤

输卵管腺样瘤为最常见的一种输卵管良性肿瘤,可发生于不同年龄,但以生育期为多见。

80％以上伴有子宫肌瘤，未见恶变，其组织来源尚不明确。目前有两种假说：①肿瘤来自副中肾管体腔上皮残迹；②肿瘤来源于间叶组织。经组织化学研究证实其趋向于副中肾管来源。Mackay 等通过对肿瘤超微结构的研究，倾向于间叶来源，故又称间皮瘤（mesithelioma）。肿瘤体积小，直径为 1～3 cm，大体形态为实性，灰白或灰黄色，位于输卵管浆膜下，与周围组织有明显分界，但无完整包膜。镜下可见肿瘤由许多大小不等的腺管或腺管状腔隙所组成，内衬扁平、立方形或低柱形上皮，有时细胞形成实心条索或呈空泡状，腔隙间有纤维组织或肌组织相隔。临床上常无症状，多数患者是以其并发疾病如子宫肌瘤、慢性输卵管炎的症状而就诊，亦常在妇科手术时无意中被发现。治疗为手术切除患侧输卵管。预后良好。

二、输卵管乳头状瘤

输卵管乳头状瘤，多发生在生育期，与输卵管积水并发率较高，可发生恶变而成乳头状癌。肿瘤一般直径为 1～2 cm，剖面见肿瘤生长于输卵管黏膜向管腔内发展，呈疣状突起或菜花状，镜下可见乳头状结构。乳头表面被覆单层柱状上皮，间质为含有丰富血管的结缔组织，常见一支较大的血管位于乳头之长轴上为其特征，输卵管周围及管壁内可见炎性浸润。

肿瘤早期无症状，或常有输卵管炎症状，表现为下腹痛，可随肿瘤发展逐渐出现阴道排液，一般为浆液性或浆液血性，无臭味，但合并感染时呈脓性，当较多液体通过部分梗阻的输卵管向阴道排出时，可出现腹绞痛。如输卵管仍保持通畅，管内液体可流至腹腔而形成腹腔积液，但较少见。盆腔检查可触及附件形成的肿块，亦可应用超声检查协助诊断，最后诊断必须根据病理检查。治疗以手术切除患侧输卵管为主，如有恶变者则按输卵管癌处理。

三、输卵管血管瘤

1947 年 Ragins 及 Grane 报道第一例，为一名 28 岁妇女行全子宫及左侧附件切除术时发现输卵管外 1/3 处有直径为 1.5cm 的血管瘤，并认为在输卵管内的扩张海绵样血管是由于扭转、损伤或炎症引起。Stout 则认为损伤会刺激新血管生成，结果形成血管瘤。有些学者认为女性性激素与血管瘤有关，当月经开始及妊娠期血管瘤可迅速增大。曾有文献报道，输卵管血管瘤及卵巢血管瘤伴有子宫内膜癌。

输卵管血管瘤较小，临床无症状，常在行其他手术时发现，偶因血管瘤破裂出血而引起腹痛。肿瘤位于浆膜下肌层内，分界不清，可见很多不规则小血管空隙，上覆扁平内皮细胞，血管被疏松结缔组织及管壁平滑肌纤维分隔。治疗多做输卵管切除术。

四、输卵管平滑肌瘤

输卵管平滑肌瘤较少见。其发生来源同子宫肌瘤，亦可有退行性变。1976 年 Crissman报道了一例重达 13.1 kg 的肌瘤，病理检查该平滑肌瘤有玻璃样变性及假黏液退行性变。Green 认为输卵管平滑肌瘤远较子宫平滑肌瘤少见的原因是由于输卵管肌层对雌激素敏感性较低所致，也与输卵管肌层较薄有关。输卵管平滑肌瘤多在输卵管间质部，也有的在输卵管肌层、黏膜下、浆膜下，甚至向阔韧带内生长，多系单发性，也可多发。肉眼和镜下观察均类似子宫平滑肌瘤，也可有相同的退行性变，如玻璃样变、囊性变、红色样变、钙化等。小的输卵管平滑肌瘤多无症状，有时可造成不孕。若肌瘤大或发生扭转，则可产生腹痛或急腹症的症状。本病术前难以确认，常在盆腔手术时发现。治疗以肿瘤或患侧输卵管切除为主。

五、输卵管囊性及实性畸胎瘤

输卵管畸胎瘤少见，本病的发生来源尚不十分清楚，大部分病理学者支持 Hertig 的观察，认为来自始基生殖细胞，当其移行至卵巢的过程中，绊住在输卵管区而形成。患者年龄一般在21～60 岁，半数为 31～40 岁。常见症状为盆腔或腹部疼痛、痛经、月经不规则及绝经后流血。本病无典型症状或常常无症状，因此无 1 例在术前做出明确诊断。大部分肿瘤生长在输卵管腔内的峡部或壶腹部，部分有蒂，偶有在肌层内生长者。肿瘤直径为 0.7～20 cm，大部分为囊性，亦有少数是实质性，一般均是单侧性，双侧性者较少。输卵管畸胎瘤可合并输卵管妊娠。治疗宜选输卵管切除术。

1978 年 Hurd 报道了 1 例输卵管囊性畸胎瘤，位于输卵管中部，呈 7.5 cm×7.5 cm×6.0 cm椭圆形肿块，切开该肿瘤内含 15 mL 黑灰色、半透明黏稠液体，实质部分为钙化区。镜下可见成熟软骨、皮脂腺、纤维结缔组织及各类上皮，在成熟软骨及畸胎瘤样组织邻近有纤毛输卵管上皮。成熟性输卵管畸胎瘤的治疗主要为手术切除患侧输卵管，若恶变或为未成熟性畸胎瘤，可按卵巢恶性肿瘤处理原则处理。

六、输卵管纤维瘤

输卵管纤维瘤甚为罕见，1994 年我国何春年曾报道一例，为双侧输卵管硬化性纤维病合并妊娠的患者。该肿瘤包膜完整、色白、质硬如骨、切面实性，有散在的钙化灶。镜下见包膜环片状钙化，深部组织呈砂粒状钙化，瘤细胞呈梭形，纤细、稀疏、细胞间为粗大密集的胶原纤维，经特殊的 Mas-son 三色染色证实为纤维瘤。

七、腺痛样病

腺痛样病属间皮瘤，是一个小的局限于输卵管肌壁或浆膜下的肿瘤。其来源有许多争论，如间皮、淋巴管内皮或血管内皮等来源。最近电镜研究支持间皮来源的说法，该瘤毫无症状，多在手术中无意发现。

肉眼形态：为小的轮廓清楚的、位于肌层或浆膜下的小肿瘤，切面为实质，淡粉红色，有时有小的钙化灶。组织形态：许多大小不等的空隙为扁平或立方形上皮所覆盖。间质为胶原纤维或平滑肌。由于上皮显著扁平，所以有人认为系来自淋巴管。有的肿瘤细胞巢较多，含很多空隙，有少数病例可以看出腺上皮与腹膜上皮相连续。

该病多发年龄为 25～86 岁，但多见于 30～50 岁，肿瘤小的仅在显微镜下可见，大的可达6～8 cm，多数直径<3 cm。本病多无明显症状，常在其他盆腔手术时发现。切除患侧输卵管后预后良好。

八、腺纤维瘤

肿瘤由纤维组织和腺上皮所组成，可在肌壁内形成硬块。

九、输卵管葡萄胎

输卵管葡萄胎临床少见，输卵管葡萄胎临床表现与异位妊娠相似，术前诊断不易，常误诊，确诊需靠术后病理检查。输卵管葡萄胎文献报道甚少，有人计算其发病率约为宫外孕的 3‰，而宫腔内葡萄胎却常见。究其原因，Rark 认为因输卵管妊娠破裂早，未等到发展成葡萄胎已终止妊娠所致。输卵管葡萄胎与输卵管妊娠的临床表现相似，临床上很难分辨，均表现为停经、阴道不规则流血、盆腔包块、血 hCG 上升,有内出血时表现为腹痛、休克。本病常因诊断为异位妊娠破裂而行手术治疗。由于术前诊断困难,故术中应注意检查标本,常规标本送病检可避免漏诊。如发现病灶内有小米粒样水泡物,就应高度怀疑葡萄胎的可能。术中操作宜轻柔,以免引起大出血、休克或挤压致远处转移。若术后病检为葡萄胎或侵蚀性葡萄胎,应常规摄 X 线胸片。

输卵管葡萄胎的发生部位包括输卵管间质部、峡部、壶腹部、伞部。由于术前或术中很难诊断为输卵管葡萄胎,手术方式通常同异位妊娠,但如术中发现水泡状胎块,则以切除患侧输卵管为宜。输卵管葡萄胎的病理类型也包括完全性葡萄胎、部分性葡萄胎、侵蚀性葡萄胎,输卵管葡萄胎有潜在恶变的危险,术后可考虑常规行预防性化疗,直至血 hCG 降至正常,并予严密随访监测 hCG 2 年。病理诊断为侵蚀性葡萄胎者,则按侵蚀性葡萄胎处理。对于对侧输卵管缺如或输卵管有疾患如严重炎症粘连堵塞而又有生育要求者,可以行保留输卵管手术,术后监测血 hCG,并应尽快行预防性化疗。

十、输卵管良性肿块

1. 腺瘤样瘤

腺瘤样瘤是输卵管最常见的良性肿瘤,来源于间皮。超微结构可见微绒毛,免疫组织化学染色钙网膜蛋白和细胞角蛋白的阳性,而 Ⅷ 因子阴性,可证实为间皮来源。腺瘤样瘤大体表现为小而境界清楚的结节,通常位于浆膜面,切面呈灰白色。输卵管腺瘤样瘤类似于子宫腺瘤样瘤。病变大小不同,从显微镜下可见到位于输卵管壁和输卵管系膜内散在的肿块。组织学检查,肿瘤由小而不规则的假腺样腔隙组成,内衬单层细胞,常常伴有平滑肌或透明变性的间质插入。显微镜下表现可能复杂,但是没有核分裂象或多形性细胞,不要误诊为癌。容易与腺瘤样瘤相混淆的两个主要类似病变是印戒细胞癌和脂肪平滑肌瘤。当腺管结构复杂,细胞类似于印戒细胞时,应该考虑为印戒细胞癌;如果囊性间隙较大,而且细胞类似于脂肪细胞,则应考虑为脂肪平滑肌瘤。

腺瘤样瘤很少引起症状,据报道少数病例肿瘤会发生梗死。腺瘤样瘤可以多发,有些病例还可伴有异位妊娠。

2. 浆液性囊腺瘤

输卵管系膜偶尔发生浆液性囊腺瘤,常常为单房,与卵巢浆液性囊腺瘤相似,一般具有致密的胶原化囊壁,内衬上皮主要为扁平上皮,局部上皮结构可能比较复杂。浆液性囊腺瘤必须与输卵管积水和卵巢冠囊状附件相鉴别。

3. 交界性浆液性肿瘤

少数情况下,输卵管交界性浆液性囊腺瘤已有描述。输卵管交界性浆液性囊腺瘤的诊断标准与卵巢交界性浆液性囊腺瘤一样。

4. 腺纤维瘤

腺纤维瘤(或囊腺瘤含有腺纤维瘤成分)是由上皮和机化的纤维性间质混合组成。大小为仅有显微镜下可见的病灶和比较大的肿块,但是后者极为少见。

(李巧玉)

第四章 妊娠滋养细胞疾病

妊娠滋养细胞疾病(gestational trophoblastic disease,GTD)是一组来源于胎盘滋养细胞的疾病。根据组织学将其分为葡萄胎、侵蚀性葡萄胎、绒毛膜癌及胎盘部位滋养细胞肿瘤。其中,侵蚀性葡萄胎和绒毛膜癌因其临床表现、诊断和处理原则等方面基本相同,合称为妊娠滋养细胞肿瘤。

第一节 葡萄胎

葡萄胎是指胚胎外层的滋养细胞增生,间质水肿变性,形成大小不一的水泡,水泡间借蒂相连成串。大约每1 000例妊娠发生1例葡萄胎。根据有无胎儿或胚胎成分可将葡萄胎分为完全性葡萄胎和部分性葡萄胎,多数为完全性葡萄胎。

一、病因

葡萄胎的发病原因尚未完全清楚。营养状况和社会经济因素是可能的高危因素之一。细胞遗传学研究表明,完全性葡萄胎的染色体构成多是46,XX,并且染色体全部是父系来源,而线粒体DNA仍为母系来源,完全性葡萄胎发展成为妊娠滋养细胞肿瘤的风险大约是20%。部分性葡萄胎发生率远低于完全性葡萄胎,其典型的核型是三倍体:69,XXX;69,XXY或69,XYY有一套母系和两套父系单倍体成分。部分性葡萄胎发生绒癌的风险比完全性葡萄胎减少。多余的父源基因物质是造成滋养细胞增生的主要原因。

二、病理

完全性葡萄胎大体观水泡状物形如串串葡萄,小如米粒,大的直径数达厘米。水泡状物占满整个宫腔,经仔细检查也无胎儿及其附属物。在组织学上的特征是:①全部绒毛间质水肿变性和肿胀;②肿胀绒毛内缺乏血管;③不同程度的滋养细胞增生。

部分性葡萄胎仅部分绒毛变为水泡,常合并胚胎或胎儿,有典型的三倍体特征,包括多发性先天畸形和生长受限,一般很早死亡(停经8～9周),合并足月儿极少。组织学特征:①部分绒毛间质水肿,有明显的滋养层基质内陷;②绒毛间质内可见胎源性血管及其中的有核红细胞;③滋养细胞增生程度较轻。

葡萄胎的另一病理变化是卵巢黄素化囊肿,常呈双侧性,这些囊肿的大小从显微镜下可见到直径为10 cm以上,表面光滑色黄。一般经2～3个月恢复正常。有的非常大的囊肿,可能会发生扭转、梗死和出血。

三、临床表现

(1)停经后阴道出血及水泡排出。

(2)子宫异常增大、变软。约半数葡萄胎患者子宫大于停经月份。

(3)妊娠呕吐发生时间早,症状重。

（4）黄素化囊肿。这可能是大量绒毛膜促性腺激素（hCG）的过度刺激造成的。

（5）腹痛。由于葡萄胎增长迅速导致子宫快速过度扩张，表现为阵发性下腹痛，一般不剧，若发生卵巢黄素化囊肿扭转或破裂，也可出现急性腹痛。

（6）其他。妊娠早期可出现高血压、蛋白尿和水肿等子痫前期征象。约有7％的患者出现甲状腺功能亢进表现，如心动过速、皮肤潮湿和震颤。

四、诊断

出现上述临床表现的患者应初步考虑为葡萄胎，借助一些检查可帮助诊断。

（1）超声表现：最具诊断价值的是特征性的葡萄胎超声表现。在大约一半病例中，完全性葡萄胎的典型超声影像为子宫大小明显超过孕周，即使子宫已增大至脐水平或更高，也不能探测到胎体和胎儿心脏活动，仅能见到"落雪状"回声。部分性葡萄胎宫腔内可见由水泡状胎块及胎儿或羊膜囊形成的影像，绝大多数胚胎或胎儿无胎心。

（2）血清hCG异常升高，葡萄胎血hCG多在10万U/L以上，最高可达100万U/L且持续不降。葡萄胎，尤其是部分性葡萄胎因绒毛退行性变，hCG升高可不明显。

（3）胸部X光片检查肺部有无转移灶。

（4）组织学诊断是葡萄胎的确诊方法，需要强调的是葡萄胎每次刮宫的刮出物必须送组织学检查。

五、治疗

（1）葡萄胎一经诊断，应尽快清除，无论子宫大小，吸引清宫术都是最佳治疗。在大部分葡萄胎已经被吸引清除后，给予缩宫素。对于子宫大于孕16周的患者，由于葡萄胎组织有引起肺栓塞的危险，宜至滋养细胞研究中心行清宫术。

（2）没有生育的要求的40岁以上的妇女，子宫切除术是合理的措施，因为这个年龄组的恶性滋养细胞疾病的发生率增高。

（3）预防性化疗不做常规推荐，适用于有高危因素且随访困难的患者。一般选氨甲蝶呤、氟尿嘧啶或放线菌素-D等单一用药。

无论手术切除子宫还是预防性化疗后均需定期随访。

六、随访

随访的主要目的是及时发现恶性变。只要血清hCG水平持续下降就不需要治疗。上升或者持续平台水平就应评估，并常需要治疗。

连续测量血清hCG值以发现持续滋养细胞疾病，血清hCG增高意味着滋养细胞增生，恶性的可能性很大，除非是再次怀孕。随访期间至少避孕1年，宜采用避孕套避孕。及时治疗贫血和感染。

清宫后每周检测血清hCG 1次，直至正常后2周；然后改为每月复查1次，共6次；若血清hCG仍为正常值低限，则每2个月复查1次，共3次；此后可每半年1次，共随访2年。

（李巧玉）

第二节　妊娠滋养细胞肿瘤

妊娠滋养细胞肿瘤包括侵蚀性葡萄胎和绒毛膜癌两种类型。有 60% 的妊娠滋养细胞肿瘤继发于葡萄胎,30% 继发于流产,10% 继发于足月妊娠或异位妊娠。继发于葡萄胎排空后半年内的妊娠滋养细胞肿瘤的组织学诊断多数为侵蚀性葡萄胎,1 年以上者多数为绒毛膜癌,半年至 1 年者绒毛膜癌和侵蚀性葡萄胎均有可能,继发于流产、足月妊娠和异位妊娠者组织学诊断应为绒毛膜癌。

一、病理

侵蚀性葡萄胎的大体见子宫肌壁内有水泡状组织,宫腔内有或者无原发病灶,镜下特征为广泛的滋养细胞过度增生,可见绒毛或退化后的绒毛阴影。侵蚀性葡萄胎为局部侵蚀,较深时可穿透子宫浆膜层或阔韧带,一般缺乏绒癌那样明显的广泛转移倾向。

绒毛膜癌是恶变的滋养细胞失去绒毛或葡萄胎样结构而散在地侵蚀子宫肌层或转移至其他器官,造成远处转移和破坏,是滋养细胞疾病中恶性程度最高的一种类型,其滋养细胞侵蚀性和破坏血管的倾向被极大增强了。大体的特征表现是快速生长的肿物侵入肌层和血管,引起出血和坏死,肿瘤呈暗红色或紫色,质地脆。显微镜下见滋养细胞呈片状高度增生,排列紊乱,没有绒毛结构,肿瘤中不含间质和自身血管,依靠侵蚀母体血管获取营养。

二、临床表现

1.无转移妊娠滋养细胞肿瘤临床表现

(1)不规则阴道出血。葡萄胎、流产或足月产后不规则阴道出血,也可表现为一段时间的正常月经后,再停经,再发生阴道出血,可伴有贫血。

(2)子宫增大。

(3)卵巢黄素化囊肿。卵巢黄素囊肿可于超过 1/3 的病例中发现。

(4)腹痛。少见,当合并子宫穿孔、腹腔内出血、病灶感染及卵巢黄素化囊肿扭转或破裂时可有急性腹痛。

(5)假孕症状。因肿瘤分泌的 hCG 及雌孕激素的作用导致乳房增大,乳头乳晕、外阴及宫颈着色,生殖道变软。

2.转移性妊娠滋养细胞肿瘤的转移

常早期发生,一般是血行播散,因为滋养细胞有嗜血管性。最常见的转移部位是肺(80%)和阴道(30%),其他有肝转移(10%)和脑转移(10%)等。转移部位的症状可为首发症状,容易误诊。

(1)肺转移。表现为胸痛、咳嗽、咯血及呼吸困难,可呈急性或慢性发作。

(2)阴道转移。多位于阴道前壁,呈紫蓝色结节,可破溃大出血。

(3)肝转移。多同时伴有肺转移,肝区疼痛。

(4)脑转移。预后凶险,为主要致死原因。

(5)其他部位的转移症状视部位而异,如膀胱、肠管转移等。

三、诊断

绝大多数患者不能获得组织学证据帮助诊断，除病史及临床表现以外，最重要的诊断依据是血 hCG 测定结果。符合下列标准中的任何一项且排除妊娠物残留或妊娠即可诊断妊娠滋养细胞肿瘤：①血 β-hCG 测定 4 次呈平台状态（±10%），并持续 3 周以上；②血 β-hCG 测定 3 次升高（>10%），并至少持续 2 周以上；③血 β-hCG 水平持续异常达 6 个月以上。此外，经阴道彩色超声可见子宫肌层异常高回声，其内显示丰富的血流信号和低阻力型血流频谱。胸部 X 线片，肺部或脑部 CT 和 MRI 有助于远处器官转移的诊断。

临床分期：依据 2 000 年 FIGO 分期将滋养细胞肿瘤分为 4 期。Ⅰ期病变局限于子宫；Ⅱ期病变扩散，但仍局限于生殖器官（附件、阴道、阔韧带）；Ⅲ期病变转移至肺（有或无生殖系统病变）；Ⅳ期其他远处转移。

四、治疗

治疗原则上以化疗为主，手术和放疗为辅的综合治疗。

1. 化疗

根据临床分期结合骨髓功能、肝肾功能及全身情况，制定合适的化疗方案。用于妊娠滋养细胞化疗的药物很多，常用的一线化疗药物有氨甲蝶呤（MTX），氟尿嘧啶（5-Fu）、放线菌素-D（Act-D）或国产更生霉素（KSM）、环磷酰胺（CTX）、长春新碱（VCR），依托泊苷（VP-16）等，低危患者首选单一药物化疗，高危患者首选联合化疗。疗程结束后 18 d 内血 β-hCG 下降至少一个对数为化疗有效。化疗前后检查血、尿常规及肝、肾功能，及时治疗骨髓抑制、消化道反应及肝、肾功能损害等毒副反应。

2. 手术治疗

对于控制大出血等并发症、消除耐药性和缩短化疗疗程等方面有一定作用，在特定情况下应用，包括子宫切除和肺叶切除等。

3. 耐药复发病例的治疗

对于耐药的部分患者的治疗方案，可采用 EP-EMA（顺铂、依托泊苷等）、PVB（顺铂、长春新碱、博来霉素）、BEP（博来霉素、依托泊苷、顺铂）、VIP（依托泊苷、顺铂或卡铂）等方案。还可采用超选择性动脉插管局部灌注化疗和栓塞治疗，对耐药和复发病灶均有显著疗效。

五、随访

第一次随访在出院后 3 个月，以后每 6 个月 1 次直至 3 年，此后每年 1 次，直至 5 年，随访期间严格避孕，化疗停止 12 个月以上方可妊娠。

（李巧玉）

第三节　胎盘部位滋养细胞肿瘤

胎盘部位滋养细胞肿瘤是指起源于胎盘种植部位的一种特殊类型的滋养细胞疾病，少数发生转移者预后不良。

一、病理

大体见肿瘤位于子宫肌层瘤,可突向宫腔,呈黄褐色或黄色,可向子宫外扩散,可见局灶性出血和坏死。镜下见肿瘤由中间型滋养细胞组成,无绒毛结构。免疫组化染色见部分肿瘤细胞 hCG 和人胎盘生乳素(HPL)阳性。

二、临床表现

多发生于生育年龄,可继发于足月产和流产,继发于葡萄胎少见。表现为停经后不规则阴道流血或月经过多,子宫增大。少数发生肺、脑、阴道、盆腔、肝、肾或腹主动脉旁淋巴结转移,预后不良。

三、诊断

容易误诊,确诊依靠组织学检查。血 β-hCG 多为阴性或轻度升高,血 HPL 多为轻度升高或阴性。B 超无特异性,彩色多普勒显示子宫和病灶血流丰富,频谱呈低阻抗型。与预后相关的高危因素有:肿瘤细胞有丝分裂指数>5 个/10 HP;距先前妊娠时间>2 年;有子宫外转移灶。

四、治疗

手术是首选的治疗方法,年轻及卵巢外观正常的妇女应保留卵巢,否则行全子宫及双侧附件切除术。存在高危因素者术后加化疗(EMA-CO 方案)。治疗后随访内容同滋养细胞肿瘤,以临床表现和影像学为主。

(李巧玉)

第四节　上皮样滋养细胞肿瘤

上皮样滋养细胞肿瘤(epithelioid trophoblastic tumor,ETT)是一种罕见的 GTN。1998年由 Shih 和 Kurman 首先报道了这种具有癌特征但与 PSTT 及绒癌不同的 GTN,并提出该命名。在 WHO(2003)子宫肿瘤分类中将其归为 GTN,此前曾被称为"非典型绒癌"及"多发性中间型滋养细胞结节(multiple nodules of intermediate trophoblast)"。根据临床、病理形态及免疫组化等的研究认为,ETT 起源于绒毛膜型中间型滋养细胞。有学者发现,在大多数ETT 中存在 Y 染色体补充物的缺乏,但具体病因尚不清楚。

一、病理特点

ETT 可位于子宫体、子宫下段或子宫颈管内膜、直径为 0.5~4.0 cm,呈分散或孤立性结节侵入宫颈或子宫肌层深部,切面实性或囊性,实性区呈褐色或棕色,伴程度不等的出血及坏死。ETT 镜下以结节膨胀方式生长、偶有肿瘤周围的局部浸润为特征,细胞相对均一呈巢状或条索状,细胞核中度异形,有丝分裂指数为 0~9/10 HPF,地图样坏死常见。免疫组化显示,肿瘤细胞弥散表达 H3D3B1,HLA-G,p63,cyclinE 和抑制素-α,部分表达 Mel-CAM 和HPL,Ki-67>10%。

二、临床特点及诊断

ETT 多发生于育龄期女性,年龄为 15～66 岁,平均 36 岁,有发生于绝经后女性的报道。Palmer 等总结了 1989～2007 年文献中报道的 52 例 ETT,其中 84%≥30 岁,41%＞40 岁,5%＞50 岁。有 67% 的患者出现异常阴道出血,多数有前次妊娠史,39% 继发于葡萄胎,43% 继发于足月妊娠,18% 继发于流产,2% 继发于绒癌。前次妊娠与肿瘤发生的间隔时间为 2～300 个月不等,平均为 76 个月。大多数患者血清 hCG 呈轻中度升高,80% 的患者血 hCG＜2 500 U/L,Palmer 报道的 52 例中 72% 测定了血清 hCG 水平,其中 5 例＜2.0 U/L,其余的 hCG 水平在 12～148 460 U/L,69% 的病例 βhCG＜2 500 U/L,因此。若依赖于 hCG 诊断 ETT 常导致误诊,况且滋养细胞标志物在非 GTN 中也常有所表达,因此需根据临床表现、病史、形态学特征、病理学检查综合诊断。ETT 还可与其他滋养细胞肿瘤共存。

三、鉴别诊断

根据 ETT 的临床病理特点,与 PSTT 和绒癌、宫颈角化型鳞状细胞癌及上皮样平滑肌瘤鉴别困难。与宫颈角化型鳞状细胞癌相比,ETT 倾向于生长在子宫下段和子宫颈,取代子宫颈内的上皮,而且两者的瘤细胞巢形态相似,细胞角蛋白均呈强阳性,但抑制素-α 和细胞角蛋白 18 的免疫染色结果有助于鉴别,几乎所有 ETT 细胞都表达抑制素-α 和细胞角蛋白 18,而这两种标志物在子宫颈角化型鳞状细胞癌中则为阴性,且 Ki-67 指数很高(＞50%)。

上皮样平滑肌肿瘤除上皮样区域外,还有典型的平滑肌细胞组成的区域。此外,还可见肿瘤中肌肉标志物常阳性,而抑制素-α 和细胞角蛋白 18 则不表达。

四、分期、治疗及预后

FIGO 对 GTN 临床分期可用于 ETT,但预后评分系统不适用。ETT 是近年来才认识的一种独特、少见的滋养细胞肿瘤,因缺乏长期随访资料,故对其生物学行为、治疗方法及预后尚不十分了解。ETT 的预后与 PSTT 相似,一般预后较好,但具有一定的恶性程度,转移率与病死率分别为 25% 和 10%。核分裂指数＞6/10 HPF 被认为是不良预后因素。治疗上也与 PSTT 相同,因其对化疗敏感性不佳,故以手术为首选,Ⅰ期推荐全子宫切除及淋巴结切除术,≥Ⅱ期行减瘤术,术后辅以化疗,有报道认为,含铂的化疗方案可能较佳,如 EMA-EP 或 TP/TE,血 hCG 水平可以作为监测临床治疗效果及随访的指标。

Palmer 等总结的 52 例 ETT 中,有 20 例单行手术治疗,其中 31% 行子宫全切术,4% 进行了诊断性刮宫术,4% 行肺叶切除术。29% 的患者接受了术前化疗,48% 的病例行术后化疗,4% 接受了放射治疗。7 例(13%)病死,3 例失访,其余 48 例存活,生存时间为 1～39 个月。

(李巧玉)

第五章　子宫内膜异位症和子宫腺肌病

第一节　子宫内膜异位症

具有生长功能的子宫内膜组织(腺体和间质)出现在宫腔被黏膜覆盖以外的部位时称为子宫内膜异位症(EMT),简称内异症。EMT以痛经、慢性盆腔痛、不孕为其主要表现,是育龄妇女的常见病,该病的发病率近年有明显增高趋势,发病率占育龄妇女的10%～15%,占痛经妇女的40%～60%。在不孕患者中,有30%～40%合并EMT,在EMT患者中不孕症的发病率为40%～60%。

该病一般仅见于生育年龄妇女,以25～45岁妇女多见。绝经后或切除双侧卵巢后异位内膜组织可逐渐萎缩吸收,妊娠或使用性激素抑制卵巢功能可暂时阻止此病的发展,故EMT是激素依赖性疾病。EMT虽为良性病变,但具有类似恶性肿瘤远处转移、浸润和种植的生长能力。异位内膜可侵犯全身任何部位,最常见的种植部位是盆腔脏器和腹膜,以侵犯卵巢和宫底韧带最常见,其次为子宫、直肠子宫陷凹、腹膜脏层、直肠阴道等部位,故有盆腔EMT之称。

一、病因

EMT最常见的发生部位为靠近卵巢的盆腔腹膜及盆腔器官的表面。根据其发生部位不同,可分为腹膜EMT、卵巢EMT、子宫腺肌病等。

1.腹膜EMT

腹膜和脏器浆膜面的病灶呈多种形态。无色素沉着型为早期细微的病变,具有多种表现形式,呈斑点状或小泡状突起,单个或数个呈簇,有红色火焰样病灶,白色透明病变,黄褐色斑及圆形腹膜缺损。色素沉着型为典型的病灶,呈黑色或紫蓝色结节,肉眼容易辨认。病灶反复出血及纤维化后,与周同组织或器官发生粘连,直肠子宫陷凹常因粘连而变浅,甚至完全消失,使子宫后屈固定。

2.卵巢子宫内膜异位症

卵巢EMT最多见,约80%的内异症位于卵巢。多数为一侧卵巢,部分波及双侧卵巢。初始病灶表浅,于卵巢表面可见红色或棕褐色斑点或小囊泡,随着病变发展,囊泡内因反复出血积血增多,而形成单个或多个囊肿,称为卵巢子宫内膜异位囊肿。因囊肿内含暗褐色黏糊状陈旧血,状似巧克力液体,故又称为卵巢巧克力囊肿,直径大多在10 cm以内。卵巢与周围器官或组织紧密粘连是卵巢子宫内膜异位囊肿的临床特征之一,并可借此与其他出血性卵巢囊肿相鉴别。

3.子宫骶韧带、直肠子宫陷凹和子宫后壁下段的子宫内膜异位症

这些部位处于盆腔后部较低或最低处,与经血中的内膜碎屑接触机会最多,故为EMT的好发部位。在病变早期,子宫骶韧带、直肠子宫陷凹或子宫后壁下段有散在紫褐色出血点或颗粒状散在结节。由于病变伴有平滑肌和纤维组织增生,形成坚硬的结节。病变向阴道黏膜发

展时,在阴道后穹隆形成多个息肉样赘生物或结节样疤痕。随着病变发展,子宫后壁与直肠前壁粘连,直肠子宫陷凹变浅,甚至完全消失。

4.输卵管子宫内膜异位症

内异症直接累及黏膜较少,偶在其管壁浆膜层见到紫褐色斑点或小结节。输卵管常与周围病变组织粘连。

5.子宫腺肌病

子宫腺肌病分为弥漫型与局限型两种类型。弥漫型的子宫呈均匀增大,质较硬,一般不超过妊娠3个月大小。剖面见肌层肥厚,增厚的肌壁间可见小的腔隙,直径多在5 mm以内。腔隙内常有暗红色陈旧积血。局限型的子宫内膜在肌层内呈灶性浸润生长,形成结节,但无包膜,故不能将结节从肌壁中剥出。结节内也可见陈旧出血的小腔隙,结节向宫腔突出颇似子宫肌瘤。偶见子宫内膜在肌瘤内生长,称之为子宫腺肌瘤。

二、临床表现

(一)症状

1.痛经

痛经是常见而突出的症状,多为继发性,占EMT的60%~70%。多于月经前1~2天开始,经期第1~2天症状加重,月经净后疼痛逐渐缓解。疼痛多位于下腹深部及直肠区域,以盆腔中部为多,多随局部病变加重而逐渐加剧,但疼痛的程度与病灶的大小不成正比。

2.性交痛

性交痛多见于直肠子宫陷凹有异位病灶或因病变导致子宫后倾固定的患者。当性交时由于受阴茎的撞动,可引起性交疼痛,以月经来潮前性交痛最明显。

3.不孕

EMT不孕率为40%~60%。主要原因是腹腔积液中的巨噬细胞影响卵巢的分泌功能和排卵功能,导致黄体功能不全(LPD)、未破裂卵泡黄素化综合征(LUFS)、早孕自然流产等。EMT可使盆腔内组织和器官广泛粘连,输卵管变硬僵直,影响输卵管的蠕动,从而影响卵母细胞的拣拾和受精卵的输送;严重的卵巢周围粘连,可妨碍卵子的排出。

4.月经异常

部分患者可因黄体功能不全或无排卵而出现月经期前后阴道少量出血、经期延长或月经紊乱。内在性EMT患者往往有经量增多、经期延长或经前点滴出血。

5.慢性盆腔痛

71%~87%的EMT患者有慢性盆腔痛,慢性盆腔痛患者中有83%活检确诊为EMT;常表现为性交痛、大便痛、腰骶部酸胀及盆腔器官功能异常等。

6.其他

部位EMT症状肠道EMT可出现腹痛、腹泻或便秘。泌尿道EMT可出现尿路刺激症状等。肺部EMT可出现经前咯血、呼吸困难和(或)胸痛。

(二)体征

典型的盆腔EMT在盆腔检查时,可发现子宫后倾固定,直肠子宫陷凹、子宫低韧带或子宫颈后壁等部位扪及1~2个或更多触痛性结节,如绿豆或黄豆大小,肛诊更明显。有卵巢EMT时,在子宫的一侧或双侧附件处扪到与子宫相连的囊性偏实不活动包块(巧克力囊肿),

往往有轻压痛。若病变累及直肠阴道隔,病灶向后穹隆穿破时,可在阴道后穹隆处扪及甚至可看到隆起的紫色出血点或结节,可随月经期出血。内在性 EMT 患者往往子宫胀大,但很少超过 3 个月妊娠,多为一致性胀大,也可能感到某部位比较突出犹如子宫肌瘤。如直肠有较多病变时,可触及一硬块,甚至误诊为直肠癌。

三、辅助检查

(一)体格检查

1. 妇科检查

(三合诊)扪及子宫后位固定、盆腔内有触痛性结节或子宫旁有不活动的囊性包块,阴道后穹隆有紫蓝色结节等。

2. 其他部位的病灶

如脐、腹壁瘢痕,会阴侧切瘢痕等处,可触及肿大的结节,经期明显。

临床上单纯根据典型症状和准确的妇检可以初步诊断 50% 左右的 EMT,但大约有 25% 的病例无任何临床症状,尚需借助下列辅助检查,特别是腹腔镜检查和活组织检查才能最后确诊。

(二)影像学检查

1. 超声检查

超声检查可应用于各型内异症,通常用于 I～Ⅳ期的患者,是鉴别卵巢子宫内膜异位囊肿、直肠阴道隔 EMT 和子宫腺肌病的重要手段。巧克力囊肿一般直径为 5～6 cm,直径＞10 cm 较少,其典型的声像图特征如下。

(1)均匀点状型:囊壁较厚,囊壁为结节状或粗糙回声,囊内布满均匀细小颗粒状的反光点。

(2)混合型:囊内大部分为无回声区,可见片状强回声或小光团,但均不伴声影。

(3)囊肿型:囊内呈无回声的液性暗区,多孤立分布,但与卵巢单纯性囊肿难以区分。

(4)多囊型:包块多不规则,其间可见隔反射,分成多个大小不等的囊腔,各囊腔内回声不一致。

(5)实体型:内呈均质性低回声或弱回声。

2. 磁共振(MRI)

MRI 对卵巢型、深部浸润型、特殊部位内异症的诊断和评估有意义,但在诊断中的价值有限。

(三)抗子宫内膜抗体(EMAb)

EMT 是一种自身免疫性疾病,因为在许多患者体内可以测出抗子宫内膜的自身抗体。EMAb 是 EMT 的标志抗体,其产生与异位子宫内膜的刺激及机体免疫内环境失衡有关。EMT 患者血液中 EMAb 水平升高,经 GnRH-a 治疗后,EMAb 水平明显降低。测定抗子宫内膜抗体对内异症的诊断与疗效观察有一定的帮助。

(四)腹腔镜检查

腹腔镜检查是诊断 EMT 的金标准,特别是对盆腔检查和 B 超检查均无阳性发现的不育或腹痛患者更是重要手段。在腹腔镜下对可疑病变进行活检,可以确诊和正确分期,对不孕的患者还可同时检查其他不孕的病因和进行必要的处理,如盆腔粘连分解术、输卵管通液及输卵管造口术等。

四、诊断

凡育龄妇女有继发性痛经进行性加重和不孕史、性交痛、月经紊乱等病史者,应仔细询问痛经出现的时间、程度、发展及持续时间等。

五、EMT 治疗

国际子宫内膜异位症学术会议(WEC)曾总结提出对于 EMT,腹腔镜、卵巢抑制、三期疗法、妊娠、助孕是最好的治疗。中国学者又明确提出内异症的规范化治疗应达到 4 个目的:减灭和去除病灶、缓解和消除疼痛、改善和促进生育、减少和避免复发。治疗时主要考虑的因素:①年龄;②生育要求;③症状的严重性;④既往治疗史;⑤病变范围;⑥患者的意愿。

(一)有生育要求的内异症治疗方案

对有生育要求的内异症患者,应首先行子宫输卵管造影(HSG),输卵管通畅者,可先采用抑制子宫内膜异位病灶有效的药物,如避孕药、内美通或 GnRH-a 等药物 3 ~ 6 个周期,然后给予促排卵治疗,对排卵正常但不能受孕者应行腹腔镜检查以明确有无盆腔粘连或引起不孕的其他盆腔因素。若 HSG 提示病变累及输卵管影响输卵管通畅性或功能,则应行腹腔镜检查确诊病因,在检查的同时完成盆腔粘连分离、异位病灶去除及输卵管矫正手术。EMT 患者手术后半年为受孕的黄金时期,术后 1 年以上获得妊娠的机会大大下降。

有学者认为对 EMT Ⅰ～Ⅳ期不孕患者,首选手术治疗,在无广泛病变或经手术重建盆腔解剖结构后,此时期盆腔内环境最有利于受精,子宫内膜的容受性也最高,应积极促排卵尽早妊娠或促排卵后行 IUI 3 个周期,仍未成功则行 IVF。对Ⅰ～Ⅳ期内异症不孕患者手术后短期观察或促排卵治疗,如未妊娠,直接 IVF 或注射长效 GnRH-a 2～3 支后行 IVFET。对病灶残留,内异症生育指数评分低者,术后可用 GnRH-治疗 3 周期后行 IVF。

(二)无生育要求的治疗方案

对于无生育要求的内异症患者,治疗并控制病灶,以最简便、最小的代价来提高生活质量。治疗方法可分为手术治疗、药物治疗、介入治疗、中药治疗等。手术是第一选择,腹腔镜手术为首选。手术可以明确诊断,确定病变程度、类型、活动状态,进行切除、减灭病变,分离粘连,减轻症状,减少或预防复发。子宫腺肌病症状较严重者,一般需行次全子宫切除或子宫全切术。年轻且要求生育者,如病灶局限,可考虑单纯切除病灶,缓解症状,提高妊娠率,但子宫腺肌病的病灶边界不清又无包膜,故不宜将其全部切除。因此复发率较高。疼痛较轻者,可以药物治疗。

(三)手术治疗

手术的目的是切除病灶、恢复解剖。手术又分为保守性手术、半保守性手术及根治性手术。

1. 保守性手术

保留患者的生育功能,手术尽量切除肉眼可见的病灶、剔除囊肿及分离粘连。适合年龄较轻、病情较轻又有生育要求者。

2. 根治性手术

切除全子宫及双附件及所有肉眼可见的病灶。适合年龄 50 岁以上、无生育要求、症状重或者内异症复发经保守手术或药物治疗无效者。

3.半保守性手术

切除子宫,但保留卵巢。主要适合无生育要求、症状重或者复发经保守手术或药物治疗无效,但年龄较轻希望保留卵巢内分泌功能者。手术后的复发率取决于病情的严重程度及手术的彻底性。彻底切除或剥除病灶后 2 年复发率大约为 21.5%,5 年复发率为 40%～50%。手术后使用 GnRH-a 类药物可用于治疗切除不完全的内异症患者的疼痛,尤其是重度内异症者术后盆腔痛。对于术后想受孕的患者可以不使用该类药物,因为这并不能提高受孕率,而且会因治疗耽搁怀孕。术后使用促排卵药物,争取术后早日怀孕。如果术后需要使用 GnRH-a 类药物,注射第 3 支后 28 d 复查 CA125 及 CA19-9,CA125 降至 15 U/mL 以下,CA19-9 降至 20 U/mL 以下,待月经复潮后可行人工授精(IUI)或 IVF-ET。

(四)药物治疗

药物治疗的目的是改善妊娠环境,获得妊娠和止痛。常用药物有以下几种。

1.假孕疗法

长期持续口服高剂量的雌、孕激素,抑制垂体 Gn 及卵巢性激素的分泌,造成无周期性的低雌激素状态,使患者产生一种高雄激素性的闭经,其所发生的变化与正常妊娠相似,故称为假孕疗法。各种口服避孕药和孕激素均可用来诱发假孕。

(1)口服避孕药:低剂量高效孕激素和炔雌醇的复合片,抑制排卵,下调细胞增殖,加强在位子宫内膜细胞凋亡,可有效安全地治疗 EMT 患者的痛经。长期连续或循环地使用是可靠的手术后用药,可避免或减少复发。通过阴道环给予雌、孕激素的方式治疗 EMT 相关疼痛效果及依从性良好。近年国外研究认为,避孕药疗效不差于 GnRH-a 且经济、便捷、不良反应小,可作为术后的一类用药。

用法:每天 1 片,连续服 9～12 个月或 12 个月以上。服药期间如发生阴道突破性出血,每天增加 1 片直至闭经。

(2)孕激素类。①地诺孕素:地诺孕素是一种睾酮衍生物,仅结合于孕激素受体以避免雌激素、雄激素或糖皮质激素活性带来的不良反应。在改善 EMT 相关疼痛方面,地诺孕素与 GnRH-a 疗效相当。每天日服 2 mg,连续使用 52 周,对骨密度影响轻微。其安全耐受性很好,对血脂、凝血、糖代谢影响很小。给药方便,疗效优异,不良反应轻微。作为保守手术后的用药值得推荐。②炔诺酮 5～7.5 mg/d(每片 0.625 mg),或甲羟孕酮(MPA)20～30 mg/d(每片 2 mg),连服 6 个月;如用药期间出现阴道突破性出血,可每天加服补佳乐 1 mg,或己烯雌酚 0.25～0.5 mg。由于炔诺酮、甲羟孕酮类孕激素疗效短暂,妊娠率低,复发率高,现临床上已较少应用。

2.假绝经疗法

使用药物阻断下丘脑 GnRH-a 和垂体 Gn 的合成和释放,直接抑制卵巢激素的合成,以及有可能与靶器官性激素受体相结合,导致 FSH 和 LH 值低下,从而使子宫内膜萎缩,导致短暂闭经。不像绝经期后 FSH 和 LH 升高,故名假绝经疗法。常用药物有达那唑、内美通等。

(1)达那唑:其是一种人工合成的 17a-乙炔睾酮衍生物,抑制 FSH 和 LH 峰,产生闭经;并直接与子宫内膜的雄激素和孕激素的受体结合,导致异位内膜腺体和间质萎缩、吸收而痊愈。

用法:月经第 1 天开始口服,每天 600～800 mg,分 2 次口服,连服 6 个月。或使用递减剂量,300 mg/d 逐渐减至 100 mg/d 的维持剂量,作为 GnRH-a 治疗后的维持治疗 1 年,能有效维持盆腔疼痛的缓解。达那唑宫内节育器能有效缓解 EMT 有关的疼痛症状,且无口服时的不良反应。达那唑阴道环给药系统有效治疗深部浸润型 EMT 的盆腔疼痛,不良反应非常少见,可以作为术后长期维持治疗。

(2)孕三烯酮:其是 19-去甲睾酮衍生物,有雄激素和抗雌孕激素作用,作用机制类似达那唑,疗效优于达那唑,不良反应较达那唑轻。其耐受性、安全性及疗效不如 GnRH-a。

用法:月经第 1 天开始口服,每周 2 次,每次 2.5 mg,连服 6 个月。

2.其他药物

(1)三苯氧胺(TAM):是一种非甾体类的雌激素拮抗剂,可与雌激素竞争雌激素受体,降低雌激素的净效应,并可刺激孕激素的合成,而起到抑制雌激素作用,能使异位的子宫内膜萎缩,造成闭经,并能缓解因内异症引起的疼痛等症状。但 TAM 治疗中又可出现雌激素样作用,长期应用可引起子宫内膜的增生,诱发卵巢内膜囊肿增大。

用法:每天 20～30 mg,分 2～3 次口服,连服 3～6 个月。

(2)非司酮:能与孕酮受体及糖皮质激素受体结合,下调异位和在位内膜的孕激素受体含并抑制排卵,造成闭经,促进 EMT 病灶萎缩,疼痛缓解。

用法:月经第 1 天开始口服,每天 10～50 mg,连服 6 个月。

(3)有前景的药物:芳香化酶抑制剂类,如来曲唑;GnRH-Q-A 类药物西曲瑞克;基质金属蛋白酶抑制剂及抗血管生成治疗药物等。

3.免疫调节治疗

EMT 是激素依赖性疾病,性激素抑制治疗已广泛应用于临床并取得了一定的短期疗效,包括达那唑、GnRH-a 和口服避孕药等。但是高复发率以及长期使用产生的严重药物不良反应影响了后续治疗。研究表明 EMT 的形成和发展有免疫系统的参与,包括免疫监视的缺失、子宫内膜细胞对凋亡和吞噬作用的抵抗以及对子宫内膜细胞有细胞毒性作用的 NK 细胞活性的降低。因此,免疫调节为 EMT 治疗开辟了新的途径。目前,以下几种药物在 EMT 治疗研究中获得了初步疗效。

(1)己酮可可碱:己酮可可碱是一种磷酸二酯酶抑制剂,它既可以影响炎症调节因子的产生,也可以调节免疫活性细胞对炎症刺激的反应,近年来被认为可能对 EMT 有效而成为 EMT 免疫调节治疗的研究重点,己酮可可碱可以通过提高细胞内的环磷腺苷水平来减少炎症细胞因子的产生或降低其活性,如肿瘤坏死因子 α(TNF-α)。此外还具有抑制 T 淋巴细胞和 B 淋巴细胞活化,降低 NK 细胞活性,阻断白细胞对内皮细胞的黏附等作用。研究发现己酮可可碱可以调节 EMT 患者腹膜环境的免疫系统功能,减缓子宫内膜移植物的生长,逆转过度活化的巨噬细胞,有效改善 EMT 相关的不孕。己酮可可碱不抑制排卵,对孕妇是安全的,适用于治疗与 EMT 相关的不孕症。手术后使用己酮可可碱治疗轻度 EMT,800 mg/d,12 个月的妊娠率从 18.5% 提高到 31%,可以明显减轻盆腔疼痛。但也有研究认为并不能明显改善轻度到重度 EMT 患者的妊娠率,不能降低术后复发率。

(2)抗 TNF-α 治疗药物:TNF-α 是一种促炎症反应因子,是活化的巨噬细胞的主要产物,与 EMT 的形成和发展有关。EMT 患者腹腔液中 TNF-α 水平增高,并且其水平与 EMT 的严重程度相关。抗 TNF-α 治疗除了阻断 TNF-α 对靶细胞的作用外,还包括抑制 TNF-α 的产生。该类药物有己酮可可碱、英夫利西单抗、依那西普、重组人工 TNF 结合蛋白 1 等。

(3)干扰素 α 2b:干扰素 α 能刺激 NK 细胞毒活性,并可促使 CD8 细胞表达。无论是在体外实验还是动物模型中,干扰素 α2b 对于 EMT 的疗效均得以证实。

(4)白细胞介素 12（IL-12）：IL-12 的主要作用是调节免疫反应的可适应性。IL-12 可以作用于 T 淋巴细胞和 NK 细胞,从而诱导其他细胞因子的产生。其中产生的干扰素_γ 可以进一步增强 NK 细胞对子宫内膜细胞的细胞毒性作用,以及促进辅助性 T 淋巴细胞反应的产生。小鼠腹腔内注射 L-12 明显减小异位子宫内膜病灶的表面积和总重量。但目前缺乏临床试验证实其疗效。

（李巧玉）

第二节　子宫腺肌病

子宫腺肌病是指子宫内膜向肌层良性浸润并在其中弥漫性生长,其特征是在子宫肌层中出现异位的内膜和腺体,伴有周围肌层细胞的代偿性肥大和增生。本病 20% ～ 50% 合并子宫内膜异位症,约 30% 合并子宫肌瘤。目前子宫腺肌病的发病有逐渐增加的趋势,其治疗的方法日趋多样化,治疗方法的选择应在考虑患者年龄、生育要求、临床症状的严重程度、病变部位与范围、患者的意愿等的基础上确定。

一、病因

子宫腺肌病病因至今不明。目前的共识是因为子宫缺乏黏膜下层,因此子宫内膜的基底层细胞增生、侵袭到子宫肌层,并伴以周围的肌层细胞代偿性肥大增生而形成了病变。而引起内膜基底层细胞增生侵袭的因素有：①与遗传有关；②子宫损伤,如刮宫和剖宫产均会增加子宫腺肌病的发生；③高雌激素血症和高催乳素血症；④病毒感染；⑤生殖道梗阻,使月经时宫腔压力增大,导致子宫内膜异位到子宫的肌层。

二、临床表现

（一）症状

子宫腺肌病的症状不典型,表现多种多样,没有特异性。约 35% 的子宫腺肌病无临床症状,临床症状与病变的范围有关。

1.月经过多

占 40%～ 50%,一般出血与病灶的深度呈正相关,偶尔也有小病变月经过多者。

2.痛经

逐渐加剧的进行性痛经,痛经常在月经来潮的前一周就开始,至月经结束。15% ～30% 的患者有痛经,疼痛的程度与病灶的多少有关,约有 80% 痛经者为子宫肌层深部病变。

3.其他症状

部分患者可有未明原因的月经中期阴道流血及性欲减退,子宫腺肌病不伴有其他不孕疾病时,一般对生育无影响,伴有子宫肌瘤时可出现肌瘤的各种症状。

（二）体征

妇科检查可发现子宫呈均匀性增大或有局限性结节隆起,质地变硬,一般不超过孕 12 周子宫的大小。近月经期检查,子宫有触痛。月经期,由于病灶充血、水肿及出血,子宫可增大,质地变软,压痛较平时更为明显;月经期后再次妇科检查发现子宫有缩小。这种周期性出现的体征改变为诊断本病的重要依据之一。合并盆腔子宫内膜异位症时,子宫增大、后倾、固定、骶骨韧带增粗,或直肠子宫陷凹处有痛性结节等。

三、辅助检查

(一)实验室检查

1.血常规

明确有无贫血。

2.CA125

子宫腺肌病患者血 CA125 水平明显升高,阳性率达 80%,CA125 在监测疗效上有一定价值。

(二)影像学检查

1.B超

为子宫腺肌病的常规诊断手段。B超的图像特点为:①子宫呈均匀性增大,轮廓尚清晰;②子宫内膜线可无改变,或稍弯曲;③子宫切面回声不均匀,有时可见大小不等的无回声区。

2.MRI

为目前诊断子宫腺肌病最可靠的无创伤性诊断方法,可以区别子宫肌瘤和子宫腺肌病,并可诊断两者同时并存,对决定处理方法有较大帮助,在发达国家中广泛应用。图像表现为:①子宫增大,外缘尚光滑;②T_2WI 显示子宫的正常解剖形态扭曲或消失;③子宫后壁明显增厚,结合带厚度>8 mm;④T_2WI 显示子宫壁内可见一类似结合带的低信号肿物,与稍高信号的子宫肌层边界不清,类似于结合带的局灶性或广泛性增宽,其中可见局灶性的大小不等斑点状高信号区,即为异位的陈旧性出血灶或未出血的内膜。

(三)其他

1.宫腔镜检查

子宫腔增大,有时可见异常腺体开口,并可除外子宫内膜病变。

2.腹腔镜检查

见子宫均匀增大,前后径增大更明显,子宫较硬,外观灰白或暗紫色,有时浆膜面见突出紫蓝色结节。

3.肌层针刺活检

诊断的准确性依赖于取材部位的选择、取材次数以及病灶的深度和长度,特异性较高,但敏感性较低,而且操作困难,在临床上少用。

四、诊断

子宫腺肌病的诊断一般并不难,最主要的困难在于与子宫肌瘤等疾病的鉴别诊断。子宫腺肌病与子宫肌瘤均是常见的妇科疾病,两种病变均发生在子宫,发病年龄相仿,多见于 30~50 岁的育龄妇女,临床上容易互相混淆。一般来说,子宫腺肌病突出症状是继发性逐渐加重的痛经,子宫肌瘤的突出症状却为月经过多及不规则出血,子宫腺肌病时子宫也有增大,但很少超过妊娠 3 月子宫大小。

五、治疗

(一)治疗原则

由于子宫腺肌病的难治性,目前尚不能使每一位患者均获得满意的疗效,应根据患者的年龄、生育要求和症状,实施个体化的多种手段的联合治疗策略。

(二)药物治疗

药物治疗子宫腺肌病近期疗效明显,但只是暂时性的,停药后症状体征常很快复发,对年轻有生育要求,近绝经期者或不接受手术治疗者可试用达那唑、孕三烯酮或促性腺激素释放激素类似物(GnRH-a)等。

1. 达那唑

达那唑适用于轻度及中度子宫腺肌病痛经患者。

用法:月经第 1 天开始口服 200 mg,2～3 次/天,持续用药 6 个月。若痛经不缓解或未闭经,可加至 4 次/天。疗程结束后约 90%症状消失。停药后 4～6 周恢复月经及排卵。

不良反应有恶心、头痛、潮热、乳房缩小、体重增加、性欲减退、多毛、痤疮、声音改变、皮脂增加、肌痛性痉挛等。但发生率低且症状多不严重。

2. 孕三烯酮

19-去甲睾酮的衍生物,有抗雌激素和抗孕激素作用,不良反应发生率同达那唑,但程度略轻。

用法:每周用药 2 次,每次 2.5 mg,于月经第 1 天开始服用,6 个月为一个疗程。因为用药量小,用药次数少,近年来其应用增多。孕三烯酮治疗轻症子宫肌腺症具有很好的效果,可达治愈目的,从而可防止其发展为重症子宫肌腺病,减少手术及术后并发症,提高患者生活质量。

3. 促性腺激素释放激素激动剂(GnRH-a)

其为人工合成的十肽类化合物,能促进垂体细胞分泌黄体生成激素(LH)和尿促卵泡激素(FSH),长期应用对垂体产生降调作用,可使 LH 和 FSH 分泌急剧减少。有研究表明,子宫腺肌病导致不孕与化学和免疫等因素有关;而 GnRH-a 有调节免疫活性的作用,且使子宫大小形态恢复正常,从而改善了妊娠率。但 GnRH-a 作用是可逆性的,故对子宫腺肌病合并不孕的治疗在停药后短期内不能自行受孕者,应选择辅助生殖技术。

4. 其他药物

(1)孕激素受体拮抗剂:米非司酮为人工合成 19-去甲基睾酮衍生物,具有抗孕激素及抗皮质激素的活性,用法:米非司酮 10 mg 口服 1 次/天,连续 3 个月,治疗后患者停经,痛经消失,子宫体积明显缩小,不良反应少见。年轻患者停药后复发率高于围绝经期患者,复发者进行长期治疗仍有效。

(2)左旋 18 炔诺孕酮:Norplant 为左旋 18 炔诺孕酮皮下埋植剂,可治疗围绝经期子宫腺肌病,治疗后虽子宫体积无明显缩小,但痛经缓解率达 100%。缓释左旋 18 炔诺孕酮宫内节育器(LNG-IUS,月乐),国内外报道用 LNG-IUS 治疗子宫腺肌病痛经及月经过多有一定效果。

(3)短效口服避孕药:临床研究显示,长期服用短效避孕药可使子宫内膜和异位内膜萎缩,缓解痛经,减少经量,降低子宫内膜异位症的复发率。但是复方口服避孕药存在不良反应,服用后患者可出现点滴出血或突破性出血、乳房触痛、头痛、体重改变、恶心和呕吐等胃肠道反应以及情绪改变等不良反应,长期应用有血栓性疾病和心血管疾病风险。因此,复方口服避孕药的使用应综合各方面情况进行个体化用药,以使患者获得最大益处。目前国内外还没有关于该疗法用于子宫腺肌病治疗效果大样本的评价。

(4)孕激素:孕激素作用基于子宫内膜局部高剂量的孕酮,可引起蜕膜样变,上皮萎缩及产生直接的血管改变,使月经减少,甚至闭经。目前国外研究显示地屈孕酮是分子结构最接近天然孕酮的一种孕激素,并具有更高的口服生物利用度。地屈孕酮是一种口服孕激素,可使子宫内膜进入完全的分泌相,从而可防止由雌激素引起的子宫内膜增生和癌变风险。地屈孕酮可用于内源性孕激素不足的各种疾病,它不产热且对脂代谢无影响。极少数患者可出现突破性出血,一般增加剂量即可防止。地屈孕酮也可能发生其他发生在孕激素治疗中的不良反应,如轻微出血、乳房疼痛,肝功能损害极为少见。目前国内外尚无使用地屈孕酮治疗子宫腺肌病的大型随机对照试验。

(三)手术治疗

药物治疗无效或长期剧烈痛经时,应行手术治疗。手术治疗包括根治手术(子宫切除术)和保守手术。

1. 子宫切除术

子宫切除术是主要的治疗方法,也是唯一循证医学证实有效的方法,可以根治痛经和(或)月经过多,适用于年龄较大、无生育要求者。近年来,阴式子宫切除术应用日趋增多,单纯子宫腺肌病子宫体积多小于 12 孕周子宫大小,行阴式子宫切除多无困难。若合并有内异症,有卵巢子宫内膜异位囊肿或估计有明显粘连,可行腹腔镜子宫切除术。虽然有研究表明腺肌病的子宫有稍多于 10% 病变可累及宫颈,但也有研究表明腺肌病主要见于子宫体部,罕见于宫颈部位,只要保证切除全部子宫下段,仍可考虑行子宫次全切除术。

2. 保守性手术

子宫腺肌病病灶挖除术、子宫内膜切除术和子宫动脉栓塞术都属于保留生育功能的方法。腹腔镜下子宫动脉阻断术和病灶消融术(使用电、射频和超声等能减少子宫腺肌病量),近年来的报道逐渐增多,但这些手术的效果均有待于循证医学研究证实。

1)子宫腺肌病病灶挖除术:适用于年轻、要求保留生育功能的患者。子宫腺肌瘤一般能挖除干净,可以明显地改善症状、增加妊娠机会。对局限型子宫腺肌病可以切除大部分病灶,缓解症状。虽然弥漫型子宫腺肌病作病灶大部切除术后妊娠率较低,仍有一定的治疗价值。术前使用 GnRH-a 治疗 3 个月,可以缩小病灶利于手术。做病灶挖除术的同时还可做子宫神经切除术或子宫动脉阻断术以提高疗效。

(2)子宫内膜切除术:近年来,有报道在宫腔镜下行子宫内膜切除术治疗子宫腺肌病,术后患者月经量明显减少,甚至闭经,痛经好转或消失,对伴有月经过多的轻度子宫腺肌病可试用。

子宫内膜切除术虽有效控制月经过多及痛经症状,但对深部病灶治疗效果较差。远期并发症常见的为宫腔粘连、宫腔积血、不孕、流产等。

(3)子宫动脉栓塞术:近期效果明显,月经量减少约 50%,痛经缓解率达 90% 以上,子宫及病灶体积缩小显著,彩色超声显示子宫肌层及病灶内血流信号明显减少,该疗法对要求保留子宫和生育功能的患者具有重大意义。但 UAE 治疗某些并发症尚未解决,远期疗效尚待观察,对日后生育功能的影响还不清楚,临床应用仍未普及,还有待于进一步积累经验。

(4)子宫病灶电凝术:通过子宫病灶电凝可引起子宫肌层内病灶坏死,以达到治疗的目的。

但病灶电凝术中很难判断电凝是否完全，因此不如手术切除准确，子宫肌壁电凝术后病灶被瘢痕组织所代替，子宫壁的瘢痕宽大，弹性及强度降低，故术后子宫破裂风险增加。

（5）盆腔去神经支配治疗：近年来国外学者采用开腹或腹腔镜下骶前神经切除术及子宫神经切除术治疗原发及继发性痛经，取得了较好效果。

（6）腹腔镜下子宫动脉阻断术：子宫动脉结扎治疗子宫腺肌病的灵感来源于子宫动脉栓塞治疗子宫腺肌病的成功经验，但该术式目前应用的病例不多。由于疼痛不能得到完全缓解，多数患者对手术效果并不满意。

（李巧玉）

第六章 女性生殖内分泌疾病

第一节 痛 经

痛经是指与月经相关的,出现于行经前后或月经期的下腹部疼痛、坠胀,伴有腰酸或其他不适,严重影响生活和工作的症状。痛经分为原发性痛经和继发性痛经两类。原发性痛经是盆腔无器质性病变的痛经,占痛经 90% 以上,仅存在于有排卵周期,通常在月经初潮后 6～12 个月,绝大多数在初潮后 2 年内,排卵周期建立后发病。继发性痛经是盆腔器质性疾病引起的痛经,常见病因有子宫内膜异位症、子宫腺肌病、子宫肌瘤、子宫内膜息肉、宫腔粘连、宫内节育器放置后、宫颈狭窄、卵巢囊肿、副中肾管先天发育异常以及盆腔炎性疾病。其中以子宫内膜异位症所致痛经最为常见。疼痛常表现为"充血性疼痛",可伴盆腔沉重感、背痛,常于晚黄体期逐渐加重,月经来潮达高峰。并伴有其他妇科症状,如性交疼痛、接触性出血、不规则阴道出血以及异常白带等。疼痛出现于初潮后数年(副中肾管先天发育异常所致者,疼痛出现较早)可能是继发性痛经的重要特征,在无排卵周期发生的痛经也应考虑继发性痛经。妇科检查有异常发现,必要时可借助于宫腔镜、腹腔镜以及影像学检查辅助诊断并对因治疗。本节仅讨论原发性痛经。

一、病因和发病机制

原发性痛经的病因尚未完全明确,其发生可能与子宫收缩异常有关。在通常情况下,整个月经周期中,受性激素、前列腺素和其他子宫收缩物质的调控,子宫存在良好的收缩模式,这种子宫收缩不影响子宫血流。原发性痛经女性存在四种形式的收缩异常,包括:最常见的是子宫基础紧张度升高(超过 10 mmHg[①]);子宫收缩高峰时压力升高(超过 120 mmHg,常超过 150～180 mmHg);子宫收缩次数增加(每 10 min 超过 4 次或 5 次)以及不同步、不协调的子宫收缩。这四种收缩异常可单独或同时存在,当一种以上的收缩异常同时存在时,其作用倾向于彼此加强。子宫收缩异常,导致子宫血流量减少,影响子宫再灌注和氧合,子宫缺血、组织缺氧导致疼痛。

前列腺素(PG)$F_{2\alpha}$ 是一种强的子宫平滑肌兴奋剂和血管收缩剂。先前的研究显示,绝大多数原发性痛经女性,子宫前列腺素的产生和释放增加或存在异常,引起异常的子宫活动和缺血、缺氧,进而引发痛经。大多数前列腺素的产生和释放发生于行经的最初 48 h,所以剧痛常发生于月经第 1～2 d。前列腺素合成酶抑制剂、非甾体炎药如布洛芬、萘普生等的应用可抑制经血中前列腺素含量、缓解痛经症状,也支持前列腺素在原发性痛经发生中的作用。

孕激素对溶酶体的稳定性发挥重要作用,高水平的孕激素可稳定溶酶体。若卵母细胞未受精,黄体在排卵后 9～10 d 开始退化,孕激素水平在晚黄体期下降,溶酶体不稳定,磷脂酶释

---

① 临床上仍习惯用毫米汞柱(mmHg)表示某些压力单位。1 mmHg≈0.133 kPa,1 kPa=7.5 mmHg。全书同。

放,溶解细胞膜磷脂生成花生四烯酸,成为环氧合酶和脂氧合酶途径的前体物质。可通过环氧合酶途径生成前列腺素,还可通过脂氧合酶途径生成白三烯。白三烯也可刺激子宫收缩,子宫内白三烯的增加可能与原发性痛经的某些形式有关。这也可以解释某些原发性痛经女性使用前列腺素合成酶抑制剂无效。

此外,垂体后叶加压素、缩宫素可能也参与了原发性痛经的发生。原发性痛经可能还受到遗传、精神、心理因素以及运动的影响。

二、临床表现

原发性痛经多于月经来潮后开始出现疼痛,最早出现在经前 12 h。通常仅持续 24 h 或更短时间,很少持续超过 48~72 h。若疼痛开始于经前,并持续贯穿于月经始终,则非原发性痛经特点。疼痛常呈痉挛性,位于下腹部耻骨联合处,并向大腿内侧放射,经血量最大时疼痛达峰值。可伴腰痛、恶心、呕吐、腹泻以及头晕、乏力等症状,严重者可出现面色苍白、出冷汗甚至昏厥。经阴道和直肠行盆腔检查均无异常发现。

三、诊断与鉴别诊断

根据临床表现,必要时测基础体温证实疼痛发生在有排卵周期,临床即可诊断。须与子宫内膜异位症、子宫腺肌病、子宫肌瘤、子宫内膜息肉、宫颈狭窄以及阻塞性生殖道畸形所致的继发性痛经相鉴别。需要注意的是,在有排卵周期建立前即发生痛经的患者,应考虑副中肾管先天发育异常。如先天性宫颈管狭窄、残角子宫、阴道斜隔综合征等可因经血引流不畅等原因导致痛经;还应与慢性盆腔炎、盆腔粘连、肠易激综合征、炎性肠病和间质性膀胱炎等所致的疼痛相鉴别;突然发生的痛经还要与急性盆腔炎、异位妊娠和流产相鉴别。

四、治疗

(一)一般治疗

重视精神心理治疗,阐明月经时轻度不适属生理反应,消除紧张和顾虑有助于缓解症状。适当的运动,瑜伽对某些患者可能有帮助。腹部温热等治疗也可缓解疼痛。

(二)药物治疗

1.前列腺素合成酶抑制剂

通过抑制前列腺素合成酶的活性减少前列腺素产生,防止过强子宫收缩和痉挛,从而达到治疗目的,有效率可达 80%~85%。月经来潮或痛经开始即服药,连服 2~3 d。常用药物:布洛芬 200~400 mg,每天 3~4 次;或酮洛芬 50 mg,每天 3 次;或选择甲氯芬那酸、双氯芬酸、甲芬那酸、萘普生。胃、十二指肠溃疡或对此类药物过敏者禁用。环氧合酶Ⅱ抑制剂通过抑制环氧合酶,也可有效缓解原发性痛经,而且由于其高选择性,减少了胃肠道不良反应,但是,成本问题限制了其应用。

2.连续联合复方口服避孕药

连续联合复方口服避孕药可减少经血中前列腺素含量,缓解痛经。可能主要通过以下机制:①抑制子宫内膜生长,降低前列腺素水平;②抑制排卵,造成一个无排卵的激素环境,使子宫内膜前列腺素水平接近于卵泡期的较低水平。此外,还可能通过降低垂体后叶加压素水平,减弱过强子宫收缩缓解原发性痛经,疗效达 90%以上,适用于有避孕要求的原发性痛经患者,不同口服避孕药制剂间疗效差别仍有待于进一步研究。

（三）手术治疗

对于顽固的原发性痛经，或合并用药禁忌，权衡利弊可考虑手术治疗。如经腹腔镜骶前神经切除手术。

（四）其他

其他的治疗方法包括中医中药、钙通道阻滞剂以及维生素 E 等，穴位治疗近年研究较多，但目前尚无明确的临床研究证据。总之，原发性痛经的主要原因是子宫局部前列腺素和白三烯合成异常，主要是过多。目前的治疗方法就是针对这一原因进行的，通常采用前列腺素合成酶抑制剂和连续联合复方口服避孕药。

（曾伟丽）

第二节　经前期综合征

经前期综合征（PMS）是指反复的、周期性的、在黄体期出现的影响女性日常生活和工作，涉及躯体、精神及行为的症状群，月经来潮后症状自然消失。流行病学调查显示，本症多见于 25～45 岁女性。由于采用不同的问卷、诊断标准及方法学，较难得到确切的发病率。估计发病率为 20%～32%。对 PMS 的记载已有 2 000 多年的历史，1931 年 Frank 发表了第一篇有关 PMS 的论文，对 PMS 与月经的关系做了详尽的科学的描述。由于本病的精神、情绪障碍更为突出，以往曾命名为"经前紧张症""经前期紧张综合征"。但是本病症状波及范围广泛，除精神症状外还涉及躯体、行为包括 200 种以上的器质性和功能性症状。1953 年，Greene 和 Dalton 首先提出 PMS 的命名。

一、病因和发病机制

尚不明确，可能与以下因素有关。

（一）精神社会因素

PMS 患者病史中常有较明显的精神刺激。情绪紧张可使原有症状加重，工作压力和责任增加可导致和加剧 PMS。临床上 PMS 患者对安慰剂治疗的反应率可达 30%～50%，有的反应率高达 80%，心理、精神干预可帮助患者克服、战胜这种周期不适，提高生活质量。提示社会环境与患者精神心理因素间的相互作用，参与 PMS 的发生。

（二）卵巢激素影响

PMS 的症状与月经周期相关，无排卵周期、卵巢全切及应用排卵抑制剂时 PMS 症状消失；应用外源性性激素可使 PMS 症状重现。这些现象让人们很早就提出卵巢产生的性激素与 PMS 的病理生理有关。

最初认为，雌、孕激素比例失调是 PMS 的发病原因，患者孕激素不足或组织对孕激素敏感性失常，雌激素水平相对过高，引起水钠潴留，致使体重增加。后续研究发现，PMS 患者体内并不存在孕激素绝对或相对不足，应用孕激素治疗对 PMS 无效。目前认为，PMS 与正常女性月经周期雌、孕激素水平并无差别，月经周期中正常的性激素波动导致易感女性异常的血清素反应。有研究显示，孕酮的代谢产物四氢孕酮与巴比妥类和苯二氮䓬类相似，可以调节 γ-氨基丁酸受体功能,并具有相似的抗焦虑作用。PMS 患者体内四氢孕酮水平可能与症状严重程度有关。性激素在 PMS 发生中的作用和孕激素治疗受限这种表面上的矛盾可能与孕酮代谢为四氢孕酮的变化有关。

(三)神经递质参与

精神和行为症状是 PMS 的关键特征,推测 PMS 的发生机制必定涉及大脑。性激素可以很容易通过血-脑屏障,脑内调节行为和情绪的区域诸如杏仁核、下丘脑存在丰富的性激素受体。许多研究已证明,性激素通过神经递质影响情感变化及对应激的行为反应在易感人群中引起 PMS,因此有学者提出如下神经递质学说。

1.5-羟色胺

目前研究较多的神经递质是 5-羟色胺。中枢的 5-羟色胺能系统在调节食欲、体温、活动能力、情感等方面都起了很重要的作用。5-羟色胺能的神经传递功能缺陷可能涉及数种神经精神性疾病的发生,特别是内生性抑郁症。

先前的研究证据支持 5-羟色胺在 PMS 发病中的重要作用:①正常女性在黄体中期 5-羟色胺水平开始升高,PMS 患者此时无 5-羟色胺升高表现,PMS 患者在黄体中期和晚期及月经前全血 5-羟色胺水平与非 PMS 正常妇女有明显差别;②选择性 5-羟色胺重吸收抑制剂可有效缓解 PMS 症状;③食物中缺乏色氨酸(5-羟色胺前体),或体内色氨酸的耗竭使 5-羟色胺生成减少以及 5-羟色胺受体拮抗剂的应用可激发和加重 PMS 症状。相反,补充色氨酸可缓解PMS 的症状。

2.阿片肽、单胺类神经递质

阿片肽、单胺类神经递质与应激反应和控制情感有关,在月经周期中对性激素变化敏感,可能参与了 PMS 的发生。

(四)其他因素

前列腺素、维生素、微量元素等可能参与了 PMS 的发生。有学者提出 PMS 的发生还与遗传有关。

二、临床表现

PMS 多见于 25~45 岁女性,常见临床表现包括以下三大方面。

(一)精神症状

精神紧张、易怒、急躁、情绪波动,不能自制。或抑郁、情绪淡漠、疲乏、困倦以及饮食、睡眠、性欲改变等。

(二)躯体症状

头痛多为双侧性,但亦可单侧头痛,疼痛部位不固定,一般位于颞部或枕部,头痛症状于经前数天即出现,伴有恶心甚至呕吐,呈持续性或间歇性。乳房肿胀及疼痛,以乳房外侧边缘及乳头部位为重,严重者疼痛可放射至腋窝及肩部。盆腔坠胀和腰骶部、背部疼痛。手足、眼睑的水肿,腹部胀满,少数患者体重明显增加。此外,还可出现便秘、低血糖等表现。

(三)行为改变

注意力不集中、记忆力减退、判断力减弱,工作效率低。有犯罪或自杀倾向。

上述症状出现于月经前 1~2 周,逐渐加重,至月经前 2 d 左右最重,月经来潮后症状可突然消失。部分患者症状消退时间较长,逐渐减轻,直到月经来潮后的 3~4 d 才完全消失,但在排卵前一定存在一段无症状期,周期性反复出现为 PMS 的重要特征。

三、诊断和鉴别诊断

PMS 没有激素测定及其他特殊的实验室检查,诊断的基本要素是确定经前出现症状的严重程度,对工作、生活的影响以及月经来潮后缓解的情况,症状须出现于经前 1～2 周,于月经来潮后缓解,随着症状的缓解,在行经与排卵之间的卵泡期内有一段无症状期。根据经前期出现周期性典型症状,通常可做出诊断,必要时可同时记录基础体温,以了解症状出现与卵巢功能的关系。美国妇产科学会(ACOG)于 2000 年公布的诊断标准供参考,诊断基于以下数条:①PMS症状存在;②症状限于月经周期的黄体期;③通过预期评估确定症状模式;④症状导致功能障碍;⑤除外能更好解释症状的其他诊断。同时指出,在先前的 3 个月经周期中,至少有一条情感症状(抑郁、易怒、爆发愤怒、焦虑、精神错乱、社交退缩)或躯体症状(乳房胀痛、腹胀、头痛、四肢肿胀)出现于经前 5 d,并随月经来潮缓解。上述症状须在未来 2 个月经周期中得到确认,症状导致患者功能障碍且不能为其他躯体疾患或情感障碍解释。

PMS 的临床症状缺乏特异性。但是,根据 PMS 的临床特点,诊断并不困难。注意与以下疾病相鉴别:各种精神病。精神病在整个月经周期中症状不变,无周期性反复出现的特点。对于兼有两种疾病的患者,应指导患者同时到精神病科就诊。PMS 需与心、肝、肾等疾病引起的水肿相鉴别。此外,PMS 还需与甲状腺功能减退、糖尿病、自身免疫性疾病以及子宫内膜异位症等相鉴别。

另外,关于经前焦虑障碍(PMDD),通常指伴有严重情绪不稳定者,被认为是 PMS 的严重形式。其诊断需满足美国精神病学协会的精神障碍诊断和统计手册中的严格标准。但也有学者认为,PMDD 是一种独立疾病。

四、治疗

由于 PMS 病因不清,所以缓解症状是主要的治疗目标,并强调个体化原则。

(一)一般治疗

正确的诊断是有效治疗的第一步。通常先采用心理疏导,调整心理状态,消除顾虑和不必要的精神负担,减轻压力对缓解症状有重要作用。认识疾病、建立勇气及自信心。这种精神安慰治疗对相当一部分患者有效。

生活方式的调整对于缓解症状也很重要。限制盐、酒精、咖啡因和尼古丁的摄入。有研究显示,适当补钙可以缓解 PMS 患者经前的抑郁、疲劳、疼痛和水肿。其他如补充微量元素镁、维生素 E 和维生素 B$_6$ 也有助于缓解症状。碳水化合物的摄入对 PMS 的影响研究颇多,至今尚无定论。

此外,规律的有氧运动也很重要,可以改善情绪,缓解症状,可能与增加脑内 β-内啡肽水平有关。一般治疗无效,可给予药物治疗。

(二)药物治疗

1.抗抑郁药

选择性 5-羟色胺再摄入抑制剂是治疗 PMS 的一线药物,尤其适用于重度 PMS 患者。给药时间为月经开始前 14 d 至月经来潮或经后停用,也可全月经周期连续服用,常用药物为氟西汀,20 mg,每天一次,口服,无明显不良反应。对缓解精神症状及行为改变效果明显,对躯体症状疗效欠佳。其他还可选择舍曲林、帕罗西汀、西酞普兰和氯米帕明等。

2.抗焦虑药

抗焦虑药适用于明显焦虑及易怒的患者。常用药物:阿普唑仑,由于潜在的药物依赖性,通常作为选择性5-羟色胺再摄入抑制剂无效时的二线用药。经前用药,起始剂量为0.25 mg,每天2~3次,口服。逐渐递增,最大剂量为每天4 mg,一直用至月经来潮的第2~3 d。

3.抑制排卵

由于认为卵巢产生的性激素与PMS的病理生理有关,所以很早就提出了这种治疗方法:①促性腺激素释放激素激动剂(GnRH-a),通过降调节抑制垂体促性腺激素分泌,抑制排卵,造成低促性腺激素状态、低雌激素状态,缓解症状。但价格昂贵,其相关的低雌激素症状,尤其是骨质疏松,限制了它的长期应用。低剂量雌激素反相添加治疗虽可防止部分不良反应,但长期应用的有效性仍有待证实。有研究显示,替勃龙(组织选择性雌激素活性调节剂)可保护骨丢失,且不降低GnRH-a的治疗作用。②连续联合复方口服避孕药,可以抑制排卵,减少月经周期中激素的波动,主要用于改善躯体症状,如头痛、乳房胀痛、腹痛等。但其疗效尚不确定。新型含屈螺酮的口服避孕药可能更有助于症状改善。

4.醛固酮受体拮抗剂

螺内酯(安体舒通)可减轻水钠潴留,明显改善乳房胀痛、腹胀和体重增加。还可改善抑郁情绪,缓解精神症状。20~40 mg,每天2~3次,口服,每天或黄体期给药。

5.其他

前列腺素抑制剂可缓解头痛、腹痛;溴隐亭对乳房疼痛有效;适量的维生素 B_6 也可改善症状。此外,中医中药和针灸对PMS的治疗也在研究中。总之,经前期综合征(经前期紧张症)是周期性发生,黄体晚期加重的一类涉及神经和精神系统症状为主的疾患。目前病因不清,多归为抑郁障碍相类似的问题。目前的治疗主要采用连续联合复方口服避孕药和抗抑郁药等方法。

(曾伟丽)

第三节 闭 经

一、分类

(一)生理性闭经

闭经是临床上一种常见的症状,首先要除外生理性闭经的可能性;对病理性闭经才能进行病因鉴别和处理。以下介绍4个生理性闭经期的内分泌基础,有助于临床上对病理性闭经的鉴别诊断。

1.青春前期

下丘脑-垂体-卵巢(HPO)轴功能的启动始于胎儿期,并持续到新生儿期。儿童期由于中枢某些抑制物质的影响,HPO轴功能处于静寂状态,内外生殖器官呈幼稚型。青春前期中枢抑制因素被解除,下丘脑GnRH脉冲式分泌启动,促进了垂体FSH、LH的合成与分泌,从而刺激卵巢内卵泡的发育及分泌雌激素;在雌激素的作用下,女童的第二性征及内外生殖器官开始发育,并逐渐发育成熟。

月经的初次来潮称月经初潮,是当卵巢内卵泡发育产生的雌激素足以刺激子宫内膜增生到一定程度,并在卵泡闭锁时出现雌激素的波动或撤退时,增生的子宫内膜剥脱时出现。月经初潮前的青春前期-青春期发育阶段未有月经来潮属于生理现象。

2.妊娠期

一旦胚泡着床,胚胎滋养细胞分泌绒毛促性腺激素支持卵巢黄体,使其继续发育为妊娠黄体,并持续分泌大量雌、孕激素,支持子宫内膜从分泌期内膜转化成蜕膜组织,以支持早期胚胎的发育,所以不再有子宫内膜脱落与月经。妊娠3个月后胎盘形成,分泌大量雌、孕激素和蛋白激素,抑制下丘脑GnRH和垂体Gn分泌,卵巢功能处于抑制状态。一旦妊娠结束,当重新建立下丘脑-垂体-卵巢之间的正常关系时,月经即再现。妊娠期的月经闭止属生理现象。

3.哺乳期

分娩以后,若母乳喂养,定时哺乳时婴儿吸吮乳头的刺激可导致垂体催乳素大量并规律地分泌,使血中PRL水平呈规律的间断性升高,从而抑制了下丘脑GnRH和垂体Gn的分泌,并且血中催乳素的升高还可降低卵巢对促性腺激素的敏感性,使分娩后卵巢功能仍处抑制状态,故在分娩以后若定时规律地哺乳一般仍维持闭经,属生理性。但若哺乳不规律或哺乳次数减少时,血中PRL不足以抑制卵巢功能时,仍可能出现不规则月经。通常不哺乳的妇女在产后1~2个月由于血中PRL下降,对下丘脑GnRH的抑制解除,月经即逐渐恢复正常;若超过6个月未见月经来潮应检查原因。

4.绝经过渡期及绝经后

有研究显示,女性37岁后卵巢内始基卵泡数随增龄卵泡闭锁的速率加快,这是一个不可逆、渐进、累积的过程。卵巢内卵泡减少将导致早卵泡期血INH-B降低,继而FSH水平升高,故卵巢功能衰退的早期,由于FSH水平升高对卵巢内剩余卵泡的刺激,常出现黄体不健或不规则的卵泡发育和闭锁交替,可导致月经频发或月经不规则;随着卵巢内卵泡数的进一步减少到耗竭,FSH水平进一步升高,起初卵泡对FSH的敏感性降低而停止发育,继而由于卵巢内卵泡的耗竭,卵巢分泌雌激素的功能完全停止,子宫内膜因失去雌激素的刺激而月经闭止,此因卵巢功能衰退引起的月经闭止称绝经。

二、诊断

引起闭经的病因错综复杂,原发和继发闭经并非由两类截然不同的病因构成,一些常见的原因,如结核对于子宫内膜的破坏、高催乳素血症、严重的甲状腺功能减退,甚至多囊卵巢综合征,是造成原发还是继发闭经,完全取决于其发生的时间段。如结核造成子宫内膜的破坏,如果发生在月经初潮之前,可造成原发闭经,发生在育龄期,则造成继发性闭经。一般认为,染色体和基因的疾病以原发闭经为主,但有些种类,如Turner综合征,当另一条X染色体只有部分缺失,或存在嵌合的正常染色体核型时,也可有一段时间的自主月经来潮。闭经的诊断,要遵循先部位后疾病的原则,即先通过孕激素试验和雌孕激素试验弄清闭经原因所在的层次,然后再在这一层次中通过病史和辅助检查确定具体的疾病。而孕激素试验和雌孕激素试验的另一个作用是明确患者是缺乏孕激素,还是雌孕激素均缺乏,抑或都不缺乏,从而指导未来的治疗中是只需补充孕激素,还是需要雌孕激素都补充,还是都不需要补充。

(一)原发性闭经的病因诊断

1.第一步:评估临床病史

①青春期征象可包括乳房发育、生长突增,腋毛和阴毛生长、月经初潮等。缺乏青春期发育征象提示卵巢或垂体功能衰竭或某种染色体异常;②青春期延迟或缺乏的家族史提示可能是一种遗传性疾病;③身材矮小提示 Turner 综合征或下丘脑-垂体疾病;④健康状况差可能是下丘脑-垂体疾病的一种表现,下丘脑-垂体疾病的其他症状包括头痛、视野缺损、疲劳、多尿或烦渴;⑤高雄激素体征提示多囊卵巢综合征、分泌雄激素的卵巢、肾上腺肿瘤或含有 Y 染色体成分;⑥应激、体重下降、节制饮食、减肥和过度运动或疾病,提示可能是下丘脑性闭经;⑦海洛因和美沙酮可以改变下丘脑促性腺激素释放;⑧泌乳提示催乳素分泌过多一些药物,包括甲氧氯普胺和地西泮,可使血清中催乳素浓度升高导致泌乳。

2.第二步:体格检查

①青春期发育和生长曲线图的评估:前者包括目前的身高、体重和臂长(正常成人的臂长与身高相差小于 5 cm);②乳房发育参照 Tanner 分期法;③生殖道检查:包括阴蒂大小、阴毛发育、处女膜的完整性、阴道的长度(探针探入)以及是否存在宫颈和子宫(肛诊),可借助盆腔超声检查了解子宫和卵巢发育情况;④检查皮肤有无多毛、痤疮及皮纹、色素沉着和白癜风。

3.第三步:辅助检查

如果体格检查时不能明确有明显的阴道或子宫,则需行盆腔超声检查证实有无卵巢、子宫和阴道。在有周期性腹痛的患者中,超声能有效地检出宫颈和阴道通路梗阻的部位。

(1)子宫阙如:①如果子宫阙如,检查应包括核型和血清睾酮。这些检查能区分米勒管发育异常(核型 46,XX,正常血清睾酮浓度)和雄激素不敏感综合征(核型 46,XY,正常男性血清睾酮水平);②5α-还原酶缺乏症也有 46,XY 核型和正常男性血清睾酮水平,但与雄激素不敏感综合征有女性表型相反,5α-还原酶缺乏症患者在青春期一开始就表现为明显的男性化征象:性毛男性分布、肌肉增粗和声音低沉;③需要注意的是,如果一直没有雌激素的作用,子宫从未开始发育,可能表现为非常小的始基子宫状态,甚至在超声下不能辨别。而实际上,这只是子宫未发育的状态,一旦有了雌激素,将可以正常发育,也可以有内膜剥脱出血。

(2)有子宫:有正常的阴道和子宫者,应测定血激素测定 FSH、PRL 和 TSH。①血清FSH 浓度升高提示卵巢功能衰竭。需行染色体核型检查明确有无 X 染色体的完全或部分缺失(Turner 综合征)或 Y 染色质存在。含 Y 染色质是性腺肿瘤的高危因素,必须切除性腺;②血清 LH 浓度低下或正常者提示功能性下丘脑性闭经、先天性 GnRH 缺乏,或其他下丘脑-垂体病变,低促性腺激素性性腺功能低下,需行头颅磁共振成像检查(MRI)来明确有无下丘脑或垂体疾病;③测定血清 PRL 和 TSH,特别是有泌乳症状时;④如果有多毛征象,应测定血清睾酮水平和硫酸脱氢表雄酮(DHEA-S)来评估有无分泌雄激素的肿瘤;⑤如合并高血压,应查血明确 17α-羟化酶(CYP17)缺乏症。该病特点是血清孕酮升高(>3 ng/mL)和去氧皮质酮升高,而血清 17α-羟孕酮降低(<0.2 ng/mL)。

(二)继发性闭经的病因诊断

1.第一步:排除妊娠

首先应行妊娠试验,测定血清 β-hCG 是最敏感的试验。

2.第二步:评估病史

(1)应询问有无新近的应激、体重、饮食或运动习惯的改变或疾病,这些原因可导致下丘脑性闭经。

（2）应询问有无使用某些引起闭经的药物、有无导致下丘脑闭经的全身性疾病、开始使用或停用口服避孕药、有无服用雄激素样作用的制剂（丹那唑）或大剂量的孕激素制剂和抗精神病药物。

（3）头痛、视野缺损、疲劳、多尿及烦渴均提示下丘脑-垂体病变。

3. 第三步：体格检查

测量身高、体重，注意有无其他疾病的症状和恶液质的临床依据。检查皮肤、乳房和生殖器评估雌激素水平及有无溢乳。检查皮肤了解多毛、痤疮、皮纹、黑棘皮病、白癜风、增厚或菲薄以及是否有瘀斑。

4. 第四步：辅助检查

测定血清 β-hCG 排除妊娠，实验室检查还包括测定血清 PRL、促甲状腺激素和 FSH 以排除高催乳素血症、甲状腺疾病和卵巢功能衰竭（血清 FSH 升高）。如患者有多毛、痤疮或月经不规则，应测定血清硫酸脱氢表雄酮（DHEA-S）和睾酮。

（1）高催乳素血症：催乳素的分泌可因紧张或进食暂时性升高，因此，在行头颅影像学检查以前，血清的 PRL 至少测定两次，尤其对于 PRL 轻度升高患者（<50 ng/mL）。由于甲状腺功能减退可引起高催乳素血症，因此，应测定 TSH、FT_4 筛查甲状腺疾病。

（2）血清 PRL 升高：证实有血清 PRL 明显升高的妇女，应行头颅 MRI 检查，除非确实已找到能明确解释的原因（如抗精神病药物的应用）。影像学检查应排除下丘脑或垂体肿瘤。

（3）血清 FSH 升高：血清 FSH 明显升高提示卵巢功能衰竭。应每月随机测定一次，共三次以确诊。25 岁以下的高促性腺激素闭经应行染色体核型检查。

三、治疗

（一）病因治疗

部分患者去除病因后可恢复月经，如神经精神应激起因的患者应进行精神心理疏导；低体重或因节制饮食消瘦致闭经者应调整饮食、加强营养；运动性闭经者应适当减少运动量及训练强度。

对于下丘脑（颅咽管肿瘤）、垂体肿瘤（不包括分泌泌乳素的肿瘤）及卵巢肿瘤应手术去除肿瘤；含 Y 染色体的高促性腺性闭经，其性腺具有恶性潜能，应尽快行性腺切除术；因生殖道畸形经血引流障碍而引起的闭经，应手术矫正使经血流出畅通。

（二）雌激素替代和（或）孕激素治疗

对青春期性幼稚及成人低雌激素血症应采用雌激素治疗，用药原则：对青春期性幼稚闭经患者，在身高尚未达到预期身高时，起始剂量应从小剂量开始，如 17β-雌二醇或戊酸雌二醇 0.5 mg/d；在身高达到预期身高后，应增加剂量，如 17β-雌二醇或戊酸雌二醇 1～2 mg/d 促进性征进一步发育；待子宫发育后，根据子宫内膜增生程度可定期加用孕激素。成人低雌激素血症：17β-雌二醇或戊酸雌二醇 1～2 mg/d 以促进和维持全身健康和性征发育，同样根据子宫内膜增生的程度可定期加用孕激素。

青春期女孩孕激素的周期疗法建议用天然或接近天然孕激素，如地屈孕酮和微粒化孕激素，有利于生殖轴功能的恢复。对有内源性雌激素水平的闭经患者，应定期采用孕激素，使子宫内膜定期撤退。

(三)针对疾病病理生理紊乱的内分泌治疗

根据闭经的病因及其病理生理机制,采用针对性内分泌药物治疗以纠正体内紊乱的激素水平,而达到治疗目的。如 CAH 患者应采用糖皮质激素长期治疗;高催乳素血症引起的不育患者,可首选多巴胺受体激动剂——溴隐亭治疗;对于 PCOS 合并胰岛素抵抗的患者可选用胰岛素增敏剂——二甲双胍;甲状腺功能亢进或低下的患者需在内分泌医师指导下采用药物纠正甲状腺功能异常。

(四)诱发排卵

对于有生育要求的闭经患者促孕治疗之前应先对男女双方进行检查,确认和尽量纠正可能引起生殖失败的危险因素,如肥胖、高催乳素血症、甲状腺功能异常、胰岛素抵抗等。很多闭经患者在采用针对疾病病理生理紊乱的药物治疗后可恢复自发排卵。若在体内紊乱的激素水平改善后仍未排卵者,可用药物诱发排卵,如氯米芬、来曲唑及促性腺激素。

对于低 Gn 闭经患者,在采用雌激素治疗促进生殖器发育,子宫内膜已获得对雌孕激素的反应后,可采用人绝经后尿促性腺激素(hMG)联合人绒毛膜促性腺激素(hCG)促进卵泡发育及诱发排卵,由于可能导致卵巢过度刺激综合征(OHSS),严重者可危及生命,故使用促性腺素诱发排卵必须由有经验的医师在有 B 超和激素水平监测的条件下用药;对于 FSH 和 PRL 正常的闭经患者,由于患者体内有一定内源性雌激素,可首选氯米芬作为促排卵药物;对于 FSH 升高的闭经患者,由于其卵巢功能衰竭,不建议采用促排卵药物治疗。

(五)辅助生育的治疗

对于有生育要求,诱发排卵后未成功妊娠,或合并输卵管问题的闭经患者或男方因素不育者可采用辅助生殖技术治疗。

(曾伟丽)

第四节　异常子宫出血

正常子宫出血是指正常的月经,其周期频率、经期长度、经量、规律性均在相应年龄阶段的正常范围。正常月经意味着下丘脑-垂体-性腺轴(HPG轴)功能健全,包括周期性子宫内膜功能层脱落,基底层持续保留。月经表现为炎症事件,包括组织水肿和炎细胞浸润,包含血管、免疫、内分泌的复杂作用。异常子宫出血涵盖的范围较大,既包括器质性疾病所致的异常子宫出血,也包括功能失调性子宫出血(功血,国际与国内新的指南中均建议废用"功血"一词,原因是不同地区的定义和所用诊断检查的资源不同,因此内涵不一致,容易导致概念混淆)。异常子宫出血不但发病率高,而且影响生活质量和生育能力,也可导致巨大的医疗花费。当出血量较多时,是妇科常见的急症之一。

异常子宫出血(AUB)是妇科常见的症状和体征,指与正常月经的周期频率,规律性,经期长度,经期出血量中的任何一项不符,源自子宫腔的异常出血。病因多样,治疗药物和手术方法多种选择,有时候临床决策面临难题。子宫以外的下生殖道病理性的出血定义为生殖道异常出血,不包括于 AUB 中。

一、分类

（一）传统名词

临床上可以根据不同的症状，将月经周期、经期、经量等异常的模式分为几大类，或作为症状描述，或作为诊断名词。既往常用的描述月经异常的诊断名词如下。

1.周期频率

①月经频发，月经周期<21 d；②月经稀发，周期>35 d；③闭经，>6 个月月经不来潮。

2.经期长度

①经期延长，>7 d；②经期缩短，<3 d。

3.月经出血量

①月经过多：自觉经量多，影响生活质量；②月经过少：自觉经量较以往减少，点滴状。

4.月经规律性

①规律月经：<7 d；②不规律月经：>7 d。

5.经间出血（IMB）

指有规律的、在可预期的月经之间发生的出血，包括随机出现和每个周期固定时间发生的出血，分为卵泡期出血、围排卵期出血、黄体期出血。

6.突破性出血（BTB）

指周期性使用雌激素和孕激素组合制剂时，计划外的子宫内膜出血。

（二）国际妇产科联盟（FIGO）最新分类

认为 AUB 是表述月经紊乱的最合适的称呼。FIGO 关于 AUB 的症状描述包括以下两种。

1.慢性或急性 AUB

①慢性 AUB 指近 6 个月来至少出现 3 次月经周期、经期、经量、持续时间的异常；慢性 AUB 不需要立即处理，但需进行规范诊疗；②急性 AUB 是指需要立即处理的严重大出血（HMB）。

2.经间期出血（IMB）

IMB 是指出血发生于两次月经中间，可固定于周期的某一时间段，也可发生于任意时间段。FIGO 月经疾病组将 AUB 按病因分为 9 类，分别以每个疾病首字母缩略词命名为 PALM-COEIN（手掌硬币分类法）。每个字母分别代表：子宫内膜息肉，子宫腺肌病，子宫平滑肌瘤，子宫内膜恶变和不典型增生，全身凝血相关疾病，排卵障碍，子宫内膜局部异常，医源性因素，其他病因。在这一分类中，PALM 是结构异常，是影像学或组织病理学能检测出异常的疾病，而 COEIN 是子宫的非结构性异常。FIGO 新分类中，摒弃了功能失调性子宫出血（DUB）的名称，废弃月经过多和子宫不规则出血。HMB 代替过去的月经过多，IMB 代替过去的子宫不规则出血。

二、无排卵性异常子宫出血的治疗

无排卵性异常子宫出血主要是由下丘脑-垂体-卵巢轴（HPO轴）功能异常引起，常见于青春期、绝经过渡期，生育晚期也可因多囊卵巢综合征（PCOS）、肥胖、高催乳素血症、甲状腺和肾上腺疾病等引起；无排卵可以是持续的，也可以是间断或暂时的。无排卵时卵巢无黄体形成和孕激素分泌,引起子宫内膜增殖过度和不规则剥脱而导致 AUB,常表现为不规律的月经,频率、规律性、经期长度和出血量均可异常。出血频繁或出血多者可引起严重贫血、休克、感染等,常导致急性异常子宫出血。

(一)出血期止血

止血方法包括孕激素内膜脱落法,大剂量短效复方口服避孕药(COC),高效合成孕激素内膜萎缩法和诊刮。

1.孕激素

也称"内膜脱落法"、"药物性刮宫"。适用于一般情况较好,血红蛋白≥90 g/L 者。对于急性 AUB 建议肌内注射孕酮 20 mg/d×3 d;对于出血淋漓不净,不愿意肌内注射的患者选用口服孕激素制剂,如地屈孕酮 10～20 mg/d,微粒化孕酮胶囊 200～300 mg/d,甲羟孕酮 6～10 mg/d,连用 7～10 d。停药后 1～3 d 发生撤退性出血,约 1 周内血止。

2.短效 COC

止血效果好、止血速度快、价格低、使用方便,但禁用于有避孕药禁忌证的患者。常用的短效 COC 包括炔雌醇环丙孕酮片、屈螺酮炔雌醇片、屈螺酮炔雌醇片Ⅱ、去氧孕烯炔雌醇片、复方左炔诺孕酮等。方法为 1 片/次,急性 AUB 多使用 2～3 次/天,淋漓出血者多使用 1～2 次/天,大多数出血可在 1～3 d 完全停止;继续维持原剂量治疗 3 d 以上仍无出血可开始减量,每 3～7 d 减少 1 片,仍无出血,可继续减量到 1 片/天,维持至血红蛋白含量正常、希望月经来潮,停药即可。

3.高效合成孕激素

高效合成孕激素也称为"内膜萎缩法"。适用于血红蛋白含量较低者。使用大剂量高效合成孕激素,如炔诺酮 5～10 mg/d,甲羟孕酮 10～30 mg/d,连续用药 10～21 d,血止、贫血纠正后停药。也可在出血完全停止后,维持原剂量治疗 3 d 后仍无出血即开始减量,减量以不超过原剂量的 1/3 为原则,每 3 d 减量 1 次,直至每天最低剂量而不再出血为维持量,维持至血红蛋白含量正常、希望月经来潮,停药即可。

4.手术治疗

对于有诊刮指征或有药物治疗禁忌的患者,建议将诊刮(或宫腔镜检查直视下活检)、子宫内膜病理检查作为首次止血的治疗选择,同时可发现或排除子宫内膜病变;对于近期已行子宫内膜病理检查、除外了恶变或癌前病变者不必反刮宫。对于难治的,无生育要求的患者,可考虑子宫全切除术,不推荐子宫内膜切除术。

(二)调整周期

1.孕激素定期撤退法

推荐使用对 HPO 轴无抑制或抑制较轻的天然孕激素或地屈孕酮。月经周期第 11～15 天起,使用口服孕激素,如地屈孕酮 10～20 mg/d 或微粒化孕酮胶囊 200～300 mg/d,共 10～14 d,酌情应用 3～6 个周期。

2.短效 COC

短效 COC 适用于经量多、痤疮、多毛、痛经、经前期综合征、有避孕要求的患者,可达到"一举多得"的作用,服用方法与避孕方法相同。

3.左炔诺孕酮宫内缓释系统(LNG-IUS)

机制为宫腔内局部定期释放低剂量孕激素(LNG 20 μg/d),既有非常好的避孕作用,又可长期保护子宫内膜、显著减少出血量,同时由于外周血中的药物浓度很低,对全身的不良反应较小。

4.促排卵

希望尽快妊娠的患者可予促排卵,包括口服氯米芬、来曲唑、中药等。如能排卵,即使暂时不能妊娠,排卵后产生的孕激素可以调整月经。

5.雌孕激素序贯治疗

在少数青春期或生育期患者,如孕激素治疗后不出现撤退性出血,考虑是内源性雌激素水平不足;或绝经过渡期有雌激素缺乏症状的患者,可使用雌孕激素序贯治疗,也可使用复合制剂,如戊酸雌二醇片雌二醇环丙孕酮片、雌二醇片雌二醇地屈孕酮片。

(三)其他治疗

其他治疗对于维持一般状况和生命体征非常重要,配合性激素治疗可达到更好的止血效果,可酌情同时进行。

(1)一般止血药:如抗纤溶药物氨甲环酸,每次 1 g,2～3 次/天,每月 5～7 d。

(2)丙酸睾酮:具有对抗雌激素的作用,可减少盆腔充血和增加子宫张力,减少子宫出血速度,并有协助止血、改善贫血的作用,每个周期肌内注射 75～300 mg,酌情平分为多天多次使用。

(3)出血严重时需输血、补充血红蛋白及凝血因子,如浓缩红细胞、纤维蛋白原、血小板、新鲜冻干血浆或新鲜全血。

(4)对于中、重度贫血患者在上述治疗的同时,酌情选择口服或静脉铁剂、促红细胞生成素、叶酸治疗。

(5)对于出血时间长、贫血严重、抵抗力差并有感染征象者,应及时应用抗生素。

(四)不同年龄段无排卵性异常子宫出血治疗方法选择

1.青春期

青春期发病的主要原因是 HPO 轴的精细调节尚未成熟,导致无排卵或稀发排卵,孕激素缺乏。

(1)出血期止血:推荐孕激素内膜脱落法、短效 COC 治疗。不推荐高效合成孕激素内膜萎缩法,因不良反应较多。不推荐常规使用诊刮或宫腔镜检查,因子宫内膜病变的风险不高;仅在药物治疗效果不佳、怀疑或不能除外子宫器质性病变时使用。

(2)调整周期:推荐天然孕激素或地屈孕酮定期撤退法及使用短效 COC,可连续使用 3～6 个月作为 1 个疗程,停药并观察效果,如 AUB 复发,可积极重新开始治疗。不推荐常规使用雌孕激素序贯疗法,仅在少见的情况,如孕激素治疗后不出现撤退性出血、考虑是内源性雌激素水平不足时使用。

2.生育期

生育期发病的常见原因是 PCOS、高催乳素血症、肥胖、甲状腺功能异常等。

(1)出血期止血:推荐短效 COC 治疗、孕激素内膜脱落法、高效合成孕激素内膜萎缩法。酌情将诊刮或宫腔镜检查、子宫内膜病理检查作为出血量多、需尽快止血的重要方法,该方法止血或减少出血量的速度快,并可明确是否有子宫内膜病变,但不建议反复使用。

(2)调整周期

1)有生育要求者:希望尽快妊娠者可予促排卵,包括口服氯米芬、来曲唑、中药等。推荐选择不影响妊娠的天然孕激素或地屈孕酮定期撤退法。证据显示，地屈孕酮 10～20 mg/d 不抑制排卵。

2)无生育要求者：①短期内无生育要求者，推荐短效 COC，既可以避孕，又可调整月经周期，并有多种非避孕益处，如治疗痤疮、多毛、减少月经量、缓解痛经等。②长期（超过 1 年）无生育要求者，推荐选择 LNG-IUS；也可长期使用短效 COC，可减少子宫内膜癌、卵巢恶性肿瘤等多种恶性肿瘤的发生率，并可避免反复发作的无排卵性异常子宫出血。生育期使用短效COC 推荐长期连续使用，不建议间歇使用。

3.绝经过渡期

绝经过渡期发病的主要原因是卵巢功能减退直至卵巢功能衰竭，导致稀发排卵或无排卵。绝经过渡期一般持续时间平均为 4～5 年，易反复发生且子宫内膜增生、子宫内膜癌的风险增加，需要长期管理。同时，随着年龄增加，出现高血压、糖尿病、高血脂等的风险增加，选择用药时需考虑对全身影响较小的、更安全的治疗方案及药物。

(1)出血期止血：推荐使用孕激素内膜脱落法、高效合成孕激素内膜萎缩法，相对较安全。不推荐大剂量（2～3 片/天）短效 COC 止血，因可能增加绝经过渡期患者的血栓发生风险。推荐将诊刮或宫腔镜检查、子宫内膜病理检查作为怀疑有子宫内膜病变患者首次止血的治疗选择；对于近期已行子宫内膜病理检查、除外了恶性情况者不必反复刮宫。

(2)调整周期

1)LNG-IUS：可长期、有效保护子宫内膜，显著减少月经出血量，并有安全可靠的避孕效果，全身的不良反应较少。1 次放置可维持 5 年，可达到长期管理的效果，可作为绝经过渡期患者的长期、安全、简便的选择，尤其适用于经量过多的患者。对于绝经过渡期较常合并的子宫内膜息肉、子宫肌瘤、子宫腺肌病、子宫内膜增生等有额外的治疗益处。

2)孕激素定期撤退法：推荐使用天然孕激素或地屈孕酮，不增加心血管疾病和乳腺癌的风险或风险较低。方法同青春期、生育期，但需长期管理，定期撤退出血，直至使用孕激素不能撤退出血、自然绝经为止。

3)伴有明确雌激素缺乏症状者，无性激素治疗禁忌证，可启动激素补充治疗（hormone replacement therapy，HRT），推荐天然雌激素与孕激素或地屈孕酮序贯治疗，有规律地撤退性出血叫，可同时缓解围绝经期症状。

4)短效 COC：慎用，适用于经量多、有避孕需求、无使用禁忌证的患者。1 片/天，21～24 d，规范使用。

(五)治疗关键点

1.无排卵性异常子宫出血的治疗原则

急性出血期维持一般状况和生命体征，积极支持疗法，尽快止血并纠正贫血；血止后调整周期，预防子宫内膜增生和 AUB 复发。

2.出血期止血

(1)青春期推荐孕激素内膜脱落法或短效 COC 止血法。

(2)生育期各种常用的止血方法均可使用。

(3)绝经过渡期应警惕子宫内膜病变，对怀疑有子宫内膜病变者，推荐将诊刮或宫腔镜检查、子宫内膜病理检查作为首次止血的治疗选择，但对病理结果未见异常者不必反复刮宫；止血治疗推荐使用孕激素内膜脱落法、高效合成孕激素内膜萎缩法。

3. 调整周期

(1)天然孕激素或地屈孕酮适用于各年龄段的 AUB-O 患者。

(2)短效 COC 适用于除有禁忌证以外的各期 AUB-O 的周期调整,尤其是合并经量多、痛经、痤疮、PCOS、有避孕要求的患者。

(3)LNG-IUS 可长期、有效保护子宫内膜、显著减少月经出血量,并有安全可靠的避孕效果,对全身的不良反应少,1 次放置可维持 5 年,可达到长期管理的效果。可作为长期无生育要求患者的长效、安全、简便的选择,尤其适用于经量过多者。

(4)适当的辅助治疗,对维持一般状况和生命体征非常重要,与性激素治疗配合可达到更好的止血效果。

三、排卵性异常子宫出血的治疗

(一)出血类型的分类

排卵性异常子宫出血可分为 HMB 和 IMB。其中,急性阴道大量流血(HMB)常因子宫内膜局部纤溶酶活性过高或前列腺素血管舒缩因子分泌比例失调所致,经间期出血(IMB)又有以下几个类型。

(1)黄体功能异常:分黄体萎缩不全及黄体功能不全 2 种。前者由于黄体萎缩过程延长引起子宫内膜不规则脱落,临床表现为经期延长,常在点滴出血后方有正式月经来潮,以后又常淋漓数天方净;后者黄体孕酮分泌不足,黄体期缩短,临床表现为周期缩短,经量可稍增多。黄体功能异常者常合并不孕或者流产。

(2)围排卵期出血:原因不明,可能与排卵前后激素水平波动有关。出血期≤7 d,血停数天后又出血,量少,多数持续 1～3 d,时有时无。

(3)月经过多。

(二)止血治疗

针对 HMB 和 IMB 两类型,分别进行处理。

1. HMB 的治疗

首先评估生命体征和血流动力学状态,如果不稳定,比如休克状态,应集中精力维持生命体征,建立静脉通道,交叉配血,准备输血,补液治疗,病史、查体、完善辅助检查明确诊断,确实是子宫出血,月经周期尚规律的(24～32 d),常是有排卵异常子宫出血。一项调查表明,急性阴道大量流血的一线治疗,有排卵型,美国受调查医师选项,由多到少依次是:口服避孕药,曼月乐,NSIADS,口服孕酮,口服甲羟孕酮,手术(刮宫、内膜去除、子宫切除等)。生育期妇女异常子宫出血首先应该排除妊娠并发症。常选择诊刮术,刮宫后根据子宫内膜病理指导临床治疗,在尚未明确诊断之前不主张应用任何激素类药物止血。止血方法参考无排卵型功血治疗。其他方法包括应用曼月乐、NSAIDs、氨甲环酸、云南白药等,效果不佳也可采用手术治疗。

2. IMB 的治疗

建议先对患者进行 1～2 个周期的观察,测定基础体温,明确出血类型,排除器质性病变,再进行干预。

(1)黄体功能不全的治疗—黄体功能辅助治疗

1)促进卵泡发育:黄体功能不佳往往是卵泡发育不良的表现,促进卵泡发育和排卵便可提高黄体功能。促排卵首选氯米芬,如上所述。无生育要求者不促排。

2)促进排卵：监测卵泡，即超声检测卵泡成熟(直径≥18 mm)后，一次注射 hCG 5 000～10 000 U，促排卵。

3)黄体刺激疗法：于排卵后第 4、6、8、10 d，分别注射 hCG 2 000 U，辅助黄体功能。hCG 在血浆中的第 1 个半衰期约为 6 h，第 2 个半衰期较缓慢为 24 h。

4)黄体功能替代：方法是排卵后第 1～2 d 或下次月经前 10～14 d 开始，每天口服甲羟孕酮 10 mg×10 d，有生育要求者可服用微粒化孕酮胶丸或肌内注射孕酮。或于基础体温升高后第 3 天开始，每天 2 次，阴道放置孕酮 25 mg，直至月经来潮或妊娠。

(2)黄体萎缩不全的治疗：表现为经期较长至 8～10 d，甚至淋漓不尽，月经第 5～6 d 仍可见分泌期子宫内膜，治疗方法同黄体功能替代疗法或黄体刺激法。即黄体期用孕激素，使黄体及时萎缩，促内膜脱落，或用绒促性素。

(3)排卵期出血的治疗：某种意义上说，排卵期出血也是黄体功能不佳的表现。有生育要求者应用上述黄体功能辅助疗法；无生育要求者，可应用一般止血药物如氨甲环酸、云南白药等，也可应用下述调经治疗，不影响生活质量可不处理。

(三)调经治疗

1.COC

COC 适用于已生育子女、需要避孕的妇女，可选用低剂量 COC，包括妈富隆、敏定偶和美欣乐。PCOS 妇女推荐应用达英 35。

月经第 5 天开始服用，每次 1 片，每天 1 片，连用 21 d 为 1 周期，一般连续 3 个周期。COC 可减少月经量，但在排卵性异常子宫出血方面缺乏专门研究。

2.雌、孕激素周期序贯疗法

雌、孕激素周期序贯疗法适用于生育期后半期，年龄≥35 岁妇女。可用克龄蒙、芬吗通。

3.后半周期雌＋孕激素疗法

排卵后月经后期第 15 天开始，服用补佳乐 1 mg/d，甲羟孕酮 4mg/d，连服 14 d；或服用联合型口服避孕药 1 片/天，连服 14 d，连续 3 个月。

(单红英)

第五节　多囊卵巢综合征

多囊卵巢综合征(PCOS)是一种以雄激素过高的临床或生化表现、稀发排卵或无排卵、卵巢多囊改变为特征的疾病。好发于青春期及育龄期妇女。中医学属"闭经""崩漏""不孕""症瘕"范畴。

一、病因病理

(一)病因

本病病因不明，可能由于遗传基因与环境因素等多种因素综合影响，使内分泌代谢功能紊乱，出现雄激素及雌酮过多，LH/FSH 比值增大、胰岛素过多的内分泌特征。其可能机制如下。

1.下丘脑-垂体-卵巢轴调节功能紊乱

雄激素过多,其中的雄烯二酮在外周脂肪组织转化为雌酮,加之卵巢内多个小卵泡而无主导卵泡形成,持续分泌较低水平的雌二醇,因而体内雌酮多于雌二醇。外周循环这种失调的雌激素水平使下丘脑 GnRH 脉冲分泌亢进,垂体分泌过量的 LH,而雌激素对 FSH 的负反馈使 FSH 相对不足,升高的 LH 刺激卵泡膜细胞和间质细胞产生过量的雄激素,可进一步升高雄激素水平,形成恶性循环。低水平 FSH 持续刺激,使卵泡发育至一定时期即停滞,无优势卵泡形成,导致卵巢多囊样改变。

2.胰岛素抵抗及高胰岛素血症

外周组织对胰岛素的敏感性下降,胰岛素对糖代谢调节效能降低,称为胰岛素抵抗。约有50%的患者存在胰岛素抵抗及代偿性高胰岛素血症。过量的胰岛素作用于垂体的胰岛素受体,可增强 LH 释放并促进卵巢及肾上腺分泌雄激素,抑制肝脏性激素结合球蛋白的合成,使游离睾酮增加。

3.肾上腺功能异常

有50%的患者合并脱氢表雄酮(DHEA)及脱氢表雄酮硫酸盐(DHEAS)升高,其原因可能与肾上腺皮质网状带 P450c17α 酶活性增加及肾上腺细胞对促肾上腺皮质激素(ACTH)敏感性增加和功能亢进有关。

(二)病理

1.卵巢变化

双侧卵巢较正常增大 2~5 倍,呈灰白色,包膜增厚、坚韧。镜下见卵巢白膜增厚、硬化,较正常厚 2~4 倍,皮质表层纤维化,细胞少,血管显著存在。白膜下可见大小不等、≥12 个囊性卵泡,直径为 2~9 mm。

2.子宫内膜变化

因持续无排卵,子宫内膜长期受雌激素刺激,呈现不同程度增殖性改变,如单纯型增生、复杂型增生、不典型增生,甚至可能提高子宫内膜癌的发生率。

二、临床表现

(一)症状

1.月经失调

多为月经稀发、经量过少、闭经,也可表现为异常子宫出血等。

2.不孕

由于排卵障碍,可致生育期女性不孕。

3.肥胖

有50%以上的多囊卵巢综合征患者出现肥胖且多为腹部肥胖型(腰围/臀围≥0.8),体重指数≥25。

(二)体征

1.痤疮

按照皮损性质的不同将痤疮分为 3 度、4 级。轻度(Ⅰ级):粉刺为主,非炎性,小于 30 个;中度(Ⅱ级):炎性丘疹,30~50 个;中度(Ⅲ级):出现脓疱,51~100 个;重度(Ⅳ级):有结节、囊肿,大于 100 个。与高雄激素相关的痤疮皮损常分布于面下 1/3 中部位置。也可累及颈部、前胸和上背部,部分月经前期加重。

2.多毛

主要为男性样的末端终毛生长过多,主要分布于身体中线位置。根据改良 Ferriman-Gallway 评分(简称 mF-G 评分),对全身 9 个部位进行评估,中国女性的评分≥4 分将被诊断为多毛,或者包括上唇、下腹及大腿内侧 3 个部位总和评分≥2 分亦可诊断。乳晕、脐部周围可见粗毛则高度怀疑多毛症可能。特别注意,如果患者对体毛采取过治疗措施,将会影响对多毛症的评估结果。

3.雄激素性脱发(AGA)

一般出现在青春期或青春后期,是一种伴有进行性毛囊微小化的最常见的脱发类型。女性 AGA 常见病变部位为头顶部与发际缘之间。Ludwig 视觉评分将 AGA 分为 3 级,Ⅰ级(轻度脱发):主要影响头顶冠状区域,前额发际线保留 1~3 cm 宽;Ⅱ级(中度脱发):头顶冠状区域的头发在Ⅱ级的基础上更为稀疏;Ⅲ级(重度脱发):头顶冠状区域的头发全部脱落。

4.黑棘皮病

在阴唇、颈背部、乳房下、腋下和腹股沟等处的皮肤出现灰褐色色素沉着,呈对称性分布,皮肤增厚,质地柔软。

三、辅助检查

(一)盆腔超声

超声检查于已有月经异常和高雄激素血症或相关表现的患者的诊断为非必需的。阴道超声检查于有性生活的患者是首选;无性生活者,可选用经腹部或直肠超声检查。检查前需停服性激素类药物。以下特征提示多囊卵巢形态(polycystic ovary morphology,PCOM),又称卵巢多囊样改变:一侧或双侧卵巢内≥12 个直径为 2~9 mm 的卵泡(《2018 年 PCOS 治疗和管理国际循证指南》使用包含 8MHz 探头的经阴道超声要求一侧或双侧卵巢内≥20 个直径为 2~9 mm 的卵泡),和(或)卵巢体积≥10 cm(mL)卵巢体积的计算公式:0.5×横径(cm)×长径(cm)×前后径(cm)。有黄体的稀发排卵患者或卵泡直径>1 cm 的患者应考虑在下个周期复查。此外还需要注意子宫内膜回声情况、血流信号以及厚度是否不均等,排除子宫内膜增生、子宫内膜癌等病变。青春期女性月经初潮后 8 年内 PCOM 较为常见,故此年龄段不建议使用盆腔超声诊断 PCOS。

(二)实验室检查

1.高雄激素血症

缺乏相关表现时高雄激素血症的生化检查对 PCOS 的诊断有重要意义。高雄激素血症的评估包括何种激素的测定,数值标准如何,目前尚无国际统一的共识。因睾酮测定方法方便,常为临床所应用。睾酮的测定包括游离睾酮和总睾酮的测定,计算生物有效性睾酮。PCOS 患者表现如下:血清总睾酮正常或轻度升高,一般不超过正常范围上限的 2 倍;也可有硫酸脱氢表雄酮(dehydroepiandrosterone sulfate,DHEA-S)轻度升高或正常,雄烯二酮水平升高。有条件者可以检测总睾酮和性激素结合球蛋白(sex hormone-binding globulin,SHBG)后计算游离雄激素指数(free androgen index, FAI),FAI=总睾酮(nmol/L)×100/性激素结合球蛋白(nmol/L),正常范围为 0.7~6.4(仅供参考),可作为首选检查内容。高雄激素临床表现的严重程度与血清总睾酮水平不成正比。注意排除其他原因引起的高雄激素血症。

2.其他生殖内分泌相关激素

血清催乳素(prolactin,PRL)水平轻度增高的患者占 PCOS 患者的 20%～35%、黄体生成素(luteinizing hormone,LH)/卵泡刺激素(follicle-stimulating hormone,FSH)比值≥2 常见于非肥胖型 PCOS 患者。血清抗菌勒管激素(anti-Mullerian hormone,AMH)水平在 PCOS 患者中常明显增高,但正常值无统一标准。

3.代谢水平的评估

首选检查为口服葡萄糖耐量试验(oral glucose tolerance test,OGTT)。检测患者空腹血糖(fasting plasma glucose,FPG)、空腹胰岛素(fasting insulin,FINS),以及餐后 30 min、1 h、2 h 的血糖和胰岛素水平,计算胰岛素抵抗指数(homeostasis model assessment insulin-resistance, HOMA-IR),HOMA-IR＝空腹血糖水平(mmol/L)×空腹胰岛素水平(μ/mL)/22.5,评估患者胰岛素抵抗情况。此外还可对患者的肝肾功能进行检查以及测定血脂指标来评估代谢。条件允许可进行人体成分分析。

4.其他内分泌激素测定

病情需要的患者可酌情检测胰岛素释放试验、肾上腺皮质激素释放激素 1015(adreno-cortico-tropic-hormone,ACTH)、17-羟孕酮、甲状腺功能、皮质醇等。

(三)心理健康相关筛查

应重视关注 PCOS 患者的心理健康,包括生活质量、焦虑/抑郁、进食障碍和饮食紊乱、身体形象和性心理功能等方面。可选用相应的筛查工具如 MPCOSO 量表等进行测试,并对发现的问题及时进行干预。

四、诊断

(一)一般诊断

1.病史

多起病于青春期。

2.临床表现

月经失调、闭经、不孕、多毛、痤疮、黑棘皮病、腹部肥胖等。

3.体格检查

(1)一般情况:注意患者生长发育情况和营养状况。身高、血压、腰围、臀围、体质量及体质量指数(BMI)均不可忽视。PCOS 合并肥胖(BMI＞28 kg/m²)在 PCOS 患者占比较高,以腰围≥85 cm 的腹型肥胖为主。

(2)全身检查:注意查找异常体征,如甲状腺、心肺情况、乳房有无挤压溢乳等。

(3)高雄激素血症相关临床表现检查:最常见的表现是痤疮和多毛,此外可伴皮脂溢、毛孔增大、黑棘皮征、女性雄激素性脱发、声音低沉等。如存在高雄激素血症的体征,注意评估严重程度,注意随访,记录变化趋势。

(4)妇科检查:评估第二性征、阴毛分布、外生殖器(阴蒂大小)和盆腔的双合诊检查,注意生殖器官发育情况。部分患者可触及增大的卵巢。

4.诊断标准

(1)成人诊断标准:采用鹿特丹标准,①月经异常如稀发排卵或无排卵;②高雄激素血症的临床表现和(或)高雄激素血症;③PCOM。符合上述其中 2 条,排除其他引起排卵障碍的疾病

（包括甲状腺功能异常、卵巢功能早衰、下丘脑-垂体闭经、高催乳素血症等），以及引起高雄激素血症的疾病（包括 Cushing 综合征、非经典型肾上腺生殖器综合征、分泌雄激素的内分泌肿瘤等），即可诊断。如果患者已出现高雄激素血症和稀发排卵或无排卵，超声检查不是一项必须检查项目。

（2）青春期诊断标准：对于青春期女性，PCOM 在月经初潮 8 年内的女性中较为常见，此期不建议根据超声检查出 PCOM 来诊断 PCOS。诊断青春期 PCOS 的必要条件是高雄激素血症和（或）高雄激素血症相关临床表现和月经不规律以及排卵障碍。排除其他导致排卵障碍及雄激素过多的疾病。"PCOS 高风险"人群也要引起重视，其指的是不符合诊断标准但存在 PCOS 特征的青春期人群，建议在初潮后 8 年或之前对这类人群进行再次评估，尽早予以干预治疗。

五、治疗

PCOS 病因尚未阐明，目前尚难根治。由于 PCOS 患者不同的年龄和治疗需求，临床表现的高度异质性，因此临床处理应该根据患者主诉、治疗需求、代谢改变，采取个体化的对症治疗措施，以达到缓解临床症状、满足生育要求、维护健康和提高生活质量的目的。PCOS 患者无论是否有生育要求，首先均应进行生活方式调整，主要为控制饮食、运动和戒烟、戒酒。肥胖患者通过低热量饮食和耗能锻炼，降低全部体重的 5% 或更多，就可能改变或减轻月经紊乱、多毛、痤疮等症状并有利于不孕的治疗。减轻体重至正常范围可以改善胰岛素抵抗，阻止 PCOS 长期发展的不良后果，如糖尿病、高血压、高血脂和心血管疾病等代谢综合征。PCOS 主要的治疗原则是调整月经周期、降低高雄激素的表现、恢复排卵解决生育问题、尽早预防远期合并症的发生发展。

（一）无生育需求患者的治疗

对于无生育需求的患者，应重视基础、综合治疗，基于患者的诉求及代谢紊乱程度不同，采取个体化治疗。首先应以健康生活方式指导为主，必要时给予药物治疗，也可同时联合其他辅助治疗。

1. 调整生活方式

国内外指南所提倡的 PCOS 患者的基础治疗均为生活方式干预，包括合理运动、饮食控制和行为干预等多元化策略。体质量减轻对于肥胖型 PCOS 的治疗效果已得到有效验证，体质量减轻 5%～10% 之后，患者排卵、月经周期、胰岛素抵抗均可得到改善。须注意减重也应循序渐进，一般以 6 个月完成减重目标为宜。

（1）饮食控制：要点是总能量的控制及膳食结构的合理化。建议食用低升糖指数（glyce-mic index，GI）食物，多食不饱和脂肪酸，同时要摄入丰富的维生素、矿物质及膳食纤维，改变不良的饮食习惯。所有 PCOS 患者都应遵循一般人群的健康均衡饮食原则，目前没有足够证据表明有任何一种特殊饮食类型更优。合并超重或者肥胖的患者，可以限定能量摄入量比标准摄入量减少 30%，或减少 2 100～3 100 kJ/d，在考虑体质量、身体代谢率、活动量等多因素的情况下，综合制定饮食方案，同时应避免过度限制和营养不均衡。

（2）合理运动：若以预防体质量增加并维持健康为目标，建议中等强度运动至少 150 分钟/周，适用于 18～64 岁的成年人；或身体素质允许者可进行高强度运动，至少 75 分钟/周；或中高等强度运动换比等效组合。这些运动应包括每周至少 2 d 的非连续的增强肌肉力量的活动。推荐青少年进行中等至高强度的体能运动,每天至少 60 min,每周至少 3 次增强肌肉力量的活动。

若以适度减脂、预防体质量反弹和获得更多健康益处为目标,建议中等强度运动至少 250 分钟/周;或身体素质允许者可进行高强度运动,至少 150 分钟/周;或两者的换比等效组合。每周至少非连续 2 d 有大肌群参与的增强肌肉力量的活动。避免久坐。

(3)行为干预:包括建立目标、自我监督与管理、克服外界刺激、提高问题解决能力、持续评估和监测、树立自信等,在综合治疗中起着重要的作用。通过行为干预,达到优化体成分组成、降低体质量、促进健康的生活方式和保持积极情绪的目标。

2.调整月经周期

(1)短效复方口服避孕药(combined oral contraceptive ,COC):育龄期 PCOS 女性,若暂无生育需求,推荐首选短效 COC 治疗。青春期 PCOS 女性可综合评估获益和风险后决定是否应用。没有血栓形成风险的围绝经期 PCOS 患者,不作为首选,需谨慎选用。肥胖、有吸烟史或高血压、糖尿病、凝血功能异常的 PCOS 患者应慎用。权衡利弊后可以选用短效 COC 的患者建议选择雌激素含量较低的剂型。

(2)孕激素治疗:对于 BMI>30kg/m² 及围绝经期的 PCOS 患者,可优先选择周期性应用孕激素治疗或使用左炔诺孕酮宫内缓释系统。此方案也适用于雄激素水平不高或有短效 COC 禁忌证的患者。周期性孕激素方案包括地屈孕酮 10～20 mg/d、微粒化孕酮 100～200 mg/d、醋酸甲羟孕酮 10mg/d,每周期用药 10～14 d。或肌内注射孕酮 20 mg/d(每月 3～5 d)。建议首选口服制剂。

(3)雌孕激素周期序贯治疗:适用于少数由于内源性雌激素不足致子宫内膜薄的 PCOS 患者。常用治疗方案为口服雌二醇 1～2 mg/d,每周期 21～28 d,在后半周期的 10～14 d 加用孕激素,孕激素用法同前。该治疗也适用于 PCOS 合并围绝经期症状的患者。

3.高雄激素的治疗

主要治疗目标为缓解高雄激素症状。

(1)短效 COC:推荐有多毛、痤疮等高雄激素临床表现或高雄激素血症的青春期及有避孕需求的育龄期女性首选短效 COC。治疗痤疮需用药 3～6 个月见效,应在皮损完全控制后巩固 1～2 个月再停药;治疗多毛需用药 6～12 个月,停药可能复发。临床上常使用含醋酸环丙孕酮或屈螺酮的短效 COC,在临床抗雄激素疗效方面无明显差异。针对中、重度痤疮或性毛过多患者,如短效 COC 治疗无效可至皮肤科在专科医师建议下进行物理治疗或药物治疗。

(2)螺内酯:短效 COC 疗效欠佳或有短效 COC 使用禁忌、使用不耐受等情况时,可使用螺内酯进行治疗,剂量为 50～200 mg/d,推荐剂量 100 mg/d,见效需使用至少 6 个月。螺内酯为保钾利尿药,使用期间应监测血钾水平,大剂量使用需警惕高钾血症。同类抗雄激素药物,包括氟他胺、非那雄胺等,具有肝毒性或致畸作用,在短效 COC 疗效欠佳时可选用,应用过程中应监测肝功能,注意严格避孕,避免男性胎儿男性化不足。

4.代谢调整

适用于有代谢异常的 PCOS 患者。当患者出现心血管及代谢相关疾病时,应依据相关指南给予管理,合理选择不同专科介入的多学科合作的综合治疗。

(1)改善生活方式及减脂:肥胖型 PCOS 患者首选积极减脂、改善生活方式,若疗效欠佳可使用减少脂肪吸收的奥利司他进行治疗。

（2）二甲双胍：适用于 PCOS 合并有胰岛素抵抗、糖调节受损（impaired glucose regulation，IGR）或糖尿病，且通过生活方式干预效果欠佳的患者。对于 BMI≥25 kg/m² 的成年 PCOS 患者以及确诊青春期 PCOS 患者，除生活方式外，还应考虑使用二甲双胍来管理体质量和代谢水平。青春期患者推荐剂量不超过 1 500 mg/d，至少使用 3 个月；育龄期患者中，非肥胖者推荐剂量 1 000～1 500 mg/d，肥胖者推荐剂量 2 000～2 500 mg/d，疗程为 3～6 个月及以上。治疗期间可有腹胀腹泻、恶心等不良反应，推荐餐中服用，从小剂量开始逐渐增加耐受性。酗酒者及严重心肝肾功能不全者禁用。

（3）噻唑烷二酮类药物：是一种胰岛素增敏剂。有二甲双胍使用禁忌或对二甲双胍不敏感的患者，若无生育要求可选用此类药物。不良反应包括水钠潴留、体质量增加等。

（4）阿卡波糖：可缓解餐后高血糖，调整脂质异常、增加胰岛素敏感性。常见不良反应包括肠胀气、便秘等，建议从小剂量开始服用，逐渐加量。

（5）他汀类药物：为羟甲基戊二酰辅酶 A（hydroxymethylglutaryl coenzyme A，HMG-CoA）还原酶抑制剂，推荐有血脂代谢异常且生活方式干预无效的 PCOS 患者首选。

5.心理因素调整

在诊疗过程中，增强与患者医引导，必要时可转诊至心理医学科等相关学科进行沟通，关注患者身心健康，保护患者隐私，给予积极干预治疗。

（二）有生育计划的患者的治疗

1.基础治疗

对于有生育计划但未诊断不孕症或生育计划不急迫的患者，应遵循一般 PCOS 人群的治疗建议。待症状改善后可期待自然妊娠或促排卵治疗。推荐有高雄激素症状或高雄激素血症的患者连续应用 COC 抗雄激素治疗 3～6 个月以减少 PCOS 患者妊娠并发症（如妊娠期糖尿病、妊娠期高血压疾病等）和不良妊娠结局（如流产及早产）。

2.不孕症的治疗

不孕患者应判断是否存在其他不孕因素，如男方因素、输卵管因素等。单纯无排卵性不孕的 PCOS 患者的治疗如下。

（1）孕前咨询：在诱导排卵之前，应对 PCOS 患者双方进行检查，评估、优化并纠正可能影响生育或妊娠结局的因素，如肥胖、血糖和血脂水平异常、精神情绪不良、性健康异常等。在改善代谢、精神心理等问题后仍未排卵的患者，可用药物诱导排卵。

（2）改善生活方式：具体方式同"无生育要求患者的治疗"。

（3）诱导排卵：治疗前需排除如男方因素等其他不孕因素以及不宜妊娠的疾病。常用药物中，来曲唑（letrozole，LE）是一线治疗药物，克罗米芬（clomiphene citrate，CC）和二甲双胍有单独和联合作用。①LE：单纯无排卵性不孕的 PCOS 患者，首选 LE 诱导排卵。常用方案如下：月经第 2～5 d 开始连续用药 5 d，2.5 mg/d 持续 5 d。监测无排卵则每周期剂量增加 2.5 mg，最高可增加至 5.0～7.5 mg/d。疗程尚无国内外推荐。LE 常见的不良反应主要为由雌激素水平降低引起的潮红、疲劳以及恶心等。肝肾功能异常患者慎用。②CC：单纯无排卵性不孕的 PCOS 患者，可单独使用 CC 诱导排卵、改善妊娠结局。排卵率达到 60%～85%，妊娠率约为 25%，活产率为 18%常用方案如下：月经第 2～5 d 开始连续用药 5 d，50 mg/d，最大剂量 150 mg/d。剂量不足时可能出现卵泡期长或黄体期短，建议视情况增加剂量。剂量过高时可能出现卵巢刺激过大，建议剂量减至 25 mg/d。当 B 超监测到至少 3 个直径

≥14 mm的优势卵泡时建议取消该周期。单独使用CC应小于等于6个周期。患者出现以下情况时禁用此药：原因不明的不规则阴道出血、肝功能损害、影像学提示子宫或附件性质不明的占位、血栓性静脉炎及精神抑郁等。③促性腺激素（gonadotropin,Gn）：可配合CC或LE使用，也可作为二线治疗。应在有条件进行卵泡监测及有能力处理相关并发症的医疗中心进行，推荐采用小剂量递增方案，以降低卵巢过度刺激综合征（ovarian hyperstimulation syndrome,OHSS）发生率和多胎妊娠率。适应证包括：存在LE、CC抵抗；在使用LE或CC进行卵泡刺激时，触发日内膜发育不良（内膜厚度≤6 mm）；没有合并如输卵管因素等其他不孕因素，且在连续LE、CC促排卵3个周期后未孕患者。禁忌证包括：存在垂体肿瘤者；肾上腺功能异常或甲状腺功能亢进患者。常用方案：月经第3～5 d以37.5～75 U/d开始用药，若B超检查显示每日卵泡生长缓慢，则每5～7 d增加37.5 U或每7～14 d增加75 U，最高不超过225 U/d，如果B超显示卵泡每日增长1～2 mm则不用加量。当B超发现3个及以下优势卵泡后，不再增加剂量并注射人绒毛膜促性腺激素（human chorionic gonadotropin,hCG）5 000～10 000 U，在排卵后进行黄体支持。

当出现至少3个直径>17mm的卵泡时应取消周期。④二甲双胍：2018年国际指南认为该药是PCOS患者一线治疗药物之一，也可以与CC配合使用。药物剂量从500 mg，每天2次到850 mg，每天3次不等，一般不超过1 500 mg/d，可持续使用至确定妊娠。合并肥胖（BMI ≥30 kg/m²）的单纯无排卵性不孕的PCOS患者，可联合应用CC＋二甲双胍。⑤中医药促排卵：肾-天癸-冲任-胞宫生殖轴失常是PCOS患者排卵障碍的主要中医病机。可在中医医师建议下使用相关中药进行调理。

（4）腹腔镜卵巢打孔术（laparoscopic ovarian drilling,LOD）：对CC存在抵抗或LE治疗无效的患者可以选择该治疗。建议治疗对象为BMI≤34 kg/m²、基础LH>10U/L、高游离睾酮的患者。LOD治疗可能无效，并可能有盆腔粘连、卵巢功能不全等不良反应。

（5）体外受精-胚胎移植（in vitro fertilization and embryo transfer,IVF-ET）：PCOS不孕患者，若合并如输卵管因素、男方因素、高龄等其他不孕因素，或者在经过其他治疗方案无效后，可选择进行IVF-ET。①控制性卵巢刺激（controlled ovarian stimulation,COS）方案：PCOS患者易发生OHSS，首选拮抗剂方案。促性腺激素释放激素拮抗剂（gonadotropin-101 releasing hormone antagonist,GnRH-A）方案：卵泡期开始使用Gn，灵活方案在优势卵泡直径>12～14 mm或血清雌二醇>1 830 μmol/L时，固定方案在Gn使用的第5天或第6天开始使用GnRH-A，之后Gn和GnRH-A一起用药至"触发（trigger）"日。为预防OHSS，GnRH-A方案可使用促性腺激素释放激素激动剂（gonadotropin-releasing hormone agonist，GnRH-a）进行触发。温和刺激方案：小剂量Gn＋CC/LE，也可添加GnRH-A预防LH升高以降低周期取消率。GnRH-a长方案：前一周期的黄体中期开始使用GnRH-a进行垂体降调节，卵泡期开始添加外源性Gn。建议适当减少Gn用量或减量hCG扳机以预防OHSS的发生。②全胚冷冻策略：可避免新鲜周期移植妊娠后的晚发型OHSS。③未成熟卵体外培养（in vitro maturation，IVM）：IVM治疗的妊娠率和活产率可与普通IVF/卵胞质内单精子注射（intracytoplasmic sperm injection，ICSI）持平，并且无发生OHSS风险。但目前针对PCOS患者在辅助生殖治疗中应用IVM技术仍有争议。主要适应证包括：对促排卵药物不敏感，例如对低剂量Gn不反应，对CC存在抵抗使卵泡发育迟缓或生长时间过长；以往常规低剂量Gn治疗下发生中至重度OHSS者。

(三)随访与预防远期并发症

应对患者进行长期生活方式干预、预防代谢失调、调整月经周期,定期复查相关并发症的检查指标,可考虑 6 个月到 1 年评估 1 次以便于及时调整管理策略,将疾病治疗与预防并发症相融合。建议合并 IGR 的 PCOS 女性每年行 1 次 OGTT 检查。已诊断为 2 型糖尿病的患者应在内分泌科进行规范治疗。合并有血脂代谢紊乱的 PCOS 女性应每 3~6 个月复查,合并中心性肥胖及糖尿病其他高危因素的 PCOS 女性应缩短复查间隔时间。PCOS 患者为子宫内膜癌的高危人群,对 PCOS 患者进行长期的月经管理对于预防子宫内膜病变尤为重要。对于青春期伴有高雄激素表现且无生育要求的育龄女性,可以选择低雌激素 COC,不使用 COC 的 P-COS 患者建议定期使用孕激素管理月经。对于暂无生育需求且无高雄激素血症或高雄激素临床表现的患者,推荐采用左炔诺孕酮宫内释放系统,可在避孕的同时保护子宫内膜。

PCOS 患者孕期母儿并发症风险高,应对患者的孕前、孕期、产前、分娩期以及产后各个阶段均予以重视。在孕前及孕早期充分评估 PCOS 患者的健康状态,对已有明显代谢异常的患者进行宣教,提高患者对疾病以及相关并发症的认识。对妊娠期全过程进行体质量管理,提供饮食、运动的建议。此外,还应重视血糖、血压以及胎儿发育等方面,积极进行产后宣教及随诊,关注警惕近远期并发症的发生。对于曾在育龄期诊断为 PCOS,同时有长期月经失调、高雄激素血症和(或)PCOM 病史的绝经期女性可考虑诊断为绝经后 PCOS。绝经后新出现的包含多毛症的高雄激素血症或相关症状加重恶化的患者,应警惕卵泡膜细胞增殖症和分泌雄激素的肿瘤。

(单红英)

第六节　绝经综合征

绝经综合征(menopausal syndrome,MPS)是指妇女绝经前后出现性激素波动或减少所致的一系列躯体及精神心理症状。绝经是指月经的永久性停止,属回顾性临床诊断。40 岁以上的女性停经 12 个月,排除妊娠及其他可能导致闭经的疾病后,即可临床诊断为绝经。绝经分为自然绝经和人工绝经。自然绝经指卵巢内卵泡生理性耗竭所致的绝经;人工绝经指两侧卵巢经手术切除或放射线照射等所致的绝经。人工绝经者更易发生绝经综合征。绝经期是标志妇女由中年向老年过渡的一个自然生理过程,它标志着卵巢生殖功能的停止。本病患者大多症状轻微,不能视为病态;少数妇女症状较严重,甚至影响工作、生活。临床以出现月经改变、血管舒缩症状、精神神经症状、泌尿生殖道症状、心血管疾病、骨质疏松为特征,其发病率为82.73%。

一、病因病理

绝经前后最明显的变化是卵巢功能衰退,随后表现为下丘脑—垂体功能退化。

1.雌激素

卵巢功能衰退的最早征象是卵泡对 FSH 敏感性降低,卵泡对促性腺激素刺激的抵抗性逐渐增加。绝经过渡早期的雌激素水平波动很大,甚至高于正常卵泡期,是因 FSH 升高对卵泡过度刺激引起雌二醇（E_2）过多分泌所致。整个绝经过渡期雌激素不呈逐渐下降趋势，而是在卵泡发育停止时，雌激素水平才下降。绝经后体内低水平雌激素主要来自肾上腺皮质和卵巢的雄烯二酮和睾酮转化为雌酮（E_1）。绝经期妇女血 $E_1 > E_2$。

2. 孕激素

绝经过渡期卵巢仍有排卵功能，因而有孕酮分泌，但由于卵泡期发育时间长，黄体功能不全，孕酮量减少。绝经后卵巢不再分泌孕酮，极少量孕酮可能来自肾上腺。

3. 雄激素

绝经后产生的雄激素是睾酮和雄烯二酮。绝经前，血液中 50% 的雄烯二酮和 25% 的睾酮来自卵巢；绝经后卵巢主要产生睾酮，而且量较绝经前增多，是因卵巢间质细胞受到大量的促性腺激素刺激所致。由于绝经后雌激素显著降低，使循环中雄激素与雌激素的比例显著上升；性激素结合球蛋白降低，游离雄激素增高，因而绝经后有些妇女出现轻度多毛。

4. 促性腺激素

绝经过渡期仍有排卵的妇女，其 FSH 在多数周期中升高，而黄体生成素（LH）还在正常范围，但 FSH/LH 仍 <1。绝经后 FSH、LH 明显升高，FSH 升高更为显著，FSH/LH >1。自然绝经 1 年内，FSH 能上升 13 倍，而 LH 仅上升 3 倍，绝经 2~3 年，FSH/LH 达最高水平，以后随年龄增长逐渐下降，但仍在较高水平。

5. 促性腺激素释放激素

绝经后 GnRH 分泌增加，并与 LH 相平衡。

6. 抑制素

绝经后妇女血抑制素浓度下降，较 E_2 下降早且明显，可能成为反映卵巢功能衰退更敏感的指标。

二、临床表现

（一）症状

1. 近期症状

（1）月经紊乱：月经周期改变是绝经过渡期出现最早的症状，由于无排卵，表现为月经周期不规则、经期持续时间长及经量增多或减少。

（2）血管舒缩症状：主要是潮热、汗出，为雌激素降低的特征性症状。其特点是反复出现短暂的面部、颈部及胸部皮肤阵阵发红，伴有烘热，继之出汗。一般持续 1~3 min。每日发作数次甚至十余次或更多，夜间或应激状态易促发。该症状可持续 1~2 年，有时长达 5 年甚至更长。

（3）自主神经失调症状：常出现心悸、眩晕、头痛、失眠、耳鸣等。

（4）精神神经症状：注意力不易集中，记忆力减退，情绪波动大。表现为激动易怒、焦虑不安或情绪低落、抑郁、不能自我控制等症状。

2. 远期症状

（1）泌尿生殖道症状：出现阴道干燥、性交困难及反复阴道感染等泌尿生殖道萎缩症状，以及排尿困难、尿痛、尿急等反复发生的尿路感染。

（2）骨质疏松：绝经后妇女雌激素缺乏使骨质吸收增加，导致骨量快速丢失而出现骨质疏松。50 岁以上妇女半数以上会发生骨质疏松，多在绝经后 5~10 年间，最常发生的部位是椎体。

（3）阿尔茨海默病：是老年性痴呆的主要类型。绝经后期妇女比老年男性罹患率高,可能与雌激素水平降低有关。

（4）心血管病变：绝经后妇女动脉硬化、冠心病较绝经前明显增加,可能与雌激素低下和雄激素活性增强有关。

（二）体征

随着绝经年限的增长,妇科检查可见内外生殖器官不同程度萎缩,宫颈及阴道分泌物减少。

三、辅助检查

1.妇科检查

可见内外生殖器官不同程度萎缩,宫颈及阴道分泌物减少。

2.实验室检查

血清 FSH 水平增高,E_2 水平下降,AMH≤1.1 ng/mL 提示卵巢储备下降；AMH＜0.2 ng/mL 提示即将绝经；绝经后 AMH 一般测不出。阴道脱落细胞涂片检查显示雌激素水平不同程度低落,对本病的诊断有参考意义。

四、诊断与鉴别诊断

（一）诊断要点

1.病史

发病年龄多为 45～55 岁,若在 40 岁之前发病者,应考虑为卵巢功能早衰。注意询问发病前有无工作、生活的特殊改变,有无精神创伤及双侧卵巢切除或放射治疗史。

2.临床表现

在月经紊乱或绝经的同时出现血管舒缩症状、精神神经症状及泌尿生殖道萎缩症状等。

（二）鉴别诊断

本病需与子宫颈及子宫内膜恶性肿瘤的发热、异常带下表现,甲状腺功能亢进的潮热、汗出,以及尿路感染、冠心病、神经衰弱、抑郁症等相鉴别。

五、治疗

（一）治疗思路

治疗目的是缓解近期症状,早期发现,并有效预防骨质疏松症、动脉硬化等老年性疾病。本病可采用中西药物治疗。

（二）一般治疗

绝经期精神神经症状可因神经类型不稳定,或精神状态不健全而加剧,应进行心理治疗。必要时选用适量镇静药以助睡眠,如睡前口服艾司唑仑 1～2 mg,每日 1 次,或谷维素 20 mg,每日 3 次等,可助调节自主神经功能。

（三）性激素补充疗法（HRT）

1.适应证

（1）有血管舒缩功能不稳定及泌尿生殖道萎缩症状。

（2）低骨量及绝经后骨质疏松症。

（3）有精神神经症状者。

2.禁忌证

（1）原因不明的阴道流血或子宫内膜增生。

（2）已知或怀疑妊娠、乳腺癌及与性激素相关的恶性肿瘤。

（3）6个月内有活动性血栓病。

（4）严重肝肾功能障碍、血卟啉病、耳硬化症、系统性红斑狼疮。

（5）与孕激素相关的脑膜瘤。

3.慎用情况

（1）子宫肌瘤、子宫内膜异位症。

（2）尚未控制的糖尿病及严重高血压。

（3）有血栓病史或血栓倾向者。

（4）胆囊疾病、癫痫、偏头痛、哮喘、高催乳素血症。

（5）乳腺良性疾病及乳腺癌家族病史。

4.方法

在卵巢功能开始减退及出现相关症状后即可应用。停止HRT治疗时，一般应缓慢减量或间歇用药，逐步停药。以雌激素为主，辅以孕激素。常用雌激素有口服戊酸雌二醇每日1～2 mg，结合雌激素每日0.3～0.625 mg、尼尔雌醇每周1～2 mg。17β-雌二醇经皮贴膜，每周1～2贴。孕激素制剂有口服醋酸甲羟孕酮每日2～6 mg、微粒化孕酮每日100～300 mg。剂量设定原则为选用最小有效剂量和个体化原则，要求血E_2浓度达到40～50 pg/mL。HRT常用以下方案。

（1）连续序贯法：以28 d为1个治疗周期，雌激素不间断应用，孕激素于周期第15～28天应用。周期之间不间断。本方案适用于绝经3～5年的妇女。

（2）周期序贯法：以28 d为1个治疗周期，第1～21天每天给予雌激素，第11～21天给予孕激素，第22～28天停药。孕激素用药结束后，可发生撤药性出血。本方案适用于围绝经期及卵巢功能早衰的妇女。

（3）连续联合治疗：每日给予雌激素和孕激素，发生撤药性出血的概率低。此方案适用于绝经多年的妇女。

（4）单一雌激素治疗：适用于子宫切除术后或先天性无子宫的卵巢功能低下妇女。

（5）单一孕激素治疗：适用于绝经过渡期或绝经后症状严重且有雌激素禁忌证的妇女。

（四）非激素类药物

对有血管舒缩症状及精神神经症状者，可口服盐酸帕罗西汀20 mg，每日1次；防治骨质疏松可选用钙剂（碳酸钙、磷酸钙、氯酸钙、枸橼酸钙等）和维生素D、降钙素、双膦酸盐类等制剂。

（单红英）

第七节 高催乳素血症

高催乳素血症是女性常见的下丘脑—垂体轴内分泌紊乱的一种疾病,是各种原因引起的垂体泌乳素细胞分泌过多,导致血液循环中泌乳素升高为主要特点,表现为非妊娠期或非哺乳期溢乳、月经紊乱或闭经。继发性闭经及闭经泌乳患者中高 PRL 血症各占 10%～25% 及 70%～80%。高 PRL 血症中异常泌乳约占 90%。月经正常的妇女中 5%～10% 者可有泌乳,月经正常伴泌乳的妇女中 27% 有高 PRL 血症。女性超过 25 ng/mL(男性超过 20 ng/mL),均被称为高催乳素血症。

一、催乳素生理功能

催乳素(PRL)是垂体前叶分泌的一种多肽激素,由于人泌乳素单体的糖基化及单体的聚合呈多样性,所以人泌乳素在体内以多种形式存在,包括小分子泌乳素、糖基化泌乳素、大分子泌乳素、大大分子泌乳素,其生物活性与免疫反应性由高至低以此类推。由于泌乳素在体内呈多样性,因此出现血泌乳素水平与临床表现不一致的现象。有些女性尽管体内血泌乳素水平升高,但却无溢乳、月经失调等症状;而部分女性尽管血泌乳素不升高,但出现溢乳、月经失调等症状。前者可能是大分子或大大分子泌乳素增加所致,后者可能是小分子泌乳素的分泌相对增加,而大分子或大大分子泌乳素分泌相对减少所致。泌乳素的生理作用极为广泛复杂。在人类,主要是促进乳腺组织的发育和生长,启动和维持泌乳,使乳腺细胞合成蛋白增多。泌乳素能影响下丘脑-垂体-卵巢轴,正常水平的 PRL 对卵泡发育非常重要,然而,过高水平 PRL 血症不仅对下丘脑 GnRH 及垂体 FSH、LH 的脉冲式分泌有抑制作用,还可直接抑制卵泡发育,导致排卵障碍,影响卵巢合成雌激素及孕激素,临床上表现为月经稀发或闭经。另外,PRL 和自身免疫相关,人类 B、T 淋巴细胞、脾细胞和 NK 细胞均有 PRL 受体,PRL 与受体结合调节细胞功能。PRL 在渗透压调节上也有重要作用。

二、PRL 生理变化

1.昼夜变化

PRL 的分泌有昼夜节律,睡眠后逐渐升高,入睡后 60～90 min 血 PRL 水平开始上升,直到睡眠结束,因此,早晨睡醒前 PRL 可达到一天 24 h 峰值,醒后 1 h 内迅速下降,上午 9～11 时达到低谷值。

2.年龄和性别的变化

由于母体雌激素的影响,刚出生 1 周的婴儿血清 PRL 水平高达 100 μg/L 左右,4 周之后逐渐下降,3～12 个月时 PRL 降至正常水平。青春期 PRL 水平轻度上升至成人水平,可能与雌激素分泌相关。

成年女性的血 PRL 水平始终比同龄男性高。妇女绝经后的 18 个月内,体内的 PRL 水平逐渐下降 50%,但接受雌激素补充治疗的妇女下降较缓慢。在高 PRL 血症的妇女中,应用雌激素替代疗法不引起 PRL 水平的改变。

3.月经周期中的变化

在月经周期中 PRL 水平有昼夜波动,可有高峰,黄体期保持较高水平,正常 PRL 值<25 μg/L。

4.妊娠期的变化

孕 8 周血中 PRL 值仍为 20 μg/L,随着孕周的增加,雌激素水平升高刺激垂体 PRL 细胞增殖和肥大,导致垂体增大及 PRL 分泌增多。在妊娠末期血清 PRL 水平可上升 10 倍,超过 200 μg/L。正常生理情况下,PRL 分泌细胞占腺垂体细胞的 15%～20%,妊娠末期可增加到 70%。

5.产后泌乳过程中的变化

分娩后血 PRL 仍维持在较高水平,无哺乳女性产后 2 周增大的垂体恢复正常大小,血清 PRL 水平下降,产后 4 周血清 PRL 水平降至正常。哺乳者由于经常乳头吸吮刺激,触发垂体 PRL 快速释放,产后 4～6 周内哺乳妇女基础血清 PRL 水平持续升高。6～12 周基础 PRL 水平逐渐降至正常,随着每次哺乳发生的 PRL 升高幅度逐渐减小。产后 3～6 个月基础和哺乳刺激情况下 PRL 水平的下降主要是由于添加辅食导致的哺乳减少。如果坚持哺乳,基础 PRL 水平会持续升高,并有产后闭经。

6.应激导致 PRL 的变化

PRL 的分泌还与精神状态有关,激动或紧张时泌乳素明显增加。许多生理行为可影响体内泌乳素的水平。高蛋白饮食、性交、哺乳及应激等均可使泌乳素水平升高。情绪紧张、寒冷、运动时垂体释放的应激激素包括:PRL、促肾上腺皮质激素和生长激素。应激可以使得 PRL 水平升高数倍,通常持续时间不到 1 h。

三、病因和影响因素

1.下丘脑疾病

下丘脑分泌的催乳素抑制因子(PIF)对催乳素分泌有抑制作用,PIF 主要是多巴胺。颅咽管瘤压迫第三脑室底部,影响 PIF 输送,导致催乳素过度分泌。其他原因包括胶质细胞瘤、脑膜瘤、无性细胞瘤、皮样囊肿、松果体瘤;脑膜炎症、淋巴细胞性垂体炎;颅外伤引起垂体柄被切断、脑部放疗治疗破坏、辐射及鞍上区域的手术损伤。下丘脑功能失调性假孕等影响 PIF 的分泌和传递都可引起泌乳素的增高。

2.垂体疾患

垂体疾患是高催乳素血症最常见的原因,泌乳素瘤占正常垂体瘤的 25%～30%。其中垂体泌乳细胞肿瘤最多见,空蝶鞍综合征、肢端肥大症、垂体腺细胞增生都可致催乳素水平的异常增高。按肿瘤直径大小分微腺瘤(肿瘤直径<1 cm)和大腺瘤(肿瘤直径≥1 cm)。其他相关疾病有:转移性肿瘤、炎症感染、结节病、肢端肥大症、库欣综合征。

3.其他内分泌、全身疾患

原发性和(或)继发性甲状腺功能减退症,如假性甲状旁腺功能减退、桥本甲状腺炎、多囊卵巢综合征、肾上腺瘤、GH 腺瘤、ACTH 腺瘤等,以及异位 PRL 分泌增加如未分化支气管肺癌、胚胎癌,子宫内膜异位症、肾癌可能有 PRL 升高。肾功能不全、肝硬化、癫痫等影响到全身内分泌稳定时也会出现 PRL 升高。乳腺手术、乳腺假体手术后、长期乳头刺激、妇产科手术如人工流产、引产、死胎、子宫切除术、输卵管结扎术、卵巢切除术等 PRL 也可异常增高。

4.药物影响

长期服用多巴胺受体阻断剂如吩噻嗪类镇静药:氯丙嗪、奋乃静。儿茶酚胺耗竭剂抗高血压药:利血平、甲基多巴。甾体激素类:口服避孕药、雌激素、孕激素、抗雄激素等。鸦片类药物:吗啡。抗胃酸药:H2-R 拮抗剂—甲氰米胍、多潘立酮。均可抑制多巴胺转换,促进 PRL 释放。药物引起的高 PRL 血症多数血清 PRL 水平在 $100\mu g/L$ 以下,但也有报道长期服用一些药物使血清 PRL 水平升高达 $500~\mu g/L$ 而引起大量泌乳、闭经。

5.胸部疾患

如胸壁的外伤、手术、烧伤、带状疱疹等也可能通过反射引起 PRL 升高。

6.多发性内分泌瘤病 I 型

多发性内分泌瘤病 I 型(MEN- I)罕见,患者有 PRL 瘤并可伴甲状旁腺功能低减、胃泌素瘤。

7.其他

多囊卵巢综合征(PCOS)患者中 6%～20%可出现溢乳及轻度高 PRL 血症。可能因持续雌激素刺激,PRL 分泌细胞敏感性增高所致。此外,子宫内膜异位症患者中 21%～36%血 PRL 水平轻度升高,尤其是伴不孕者,可能为痛经不孕造成精神应激所致。

8.特发性高催乳激素血症

催乳素多为 $60～100~\mu g/L$,无明确原因。此类患者与妊娠、服药、垂体肿瘤或其他器质性病变无关,多因患者的下丘脑-垂体功能紊乱,从而导致 PRL 分泌增加。但是未发现明确的下丘脑和垂体相关疾病,部分患者数年后发展为垂体微腺瘤,明确此诊断前需排除垂体微腺瘤。其中大多数 PRL 轻度升高,长期观察可恢复正常。血清 PRL 水平明显升高而无症状的特发性高 PRL 血症患者中,部分患者可能是巨分子 PRL 血症,这种巨分子 PRL 有免疫活性而无生物活性。

临床上当无病因可循时,包括 MRI 或 CT 等各种检查后未能明确泌乳素异常增高原因的患者可诊断为特发性高催乳素血症,但应注意对其长期随访,对部分伴月经紊乱而 PRL 高于 $100~\mu g/L$ 者,需警惕潜隐性垂体微腺瘤的可能,应密切随访,脑部 CT 检查发现许多此类疾病患者数年后常发展为垂体微腺瘤。本症随诊 6 年后 20%自然痊愈,10%～15%发展为微腺瘤,发展为大腺瘤者罕见。

四、临床表现

1.月经紊乱及不孕

高 PRL 血症患者 90%有月经紊乱,以继发性闭经多见,也可为月经量少、稀发或无排卵月经;原发性闭经、月经频、多及不规则出血较少见。卵巢功能改变以无排卵最多见,也可为黄体功能不足引起不孕或流产。

2.异常泌乳

指非妊娠或产后停止哺乳>6 个月仍有乳汁分泌。发生率约为 90%。因有大分子 PRL、乳腺 PRL 受体数或对 PRL 敏感性的差异,血 PRL 水平与泌乳量不成正比。

3.肿瘤压迫症状

(1)其他垂体激素分泌减低:如 GH 分泌减低引起儿童期生长迟缓,Gn 分泌减低引起闭经、青春期延迟,抗利尿激素分泌减低引起尿崩症,促甲状腺激素(TSH)或 ACTH 分泌减低继发甲状腺或肾上腺皮质功能降低。

(2)神经压迫症状:如头痛、双颞侧视野缺损、肥胖、嗜睡、食欲异常和颅神经压迫症状。有15%～20%的患者腺瘤内可自发出血,少数患者可发生急性垂体卒中,表现为突发剧烈头痛、呕吐、视力下降、动眼神经麻痹等。

4.其他

雌激素水平低导致骨量丢失加速、低骨量或骨质疏松。低雌激素状态引起生殖器官萎缩、性欲减低、性生活困难。约 40% 的患者可有多毛。如为混合性腺瘤可有其他垂体激素分泌亢进的临床表现。

五、辅助检查

1.血清学检查

血清 PRL 水平持续异常升高,大于 25 μg/L(1.14 nmol/L),需除外由于应激,如睡眠、空腹、饥饿或过饱、过度劳累、药物服用史、胸壁手术史或损伤、肾脏疾病以及癫痫发作 1~2 h 间等引起的 PRL 升高。FSH 及 LH 水平通常偏低。必要时测定甲状腺、肝、肾功能。检查最好在上午的 9~12 点进行,因为催乳素分泌水平下午要比上午高。

2.影像学检查

当血清 PRL 水平高于 100 μg/L(100 μg/L=4.55 nmol/L)时,应注意是否存在垂体腺瘤,CT 和 MRI 可明确下丘脑、垂体及蝶鞍情况,是有效的诊断方法。其中 MRI 对软组织的显影较 CT 清晰,因此对诊断空蝶鞍症最为有效,也可使视神经、海绵窦及颈动脉清楚显影,是有效的诊断方法。

3.眼底、视野检查

垂体肿瘤增大可侵犯和(或)压迫视交叉,引起视盘水肿;也可因肿瘤损伤视交叉不同部位而有不同类型视野缺损,因而眼底、视野检查有助于确定垂体腺瘤的部位和大小,尤其适用于孕妇。

六、治疗

应该遵循对因治疗原则。控制高 PRL 血症、恢复女性正常月经和排卵功能、减少乳汁分泌及改善其他症状(如头痛和视功能障碍等)。

(一)随访

高 PRL 血症患者应长期随访。无论带瘤妊娠分娩后及垂体瘤手术、放疗后,都需严密随访血 PRL 水平,以决定药物治疗的选择。在多巴胺受体激动剂治疗期间,也应定期监测血 PRL 水平,以调整剂量。

(二)药物治疗

垂体 PRL 大腺瘤及伴有闭经、泌乳、不孕不育、头痛、骨质疏松等表现的微腺瘤都需要治疗,首选多巴胺激动剂治疗。常用有溴隐亭、α-二氢麦角隐亭(dihydroergocryptine)、卡麦角林(cabergoline)。

1.溴隐亭

溴隐亭是第 1 个临床应用的多巴胺 D_1、D_2 受体激动剂,可抑制垂体 PRL 分泌和 PRL 瘤细胞增殖从而缩小瘤体。40 余年来,临床报道溴隐亭治疗可使 60%~80% 的患者血 PRL 水平降至正常、异常泌乳消失或减少,有 80%~90% 的患者恢复排卵月经,70% 的患者生育。大腺瘤患者 80%~90% 视野改善,60% 瘤体缩小 50% 以上,缩小所需时间长短不一,与血 PRL 水平下降情况也不平行。溴隐亭的疗效与个体敏感性有关,不一定与剂量正相关。不良反应主要是胃肠道反应(恶心、呕吐、便秘)和体位性低血压(头晕、头痛),多数在短期内消失。

为减轻不良反应一般从小剂量开始,初始剂量为 1.25 mg/d,餐中服用;根据患者反应,每 3~7 d 增加 1.25 mg/d,直至常用有效剂量为 5.0~7.5 mg/d,一般不需大于此量。如加量出现不耐受可减量维持。持续服药 1 个月后复查血 PRL 水平,以指导剂量的调整。有 10%~18% 的患者对溴隐亭不敏感或不耐受,可更换其他药物或手术治疗。

2. α-二氢麦角隐亭

是高选择性多巴胺 D2 受体激动剂及 α 肾上腺素能拮抗剂。有报道称 5 mgα 二氢麦角隐亭与 2.5 mg 溴隐亭的药效动力学曲线相同,血 PRL 水平均于服药后 5 h 达低谷,至少可维持 12 h。初始治疗患者从 5 mg(1/4 片)每天 2 次开始,餐中服用,经1~2 周加量,并根据患者血 PRL 水平变化,逐步调整至最佳剂量维持,一般为 20~40 mg/d。效与溴隐亭相仿,心血管不良反应少于溴隐亭,无体位性低血压出血。长期耐受性高。

3. 卡麦角林

化学结构为 6-烯丙基-N-3-(二甲基氨基)丙基-N-(乙基氨基甲酰基)麦角林-8-甲酰胺,是具有高度选择性的多巴胺 D2 受体激动剂,是溴隐亭的换代药物,抑制 PRL 的作用更强大而不良反应相对减少且作用时间更长。对溴隐亭抵抗(指每天使用 15 mg 溴隐亭效果不满意)或不耐受溴隐亭治疗的 PRL 瘤患者改用此新型多巴胺受体激动剂仍有 50% 以上有效。卡麦角林与其他多巴胺受体激动剂的差别在于半衰期非常长为 65 h,只需每周给药 1~2 次,常用剂量为 0.5~2.0 mg(1~4 片)。作用时间的延长是由于从垂体组织中的清除缓慢,与垂体多巴胺受体的亲和力高,广泛的肠肝再循环。口服后 3 h 内就可以检测到 PRL 水平降低,然后逐渐下降,在 48~120 h 效应达到平台期;坚持每周给药,PRL 水平持续下降。不良反应少,很少出现恶心、呕吐等,患者顺应性较溴隐亭好。α-二氢麦角隐亭和卡麦角林无妊娠期使用的资料,假如患者有生育要求,溴隐亭有更加确定的安全性,可能是更好的选择。

4. 药物治疗时的随诊

在多巴胺受体激动剂治疗的长期用药过程中随诊十分重要,应包括以下几点。

(1)治疗 1 个月起定期测定血 PRL 及雌二醇水平,观察 PRL 下降及卵泡发育改善的进度,指导剂量调整。

(2)每 1~2 年重复鞍区 MRI 检查,大腺瘤患者每 3 个月检查 1 次。如多巴胺受体激动剂治疗后血 PRL 水平不降反升、出现新症状也应行 MRI 检查。PRL 大腺瘤在多巴胺受体激动剂治疗后血 PRL 水平正常而瘤体不缩小,应重新核对诊断,是否为其他类型腺瘤或混合性垂体瘤、是否需改用其他治疗。

(3)有视野缺损、大腺瘤患者在初始治疗时可每周复查 2 次视野。如疗效满意常在 2 周内显效。如无改善或不满意应在治疗后 1~3 周复查 MRI 决定是否需手术治疗减压。

(4)其他:其他垂体激素测定、骨密度等。

5. 药物减量及维持

PRL 微腺瘤患者在药物治疗过程中若血 PRL 水平已正常、症状好转或消失,可考虑开始将药物减量。大腺瘤患者应先复查 MRI,确认瘤体已明显缩小,PRL 水平正常后才可开始减量。减量应缓慢分次进行,通常每 1~2 个月减少,溴隐亭 1.25 mg/d,同时复查血 PRL 水平,以确保仍然正常,直至最小有效剂量作为维持量,可为每日或隔日 1.25 mg,长期使用。长期维持治疗期间,一旦再出现月经紊乱或 PRL 水平升高,应查找原因,必要时复查 MRI 决定是否再加量。

6.多巴胺受体激动剂治疗能否治愈？停药时机如何决定？

溴隐亭只抑制 PRL 瘤细胞增殖，短期用药停药后腺瘤会再生长导致复发。Pereira 报道了 743 例高 PRL 血症患者停药后至少随诊 6 个月的结果，总血 PRL 水平保持正常者仅占21％，其中特发性高 PRL 血症为 32％，微腺瘤 21％，大腺瘤 16％；服药长于 2 年者 34％，短于2 年者 16％保持正常。绝经有利于停药后血 PRL 水平保持正常。推荐停药时机为小剂量溴隐亭维持 PRL 水平正常、MRI 检查肿瘤消失或呈空泡蝶鞍，疗程达 2 次以后。停药初期每月复查血 PRL 水平，3 个月后可每半年查 1 次，或者前 1 年每 3 个月复查 1 次血 PRL 水平，以后每年查 1 次；如 PRL 水平升高，同时复查 MRI；若又升高，仍需长期以最小有效剂量维持。

（三）手术治疗

治疗的目的是缩小肿瘤块体积，恢复生育能力，预防骨损失，并抑制溢乳，同时手术前短期服用溴隐亭可降低术中出血，提高疗效。若溴隐亭等药物治疗效果欠佳者，有观点认为，由于多巴胺激动剂能使肿瘤纤维化形成粘连，可能增加手术的困难和风险，一般建议用药 3 个月内实施手术治疗。经蝶窦手术是最为常用的方法，开颅手术少用。手术成功率取决于肿瘤大小和术者的经验技巧。术后视野改善率为 70％，血 PRL 水平正常者微腺瘤 74％、大腺瘤 50％；复发率约 20％；最终治愈率微腺瘤为 58％、大腺瘤为 26％。手术治疗的并发症有短暂尿崩症、垂体功能低减、脑脊液漏、局部感染等。

1.手术适应证

（1）药物治疗无效或效果欠佳者。

（2）药物治疗反应较大不能耐受者。

（3）巨大垂体腺瘤伴视交叉压迫急需减压者；或药物治疗 2~3 个月血 PRL 水平正常但瘤体无改变、疑为无功能瘤者。

（4）侵袭性垂体腺瘤伴有脑脊液鼻漏者。

（5）拒绝长期服用药物治疗者。

（6）复发的垂体腺瘤。手术后，需要进行全面的垂体功能评估，存在垂体功能低下的患者需要给予相应的内分泌激素替代治疗。

2.手术相对禁忌证

全身器官功能差、不能耐受手术者。

3.术后随访和处理

术后需行全面垂体功能评估。有全垂体功能低减的患者需给予相应的激素补充治疗。术后 3 个月应行影像学检查，结合内分泌变化，了解肿瘤切除程度。酌情每 6 个月或 1 年再复查1 次。术后仍有肿瘤残留的患者须进一步药物或放射治疗。

（四）放射治疗

放射治疗方法分为传统放射治疗和立体定向放射外科治疗。传统放射治疗因照射野相对较大，易出现迟发性垂体功能低下等并发症，不主张单纯使用，目前仅用于有广泛侵袭的肿瘤术后联合治疗。立体定向放射外科治疗适用于边界清晰的中小型肿瘤。放射治疗主要适用于大的侵袭性肿瘤、术后残留或复发的肿瘤；药物治疗无效或不能坚持和耐受药物治疗不良反应的患者；有手术禁忌或拒绝手术的患者以及部分不愿长期服药的患者。放射治疗疗效评价应包括肿瘤局部控制以及异常增高的 PRL 下降的情况。通常肿瘤局部控制率较高，而 PRL 恢复至正常则较为缓慢。即使采用立体定向放射外科治疗后,2 年内也仅有 25%~29%的患者 PRL 恢复正常,其余患者可能需要更长时间随访或需加用药物治疗。传统放射治疗后 2~ 10 年,有 12%~100%的患者出现垂体功能低下;1%~2%的患者可能出现视力障碍或放射性颞叶坏死。部分可能会影响瘤体周围的组织而影响垂体的其他功能,甚至诱发其他肿瘤,损伤周围神经等,因此,放射治疗一般不单独使用。

(五)其他治疗

由于甲状腺功能减退、肾衰竭、手术、外伤、药物等因素引起的高催乳素血症,则对因进行治疗。

(六)高 PRL 血症无排卵不孕患者的促生育治疗

有报道,高 PRL 血症妇女,不论有无垂体 PRL 瘤,单独服溴隐亭后 2 个月内约 70%的患者血 PRL 水平正常、异常泌乳停止、闭经者月经恢复。服药 4 个月内 90%的患者排卵恢复, 70%的患者妊娠。少数 PRL 水平下降但未达正常者中也有 25%排卵恢复,14%妊娠。以上说明,血 PRL 水平升高是抑制卵巢功能的主要原因。但其余约 25%的患者在血 PRL 水平正常后 4~6 个月,月经仍不恢复或虽恢复但基础体温显示无排卵,推测这些患者下丘脑多巴胺功能紊乱同时累及 PRL 分泌及卵巢轴。

此时,联合促进垂体 FSH、LH 分泌的药物可获得良好效果。对卵巢轴有一定功能的患者,枸橼酸氯米芬可有效促排卵及促生育。枸橼酸氯米芬促排卵无效或垂体手术、放疗后 Gn 储备功能低减的患者应用外源性 Gn 制剂如人绝经期促性腺激素(hMG)和 hCG 促排卵。用法和注意事项见不孕的相关诊治指南。也应注意避免 PRL 过度抑制导致黄体功能不足而影响受孕。

(七)无生育要求的高 PRL 血症患者

经足量溴隐亭治疗血 PRL 水平已正常或接近正常但仍闭经,如何处理? 是否继续增加溴隐亭的剂量? 能否应用雌孕激素补充治疗? 应详细询问有无垂体手术或放疗史,因其可能损害垂体 Gn 细胞储备导致卵巢功能不恢复。复查血 6 项生殖激素有助于判断垂体 Gn 及卵巢功能情况。如血 PRL 水平基本正常、雌二醇水平低于早卵泡期水平则应全面权衡收益和风险后,谨慎使用雌孕激素补充治疗,以恢复月经,预防低雌激素引起的并发症。具体用法及监测见最新的"绝经相关激素补充治疗的规范诊疗流程"。用药过程中随诊血 PRL 水平变化,如升高需再重新评估利弊。如血雌二醇水平高于早卵泡期水平则选用后半周期孕激素治疗,以预防子宫内膜增生。

(八)高催乳素血症患者的妊娠相关处理

1.基本的原则

基本的原则是将胎儿对药物的暴露限制在尽可能少的时间内,同时减少或避免垂体肿瘤增大的不良影响。

2.妊娠期间垂体肿瘤生长特点

妊娠期间 95%的微腺肿瘤患者、70%~80%的大腺瘤患者瘤体并不增大,虽然妊娠期泌乳素腺瘤增大情况少见,但仍应该加强监测,垂体腺瘤患者怀孕后未用药物治疗者,约有 5%的微腺瘤患者会发生视交叉压迫,而大腺瘤出现这种危险的可能性达 25%以上,因此,于妊娠 20 周、28 周、38 周定期复查视野,若有异常,应该及时行 MRI 检查。

3.垂体肿瘤妊娠后处理

在妊娠前有微腺瘤的患者应在明确妊娠后停用溴隐亭,因为肿瘤增大的风险较小。停药后应定期测定血 PRL 水平和视野检查,定期随访患者的临床症状。正常人怀孕后 PRL 水平可以升高 10 倍左右,患者血 PRL 水平显著超过治疗前的 PRL 水平时要密切监测血 PRL 及增加视野检查频度。

对于有生育要求的大腺瘤妇女,需在溴隐亭治疗腺瘤缩小后再妊娠较为安全。目前认为溴隐亭对妊娠是安全的,但仍主张一旦妊娠,应考虑停药。所有患垂体 PRL 腺瘤的妊娠患者,在妊娠期需要每 2 个月评估一次。妊娠期间肿瘤再次增大者给予溴隐亭仍能抑制肿瘤生长,一旦发现视野缺损或海绵窦综合征,立即加用溴隐亭可望在 1 周内改善缓解,但整个孕期须持续用药直至分娩。对于药物不能控制者及视力视野进行性恶化时,应该经蝶鞍手术治疗需要并根据产科原则选择分娩方式。高 PRL 血症、垂体 PRL 腺瘤妇女应用溴隐亭治疗,怀孕后自发流产、胎死宫内、胎儿畸形等发生率为 14% 左右,与正常妇女妊娠情况相似。

4.垂体肿瘤哺乳期处理

没有证据支持哺乳会刺激肿瘤生长。对于有哺乳意愿的妇女,除非妊娠诱导的肿瘤生长需要治疗,一般要到患者想结束哺乳时再使用多巴胺受体激动剂。

(单红英)

第八节　性早熟

性发育开始的年龄受地域、种族和遗传等因素的影响。男孩 9 岁前、女孩 7.5 岁前出现第二性征为性早熟。由于下丘脑-垂体-性腺轴功能提前活动,引起第二性征提前出现者称为促性腺激素释放激素(GnRH)依赖性性早熟,又称为中枢性早熟(CPP)或真性早熟。由于某些原因引起第二性征过早出现而无性腺成熟者称为非 GnRH 依赖性性早熟,又称为外周性早熟(PPP)或假性早熟。根据患者性早熟的表现与其性别是否一致,还可分为同性性早熟和异性性早熟。同性性早熟是指女性患者出现女性性早熟的表现或男性患者出现男性性早熟的表现。异性性早熟是指男性患者出现女性化或女性患者出现男性化表现。

一、病因和发病机制

GnRH 依赖性性早熟有下丘脑-垂体-性腺轴的整体发动,最终发育完善至具有生育能力,其病因可以是中枢神经系统肿瘤或其他器质性病变。若未发现中枢器质性病变则称之为特发性中枢性早熟。非 GnRH 依赖性性早熟可见于性腺或肾上腺肿瘤,以及摄入外源性性激素,还见于性腺自主性病变,包括性激素分泌细胞促性腺激素受体变异使受体自主性激活所致家族性男性性早熟(家族性高睾酮血症)、多发性骨纤维营养不良(McCune-Albright 综合征,女孩多见,常伴甲状腺、肾上腺及垂体病变)等。

(一)中枢性性早熟的常见病因

1.特发性中枢性性早熟

病因不明。

2.继发性中枢性性早熟

(1)中枢神经系统异常:肿瘤或占位性病变(下丘脑错构瘤、分泌促黄体素的腺瘤、星形细胞瘤、胶质瘤和(或)伴神经纤维瘤等),中枢神经系统感染,获得性损伤:外伤、颅脑手术后、放化疗等,先天发育异常:如蛛网膜囊肿、脑积水、中隔发育不良、鞍上囊肿和脑发育不良等。

(2)其他疾病(继发于):先天性甲状腺功能减退,先天性肾上腺皮质增生症,McCune Albright 综合征,家族性男性限制性性早熟。

(3)遗传因素:KissGPR54/MKRN3、DLK1、Lin28b/Let7 等基因突变,某些综合征。

(二)外周性性早熟的常见病因

1.女孩

(1)同性性早熟:McCune Albright 综合征,卵巢肿瘤(如颗粒细胞/卵泡膜上皮细胞瘤、畸胎瘤、绒毛膜上皮瘤/癌、环状小管性索瘤伴 PeutzJeghers 综合征等),肾上腺肿瘤(分泌雌激素),外源性雌激素摄入(如误服避孕药、外用含雌激素制剂)。

(2)异性性早熟:先天性肾上腺皮质增生症,肾上腺肿瘤(分泌雄激素),产生雄激素的卵巢肿瘤,外源性雄激素摄入。

2.男孩

(1)同性性早熟:先天性肾上腺皮质增生症,家族性男性限性性早熟,肾上腺肿瘤(腺瘤、腺癌),分泌 hCG 的肿瘤(如生殖细胞瘤、肝母细胞瘤、肝癌等),睾丸间质细胞瘤。

(2)异性性早熟:肾上腺肿瘤(产雌激素),分泌 hCG 的肿瘤(如生殖细胞瘤、肝母细胞瘤、肝癌等),睾丸环状小管性索瘤,外源性雌激素摄入或外用。

二、临床表现

1.真性早熟

特发性性早熟多见于 4~8 岁的女孩。首先出现乳腺发育,继而外生殖器发育、阴道分泌物增多、阴毛生长,随后月经来潮。男孩则首先出现睾丸和阴茎增大,阴茎勃起和排精,并出现阴毛、痤疮和变声。患儿骨骼生长加速,骨骺提前融合,故暂时高于同龄儿童,但成年后则矮于正常人。颅内肿瘤所致性早熟多见于男孩,先出现性早熟表现,待病情发展到一定阶段才出现中枢占位症状。

2.假性早熟

临床表现与真性性早熟相似,但乳晕及小阴唇往往有明显色素沉着。先天性肾上腺皮质增生可引起男孩假性性早熟,但睾丸并不增大。McCune-Albright 综合征多见于女性患儿者,除性早熟外患者还伴有单侧或双侧多发性骨纤维结构不良,同侧肢体皮肤有片状棕褐色色素沉着(咖啡牛奶斑)。若色素沉着边缘整齐,则单一骨受累。若色素沉着边缘不整齐,则多块骨受累。患儿常伴有多种内分泌腺功能异常,如结节性甲状腺肿伴甲状腺功能亢进、结节性肾上腺皮质增生伴皮质醇增多症、生长激素分泌过多和高催乳素血症等。性早熟是由卵巢黄体化的滤泡囊肿自主性产生过多的雌激素所致。

三、辅助检查

1.HPGA 活性评估

促黄体生成素(luteinizing hormone,LH)升高是 HPGA 启动的重要生化标志,现多用免疫化学发光法测定。但由于 LH 呈脉冲式分泌且受到日夜节律、不同 Tanner 分期等多种因素的影响,基础血 LH 水平在诊断上的意义受限。2019 年促性腺激素释放激素类似物(gonado-tropin-releasing hormone agonist,GnRH-a)应用国际专家建议中提到 LH 基础值>0.2 U/L 可作为筛选性发育启动的指标,但 LH 基础值<0.2 U/L 并不能完全排除 CPP,需结合临床分析,必要时进行激发试验。GnRH 激发试验较基础 LH 水平检测更为准确,也是鉴别 CPP 和外周性性早熟的重要依据,GnRH 剂量为每次 2.5 μg/次,最大剂量为 100μg。LH 峰值≥5.0 U/L 且 LH 峰值与卵泡刺激素(follicle-stimulating hormone,FSH)峰值的比值≥0.6 提示性腺轴启动。快进展型 CPP 患儿的 LH 峰值/FSH 峰值较高,但不应单纯以 LH 峰值/FSH 峰值≥0.6 作为 CPP 诊断标准。GnRH-a 的激发作用比天然 GnRH 强数十倍,峰值在 60～120 min 出现,广泛用于 CPP 的诊断,但建议各实验室应有自己的剂量及实验标准。以曲普瑞林为例,使用 0.1 mg/m(≤0.1 mg)或固定剂量 0.1 mg 后 60 min LH 切点值可选择 4.4～6.0 U/L。在判断结果时,必须结合患儿性发育状态及其进展速度、性腺发育情况、身高和骨龄的变化等进行综合分析,不能单纯以激发试验结果作出 CPP 诊断。

2.性腺发育评估

女孩盆腔 B 超检测结果子宫长度为 3.4～4.0 cm,卵巢容积为 1～3 mL(卵巢容积＝长×宽×厚×0.5233),并可见多个直径≥4.0 mm 的卵泡,提示青春期启动。男孩睾丸容积≥4 mL(睾丸容积＝长×宽×厚×0.71)或睾丸长径>2.5 cm,提示青春期发育。

3.头颅影像学检查

大部分女孩 CPP 为特发性,但年龄越小、头颅影像学异常概率越高。有资料表明,在 CPP 患者中有 6.3%的女孩和 16.3%～38.0%的男孩患有颅内病变。因此,建议所有 CPP 男孩及 6 岁以下女孩应进行中枢神经系统磁共振成像等以排除颅内病变;6 岁以上 CPP 女孩如出现性发育快速进展征象或神经系统异常表现时,也应该考虑行头颅影像学检查,一般首选鞍区核磁共振,无法接受核磁检查者可选择鞍区 CT(需要增强)。如有其他中枢神经系统症状,酌情检查其他部位的核磁共振等影像检查。

4.骨龄

左手正位片。骨龄多数超前,单纯性乳房早发育、青春发育呈慢进展型者骨龄可不提前。

5.其他实验室或影像学检查

对于临床疑诊或已经确诊为 PPP 者,根据病情及诊断需要,酌情选择检查血和脑脊液人绒毛膜促性腺激素(hCG)、甲胎蛋白(如考虑生殖细胞肿瘤)、促肾上腺皮质激素等肾上腺轴功能评估及肾上腺源雄激素水平测定(如考虑先天性肾上腺皮质增生症、肾上腺肿瘤等),以及其他部位的 CT 或核磁共振检查等项目。

6.性早熟相关基因检测

对家族性男性限性性早熟、McCune-Albright 综合征及某些有家族史的特发性 CPP,可作相关基因检测。

四、诊断和鉴别诊断

(一)诊断

1.第一步

是否性早熟。当女孩在 7.5 岁前、男孩在 9 岁前出现第二性征(乳房、阴毛出现,睾丸和阴茎增大),则可以判定为性早熟。是否进入下一步检查和诊断,需要结合病史、体格检查、骨龄情况等综合判断。男孩性早熟者多数存在基础疾病等继发因素,故需要进一步仔细检查。对于女孩,当乳房发育年龄接近界线年龄(如 6 岁至 7 岁以上者),尤其是发育进程并非呈持续性(单纯性乳房发育者,乳房可在发育后的 3~6 个月消退,之后乳房发育可能会反复出现,但均可自行消退)或呈现缓慢进展(如无阴毛生长、阴道分泌物、身高突增、骨龄快速进展等),则可密切、仔细随访(每 3~6 个月复查),要避免过度检查和治疗。

2.第二步

性早熟类型。当已经确定是性早熟且根据临床表现确定需要进一步检查后,进一步行基础 LH、GnRH/GnRH-α 激发试验了解 HPGA 活性,并作性腺发育评估(盆腔 B 超、睾丸容积测定)以判断性早熟类型。CPP 诊断标准如下所示。

(1)性征提前出现,即女童 7.5 岁前出现乳房发育或 10 岁前出现月经初潮,男童 9 岁前出现睾丸增大。

(2)性腺增大,即盆腔 B 超示女童子宫、卵巢容积增大且卵巢内可见多个直径>4 mm 的卵泡,男童睾丸容积>4 mL。

(3)血清促性腺激素及性激素达青春期水平。

(4)多有骨龄提前,骨龄超过实际年龄≥1 岁。

(5)有线性生长加速,年生长速率高于同龄健康儿童。其中前 3 点是诊断必备。在诊断 CPP 后还需要观察青春发育进程,结合临床综合判断,鉴别是快进展型还是慢进展型,以避免过度干预。

PPP 的诊断标准:①第二性征提前出现;②性腺大小未达 CPP 标准,单侧或双侧性腺可发现占位病变、囊肿(可复发性)。需要注意的是 MeCune-Albright 综合征女孩的卵巢可增大、患分泌 hCG 肿瘤的男孩睾丸可>4mL,易被误诊为 CPP,但基础 LH、GnRH/GnRH-α 激发试验结果可助鉴别;③血清基础 FSH/LH 呈被抑制状态(低于正常,甚至低于检测下限),GnRH/GnRH-α 激发试验无反应;④多有身高生长加速。但多因骨龄超前显著,预测成年身高/成年身高受损严重;⑤基础疾病的临床表现,如肿瘤占位、肾上腺皮质功能低下等。

3.第三步

病因诊断。对于 CPP 患者,重点排查中神经系统是否有器质性病变,是否存在 PPP 基础;对于 PPP 患者,重点在查找和明确病因。

(二)鉴别诊断

CPP 应注意与不完全性性早熟及外周性性早熟相鉴别。同时,应进行 CPP 的病因诊断,区分特发性 CPP 和继发性 CPP(继发于中枢神经系统异常、继发于外周性性早熟)。

1.单纯乳房早发育

为女童不完全性性早熟最常见类型,即除乳房发育外,不伴有其他性发育的征象,无生长加速和骨骼发育提前,不伴有阴道出血,中国女童患病率约为 4.8%。部分患儿在 GnRH 激发试验中 LH 水平可轻度上升,因此不宜单纯以 LH 峰值鉴别单纯乳房早发育和 CPP。需要重视的是有 13%~18% 的患儿会发展成 CPP,故应动态追踪观察。

2.先天性肾上腺皮质增生症

21-羟化酶缺乏症为本病最常见类型,亦是导致男童外周性性早熟的最常见原因。男性化表现为阴茎增大、增粗,阴囊色素沉着,睾丸容积不大或与阴茎发育水平不一致,早期生长加速,骨龄提前。血 17-羟孕酮、硫酸脱氢表雄酮、雄烯二酮、睾酮水平升高。部分患儿,尤其是长期未正确治疗者可继发 CPPIS。

3. MeCune-Albright 综合征

MeCune-Albright 综合征多见于女性,是由于 GNAS 基因变异所致,本病以性早熟、皮肤咖啡牛奶斑、多发性骨纤维发育不良三联征为特点。但可仅表现为一种或两种体征。其性发育过程与 CPP 不同,常先有阴道流血发生;乳头、乳晕着色深;血雌激素水平增高而促性腺激素水平低下;GnRH 激发试验显示为外周性性早熟特点。随病程进展,部分可转化为 CPP。

4. 中枢神经系统异常

多种中枢神经系统疾病如下丘脑错构瘤病及具有内分泌功能的肿瘤或其他占位性病变,可导致或并发 CPP。下丘脑错构瘤病是胎儿发育过程中发生的先天性非渐进性病变,患病率为 1/1 000 000～1/500 000,临床表现除 CPP 外还可伴有癫痫发作和发育迟缓。其他肿瘤或占位如胶质瘤、生殖细胞瘤、囊肿以及外伤、颅内放疗化疗等均有可能导致 CPP 发生。

5. 原发性甲状腺功能减退症

甲状腺功能减退时,下丘脑分泌促甲状腺激素释放激素(thyrotropinreleasing hormone, TRH)增加,由于分泌促甲状腺激素(thyroid stimulating hormone,TSH)的细胞与分泌泌乳素、LH、FSH 的细胞具有同源性,TRH 不仅促进垂体分泌 TSH 增多,同时也促进泌乳素和 LH、FSH 分泌。也有人认为 FSH 和 TSH 的糖蛋白受体结构相似,血清高浓度 TSH 导致 FSH 受体激活。患儿可出现性早熟的临床表现,但不伴有线性生长加速及骨龄增长加快等。

五、治疗

主要治疗目的是改善成年期身高,防止月经初潮早期(女孩)和防止因性征早现所引致心理及社会问题。治疗措施包括抑制性激素分泌,阻抑骨龄进展、防止骨骺过早愈合,使成年后身材不至于过矮。

(一)中枢性性早熟的治疗

1. 目的

以改善成年身高为核心,同时防止早熟和早初潮带来的心理问题。目前国际上对 CPP 治疗主要应用 GnRH 类似物(GnRH-a)。

国内目前可供应用的 GnRH-a 缓释型制剂有醋酸亮丙瑞林和曲普瑞林。GnRH-a 能有效抑制 LH 分泌,使性腺暂停发育、性激素分泌回到青春前期状态,从而延缓骨龄增长和骨骺融合,改善最终成年身高(FAH)。

2. GnRH-a 应用指征

(1)快进展型 CPP:患儿骨骼成熟和性征发育加速显著,超过线性生长加快程度,根据骨龄预测成年身高<人群平均身高 P3 或遗传靶身高 P3。

(2)出现与 CPP 直接相关的心理行为问题。

(3)快进展型青春期:在界定年龄后开始出现性发育,但性发育进程及骨骼成熟迅速,影响 FAH。

3. 慎用的指征

有以下情况时,GnRH-a 改善成年身高的疗效差,应酌情慎用:①开始治疗时骨龄:女孩＞11.5 岁,男孩＞12.5 岁;②遗传把身高低于同性别、同年龄正常身高均值减两个标准差。

4.不宜应用的指征

有以下情况不宜单独应用 GnRH-a,因为治疗几乎不能改善成年身高:①骨龄:女孩≥12.5 岁,男孩≥13.5 岁;②女孩初潮或男孩遗精后 1 年。

5.不须应用的指征

①性发育进程缓慢(骨龄进展不超越年龄进展)而对成年身高影响不大的 CPP 不需要治疗;②骨龄虽提前,但身高生长速度快,使身高年龄大于骨龄,预测成年身高不受损。但对初评认为暂时不须治疗者均需定期复查身高和骨龄变化,定期再评估治疗的必要性,按需制订治疗方案。

6.GnRH-a 应用方法

GnRH-a 有曲普瑞林、亮丙瑞林和戈舍瑞林等多种药物,其药效是天然 GnRH 的 15～200 倍。制剂有 3.75 mg 的缓释剂(每 4 周肌内注射或皮下注射)、11.25 mg 的长效缓释剂(每 12 周注射 1 次)等,国内以 3.75 mg 的曲普瑞林和亮丙瑞林缓释制剂常用。GnRH-a 缓释剂的常规初始剂量是 3.75 mg,此后剂量 80～100 $\mu g/(kg \cdot 4$ 周$)$;或采用通用剂量 3.75 mg 每 4 周 1 次,根据性腺轴抑制情况调整用量。GnRH-a 的疗程对 FAH 的改善甚为重要,建议持续治疗 2 年以上。停药应考虑到身高的满意度、生活质量以及与同龄人同期性发育的需求,但尚缺乏相应固定的停药指征。特别注意单以骨龄评价治疗后身高的获益并不可靠。

7.治疗监测

GnRH-a 治疗过程中,建议每 3 个月监测性发育情况、生长速率等;每半年监测 1 次骨龄。治疗过程中需监测促性腺激素和性激素水平,以评估 HPGA 抑制情况。治疗有效的指标包括:生长速率正常或下降、女童乳腺组织回缩或未继续增大、男童睾丸容积减小或未继续增大、骨龄进展延缓、HPGA 处于受抑制状态。应注意 GnRH-a 通过减缓软骨细胞增殖,抑制骨龄增长,实现骨生长和成熟的正平衡,从而延长生长年限,改善 FAH。因此不宜错误地将患儿以骨龄提前为"代价"所致的快速生长回落至青春前期速度视作为"生长减速",并视作是 GnRH-a 的药物不良反应,但如出现严重生长迟滞,则需考虑是否伴有其他疾病。阴毛出现或进展通常代表肾上腺功能初现,并不一定意味治疗失败。GnRH-a 治疗对 HPGA 的抑制作用已获得公认,但于 GnRH-a 改善不同年龄 CPP 患儿终身高及身高获益的报道不一。普遍认为 6 岁以前开始 GnRH-a 治疗的 CPP 女童身高获益明显,6～8 岁女童亦有所获益,但 8 岁以后的女童的 FAH 改善作用有限。

8.疗程

为改善成年身高,GnRH-a 的疗程至少 2 年。女孩在骨龄为 12～12.5 岁时宜停止治疗,此时如延长疗程常难以继续改善成年身高。对开始治疗是年龄较小者,如年龄已追赶上骨龄,且骨龄已达正常青春期启动年龄(≥8 岁),预测成年身高满意时可以停药,使其性腺轴功能重新启动,应定期追踪。

(九)GnRH-a 不良反应

GnRH-a 治疗过程中偶尔出现皮疹、潮红、头痛,但通常短暂轻微,不影响治疗,10%～15% 的患儿可出现局部反应,过敏反应罕见。此外,零星报道的不良反应还包括抽搐、Q-T 间期延长、股骨头滑脱及垂体卒中等,但 GnRH-a 的长期治疗安全性良好。

1."点火"效应

部分患儿首次应用 GnRH-a 治疗经 3～7 d 可出现少量阴道出血,与 GnRH-a 应用后导致短暂雌激素水平增高、滤泡生长、囊泡形成有关，一般会持续1～2周，可自发缓解，无需进一步治疗。

2.无菌性脓肿

多个研究也陆续报道了CPP患儿接受GnRH-a治疗后出现无菌性脓肿的案例，但仍缺乏大规模临床研究报告明确其发生率。其发生可能与注射方式以及可降解生物聚合物的抗体引发超敏反应相关，在更换或停用药物后基本能自愈，必要时可选择引流等局部对症处理，极个别患儿可能遗留皮肤瘢痕。

3.生殖系统功能

研究认为GnRH-a治疗不影响卵巢功能及生殖功能，停药后HPGA功能迅速恢复，停药后2～61个月（一般为12～16个月）出现月经来潮，且60%～90%的患儿月经周期规律，成年后生育情况与正常人群相似。GnRH-a对男性CPP患儿生殖功能长期影响的研究数据有限，仍需进一步研究。

4.肥胖

普遍认为GnRH-a不会引起肥胖。流行病学显示女童早发育或性早熟与超重、肥胖相关，而GnRH-a治疗不会加重肥胖趋势，在停止GnRH-a治疗后体质指数（body mass index，BMI）回复正常水平。

5.多囊卵巢综合征

关于CPP女童GnRH-a治疗后高雄激素及多囊卵巢综合征的发生文献报道不一。但大样本横向研究显示，GnRH-a治疗和多囊卵巢综合征发生可能无关，而多囊卵巢综合征患者则存在GnRH分泌异常。

（单红英）

第七章 女性生殖系统发育异常与损伤性疾病

第一节 阴道尿瘘

尿瘘是泌尿系统与阴道之间有异常通道,表现为小便淋漓不能控制。根据瘘孔的部位分为膀胱阴道瘘、输尿管阴道瘘、尿道阴道瘘。绝大部分因难产引起。少部分因妇科手术损伤、子宫损伤引起,极个别因膀胱结石、感染、外伤、宫颈恶性肿瘤、先天性畸形引起。因为尿液不断流出,外阴发生皮炎,尿味极大,使患者在精神和肉体上感到非常的痛苦。

一、病因

1.分娩损伤

一般由难产引起,少数由分娩过程中手术操作所致产道及泌尿道撕裂。前者多为坏死型,分娩时滞产或第二产程延长,胎头下降受阻,膀胱、尿道和阴道壁及软组织长时间受压缺血性坏死引起。尿瘘多发生在胎儿娩出后3~5 d,甚至更晚。后者在手术操作过程中引起,尿瘘出现在胎儿娩出后。

2.妇科手术

如全子宫切除,盆腔广泛粘连,手术误伤泌尿系统,在术中未及时发现而形成尿瘘。

3.妇科恶性

肿瘤放射治疗后、长期放置子宫托、先天性生殖道畸形不当的性生活史及膀胱结核或肿瘤等均能导致尿瘘,但并不多见。

二、临床表现

1.症状

以漏尿为主要表现,尿液不断流出,无法控制。长期尿液的慢性刺激外阴或臀部皮肤,可引起局部发红、增厚、皮疹及溃疡等。患者常感到局部瘙痒和灼痛;部分患者由于阴道与泌尿系统存在异常通道,阴道细菌通过异常通道进入泌尿系统,可出现尿路感染症状;也有患者以阴道狭窄致性交困难为表现,多见于放疗后患者。长期的精神创伤可引起生育年龄患者出现闭经或月经稀少等表现。

2.体征

妇科检查可见阴道内有尿液流出,可见瘘孔,应仔细寻找瘘孔的数目、位置、大小及周围瘢痕的程度,注意有无合并阴道狭窄、宫颈情况等。

3.辅助检查

(1)阴道检查:发现尿液从阴道流出,无法控制。

(2)亚甲蓝试验:当瘘孔小、位置不清时可用稀释的亚甲蓝液注入膀胱观察。①蓝染尿液由阴道流出证实为膀胱阴道瘘,并可从蓝染尿液流出处寻找到瘘孔;②蓝染尿液由宫颈外口流出,诊断为膀胱宫颈瘘;③若从阴道流出的为清亮尿液,则证实该尿液来自肾,可诊断为一侧输尿管阴道瘘。

（3）膀胱镜检查：可观察瘘孔与输尿管开口的关系，并排除膀胱结核或肿瘤。静脉注射靛胭脂 5 mL，经 5～7 min 可见蓝色液体由瘘孔流出，为输尿管阴道瘘或者先天性输尿管开口异位。

（4）静脉注射靛胭脂：注射 5mL，经 5～7 min 可见蓝色液体由瘘孔流出，为输尿管阴道瘘或者先天性输尿管口异位。排出蓝色尿液距静脉注射时间愈久，说明该侧肾积水愈严重。

三、诊断要点

①有难产史或妇科手术史；②无法控制尿液从阴道流出，妇检可见阴道见尿液或瘘孔；③亚甲蓝试验、膀胱镜检查等辅助检查协助诊断尿瘘发生的部位。

四、治疗

1. 手术方式

部位低者可经阴道修补，部位高者可经腹修补或者以腹腔镜修补。必要时可经阴经腹联合修补。手术关键在于分离瘘孔周围阴道黏膜使瘘孔周围缝合无张力，目前常用的有向心分离法及离心分离法。前者的做法为在瘘孔边缘外 2 cm 左右（视瘘孔大小而定，巨大瘘孔者可适当向外），先切开阴道黏膜一小口，用血管钳分离找准阴道与膀胱之间隙，自瘘孔切缘阴道黏膜，向瘘孔方向（以瘘孔为中心）分离阴道黏膜至瘘孔边缘 3～5 mm（达瘢痕难以分离处为止），予以修剪后进行间断缝合。后者即自瘘孔边缘 2～3 mm 始，向瘘孔外（远离瘘孔）分离 2 cm 左右，再进行修剪后间断缝合。该法适用于中、小痰孔。在手术过程中，常是二者联合使用，手术效果佳。

2. 术前准备

控制炎症。可应用抗生素及泼尼松，后者可减轻局部炎症反应，缩小瘘孔并软化瘢痕。老年或闭经患者宜给雌激素，如补佳乐 1～2 mg 共用 1 周，使阴道上皮增厚以利分离愈合。

3. 术后处理

（1）尿液引流必须保持通畅无阻：一般导尿 3～5 d，巨大复杂尿瘘术后可放置 7～14 d。

（2）卧位：多取向无瘘孔侧卧位。

（3）预防感染：常用至拔除尿管后 1 周。

（4）饮食管理：术后每日液体不少于 3 000 mL，保持尿液通畅。予以无渣半流质饮食 3～5 d，保持大便通畅。

（5）术后 3 个月禁性生活及阴道检查。

（李巧玉）

第二节　外阴裂伤及血肿

外阴裂伤多见于未成年少女，有时也可发生在青年女性。当骑车或骑跨在栏杆时，外阴撞在硬物上，分娩时损伤，使局部软组织发生不同程度外伤。由于外阴血运丰富，出现疼痛伴活动性出血。

一、临床表现

患者多有外阴撞到硬物上的外伤史,受伤后感到外阴疼痛,皮肤无裂伤时形成外阴血肿,患者感到外阴肿胀、剧烈疼痛、行走不便,当皮肤有破裂时可有活动性出血,外阴血肿增大压迫尿道可引起尿潴留。一般有典型病史,诊断不难。行妇科检查外阴部、大小阴唇部可见紫蓝色不规则隆起,压痛明显,可有波动感,当皮肤有裂伤时自破口可见活动性出血,注意会阴伤口有无沿裂至阴道、穹隆或损伤内脏器官。

二、诊断

1.有骑跨伤史

多发生在未成年女性或年轻女性。

2.妇科检查

外阴血肿或外阴裂伤伴活动性出血。

3.病情危重指标

外阴大出血,外阴巨大血肿。

4.辅助检查

(1)血常规检查:出血多时有血红蛋白下降,应注意血小板是否正常。

(2)出凝血时间检查:了解有无凝血功能异常。

(3)B超检查:注意观察盆腔脏器,了解盆腔脏器有无损伤。

三、治疗

血肿形成后最初 24 h 内避免抽吸血液,有活动性出血者应立即手术止血,术前详细检查,包括阴道检查、直肠指检,查明除血肿外有无阴道、尿道、膀胱、直肠、血管、腹腔脏器等的损伤。

(一)保守治疗

血肿小、无增大趋势时可保守治疗。

(1)卧床休息。

(2)外阴血肿:直径小于 5 cm,可压迫止血,严密观察,24 h 内冷敷,24 h 后改为热敷或超短波、红外线治疗,以促进吸收。

(3)血肿形成:经 4~5 d,可在消毒下抽吸血液,以加速血肿的消退。

(4)血肿形成后:最初 24 h 内避免抽吸血液,特别是最初数小时内,切忌抽吸,因为渗出的积血有压迫出血点、防止继续出血的作用,早期抽吸易诱发再次出血。

(二)手术治疗

外阴血肿超过 5 cm,血肿不易自行吸收,或保守治疗无效而血肿继续增大,有感染化脓倾向者,应手术治疗。

(1)术前详细检查,包括阴道检查、直肠指检,查明除血肿外有无阴道、尿道、膀胱、直肠、血管、腹腔脏器等的损伤。

(2)准备明胶蛋白海绵、止血粉、凡士林纱布。

(3)采用局麻或阴部神经组织麻醉,血肿较深或范围较大者,可采用硬膜外腔阻滞麻醉。

(4)患者取膀胱截石位,可疑尿潴留者,先导尿。在切口最薄弱处或者最突出的黏膜表面做纵向切口,直达血肿腔。用手指或纱布清除血肿腔内血块,并送细菌培养。以冷无菌生理盐水冲洗血肿腔。

（5）仔细检查血肿腔内有无活动性出血点，若有出血点以细丝线结扎止血，如为弥散性渗血，看不清出血点时，可放置明胶蛋白海绵、止血粉，以纱布压迫片刻，然后缝合闭锁创腔。

（6）可吸收线自血肿腔底部开始做间断或荷包缝合，关闭血肿腔，不可遗留腔隙，如血肿较大，有少量渗血或可疑感染等情况，在缝合切口后放置橡皮引流条直达腔底。如已感染或化脓，清除血块、充分止血，放置引流，不做缝合。

（7）已缝合的伤口用无菌纱布覆盖，用"丁"字带压紧固定。抗生素预防感染，加用止血药物。

（8）术毕应在外阴或阴道内加压以防继续渗血。

（9）术后保留尿管 24 h。

（三）新鲜裂伤

如果为新鲜裂伤，自破口可见活动性出血，可吸收线缝合止血，严密观察有无继续出血，术后给予抗生素预防感染，止血药物。

（李巧玉）

第三节　宫腔粘连

一、病因

正常子宫内膜可能因为接受手术造成损伤或感染，宫腔内形成瘢痕组织，引起粘连。如果宫腔粘连合并有临床症状，例如不孕或无月经，特称 Asherman 综合征。约有 90% 的宫腔粘连发生在流产手术或产后清宫手术之后。产后出血使用 B-Lynch 缝合可能引起粘连，宫内避孕器偶有引发粘连的报道。使用宫腔镜切除多发子宫肌瘤、严重的生殖道结核容易伴随粘连，经腹手术也可能造成粘连。粘连起因于子宫内膜基底层的损伤，产生的肉芽组织与对侧的子宫壁对合。相连的部分可能是子宫内膜组织，或是致密的结缔组织，严重时宫腔完全封闭。粘连可能造成经量减少、无月经、痛经、不孕或是妊娠丢失。

二、分度

目前较常用的是欧洲妇科内镜协会和美国生育协会的两种评分方法，两种方法侧重点不同，互有利弊。

1. 2000 年欧洲妇科内镜协会（ESGE）的分类

（1）Ⅰ度：宫腔内多处有膜样粘连带，两侧宫角及输卵管开口正常。

（2）Ⅱ度：子宫前后壁间有致密的纤维素粘连，两侧宫角及输卵管开口可见。

（3）Ⅲ度：纤维条索状粘连导致部分宫腔及一侧宫角闭锁。

（4）Ⅳ度：纤维条索状粘连导致部分宫腔及两侧宫角闭锁。

（5）Ⅴa度：粘连带瘢痕化导致宫腔极度变形及狭窄。

（6）Ⅴb度：粘连带瘢痕化导致宫腔完全消失。

Ⅰ、Ⅱ度宫腔粘连程度较轻，称为轻度粘连；而Ⅲ度及其以上粘连程度较重，称为重度粘连。

2.1988 年美国生殖协会（AFS）评分

粘连累及宫腔范围低于 1/3（1 分），累及范围达 1/3～2/3＜2 分），累及范围高于 2/3（4 分）。

粘连组织菲薄（1 分），粘连部分菲薄部分致密（2 分），粘连组织致密（4 分）。

月经量无改变（0 分），月经量减少（2 分），出现闭经（4 分）。

总分 1～4 分为轻度宫腔粘连，或宫腔粘连Ⅰ级；5～8 分为中度宫腔粘连，或宫腔粘连Ⅱ级；9～12 分为重度宫腔粘连，或宫腔粘连Ⅲ级。

三、诊断

1.病史

重点询问手术史，部分患者可能没有临床症状。

2.宫腔探测

以探针探测宫腔，须与宫颈粘连做鉴别诊断。

3.激素撤退试验

使用孕激素或雄孕激素联合皆无撤退出血，提示宫腔或宫颈粘连。

4.超声检查

子宫内膜变薄，内膜形态不规则，提示宫腔粘连可能。

5.输卵管子宫造影

输卵管子宫造影因无法正确显示粘连严重程度，较少采用。临床可见不孕症患者接受该检查时，偶然发现宫腔粘连。

6.宫腔镜

宫腔镜是最有价值的诊断工具，可以直接观察粘连的形态、程度、位置等，也方便直接进行手术治疗。

四、治疗

宫腔粘连的治疗包括形态恢复和功能恢复，即要恢复正常子宫腔形态、宫腔大小、内膜功能以及受孕能力。

采用宫腔镜下剪刀或电针分离宫腔粘连来恢复正常宫腔形态和大小。分离手术需要经验丰富的术者来操作，辅以超声或腹腔镜引导，以降低子宫穿孔的风险。术后为了预防粘连再发生，可以放入宫腔水囊、节育器或是使用雌激素治疗。

1.雌激素治疗

有推荐给予结合雌激素 2.5 mg/d 或戊酸雌二醇 4 mg/d，连用 2～3 个月，用药后期可加用孕激素引发撤退性出血。

2.宫腔水囊

宫腔放置水囊形成物理屏障，预防再粘连的发生。有报道术后可留置水囊 3～10 d，期间并用抗生素。但宫腔水囊可增加感染机会并阻碍子宫内膜生长。

3.宫腔内节育器

预防术后粘连再发生，留置 3 个月后取出。但对是否放置节育器，目前仍有争议。

4.抗生素应用

感染是宫腔粘连形成的重要原因,临床上倾向于应用抗生素。

(李巧玉)

第四节　子宫脱垂

子宫从正常位置沿阴道下降,宫颈外口达坐骨棘水平以下,甚至子宫全部脱出于阴道口以外,称为子宫脱垂。子宫脱垂常伴有阴道前壁和后壁脱垂。

一、病因

分娩损伤是子宫脱垂最主要的原因。分娩时盆底组织极度扩张,盆底肌肉和筋膜及子宫韧带过度伸展或损伤,使子宫和阴道失去强有力的支托。若产妇过早参加体力劳动,过高的腹压可将未复旧的子宫推向阴道以致发生脱垂。长期慢性咳嗽、便秘、盆腹腔巨大肿瘤、大量腹腔积液以及长期超重负荷(肩挑、举重、蹲踞、长期站立)等均可使腹压增加,诱发或加重子宫脱垂。体质虚弱、肌张力低,或营养不良、消瘦,内脏器官下垂、多次分娩也易并发子宫脱垂。绝经期或长期哺乳的妇女,因雌激素水平低落,子宫萎缩,盆底组织松弛,容易发生子宫脱垂或脱垂加重。偶有未婚或未孕妇女,可因为盆底组织先天性发育不良导致子宫脱垂。子宫脱垂根据患者平卧用力向下屏气时子宫下降的程度分三度。

Ⅰ度:轻型为子宫颈距处女膜缘<4 cm,未达处女膜缘;重型为宫颈外口已达处女膜缘,未超出该缘,检查时可在阴道口见到宫颈。

Ⅱ度:轻型为子宫颈脱出阴道口,宫体仍在阴道内;重型为宫颈及部分宫体脱出阴道口。

Ⅲ度:宫颈及宫体全部脱至阴道口外。

二、临床表现

Ⅰ度患者多无自觉症状;Ⅱ、Ⅲ度患者常见,有块状物自阴道脱出。最初在劳动、咳嗽。排便后、久蹲或久站等腹压增大的情况下出现,平卧,休息时能变小或自动回缩。随病情发展,脱出块状物增大;Ⅲ度脱垂者即使休息后块状物也不能自动回缩,通常需要用手推送才能将其还纳到阴道内,严重者甚至无法回纳。由于外阴部块状物长时间脱出,患者行动极不方便,长期摩擦可出现溃疡,甚至出血;继发感染时,可出现脓血性分泌物。患者还可出现腰骶部疼痛或下坠感,这是由于脱垂的子宫牵拉韧带,腹膜以及盆腔淤血所导致。下蹲、久站或劳动时加重,月经期更甚;平卧时减轻或消失。脱出的程度越严重,症状也越明显。

Ⅲ度子宫脱垂者常伴有重度阴道前壁脱垂,膀胱也常随之膨出,有时尿道也伴有膨出,可有排尿困难、尿潴留等症状;也可出现继发尿路感染和张力性尿失禁。当阴道后壁膨出时,可伴有便秘或大便困难。子宫脱垂很少发生月经失调。患者的子宫若能还纳,通常不会影响受孕,且妊娠后随子宫增大可逐渐上升至腹腔,子宫不再脱垂,故多能经阴道分娩。

三、辅助检查

直视下见外阴部有阴道脱出块状物,常为子宫颈、阴道前后壁或子宫体。脱垂的子宫颈、阴道黏膜常因充血,水肿而增厚;宫颈肥大,有时显著延长,常伴有会阴陈旧性裂伤。长期摩擦可出现黏膜溃疡、皮革样增厚,甚至出血;继发感染时,可出现脓血性分泌物。

四、鉴别诊断

1.阴道前壁膨出

通过检查即可明确。

2.阴道壁囊肿

可见一局限性肿物附着在阴道壁上,壁薄、囊性、界限清楚,位置固定不变,不能移动,可用针吸出清亮黏稠液。

3.子宫黏膜下肌瘤或宫颈肌瘤

多为鲜红球状块物,质硬,表面找不到宫颈口,沿肿物向上检查可发现肿物的蒂或被扩张变薄的宫颈边缘。

4.宫颈延长

宫颈尚未外露者应行阴道指诊,测量宫颈距阴道口的距离,以厘米计。还应注意宫颈管是否延长,用子宫探针探测至宫颈内口距离,即可诊断。宫颈延长病例的宫体位置多无明显下移。

五、治疗

治疗目的为加强或恢复盆底组织及子宫周围韧带的支持作用;原则是安全、简单和有效。

1.加强营养

注意劳逸结合,避免重体力劳动。积极治疗咳嗽、便秘等慢性疾病。进行肛提肌锻炼。

2.非手术治疗

(1)中药补中益气汤(丸)可促进盆底肌肉恢复、缓解局部症状。

(2)子宫旁注射无水酒精等硬化剂:但效果不持久,若注射位置不当,常并发尿瘘,不宜推广。

(3)子宫托:是一种支持子宫和阴道壁并使其维持在阴道内而不脱出的工具。常用的有喇叭形、环形和球形。适用于各度子宫脱垂和阴道前后壁脱垂。但重度子宫脱垂伴盆底肌肉明显萎缩以及子宫颈或阴道壁有炎症和溃疡者均不宜使用,经期和妊娠期停用。选择合适大小的子宫托,每晚睡前取出,并洗净放置于清洁杯内备用,以免放置过久引起嵌顿、溃疡或压迫性尿瘘和粪瘘。放托后每3～6个月复查1次。

3.手术治疗

(1)阴道前后壁修补术、主韧带缩短及宫颈部分切除术:又称 Manchester 手术。适用于年轻、宫颈延长的Ⅱ、Ⅲ度子宫脱垂者。

(2)经阴道子宫切除术及阴道前后壁修补术:适用于Ⅱ、Ⅲ度子宫脱垂并有阴道前后壁脱垂、年龄较大、无生育要求者。

(3)阴道纵隔成形术:又称 Le Fort 手术。适用于年老体弱不能耐受大手术或无性生活要求者,术前应排除子宫及宫颈的恶性病变。

(李巧玉)

第五节　压力性尿失禁

压力性尿失禁(SUI)指腹压突然增加导致的尿液不自主流出,但不是由逼尿肌收缩压或膀胱壁对尿液的张力压所引起。其特点是正常状态下无遗尿,而腹压突然增高时尿液自动流出。也称真性压力性尿失禁、张力性尿失禁、应力性尿失禁。

一、病因

压力性尿失禁分为两型。90%以上为解剖型压力性尿失禁,为盆底组织松弛引起。盆底组织松弛的原因主要有妊娠与阴道分娩损伤、绝经后雌激素水平降低等。最为广泛接受的压力传导理论认为压力性尿失禁的病因在于盆底支持结构缺损而使膀胱颈/近端尿道脱出于盆底外。因此,咳嗽时腹腔内压力不能被平均地传递到膀胱和近端的尿道,导致增加的膀胱内压力大于尿道内压力而出现漏尿。不足10%的患者为尿道内括约肌障碍型,为先天发育异常所致。

二、临床表现

几乎所有的下尿路症状及许多阴道症状都可见于压力性尿失禁。腹压增加下不自主溢尿是最典型的症状,而尿急、尿频,急迫性尿失禁和排尿后膀胱区胀满感亦是常见的症状。80%的压力性尿失禁患者伴有阴道膨出。

三、分度

有主观分度和客观分度。客观分度主要基于尿垫试验,临床常用简单的主观分度。

Ⅰ级尿失禁:只有发生在剧烈压力下,如咳嗽,打喷嚏或慢跑。

Ⅱ级尿失禁:发生在中度压力下,如快速运动或上下楼梯。

Ⅲ级尿失禁:发生在轻度压力下,如站立时,但患者在仰卧位时可控制尿液。

四、诊断

无单一的压力性尿失禁的诊断性试验。以患者的症状为主要依据,压力性尿失禁除常规体格检查、妇科检查及相关的神经系统检查外,还需相关压力试验、指压试验、棉签试验和尿动力学检查等辅助检查,排除急迫性尿失禁、充盈性尿失禁及感染等情况。

压力试验:患者膀胱充盈时,取截石位检查。嘱患者咳嗽的同时,医师观察尿道口。如果每次咳嗽时均伴随着尿液的不自主溢出,则可提示 SUI。延迟溢尿,或有大量的尿液溢出提示非抑制性的膀胱收缩。如果截石位状态下没有尿液溢出,应让患者站立位时重复压力试验。

指压试验:检查者把中食指放入阴道前壁的尿道两侧,指尖位于膀胱与尿道交接处,向前上抬高膀胱颈,再行诱发压力试验,如压力性尿失禁现象消失,则为阳性。

棉签试验:患者仰卧位,将涂有利多卡因凝胶的棉签置入尿道,使棉签头处于尿道膀胱交界处,分别测量患者在静息时及 Valsalva 动作(紧闭声门的屏气)时棉签棒与地面之间形成的角度。在静息及做 Valsalva 动作时该角度差小于 $15°$ 为良好结果,说明有良好的解剖学支持;如角度差大于 $30°$,说明解剖学支持薄弱;$15°\sim30°$时,结果不能确定。

尿动力学检查:包括膀胱内压测定和尿流率测定,膀胱内压测定主要观察逼尿肌的反射以及患者控制或抑制这种反射的能力,膀胱内压力的测定可以区别患者是因为非抑制性逼尿肌收缩还是 SUI 而引起的尿失禁。尿流率测定可以了解膀胱排尿速度和排空能力。尿道膀胱镜检查和超声检查可辅助诊断。

五、鉴别诊断

急迫性尿失禁在症状和体征上最易与压力性尿失禁混淆,可通过尿动力学检查来鉴别明确诊断。

六、治疗

1.非手术治疗

用于轻、中度压力性尿失禁治疗和手术治疗前后的辅助治疗。非手术治疗包括盆底肌肉锻炼、盆底电刺激、膀胱训练、α-肾上腺素能激动剂和阴道局部雌激素治疗。30%～60%的患者经非手术治疗能改善症状,并治愈轻度的压力性尿失禁。产后进行 Kegel 锻炼对产后尿失禁的妇女有所帮助。

2.手术治疗

压力性尿失禁的手术方法很多,有 100 余种。目前公认的金标准术式为耻骨后膀胱尿道悬吊术和阴道无张力尿道中段悬吊带术。因阴道无张力尿道中段悬吊带术更为微创,现已成为一线手术治疗方法。压力性尿失禁的手术治疗一般在患者完成生育后进行。

(1)耻骨后膀胱尿道悬吊术:手术操作在腹膜外(Retzius 间隙)进行,缝合膀胱颈和近端尿道两侧的筋膜至耻骨联合(Marshall-Marchetti-Krantz 手术)或 Cooper 韧带(Burch 手术)而提高膀胱尿道连接处的角度。Burch 手术应用稍多,有开腹途径、腹腔镜途径和"缝针法"。手术适用于解剖型压力性尿失禁。手术后 1 年治愈率为 85%～90%,随着时间推移会稍有下降。

(2)阴道无张力尿道中段悬吊带术:除解剖型压力性尿失禁外,尿道内括约肌障碍型压力性尿失禁和合并有急迫性尿失禁的混合性尿失禁也为该手术适应证。悬吊带术可用自身筋膜或合成材料。合成材料的悬吊带术现已成为一线治疗压力性尿失禁的方法,术后 1 年治愈率在 90%左右,最长术后 11 年随诊的治愈率为 70%以上。以 Kelly 手术为代表的阴道前壁修补术方法简单,通过对尿道近膀胱颈部折叠筋膜缝合达到增加膀胱尿道阻力作用,一直为治疗压力性尿失禁的主要术式。但解剖学和临床效果均较差,术后 1 年治愈率约 30%,并随时间推移而下降,目前已不再作为治疗压力性尿失禁的有效术式。

(李巧玉)

第六节　外生殖器官发育异常

一、尿道直肠膈发育不全

(一)尿道直肠膈发育不全的分类

在胚胎发育过程中,尿道直肠膈向下生长过程发生异常改变,可导致泄殖腔分隔异常,尿生殖窦和直肠不能完全分开,直肠、阴道和尿道开口于一个共同的腔穴中或肛门开口异常,导致一系列阴道、直肠和肛门的畸形。由于尿道直肠膈发育不全所导致的阴道、直肠和肛门异常主要有以下几种类型。

1.直肠泄殖腔瘘

直肠泄殖腔瘘伴随泄殖腔持续存在使泌尿道、生殖道和肠道共用一个腔或开口。泄殖腔与阴道、尿道的长度比例反映了尿道直肠膈停止发育的时间。

2.直肠阴道瘘

发生直肠阴道瘘时,前庭的结构正常,但是会阴处无肛门,此缺陷可能是由于泄殖腔不完全分隔,导致肛门直肠发育不全。肛门直肠不发育是最常见的肛门直肠畸形,且常伴瘘管形成。根据直肠开口于阴道的位置,可以分为五种类型。

(1)直肠阴道穹隆瘘:尿直肠膈发育缺陷,停止向下延伸时直肠下降也受阻,并开口于阴道后穹隆。

(2)高位直肠阴道瘘:直肠开口于阴道后壁上 1/3。

(3)中段部位的直肠阴道瘘:直肠开口于阴道后壁中段的 1/3 处。

(4)下位直肠阴道瘘:直肠开口于阴道后壁下 1/3,直肠处于肛提肌的下方。

(5)直肠会阴瘘:直肠开口于阴唇系带或会阴上部,但没有肛门。

3.直肠前庭瘘

直肠或肛门开口于前庭,阴道和尿道正常,直肠、阴道和尿道平行。

4.无孔肛门

前庭、阴道和尿道均正常,肛门在正常位置与阴唇系带之间的任何位置,但是无孔、无功能。

5.异位肛门

阴道、前庭和尿道均正常,肛门在正常位置前方,功能正常。

(二)尿道直肠膈发育不全治疗原则

尿道直肠膈发育不全是一种罕见的先天性畸形,往往在分娩后对新生儿进行外生殖器的常规检查中发现。不同的畸形导致的结果不同所以治疗的方案和时间均有所差异。如异位肛门其功能正常一般不需要处理,而直肠阴道瘘或直肠泄殖腔瘘可以导致上行感染和引起严重的肾积水则需要在出生后就进行处理。同时由于畸形矫正手术复杂困难,成功率极低,需要综合考虑,多次手术,通常还要多个学科共同参与完成。在尿道直肠膈发育不全的治疗中常常采用以下治疗措施中的一种或多种,同时要根据畸形具体情况而采取具体的措施。

1.引流尿液

在直肠阴道瘘或直肠泄殖腔瘘患者,由于阴道或泄殖腔为尿道和直肠的共同排泄腔,阴道内或泄殖腔内大量尿液或肠液积聚致使阴道或泄殖腔扩张,进一步使膀胱和尿道位置前移或压迫尿道,出现尿液反流或可以导致严重的肾盂积水,需要行尿液引流。既往有行膀胱造口术来改善肾盂积水,目前认为这种手术没有必要,只需要间歇性的在尿生殖窦中插入导尿管进行引流即可。

2.结肠造瘘术

在尿道直肠膈发育异常的患者中除少数肛门位置异常但功能正常的患者外,其余多数患者在新生儿时期都应该行结肠造瘘术进行减压。一般首选右半结肠造口,以便为今后直肠肛门重建术创建较好的条件。另外,在做结肠造瘘术时尽量不要进行腹腔探查术,因为这样可能造成腹腔内肠粘连,增加以后手术的困难。

3.阴道重建

在尿生殖膈发育异常的患者中,由于尿生殖膈的早期停止发育或发育不全而导致阴道发育异常或未发育,对于这类患者必须进行阴道的重建。阴道的重建手术中,非常困难同时也是非常重要的是,在尿生殖窦和膀胱颈处分离出阴道。对于部分不存在阴道的患者可以应用结肠带阴道来重建阴道。在将阴道与尿道、膀胱分离时确保不要损伤膀胱和尿道,因为这样有导致尿瘘的危险。因为侧方阴道壁能够完整地分离,所以可以将分离的侧壁阴道鞘旋转90°,作为阴道的前壁,这样可以避免瘘的发生。

4.直肠阴道瘘修补术和肛门重建术

当直肠扩张明显时应该先将扩张的直肠缩减,可以通过楔形切除或简单的折叠来达到缩减目的。另外,进行直肠阴道瘘修补术之前要进行充分肠道准备和清洁工作。直肠阴道瘘的修补难度和手术效果与直肠开口于阴道的部位高低有关。对于直肠阴道穹隆瘘、直肠泄殖腔瘘及中段部位的直肠阴道瘘因为这三种类型直肠较短,开口于肛提肌以上,不存在肛提肌和肛门括约肌的制约,故手术复杂。对于这类畸形的矫正包括以下三部分:①直肠阴道的分离:将直肠与阴道分离,并使直肠有足够的长度,必要时分离直肠的上部;②肛门的重建:将直肠向下穿过两侧的肛提肌,并将直肠向下牵引移植于正常的肛门位置,在会阴后面造一假肛门,可移植臀肌纤维于直肠下段周围以辅助直肠控制大便;③阴道瘘口的修补:切除阴道壁的瘘口,层层缝合阴道黏膜及周围组织。

对于下位直肠阴道瘘,直肠会阴瘘,由于直肠较长,处于肛提肌的下方有部分控制大便的能力,但是由于缺乏肛门括约肌,其控制大便的功能不够完善。手术先将阴道与直肠分离,然后将直肠末端移植于正常肛门位置,再将臀肌纤维移植于直肠下段周围以辅助直肠控制大便。切除阴道的瘘口并按层次缝合。

(三)尿道直肠膈发育不全治疗方案

尿直肠膈发育不全的患者常常在新生儿期就可以发现并诊断。进行治疗前首先应明确有无排尿和排便困难。如有排便和排尿困难首先应该纠正肠道和尿道的梗阻。另外这类患者伴随其他生殖泌尿道系统畸形的概率很高,治疗前应仔细检查。必要时应行染色体核型分析。这种畸形矫正手术复杂、困难,往往需要多次进行,治疗效果往往不够理想,需要做好医患之间的沟通。手术治疗的进行多数需要分阶段进行,需要新生儿科、外科和妇产科等多学科的共同协助完成。

1.直肠泄殖腔瘘

(1)引流尿液:由于泄殖腔为尿道和直肠的共同排泄腔,泄殖腔内大量尿液或肠液积聚致使泄殖腔扩张,进一步使膀胱和尿道位置前移并直接压迫尿道,出现尿液反流和尿液排泄受阻而导致严重的肾盂积水。所以对于这类患者应定期通过在泄殖腔内放置导尿管进行引流以缓解和解除肾盂积水。为将来进行整形手术创造条件。

(2)结肠造瘘术:这类患者由于没有正常的肛门和直肠发育异常,常常存在不同程度的肠梗阻,在新生儿时期都应该行结肠造瘘术进行减压,首选右半结肠造口。

(3)直肠泄殖腔瘘和肛门重建术:进行该手术前应该进行内窥镜检查了解解剖结构,并进行充分的肠道准备,手术一般在出生后6~24个月间进行。术后如果患者不能自主排便可间隙进行导便。定期应用适当扩张器将新的直肠肛门扩大至适当大小。术后 3 周内窥镜再次评价解剖结构。

（4）阴道重建：可以在直肠泄殖腔瘘修补和肛门重建术的同时进行，也可以分期进行，术中注意不要损伤膀胱和尿道。

2.直肠阴道瘘

（1）引流尿液。

（2）结肠造瘘术。

（3）直肠阴道瘘修补术和肛门重建术。

3.直肠前庭瘘

在适当的年龄进行手术，先进行直肠造瘘，年龄较大时将直肠残端由前庭分离，使直肠穿过肛提肌内侧，进行肛门重建术。如果阴道和尿道存在异常应在青春期再进行阴道重建术。

4.无孔肛门

出生后即行结肠造瘘术，出生后 6～24 个月间进行肛门重建术。

5.异位肛门

一般不须治疗。

二、尿道阴道膈发育不全

阴道前庭形成过程中，尿道向下伸展，开口于阴道上缘，或在阴道壁近阴道口处，少数情况下甚至开口于阴道深部。

（一）尿道阴道膈发育不全治疗原则

在生长过程中部分病例异常的尿道开口可以自行向上恢复正常或接近正常的位置无须治疗，而且这类异常的患者很少有排尿控制的问题。只有开口于阴道深部和（或）同时伴有外阴和阴道的异常时需要手术矫正治疗。外生殖器重建手术宜推迟进行，应该在各结构发育至易于辨认时，但要在引起患者或家庭麻烦前完成手术。手术前要进行仔细全面的检查，首先明确是否存在阴道，对于阴道口不明显者可推迟手术，待可以辨认阴道口时手术。其次要明确阴道是否通畅，第三，还要明确尿道口在阴道内开口的位置。目前多采用 Hendren 提倡的手术方法，即会阴贯穿牵引阴道成形术，从尿道分离阴道，重新在会阴安置新的阴道口。将原有的阴道内尿道关闭，利用残留的泌尿生殖窦形成新的尿道，并开口于新的阴道上方。如果合并存在外生殖器畸形者，可同时行外生殖器整形术。

（二）尿道阴道膈发育不全治疗方案

（1）治疗时间：适当推迟手术至外阴及阴道生殖器结构发育到易于辨认时进行手术。如果存在阴道阻塞者应该在月经初潮前完成手术。

（2）尿道开口于阴道前壁下段以下者，一般不需要手术，或者仅需要行外生殖器整形。如尿道开口于阴道深部者，则需行手术矫正。

三、处女膜闭锁

处女膜闭锁又称无孔处女膜，被认为是代表了泌尿生殖膜中一个持续存在的部分，是原条的中胚层异常侵入泄殖腔膜的泌尿生殖部分所造成的。也有在幼女时因发生急性外阴炎，引起处女膜粘连，而形成继发性处女膜闭锁。处女膜闭锁可引起生殖道阻塞。当阴道内黏液增多引起阴道扩张可能会引起排尿困难,但通常在直到青春期少女有原发性闭经和反复发作的盆腔疼痛时才会诊断出处女膜闭锁。另外还可能伴有后背痛,或者由于阴道扩张形成包块造成排便和排尿困难。妇科检查可以圆顶状略呈紫红色的处女膜向外突出。

(一)处女膜闭锁治疗原则

在处女膜闭锁的患者应尽量在月经初潮前发现并治疗,这样可以避免月经来潮后由于处女膜闭锁导致的经血倒流所导致的子宫内膜异位症、盆腔炎症等并发症。在婴儿期或初潮前,提起处女膜的中央部分,用剪刀剪去,一般不需要缝合。如果在组织已经受到雌激素影响则更有利于手术。对于初潮后的处女膜闭锁患者先在处女膜膨出部位穿刺抽出黏稠积血,然后行处女膜"X"形切开术,沿处女膜缘环形剪除多余的处女膜瓣,创面间断缝合,使引流通畅。术中检查子宫,并扩张宫颈以利于积血流出。术中注意不要损伤尿道和直肠。术后给予抗生素预防感染,局部会阴擦洗。对于切开引流后腹部包块仍不消失者应行剖腹探查或腹腔镜探查,根据病情决定手术范围,尽可能保留生育能力。

(二)处女膜闭锁治疗方案

(1)对于在婴儿期及初潮前发现的处女膜闭锁及时行处女膜切开,特别是发现有阴道积液者,防止发生继发性生殖道感染。提起处女膜的中央部分,用剪刀剪去即可。

(2)初潮后发现处女膜闭锁的患者应及时手术切开引流,已经造成继发性盆腔感染者应及时行腹腔镜检查和腹腔引流,尽量保留生育能力。

四、处女膜坚韧

处女膜坚韧是处女膜纤维组织增生、坚硬无弹性,多因造成性交困难或失败而就诊,检查处女膜为狭窄的硬环,诊断较容易。注意与性交过度紧张、阴道括约肌收缩区别。当患者紧张情绪消失,用小指轻轻压迫处女膜环,仍然坚硬无改善时应考虑处女膜坚韧。

(一)处女膜坚韧治疗原则

处女膜坚韧治疗的目的在于扩张阴道口,使之达到2指松的宽度,关键则在于切开或松解处女膜环组织。可行机械扩张:采用手指、宫颈扩张器或其他圆柱形塑料管扩张,每日3～5次,每次30 min,逐渐使坚韧的处女膜松弛。对于机械扩张困难者可行处女膜切开术:于阴道相当于2点、4点、8点、10点处剪断处女膜坚韧的组织,然后沿处女膜环切除处女膜瓣。术后应用雌激素软膏涂抹局部。连续1个月。

(二)处女膜坚韧治疗方案

1.非手术治疗

机械扩张法,采用手指、宫颈扩张器或其他圆柱形塑料管扩张,每日3～5次,每次30 min,逐渐使坚韧的处女膜松弛。

2.处女膜切开术

处女膜切开术适用于机械扩张无效者。于阴道相当于2点、4点、8点、10点处剪断处女膜坚韧的组织,然后沿处女膜环切除处女膜瓣。术后应用雌激素软膏涂抹局部。连续1个月。

(李　硕)

第八章 不孕与辅助生殖医学技术

第一节 不孕症

不孕症(infertility)是指女性无避孕措施且拥有正常和规律性生活的前提下,超过 12 个月未成功受孕,即可判定为不孕,对男性则称为不育症。不孕症分为原发性和继发性两类。其中既往从未有过妊娠史,无避孕且从未妊娠者称为原发性不孕;既往有过妊娠史,而后无避孕连续 1 年未妊娠者称为继发性不孕。不孕症的发病率由于种族、地域及年龄的不同而存在差别,我国不孕症发病率为 10%～15%。

一、病因病理

目前认为,不孕症病因有女方因素、男方因素和不明原因等。在不孕症中,女方因素占60%～70%,男方因素占 10%～30%,不明原因不孕占 10%～20%。在女性不孕中,盆腔因素约占 35%,排卵障碍占 25%～35%。

(一)女性不孕因素

女性因素不孕症病因主要包括排卵障碍和盆腔因素两方面,通过影响卵母细胞的生成、发育、排出、运送、受精,或胚胎的早期发育、着床等过程,进而导致不孕。

1. 排卵障碍常见的原因

(1)下丘脑性闭经或月经失调,包括:①进食障碍性闭经;②过度肥胖和消瘦、过度运动;③特发性低促性腺激素性低性激素性闭经;④Kallmann 综合征、药物因素等。

(2)垂体性闭经或月经失调,包括特发性高催乳素血症、垂体腺瘤、Sheehan 综合征、空碟鞍综合征等。

(3)卵巢性闭经或月经失调,包括:①早发性卵巢功能不全,由染色体和基因缺陷的遗传因素、自身免疫性疾病、手术和放化疗导致的医源性因素等;②多囊卵巢综合征,表现为稀发排卵或月经稀发、临床和(或)生化高雄激素血症、代谢紊乱等临床特征;③Turner 综合征,为 45,X及嵌合型染色体异常;④先天性性腺发育不全;⑤功能性卵巢肿瘤,异常分泌雄激素和雌激素的内分泌性肿瘤。

(4)其他内分泌疾病,包括先天性肾上腺皮质增生症、Cushing 综合征、肾上腺皮质功能减退症、甲状腺功能减退等。

2. 盆腔因素

(1)先天性生殖系统畸形:包括米勒管发育不全等。

(2)子宫颈因素:包括子宫颈机能不全、其他子宫颈病变等。

(3)子宫体病变:包括子宫内膜病变、子宫肿瘤、宫腔粘连等。

(4)输卵管及其周围病变:包括输卵管梗阻、输卵管周围粘连、输卵管积水、盆腔粘连等。

(5)子宫内膜异位症。

(二)男性因素不孕症

男性因素不孕症主要是由于男性性功能障碍和(或)精液异常所致,后者包括无精子症、少或弱精子症、畸形精子症、单纯性精浆异常。

1.无精子症

2～3 次精液高速离心后沉淀物显微镜检查均未见精子,称无精子症。主要分为两类:原发性无精子症(生精功能障碍性无精子症)和梗阻性无精子症。

2.少或弱精子症

连续 2～3 次的标准精液分析,精子数量或活动力低于参考值下限,为少或弱精子症。根据表现可分为少精子症、弱精子症、少弱精子症和隐匿精子症。隐匿精子症指精液常规检查(使用新鲜标本)未发现精子,但离心后沉淀物检查中可发现精子。

3.畸形精子症

畸形精子症指正常形态精子的百分率低于参考值下限,推荐使用改良巴氏染色法行精子形态染色。

4.单纯性精浆异常

表现为精液中精子浓度、活动力、总数和形态正常,但精浆的物理性状、生化性质、细菌内容物异常,多为特发性的,但是与不育的发生缺少足够的证据。常见的导致精液异常的原因有先天性异常、全身性因素、生殖系统病变以及其他因。

(1)先天性异常:主要是指先天性发育畸形及遗传性疾病。前者常见的有隐睾或睾丸下降不全、先天性输精管精囊缺如、先天性睾丸发育障碍和高促性腺激素性性腺功能减退;后者主要包括染色体核型异常、Y 染色体微缺失、克氏征及嵌合型、唯支持细胞综合征、雄激素受体基因突变和纤毛不动综合征等。

(2)全身性因素:包括疾病相关的常见的内分泌异常,有特发性低促性腺激素性性腺功能减退、Kallmann 综合征、高催乳素血症等。免疫性不育目前临床上无明确的诊断标准。其他可能的原因还包括吸烟、过度饮酒、吸毒、环境因素和近期内高热。

(3)生殖系统病变。主要包括:①性交功能障碍和(或)射精功能障碍,如器质性和(或)心理性原因引起勃起不能或不充分、性交频率不足、不射精和逆行射精;②继发性睾丸损伤,或医源性损伤;③伴有精液参数异常的精索静脉曲张;④男性附属性腺感染,临床常合并附睾炎、前列腺炎、精囊炎等。

(三)原因不明不孕症

原因不明不孕症是一种生育力低下的状态,可能的病因包括隐性子宫输卵管因素、潜在的卵母细胞或精子异常、受精障碍、胚胎发育阻滞、反复胚胎种植失败、免疫性因素等,但应用目前的检查手段无法确定。

二、临床表现

1.症状

因引起不孕的原因不同伴随症状亦有别。如排卵障碍者,常伴有月经紊乱、闭经等;生殖道器质性病变,如输卵管炎引起者,常伴有下腹痛、带下量增多等;子宫内膜异位症引起者,常伴有痛经、经量过多,或经期延长;宫腔粘连引起者常伴有周期性下腹痛,闭经;免疫性不孕症患者可无症状。

2.体征

因致病原因不同而体征各异。如输卵管炎症,妇科检查可见有附件增厚、压痛;子宫肌瘤,可伴有子宫增大;多囊卵巢综合征常伴有多毛、肥胖,或扪及增大卵巢等。

三、诊断

(一)病史采集

详细的病史采集和体格检查是不孕症诊断流程的基础环节,可以为某些疾病的排查提供重要线索。对于因不孕而就诊的夫妇,应对男女双方均进行系统的问诊和检查,建议男女分诊。病史采集内容包括:婚姻史、月经史(女方)、生育史、既往史、家族史,以及患者的诊治经过、曾经做过的检查项目和阳性指标。对于女性患者应着重了解其月经周期、经期、经量和痛经情况,这对于诊断排卵障碍和子宫内膜异位症有重要提示意义。而既往盆、腹腔手术史及流产史则对盆腔因素的诊断有指导作用。对于男性患者要关注其性欲和性生活情况(频率、有无射精障碍等),是否有相关药物或毒物暴露史以及家族遗传史等。体格检查主要包括全身检查和生殖专科检查两部分。前者包括身高、体重和体态特征等,并应重点检查第二性征的发育情况,男性还应注意嗅觉情况。对于如特纳综合征(特殊体貌、闭经)、卡曼综合征(嗅觉丧失)等体貌特征或临床表现较明显的疾病,通过该步骤即可形成临床印象。

(二)女性体格检查与辅助检查

1.体格检查

体格检查包括全身检查和妇科检查。

(1)全身检查:主要是指体格发育及营养状况,如身高、体重、体脂分布特征、嗅觉、第二性征、有无甲状腺肿大、皮肤改变等。

(2)妇科双合诊或三合诊检查:应明确外阴发育、阴毛分布、阴蒂大小、阴道有无异常分泌物;子宫颈是否光滑,有无异常分泌物;子宫位置、大小、形状、质地、活动度;附件区有无增厚、包块和压痛;直肠子宫陷凹及宫骶韧带处有无结节和触痛;下腹有无包块、压痛和反跳痛。

2.辅助检查

辅助检查需根据病史和体格检查的线索提示进行选择,包括盆腔超声检查、激素检测、输卵管通畅度检查排卵功能检查和其他检查。

(1)盆腔超声检查:应作为女性因素不孕症患者的常规检查,推荐使用经阴道超声。检查内容包括以下方面。①子宫的位置、大小、形态,子宫肌层的结构,子宫内膜的厚度和分型。a.子宫形态或结构异常,提示子宫畸形和发育异常的可能。b.子宫壁的占位提示子宫肌瘤或子宫腺肌瘤的可能;占位的大小及与子宫腔的关系,子宫内膜线是否变形或移位,必要时可进行三维超声、MRI或宫腔镜检查。c.子宫内膜形态异常或占位提示宫腔粘连、子宫内膜瘢痕化、子宫内膜息肉或黏膜下子宫肌瘤的可能。子宫内膜随卵泡的发育逐渐增厚,在成熟卵泡阶段厚度可达到9mm。卵泡期的子宫内膜"三线征"清晰,为A型;排卵期的子宫内膜回声增强,"三线"依稀可见,为B型;黄体期的子宫内膜呈高回声征象,为C型。②卵巢基础状态的评估。a.测量卵巢的体积、双侧卵巢内直径2～9mm的窦卵泡计数、优势卵泡的直径。正常双侧卵巢内直径为2～9mm的窦卵泡总数≥9个且单侧均<12个;一侧或双侧卵巢窦卵泡数≥12个为多囊卵巢的征象;双侧卵巢窦卵泡总数少于5～7个为卵巢功能减退征象,需要复查并结合其他指标综合判断。b.确认卵巢内是否存在异常回声,若存在,则需报告其性质、大小、与

邻近器官的关系。泥沙样囊液回声提示子宫内膜异位囊肿可能;持续存在或增大的囊性或实性包块提示卵巢肿瘤可能;继发于促排卵周期的包块,需要与卵泡囊肿或黄体鉴别。③超声排卵监测:动态监测卵泡发育及排卵情况,并同时进行子宫内膜的动态监测。④卵巢外有无异常回声及其性质、形状、大小:卵巢外的腊肠状或串珠状不规则无回声区、内部可见不完全分隔带状强回声提示输卵管积水可能。盆腔积液或包裹性积液提示盆腔粘连可能。此外,还需鉴别输卵管卵巢囊肿、盆腔输卵管脓肿。

(2)激素检测:包括血 FSH、LH、催乳素、雌二醇、睾酮、孕酮和促甲状腺素(thyroid stimulating hormone ,TSH),各指标的临床意义不同。①基础 FSH 水平反映了卵巢的窦卵泡储备,>12 U/L 提示卵巢功能减退,≥25 U/L 提示卵巢功能不全,≥40 U/L 提示卵巢功能衰竭,<5 U/L 提示血值较低。②基础 LH 水平随卵巢功能减退而逐渐升高;LH/FSH 比值>2 提示 PCOS 的可能。③基础雌二醇水平一般不高于 292.8 pmol/L(即 80 pg/mL),升高提示卵巢功能减退可能。卵泡期雌二醇水平随卵泡的生长逐渐升高,卵泡成熟时可达每个卵泡1098 pmol/L(即 300 pg/mL)。④如果 FSH、LH、雌二醇 3 种激素的基础水平均偏低,提示低促性腺激素性排卵障碍;如果 FSH 和 LH 水平升高,伴雌二醇水平下降,提示高促性腺激素性排卵障碍或卵巢功能减退。⑤催乳素水平升高时需要排除干扰因素后复查,必要时行垂体CT 或 MRI 检查排除垂体腺瘤。高催乳素血症伴有月经周期紊乱、闭经、卵泡发育异常、黄休功能不足时,可考虑为不孕症的原因。⑥睾酮水平超过医疗机构自己实验室正常值上限的2.0～2.5 倍,提示卵巢或肾上腺存在分泌雄激素的肿瘤可能。⑦黄体期孕酮>9.51 nmol/L(即 3 ng/mL)提示近期有排卵;黄体中期的孕酮水平可反映黄体功能一般高于 31.7 nmol/L(即 10 ng/mL),但准确的阈值难以确定。⑧月经周期中期尿 LH 水平激增间接预示排卵的发生,可动态监测,排卵多出现在 LH 峰后 1～2 d。

除上述经典的内分泌指标外,抗菌勒管激素(anti-Müllerian hormone,AMH)开始逐渐广泛应用于评价卵巢储备,其水平在月经周期的各时期相对稳定,与基础窦卵泡计数有很强的相关性,但由于个体差异较大,目前并没有公认的诊断界值或参考值范围。此外,还需注意应用外源性激素(如口服避孕药、促性腺激素释放激素)、肥胖、低促性腺激素性性腺功能减退可能会影响 AMH 的检测结果。

(3)输卵管通畅度检查:推荐使用子宫输卵管 X 线造影作为输卵管通畅度的一线筛查,三维实时超声子宫输卵管造影在一定条件下可以作为诊断依据。造影应在月经、短效口服避孕药使用周期或无排卵周期,阴道流血干净后 3～7 d 进行,检查前夫妻避免性生活并排除生殖系统炎症。检查时注意观察宫腔形态,输卵管走行、形态、位置,以及盆腔内造影剂的弥散情况。

子宫输卵管造影可以提示宫腔形态异常,如宫腔粘连、宫腔占位和子宫畸形等。输卵管走行僵直、显影中断、造影剂在输卵管内积聚或盆腔弥散欠佳,提示输卵管通畅度异常、梗阻和盆腔粘连的可能;造影剂在输卵管远端膨大积聚提示输卵管积水可能。但需注意子宫输卵管造影属于侵入性操作,因而并不是首选检查,其适于基于男性精液常规分析、盆腔双合诊、排卵监测或治疗性诊断未能明确不孕症病因时的诊断,或拟行人工授精的不孕症患者。

(4)排卵功能检查:一般认为月经周期在 23～37 d 提示有正常排卵,但鉴于月经周期由月经期、卵泡期、排卵期、黄体期四个部分共同构成,因此仅凭周期长度来判断排卵功能并不完全准确。必要时应选择以下方法进行确诊。

1. 超声监测

对于生殖专科检查,推荐使用经阴道超声,不仅可以通过月经期基础状态卵巢情况判定卵巢储备,最主要的是还可以通过卵泡期和排卵期连续 B 超检查动态监测卵泡发育和排卵过程。为临床诊断提供可靠证据。

(1)卵巢基础状态的测定:建议在月经周期第 3~5 d 检查,监测内容包括:子宫的形态和大小、卵巢的体积、双侧卵巢内 2~10 mm 直径的窦卵泡数(antral follicle count,AFC)、盆腔情况的描述等。正常卵巢 AFC 一般≥9 个;双侧卵巢中任一侧小卵泡数≥12 个,可视为 PCO 征象;双侧卵巢 AFC<5~7 个可视为卵巢功能减退征象,需要复查确定。

(2)排卵监测:首次监测时间一般根据月经周期的规律确定,对于 28~30 d 周期者可选择从第 12 d 开始:①如无优势卵泡则 1 周后再监测。②如卵泡直径达 12 mm,可 3 d 后再监测。③如卵泡直径为 14 mm,可 2 d 后再监测。④卵泡直径达 16 mm,可次日再监测。⑤卵泡直径为 18~23 mm 时可视为正常范围的成熟卵泡。正常卵泡生长速度为 1~2 mm/d。⑥排卵后,原主导卵泡塌陷或消失,可能伴有少量盆腔积液。如内源性 LH 峰值或外源性 hCG 注射 48 h 后仍无排卵,可视为"黄素化卵泡未破裂",但是这个诊断存在较大争议,一般需要至少≥2 个周期才能考虑。根据卵泡生长的规律,一般一个周期 3~4 次 B 超检查即可以完成排卵监测。如果超过 2 个周期无主导卵泡,或主导卵泡直径<18 mm 排卵,或成熟卵泡不破裂;AFC 低于正常范围等征象持续发生,则可考虑为排卵功能障碍,建议选择其他针对性辅助检查确诊病因。

2. 血清孕酮水平测定

对于月经规律的不孕女性,可以在黄体中期(28 d 月经周期的第 21 d)检测血清中孕酮的水平来确定排卵。若月经周期不规则延长,则应根据月经周期,选择后半期做此检查(例如 35 d 周期的第 28 d),此后每周复查直至下次月经来潮。如血清孕酮超过 3.0 ng/mL 则证明本周期有排卵。此外,该水平还可判定黄体功能,不过需注意即使在正常女性中,该值也存在一定波动。但若血值达 10 ng/mL 以上,则有显著临床提示意义。

3. 尿 LH 测定

排卵前 LH 峰的出现对于排卵的确定具有重要诊断意义。尿 LH 测定有较多的商品化试纸,操作简单,能有效测定排卵前 LH 激增,并与血 LH 的变化有很好的一致性,并能提示有效同房时间(排卵后 3 d)。不过其准确性和可操作性在不同品牌间存在一定差异。而且 LH 激增时限较短,不易捕捉。

4. 其他检查

(1)基础体温测量:通过口腔动态测量和记录一个月经周期的基础体温变化,双相体温提示排卵可能性大。对于年轻、试孕阶段和月经不调的不孕夫妇可作为自行的初步检测。但 NICE 指南明确指出,基础体温测定并不能可靠预测排卵,也并不推荐用该方法来证实排卵。

(2)基础内分泌激素检测:主要包括 FSH、LH、雌二醇(estradiol,E_2)、T、PRL 和促甲状腺激素(thyroid stimulating hormone,TSH),是用于排查具体病因的针对性辅助检查。检查时间一般选择在月经周期第 2~3 d,其中 T、PRL、TSH 则无具体时间限制。基础 FSH、LH、E_2 可以反映女性的卵巢功能。FSH>12 U/L 提示卵巢功能减退,≥40 U/L 提示卵巢功能衰竭;基础 E_2 水平一般不超过 80 pg/mL,水平升高也提示卵巢功能减退可能;如 FSH、LH、E_2 三者均降低则需考虑低促性腺激素性性腺功能减退。T、PRL 和 TSH 判定可参考实验室参考值范围。需说明的是:①T 略超过参考值上限一般考虑功能性改变,但如果超过本实验室正常值上界的 2～2.5 倍,则应注意排除卵巢或肾上腺分泌雄激素肿瘤、Cushing 综合征、先天性肾上腺皮质增生症等器质性病变;②PRL 影响因素较多,需排除后复查方能确诊。对于 PRL 异常升高者(≥100 μg/L)应建议进一步颅脑影像学检查。

(3)子宫内膜活检病理:月经前的内膜组织学检查呈分泌期改变提示当周期有排卵,增生期改变或分泌不良表现,提示可能无排卵或黄体功能不足。但该检查有创,且操作和检查方法相对复杂,因此不推荐将其作为评估排卵和黄体功能的常规检查。

(三)男性体格检查与辅助检查

1.男方体格检查

男方体格检查也包含全身检查和生殖系统专科检查两个方面。

(1)体格发育及营养状况:包括身高、体重、血压、躯干肢体比例、嗅觉、第二性征(喉结、体毛分布、有无男性乳房女性化等)。

(2)生殖系统检查:明确有无包茎或包皮过长;有无尿道下裂、严重阴茎弯曲、瘢痕、硬化斑块、赘生物、溃疡或尿道分泌物;睾丸形状、体积和质地,有无下降不全、异位或回缩;附睾能否触及,有无囊肿、结节及压痛;输精管能否触及,有无中断、增粗、结节及触痛;有无阴囊肿块;有无精索静脉曲张及分级;腹股沟区有无疝、瘢痕或淋巴结肿大;前列腺大小、质地是否均匀、有无结节和压痛;精囊能否触及、有无压痛。

2.辅助检查

(1)精液分析:精液分析应作为男性患者的常规检查,需行 2～3 次精液分析,以获取基线数据。检查时间为禁欲 2～7 d,每次检查的禁欲时间尽可能恒定。男性的精液性状需要与临床指标结合起来加以分析、理解;无论是对于个体还是人群,精液的性状变化较大;因此,其检查结果并不是决定夫妇能否生育的唯一因素,这一参考值范围也只是对男性的生育状态提供参考性指导。低于参考值范围下限的男性并非绝对不育的。另外,精液质量还存在地区性差异和实验室间的差异,因此,各个实验室应制定自己的参考值范围。

对于少精子症患者根据精子浓度进行分度。①轻中度少精子症:连续 2～3 次标准的精液分析,精子浓度为 $5×10^6/mL～<15×10^6/mL$;②严重少精子症:连续 2～3 次标准的精液分析,精子浓度在 $1×10^6/mL～<5×10^6/mL$;③极严重少精子症:连续 2～3 次标准的精液分析,精子浓度$<1×10^6/mL$;④隐匿精子症:新鲜标本中未观察到精子,但离心后沉淀物检查中可发现精子。

(2)激素检测:血清激素检测不是必需项目,如存在以下情况需要测定相关的生殖激素水平:①浓度低于 $10×10^6/mL$;②性功能障碍;③有其他提示内分泌疾病的临床表现。生殖激素测定应至少包括 FSH 和睾酮。如睾酮水平降低应复查,并进一步检测 LH 和催乳素。

(3)生殖系统超声检查:生殖系统检查中有可疑异常发现时可行相关的超声检查,包括前列腺、精囊腺、睾丸、附睾、阴囊内血流、精索等。

(4)其他检查。①性高潮后尿液检查:适用于性高潮后无精液排出或精液量少于 1mL 的患者(除外双侧输精管发育不全或有性腺功能减退的临床表现者),以确诊是否存在逆行射精。②精浆抗精子抗体的测定:考虑是否存在免疫性不育,不作为独立的诊断指标。③遗传学筛查:染色体核型分析及 Y 染色体微缺失检查适用于无精子症或严重少精子症患者、CFTR 基因筛查适用于单侧或双侧输精管缺如的无精子症患者,Kal 基因筛查适用于疑似 Kallmann 综合征的患者。④下丘脑-垂体区域的影像学检查:适用于高催乳素血症及促性腺激素分泌不足的患者。⑤性睾丸活检:适用于无精子症患者,以评估睾丸的生精功能、鉴别梗阻性与非梗阻性无精子症。

四、治疗

1.全身治疗

掌握性知识,选择于排卵期性生活,可增加受孕机会;消除精神紧张和焦虑,矫正不良生活习惯,戒烟、酒,增强体质、保持标准体重、有利于恢复生育能力。

2.病因治疗

(1)输卵管因素不孕:对男方精液指标正常,女方卵巢功能良好、不孕年限不足 3 年的年轻夫妇,可试行期待疗法配合中药调理。对输卵管阻塞或粘连,可行腹腔镜下输卵管造口术、整形术、吻合术等。经治疗失败可接受辅助生殖技术助孕。对于严重的输卵管积水,目前主张行输卵管切除或结扎,有利于进一步辅助生殖技术助孕。

(2)卵巢肿瘤:对非赘生性卵巢囊肿或良性卵巢肿瘤有手术指征者,可考虑手术剥除或切除。性质不明的卵巢肿瘤应确诊,必要时行手术探查,根据病理结果决定手术方式。

(3)子宫病变:子宫黏膜下肌瘤、内膜息肉、宫腔粘连等如果影响宫腔环境,干扰受精卵着床和胚胎发育,可行宫腔镜下切除、分离手术。

(4)子宫内膜异位症:首诊应进行腹腔镜的诊断和治疗,对于复发性内异症、卵巢功能明显减退的患者应慎重手术。对中重度病例,术后可辅以孕激素或 GnRH-a 治疗 3～6 个周期。重症和复发者可考虑辅助生殖技术。

(5)生殖系统畸形及结核:生殖器官畸形如宫颈子宫纵隔切开或分离术,子宫纵隔切除成形术,残角子宫切除术,阴道纵隔、斜隔切除成形术等;生殖系统结核活动期应进行抗结核治疗,用药期间应避孕。因盆腔结核多累及输卵管和子宫内膜,多数患者需借助辅助生殖技术妊娠。

3.诱导排卵

促排卵治疗是女方排卵障碍性不孕最常用的方法,根据不同病情可采取相应的促排卵治疗。

(1)氯米芬:适用于体内有一定雌激素水平者和下丘脑-垂体-卵巢轴反馈机制健全者。自然月经或人工诱发月经周期第 3～5 d 开始,每日口服 50mg,连用 5 日;应用 3 个周期后无排卵,则加大剂量至每日 100～150 mg,连用 5 d。其排卵率可达 70%～80%,每周期妊娠率 20%～30%。用药周期应行阴道超声监测卵泡生长,必要时可联合应用围绝经期促性腺激素(hMG)和人绒毛膜促性腺激素(hCG)诱导排卵。排卵后可进行 12～14 d 黄体功能支持,药物选择天然孕酮制剂。

(2)来曲唑:属于芳香化酶抑制剂,可抑制雄激素向雌激素的转化,减低雌激素水平,负反馈作用于垂体分泌促性腺激素,刺激卵泡发育。适应证和用法同氯米芬,剂量一般为 2.5～5 mg/d,诱导排卵及黄体支持方案同前。

(3)人绒毛膜促性腺激素:常在排卵周期卵泡成熟后,一次注射 4 000～10 000 U,模拟内源性 LH 峰值作用,诱导卵母细胞成熟分裂和排卵的发生。

(4)尿促性素(hMG):用于氯米芬抵抗或无效患者,75 U 制剂理论上含 FSH 和 LH 各

75 U,可促使卵泡生长发育成熟。一般在月经周期第 2～3 d 起,每日或隔日肌内注射 75～150 U,直至卵泡成熟。PCOS 患者及年轻瘦小者容易发生 OHSS,应从月经第 3～5 d 每日肌注 hMG 1 支,用药期间阴道超声监测排卵,根据卵泡发育情况调整 hMG 用量。当卵泡直径达 18～20 mm 时肌注 hCG 诱导排卵,hCG 注射日及其后 2 d 鼓励自然性生活,排卵后黄体支持同前。

(5)卵泡刺激素(FSH):用于 hMG 治疗失败者。月经第 3～5 d 起,每日肌注 1～2 支,监测卵泡发育,待卵泡成熟后应用 hCG 诱导排卵。也可用小剂量 FSH 渐增方案,即每日 37.5 U,持续 8～14 d,若无反应,每日加用 37.5 U,以避免 OHSS 发生。当最大卵泡直径达 18 mm 时,加用 hCG 诱导排卵。

(6)促性腺激素释放激素(GnRH):应用 GnRH-a 200～500 μg 皮下注射 2～4 周,可以降低 PCOS 患者的 LH 和雄激素水平,再用 hMG、FSH 或 GnRH 脉冲治疗,可提高排卵率和妊娠率,降低 OHSS 和流产率。

(7)溴隐亭:适用于无排卵伴有高催乳激素血症者。从小剂量(1.25 mg)开始,每日 2 次,若无反应,1 周后改为 2.5 mg,每日 2 次。一般连续用药 3～4 周时 PRL 降至正常,多可排卵。

4.不明原因不孕的治疗

目前尚无肯定有效的治疗方法和疗效指标。对于年轻、不孕年限短、卵巢功能良好的夫妇,可行期待治疗,一般不超过 3 年。对卵巢功能减退、年龄超过 30 岁的夫妇,一般慎重选择期待,可行宫腔内丈夫精液人工授精 3～6 个周期诊断性治疗。若仍未受孕,则考虑体外受精-胚胎移植。

(单红英)

第二节　黄体功能不全

黄体功能不全(LPD)指黄体发育不全、过早退化、萎缩不全、分泌孕酮不足,以致子宫内膜分泌反应不良引起的月经失调和生育功能缺陷综合征。LPD 常导致孕卵着床障碍、黄体期出血、不孕、习惯性流产。

不孕症妇女中 LPD 发生率为 3.5%～10%,早期妊娠流产中 LPD 为 35%,复发性流产患者 LPD 发病率为 23%～67%。

一、病因

黄体功能不全的病因源于黄体分泌孕激素不足、子宫内膜接受功能不良及子宫内膜上的孕激素受体(PR)异常。

(一)促性腺激素释放激素(GnRH)脉冲频率过低

GnRH 脉冲频率过低引起卵泡期(FSH)分泌不足和排卵期(LH)高峰降低,黄体期 LH 分泌不足和抑制素升高,都会影响卵泡发育;在卵泡发育过程中,雌激素分泌不足会影响 FSH 及 LH 受体合成,排卵期和黄体期 LH 分泌不足影响颗粒细胞黄素化,导致孕酮分泌降低,虽有排卵但影响黄体的发育。因此,卵泡发育异常最终可转变成黄体细胞缺陷。

(二)甲状腺疾病

甲状腺疾病包括甲状腺功能亢进(简称甲亢)和甲状腺功能减退(简称甲低),可反馈性抑制垂体促性腺激素分泌,造成 LPD。

(三)子宫内膜细胞孕激素受体异常

子宫内膜细胞 PR 异常对黄体分泌的激素反应性低下,即使黄体功能正常,内膜发育也不良。

(四)泌乳素(PRL)升高导致 LPD

PRL 可参与 LH 的释放,影响卵巢黄体的发育及孕酮的合成分泌,LPD 妇女高催乳素血症(HPRL)的发生率为 46%～70%。

(五)子宫内膜异位症

微小和轻型子宫内膜异位症不孕妇女 LPD 包括大的和小的黄体细胞功能异常,与卵泡期雌激素和 LH 依赖性孕酮生成减少相关。

(六)前列腺素分泌异常

子宫内膜可产生前列腺素,前列腺素分泌增加可导致黄体溶解、过早萎缩和孕激素生成减少。

(七)高雄激素血症

多囊卵巢综合征和多毛症时,高雄激素血症通过抑制 GnRH-Gn 分泌,干扰卵巢排卵和性激素分泌,导致黄体功能不全、未破裂卵泡黄素化综合征(LUFS)、无排卵和不孕。

(八)药物因素

药物因素包括氯米芬(CC)、促性腺激素、合成孕激素、前列腺素等。CC 可抑制子宫内膜对孕酮的反应性,引起雄激素分泌与子宫内膜组织反应失同步化,不利于孕卵植入和胚胎发育。CC 诱发排卵后,有 20%～50% 的患者发生 LPD。CC 可引起子宫内膜组织雌激素受体(ER)、PR 的含量及功能异常,抑制 ER 生成,降低 PR 功能,导致子宫内膜分泌化不足。

二、临床表现

(一)黄体期缩短

正常黄体寿命 14±2 d,如黄体过早退化,黄体期＜10 d,可引起月经频发、周期缩短、经前出血、经期延长、月经过多、不孕或早孕期复发性流产。

(二)黄体萎缩不全

育龄期妇女黄体完全退化时间为 3～5 d,如退化时间＞7 d,可引起子宫内膜不规则性脱落。表现为经前期出血、经期延长、月经过多、淋漓不净。

(三)排卵期出血

排卵期出血指月经中期出血,可伴有排卵痛。排卵期出血量较少,一般为 1～2 d,伴有轻微下腹痛。个别患者出血较多,呈淋漓状持续到月经来潮,形成假性频发月经。

三、诊断

(一)病史和临床表现

生育期妇女出现月经周期缩短、经前期出血、经期延长、排卵期出血、不孕和早孕期复发性流产等,可考虑是否为黄体功能不全导致。使用 CC 促排卵时注意有无发生黄体功能不全。

(二)基础体温(BBT)测定

BBT 为双相,高温相≤10 d,体温上升<0.3℃,BBT 曲线呈阶梯形缓缓上升或不稳定。

(三)黄体中期血 P 测定

黄体中期血 P 浓度是判定 LPD 的重要可靠指标。但由于黄体中期血 P 呈脉冲式分泌,24 h 内波动范围极大,其血 P 峰值出现的时间及脉冲的大小个体差异极大。为准确判断黄体功能,在排卵后第 4、6、8 天动态观察血 P 浓度。3 次 P 的平均值>15.9 nmol/L 提示有排卵,<31.8 nmol/L 为 LPD,>31.8 nmol/L 黄体功能尚可,>47.7 nmol/L 黄体功能良好。

(四)子宫内膜活检

子宫内膜活检是诊断黄体功能不全最经典、最可靠的方法,也是诊断黄体功能不全的金标准。因为黄体晚期子宫内膜受血 P 影响最大,因此子宫内膜活检选择在月经前 2~3 d 诊刮,如子宫内膜的组织学发展相对于月经周期落后 2 d 以上,可诊断为黄体功能不全。如果以月经来潮作为计算排卵的方法,大部分子宫内膜活检的结果提示子宫内膜发育迟缓。如果以超声和测定 LH 峰的方法确定排卵日期,几乎很少有活检结果提示子宫内膜发育异常。故诊断性刮宫的最佳时间应以超声和 LH 峰的检测来确定。常见的子宫内膜病理报告为分泌化不良型,提示孕酮分泌不足。

病理报告为不规则脱落型子宫内膜,即退化分泌期子宫内膜和新增生性子宫内膜同时存在者,提示黄体萎缩不全。由于诊断性刮宫是一种创伤性手术,并且同一患者同一子宫内膜组织标本,不同病理学家的诊断差异率可达 20%~40%,因此,目前子宫内膜病理检查不再作为诊断黄体功能不全的常规方法。

(五)超声检查

可以从形态学上了解卵泡发育、排卵、子宫内膜和黄体形成情况,并排除 LUFS。

四、治疗

治疗原则是控制异常子宫出血,调节月经,促进排卵和补充黄体。

(一)止血治疗

生育期妇女出现异常子宫出血首先应该排除妊娠合并流产或血液系统疾病,做尿 hCG 或血 β-hCG 检查、血细胞分析,如无异常给予诊断性刮宫止血和(或)性激素检测,诊刮兼有诊断和治疗双重作用。在尚未明确黄体功能不全诊断之前,不主张给予任何激素类药物止血。偶尔出现排卵期少量出血一般不需治疗,出血可自行停止。经常发生排卵期出血的患者,可自月经第 10 d 开始,每天口服补佳乐(戊酸雌二醇)1 mg,血止后 3 d 停药。效果不佳者选用避孕药调整月经周期。

(二)补充孕激素

B 超监测排卵后或 BBT 升高第 2 天补充孕激素,一般需用药 12~14 d,妊娠后酌情用至8~12 周。有以下几种途径给药,可选择其一。

1.肌内注射孕酮

根据不同促排卵方案的需要选择用药。排卵后隔天肌内注射孕酮 20~40 mg,共 12~14 d。在体外受精-胚胎移植(IVF-ET)使用 GnRH 激动剂和拮抗剂的预测超促排卵(COH)周期,需要加大孕酮剂量,每天肌内注射孕酮 40~80 mg,连用 14 d,妊娠后继续使用。

2.阴道栓剂

雷诺酮每剂含微粒化孕酮 90mg,每天 1～2 次。其疗效与孕酮肌内注射相似。

3.口服给药

(1)地屈孕酮(商品名达芙通):每片 10 mg,每天 20～40 mg,分 2 次口服。

(2)孕酮胶囊(商品名益玛欣):每粒 50 mg,每天 200～400 mg,分 2 次口服。

(3)孕酮胶丸(商品名琪宁):每粒 100 mg,每天 200～300 mg,分 2 次口服。

(三)hCG

排卵后 2～3 d 开始,hCG 2 000 IU 肌内注射,每 2～3 d 1 次,共 3～5 次。如促排卵时有多个优势卵泡发育成熟,有发生卵巢过度刺激综合征(OHSS)风险的可能时,禁用 hCG 补充黄体。

(四)雌激素

在 COH 周期,黄体后期不仅孕酮水平下降,E_2 水平也下降。补充 E_2 有助于维持黄体功能和提高妊娠率。排卵后每天口服戊酸雌二醇 4～6 mg,持续整个黄体期。

(五)促排卵治疗

(1)CC＋hCG:月经第 2～5 d 开始口服 CC 50～100 mg/d,连续 5 d,卵泡直径 18～20 mm 时,hCG 10 000 IU 肌内注射。排卵后 2～3 d,hCG 2 000 IU 肌内注射,每 2～3 d 1 次,共 3～5 次。

(2)HMG/FSH＋hCG:月经第 2～5 d 开始肌内注射 HMG/FSH 75～150 IU/d,连续 5 d,卵泡直径≥18 mm 时,hCG 10 000 IU 肌内注射(多卵泡成熟时不用 hCG,改用丙氨瑞林或达菲林)。排卵后 2～3 d,hCG 2 000 IU 肌内注射,每 2～3 d 1 次,共 3～5 次。或肌内注射孕酮,每天或隔天 20～40 mg,连用 12～14 d

(3)诱发卵泡成熟后(卵泡直径≥18 mm),注射 hCG 10 000 IU,隔天 B 超监测。卵泡排出后,当天及第 2 天分别再注射 hCG 10 000 IU 和 500 IU,以支持黄体发育且避免干扰孕卵着床(即所谓早早孕期血 hCG 检测),可能有多个 LH 峰值促多卵泡排卵。

(六)其他 LPD 病因治疗

(1)溴隐亭疗法:适用于合并 HPRL 的 LPD 患者。溴隐亭 1.25～5 mg 口服,直至月经来潮或确立妊娠停药。

(2)避孕药:卵巢性高雄激素血症合并黄体功能不全者,来月经第 1～5 天开始服达英-35、优思明或其他避孕药,每天 1 片,连续服 21 d,共 3～6 个月。肾上腺性高雄激素血症合并黄体功能不全者,来月经 1～20 d 口服地塞米松 0.75 mg,每天 3 次。

(王　柳)

第三节　排卵障碍

排卵障碍又称为不排卵,是女性不孕症的主要原因之一,也是许多妇科疾病所共有的一个症状,占不孕症病因的 25％～30％。排卵障碍除引起不孕外,还可导致月经失调、闭经等症状。另外,如果长期不排卵,性激素代谢紊乱,子宫内膜受单一雌激素长期刺激,导致过度增生而无周期性孕激素的对抗作用,易发生子宫内膜癌。所以对排卵障碍者应给予足够的重视,进行积极的检查和治疗。

一、病因

卵泡发育及排卵是由下丘脑-垂体卵巢性腺轴调控的,所以性腺轴的任何一个部位异常都可引起排卵障碍。

(一)下丘脑性无排卵

于下丘脑促性腺激素释放激素(GnRH)缺乏或分泌形式失调而导致排卵障碍。包括先天性下丘脑-垂体功能缺陷,也可为继发于损伤后、肿瘤、炎症及放射等所致的下丘脑激素 GnRH合成和分泌障碍,以及其他内分泌异常引起的下丘脑不适当的反馈调节所致的排卵障碍。

1.器质性因素

颅咽管肿瘤、Kallman 综合征、外伤、颅内感染等。

2.功能性因素

严重的精神障碍或过度紧张。体重过轻或肥胖、剧烈运动神经性厌食,长期服用安定镇静类药物、避孕药、某些减肥药等。

(二)垂体性无排卵

1.器质性因素

希恩综合征、垂体肿瘤、空蝶鞍综合征。

2.功能性因素

垂体促性腺激素低下性闭经,功能性高 PRL 血症。

(三)卵巢性无排卵

卵巢是卵泡发育成熟以及排卵场所,卵巢本身或其他任何引起卵巢器质性病变或功能异常的疾病均会引起排卵障碍。由于手术切除双侧卵巢或双侧卵巢经放射治疗后,卵巢组织被破坏以致功能丧失,导致无卵泡发育;先天性卵巢发育不全,单纯性腺发育不全综合征、性腺形成不全症(Turner's)患者卵泡发育不良;卵巢功能早衰(POF)、多囊卵巢综合征(PCOS)、未破裂卵泡黄素化综合征(LUFS)等是常见的卵巢功能异常出现排卵障碍的疾病。

二、辅助检查

1.基础体温(BBT)

有排卵的女性 BBT 为双相,无排卵 BBT 为单相。一般 BBT 多在排卵后 2~3 d 上升,少数在排卵日上升,升高幅度为 0.3 ℃~0.5 ℃。BBT 监测排卵方法简单、经济,但预测排卵不准确。80%~90%的排卵者 BBT 为双相,有 10%~20%的排卵正常者 BBT 为单相,个别BBT 为双相的却无排卵,如 LUFS。因此,BBT 虽是预测排卵最常用方法,但其预测性差,只能作为参考指标。目前,排卵障碍最常采用的是血清性激素水平测定和超声检测排卵。

2.血清性激素水平测定

性激素也称为生殖激素,是判断女性内分泌功能的重要辅助措施,在月经周期的不同阶段,血中性激素的水平是不同的,分析血清性激素水平是否正常,一定要考虑抽血时间,观察是否有排卵一般在两个时间测血清性激素。

（1）排卵期激素水平：主要观察是否出现 LH 峰和 E_2 峰，有峰值卵泡具备了排卵的条件，但不一定会排出。排卵前 2 d 血 E_2＞11 010 pmol/L，排卵前血 LH 峰 40～2 00 IU/L，血 LH 峰出现时血 E_2 至少＞1 468 pmol/L。尿 LH 峰一般较血 LH 峰晚 3～6 h。如果排卵期血 LH＜15U/L、血 E_2＜367 pmol/L，则卵泡发育不良，不排卵的可能性大。

（2）黄体期激素水平：一般在种植窗口期，即在月经第 21～22 天（或来月经前 7～8 d）抽血化验，主要观察孕激素和雌激素水平，了解有无排卵，是否存在黄体功能不足。

判断排卵：黄体中期 P＞16 nmol/L 提示排卵，P＜16 nmol/L 提示无排卵。

诊断黄体功能不全：黄体中期 P＞32nmol/L 黄体功能正常；P＜32 nmol/L 或排卵后第 5 天、7 天、9 天 3 次测 P，P 总和＜95.4 nmol/L 为黄体功能不全。或孕 10 周前 P＜47.7 nmol/L 为诊断黄体功能不全（LPD）的标准。

（3）引起排卵障碍的其他内分泌疾病：催乳素（PRL）正常值 0.228～1.138 nmol/L。如 PRL 大于正常值考虑为高 PRL，PRL 2.28～4.55 nmol/L 时可选用 MRI 检查，以排除脑垂体泌乳素瘤。T 升高、LH/FSH≥2.5 等，需进一步诊断有无 PCOS。

3.超声监测卵泡发育以及排卵情况

常用的有经腹部超声和经阴道超声两种。一般从月经周期第 11～12 天开始，根据卵泡大小，连续动态观察。月经周期规律正常的女性月经周期第 11～12 天可确定优势卵泡（＞10 mm），排卵前卵泡每天生长 1～3 mm，成熟卵泡直径为 18～24 mm。有成熟卵泡生长不是监测卵泡发育的最后步骤，需要进一步监测卵泡有无排出，LH 峰值不能判断有无排卵，主要依靠 B 超准确判断。

（1）排卵后超声征象：①动态监测的成熟卵泡塌陷、体积缩小，卵泡液无回声区消失；②形成不规则有强回声光点的囊肿；③子宫直肠凹少量积液。

（2）卵泡发育成熟障碍的超声征象：①卵泡中晚期无优势卵泡及成熟卵泡发育；②优势卵泡未进一步发育成熟，反而出现塌陷或萎缩的形态改变；③卵泡黄素化不破裂，持续存在盆腔积液不明显。

4.其他检查

下面几种实验室和辅助检查手段目前较少使用，有时可以间接推测排卵障碍。

（1）宫颈黏液：月经后半期宫颈黏液仍为羊齿植物状结晶，无椭圆体，提示宫颈黏液受单一雌激素刺激、无孕激素作用，考虑无排卵。

（2）子宫内膜检查：受卵巢雌、孕激素影响，子宫内膜有明显周期性变化。如果月经前或来月经 12 h 内做子宫内膜病理检查为增生期改变，表明无排卵。

（3）阴道脱落细胞：在雄激素作用下，阴道脱落细胞周期性变化，因此，细胞的形态学变化有利于判断卵巢的功能。阴道上 1/3 的上皮细胞对性激素变化敏感，在月经周期中也有周期性变化。如果月经后半期检测阴道脱落细胞仍为雌激素影响的角化细胞多而无周期性变化，表示无排卵。该方法操作烦琐，准确性差，目前应用很少。

（4）尿排卵试纸自我监测：受影响因素较多，只能作为参考。

（5）腹腔镜：临床上不用腹腔镜检查有无排卵，仅仅在因其他原因行腹腔镜诊治时观察到，如排卵，可见到排卵斑、血体-黄体。

三、诊断

排卵障碍分为卵泡发育障碍和卵泡排出障碍，临床上两种情况都比较常见。准确预测并诊断排卵对指导不孕夫妇性交、人工授精及体外受精胚胎移植(IVF-ET)等起关键性作用。但由于个体差异及同一个体每个月经周期都有不同变化,至今尚无一种简便且完全可靠的方法预测排卵:排卵障碍导致月经失调及不孕,应该查清病因,及时治疗。

(一)排卵障碍病史

规律的月经来潮与卵泡发育以及排卵关系密切,因此,诊断排卵障碍时首先询问患者的月经是否正常,有无不规则或闭经的情况。过去有无慢性疾病,如结核、贫血和消化吸收不良等,是否动过手术,以往性发育的情况和有无职业性的有毒物质影响等,以便初步推测有无可能影响排卵的病变。

(二)排卵障碍的症状

排卵是一个生理过程,大部分人并没有特殊不适感觉。排卵障碍常在患者月经失调或在不孕症的就诊过程中发现或诊断。

(三)体格检查

1.一般检查

根据体形、体态、毛发、嗓音、乳房发育等第二性征的情况,以及颈部、四肢有无异常等现象,可以初步推断排卵障碍的原因,如身材矮小、第二性征发育不良且从未来过月经可能是卵巢发育不良。全身毛发增多,可能是多囊卵巢综合征或肾上腺分泌雄激素太多。乳头有乳汁或其他液体排出有可能与血中催乳素分泌增多有关。

2.妇科检查

排卵期宫颈口呈瞳孔样,宫颈黏液稀薄呈鸡蛋清样改变,宫颈黏液拉丝可达 6~8 cm。

四、治疗

排卵障碍的治疗主要针对两个方面,一方面针对卵泡发育不良,另一方面针对卵泡排出障碍。

(一)卵泡发育障碍的治疗

1.月经周期调节

月经周期调节也可以作为促排卵前的预处理,在促排卵前使用。对月经紊乱的患者进行内分泌功能的调节,一般选择人工周期疗法。对有生育要求的患者,尽量选择天然雌激素和孕激素,可采用补佳乐+孕酮胶丸的方法,或克龄蒙、芬吗通等,也可采用短效避孕药来调节月经周期。

2.氯米芬(CC)促进卵泡发育

CC 是目前临床上广泛应用的口服促排卵药物,方法简单,价格便宜,可单独或与其他的促排卵药物联合使用,CC 化学结构与雄激素类似,具有较强的抗雌激素作用和微弱的雌激素效应。CC 与内源性雌激素竞争性与下丘脑及垂体雌激素受体结合,抑制雌激素对下丘脑的负反馈作用,促进垂体释放 FSH 和 LH,从而诱导卵泡发育和排卵。CC 适用于性腺轴功能基本完整、体内有一定量雌激素无排卵或稀发排卵者。低雌激素患者对 CC 治疗无反应。另外,CC 并不能改善卵母细胞的质量,因此,对排卵正常的妇女,应用 CC 并不能提高其妊娠率。

(1)治疗方案:月经周期第 1~5 天开始,50 mg/d,连服 5 d。如果疗效不佳,CC 剂量可每月递增 50 mg,逐渐增至 200 mg/d,每个剂量可试 2~3 个周期。

(2)疗效:促排卵率为 70% 左右,每个周期妊娠率为 20%~30%,连续 6 个月累计妊娠率为 60%～75%。妊娠率低于排卵率的原因：①CC 抗雌激素作用，使宫颈黏液变稠；②黄体功能不全；③未破裂卵泡黄素化综合征，发生率 31%；④子宫内膜变薄；⑤其他不孕因素存在。

3. 来曲唑促进卵泡发育

临床上常用的氯米芬和促性腺激素类等促排卵药物可带来一些不良反应，如宫颈黏液质量差、子宫内膜薄、子宫内膜成熟延迟、卵巢过激、多胎妊娠等。近年来国外许多研究报道，治疗雌激素依赖性疾病的芳香酶抑制剂——来曲唑可作为生育调节剂用于促进人和动物模型卵泡的发育。来曲唑是近年来新出现的促排卵药，来曲唑刺激卵泡生长发育，而卵泡发育的启动，可以引起雄激素和抑制素增加。同时由于来曲唑不占据雌激素受体，可通过继发的负反馈作用抑制 FSH 的释放，使发育中的卵泡可能出现优势选择，从而减少多胎妊娠率和 HOSS 的发生危险；同时发现 LE 无类似 CC 的抗雌激素作用，对宫颈黏液、子宫内膜等影响小，妊娠率也较 CC 促排卵高。来曲唑促使卵泡生长，与氯米芬和促性腺激素类药物相比显示出一定优势，有望成为一线促排卵药物。

用药方法：月经周期第 3 天开始，口服来曲唑片 2.5 mg/d，共 5 d。根据疗效可延长用药时间。

4. 他莫昔芬

其结构与 CC 相似，有弱的抗雌激素作用，对宫颈黏液影响小，不良反应较 CC 少，疗效与 CC 相似，多用于对 CC 无效者，用法：月经第 5～9 d，10 mg/d，根据疗效，最大剂量可递增至 20 mg/d。

5. 注射用尿促性素（HMG）

每支含 FSH 75 U、LH 75 U。

（1）适应证：适用于内源性促性腺激素不足或缺乏者，如希恩综合征、下丘脑性不排卵、CC 治疗无效者及辅助生殖技术。高促性腺激素闭经患者（如卵巢功能早衰）不宜用 HMG 促排卵。

（2）用法：第 3～12 d，HMG 75 IU，每天 1 次，需要多次的卵泡监测，过度刺激发生的机会偏大，根据卵泡监测结果调整 HMG 用量，待卵泡成熟，注射 hCG 5 000～10 000 IU。

（3）疗效：有报道排卵率几乎达到 90%，妊娠率为 50%～70%。

6. 高纯 FSH 以及重组 FSH

每支含 FSH 75 U，LH 以及杂质蛋白含量低，可皮下注射，促排卵效率高，对卵子无不良影响，受孕率较高，不良反应少（OHSS 发生率降低），但费用高，用法及剂量同 HMG，主要用在试管婴儿的超促排卵。

7. 溴隐亭

高催乳素血症患者在溴隐亭治疗后可以恢复排卵。若无排卵，同时加用 HMG 或 CC 诱发排卵。

（1）使用方法：从小剂量开始，1.25 mg/d，晚餐时服用。根据其治疗效果及耐受性，每周增加 1 次剂量，如 1.25 mg，每天 2 次，2.5 mg，每天 2 次，以此类推。一般每天用量为 5～7.5 mg。治疗有效指征为溢乳停止，PRL 恢复正常，月经规律，排卵及妊娠。对不良反应严重不能耐受者，阴道给药效果同口服。

（2）溴隐亭＋CC：服溴隐亭同时在月经第 5 天开始加用 CC 50 mg，每天 1 次，必要时可增加 CC 用量，若无效时才改用 HMG。卵泡成熟时注射 hCG。

8.联合促排卵

根据患者的个体差异选择上述一种或多种方法进行促排卵,效果较好,如常见的CC/HMG/hCG促排卵法效果确切;中西医结合促排卵,费用低,临床常用联合促排卵的方法。

(二)卵泡排出障碍的治疗

1.人绒毛膜促性腺激素(hCG)

当卵泡发育成熟时给予,可模拟内源 LH 峰促进排卵,维持黄体功能。适用于卵泡发育成熟而不排卵者,如 LUFS;或与其他促排卵药合用如 CC、HMG、高纯 FSH、rFSH,促进排卵效果。单纯应用 hCG 无明显促进卵泡发育的作用。

用药方法和剂量:促排卵过程中,当卵泡直径≥18 mm 时,给予 hCG 5 000~10 000 IU 肌内注射,一般注射 hCG 后 36 h 左右排卵。

2.GnRH-a 类药物

达菲林或丙氨瑞林代替 hCG 在高危周期中诱发排卵,能获得与 hCG 相似的排卵率、妊娠率,但能明显降低 OHSS 发生率。

用药方法和剂量:促排卵过程中,如果直径≥18 mm 卵泡超过 2 个、中小卵泡较多、血 E_2≥7 340 pmol/L 时。为避免发生 OHSS,禁用 hCG 诱发排卵,改用达菲林 0.1~0.2 mg 皮下注射,或丙氨瑞林 0.15~0.45 mg 肌内注射,排卵后补充黄体 12~14 d。

(王　柳)

第四节　体外受精与胚胎移植

体外受精与胚胎移植(in vitro fertilization and embryo transfer,IVF-ET)技术是现代人类助孕技术中最常用最基本的技术,为其他助孕技术的进一步开展奠定了基础。

一、适应证

(1)输卵管堵塞性不孕症(原发性和继发性):为最主要的适应证。如患有输卵管炎、盆腔炎致使输卵管堵塞、积水等;输卵管整形手术失败,或输卵管通而不畅长期不孕;输卵管结核堵塞而子宫内膜无结核病变者;宫外孕一侧输卵管切除,另一侧堵塞或通而不畅长期不孕者;两次宫外孕双侧输卵管均已切除者。

(2)原因不明的不孕症。

(3)子宫内膜异位症经治疗长期不孕者。

(4)输卵管结扎术后子女发生意外者,或输卵管吻合术失败者。

(5)多囊卵巢综合征经保守治疗长期不孕者。

(6)其他如免疫因素不孕者。

二、患者准备

除详细了解和记载月经史及近期月经情况、妇科常规检查、了解盆腔器官状态、子宫大小、位置、附件情况、子宫颈与阴道状况等外,还有阴道分泌物的滴虫、真菌检查、阴道清洁度等,肝脏功能检查,血尿常规检查等。还需进行以下检查。

(1)B超检查:了解盆腔情况,测量子宫大小、双侧卵巢大小、有无异常,测量子宫内膜厚度、子宫颈情况等。并了解生殖器官有无异常如子宫肌瘤、卵巢囊肿;双侧卵巢是否易穿刺等。

(2)诊断性刮宫:子宫内膜病理检查,判定子宫内膜是否正常,有无排卵、黄体功能不全及有无感染及结核等。

(3)输卵管造影(碘油或泛影葡胺),或B超下输卵管通液术:判定输卵管通畅情况。

(4)基础体温测定。

(5)女性内分泌激素测定:可采用放射免疫法或酶联免疫法测定卵泡刺激素(FSH)、黄体生成激素(LH)、泌乳素(PRL)、雌二醇(E_2)、孕酮(P)、睾酮(T)等内分泌激素,以了解垂体和卵巢的功能状态。必要时测其他有关内分泌激素。发现异常可先进行必要的治疗。

(6)自身抗体检查及抗精子抗体检查:抗精子抗体阳性可造成不孕。

(7)男方需做精液综合分析:检查了解精子数量、活动力、活动率、畸形精子和死精数量及精浆状态等。

(8)男女双方染色体检查。

三、超促排卵周期前的准备

月经后半期(黄体期,约周期的第21天)做一次B超检查,测卵巢大小,有无滤泡囊肿。如有较大的滤泡囊肿,需进行阴道B超下穿刺。抽出滤泡囊肿液体(必要时病检),抽净滤泡囊肿液后方可进行超促排卵。同时探测子宫颈管的位置、方向,测量子宫腔深度(长度),并记录子宫颈管方向、子宫位置及宫腔长度,为胚胎移植时提供依据。此项准备工作一般在卵泡期进行,也可在前一周期的黄体期进行。综合患者情况,决定超促排卵方案,并向夫妇双方交代、解释有关的IVF-ET情况,约好患者来诊时间,使夫妇双方做好心理准备。

四、超促排卵

超促排卵又称控制超排卵术,指以药物的手段在可控制的范围内诱发多卵泡的发育和成熟(其治疗的对象很多本身有正常的排卵功能),从而为一系列的辅助生育技术奠定基础。

(一)超促排卵常用药物

1. 克罗米芬(clomiphene citrate,CC)

(1)作用机制:克罗米芬有弱雄激素和拮抗E的双重作用,它作用于生殖系统的多个部位,包括下丘脑、垂体、卵巢、子宫内膜和子宫颈。其作用的发挥有赖于下丘脑-垂体-卵巢轴正负反馈机制的完整性。

(2)适用于多囊性卵巢综合征、继发性下丘脑性闭经、用避孕药后闭经等患者;闭经泌乳综合征;无排卵性功血,特别是青春期无排卵性功血和黄体功能不足的患者。

(3)用药方法:克罗米芬在诱发排卵中常单独使用,在超促排卵中与其他药物联合应用。

2. 促性腺激素(gonadotropin,Gn)

促卵泡成熟(FSH):①重组FSH(r-FSH)是20世纪90年代应用基因工程技术人工合成的,其优点是纯度高、稳定性强、生物学差异小、无变态反应。②高纯度尿源型人卵泡刺激素(u-FSHHP),几乎不含LH(<0.1),杂质蛋白<5%,但其所含极微量的杂质蛋白成分仍可抑制FSH作用。尤适用于LH/FSH比例较正常值增高的无排卵或闭经的治疗。依据个体反应

性的不同和治疗方案的不同，使用剂量及时间不同。可于月经周期第 3～5 d 开始，每天肌内注射 75～300 U，连用 8～10 d，至恰当的卵巢反应性的出现，并监测卵泡大小、数量进行调整。对缺乏反应者，可以加大使用剂量。

3. 人绝经期促性腺激素（HMG）

从绝经期妇女尿中提取的 HMG，含有大约 75 U 的 FSH 和 75 U 黄体生成素（LH），是白色冻干的无菌、无热原质的粉剂。其生物作用与上述的 FSH 相似但因含有 LH，在 LH 水平升高的患者中诱发排卵时使用受到限制。而且募集卵泡及刺激卵泡的发育主要依靠 FSH，LH 不参与募集始基卵泡。卵泡发育中，在 LH 刺激下，卵泡颗粒细胞分泌雄激素，再受 FSH 控制下的芳香化酶作用转化为雌激素，此时需要少量 LH。在排卵前如出现过高 LH 水平，会导致提前出现 LH 峰，使卵母细胞过早成熟以至黄素化而影响到受精和胚胎的质量。此外，大剂量使用会导致多个卵泡发育，增高卵巢过度刺激综合征（OHSS）发生的风险。

4. 促性腺激素释放激素激动剂（GnRH-a）

GnRH-a 对 GnRH 受体有更高的亲和力，并且更为持久，当 GnRH-a 存在时，大部分的受体被占据并内移至细胞内，这一方面引起用药初期的一个短促的血浆促性腺激素高峰（flare-up），另一方面使垂体的受体明显地丢失并得不到补充，因而垂体不能对内源性或外源性的促性腺激素释放激素进一步发生反应。此外，持续而非脉冲式兴奋垂体可能增加它的无反应性。其结果就是垂体的 LH 和 FSH 分泌显著减少，呈药物去垂体状态，称为垂体降调节，这种状态可随停药而恢复。在超促排卵中使用促性腺激素释放激素激动剂基本有如下目的：①利用垂体的降调节减少早发 LH 峰的发生，后者在不恰当的卵子成熟阶段引发卵细胞减数分裂恢复，导致过早排卵和黄素化，减少周期取消率；②减少内源性的 LH 分泌，降低血浆内的 LH 水平，减少卵子暴露在高水平 LH 的可能；③在卵泡的募集阶段使用药物，利用用药初期的一个短促的血浆促性腺激素高峰，从而增加卵泡募集的数量；④期望卵巢内的卵泡能同时启动发育，从而改善卵泡发育的同步化，争取在同一时间有更多的卵泡成熟。目前超排卵周期中普遍结合 GnRH-a。分长效和短效两种剂型，前者 3.6 mg 和 3.75 mg，后者 0.1 mg。

5. 绒毛膜促性腺激素（hCG）

化学结构和生物活性与 LH 类似，hCG 主要生理功能有：①有促进卵泡发育成熟和卵母细胞发育成熟作用，利于获得高质量的成熟卵细胞；②与 HMG 共同作用，可诱发排卵；③与黄体细胞膜上受体相结合，可延长黄体寿命，并促使黄体增大变为妊娠黄体，增加甾体激素的分泌，以维持正常妊娠。常用制剂从早孕妇女尿中提取，也有进口重组 hCG，商品名艾泽。目前国内常用 hCG 制剂有不同剂量，每安瓿有 500～10 000 U 多种。在超促排卵过程中，当 B 超监测卵泡、LH 或 E_2 水平达到标准时，一般一次肌内注射 hCG 10 000 U，注射 36 h 后取卵。

6. 促性腺激素释放激素拮抗剂（GnRH-ant）

GnRH-ant 作用特点：①与垂体 GnRH 受体竞争性结合；②即时产生抑制效应，降低 Gn 和性激素水平，无 flare-up 现象；③抑制效果呈剂量依赖型；④保留垂体反应性。单次注射 Cetrorelix 3 mg 可抑制 LH 峰的时间（保护期），最短 96 h，最长 6 d。目前常用的拮抗剂有 Cetrorelix，Ganirelix。

7. 生长激素（GH）

为促代谢激素，调节糖、蛋白、脂肪的代谢，受下丘脑生长激素释放激素和生长抑素的双重调节。并受肥胖、饮食及睡眠等多种因素的影响。它可以直接或通过胰岛素样生长因子

（IGF-Ⅰ）间接调节卵泡的生长和发育。可以增加卵巢对 Gn 的反应能力,增加卵巢内 IGF-Ⅰ及 IGF-Ⅱ的产生,加强依赖 FSH 的颗粒细胞的分化,与 Gn 协同调节周期性的卵泡发育和激素合成,从而显著减少 Gn 诱发排卵所需的总量。有研究报道合并使用可以改善卵子质量提并高临床妊娠率。但是目前关于应用辅助促排卵治疗的方式、剂量尚无一定标准。

（二）超促排卵方案

超促排卵方案各种各样,但 20 年来随着助孕技术的进展,为了提高妊娠率目前常用方案如下:① HMG/hCG 方案;② FSH/hCG 方案;③ FSH/HMG/hCG 方案;④ GnRH-a/FSH/hCG 方案;⑤ GnRH-a/HMG/hCG 方案;⑥ GnRH-a/FSH/HMG/hCG 方案;⑦ FSH/HMG/GnRH-antagonist/hCG 方案;⑧ 微刺激方案。

采用上述超促排卵方案,均曾获得成功。在选择方案时,须根据患者年龄、卵巢储备、既往促排卵卵巢的反应等情况决定。具体介绍目前临床常用的几种超促排卵方案。

1. HMG/hCG 方案

从月经周期的第 3 或第 5 天开始,每日肌内注射 HMG 2 支（每支 75 U）,连续肌内注射 7～11 d;月经的第 9～10 天开始 B 超监测两侧卵巢的卵泡大小,每天上午监测一次（腹部或阴道）。停用 HMG 经 24～36 h,1 次肌内注射 hCG 10 000 U。停用 HMG 的时间:当优势卵泡直径有 1～2 个达到或超过 18 mm 或有 2 个以上卵泡直径达到 16 mm;当 E_2 达到或超过 500 $\mu g/mL$ 时;当 B 超监测卵泡达到前述停药标准前,可每日测尿 LH 1 或 2 次。当 LH 峰出现,LH 测定阳性时。

2. FSH/HMG/hCG 方案

从月经周期的第 3 天开始,每日上午 9 点肌内注射 FSH 2～3 支（每支含 75 U）,连用 3 d。从来月经的第 6 天起,每日上午 9 点肌内注射 FSH 及 HMG 各 1～2 支（或上午 9 点 1 支,下午 3 点 1 支）,连注 5～7 d。月经周期第 9～10 天开始 B 超监测两侧卵巢的卵泡发育情况、测量大小等。有条件可测定 E_2 和尿 LH。停用 FSH 和 HMG 的指标同上述方案。停用 FSH 和 HMG 24～36 h 后,肌内注射 hCG 10 000 U。采用此方案同样在注射 FSH 和 HMG 过程中,可根据患者对药物的反应,酌情调整用药剂量,不宜固定不变。如开始每日 3～4 支,反应较好,卵泡发育良好,可酌减至每日各 1 支。

3. GnRH-a/FSH/HMG/hCG 方案

该方案是目前国内外公认效果较好的超促排卵方案,也称为常规超促排卵方案。包括三个阶段:降调节、超促排卵和诱发卵细胞的最后成熟。

目前常用有三种方式。①短效/长效 GnRH-a 标准长方案:开始于前一个月经周期第21 d或 B 超检测自然周期排卵后 5～7 d,达菲林或达必佳 0.1 mg,每日 1 次,皮下注射 14 支后,约月经第 2～3 d,抽血测 E_2、LH,若 $E_2 \leqslant 183.5$ pmol/L（50 pg/mL）,LH$\leqslant 5$ mU/mL,B 超提示子宫内膜厚度$\leqslant 6$ mm,无 10 mm 以上卵泡,认为降调节完全,若未达降调节标准,继续给予 GnRH-a 0.1 mg 每日 1 次,达到标准后起给予 Gn（丽申宝或果纳芬）150～300 U/d,卵泡中晚期加用 HMG 75～150 U,给予 Gn 促排同时继续给予 GnRH-a 0.05 mg 每日 1 次,直至 hCG 日前一天,停用 Gn 的时机同上所述。也有中心使用长效 GnRH-a 1.3～1.8 mg（1/2～1/3 支）,一次皮下注射,代替上述短效多次注射.②GnRH-a 短方案:月经第 2 天超检查子宫内膜厚度<5 mm 及最大卵泡径线<10 mm,给予短效 GnRH-a 达菲林或达必佳 0.1 mg 直至 hCG 日前一天。同时给予 Gn 150～300 U/d,卵泡中晚期加用 HMG 75～150 U,停用 Gn 的时机

同上。③GnRH-a 超长方案：长效 GnRH-a 3.6～3.75 mg，月经第 1 天皮下注射，每 28 d 一次，连用 3 个周期，最后一次给药失效前，抽血测 E_2、LH，后开始超促排卵，促排卵同时用短效 GnRH-a。较多适用于子宫内膜异位症患者。

4.FSH/HMG/GnRH-antagonist/hCG 方案

目前使用方案主要有以下几种。①单次用药方案：Gn 用法同前，周期第 8 d 或血 E_2 水平达 1 468 pmol/L 时，也有在血 E_2 达 183.5～734 pmol/L，最大卵泡直径达 14 mm 时，皮下注射 Cetrorelix 3 mg，在最大卵泡直径达 18～20 mm 时，注射 hCG 诱发排卵 36～48 h 后取卵。②连续用药方案：Cetrorelix 连续给药方案的最低有效剂量为 0.25 mg/d。Gn 用法同前，于周期第 7 d 或者优势卵泡直径达到 14 mm 时开始注射 Cetrorelix 0.25 mg/d 至注射 hCG 日（含该日），可避免过早 LH 峰。目前认为对于促性腺激素刺激卵巢反应差的女性使用 GnRH-a 可能导致过度抑制，从而延长治疗周期，增加治疗费用，且并不增加临床妊娠率。最近在人类卵巢上发现 GnRH-a 受体，一些调查者认为 GnRH-a 可能直接对卵巢产生有害作用，尤其在低反应者，因此倾向于不使用 GnRH-a。MchmetA Akman 等采用在卵泡早期增加促性腺激素的传统方案（不使用 GnRH-a 或者 GnRH-anta）与 GnRH-anta 联合促性腺激素的方案进行比较。两组周期取消率并无差别，但 GnRH-anta 组妊娠率高于未使用 GnRH-a。有学者对因卵巢功能减退前次行激动剂方案 IVF 失败的卵巢低反应患者再次行 IVF 使用拮抗剂方案，结果显示两者促排卵时间，Gn 的用量，获卵数目，胚胎形成率，均无显著性差异；拮抗剂组优质胚胎形成率高于激动剂组，无显著性差异，拮抗剂组的胚胎种植率和临床妊娠率均高于激动剂组，有显著性差异。Ragni 等认为对于反应高的患者，GnRH-ante，可增加卵母细胞收集和胚胎移植的成功率；降低 OHSS 的发生率和由 OHSS 导致的被取消的人工授精周期的数量。

5.微刺激方案

随着辅助生殖技术的发展，临床妊娠率和胚胎种植率得到了较大幅度的提升，获得成功妊娠所平均需要的卵子数目逐渐降低，近年来有学者主张在体外受精胚胎移植治疗中使用小剂量的促排卵药物对卵巢实施"微刺激"。①低剂量 Gn 的微刺激方案：也特别适用于多囊卵巢综合征（PCOS）的患者。PCOS 的促排卵容易出现两个极端的结果，一是卵巢持续不反应，众多小卵泡对氯米芬和 Gn 均发生抵抗，卵泡生长迟缓，雌二醇水平上升缓慢；二是卵巢的过度反应，出现卵巢过度刺激综合征的风险。比较流行的微刺激方案以 FSH 75 U 周期第 2～3 d 启动，每天或隔天注射，到第 7 d 开始在超声监测下，每 3 d 以 50% 的剂量递增，持续到优势卵泡成熟。这种刺激方案有效地改善 OHSS 的预后，也减少了一次获卵的数目，但妊娠率似乎不低。缺点是患者和医生不一定能忍耐如此长时期的用药和监测，周期取消率较高。②联合 GnRH-a 的克罗米芬微刺激方案：这个方案的基本原理是在克罗米芬加 Gn 的基础上，对卵巢反应较低的患者，为了募集尽可能多的优质卵母细胞，联合 GnRH-a 的"fare-up"作用，在周期第 3 天，克罗米芬 50～100 mg 和 GnRH-a 0.1 mg/d 同时启动，酌情加上 Gn 和雌二醇，这样的组合可以将两种来源的内源性的 Gn 叠加起来，大大增加了卵泡募集所需要 FSH 血浓度。刘嘉茵等对前次因卵巢功能减退而 IVF 失败的卵巢低反应患者，采用组合氯米芬方案，临床妊娠率（25.0%）较常规方案组（12.5%）有明显增加；胚胎种植率（14%）较常规方案组（5%）明显增高。

注意：超促排卵方案的各个环节依据不同的情况可以进行适当或必要的调整。以卵巢反应不良为例，可递增 75 U 的促性腺激素，3 次加量仍无效应停药，并于下一次促排卵考虑其他方案。如可提前于月经的第 3 天使用促性腺激素,还可在此基础上增加促性腺激素的剂量,甚至达每天 450 U。如已知患者对超促排卵的反应高,一方面可使用降调节作用较强的GnRH-a或 GnRH-anta,另一方面可减低促性腺激素剂量,从每天 75 U 或 37.5 U 开始,视其反应程度而缓慢地增加剂量,加量过程应定期检查血中各种激素水平以利于分析。

在以前的超促排卵中的主要问题是卵泡的数量不足,可提前使用促性腺激素,于月经第 2 天或第 3 天开始,或者在开始数天使用高剂量每天 225～300 U,数天后减至常规剂量。如果主要表现为卵泡的生长速度缓慢,可于超促排卵中使用 FSH 和 HMG 各 75 U,后者成分中的 LH 可使卵泡的生长速度略有加速。患者的年龄,基础 FSH 值,月经第 3 天窦卵泡个数等是影响患者对超促排卵反应性的重要因素。

(三)hCG 的使用时机

掌握注射 hCG 的时机是获得高质量的卵子的关键。主要参考卵泡直径的大小及卵泡的数目。当主导卵泡中有 1 个直径达 18 mm 或两个达 17 mm 或 3 个达 16 mm 时,可于当天停用促性腺激素,于外源性促性腺激素最后一次给药后的 36 h 注射 hCG 5 000～10 000 U;外周血中的 E_2 水平达 1 110 pmol/L,主导卵泡达到要求时也可注射 hCG;当成熟卵泡数目较多,为避免增高的 E_2 水平诱发内源性的 LH 峰,可适当提前注射 hCG 的时间。

(四)卵泡监测

一般从超促排卵月经周期的第 9～10 d 开始,每日上午 9～10 点进行阴道 B 超监测双侧卵巢大小,卵泡的数目、大小,动态观察卵巢和卵泡的发育情况,并测量子宫内膜的厚度等。根据其卵泡的数量、直径大小决定其停用促性腺激素时间和决定注射 hCG 的时间,以及预测可能排卵时限。

五、卵子收集

采卵目前最常用的方法是,阴道 B 超引导,经阴道穹隆部穿刺取卵术。

(一)设备

超声仪;阴道探头和阴道探头配套的穿刺针导支架;穿刺针,有单腔和双腔两种类型,双腔穿刺针有利于冲洗卵泡,但现多用单腔针;负压吸引器,现为电子自动负压控制仪;灭菌的一次性试管等。

(二)患者准备

术前 30 min 肌内注射哌替啶 50～100 mg;排空膀胱;用无菌生理盐水冲洗外阴及阴道;铺无菌手术单。

(三)手术操作

全过程无菌操作,阴道探头涂上耦合剂后套上经气体消毒的乳胶薄膜套,装上穿刺针导支架后置入阴道,作常规扫描检查后,活动探头清晰显示目标卵泡,沿针导置入穿刺针,缓慢穿入阴道壁,加 12～18 kPa 负压后迅速刺入目标卵泡中央,同时快速捻转和小范围来回抽动穿刺针,直至目标卵泡完全塌陷。尽量穿刺所有的卵泡;位于同一穿刺线上的卵泡可自浅至深于一次进针内完成,对不同穿刺线上的卵泡,退针至卵巢表面(不退出阴道壁),改变穿刺方向再行穿刺;术毕常规扫描盆腔,检查有否内出血;手术结束后拭净阴道积血,如有穿刺点出血可置棉纱填塞压迫,数小时后取出;术毕平卧休息半小时,如无异常即可回家休息,或住院观察,待胚胎移植。取出的卵泡液立即送培养室拾卵与培养。

六、取精与处理

精子的洗涤是辅助生育技术中的基本技术之一,从宫腔内人工受精(IUI)到尖端的卵泡浆内单精子显微注射(ICSI)都要求有良好的精子洗涤技术作为基础。

(一)精液的收集

男方禁欲 3~7 d(一般禁欲 4~5 d),收集精液当天注意局部的清洁,采集精液前洗净双手,需要使用精子前 2~3 h 收集精液。应提醒男方收集全程精液特别是射精时的第一部分精液,其中常含有较高浓度的精子。将精液收集于一只无菌、无毒的专门用于收集精液的容器内,待精液液化后行常规检查,记录并进行精液分析。

(二)精子洗涤的方法

(1)上游法(swim-up)。主要利用活动精子能游过液体界面进入不同的培养液,从而与死精子、活动力差的精子、凝集精子、畸形精子、红、白细胞及其他有害成分及杂质自行分离。由于纯物理作用使精子重新分布,故理论上不影响精子的生物学特性。用于精液参数正常患者,密度$>35\times10^6$ 活动精子/mL,以收集快速直线运动精子和正常形态精子。本方法是辅助生殖技术(ART)程序中应用最广泛的常规首选,具体步骤如下:①将液化后的精液均分到 2 支离心管内,然后分别加入等量 hepes 缓冲的培养液,置入 37 ℃培养箱,培养上游 30~60 min(时间根据精液质量来调整),避免晃动;②用无菌吸管吸取呈云雾状上层液到另一支试管,再加 hepes 缓冲的培养液 2 mL 混匀,离心 300 g×5 min;③弃上清液,轻指弹管底,让沉淀松散;④转入含 3 mL 与受精液相同的培养液中,混匀,离心 300 g×5 min;⑤弃上清液,轻指弹管底,让沉淀松散。滴片分析精子密度、活力及形态,用适量培养液调好密度,置入 37 ℃培养箱待受精用。上游法能明显提高精子的活动率、存活率、正常形态百分率,增加具有正常浆膜的精子数,显著提高精子的运动速度。主要缺点是精子的回收率较低,而回收精子的数量与体外受精率及妊娠率有很大关系。故上游法并不太适用于精液严重异常者,尤其是精子密度$\leqslant2\times10^7$/mL,活动率$\leqslant40\%$者。目前均主张对精液正常者应用上游法,而对精液严重异常者使用密度梯度离心法能得到更好的效果。

(2)密度梯度离心法。原理是利用密度梯度离心的作用分离精液的不同成分达到收集活动精子和洗涤精子的目的。

七、卵冠丘复合物和卵母细胞的形态与成熟度的评估

(一)卵冠丘复合物的评估

穿刺卵泡采集到的卵母细胞不是以单个细胞的形式存在,而是被多层颗粒细胞所包裹,以卵冠丘复合物(oocyte/ cumulus complex,OCC)的形式存在。包裹卵母细胞的由多层颗粒细胞(卵泡上皮细胞)组成的丘细胞团,我们称之为卵丘,而最内层的直接围绕卵母细胞的上皮细胞为放射冠。

虽然第一极体是评估卵母细胞成熟度的确定指标,但通常被卵丘包裹,不容易看到。因此只能根据卵丘的细胞密度和放射冠的形态来间接反映卵母细胞的成熟度,以决定合适的授精时间。①不成熟 OCCs:卵丘致密不扩张,周围细胞紧紧包裹卵母细胞,无光环。②成熟排卵前 OCCs:卵丘非常扩张,呈绒毛状;冠细胞排列松散,呈放射状。③过熟 OCCs:卵很难被发现;卵丘断裂,有时缺失;放射冠部分缺失或成团,细胞发黑。

(二)卵母细胞的评估

根据次级卵母细胞是否有第一极体生殖泡(GV)等情况来评估,同时记录卵胞质和透明带的特殊改变,包括空泡、包涵体、色泽、胞质颗粒、透明带厚度、第一极体形态等。

(1)MⅡ卵:即成熟卵母细胞,主要表现为卵胞质内 GV 泡消失,卵周间隙内可见第一极体。

(2)MⅠ卵:不成熟卵母细胞的一种,主要表现为卵胞质内 GV 泡消失,卵周间隙内第一极体尚未排出。

(3)GV 期卵:也是不成熟卵母细胞的一种,主要表现为卵周间隙内无第一极体,卵胞质内仍可见 GV 泡。

(4)特殊情况:①胞质内可见一个或多个空泡;②胞质内含包涵体;③胞质中央颜色灰暗,颗粒变粗;④卵周间隙充满碎屑;⑤第一极体碎片状。

八、受精评估(原核评估)

(一)评估时间

原核形成至融合消失在一定的时间范围内,因此检查原核有时间限制。通常原核最早出现于常规 IVF-ET 授精后 5~6 h,ICSI 后 4 h,而于授精/注射后 20 h 左右原核开始消失。因此通常于授精后 16~18 h 评估原核,最晚不超过授精后 20 h。

(二)根据卵胞质内原核(PN)数量和是否有第二极体等情况进行原核评估

1.正常受精卵(2PN)

表现为胞质内有两个原核,可见第二极体。

2.异常受精卵

(1)多原核:以 3PN 为例,发生率为常规 IVF 5%~10%,ICSI 1%。不适合移植。因为在人自然流产胚胎中,三倍体占 20%;而且研究发现,三倍体胚胎很少能足月分娩,即使极少数能足月,出生的新生儿多带有严重的体格发育异常和智力障碍。多原核绝大多数可卵裂,少数可以发育至囊胚甚至着床,但绝大多数会流产,葡萄胎。而多原核卵裂后,与二原核胚胎无法区分开,因此在原核消失前正确评估原核数目非常重要。

发生机制。①卵的成熟度和存活力:现在认为这是多精受精的主要原因。卵质不成熟或过熟均增加多精受精的发生率。卵必须处于适当的发育状态才能产生正确的皮质反应,来阻止多精受精。如授精时胞质不成熟,皮质颗粒可能数量不够或未移到皮质,而导致皮质反应不全。有一项研究发现,成熟卵 IVF 后多原核发生率为 1%~2%,而不成熟卵多精受精发生率>30%。而卵质过熟,比如卵在培养过程中老化,转移到皮质区的皮质颗粒又退回到细胞内,皮质颗粒释放不足,也会导致皮质反应不全。②卵的遗传缺陷:如第二次减数分裂时染色体不分离,高龄患者可能易发生。③培养条件有关:暴露时间过长、过冷或过热等因素;培养时间过长致卵母细胞老化等。④与授精的精子浓度有关:关于这一点有争议,尚未达成一致。

(2)1PN:卵质内只见到一个原核,可有或没有 2pb。发生机制有以下方面。①孤雌来源:卵母细胞偶尔被热、冷、生化、渗透压或机械方法激活。ICSI 后的 1PN 多是这一来源,机械操作卵母细胞被激活,但由于技术原因精子并没有注入。②雌雄原核发育不同步;③雌雄原核融合:少见。一般双倍体的单原核要比通常的原核大。一般认为,常规 IVF 后产生的 1PN 通常是双倍体,在可移植胚胎数太少情况下可考虑移植。而 ICSI 后产生的 1PN 多为孤雌来源,不要移植此类胚胎。卵质内没有原核,但卵子有 2pb,即使该卵细胞在 D2 和 D3 出现正常分裂,这种胚胎原则上既不选择移植,也不冷冻,因为其受精情况不明,不能确定该卵是正常受精卵还是异常受精卵。未受精卵:卵质内没有原核,卵周间隙也没有 2pb,只有第一极体,表明该卵未受精。

九、卵裂期胚胎质量

当前采用的评估卵裂期胚胎质量的形态指标有:依据卵裂球数判断分裂速率,卵裂球大小,形状对称性及胞质形态,无核胞质碎片的比例等。尽管认为此种评估过于随意,不太客观,但因其快速、无损伤、易于操作,而且有助于去除最差的胚胎,因而仍为广大中心广泛采用。

(一)形态学指标

可根据卵裂球对称性和碎片的多少将卵裂期胚胎分为以下 4 级。

1 级:胚胎卵裂球大小均匀,胞质碎片≤5%。

2 级:胚胎卵裂球大小均匀或稍不均匀,胞质碎片>5%,≤20%。

3 级:胚胎卵裂球大小均匀或不均匀,胞质碎片>20%,≤50%。

4 级:胚胎卵裂球少,胞质碎片>50%。

(二)卵裂速率

卵裂速率是预测胚胎活力的另一有用参数,可能比形态学指标更重要。研究表明,发育缓慢的胚胎着床能力明显受损,而卵裂快的胚胎,如评估时细胞数最多的胚胎被认为着床能力更强。但也有研究认为,发育过缓和过快的胚胎的妊娠率均低于正常卵裂速率的胚胎。通常在授精后 44~48 h 卵裂期胚胎应处于 4~5 细胞期,授精后 72 h 胚胎应处于 8 细胞期,应优先选择此期胚胎移植。

(三)其他因素

①透明带厚度和(或)透明带厚度的变异:透明带薄且厚薄不均有变化为好,透明带过厚可能不易孵出;②卵裂球大小:卵裂球扩张、大为好;③胚胎的每个卵裂球内是否由单个核存在;④胚胎卵裂球内有无多核存在:排除多核卵裂球胚胎;⑤细胞期胚胎中的卵裂球间已开始形成紧密连接为好。

十、胚胎移植

胚胎移植(ET)是指将体外已培养成的 2~8 个细胞的早期胚胎送回母体子宫腔内的过程。一般在取卵后 48~72 h 进行胚胎移植。20 世纪 80 年代中期有学者提出 B 超引导下的胚胎移植可提高妊娠率。

该法的优点是:①充盈膀胱可纠正子宫前屈度,便于插管,但应避免过度充盈引起患者不适并造成宫缩影响容受性。②超排周期增大卵巢可影响子宫位置,部分宫腔深度增加,B 超下移植者可及时调整插管方向或深度,增加移植的信心,并避免盲插损伤内膜。③可直观插管及胚胎推注的全过程,移植物注入的位置,并了解移植后强回声点的移动情况。超声下观察到部分周期注入的强回声点迅速上移至宫角或间质部,分析可能是导致种植失败或异位妊娠的原因之一。④可测量患者宫颈管和子宫深度,根据患者子宫深度决定具体移植位置。B 超引导下的胚胎定位移植有助于提高临床妊娠率和单胚种植率,值得在胚胎移植过程中推广。同时应对胚胎移植位置距子宫底部位置、子宫三维形态、移植时子宫收缩状态及血流指数等进行更深入地观察探讨,以使超声技术为提高 IVF-ET 妊娠率提供更有利的条件。

(一)操作步骤

(1)患者取截石位,按手术要求无菌操作,动作轻柔以免刺激宫颈、子宫等,窥器充分暴露宫颈,干棉球拭净阴道、宫颈白带及分泌物,再以培养液拭净宫颈口。

(2)根据宫腔的深度将内芯尖端设置位于距宫底 0.5～1.0 cm 处;并根据宫颈内口及宫腔的走向及其弯曲程度调整外套管的弯曲度。

(3)内芯及外套管设置好以后,取出内芯,并固定。

(4)同时培养室工作人员将移植导管接到 1 mL 注射器上;首先将选择好移植的胚胎转移至含有胚胎一样的培养液的培养皿内,放入培养箱内待用。用同样培养液冲洗套上注射器的移植管 3 次,其目的是检查抽吸系统是否完好。然后将胚胎装载入导管内,移植总液量不超过 15 μL。

(5)吸好胚胎的移植导管,从外套管置入宫腔,将胚胎与移植液(约 15 μL)注入宫腔内。固定注射器的活塞以免回抽导致移植失败。

(6)取出移植导管送回培养室,将导管内剩余的培养液注入移植碟内,解剖镜下仔细观察是否有胚胎遗漏。

(7)取出外管及器件,手术完毕。

(8)患者在移植室卧床休息 1～6 h。然后回家或住院卧床休息 1～3 d。

(二)与妊娠率有关问题

①移植的胚胎的质量以及总评分和移植胚胎的平均评分成正相关;②子宫内膜是否与植入胚胎发育同步;③胚胎数目太多如超过 6 个时,妊娠率并不一定相应提高,移植胚胎的数目宜限制在 2～3 个为好;④移植过程中子宫内膜受创伤而导致出血可明显地影响胚胎移植的效果。

十一、移植后的处理

1. 休息

移植后需卧床 1～3 d。虽无确切证据证明绝对卧床休息可以提高着床率和妊娠率,但对年龄偏大者还是绝对卧床休息好。

2. 超促排卵的黄体支持

由于在超促排卵下多使用降调节,GnRH-a 对垂体的过度抑制,导致 LH 分泌受到影响,继而使孕酮的分泌减少,黄体期变短,E_2(雌二醇)/P(孕酮)的比例发生改变;抽吸卵泡导致颗粒细胞的过多丢失,使颗粒黄体细胞数减少,而早期黄体期孕酮主要由颗粒黄体细胞合成,因而一般需要进行黄体期的支持。通常采用方法如下:①于取卵当天、取卵后第 3、第 6 d 注射 hCG 2 000 U。注意外源性 hCG 可影响妊娠试验结果,但一般停药 8 d 后这种影响明显降低。使用 hCG 最大的顾虑是增加 OHSS(卵巢过度刺激综合征)的危险,为了减少重度及危重 OHSS 的发生率,很多生殖中心选择了孕激素支持黄体功能。②每日肌内注射孕酮 60～80 mg。由于人工合成孕酮的不良反应和可能的致畸作用,在 IVF 中极少使用。天然孕酮除针剂外,还有口服微粒化孕酮,孕酮凝胶和孕酮阴道环,近年来也应用类似天然孕酮的地屈孕酮。给药途径有肌内注射、口服、皮下、阴道、鼻内、直肠和舌下给药。用孕酮的持续时间一般至少 12～14 d 或直至月经来潮,如果妊娠试验阳性,孕酮治疗可持续到胚胎移植后 30 d,直至看到胎心或维持至妊娠12周。但也有文献报道,hCG试验阳性后继续用孕酮3周对分娩率无影响。还有实验表明,孕4周时血孕酮浓度>192 nmol/L时终止使用孕酮,其分娩率与继续使用组无明显差异。③hCG与孕酮联合用药。于取卵当天、取卵后第3、第6 d注射hCG 2 000 U。同时肌内注射孕酮。④孕酮加天然雌激素:采卵日起分两次肌内注射孕酮总量80~100 mg/d,如妊娠则维持剂量至超声检查日,此后逐渐减量至停药;自移植日起给予2~6 mg/d天然雌激素戊酸雌二醇,口服。Baird等发现自然受孕周期比未受孕周期在排卵后12 d有较高的E_2水平。Sharara等的一项研究表明E_2峰值至黄体中期下降超过4倍可致低种植率和低妊娠率。目前仅在接受赠卵胚胎移植周期,雌激素和孕酮同时被常规用于黄体支持。

自20世纪90年代早期,人们开始尝试将雌激素用于常规IVF周期黄体支持,并观察其效果。Fatemi 2006年在拮抗剂方案IVF周期中,自采卵日起加用4 mg/d的戊酸雌二醇补佳乐与单用孕酮相比,种植率、继续妊娠率、早期流产率无显著差异。Lukaszuk 2005年研究了231个ICSI-ET周期,自采卵日起分别给0 mg/d、2 mg/d、6 mg/d补佳乐持续整个黄体期,同时孕酮600 mg/d阴道给药,结果发现6 mg组获得高种植率和高妊娠率,差异有显著性。有学者研究发现6 mg/d戊酸雌二醇用于黄体支持有可能是提高IVF或ICSI-ET周期种植率和妊娠率、降低早期妊娠丢失率的有效剂量。

3.妊娠的判定

于胚胎移植后的第14、第16 d测定血清hCG水平及其上升情况以判断妊娠与否,或取晨尿查hCG以判断妊娠。若阳性可于月经49 d后进行超声检查以确定临床妊娠与否。要注意出现少量的阴道流血应继续密切观察,不能轻易否定妊娠。

(李巧玉)

第五节　卵细胞质内单精子注射

由于社会因素与环境因素的影响,精液的质量呈现出下降的趋势,因男性因素造成的不育也越来越多。为了解决IVF技术也无法解决的问题如严重的少弱精子症,显微辅助授精技术即卵细胞质内单精子注射(ICSI)因此诞生。ICSI指直接将精子注射入卵子内帮助卵子受精,俗称第二代试管婴儿,是在多种显微授精技术如透明带钻孔、透明带部分切除及透明带下授精等的基础上发展起来的,主要是针对精子数量严重不足引起的不育。1992年Palerme等用该技术授精的首例试管婴儿诞生。之后ICSI技术的适用范围越来越广。

一、ICSI 的适应证

1.严重的少、弱、畸精子症

严重的男性因素是ICSI最适合的指征,普遍适用的标准如下。

(1)严重少精子症:即1次射出的精液中总精子浓度≤$2×10^6$/mL,或1次射出的精液中的活精子浓度≤$1×10^6$/mL。

(2)少、弱、畸精子症:即虽然精子浓度>$2×10^6$/mL,但仍然<$20×10^6$/mL且活动率<40%,或a+b级运动精子<25%,或畸形精子率>85%。

（3）弱、畸精子症：即虽然精子浓度≥20×10^6/mL，但精子活动率＜5％；或按照标准进行精子形态学检测，正常形态精子＜4％。

（4）行附睾或睾丸穿刺手术获得的少弱精子。

（5）有的准备行 IVF 的夫妇男方有取精困难史，为预防取卵后得不到鲜精，可提前收集精液冻存备用，如果精子解冻后经处理达不到 IVF 标准，也可采用 ICSI 行体外受精。

2. 不可逆的梗阻性无精子症

梗阻性无精子症患者睾丸的生精功能正常，但由于输精管道阻塞而无法射出。通常采用经皮附睾穿刺抽吸术（PESA）取精；如果附睾缺如或完全机化，可从睾丸取出的曲细精管中分离精子（testicular sperm extraction，TESE），进行 ICSI，解决不育问题。

3. 生精功能障碍（排除遗传缺陷疾病所致）

生精功能障碍指睾丸病变引起的精子生成障碍，如先天性睾丸不发育，隐睾、精索静脉曲张、睾丸炎症、睾丸创伤等。内分泌功能异常、放射物质和抑制性生精药物等也会影响精子的产生和成熟。也可采用 TESE 获得精子。对有遗传缺陷者应讲明相关风险，有条件情况下可行种植前遗传学诊断。

4. 免疫性不育

由于男性本身或者女性本身产生了抗精子抗体而导致的精卵无法结合。

5. 体外受精失败

对于有 IVF 受精失败或者受精异常病史的患者，可以采用 ICSI 以提高正常受精率。目前多数 IVF 实验室采用短时受精的方法，即取卵日即对可疑未受精的卵行 ICSI 补救措施，以提高受精率和妊娠率，在很大程度上降低了完全受精失败的发生率。既往第 2 天行晚期补救性 ICSI 的做法由于可能会造成多精子受精，还会对可能已经受精的卵子造成损伤，所以现在已经被短时受精所取代。

6. 精子顶体异常

ICSI 是目前解决顶体缺乏或完全不活动精子的唯一方法。但需通过低渗试验从完全不活动精子中选择活精子，以提高受精率。由于圆头精子行 ICSI 的安全性尚无保证，故应向患者讲明情况，慎重选择。

7. 需行植入前胚胎遗传学检查者

为避免 IVF 时透明带上黏附精子对胚胎 PCR 或 FISH 检测结果的影响，对需行种植前遗传学诊断的患者，必须采用 ICSI 辅助受精。

8. 其他

卵子经冷冻保存后，由于冻存原因或者体外培养时间偏长，可致透明带变硬而不利于 IVF 时精子穿透，所以通常采用 ICSI 受精。IVM 后，由于体外培养时间较长，透明带变硬，精子不易穿透，为保障受精，建议 ICSI 辅助受精。虽然 ICSI 的适应范围越来越广，但并不能取代常规 IVF。虽然正常精液 IVF 与 ICSI 比较的妊娠率无显著差异。但 ICSI 治疗昂贵，耗时且是一种侵入性治疗，并且还有一些不可预知的风险，如显微注射可能对卵子造成不可知的损伤；虽然男方染色体检查正常，但仍可能将其携带的不可预知的致病基因通过这一过程传递给下一代。所以选用 ICSI 要限于有适应证的患者。

二、ICSI 的常规检查

除 IVF 常规检查外，还需要增加部分男方检查，如染色体、精液相关组项分析以及 AZF

（严重少弱畸精者）或 CFTR（梗阻性无精子症患者）。

三、ICSI 的临床步骤

从选择促排卵方案至黄体支持都与 IVF 相同。

四、ICSI 的实验室步骤

成功稳定的 IVF 实验室是进行 ICSI 的先决条件。除了 IVF 的所有仪器、设备和器皿外，还需要配套的显微操作系统和具有熟练精卵操作的技术人员。与 IVF 实验室操作的主要差别在于取卵后精卵的处理和显微操作。

1. 卵母细胞的准备

取卵后预培养 2～4 h。进行 ICSI 前，消化并吹打去除颗粒细胞后漂洗数次。

2. 精子的准备

少、弱精：可用密度梯度离心法处理，严重少弱精可采用密度梯度离心法进行处理。

（1）附睾穿刺取精：由于需要提前在注射针筒中预先吸入 1 mL 培养液，一方面防止少量的附睾液粘在针筒壁上造成损失；另一方面也便于观察抽吸液中精子的浓度，但由于抽吸液已被稀释，所以常需离心后使用，除非活动精子计数较高，如>10 个/HPF 也可直接使用。

（2）睾丸精子：先将曲细精管撕碎，再将混悬液静置孵育一段时间，用前反复吹打混匀，之后静置数分钟，待大块组织沉淀后，取上层液离心后使用。

3. 显微操作

提前平衡 ICSI 操作皿并检查显微操作系统。安置好 ICSI 操作皿，将注射针液体的进出速度调试合适。

（1）精子制动：应用注射针挤压精子尾部中段猛烈制动，然后再将精子从尾部吸入注射针，抬高注射针。

（2）固定卵母细胞：挑选 II 期卵母细胞从卵子培养皿中转移至 ICSI 培养皿中的一个培养液液滴中。用固定针通过负压将其轻轻固定，使第一极体处在 12 点钟或 6 点钟处，以避免注射过程对纺锤体的损伤，将注射针移至含卵子的液滴中。

（3）显微注射：用注射针尖轻压透明带，将其调整到卵细胞正中。将精子移到注射针内口处，穿过透明带后继续进针，刺穿卵膜，注入精子，撤出注射针。然后将卵子从固定针上松开，升高固定针和注射针。

（4）注射后的处理：将注射后的卵子转移至培养皿中，用培养液冲洗后培养约 16 h，观察 2PN 情况。之后的培养与胚胎移植均同 IVF-ET。

（李巧玉）

第六节　未成熟卵母细胞体外培养

未成熟卵母细胞体外成熟技术（IVM），指的就是在自然周期，或者仅用少量 Gn 情况下，从患者的窦卵泡中取出未成熟的卵母细胞，于体外，在适宜的培养条件下，经过 24～48 h 的培养，使未成熟的卵母细胞发育为可受精并具有相当的发育潜能的成熟卵母细胞的一种辅助生殖技术。

一、IVM 的优势

IVM 技术最大的优势在于，它不用或少用 Gn，从而避免了发生 OHSS 的风险，降低了患者的经济负担，缩短了治疗周期。因此，IVM 技术最主要惠及 PCOS 不孕妇女，世界上第一例 IVM 便是在一名 PCOS 的妇女上成功的。其原因首先是因为 PCOS 妇女面临着更高的 OHSS 的风险，相比常规的 IVF 周期，IVM 不用或者少用 Gn，恰好规避了这一风险。其次，PCOS 的妇女由于其卵泡发育特点，便于从较多的窦卵泡中取得未成熟卵，其卵子来源有保障。此外，受益于 IVM 技术的第二类人群便是正常月经周期和排卵、正常卵巢形态的患者，IVM 技术避免了常规控制性促排卵（COH）带来的较高的费用和期间由于过高的激素浓度带来的各种不适和不良反应。另外，近年来 IVM 的应用有所拓展，比如应用于低反应者、空卵泡综合征等卵子成熟障碍患者、卵子捐赠、生殖力保存等方面。

二、IVM 的临床操作

未成熟卵母细胞往往来源于自然周期，人们也寄希望于应用小剂量 FSH 或者 hCG 以增加获卵数和卵母细胞成熟度，但其结果是有争议的，但似乎有一点可以确定，运用小剂量的 FSH（75～150 U）或者 hCG 对于 PCOS 或者 PCO 患者是有益的。拟行 IVM 的患者，应自月经周期第 3 天开始，进行 B 超监测，除重点观察卵泡生长情况外，还应留意子宫内膜的厚度、成熟度，以综合决定取卵时间。一般来说，各研究报告显示都将优势卵泡直径在 0.8～1.2 cm、内膜厚度为 5 mm 以上作为取卵的指征，以保证足够的卵母细胞成熟度，而又不至于取卵过晚导致优势卵泡的选择而影响其他卵泡的发育潜能，导致较小卵泡的闭锁；但也有报道显示，优势卵泡选择并不影响其他卵泡中卵母细胞的发育潜能。IVM 技术中的取卵与普通 COHIVF 取卵基本相同。但应注意的是，IVM 取卵中的未成熟卵泡与成熟卵泡在直径、张力、质地上不同，需用特制的取卵针（17 号或者 18 号双腔针），要求更为锋利的、较短的尖端，卵泡抽吸的压力也应做相应的改变，需将抽吸压力降至 5.5～7.5 kPa（41.25～56.25 mmHg），可以考虑在取卵液中加入肝素和多次冲洗以提高获卵数和防止凝结。

三、IVM 的实验室操作

成熟卵母细胞颗粒细胞包裹松散，为较大的黏液团包绕，在体式显微镜下，甚至在肉眼下都可明确辨认，而未成熟卵母细胞由于颗粒细胞包裹紧密，黏液团较小，甚至没有黏液团，在体式显微镜下不易辨认。可以考虑现将取卵得到的卵泡液由尼龙滤网（70 μm）滤过后再行挑拣。另一方面，由于辨识困难，捡卵过程难免较为漫长，在这个过程中一定要注意 pH 及温度等的变化，保证卵母细胞活性。捡卵完毕后，立即对每个未成熟卵母细胞进行分级，一般以卵子形态规则、黏液团丰富、有多层颗粒细胞包裹的未成熟卵为佳。捡卵获得的各级卵母细胞随即被放置在培养液中进行培养。有许多经典的细胞培养液被用于 IVM 技术：TCM 199，α-MEM，MHTF 或 HamF-10。上述培养液原本是用于各类体细胞培养的经典培养液，也是维持卵母细胞营养代谢，促进其成熟发育的基础。在此基础上卵母细胞的体外成熟培养还有其特殊性。第一，丙酮酸是卵母细胞能量代谢的核心，同时也有研究表示，谷氨酰胺与葡萄糖和（或）乳糖对于卵子的成熟也是必要的。第二，作为蛋白质的来源，胎儿脐带血、胎牛血清、患者自身血清、人类代血清都曾为人们所利用。第三，促性腺激素 FSH 及 LH 对于卵母细胞的核质成熟也是必不可少的。第四,各种生长激素、激活素、抑制素,在卵母细胞体外成熟中也有一定的作用。颗粒细胞通过缝隙连接与卵母细胞传递物质,影响卵母细胞的成熟、受精、发育的过程。我们日常所采用的卵母细胞体外成熟培养液的配方液基本培养液为 TCM 199,添加10%胎牛血清,0.075 U FSH(Go-nalF,Serono 公司),0.5 U hCG(Profasi,Serono 公司),^10 ng/mL EGF,25 mmol 丙酮酸等,并保持颗粒细胞的完整。一般来说,未成熟的人卵在经过 24~48 h 即可成熟。但是,现阶段普遍存在的问题是难以实现细胞核与细胞质成熟的同步,并且,目前缺乏有效的手段来评价卵母细胞细胞质的成熟度,有研究采用迟滞减数分裂的方式来给予细胞质成熟足够的时间,但效果并不明显。经过体外成熟培养的卵母细胞可以通过 IVF 或者 ICSI 的方式进行受精,没有研究表明 ICSI 可以提高治疗结局。

(李巧玉)

第七节　夫精宫腔内人工授精

人工授精是通过非性交方式将精液放入女性生殖道内,按精液的来源不同分为夫精人工授精(artificial insemination with husband's perm,AIH)和供精人工授精(artificia insemination by donor,AID)。人工授精实施的前提是腹腔镜或子宫输卵管造影证实至少一侧输卵管通畅。人工授精方法包括阴道内人工授精、宫颈周围或宫颈管内人工授精(intracervical insemination,ICI)、子宫帽人工授精(intracervical insemination with cap,IIC)和宫腔内人工授精(intrauterine insemination,IUI)。IUI 是将精液经洗涤优化,取 0.2~0.5 mL 精液,用导管通过宫颈注入宫腔。IUI 原理是为了减少妨碍精子前进的因素,如酸性环境和宫颈黏液的干扰,使经过浓缩、活力高、形态正常的精子尽可能地接近卵子,从而易于受孕。IUI 是人工授精中成功率较高且较常使用的方法。

一、IUI 的适应证

(一)男方因素

1.精子质量问题

(1)精子密度<20×10^6/mL。

(2)精子活动力<50%。

(3)严重的精液量减少,不足 1 mL 以致精液不能接触通过宫颈口与宫颈黏液。

(4)精液液化时间长或不液化。

2.解剖异常

严重尿道下裂、逆行射精。

3.精神神经因素

阳痿、早泄、不射精。

(二)女方因素

1.解剖异常

阴道宫颈狭窄、子宫高度屈曲。

2.宫颈因素

宫颈黏液少或宫颈炎症致宫颈黏液黏稠不利于精子穿透。

3.免疫性因素

女性通过抗精子抗体产生补体介导的精子的细胞毒性作用,干扰精子在宫颈黏液中的制动,顶体反应与获能直接妨碍受精。或因感染、创伤或突发性因素等可致生血精小管屏障受损诱导自身免疫。

4.不明原因不孕

在确诊不明原因性不孕之前,首先应排除男性因素、子宫、输卵管或排卵障碍等因素的影响。除典型的精液分析、排卵监测、子宫和输卵管通畅情况检查外,评估应视具体的患者而异。有盆腔粘连或子宫内膜异位症的症状或病史的妇女,应考虑进行腹腔镜检查,在排除免疫性因素不孕后,符合以下条件为不明原因不孕。

(1)证实女方有规律的排卵周期。

(2)性交后试验阳性。

(3)两次精液分析正常。

(4)腹腔镜检查盆腔正常。

二、IUI 的方案及授精时机

(一)自然周期人工授精

女方有规律的月经周期,既往监测有排卵证据。根据患者月经周期,于女方月经周期第9～10 d 开始 B 超监测卵泡,同时测尿黄体生成素(luteinizing hormone,LH)。当卵泡直径达18～20 mm,尿 LH 峰出现,行 IUI 1 次,24 h 再次超声检查若优势卵泡消失,再次人工授精1 次。

(二)促排卵周期人工授精

月经或孕酮撤血后第 3～5 天开始氯米芬(clomiphene citrate ,CC)或来曲哩(letro-zole,LE)口服或人绝经期尿促性腺激素(human menopausal gonadotropin,HMG)注射促排卵。CC 50～100 mg/d,连用 5～7 d,LE 2.5～5 mg/d,连用 5 d;HMG 75 IU/d,至人绒毛膜促性腺激素(human chorionic gonadotropin,hCG)日停药。月经周期第 10～11 天开始 B 超监测卵泡发育情况,同时测尿 LH。当卵泡直径达 18 ～ 20 mm。尿 LH 峰出现,予 hCG 5 000～10 000 IU,注射 hCG 后 24 h 内行 IUI 1 次,36 h 再次超声检查,若优势卵泡消失,再次行 IUI 1 次。

李海仙等人研究证实 IUI 使用促排卵的临床妊娠率明显高于自然周期,单纯口服药物(CC/LE)组妊娠率低于联合注射 HMG 组,这与促排卵后增加了排卵的数目和改善了卵泡的发育,hCG 诱导排卵后多个卵泡的不同步破裂增加了精卵结合的概率,使 IUI 妊娠率升高有关,而 HMG 促排卵数量多于单纯 CC 或 LE 这一结论与国内外大多数研究相一致,但是促排卵药物的使用也增加了多胎妊娠率和卵巢过度刺激综合征(ovarian hyperstimdationsyn-drome, OHSS)的发生。如何既不降低妊娠率又不增加多胎妊娠率和 OHSS 的发生,这是目前辅助生殖技术助孕的难点。

IUI 促排卵周期至少要保证有大于 1 枚卵子排出,才能保证本周期有妊娠的可能性;同时促排卵过程中必须控制优势卵泡的数量减少,多胎妊娠及 OHSS 的发生。有学者比较不同促排卵方案在 IUI 治疗的效果,结果显示 LE 或 CC 联合 Gn 优势卵泡数显著多于单一用药组,差异有统计学意义,可能原因是 LE 或 CC 联合 HMG 促进卵泡生长,导致优势卵泡数增加。研究显示 CC 可导致 15%～50% 的患者内膜薄,其机制可能是由于 CC 的抗雌激素效应和半衰期较长。

LE 对子宫内膜发育及宫颈黏液无负面作用,促进单卵泡生长的特点,研究认为 LE 联合 HMG 优势卵泡数控制在 3 枚以内,且无子宫内膜薄等不良结果,在宫腔内人工授精是较理想的促排卵方案。目前还有采用 CC 或 LE 联合 HMG 促排卵方案,即月经周期第 3～5 d 开始 CC 100 mg/d 或 LE 2.5～5 mg/d,连用 5 d,第 9 d 给予 HMG 75～150 IU/d,至 hCG 日停药。联合用药方案与全程 HMG 促排卵方案比较,所需费用及 B 超监测减少,是一种有效的促排卵方案且可避免 OHSS。

三、IUI 的精液准备

(一)精液标本的收集

(1)通过手淫方式取精,收集在无菌、无毒的容器内,如不成功,可通过性交方式将精液收集于无毒的避孕套内。

(2)黏稠或有抗精子抗体的精液可以收集在一含有培养液的小瓶内。

(3)若精液少于 1 mL,最好分次收集射精的精液标本。

(4)逆行射精的精液必须先用碳酸氢钠碱化尿液,然后排空膀胱,通过手淫法射精,再排尿到一清洁无毒的容器,尿中可见精子并用 Percoll 收集。

(二)精液标本的处理

1. 上游法

适用于精液质量较好的患者(密度 $>60 \times 10^6/mL$,a+b$>$50%)。

(1)取 3 支试管依次吸入 0.5～1 mL Quinn's 1 020(试管上注明姓名)。

(2)以 1:1 的比例依次注入 0.5～1 mL 精液倾斜 45° 放置入培养箱 1 h。

(3)依次将 3 管上游液吸入离心管内离心 300 g×10 min(标明患者夫妇姓名)。

(4)弃去上清液,在试管内加入 0.5～0.8 mL Quinn's 1 020 后倾斜 45° 放置入 CO_2 温箱 30 min 二次上游。

(5)将上游液再次吸入另一试管备用(标明姓名)。

2. PureCeption 梯度离心洗精法(也适用于轻度少、弱精患者)

(1)将 1.5 mL40%Upper phase 缓慢放置于 1.5 mL 80% lower phase 的离心管内。

(2)将孵化的精液 1.5～3 mL 加入离心管内。

(3)200g 离心 20min,弃上清液。将沉淀物转入另一装有 2mL 含 10%SPS Quinn'sl006 培养基的离心管内混匀 200 g,离心 5 min。

(4)弃上清液将沉淀物转入另一装有 2mL10% SPS Quinn's 1 020 培养基的离心管内混匀,200 g 离心 5 min。

(5)将沉淀物转入另一装有 2 mL10% SPS Quinn's 1 020 培养基的离心管内混匀,200 g 离心 5 min。

(6)弃上清液,将沉淀物打散混匀后加入装有 0.5mL 10% SPS Quinn's 1 020 培养基的圆底管内,置于二氧化碳培养箱内孵化备用。

（三）特殊精液的处理

1.液化异常

精液液化时间较长向精液中加入等量的 Quinn's1006 培养基。反复吹吸混合液使其充分混匀,再用 PureCeption 梯度离心法处理,首次离心速度可提高至 400 g,时间延长到 20~25 min。之后的处理同 PureCeption 梯度离心法 4~6。

2.少、弱精

将精液置于培养箱中孵化 30 min 后用微量 PureCeption 梯度离心法处理。

(1)在 15 mL 离心管内加入 80%、40% PureCeption 各 0.3~0.5 mL。

(2)再加入 1~2 mL 精液离心(300 g×20 min),弃上清液。

(3)将沉淀转入另一装有 2mL Quinn's 1020 培养基的离心管内混匀 300 g 离心 5 min。

(4)将底部含精子沉淀物转入另一装有 2 mL10%SPS Quinn's 1020 培养基的离心管内混匀 300 g 离心 5 min。

(5)将离心管底部含精子沉淀物打散混匀,再缓慢贴管壁加入 10%SPS Quinn's 1 020 培养基 0.3~0.5 mL,置二氧化碳培养箱内孵化备用。

3.冷冻精子的处理

同少、弱精的处理方法。

四、IUI 的操作方法及黄体支持

（一）IUI 的操作方法

(1)患者取膀胱截石位,保持膀胱适度充盈,无菌生理盐水擦洗阴道和宫颈,培养液清洁宫颈管内黏液。消毒干棉球将阴道多余液体吸净。

(2)实验室人员将处理好并标记患者夫妇双方姓名的精液标本,交手术室护士核对;由手术室护士与临床医生及患者再次核对精液标本上患者与其丈夫的姓名无误,由临床医师用带 1 mL 注射器的 IUI 管吸取精液标本。

(3)轻柔将 IUI 管置入宫腔,缓慢匀速推入处理好的精液 0.3 mL,缓慢注入宫腔内,时间不短于 3min,取出导管。抬高臀部,休息 30 min,交代术后注意事项及随访要求后离院。

（二）黄体支持

(1)黄体支持治疗自末次 AIH 开始肌内注射孕酮 20 ~40 mg/d,或口服孕激素连续应用至查血 hCG 日。

(2)如本周期未妊娠则在确定后停止用药。如妊娠成功,则嘱患者继续黄体支持,待停经 60 d 时逐渐减量至停药。

五、IUI 的并发症

（一）卵巢过度刺激综合征(OHSS)

IUI 促排卵过程中仍有发生 OHSS 的可能,尤其是多囊卵巢综合征的患者,其中重度 OHSS 的发生率为 1%。在使用促排卵药物时应根据患者年龄、体重指数、卵巢储备状态合理选择药物剂量尽早能避免 OHSS 的发生。

（二）盆腔感染

IUI 将精液注入宫腔的过程可能会增加子宫输卵管感染的机会。为防止其发生,在采集精液及授精时注意无菌操作,受精者术前还要排除阴道的各种炎症。同时,精液处理也是一个重要环节,Percoll 与上游法比二次洗精法对减少精液中细菌更为有效。

(三)异常妊娠

IUI 将精液优化处理后注入宫腔,精卵结合及胚胎着床过程无法控制在促排卵周期多个卵泡发育,多胎发生率随即增加。研究发现,IUI 周期多胎妊娠的发生率为 20%,宫外孕为 2%~8%,自然流产率为 20%~30%。

(四)出血和损伤

宫腔屈度过大,宫颈内口过紧,插管困难或操作粗暴会导致宫颈管或子宫内膜出血和损伤。因此选择软硬适度授精管,操作者熟练规范手术技巧是避免这一情况发生的重要保障。

(五)其他

精液中含有前列腺素,使子宫平滑肌收缩,导致下腹部疼痛;如授精时注入精液过快、过量也会诱发下腹部痉挛性疼痛。故一般宫腔的精液量不超过 0.3 mL,同时注意控制注入速度。

六、影响 IUI 成功率的因素

(一)不孕年限

不孕年限是影响妊娠率的重要因素,随着不孕时间的延长,其受孕能力也逐渐下降,资料显示,不孕年限越长,IUI 成功率也越低,因此,不孕症患者应该及早治疗,多次 IUI 失败后应采取其他措施进一步治疗。

(二)夫妇双方的年龄

由于卵子质量的下降及子宫内膜容受性的降低,女性生育力随年龄增加而降低,而这种降低与之前的分娩无关。Plosker 等研究报道年龄在 25～39 岁的女性周期生育力为 0.11~0.14,而年龄>40 岁的女性仅为 0.04。男性年龄的增加也会降低妊娠率,这可能是由于精子不分裂的概率增加所致。

(三)IUI 适应证和时机

正确选择适应证是影响 IUI 成功的首要因素。资料显示在男性因素不孕、免疫因素不孕时可首选 IUI。对于不明原因不孕和轻度子宫内膜异位症也可行 IUI,如果多次失败则应尽早行其他辅助助孕治疗。IUI 的适应证如果选择不当,如女方存在盆腔粘连、黄素化卵泡未破裂综合征(luteinized unruptured follicle syndrome,LUFS)等,将会影响 IUI 的妊娠结局。

卵子与精子的结合发生在特定的时间,因此 IUI 的时机选择是妊娠率高低的基本条件。卵子排出后只能生存 24 h,一般排卵发生在注射 hCG 36 h 左右。而精子在女性生殖道内,尤其在宫颈黏液中可存活 3 d。笔者的经验是在 IUI 操作中,尽可能在排卵前后 24 h 内行 IUI。这样既增加了受孕的概率,又可以尽可能避免给患者带来不必要的经济以及时间上的浪费。

(四)助孕方案

研究显示,促排卵周期妊娠率显著高于自然周期妊娠率。这是由于促排卵周期可以有多个卵泡生长发育增加受孕机会。IUI 的同时结合适当的促排卵治疗增加了卵子的数量,能使更多的卵子进入输卵管,注射 hCG 诱导排卵,可纠正轻微的排卵障碍。但是,在应用促排卵周期时应该注意药物用量及促排卵导致的并发症,如 OHSS、多胎妊娠等。一旦监测到卵泡数目过多,应取消该周期 IUI 或改为试管婴儿周期。

(五)精子密度

精子密度对获得满意的 IU1 周期妊娠率起着重要的作用。国内外有许多学者进行了相关研究,但到底致 IUI 妊娠的最低精子阈值为多少,文献报道不一。Robert W 等研究显示活动的精子密度为 5×10^6/mL 是行 IUI 的最低精子阈值。Braschd 等认为精子密度 $> 30 \times 10^6$/mL 是 IUI 受孕的最低阈值,宋玮的研究结果显示处理前精子密度 $> 20 \times 10^6$/mL 时 IUI 周期妊娠率显著提高,而处理前精子密度 $< 20 \times 10^6$/mL 时 IUI 周期妊娠率明显下降。当患者严重少、弱精时,处理后精子密度 > 40 条/HP 组妊娠率较处理后精子密度 < 40 条/HP 组显著增高;因而,对于少、弱精患者,需要在 IUI 周期前预先行精液上游试验,以了解患者的精液情况,正确指导患者下一步的治疗方案。

由于严重少、弱精患者不仅仅表现为精子密度减少、活力降低,而且通常伴有染色体异常或精子功能的障碍,如精卵结合障碍。因而对于严重少、弱精且上游后精子密度仍然较差的患者可以考虑行 IVF 助孕。但是对于经上游后精子密度为 40 条/HP 的患者来说,行 IUI 助孕仍不失为一种经济、有效的手段,在 IUI 精液处理过程中要尽可能多收集全部精液中可利用精子。

(六)治疗的周期数

Remohi 等对 489 个周期的促排卵联合 IUI 进行,分析发现前 4 个周期的周期生育力为 0.07,而第 5~10 个周期为 0.03,其中 94% 的妊娠发生在前 4 个周期。Agarwal 和 Buyalos 报道绝大多数妊娠发生在前 4 个周期。大多数临床医生认为对于 4~6 个周期 IUI 未孕的夫妇,应当对患者重新评估并考虑 IVF 助孕。

(李巧玉)

第八节　供精人工授精

供精者人工授精(artificial insemination by donor,AID)被称为异源人工授精,通过非性交的方法,于适宜的时间将供精置入女性生殖道内,以达到受孕的目的。对某些不可恢复性或无法治疗的男性不育症的夫妇来说是一种不可缺少的治疗方法。接受 AID 的夫妇在治疗前应当接受足够的医疗咨询,并告知其供精者选择、筛查和配对方法,治疗费用、成功率、并发症等。并围绕 AID 存在的一些心理问题,如男性觉得有失尊严;夫妇双方觉得有人介入他们的性生活并影响他们的亲密感等,应在治疗前与患者讨论并解决。

一、AID 的适应证

(一)绝对性男性不育

各种原因所致的无精子症,特别是非梗阻性无精子症,睾丸活检未发现成熟精子。

(二)男性有家族或遗传病

如血友病、精神病、癫痫、亨廷顿病等,以及近亲结婚或已生育畸形儿并行染色体检查有异常者。

二、女方条件

女方身体健康,完全能承受妊娠;卵巢功能正常,盆腔检查正常;输卵管检查证实至少一侧输卵管通畅。

三、供精者条件

(1)年龄为 25～45 岁。

(2)身体健康,体态匀称,五官端正,各器官发育及功能正常。

(3)无全身性急慢性病及传染病。

(4)无性传播性疾病,包括艾滋病、梅毒、淋病、尖锐湿疣、衣原体、支原体感染等。

(5)本人和直系血亲无遗传病,也无先天性缺陷染色体核型检查正常。

(6)精液检查必须达正常标准以上。

四、AID 的操作方法及黄体支持

同 IUI 的操作方法及黄体支持。

五、卫健委 AID 的相关规定

(1)AID 实施机构必须是具有执业许可证的综合性医院或专科医院。

(2)实施 AID 必须获得卫健委的批准证书。

(3)实施 AHD,必须同获得《人类精子库批准证书》的人类精子库签有供精协议,AID 只能从持有批准证书的精子库获得精源。

(4)AID 必须采用冷冻精液,用于 AID 的冷冻精子,复苏后活动率必须高于 35%。

(5)实施授精前不育夫妇必须签订《知情同意书》。

(6)供精人工授精的对象应向精子库反馈妊娠及子代情况,记录应永久保存。

IUI 较 IVF 创伤小且经济,对某些不孕患者来讲是一种相对简单和有效的治疗。在考虑超排卵可获得较自然周期更高的妊娠率时,也应当权衡由此带来的药费和监测费用的增加及多胎妊娠和 OHSS 的风险。普遍认为对于 4～6 个周期 IUI 未孕的夫妇,应当对患者重新评估并考虑 IVF 助孕,对某些不可恢复性或无法治疗的男性不育症的夫妇来说,AID 是一种不可缺少的治疗方法。

(李巧玉)

第九章　人工流产

第一节　手术流产

终止凡在妊娠 3 个月内采用手术或药物方法终止妊娠称为早期妊娠终止,亦称为人工流产。临床多见于避孕措施失败而目前又不愿生育,或因某种医疗原因不宜继续妊娠者;或为预防遗传疾病或先天畸形者。它是避孕失败的一种补救措施。近几年来国内外人工流产数逐步增加。

人工流产可分为手术流产与药物流产两种方法。妊娠在 10 周之内,可采用负压吸宫术将胚胎组织吸出以终止妊娠。妊娠≥10 周,可采用钳刮术终止妊娠。国内一般钳刮术的范围在妊娠 14 周之内,国外已扩大到 16 周左右。药物流产目前规定限于 7 周以内。药物终止孕10~16 周目前在进行临床观察。

一、负压吸引术

利用负压吸出早期妊娠产物称为人工流产负压吸引术或简称负压吸引术(vacuum aspiration)。该方法为我国首创。它是一种安全、操作简便、受术者痛苦小、出血少、时间短、效果好的人工流产方法,是目前应用最广泛的终止早期妊娠的方法。对于停经 42 d 以内的负压吸引,也有称为早早孕吸引流产术。这是因为孕期短,胚胎小,术时不需要扩张宫颈,只要微型手术器械即可,因而具有痛苦小、出血和并发症少的特点。但是由于孕卵小而宫腔相对较大,容易发生漏吸而造成继续妊娠。

(一)适应证

(1)因避孕失败或不愿妊娠且宫内妊娠 10 周以内,要求终止妊娠而无禁忌证者。

(2)孕妇因患某种疾病不宜继续妊娠者。

(3)发现胎儿有先天性畸形和遗传性疾病等。

(二)禁忌证

(1)各种疾病的急性阶段。

(2)生殖器官炎症,如阴道炎、急性或亚急性宫颈炎、重度宫颈糜烂、盆腔炎和性传播性疾病等,未经治疗者。

(3)全身情况不良,不能胜任手术,如严重贫血、心力衰竭、高血压伴有自觉症状等。经治疗好转后,可进行手术。

(4)妊娠剧吐,酸中毒尚未纠正。

(5)术前两次体温间隔 4 h 在 37.5 ℃以上者,暂缓手术。

(三)术前检查

(1)应详细询问病史、月经史、孕育史,特别注意有无停经史,早孕反应及以往流产史,是否哺乳和高危妊娠,如既往人工流产史、剖宫产史及其术后有无刀口感染等。受术者签署知情同意书。

(2)做妇科检查,注意有无生殖器炎症,要了解子宫的位置、大小、双附件情况。还应注意有无子宫畸形。如孕期过小可暂观察一周后再就诊,并且要注意早期妊娠的相关鉴别诊断。

(3)做尿妊娠试验、B超检查。当B超可测出卵黄囊或者胎儿时,则可确诊为宫内妊娠囊。卵黄囊是第一个可以确诊为妊娠囊的结构,通常出现在孕5.5周时,直径常为2~5 mm,大约到6周时,它比胎儿大。

(4)体格检查,检查心肺,测量血压、脉搏、体温。如有合并心肝肾疾患时需做心肝肾功能全面检查,以保证手术的安全性。

(四)术前准备

(1)对决定做人工流产者,嘱其术前洗净外阴部,术前避免性生活。

(2)术前应再次核实受术者的病史,查看化验结果及核对盆腔检查,并告知受术者吸宫过程及可能有的感觉。手术一般在门诊手术室进行,但合并有高危因素者需入院进行手术。

(5)器械、敷料和药品的准备

1)负压吸引装置:负压吸引装置有多种,但必须设有安全阀和负压储备装置,不能直接使用电动吸引器。

2)吸引管:一种是不锈钢制的,另一种是塑料制的。吸引管根据外径大小而有不同型号,吸引管前端略有适当弯度,带有匙窗,便于去掉负压。

3)导管:直径为0.5 cm、长为35 cm的透明塑料管或橡皮管。

4)药品准备:根据是否采用麻醉而准备药品及子宫收缩药、急救药物(阿托品、肾上腺素、麻黄碱)。

(五)手术步骤

(1)受术者取膀胱截石位,常规消毒外阴阴道。

(2)暴露宫颈,碘伏或碘酒、酒精消毒后用宫颈钳夹住子宫颈。

(3)术前扩张宫颈及镇痛,可用麻醉或扩宫颈药物。

(六)手术注意事项

(1)正确判断子宫的大小、形状和方向非常重要。

(2)检查子宫的方向,探测宫腔长度是否与停经月份相符,同时了解宫腔的宽度。

(3)对产后1年内哺乳期子宫,操作要特别轻柔。由于妊娠期子宫壁薄而软,哺乳使子宫壁更软,术中易损伤。在宫颈扩张后,在宫颈上注射催产素10单位,以促使子宫收缩变厚,利于进行手术,防止穿孔。

(4)对剖宫产后的妊娠子宫,要了解剖宫产的原因、时间、过程、手术方法、切口愈合和有无感染等情况,及本次孕囊的位置(除外瘢痕处妊娠)以估计手术中可能发生的一些问题,做好预防。

(5)对前倾前屈和后倾后屈的子宫,尽量采用宫颈牵引方法或双手复位法纠正子宫近于中位,这样便于操作,可防止残留和穿孔。

(6)子宫肌瘤合并妊娠,宫腔形态可能变形、变大、不平,吸引时要格外细心,防止漏吸或残留。可在B超监测下进行手术。一般出血量可能稍多,故吸前或吸中均可用子宫收缩药或术前肌内注射止血药。

(7)畸形子宫妊娠,要确定畸形情况,如双子宫、双角子宫、纵隔子宫等,可在B超监测下进行手术。必须吸净两个宫腔,否则较易残留,以致术后出血时间长。

(七)术后处理

术后应观察 1~2 h,注意出血及下腹痛等情况;休息 14 d;1 个月内禁止性生活和盆浴;必要时给予抗生素预防感染;指导落实避孕方法。如近期不准备生育者可于人工流产术后放置宫内节育环;若近期内有生育愿望可行人工流产术后口服短效避孕药。

二、人工流产并发症

早期妊娠人工流产术,一般在保证手术质量,严格遵守操作规程时并发症发生率很低,约为 0.94%,但少数人仍有可能发生并发症。WHO 和 FIGO 已定出提高人工流产服务质量的指南,该指南陈述了安全性和质量标准,并考虑到如何通过教育、计划生育和改善获得卫生服务来预防不安全的人工流产后果。并发症可分为术中并发症和术后近期并发症及术后远期并发症。

(一)术中并发症

(1)术时子宫出血:一般术时子宫出血与妊娠月份大小成正比,超过 200 mL 为流产出血。影响人工流产术中出血量的几个因素,除吸宫技巧对术中出血量影响较大以外,受术者的年龄、孕周、宫腔大小对术中出血量也有影响。

原因:妊娠月份大,用的吸管较小,负压太低,部分绒毛已与宫壁分离,但大块组织未能吸出,妨碍和影响子宫收缩;人工流产次数较多,子宫收缩不良;胎盘附着位置低,每一次扩张宫颈时就有一阵新鲜血液流出;宫颈撕裂或子宫穿孔损伤血管时;还有罕见的宫颈妊娠或子宫下段妊娠,剖宫产瘢痕处妊娠。

处理:迅速清除宫腔内的残留组织,出血往往迅速停止,这是止血的有效方法之一;如已将宫腔内妊娠组织物完全刮净,应停止吸宫或刮宫;适时应用宫缩剂或肌内注射或静脉滴注催产素,促进子宫收缩;或从腹部用手指按摩子宫,或双合诊按摩与压迫子宫体,促进宫缩,控制出血;如确诊为子宫穿孔,可根据子宫穿孔的情况或保守治疗或剖腹探查;宫颈撕裂者可压迫或缝合止血。出血量多者应及时补液扩容,必要时输血。术后应用抗生素预防感染。预防:严格遵守操作规程,熟练掌握人工流产技术,操作做到稳、准、轻、柔;人工流产选用的吸管不宜过小,胶皮管不宜太软;负压太低,吸不出组织,需要多次吸引,反而增加出血。因此负压不宜过低;尽快寻找孕卵着床部位及时吸出,能减少出血量,宫腔内容物已吸净时应避免多次反复吸刮;术前加强病史的询问和检查,了解平时有无出血倾向,如有凝血机制障碍、多次人工流产史、剖宫产史,孕周较大者,术前应用止血药物和宫缩剂。

(2)人工流产综合征(人工流产综合反应或心脑综合征):在施行人工流产吸引手术时,受术者突然出现心动过缓、心律失常、血压下降、面色苍白、大汗淋漓、头晕、胸闷等一系列症状,严重者甚至发生昏厥和抽搐。据韩字妍报告,我国人工流产综合征的发生率一般是 12%~13%,这与手术者的技巧及患者的身心素质有关。

原因:由于人工流产手术时,对子宫或宫颈的局部刺激引起迷走神经自身反射,出现迷走神经兴奋症状,释放大量乙酰胆碱,可对心血管系统产生一系列影响及脑供血不足等;常与孕妇情绪紧张、宫颈扩张困难、过高负压或强烈的子宫收缩等因素有关。

处理:立即平卧,测量脉搏和血压,给予吸氧;肌内或静脉注射阿托品 0.5~1 mg;25% 或 50% 葡萄糖 100 mL 静脉推注或滴注;可酌情用血管收缩药如麻黄碱、肾上腺素等,必要时静脉注入多巴胺、间羟胺(阿拉明)等。

预防:解除孕妇思想顾虑;手术操作要轻柔;负压不宜过高;不宜反复多次吸刮;宫颈过紧难以扩张时,应用镇痛剂,或宫颈口局部用丁卡因棉球涂擦或宫颈管用润滑止痛胶涂抹,或行宫颈旁注射麻醉。

(二)术后近期并发症

(1)吸宫不全:也称人工不全流产,是指人工流产术后有部分胚胎或绒毛组织残留宫腔,引起持续性阴道出血或大出血;有时伴发热及下腹疼痛,应用抗生素及宫缩剂无效;盆腔检查时发现子宫复旧不良,有时宫口较松;血 β-hCG 术后 3 周仍未下降至正常水平。

原因:术者技术不熟练,操作不仔细,对子宫的方位、大小掌握不确切;或子宫过度屈曲,当吸管进入宫腔一定深度时遇到阻力,误以为达到宫底部。手术中子宫位置发生改变,但未能及时发现。手术结束前未认真检查是否已吸净,尤其是子宫两角;未仔细检查吸出物与妊娠月份是否相符合。

诊断:①对术后阴道出血时间长达 15 d 以上,采用一般对症治疗方法无效时,应考虑为吸宫不全;②盆腔检查时发现子宫颈口松,有血自宫腔内流出;子宫大于正常而且较软;尿妊娠试验可为阳性;B 超提示宫腔内有残留物等均有助于确立诊断。

处理:一旦确诊须再次刮宫,因组织机化,紧贴宫壁,手术较困难;术前 3 d 应用抗生素,术后继续应用。刮出物送病理,以明确诊断;遇有大出血时立即施行刮宫术,最好在静脉输入抗生素情况下手术。

(2)感染:是指人工流产术后两周内,由于致病细菌的感染而发生生殖器官炎症,如子宫内膜炎、附件炎、盆腔炎,严重者可发生败血症、感染性休克等。

原因:术前有生殖器炎症而未经处理;术者未严格执行无菌操作,器械、敷料消毒不严;吸宫不全或术后未注意局部清洁或过早有性生活。

处理:估计有感染可能者,术后给予抗生素;病情严重者需选用广谱抗生素,亦可根据细菌培养及药物敏感试验选用敏感药物,一般采用静脉滴注。

预防:严格掌握手术适应证,术前有生殖器感染者必须进行治疗后才能手术;术中严格执行无菌操作,器械直接进出宫腔时,不要触及阴道;避免吸宫不全。

(三)术后远期并发症

人们不仅关心人工流产术的安全性,而且对远期有无后遗症也特别关注。1990 年有学者认为对人工流产远期并发症的认识和估计应尽可能做出科学评价,不宜做极端的肯定或否定。根据资料包括以下几个方面。

(1)慢性生殖器炎症(慢性盆腔炎):即炎症涉及子宫、输卵管、卵巢、盆腔腹膜及盆腔结缔组织统称为盆腔炎。炎症可局限于某一部位,但由于解剖特点,常常是几个部位同时存在。多数由于急性期未及时彻底治疗而转为慢性盆腔炎。慢性盆腔炎有时可有急性或亚急性发作。原因:负压电吸流产术引起上行感染,如无菌操作不严,原有生殖器炎症术前未经治疗,或术后感染未及时控制等,均可形成慢性盆腔炎。负压电吸流产术后,机体防御功能减低,宫颈内口松弛,宫腔有创面,细菌易上升侵入宫腔,发生内生殖器炎症。人工流产术时发生子宫穿孔而未及时处理,亦可形成盆腔腹膜炎。

临床表现:腰骶部酸痛,下腹一侧或双侧隐痛;下腹坠胀感,大便时牵拉痛,经期加重;白带增多,月经多或延长等;常有继发不孕;有时可伴有反复的泌尿系统感染。

诊断:①根据病史体征诊断并不困难,但要注意有时与子宫内膜异位症不容易鉴别;②盆腔检查:子宫一侧或双侧有增厚、粘连、压痛或肿块,若为输卵管积水表现为囊性包块。

处理:①抗感染治疗:根据病情采用口服、肌内注射或静脉滴注抗生素。严重感染者需进行全身支持疗法。盆腔脓肿、腹膜炎等经保守治疗无效时,应采用手术疗法。②物理疗法:如超短波等可促进血液循环,改善组织营养,提高新陈代谢,以利炎症的吸收和消散。

预防:严格掌握适应证;阴道炎流产前未治疗可能引起术后感染的疾患,如滴虫或念珠菌性阴道炎等。

(2)月经异常:人工流产术后可能有月经紊乱。据报道,术后月经恢复的时间平均为33.8 d,最早为术后 13 d,最晚为术后 113 d。术后第 1 次月经量的变化与该周期有无排卵有关,似与手术无关。经统计学分析,基础体温第 1 周期为双相的,月经量变化不大;为单相的,月经量可明显减少,淋漓不尽或增多。67.4%的妇女于人工流产后第 1 周期恢复排卵。月经紊乱可能与人工流产术后下丘脑-垂体-卵巢轴系调节功能失调有关。

1992 年有报告 30 d 内月经恢复者占 78.05%,60 d 内占 14.08%,月经紊乱占 2.61%,有 2.33%因未避孕在未转经前再次妊娠。

原因:闭经与术后宫颈或峡部的粘连有关;月经少可能与术后下丘脑-垂体-卵巢轴系调节功能失调有关。

临床表现:主要表现为人工流产术后出现月经期延长或缩短,月经量增多或减少,月经周期短或延长,甚至闭经。

治疗:多数可自然恢复,少数不能恢复者,明确病因后对症处理,如按卵巢功能失调、宫颈和宫腔粘连治疗。

预防:吸刮子宫不应过度,以免损伤子宫内膜;吸头进出宫颈时不能带负压,尽量减少进出次数。

(3)继发不孕:继发不孕为人工流产术后未避孕而 1 年内未受孕者。

原因:炎症使输卵管通畅障碍,输卵管运动功能紊乱或由于输卵管周围的粘连,妨碍卵细胞进入管腔;宫颈管损伤,瘢痕性改变是造成宫颈峡部功能不全和不孕的基础;子宫内膜损伤,宫颈和子宫内粘连,可使受精卵植入和着床发生障碍。人工流产术后并发子宫内膜异位症和内分泌紊乱而致不孕。

预防:严格无菌操作,减少组织损伤,可减少不孕症发生。

(4)子宫内膜异位症:主要表现为进行性痛经,月经异常,经期不适,小腹坠胀,大小便不适,里急后重。

诊断:盆腔检查子宫正常大或丰满,后倾固定,宫骶韧带或子宫直肠窝有单个或数个大小不等的痛性结节。处理:药物治疗和手术治疗或放置含孕激素的宫内节育环(详见子宫内膜异位章节)。

预防:尽量避免人工流产;手术避免宫颈或子宫腔粘连,吸宫时适当掌握负压。进出宫颈时应关闭负压。

综上所述,远期并发症的发生与流产的方式、妊娠的时间、术后是否有感染以及人工流产次数的多少有关。对人工流产术远期并发症的研究,很少是前瞻性研究,不论研究组还是对照组均缺乏充分的流产史资料,为此,人工流产术后远期并发症尚需进一步的深入研究。需要反复强调,人工流产是避孕失败后的补救措施,最重要的是采取避孕措施,选择一种适合自己的避孕措施并坚持正确使用。尽量避免和减少人工流产。医疗技术部门要不断提高施术者的理论和技术水平,并对受术者加强术后避孕知识教育,加强关爱。

(刘丽君)

第二节　药物流产

人工流产是世界上许多国家控制生育最常用的方法之一,人工流产电吸引术是一种安全、高效、简便、经济的终止早期妊娠的手术,但不可避免会发生少数术中、术后近、远期并发症或后遗症。随着人工流产数量的逐年增加,寻找一种安全、简便、不良反应轻且效果好的非手术终止早、中期妊娠的药物,是广大育龄妇女的要求,也是妇产科临床工作中一项重要任务。我国自 20 世纪 70 年代初开始研究,至今已研制成功前列腺素和抗孕激素两大类,并已在临床上广泛应用。

一、前列腺素

类前列腺素(prostaglandin,PG)是一组具有广泛生理活性的内源性物质。它是含有 20 个碳原子的不饱和羟基脂肪酸,其基本结构是前列腺烷酸,具有一个五碳环和两条边链。自 20 世纪 70 年代以来,许多国家对其进行多学科研究,进展很快。

(一)前列腺素分类

PG 从化学结构可分为 10 型(A、B、C、D、E、F、G、H、I 和 J)三类(PG1、PG2、PG3)。在数十种天然 PG 中对生殖生理有重要影响的主要是 PGE 和 $PGF_{2\alpha}$。子宫内源性 PG 主要生成部位是内膜。$PGF_{2\alpha}$ 可引起血管收缩及内膜脱落;PGE1 使冠状动脉舒张,PGE_2 使冠状动脉收缩,临床使用时应加以注意。两型 PG 对人子宫有强大的兴奋作用且与子宫的状态和激素水平等有关。子宫肌细胞上 PG 受体是随妊娠进展而增加,使受孕子宫特别是中、晚期子宫更为敏感,分娩期达高峰。为此,它在妇产科领域的研究主要集中在扩张宫颈和刺激子宫收缩用于终止妊娠。

我国于 20 世纪 70 年代开始研究前列腺素。由于 PG 结构复杂,合成中往往产生多种异构体的混合物,因此 PG 的全合成是难度较大的课题。又因 PG 的生理活性很强(在微克水平即产生明显效应)和在体内代谢失效迅速,因此,对 PG 测定研究的要求和难度都是很高的。我国有中国医学科学院药物研究所研制的卡前列甲酯栓(PG05)和中国科学院上海有机化学研究所研制的卡前列酸针剂、栓剂和海绵剂,均属于 WHO 推荐的两种 PGF 型。80 年代进行抗早孕的临床试验,并分别于 90 年代经卫生计生委(原卫生部)批准正式生产。临床可单独应用或与米非司酮配合用于终止早、中期妊娠,也可用于扩张宫颈和产后止血。1996 年上海有机化学研究所与上海华联制药公司和上海计划生育科学研究所和北京紫竹医药有限公司分别协作,又研制成功口服米索前列醇,为 PGE1 型类似物,与米非司酮配伍用于终止早孕。现将我国研制的几种 PGE 介绍如下。

1. 卡前列甲酯栓(carboprost methyl suppositories,PG05)

(1)性状:本品为乳白色或淡黄色圆柱形栓。栓的变形温度为(35.1±0.51)℃,变形时间为 3 分 50 s±0.69 分,熔点为(36.4±0.26)℃,崩解时间为(55±7)s。上述数字说明栓剂在接近体温时易变形、软化或融化。

(2)药理作用:本品 1 ng/mL 的浓度时对大鼠离体子宫及麻醉家兔在位子宫具有较强的兴奋作用,浓度为 10 ng/mL 时兴奋作用更强。阴道或皮下给药 15 μg/d 对小鼠即有明显抗早孕作用,剂量增至 25 μg/d,全部给药动物的妊娠都被中断。PG05 与丙酸睾酮和复方地芬诺酯(复方苯乙哌啶)片合并使用有协同抗早孕作用。动物实验表明,给麻醉狗大剂量 PG05,狗的血压、肺动脉压和心率有些波动,其变化在生理范围内,对心血管系统无明显影响;大鼠皮下注射,对呼吸幅度和频率均无明显影响;猴皮下注射 0.1 mg/kg,共 5 d 或分别给 0.1～0.3 mg/kg,共 3 d,对血象、肝肾功能、血糖、心电图均未见明显影响;狗阴道给药 1 mg 对阴道、子宫颈黏膜和子宫内膜无刺激和伤害;Ames 试验不致突变作用;对早孕妇女染色体无致畸现象;小鼠皮下大剂量注射对神经系统有抑制作用;雌性小鼠皮下注射的半数致死量(LD50)为(17.8±1.8)mg/kg。本品对人妊娠子宫有强大的兴奋作用,使子宫产生强烈的收缩。这种子宫兴奋作用与子宫的状态和激素水平等有关,特别是中期妊娠和分娩期子宫尤为敏感。PG 可使子宫颈的胶原分解酶活性增加,使胶原纤维降解,胶原束间隙扩大,宫颈松弛、软化而变短。本品用于诱发流产或催产主要是基于这种软化宫颈和子宫收缩的作用,使胎盘受损,继发血孕酮水平下降,胎儿缺氧,以及子宫内源性前列腺素合成上升,引起类似正常分娩时子宫的高频率、高幅度收缩,达到流产和引产的目的。

(3)体内代谢过程:药物吸收和代谢较快,静脉或肌肉给药,药物在血中半衰期约为30 min、停药后血中浓度迅速下降至对机体无反应的水平。PG05 栓体外释放度测定结果表明,90 min 可释放总量为 80% 以上,故临床用药时间以间隔 2～3 h 为宜。阴道栓给药直接到达作用部位,部分通过阴道黏膜吸收进入循环系统,血中浓度极低难以测出,给药后 6～9 h 主要由尿中排出。

2.卡前列酸栓(carboprost suppositories)

(1)性状:本栓剂为乳白色。释放一半药物的时间为 13.2 min,熔点为 45.5 ℃～52 ℃,融变时间为 12.0～14.2 min,完全溶解的平均时间为 50 min,硬度为 3.2～4.6 kg。置100 ℃水浴中加热 16 h,含量测定结果:原料药下降至 16.62%,栓剂成品比较稳定。主药在酸性条件下不稳定,在偏碱性时较稳定,以 pH 为 11 时最稳定。栓剂成品置 100 ℃水浴中加热 64～80 h 的加速试验表明,含量基本稳定;在室温 37 ℃贮藏 24 个月表明,对热的稳定性较好。以上实验表明,成品的稳定性比原料药好。

(2)药理作用:本品的生物活性比母体前列腺素 $F_{2\alpha}$ 高 10 倍,且作用时间长,不良反应小。对子宫平滑肌有明显兴奋作用。大鼠亚急性毒性试验表明,随剂量大小而致不同程度的腹泻,血象、血小板聚集试验和各项生化指标如血清谷丙转氨酶(SGPT)、尿素氮、胆固醇、β-脂蛋白、甘油三酯、蛋白电泳、血糖以及血清钾、钠、氯等均在正常范围内。对照组和给药组动物的心、肝、脾、肺、肾、肾上腺、子宫、卵巢和睾丸等组织学的检查均未见明显的病理变化。大剂量组动物的脑垂体内分泌细胞有以下变化:①促黄体素细胞的粗面内质网明显增多,池扩大,有的呈车轮状排列,分泌颗粒明显减少。Ⅰ型促性腺激素细胞(FSH 细胞)的分泌颗粒减少,有的细胞变化不大。对生长激素细胞没有明显影响。狗亚急性毒性试验,分对照组、小剂量组(0.1 mg/kg)和大剂量组(0.5 mg/kg),共给药 14 d。给药后 5 min 左右,给药组动物出现唾液大量分泌,极度不安。25 min 左右,大剂量组全部动物及小剂量组部分动物开始水样腹泻。

90 min 后，上述症状基本消失。在 2～3 h 间仍表现虚弱，活动减少，进食很少。大剂量组的体重稍有下降。血红蛋白、红细胞和白细胞计数、白细胞分类、血小板聚集试验等给药前后均无明显变化。对周围血淋巴细胞的移动能力无显著影响，但对刀豆素引起的淋巴细胞增殖有轻度促进作用，如以刺激指数表示，两组无显著差别。各项生化指标除半数狗 SGPT 值略高于正常值外，其他生化指标均在正常范围。心电图显示，有的狗用药前 T 波呈双向或有轻度倒置，用药后 T 波倒置明显加深，提示存在不同程度心肌缺血。$PGF_{2\alpha}$ 对正常冠状血管可能有收缩作用或无影响。脏器病理检查除大剂量组狗的肝细胞呈弥漫性中度水肿样变性外，其他重要脏器均无明显异常。提示长期应用较大剂量 $PGF_{2\alpha}$ 型对狗的肝细胞有轻度损伤，而文献报道 PGE 型对胃肠细胞及胰肝细胞均有保护作用。从安全角度考虑，临床应用于抗早孕以 PGE 型衍生物更为理想。

(二)作用原理

1.对妊娠子宫的作用

对妊娠各期的子宫平滑肌均有收缩作用，但各期子宫对 PG 的敏感性不一致。足月妊娠时，子宫平滑肌对 PG 的兴奋性比中期妊娠、更比早期妊娠时明显增强。PG 诱发流产和催产主要通过兴奋子宫肌层，刺激子宫内源性 PG 持续上升，引起类似正常分娩时的高频率、高幅度和有节律的宫缩，使妊娠产物排出，达到流产和引产的目的。实验观察到，阴道放置 $PGF_{2\alpha}$ 后 12 h，血浆中 $PGF_{2\alpha}$ 浓度下降，但子宫收缩不仅不减弱，反而有所加强。血浆中 PGE2 和 $PGF_{2\alpha}$ 代谢产物的浓度，在流产过程中是升高的。说明应用 PG 后，开始时的收缩是药物本身的作用，以后是药物刺激了子宫产生内源性 PGF 引起的子宫收缩。又有可能因强烈的宫缩，使蜕膜中静脉回流发生严重的障碍，导致组织显著充血和出血。PG 与催产素有协同作用，能增强子宫平滑肌的收缩作用。

2.对妊娠子宫颈的作用

PGE 和 PGF 型类似物对妊娠子宫颈均有软化和扩张作用。宫颈成熟可能由于 PG 刺激子宫颈纤维细胞，使胶原酶及弹性蛋白酶对宫颈胶原加速分解，或是由于宫颈的弹性硬蛋白及氨基葡萄糖聚多酶的变异，使胶原纤维排列改变，胶原束间隙扩大，而使宫颈松弛而扩张。临床用 PG05 扩张宫颈的观察结果，有效率达 95%，平均扩张宫颈至 5.63 mm，最大为 9 mm，用药前后差异非常显著。

3.前列腺素合并丙酸睾酮抗早孕的作用

丙酸睾酮有拮抗雌激素，抑制 LH 和滋养层细胞分泌 hCG 的作用，影响黄体功能，导致子宫内膜退行性变化。1989 年有学者等研究丙酸睾酮对早孕子宫蜕膜的影响，通过离体培养细胞发现：大剂量丙酸睾酮抑制蜕膜细胞分裂增生，使细胞间联结减弱，细胞发生退化变性；在体研究表明，早孕妇女短期内使用大量丙酸睾酮后可显著提高血中睾酮浓度，但不影响血中 E_2 和 P 的浓度，蜕膜组织中睾酮量也显著增加，使蜕膜细胞受损变性。PG 和丙酸睾酮合并应用终止早孕的蜕膜和绒毛的病理变化，比两者单用的变化更明显，提示两者有协同作用。

(三)对象选择标准

1.适用者

(1)适用于停经 56 d(8 周以内)、确诊早孕的健康妇女，自愿要求使用药物流产者。

(2)特别适用于不宜行手术流产的高危妊娠，如产后近期、哺乳期、剖宫产后近期妊娠，近期人工流产史，连续多次人工流产史，子宫极度倾屈，生殖道畸形，子宫穿孔史，盆腔、脊柱、肢体畸形不能采取膀胱截石位等。

(3)对手术流产有顾虑或恐惧心理的妇女。

2.慎用者

轻度肝肾功能不良或糖尿病,又具有以上适用症者。

3.禁用者

禁用者包括处于急性疾病期的孕妇;有使用 PG 禁忌者,如青光眼、支气管哮喘、心血管系统疾患、血栓栓塞疾病和胃肠功能紊乱等;过敏体质;严重贫血者。

(四)药物流产前咨询和检查

(1)医生应向孕妇讲清用药方法、流产效果和可能出现的不良反应以及随访要求后,如对象自愿选用药物流产,方可作为适用者。

(2)详细询问病史、月经史、婚育史及避孕史,特别注意既往人工流产史和有无合并禁用 PG 的疾病。

(3)做妇科检查,注意子宫大小与停经天数是否相符,做尿妊娠试验(必要时做血 β-hCG 试验和 B 超检查以明确诊断);查血常规和阴道分泌物的清洁度、滴虫和念珠菌检查,如有异常,应治疗后再行药物终止妊娠。

(4)检查心、肺;测量血压、脉搏和体温。

(5)检查合格者,应详细填写记录表,确定用药日期,告知用药前避免性生活和注意清洗外阴。

(五)给药方法

(1)单用前列腺素时,每 2~3 h 在阴道后穹隆放置卡前列甲酯栓一枚(1 mg)或卡前列酸栓剂或海绵块(4~5 mg),终止停经时间≤56 d 早孕的完全流产率仅占 50% 左右,不能用于临床。

(2)在用 PG 前,每天肌内注射丙酸睾酮 100 mg,共 3 d,第 4 天再按上法给 PG,完全流产率可提高至 85% 左右。为此,临床应用 PG 配伍丙酸睾酮。

(3)先用米非司酮后第 3 天再加用 PG,完全流产率明显提高至 90% 左右。

(六)流产效果评定标准

1.完全流产

用药 2 周内自行排出完整绒毛和胎囊,未经刮宫而自然恢复月经者;或未见明确的胎囊排出,出血自然停止,B 超检查未见胎囊或血绒毛膜促性腺激素水平下降至正常值,且正常行经者。

2.不全流产

用药后已排出绒毛和胎囊,在随诊过程中出血过多或出血时间过长或 2 周后血 hCG 仍未恢复至正常水平,而行刮宫术者。

3.失败用药

2 周内未见妊娠产物排出,B 超检查仍有胎囊或残留物阴影或因难免流产,最终采用负压电吸引术终止妊娠者。

(六)不良反应的防治

PG 类的主要不良反应为胃肠道反应,表现为恶心、呕吐和腹泻,以及 PG 刺激子宫平滑肌引起强烈收缩而有明显的腹痛。不良反应的程度随 PG 的剂量增多而加重。临床单用 PG05，呕吐和腹泻的发病率分别为 50％和 80％；当加用复方苯乙哌啶抑制胃肠平滑肌蠕动后，可明显减轻不良反应，且与 PG 有协同作用而提高完全流产率。加用丙酸睾酮和复方苯乙哌啶后，由于减少了 PG 用量也就减轻了不良反应，用药妇女无腹泻、呕吐和腹痛者分别为 45％、46％和 43％；轻度者分别为 43％、45％ 和 39％；中度者分别为 10％、8％和 15％；重度者必须使用药物解痉者分别为 2％、2％和 3％。

临床也可在使用 PG 前口服奋乃静、维生素 B_1、维生素 B_6、甲氧氯普胺或山莨菪碱等药物，以减轻症状。一般是在停止使用 PG 和胎囊排出后，这些不良反应将迅速自行缓解，多数用药者能耐受。其他少数不良反应有皮疹、胃痛、口麻、乏力、头晕、面部潮红或体温轻度升高等，一般无需治疗；个别不良反应较重者可对症处理。大多数妇女使用 PG 后有一时性的白细胞增加和个别妇女流产后肝功能 ALT 有暂时性升高现象，1 周后即恢复正常，说明 PG 和丙酸睾酮对肝脏无损伤。

二、抗孕激素药物——米非司酮

米非司酮，化学名称为 11β-[4-(N,N-二甲氨基)]苯基-17β-羟基-17α(1-丙炔基)-雌甾-4,9-二烯-3-酮。米非司酮为微黄色结晶粉末，无臭无味，光照敏感，在甲醇、二氯甲烷中易溶，乙醇或醋酸乙酯中溶解，几乎不溶于水；熔点为 192 ℃～196 ℃。

(一)作用原理

1. 对子宫内膜的作用

米非司酮是孕酮受体(PR)水平的抗孕激素。米非司酮与孕酮受体结合起到阻断靶器官水平孕酮的作用。具有明显抗黄体、抗着床、抗排卵与诱导子宫内膜出血，也可影响孕卵运行。米非司酮能使蜕膜组织中孕酮受体(PR)含量下降，雌激素受体(ER)上升，改变了 PR 与 ER 之间的平衡，使孕酮失去生理活性，子宫内膜的蜕膜化无法维持，致使胚胎停止发育。组成人体孕酮受体的氨基酸有三个功能区，即转录活化区、DNA 结合区和较大的激素结合区。

米非司酮与孕酮受体结合有种属特性，在人类孕酮受体的激素区第 722 位上的甘氨酸是米非司酮结合和作用的关键部位。人糖皮质激素受体、人雄激素受体和兔孕酮受体第 722 位均为甘氨酸，都能与米非司酮结合；又如地鼠和鸡的孕酮受体相应位上为半胱氨酸和人盐皮质激素受体上为丙氨酸，就不能与米非司酮结合。如果用点突变方式改变半胱氨酸为甘氨酸，就可以与米非司酮结合；反之，半胱氨酸取代了人孕酮受体第 722 位上甘氨酸，就失去了与米非司酮结合的能力，也就没有米非司酮抗孕酮作用。为了解米非司酮不敏感妇女中是否存在孕激素受体基因点突变，采集药物流产失败和完全流产病例的蜕膜，提取 RNA，进行反转录-聚合酶链反应(RT-PCR)、单链构型多态性分析(SSCP)和限制性内酶 Hinf I 的酶切反应。结果继续妊娠 11 例中，有 7 例存在孕激素受体基因点突变，胚胎停育 5 例均无孕激素受体基因点突变，完全流产 10 例中仅 1 例有痕迹量的孕激素受体基因点突变，说明米非司酮不敏感妇女中存在孕激素受体基因点突变。糖皮质激素受体与 PR 的氨基酸顺序很相似，所以米非司酮也具有抗糖皮质激素作用，临床长期多次和大剂量使用米非司酮时，需关注抗糖皮质激素作用和肾上腺功能。

孕酮是正常生殖功能的要素，它调节各种细胞功能。在卵泡形成、排卵、黄体功能和胎盘几种分泌功能上均有重要作用。它能促进受精卵在输卵管内运行，形成胚泡着床和营养所必需的分泌期内膜。妊娠期蜕膜组织中含有高浓度的孕酮受体。米非司酮与孕酮受体结合能力比孕酮强 3~5 倍,其抗孕酮作用的主要靶器官为蜕膜和其血管系统,它与孕酮竞争而占有滋养层和蜕膜上孕酮受体的结合位,阻断了孕酮的作用。研究米非司酮对人早孕蜕膜和绒毛超微结构的影响发现大蜕膜细胞粗面内质网和线粒体明显扩张、肿胀,而整个细胞表现皱缩。大蜕膜细胞蛋白合成功能受阻,颗粒细胞释放含有松弛素的颗粒,网状纤维溶解,导致蜕膜细胞变性、坏死以致出血;绒毛则是在继发性血供不足影响下,功能活跃的合体滋养细胞表现不同程度退行性变。1998 年有等研究除有类似报道外,尚发现蜕膜内颗粒细胞增多,细胞浆内高电子密度的颗粒增多体积增大,但与药物流产后出血时间长的关系有待研究。米非司酮引起蜕膜和绒毛鞘糖脂含量及组分变化,有可能抑制胚泡与蜕膜的黏附和不利于胚胎的生长发育。总之,米非司酮抗早孕作用是通过蜕膜、激素受体、糖脂与超微结构等一系列的变化,在此多环节中蜕膜是其重要的作用部位。

2.对子宫平滑肌的作用

子宫自发活动通过孕酮和前列腺素之间平衡来调节。孕酮起安静子宫的作用,妊娠期高浓度的孕酮抑制了子宫的活动,对胎儿发育是重要的。相反,前列腺素对子宫平滑肌起兴奋作用。在 PG 代谢过程中,前列腺素脱氢酶是最重要的酶,该酶的生物活性在一定程度上受孕激素控制。米非司酮使分布在蜕膜的间质细胞、腺体细胞、小动脉内皮细胞的胞浆中及周围环绕的平滑肌细胞、蜕膜化细胞的胞浆中的前列腺素脱氢酶免疫染色明显变浅,PGE 染色明显加深,PGE 族代谢产物明显变浅。有研究表明,高浓度的孕酮位于蜕膜小动脉的内皮细胞和周围平滑肌细胞和蜕膜化细胞内;用米非司酮后,上述细胞中孕酮受体免疫染色明显变浅。以上研究提出,米非司酮通过竞争孕酮受体,使蜕膜中前列腺素脱氢酶活性下降,干扰了前列腺素分解代谢,提高了内源性前列腺素水平和子宫肌层对外源性前列腺素的敏感性;或是米非司酮阻断了孕酮受体,孕酮的失活起不了安宫作用,也提高了子宫肌对原有前列腺素的反应,而不是增加前列腺素的合成。子宫收缩又进一步刺激内源性前列腺素的合成,加强子宫收缩,以利于排出妊娠产物。

3.对子宫颈的作用

妊娠早期时,宫颈中胶原组织很丰富,孕酮能抑制胶原分解,使宫颈处于紧闭状态。宫颈的成熟又受激素调节,雌激素能刺激妊娠妇女 PG 的产生,孕激素则能抑制妊娠妇女 PG 的产生。宫颈扩张不仅依赖于雌激素,更取决于雌激素与孕激素的平衡。米非司酮拮抗了孕激素的作用,使蜕膜 ER 上升,PR 下调,增加了 ER/PR 的比值。米非司酮又阻止了孕激素活性,使蜕膜细胞和子宫肌层合成和释放 PG 以增强子宫肌肉的收缩,致使宫颈扩张。米非司酮软化宫颈的效应不被前列腺素合成酶抑制剂——萘普生所阻断或减效,说明米非司酮对早期妊娠子宫颈的作用不是通过增加 PG 的生成,而是抑制孕酮的活性和前列腺素使胶原合成减弱,分解增强,促使宫颈成熟、软化和扩张。

(二)对象选择标准

1.适用者

米非司酮主要适用于:①确诊为正常宫内妊娠,停经天数(从末次月经第 1 天算起)不大于 49 d,本人自愿要求使用药物终止妊娠的 18~40 岁妇女。②手术人工流产的高危对象:如生殖道畸形(残角子宫除外)、严重骨盆畸形无法行负压吸宫者;宫颈发育不全或坚韧无法探宫腔者;子宫过度前、后屈;产后哺乳期妊娠;多次人工流产或有多次刮宫史;宫体上有瘢痕者等。

③对手术流产有顾虑或恐惧心理者。

2.慎用者

包括以下孕妇:早期妊娠大于 7 周者;年龄大于 40 岁者;轻度贫血(血红蛋白 95～110 g/L);吸烟,每日少于 10 支;带器妊娠者。

3.禁用者

(1)米非司酮禁忌证:肾上腺皮质疾患,糖尿病等内分泌疾患,肝、肾功能异常,妊娠期有皮肤瘙痒史,血液疾病和血管栓塞病史,与甾体激素有关的肿瘤。

(2)前列腺素禁忌证:心血管系统疾病如二尖瓣狭窄、高血压、低血压(≤10.7 kPa/6.7 kPa,80/50 mmHg),青光眼,胃肠功能紊乱,哮喘,癫痫等。

(3)异位妊娠或异位妊娠可疑。

(4)贫血(血红蛋白低于 95 g/L)。

(5)妊娠剧吐。

(6)长期服用下列药物:利福平、异烟肼、抗癫痫药、抗抑郁药、西咪替丁、前列腺素合成抑制药(阿司匹林、吲哚美辛等)、巴比妥类药物等。

(7)过敏体质。

(8)吸烟超过 10 支/天或酗酒。

(三)服药前检查和准备

1.药物流产

应在具备抢救失血性休克、过敏性休克急救条件如急诊刮宫、给氧、输液、输血(如无输血条件的单位必须有就近转院条件)的区县级以上医疗单位或计划生育技术服务所(站)进行。实施药物流产单位及医务人员,必须依法获得专项执照许可,方可进行。

2.接纳程序

(1)医生应向用药对象讲清用药方法、流产效果和可能出现的不良反应后,对象自愿选用,方可用药。

(2)询问病史,进行体格检查和妇科检查,确诊是否为宫内妊娠,注意子宫大小与停经天数是否相符。

(3)实验室检查:阴道分泌物的清洁度、滴虫和念珠菌检查,血红蛋白或血常规,尿 hCG 或 β-hCG 试验,必要时进行血 β-hCG 测定。

(4)B 超检查,以确诊宫内妊娠,胚囊平均直径＞25 mm,并有胚芽、有胎心者不宜药物流产。经检查合格者,应填写记录表,确定服药日期、随访日期,告知注意事项,发给月经卡,嘱对象记录阴道出血情况及不良反应。

(四)给药方法

1.米非司酮

服用方法有两种,顿服法和分次服法。每次服药前后各禁食 1～2 h。

(1)分次服法

1)用药第 1 天:晨空腹首剂服米非司酮 50 mg(2 片,25 mg/片),经 8～12 h 服 25 mg。用药第 2 天早晚各服米非司酮 25 mg。用药第 3 天早上 7 时左右服米非司酮 25 mg,共 6 片(150 mg)。1 h 后加用前列腺素。

2)第 2 天和第 1 天同样服法,即早 2 片,晚 1 片,第 3 天加用前列腺素。

（2）顿服法：用药第 1 天空腹顿服米非司酮 200 mg，服药后 36～48 h（第 3 天上午）加用前列腺素。

2.前列腺素类药物

（1）卡前列甲酯栓（PG05）：在首次服用米非司酮后 36～48 h（第 3 天上午）再到医疗单位，由医务人员将药物 1 枚（1 mg），放置于阴道后穹隆，卧床休息 1 h，留院观察 6 h。

（2）米索前列醇：在首次服用米非司酮后 36～48 h（第 3 天上午）到医疗单位，空腹 1 h 后服米索前列醇 600 μg（3 片），留院观察 6 h。

（五）流产效果评定标准

1.完全流产

用药后胎囊自行完整排出或未见完整排出，但经 B 超检查未见妊娠图像，出血自行停止，尿 hCG 阴性，子宫恢复正常大小，月经自然复潮。

2.不完全流产

用药后胎囊自然排出，但在随诊过程中，因出血过多或时间过长而施行刮宫术者。

3.失败

至用药第 8 d 未见胎囊排出，经 B 超检查证实胎囊继续增大、胎心搏动存在者为继续妊娠；胚胎停止发育最终采用负压吸引术终止妊娠者，均为药物流产失败。

（六）药物流产中应该注意的问题

（1）药物流产是一种非手术的人工流产 它虽然能减轻妇女对手术的恐惧心理和痛苦，但它还存在流产后出血时间长和潜在有大出血的危险。它只能是避孕失败的补救措施之一，绝不能以药物流产当作避孕措施。

（2）药物流产不能替代手术人工流产术 实践证明，负压吸引流产术是一种安全、成功率高、方法简便和经济的终止早孕方法，并具有出血量少、出血天数短和流产所需时间短等优点；但它有时对子宫内膜有一定损伤，手术时比较疼痛和可能发生人工流产综合征、子宫穿孔和宫颈裂伤或粘连等并发症。药物流产具有损伤小、痛苦轻、不需要手术、精神负担小等优点；但它完全流产率占 90% 左右，流产过程较长，流产后出血量较多和时间长等问题尚未解决，并潜在有大出血的危险。总之，药物流产和手术流产各有其优缺点，应该依据对象的特征和病情来进行选择，不能相互取代；两种方法在各自合适的人群中都具有高度可接受性。

（3）必须强调服药前咨询和服药后随访的重要性，医务人员应加强责任心，向对象说明药物流产的利弊，按药物流产常规操作。必须在医生监视下使用前列腺素，并加强监护，严密观察绒毛排出及流血情况，以及心血管系统和过敏反应。从服药第一天起，即应告诫对象遇有意外事件如出血多于月经量、出血时间超过 2 周或严重腹痛、发热等，应及时到医院就诊。对药物流产后未见绒毛排出者，应适时进行 B 超或血、尿 hCG 测定来协助诊断和处理。如一切正常也应在流产后 2 周左右到医院复查了解出血情况，判断治疗效果。同时告诫对象，药物流产当月应避免性生活，以防感染。

（4）再次强调，药物流产必须在有急救措施和急诊刮宫设备的医疗单位、有医务人员监护下、有选择地应用；严格掌握适应证和禁忌证，以确保妇女的安全和健康。

（刘丽君）

第十章　妊娠并发症

第一节　自然流产

自然状态(非人为目的造成)发生的流产称为自然流产。在所有临床确认的妊娠中,自然流产的发生率约为15%。发生在12周以前的流产定义为早期流产,妊娠12周至不足28周的流产定义为晚期流产。据估计,在人类全部妊娠中,约有75%以自然流产告终。其中,大部分胚胎在着床后很快就停止发育,仅表现为月经过多或月经延期,即早早孕流产。80%以上的流产发生在妊娠12周以内,随后流产率迅速下降。至少半数以上早期流产是由胚胎染色体异常所致。自然流产风险随产次、父母年龄增加而升高。

一、病因

(一)遗传因素

遗传基因缺陷是自然流产的最主要的原因,早期流产时染色体异常者占50%～60%。染色体异常可表现为数目异常和结构异常。①染色体数目异常:多见三体、单体、三倍体等;②染色体结构异常:如染色体断裂、缺失和易位等。染色体异常多数会发生流产,即便极少数发育成胎儿,出生后也都发生某些功能异常或合并畸形,流产物表现为胚胎退化或消失,称为孕卵枯萎。

(二)母体因素

1.孕妇全身性疾病

孕妇患有流行性感冒、伤寒、肺炎等急性传染病,细菌毒素或病毒通过胎盘进入胎儿体内,使胎儿中毒死亡,高热可促进子宫收缩而引起流产。弓形体病、单纯疱疹、人支原体及解脲支原体、巨细胞病毒均等可导致流产。孕妇患有重度贫血、心力衰竭、慢性肾炎和高血压等慢性病,可因胎盘梗死及子宫内缺氧而致胎儿死亡,导致流产。孕妇营养不良,特别是维生素缺乏以及汞、铅、乙醇中毒均可引起流产。

2.生殖器官疾病

孕妇因子宫畸形(如双角子宫、纵隔子宫、子宫发育不良等),宫腔粘连,盆腔肿瘤,尤其是黏膜下肌瘤等均可影响胎儿的生长发育而导致流产。宫颈内口松弛或宫颈深度裂伤可引起胎膜破裂而发生晚期流产。

3.内分泌功能失调

黄体功能不足往往影响蜕膜、胎盘而发生流产。甲状腺功能减退者及未控制的糖尿病,也可能因胚胎发育不良而流产。

4.外伤

妊娠期特别是妊娠早期,孕妇的腹部受到外力的撞击、挤压以及孕妇跌倒或参加重体力劳动、剧烈体育运动、性交,腹部手术如阑尾炎或卵巢囊肿手术均可引起子宫收缩而发生流产。

5.不良习惯

过量吸烟、酗酒,过量饮用咖啡或海洛因等毒品亦可致胎儿先天性畸形或流产。

(三)胎盘内分泌功能不足

胎儿在母体内生长发育,主要通过胎盘将母体的营养物质和氧输送到胎儿,如果胎盘发育不良或出现疾病,胎儿得不到营养物质和氧而停止生长引起流产。

(四)环境因素

外界不良刺激有化学性的和物理性的。化学因素主要有镉、有机汞、铅、二溴氯丙烷、镍、乙烯基氯、氯丁二烯、滴滴涕、农药等。物理因素主要是放射物质的噪声和振动、高温、微波等。

(五)免疫因素

胚胎及胎儿与母体间存在复杂而特殊的免疫学关系,这种关系使胚胎及胎儿不被排斥。若母儿双方免疫不适应,则可引起母体对胎儿的排斥而致流产。近年研究发现流产夫妇间HLA-DR抗原相同的频率约占84.6%,其抗原相容性可引起流产。在ABO血型不合的夫妇中,约20%的妊娠发生流产,且以O型母亲居多。当丈夫为Rh(-),妻子为Rh(-)时,Rh(+)胎儿可因母体产生的抗体进入胎儿体内使胎儿受损而最终致流产。

另外,约有70%的抗心磷脂抗体阳性者发生流产和胎死宫内,围生儿存活率约为14%。流产妇女中抗精子抗体的阳性率高达50%。抗子宫内膜抗体能引起子宫内膜免疫病理损伤而影响孕卵着床,也可引发早期流产。

(六)男性因素

据临床观察,男性菌精症占10%~15%。男性生殖道内无症状的感染精液中,即含有一定数量的细菌、病毒、沙眼衣原体、脲原支原体等,可削弱受孕妇女的孕育能力,而致胚胎流产。活动的精子在受精时也会将细菌带去,这就会干扰精卵结合与着床。所带细菌多为粪链球菌、白色葡萄球菌、大肠埃希菌、厌氧性细菌等。

二、临床表现

自然流产的主要症状为停经后出现阴道流血和腹痛。孕12周前发生的流产,开始时绒毛与蜕膜剥离血窦开放,出现阴道流血;剥离的胚胎及血液刺激子宫收缩,排出胚胎,产生阵发性下腹部疼痛。当胚胎完全排出后,子宫收缩,血窦闭合,出血停止,所以早期自然流产的全过程为先出现阴道流血,而后出现腹痛。

晚期流产的临床过程与早产及足月产相似,胎盘继胎儿娩出后娩出,通常出血不多,所以,晚期流产的全过程为先出现腹痛(阵发性子宫收缩),后出现阴道流血。

自然流产时检查子宫大小、宫颈口是否扩张以及是否破膜,根据妊娠周数及流产过程不同而异。

三、临床类型

自然流产按发展的不同阶段,分为以下几种临床类型。

(一)先兆流产

先兆流产指妊娠28周前,先出现少量阴道流血,常为暗红色或血性白带无妊娠物排出,相继出现阵发性下腹痛或腰背痛。妇科检查宫颈口未开,胎膜未破,子宫大小与停经周数相符。经休息及治疗,症状消失,可继续妊娠;若阴道流血量增多或下腹痛加剧,可发展为难免流产。

（二）难免流产

难免流产指流产不可避免。在先兆流产基础上，阴道流血量增多，阵发性下腹痛加剧，或出现阴道流液（胎膜破裂）。妇科检查宫颈口已扩张，有时可见胚胎组织或胎囊堵塞于宫颈口内，子宫大小与停经周数相符或略小。

（三）不全流产

难免流产继续发展，部分妊娠物排出体外，尚有部分残留于宫腔内或嵌顿于宫颈口处，影响子宫收缩，导致大量出血，甚至发生失血性休克。妇科检查见宫颈口已扩张，宫颈口有妊娠物堵塞及持续性血液流出，子宫小于停经周数。

（四）完全流产

完全流产指妊娠物已全部排出，阴道流血逐渐停止，腹痛逐渐消失。妇科检查宫颈口已关闭，子宫接近正常大小。

此外，流产还有以下三种特殊情况。

1. 稽留流产

稽留流产指胚胎或胎儿已死亡，滞留宫腔内尚未自然排出者。胚胎或胎儿死亡后子宫不再增大反而缩小，早孕反应消失。若已到中期妊娠，孕妇腹部不见增大，胎动消失。妇科检查宫颈口未开，子宫较停经周数小，质地不软，未闻及胎心。

2. 习惯性流产

连续自然流产3次或以上者称为习惯性流产。近年来国际上常用复发性流产取代习惯性流产，改为连续2次的自然流产。每次流产多发生于同一妊娠月份，其临床经过与一般流产相同。早期流产常见原因为胚胎染色体异常、免疫因素异常、黄体功能不足、甲状腺功能减退。晚期流产常见原因为子宫畸形或发育不良、宫颈内口松弛、子宫肌瘤等。宫颈内口松弛者于妊娠后，常于妊娠中期，胎儿长大，羊水增多，宫腔内压力增加，胎囊自宫颈内口突出，宫颈管逐渐缩短、扩张。患者多无自觉症状，一旦胎膜破裂，胎儿迅速排出。

3. 流产感染

流产过程中，若阴道流血时间长，有组织残留于宫腔内或非法堕胎等，有可能引起宫腔感染，严重时感染可扩展到盆腔、腹腔甚至全身，并发盆腔炎、腹膜炎、败血症及感染性休克等，称流产感染。

四、诊断及鉴别诊断

自然流产诊断多无困难。根据病史及临床表现多可确诊，仅少数需行辅助检查。确定流产后，还应确定自然流产的临床类型及有无流产并发症，以决定处理方法。

（一）病史

应询问患者有无停经史和反复流产史，有无早孕反应、阴道流血，应询问阴道流血量及持续时间，有无腹痛，腹痛部位、性质、程度，有无阴道排液及妊娠物排出。了解有无发热、阴道分泌物有无臭味，以协助诊断有无流产感染。

（二）查体

有无贫血外观，测量体温、血压、脉搏，在消毒情况下进行妇科检查，注意子宫的位置、大小、形态、硬度；注意宫颈口是否扩张，羊膜囊是否膨出，宫颈口内有无妊娠物；子宫大小与停经周数的符合度；双侧附件有无压痛、增厚或包块。子宫颈口有无糜烂出血，有无子宫颈息肉，并需鉴别流血是否来自宫腔。

（三）辅助检查

1.B超检查

对疑为先兆流产者,可根据妊娠囊的形态、有无胎心反射及胎动,确定胚胎或胎儿是否存活,以指导正确的治疗方法。不全流产及稽留流产等均可借助B超检查加以确定。

2.激素测定

血孕酮水平及绒毛膜促性腺激素动态测定可协助判断先兆流产的预后。

早期自然流产应与异位妊娠及葡萄胎、功能失调性子宫出血及子宫肌瘤等鉴别。

五、治疗

（一）先兆流产

临床上以保胎为治疗原则,约60%的先兆流产经恰当治疗有效。绝对卧床休息,待症状消失后适当活动。尽量避免一切能引起子宫收缩的刺激,如阴道检查、性生活等。减少患者不必要的思想紧张和顾虑。注意足够的营养。必要时给以对胎儿危害小的镇静药,如苯巴比妥(鲁米那)0.03～0.06 g,每日3次。保持大便通畅,如便秘,可服用缓泻药,如通便灵每日1～2粒。黄体功能不足者可给予孕酮20 mg,每日1～2次肌内注射。或绒毛膜促性腺激素或烯丙雌醇(多力妈)等早期应用。其次,维生素E每日100 mg口服有利于孕卵的发育,甲状腺功能减退患者可应用小剂量甲状腺片。经过2周治疗,如阴道流血停止,B超提示胚胎存活,可继续妊娠。若临床症状加重,B超检查发现胚胎发育不良,B绒毛膜促性腺激素持续不升或下降,表明流产不可避免,应终止妊娠。此外,对先兆流产患者的心理治疗也很重要,要使其情绪安定,增强信心。

（二）难免流产

难免流产一旦确诊,应尽早使胚胎及胎盘组织完全排出。早期流产应及时行刮宫术,对妊娠物应仔细检查,并送病理检查。晚期流产时,子宫较大,出血较多,可用缩宫素10～20 U加入5%葡萄糖液500 mL中静脉滴注,促进子宫收缩。当胎儿及胎盘排出后检查是否完全,必要时刮宫以清除宫腔内残留的妊娠物。

（三）不全流产

不全流产一经确诊,应及时行刮宫术或钳刮术,以清除宫腔内残留组织。出血多有休克者应同时输血输液,并给予抗生素预防感染。

（四）完全流产

完全流产症状消失,B超检测宫腔内无残留物,如无感染,一般不需特殊处理。

（五）稽留流产

稽留流产处理较困难。因胎盘组织有时机化,与子宫壁紧密粘连,造成刮宫困难。稽留时间过长,可能发生凝血功能障碍,导致弥散性血管内凝血,造成严重出血。处理前,应检查血常规、出凝血时间、血小板计数、血纤维蛋白原、凝血酶原时间、凝血块收缩试验及血浆鱼精蛋白副凝试验(3 P试验)等,并做好输血准备。若凝血功能正常,口服炔雌醇1 mg每日2次,或口服己烯雌酚5 mg每日3次。连用5 d以提高子宫肌对缩宫素的敏感性。子宫小于12孕周者,可行刮宫术,术中肌内注射缩宫素,若胎盘机化并与宫壁粘连较紧,手术应特别小心,防止子宫穿孔,一次不能刮净,可经5～7 d再次刮宫。子宫大于12孕周者,应静脉滴注缩宫素

（5～10 U 加于 5％葡萄糖液内），也可用前列腺素或依沙吖啶（雷夫奴尔）等进行引产，促使胎儿、胎盘排出。如凝血功能障碍，应尽早使用肝素、纤维蛋白原及输新鲜血等，待凝血功能好转后，再行引产或刮宫。

（六）习惯性流产

染色体异常夫妇应于孕前进行遗传咨询，确定是否可以妊娠。在孕前应进行卵巢功能检查、夫妇双方染色体检查与血型鉴定及丈夫的精液检查，女方尚需进行生殖道检查，包括有无肿瘤、宫腔粘连，并做子宫输卵管造影及宫腔镜检查，以确定子宫有无畸形与病变，有无宫颈内口松弛等。宫颈内口松弛者应在妊娠前行宫颈内口修补术，或于孕 14～18 周行宫颈内口环扎术，术后定期随诊，提前住院，待分娩发动前拆除缝线，若环扎术后有流产征象，治疗失败，应及时拆除缝线，以免造成宫颈撕裂。原因不明的习惯性流产妇女，当有怀孕征兆时，可按黄体功能不足给予孕酮治疗，每日 10～20 mg 肌内注射，或人绒毛膜促性腺激素 3 000 U，隔日肌内注射一次。确诊妊娠后继续给药直至妊娠 10 周或超过以往发生流产的月份，并嘱其卧床休息，禁性生活，补充维生素 E 及心理疗法。

近年来发现习惯性流产与人类组织相容性抗原（HLA）及抗磷脂抗体关系密切。夫妇间组织相容性、抗原相似性频率越高，流产率亦越高，其中以 DR 抗原相似的流产率最高，有研究者对不同原因的习惯性流产患者行主动免疫治疗，将丈夫或他人的淋巴细胞在女方前臂内侧或臀部做多点皮内注射，妊娠前注射 2～4 次，妊娠早期加强免疫 1～3 次，妊娠成功率可达70％～90％。在治疗方面，Lubbe 建议用泼尼松及小剂量阿司匹林治疗。泼尼松每日口服40 mg，阿司匹林每日口服 75 mg，连续至分娩为止。

（七）流产感染

治疗原则为积极控制感染，尽快清除宫内残留物。若阴道流血不多，应用广谱抗生素2～3 d，待控制感染后再行刮宫。若阴道流血量多，静脉滴注抗生素及输血的同时，用卵圆钳将宫腔内残留组织夹出，使出血减少，切不可用刮匙全面搔刮宫腔，以免造成感染扩散。术后应继续给予广谱抗生素，待感染控制后再行彻底刮宫。若已合并感染性休克者，应积极抢救休克。若感染严重或腹盆腔有脓肿形成，应行手术引流，必要时切除子宫。

六、预防和健康教育

（1）进行孕前查体、医学咨询、请求优生指导。

（2）过劳外伤、精神刺激、性交等因素可引起流产，孕期应注意避免过度劳累，防止腹部外伤，保持心情愉快，在妊娠前 3 个月及最后 1 个月禁止性生活。

（3）孕妇患某些疾病，如急性传染病可使胎儿死亡、流产，黄体功能不全、甲状腺功能减退或亢进、糖尿病等，可影响蜕膜、胎盘、胎儿的发育而致流产，孕前应积极治疗原发病，或妊娠期间用药控制病情使之稳定，预防发生流产。

（4）妊娠后由于母儿双方免疫不适应而导致母体排斥胎儿以致流产。临床上常检查的有血型抗体、抗心磷脂抗体、抗卵巢抗体、抗子宫内膜抗体、抗精子抗体等。如有此类免疫因素存在，应针对病因治疗，待免疫因素消除后再次妊娠。

（5）能够引起自然流产的环境因素有物理性的、化学性的和生物性的。如放射性物质、重金属、滴滴涕（DDT）、农药等孕期应避免接触。

（黄青霞）

第二节　异位妊娠

受精卵在子宫体腔以外着床称异位妊娠(ectopic pregnancy),习惯称宫外孕(extrauterine pregnancy)。异位妊娠根据受精卵在子宫体腔外种植部位不同而分为:输卵管妊娠(tubal pregnancy)、卵巢妊娠(ovarian pregnancy)、腹腔妊娠(abdominal pregnancy)、阔韧带妊娠(broad ligament pregnancy)、宫颈妊娠(cervical pregnancy)、剖宫产瘢痕部位妊娠(cesarean scar pregnancy)。

异位妊娠是妇产科常见的急腹症之一,发生率约为1%,并有逐年升高的趋势,是早期妊娠相关疾病死亡的最主要原因。其中以输卵管妊娠最为常见,约占异位妊娠的95%。

一、输卵管妊娠

输卵管妊娠指受精卵在输卵管的某一部位着床并发育。受精卵可以着床在输卵管的任何部位,其中壶腹部最多见,约占70%;其次为峡部、伞部,间质部妊娠较少见。

(一)病因

任何因素促使受精卵运行延迟,干扰受精卵的发育、阻碍受精卵及时进入宫腔均可导致输卵管妊娠。

1.输卵管异常

输卵管异常包括结构和功能上的异常。

(1)输卵管炎:是引起异位妊娠的主要原因。可分为输卵管黏膜炎和输卵管周围炎。输卵管炎轻者可引起输卵管管腔狭窄,呈通而不畅的状态,纤毛功能受损,蠕动减弱,影响受精卵的正常运行,使受精卵在输卵管内着床,重者输卵管完全堵塞导致不孕。反复的衣原体感染及淋病奈瑟球菌感染常引起输卵管黏膜炎,增加输卵管妊娠的发生率。

(2)输卵管妊娠史或手术史:既往发生过输卵管妊娠的患者,经药物或保守性手术治疗,再次妊娠时异位妊娠的可能性高达10%。输卵管绝育术、输卵管整形术、输卵管吻合术等造成输卵管管腔狭窄、阻塞或输卵管周围粘连,均可引起输卵管妊娠。此外,腹腔镜下电凝输卵管,可因形成输卵管瘘导致输卵管妊娠。

(3)输卵管发育异常:输卵管过长、过细、肌层发育不良、黏膜纤毛缺乏、双输卵管、输卵管憩室、副伞等均可影响受精卵运送过程及着床,造成输卵管妊娠。

(4)其他因素:输卵管周围病变如子宫肌瘤、卵巢肿瘤压迫输卵管,影响输卵管蠕动,造成输卵管妊娠。

2.避孕失败

(1)宫内节育器:目前大多数学者的观点认为,使用宫内节育器大大降低了妊娠率,但避孕失败后发生异位妊娠机会较大,约为17.8%。

(2)口服避孕药:孕激素避孕药影响输卵管的蠕动,可能引起输卵管妊娠。应用大剂量孕激素的事后避孕,如果避孕失败,输卵管妊娠的可能性增加。

3.辅助生育技术

辅助生育技术如人工授精、促排卵药物的应用、体外受精-胚胎移植、配子输卵管移植等应用后,输卵管妊娠的发生率增加。IVF中新鲜周期胚胎比冷冻周期胚胎发生输卵管妊娠的概率更大。

4.其他

内分泌异常、精神紧张、吸烟等也可导致输卵管蠕动异常或痉挛而发生输卵管妊娠。

(二)病理

1.输卵管妊娠的特点

输卵管管腔狭小,管壁薄且缺乏黏膜下组织,黏膜的蜕膜样变不全,胚胎绒毛常直接侵蚀输卵管肌层,不利于胚胎组织的生长发育,常产生以下结局。

(1)输卵管妊娠流产:多见于妊娠 8～12 周输卵管壶腹部妊娠。受精卵逐渐长大向管腔膨出,以发育不良的蜕膜组织为主形成的包膜难以承受胚胎的膨胀张力,胚胎及绒毛自管壁附着处分离,落入管腔。由于比较接近伞端,通过逆蠕动挤入腹腔,则为输卵管妊娠完全流产,出血往往不多。如受精卵仅有部分剥离排出,部分绒毛仍残留管腔内,形成输卵管妊娠不全流产,残留的绒毛组织继续侵蚀输卵管管壁,而管壁的肌肉收缩力差,不易止血,持续或反复出血量较多时,积聚在输卵管内形成输卵管积血,也可经伞端流出,沉积于子宫直肠凹陷处形成盆腔积血,甚至流向腹腔。

(2)输卵管妊娠破裂:多见于输卵管峡部妊娠,少数发生于输卵管间质部妊娠。输卵管峡部管腔狭窄,故发病时间较早,多在妊娠 6 周左右。绒毛侵蚀输卵管后穿破管壁,胚胎由裂口流出,输卵管肌层血管丰富,因此输卵管妊娠破裂的内出血较输卵管妊娠流产者严重。若管壁裂伤处有较大血管出血活跃,短时间内大量血液流入腹腔,可致休克,亦可反复出血,在阔韧带、盆腔和腹腔内形成较大的血肿。输卵管间质部局部肌肉组织较厚,妊娠达 12～16 周才发生输卵管破裂。间质部妊娠虽不多见,但此处血管丰富,一旦破裂出血极为严重,短时间即可出现低血容量休克,危及生命。

(3)陈旧性异位妊娠:输卵管妊娠流产或破裂患者中,部分患者未能及时治疗,由于反复腹腔内出血,形成血肿,以后胚胎死亡,内出血停止,血肿机化变硬,与周围组织粘连,临床上称"陈旧性宫外孕"。

(4)继发性腹腔妊娠:无论输卵管妊娠流产或破裂,胚胎从输卵管排入腹腔内或阔韧带内,多数死亡,偶尔也有存活者。若存活胚胎的绒毛组织附着于原位或排至腹腔后重新种植而获取营养,可继续生长发育,形成继发性腹腔妊娠。

2.子宫的变化

(1)子宫体:增大,变软,但小于正常宫内妊娠月份的子宫。

(2)子宫内膜:其改变与正常妊娠相似,滋养细胞产生的 hCG 使得子宫内膜发生蜕膜反应,可呈增生期改变或 Arias-Stella(A-S)反应,即镜下可见:腺上皮细胞增大,核深染,突入腺腔,细胞质富含空泡。随着输卵管妊娠流产或破裂的发生,胚胎死亡,hCG 水平下降,蜕膜发生退行性变或坏死,部分患者蜕膜完整地自宫腔剥离,随阴道流血排出,呈三角形外观,称为蜕膜管型;部分患者内膜小片状脱落而出现不规则阴道流血。子宫内膜可分别呈 A-S 反应、月经期或增生期改变、分泌期反应。

(三)临床表现

输卵管妊娠的临床表现与病变部位、有无流产或破裂、发病缓急以及病程长短有关。

1.症状

典型临床表现包括停经、腹痛及阴道流血。

（1）停经：除输卵管间质部妊娠停经时间较长外，多数停经 6～8 周，少数仅月经延迟数日，20％～30％的患者无明显停经史，而将异位妊娠时出现的不规则阴道流血误认为月经，或由于月经过期仅数日而不认为是停经。

（2）腹痛：为本病就诊主要症状，占 95％。输卵管妊娠未发生流产或破裂前由于胚胎生长使输卵管膨胀而产生一侧下腹部隐痛或胀痛。当发生输卵管妊娠流产或破裂时，突感一侧下腹部撕裂样疼痛，常伴有恶心、呕吐。若内出血积聚在子宫直肠凹陷，刺激直肠产生肛门坠胀感，进行性加重。随着病情的发展，疼痛可扩展至整个下腹部，甚至引起胃部疼痛或肩部放射性疼痛。

（3）阴道流血：占 60％～70％。多为不规则点滴状流血，量较月经少，色暗红，少数患者阴道流血量较多。流血可发生在腹痛出现前，也可发生在其后。一般在异位妊娠病灶去除后出血才能停止。

（4）妊娠相关症状：少数患者出现畏寒、头晕、乏力、嗜睡、缺乏食欲、恶心、晨起呕吐等早孕症状。

（5）昏厥与休克：由于骤然内出血及剧烈腹痛，患者常感头晕眼花，恶心呕吐，心慌，并出现面色苍白，四肢发冷乃至昏厥，诊治不及时将发生失血性休克而死亡。其发生与内出血的速度和量有关，但程度与外出血不成正比。内出血越多越快，症状出现越迅速越严重。

2.体征

（1）一般情况：内出血较多者呈贫血貌。大量出血时脉搏细速，血压下降。体温一般正常，休克患者体温略低。病程长、腹腔内血液吸收时可有低热。如合并感染，则体温可升高。

（2）腹部检查：一旦发生内出血，腹部多有明显压痛及反跳痛，尤以下腹患侧最为显著，但腹肌紧张较轻。内出血多时，腹部叩诊移动性浊音阳性。

（3）盆腔检查：阴道内可有来自宫腔的少许血液，患者子宫变软，但增大不明显，部分患者可触及膨胀的输卵管，伴有轻压痛。一旦输卵管妊娠流产或破裂发生内出血，有明显的宫颈举痛或摇摆痛，此为输卵管妊娠的主要体征之一，是因加重对腹膜的刺激所致。内出血多时后穹隆饱满、触痛，子宫有漂浮感。血肿多位于子宫后侧方或子宫直肠凹陷处，边界不清。病程较长时血肿与周围组织粘连形成包块，机化变硬。输卵管间质部妊娠时，子宫大小与停经月份基本符合，但子宫不对称，一侧角部突出，破裂所致的征象与子宫破裂极相似。

（四）诊断

根据上述临床表现，有典型破裂症状和体征的患者诊断并不困难，无内出血或症状不典型者则容易被忽略或误诊。

1. 妊娠试验

血 β-hCG 测定是早期诊断异位妊娠的方法。异位妊娠时，患者体内的 β-hCG 水平较宫内妊娠低，连续监测血 β-hCG，若倍增时间大于正常妊娠倍增时间，则有异位妊娠可能。

2. 超声检查

超声检查已成为诊断输卵管妊娠的重要方法之一。输卵管妊娠的声像特点如下：①子宫内不见妊娠囊，内膜增厚；②宫旁一侧见边界不清、回声不均匀的混合性包块，有时可见宫旁包块内有妊娠囊、胚芽及原始心管搏动，为输卵管妊娠的直接证据；③子宫直肠凹陷处有积液。由于子宫内有时可见假妊娠囊，易误诊为宫内妊娠。诊断异位妊娠时，若能将 β-hCG 测定与超声相结合，对确诊帮助很大。当 β-hCG $\geqslant$ 2 000 U/L 时，阴道超声可看到宫腔内妊娠囊，若未见宫内妊娠囊,则应高度怀疑异位妊娠。

3.腹腔镜检查

腹腔镜检查是异位妊娠诊断的重要方法,不仅可用于诊断,而且可用于治疗。腹腔镜下可见患侧输卵管肿大,表面紫蓝色或有破口,腹腔内可有出血。但有 3％～4％ 的患者因妊娠囊过小被漏诊,也有极少部分患者因输卵管扩张、充血等改变误诊为异位妊娠。腹腔镜检查联合妊娠试验或超声检查可协助诊断,大大降低误诊率。

4.阴道后穹隆穿刺

阴道后穹隆穿刺适用于疑有腹腔内出血的患者。由于子宫直肠凹陷是盆腔的最低点,少量出血即可积聚于此,当疑有内出血时,可用穿刺针经阴道后穹隆抽吸子宫直肠凹陷,若抽出物为陈旧性血液或暗红色血液,放置 10 min 左右仍不凝固,则内出血诊断较肯定。内出血量少,血肿位置较高,子宫直肠凹陷有粘连时,可能抽不出血,故穿刺阴性不能否定输卵管妊娠的存在。

5.诊断性刮宫

目前很少依靠诊断性刮宫协助诊断异位妊娠,仅用于阴道流血较多需排除宫内妊娠者。病理切片中见到绒毛,可诊断为宫内妊娠,仅见蜕膜未见绒毛有助于诊断异位妊娠。

(五)鉴别诊断

输卵管妊娠应与流产、急性输卵管炎、急性阑尾炎、黄体破裂、卵巢囊肿蒂扭转鉴别等引发急性下腹痛的疾病相鉴别。

(六)治疗

输卵管妊娠的治疗方法有非手术治疗和手术治疗。

1.手术治疗

手术治疗分为保守手术和输卵管切除手术。

(1)保守性手术:手术仅清除妊娠物而保留患侧输卵管。适用于血流动力学稳定、年轻有生育要求,特别是对侧输卵管阙如或有明显病变的患者。一般根据病变累及部位及其损伤程度选择术式:伞部妊娠可挤压妊娠物自伞端排出;壶腹部妊娠可切开输卵管取出胚胎后缝合管壁;峡部妊娠则可切除病灶后再行断端吻合输卵管。输卵管妊娠行保守手术后,残余滋养细胞有可能继续生长,再次发生出血,引起腹痛等,称为持续性异位妊娠(persistentectopic pregnancy,PEP)。术后应密切监测血清 β-hCG 水平,如术后 β-hCG 升高、术后 1d 血 β-hCG 下降 <50％,或术后 12 d 血 β-hCG 未下降至术前值的 10％ 以下,即可诊断为 PEP,应及时给予甲氨蝶呤治疗,必要时再次手术。

(2)输卵管切除术:适用于无生育要求、内出血并发休克的急症患者。应尽量缩短手术时间,开腹后迅速用无齿卵圆钳钳夹患侧输卵管找到出血点,钳夹止血,再进行患侧输卵管切除术,保留卵巢。输卵管间质部妊娠手术应争取在破裂之前手术,做子宫角部楔形切除及患侧输卵管切除,必要时切除子宫。

手术可开腹或腹腔镜进行,目前腹腔镜手术是治疗异位妊娠的主要方法。

2.非手术治疗

非手术治疗包括药物治疗和期待疗法。

(1)药物治疗:目前用于治疗异位妊娠的药物以甲氨蝶呤(methotrexate,MTX)为首选。主要适用于早期输卵管妊娠,要求保留生育能力的年轻患者。适应证:①无药物治疗禁忌证;

②输卵管妊娠未发生破裂;③输卵管妊娠包块直径≤4 cm;④血 β-hCG<2 000 U/L;⑤无明显内出血。治疗方案:①单次给药:剂量为 50 mg/m²,肌内注射 1 次;②分次给药:MTX 0.4 mg/(kg·d),肌内注射,5 d 为一疗程。局部用药是将药物在腹腔镜或超声引导下注入输卵管的妊娠囊内。

在 MTX 治疗期间应用超声和 β-hCG 进行严密监护,注意病情变化和药物毒副反应,如口腔炎,骨髓抑制或肝、肾损害。若 β-hCG 持续不下降,伴盆腔包块明显增大,或出现输卵管破裂征象,有内出血情况,应立即手术治疗。

(2)期待疗法:少数输卵管妊娠可能发生自然流产或溶解吸收自然消退,症状较轻无需手术或药物治疗。适应证:①无临床症状或症状轻微;②随诊可靠;③输卵管妊娠包块直径<3 cm;④血 β-hCG<1 000 U/L,且持续下降;⑤无腹腔内出血。期待治疗期间也应严密监护,若血 β-hCG 下降不明显或出现腹腔内出血征象,应及早药物或手术治疗。

二、其他部位异位妊娠

(一)剖宫产瘢痕部位妊娠(cesarean scar pregnancy,CSP)

剖宫产瘢痕部位妊娠是指胚胎着床于子宫下段剖宫产瘢痕部位的肌层,是剖宫产的远期并发症之一。近年来由于剖宫产率居高不下及全面放开二孩政策的实施,该病的发生率明显上升。经阴道超声是诊断 CSP 的主要手段,其图像为:①宫腔及颈管内无妊娠囊;②子宫峡部前壁瘢痕处可见妊娠囊;③超声下可见原始血管搏动或仅见混合性回声包块;④膀胱壁和妊娠囊之间缺少正常的肌层。彩色多普勒超声可显示妊娠物内部及周边血流丰富。三维超声及 MRI 检查可显著提高诊断的准确性,但一般不作为常规检查方法,仅在特殊疑难病例,诊断困难时应用。剖宫产瘢痕部位妊娠目前缺乏标准的治疗方式,应根据患者年龄、病情、超声显像、血 β-hCG 水平以及对生育的要求等,可采用不同的治疗方法。常用的治疗方法包括:①清宫术:如 B 超监视下清宫术、甲氨蝶呤治疗后清宫术、子宫动脉栓塞后清宫术;②腹腔镜或开腹妊娠物切除:直接切除病灶,缝合伤口,子宫动脉栓塞术可做辅助治疗;③子宫切除术:短时间大出血,情况危急时为挽救患者生命可切除子宫。

(二)腹腔妊娠

腹腔妊娠指位于输卵管、卵巢、阔韧带以外的腹腔内妊娠,发病率为 1:15 000,母体病死率约为 5%,胎儿存活率仅为 1‰。

腹腔妊娠分为原发性和继发性两类。继发性腹腔妊娠可继发于输卵管妊娠破裂或流产、宫内妊娠子宫破裂和卵巢妊娠破裂。原发性腹腔妊娠更为少见,诊断原发性腹腔妊娠的条件为:①两侧输卵管和卵巢无近期妊娠的证据;②无子宫腹膜瘘形成;③妊娠只存在于腹腔。超声检查子宫内无胎儿,或胎儿位于子宫外。腹腔妊娠确诊后,应立即经腹取出胎儿,术前需做好输血准备,术后应用抗生素预防感染。胎盘去留的时机和方式视其附着部位、胎儿死亡时间决定。

(三)卵巢妊娠

卵巢妊娠极为少见,系受精卵在卵巢内着床和发育形成。原发性卵巢妊娠的诊断标准必须包括以下 4 点:①双侧输卵管完整;②囊胚位于卵巢组织内;③卵巢与囊胚是以卵巢固有韧带与子宫相连;④囊胚壁上有卵巢组织。卵巢妊娠的临床表现与输卵管妊娠相似,术前很难明确诊断卵巢妊娠,腹腔镜检查诊断意义极大,但仍需病理检查才能确诊。多数卵巢妊娠有内出血和休克,手术时应根据病灶范围行卵巢部分切除术,原则上尽量保留正常的卵巢组织和输卵管。

(四)宫颈妊娠

宫颈妊娠指受精卵在宫颈管内着床和发育的妊娠,罕见而危险。临床上易误诊为难免流产。患者停经后流血时间较早,阴道流血量逐渐增多或间歇性阴道大量流血,不伴腹痛是其特点。

超声显示宫腔空虚,宫颈内口紧闭,颈管内见妊娠囊可确诊。处理原则是在有效的止血措施的保障下终止妊娠。出血不多时首选 MTX 全身用药或者经宫颈局部注射入囊胚内,药物使用方法及剂量同输卵管妊娠保守治疗,条件允许可先行双侧子宫动脉栓塞,同时注入MTX。出血量多或大时行刮宫术。术前准备包括:做好输血准备;预备填塞宫颈管止血纱布条;刮除妊娠产物后常需使用纱布条压迫宫颈管填塞止血,手术医生应具有子宫全切术的经验;若出血不止则及时切除子宫。近年来随着微创技术的发展,有条件者可选用在宫腔镜下吸取胚胎组织和子宫动脉栓塞。对已有子女无生育要求的患者,为避免失血性休克和感染可行子宫全切术。

(黄青霞)

第三节　妊娠期高血压疾病

妊娠期高血压疾病(hypertensive disorders complicating pregnancy)是妊娠与血压升高并存的一组疾病,发病率为 5%～10%。该组疾病严重影响母婴健康,是孕产妇和围产儿病死率升高的主要原因,包括妊娠期高血压(gestationalhypertension)、子痫前期(preeclampsia)、子痫(eclampsia),以及慢性高血压合并妊娠(chronic hypertensioncomplicating pregnancy)和慢性高血压并发子痫前期(chronic hypertension with superimposed preeclampsia)。

一、高危因素与病因

1.高危因素

流行病学调查发现初产妇、孕妇年龄过小或大于 35 岁、多胎妊娠、妊娠期高血压疾病史及家族史、慢性高血压、慢性肾炎、抗磷脂抗体综合征、糖尿病、肥胖、营养不良、低社会经济状况,均与妊娠期高血压疾病发病风险增加密切相关。

2.病因

病因尚不明确。国际上比较公认的是子痫前期发病机制的"两阶段学说"。其核心内容包括:第一阶段,在孕早期,由于免疫、遗传、内皮细胞功能紊乱等因素可造成子宫螺旋小动脉生理性"血管重铸"障碍,滋养细胞因缺血导致侵袭力减弱,造成"胎盘浅着床",子宫动脉血流阻力增加,致使胎盘灌注不足,功能下降。第二阶段,孕中晚期缺血缺氧的胎盘局部氧化应激反应,诱发内皮细胞损伤,从而释放大量炎症因子,形成炎症级联反应和过度炎症的发生。

二、病理生理变化及对母儿的影响

本病的基本病理生理变化是全身小血管痉挛。由于小动脉痉挛,造成管腔狭窄,周围阻力增大,内皮细胞损伤,通透性增加,体液和蛋白质渗漏。全身各器官组织因缺血和缺氧而受到损害。

1. 脑

脑血管痉挛,通透性增加,脑水肿、充血、局部缺血、血栓形成及出血等。患者可出现昏迷、视力下降、视物模糊、头痛等症状。

2. 肾脏

肾小球扩张,内皮细胞肿胀,纤维素沉积于内皮细胞。血浆蛋白自肾小球漏出形成蛋白尿,蛋白尿的多少标志着疾病的严重程度。由于血管痉挛,肾血流量及肾小球滤过率下降,血尿酸浓度升高,血肌酐上升。肾功能严重损害可致少尿、肾衰竭。

3. 肝脏

肝细胞受损,各种转氨酶水平升高。肝脏的特征性损伤是门静脉周围出血,严重时门静脉周围坏死。肝包膜下血肿形成,亦可发生肝破裂危及母儿生命。临床表现为上腹不适,重症者右上腹疼痛。

4. 心血管

血管痉挛,血压升高,外周阻力增加,心排出量减少,心血管系统处于低排高阻状态,加之内皮细胞活化使血管通透性增加,血管内液进入细胞间质,导致心肌缺血、间质水肿、心肌点状出血或坏死、肺水肿,严重者心力衰竭。

5. 血液

①血容量:血液浓缩,血细胞比容上升。当血细胞比容下降时,多合并贫血或红细胞受损或溶血。②凝血异常:子痫前期常伴有凝血因子激活或变异所致的高凝血状态,特别是重症患者可发生微血管病性溶血。

6. 内分泌及代谢

水钠潴留,加之低蛋白血症,出现水肿。子痫者可有酸中毒。

7. 子宫胎盘血流灌注

血管痉挛致胎盘灌注下降,滋养细胞侵入子宫螺旋动脉重铸不足,加之胎盘血管急性动脉粥样硬化,使胎盘功能下降,胎儿生长受限,胎儿窘迫。若胎盘床血管破裂可致胎盘早剥。

三、分类和临床表现

目前国内外对于妊娠期高血压疾病的分类及诊断已有明确的和被广泛接受的标准。按发病基础、脏器损害程度将妊娠期高血压疾病分为五类,即妊娠期高血压、子痫前期、子痫、慢性高血压伴子痫前期、慢性高血压。

1. 妊娠期高血压

妊娠期首次出现高血压,收缩压$\geq$140 mmHg 和(或)舒张压$\geq$90 mmHg,于产后 12 周内恢复正常。尿蛋白阴性。产后方可确诊。少数患者可伴有上腹部不适或血小板减少。

2. 子痫前期

轻度:妊娠 20 周后出现收缩压$\geq$140 mmHg 和(或)舒张压$\geq$90 mmHg 伴蛋白尿$\geq$0.3 g/24 h或随机尿蛋白$\geq$(+)。重度:子痫前期患者出现下述任一不良情况可诊断为重度子痫前期:①血压持续升高:收缩压$\geq$160 mmHg 和(或)舒张压$\geq$110 mmHg;②蛋白尿$\geq$2.0 g/24 h或随机蛋白尿$\geq$(++);③血清肌酐$\geq$1.2 mg/dL 除非已知之前就已升高;④血小板<$100×10^9$/L；⑤微血管病性溶血-LDH 升高；⑥血清转氨酶水平升高-ALT 或 AST；⑦持续头痛或其他大脑或视觉障碍；⑧持续上腹部疼痛。

3.子痫

子痫前期妇女发生不能用其他原因解释的抽搐。

4.妊娠合并慢性高血压

妊娠前 BP≥140/90 mmHg 或妊娠 20 周之前不是因为妊娠期滋养细胞疾病而诊断为高血压，或高血压在妊娠 20 周之后诊断并一直持续到产后 12 周以后。

5.慢性高血压并发子痫前期

妊娠 20 周之前没有蛋白尿的高血压妇女新出现蛋白尿≥300 mg/24 h，妊娠 20 周之前有高血压和蛋白尿的孕妇出现蛋白尿或血压的突然增加，或血小板计数<$100×10^9$/L。

四、诊断

1.病史

注意询问妊娠前有无高血压、肾病、糖尿病、免疫性疾病等病史，了解患者此次妊娠后高血压、蛋白尿等症状出现的时间和严重程度，有无妊娠期高血压疾病家族史。

2.高血压的诊断

血压的测量：测量血压前被测者至少安静休息 5 min。测量取坐位或卧位，注意肢体放松，袖带大小合适。通常测量右上肢血压，袖带应与心脏处于同一水平。妊娠期高血压定义为同一手臂至少 2 次测量的收缩压≥140 mmHg 和（或）舒张压≥90 mmHg。对首次发现血压升高者，应间隔 4h 或以上复测血压，如 2 次测量均为收缩压≥140 mmHg 和（或）舒张压≥90 mmHg，诊断为高血压。严重高血压孕妇收缩压≥160 mmHg 和（或）舒张压≥110 mmHg 时，间隔数分钟重复测定后即可以诊断。

3.尿蛋白检测和蛋白尿的诊断

所有孕妇每次产前检查均应检测尿蛋白或尿常规。尿常规检查应选用中段尿。可疑子痫前期孕妇应检测 24 h 尿蛋白定量。尿蛋白≥0.3 g/24 h 或尿蛋白/肌酐比值≥0.3，或随机尿蛋白≥（＋）定义为蛋白尿。应注意蛋白尿的进展性变化以及排查蛋白尿与孕妇肾脏疾病和自身免疫性疾病的关系。

4.辅助检查

(1)妊娠期高血压患者应定期进行以下常规检查：①血常规；②尿常规；③肝功能；④肾功能；⑤心电图；⑥超声检查。

(2)子痫前期和子痫患者视病情发展和诊治需要，应酌情增加以下有关的检查项目：①眼底检查；②凝血功能；③血电解质；④超声等影像学检查肝、胆、胰、脾、肾等脏器⑤动脉血气分析；⑥心脏彩超及心功能测定；⑦超声检查胎儿发育、脐动脉、子宫动脉等血流指数；⑧必要时行头颅 CT 或 MRI 检查。

五、鉴别诊断

(1)妊娠期高血压、子痫前期主要与慢性肾炎鉴别，妊娠期发生急性肾炎者较少见。妊娠前已存在慢性肾炎病变者，妊娠期常可发现蛋白尿，重者可发现管型及肾功能损害，伴有持续性血压升高，眼底可有肾炎性视网膜病变。隐匿性肾炎较难鉴别，需仔细询问有关病史，如果年轻孕妇在中期妊娠时即发现有持续性蛋白尿，应进一步做肾小球及肾小管功能检查。

（2）子痫应与癫痫、癔症、尿毒症、蛛网膜下隙出血和脑卒中鉴别，通过询问病史及检查，一般不难鉴别。

六、治疗

妊娠期高血压疾病的治疗目的是预防伴严重表现子痫前期和子痫的发生，降低母胎围产期病率和病死率，改善母婴预后。应根据病情的轻重缓急和分类进行个体化治疗。①妊娠期高血压：休息、镇静、监测母胎情况，酌情降压治疗；②子痫前期：预防抽搐，有指征地降压、利尿、镇静，密切监测母胎情况，预防和治疗严重并发症，适时终止妊娠；③子痫：控制抽搐，病情稳定后终止妊娠，预防并发症；④妊娠合并慢性高血压：以降压治疗为主，注意预防子痫前期的发生；⑤慢性高血压并发子痫前期：兼顾慢性高血压和子痫前期的治疗。

1. 评估和监测

妊娠期高血压疾病的病情复杂、变化快，分娩和产后的生理变化以及各种不良刺激等均可导致病情加重。对产前、产时和产后的病情进行密切监测和评估十分重要，目的在于了解病情轻重和进展情况，及时合理干预，早防早治，避免不良妊娠结局的发生。

（1）基本监测：注意头痛、眼花、胸闷、上腹部不适或疼痛及其他消化系统症状，检查血压、体重、尿量变化、血常规和尿常规，注意胎动、胎心等的监测。

（2）孕妇的特殊检查：包括眼底、凝血功能、重要器官功能、血脂、血尿酸、尿蛋白定量和电解质等检查，有条件的单位建议检查自身免疫性疾病相关指标。

（3）胎儿的特殊检查：包括胎儿电子胎心监护、超声监测胎儿生长发育、羊水量，如可疑胎儿生长受限，应进行胎儿多普勒血流评估。

2. 一般治疗

（1）治疗地点：妊娠期高血压孕妇可居家或住院治疗；无严重表现子痫前期孕妇应评估后决定是否住院治疗；重度妊娠期高血压、伴严重表现子痫前期及子痫孕妇均应住院监测和治疗。

（2）休息和饮食：应注意休息，以侧卧位为宜；保证摄入足量的蛋白质和热量；适度限制食盐摄入。

（3）镇静：保证充足睡眠，必要时可睡前口服地西泮。

3. 解痉

首选药物为硫酸镁（magnesium sulphate）。硫酸镁是子痫治疗的一线药物，也是伴严重表现子痫前期预防子痫发作的预防用药。硫酸镁控制子痫再次发作的效果优于地西泮、苯巴比妥和冬眠合剂等镇静药物。除非存在硫酸镁应用禁忌证或者硫酸镁治疗效果不佳，否则不推荐使用苯巴比妥用于子痫的预防或治疗。对于无严重表现子痫前期的患者也可酌情考虑应用硫酸镁。

（1）作用机制：镁离子抑制运动神经末梢释放乙酰胆碱，阻断神经肌肉接头间的信息传导，使骨骼肌松弛；镁离子刺激血管内皮细胞合成前列环素，抑制内皮素合成，降低机体对血管紧张素Ⅱ的反应，从而缓解血管痉挛状态；镁离子通过阻断谷氨酸通道阻止钙离子内流，解除血管痉挛、减少血管内皮损伤；镁离子可提高孕妇和胎儿血红蛋白的亲和力，改善氧代谢。

（2）用药指征：控制子痫抽搐及防止再抽搐；预防子痫前期发展成为子痫；子痫前期临产时用药预防抽搐。

(3)用药方案：①控制子痫抽搐：静脉用药负荷剂量为 4～6 g，溶于 10％葡萄糖溶液 20 mL 静脉推注(15～20 min)，或 5％葡萄糖溶液 100 mL 快速静脉滴注，继而 1～2 g/h 静脉滴注维持。或者夜间睡眠前停用静脉给药，改用肌内注射，用法为 25％硫酸镁 20 mL＋2％利多卡因 2 mL 臀部肌内注射。24 h 硫酸镁总量 25～30 g；②预防子痫发作：适用于伴严重表现子痫前期和子痫发作后，负荷剂量 2.5～5 g，维持剂量与控制子痫抽搐相同。用药时间长短根据病情需要调整，一般每天静脉滴注 6～12 h，24 h 总量不超过 25 g；用药期间每天评估病情变化，决定是否继续用药；引产和产时可以持续使用硫酸镁，若剖宫产术中应用要注意产妇心脏功能；产后继续使用 24～48 h；③若为产后新发现高血压合并头痛或视力模糊，建议启用硫酸镁治疗；④硫酸镁用于伴严重表现子痫前期预防子痫发作以及伴严重表现子痫前期的期待治疗时，为避免长期应用对胎(婴)儿钙水平和骨质的影响，建议及时评估病情，病情稳定者在使用经 5～7 d 停用硫酸镁；在伴有严重表现子痫前期期待治疗中，必要时间歇性应用。

(4)毒性反应：正常孕妇血清镁离子浓度为 0.75～1 mmol/L，治疗有效浓度为 1.8～3 mmol/L，若血清镁离子浓度超过 3.5 mmol/L 即可发生镁中毒。首先表现为膝反射减弱或消失，继之出现全身肌张力减退、呼吸困难、复视、语言不清，严重者可出现呼吸肌麻痹，甚至呼吸停止、心脏停搏，危及生命。

(5)注意事项：用药前及用药过程中应注意以下事项：定时检查膝反射是否减弱或消失；呼吸每分钟不少于 16 次；尿量每 24 h 不少于 400 mL，每小时不少于 17 mL；治疗时须备钙剂作为解毒剂。镁离子中毒时停用硫酸镁并缓慢(5～10 min)静脉推注 10％葡萄糖酸钙 10 mL。如孕妇同时合并肾功能不全、心肌病、重症肌无力等，或体重较轻者，则硫酸镁应慎用或减量使用。条件许可，用药期间可监测血清镁离子浓度。

4.降压药物

降压药物选择的原则：对胎儿无毒副作用，不影响心搏出量、肾血流量及子宫胎盘灌注量，不致血压急剧下降或下降过低。降压治疗的目的是：预防心脑血管意外等严重母胎并发症。收缩压≥160 mmHg 和(或)舒张压≥110 mmHg 的患者应降压治疗。妊娠前已用降压药治疗的孕妇应继续降压治疗。降压过程力求下降平稳。常用的口服降压药物有：拉贝洛尔、硝苯地平短效或缓释片。如口服药物血压控制不理想，可使用静脉用药，常用有拉贝洛尔、尼卡地平。孕期一般不使用利尿剂降压，以防血液浓缩、有效循环血量减少和高凝倾向。硫酸镁不可作为降压药使用。妊娠中晚期禁止使用血管紧张素转换酶抑制剂(ACEI)和血管紧张素Ⅱ受体拮抗剂(ARB)。

(1)拉贝洛尔(labetolol)：为 α、β 肾上腺素受体阻断剂，显效快，降低血压但不影响肾及胎盘血流量，不引起血压过低或反射性心动过速。用法：50～150 mg 口服，每日 3～4 次，最大剂量 240 mg/d，或盐酸拉贝洛尔 20 mg 静脉注射，10 min 后剂量加倍，最大单次剂量 80 mg，直到血压被控制，最大剂量 220 mg/d。不良反应为头皮刺痛及呕吐。

(2)硝苯地平(nifedipine)：二氢吡啶类钙通道阻滞剂，可解除外周血管痉挛，使全身血管扩张，血压下降，由于其降压作用迅速，目前不主张舌下含化。用法：10 mg 口服，每日 3～4 次，24 h 总量不超过 60 mg，缓释片 30 mg 口服，每日 1～2 次。其不良反应为心悸、头痛，与硫酸镁有协同作用。

(3)尼莫地平(nimoldipine)：亦为钙通道阻滞剂，其优点在于可选择性地扩张脑血管。用法：20～40 mg 口服，每日 2～3 次；静脉滴注：20～40 mg 加入 5％葡萄糖 250 mL，每日 1 次，每日总量不超过 360 mg，该药不良反应为头痛、恶心、心悸及颜面潮红。

（4）尼卡地平（nicardipine）：二氢吡啶类钙通道阻滞剂。用法：口服初始剂量 20～40 mg，每日 3 次。静脉滴注：1 mg/h 起，根据血压变化每 10 min 调整剂量。

（5）甲基多巴（methyldopa）：可兴奋血管运动中枢的 α 受体，抑制外周交感神经而降低血压，妊娠期使用效果好。用法：250 mg 口服，每日 3 次。其不良反应为嗜睡、便秘、口干、心动过速。

（6）酚妥拉明（phentolamine）：为 α 肾上腺素能受体阻滞剂。用法：10～20 mg 溶于 5％葡萄糖溶液 100～200 mL，以 10 μg/min 的速度开始静脉滴注，应根据降压效果调整滴注剂量。

（7）硝酸甘油（nitroglycerin）：作用于氧化亚氮合酶，可同时扩张静脉和动脉，降低心脏前、后负荷，主要用于合并急性心力衰竭和急性冠脉综合征时的高血压急症的降压治疗。起始剂量 5～10 μg/min 静脉滴注，每 5～10 min 增加滴速至维持剂量 20～50 μg/min。

（8）硝普钠（sodium nitroprusside）：强效血管扩张剂，扩张周围血管使血压下降。由于药物能迅速通过胎盘进入胎儿体内，并保持较高浓度，其代谢产物（氰化物）对胎儿有毒性作用。妊娠期仅适用于其他降压药物应用无效的高血压危象孕妇。用法为 50 mg 加入 5％葡萄糖注射液 1 000 mL 内，缓慢静脉滴注。产前应用时间不宜超过 4 h。用药期间应严密监测血压及心率。

5. 谨慎扩容

子痫前期孕妇需要限制补液量以避免肺水肿。除非有严重的液体丢失（如呕吐、腹泻、分娩失血）使血液明显浓缩，血容量相对不足或高凝状态者，通常不推荐扩容治疗。扩容疗法可增加血管外液体量，导致一些严重并发症的发生，如心功能衰竭、肺水肿等。

子痫前期孕妇出现少尿如无肌酐水平升高，不建议常规补液，持续性少尿不推荐应用多巴胺或呋塞米。

6. 利尿治疗

子痫前期患者血液浓缩、有效循环血量减少和高凝状态，不能常规应用利尿剂。当患者出现全身性水肿、肺水肿、脑水肿、肾功能不全、急性心力衰竭时，可酌情使用呋塞米等快速利尿剂。甘露醇主要用于脑水肿，该药属高渗性利尿剂，患者心力衰竭或潜在心力衰竭时禁用。严重低蛋白血症有腹腔积液者应补充清蛋白后，再应用利尿剂。

7. 镇静药物的应用

应用镇静药物的目的是缓解孕产妇的精神紧张、焦虑症状，改善睡眠，预防并控制子痫。

（1）地西泮（diazepam）：2.5～5.0 mg/次，口服，每日 2～3 次，或者睡前服用；必要时地西泮 10 mg 肌内注射或静脉注射（>2 min）。

（2）苯巴比妥：镇静时口服剂量为 30 mg/次，每日 3 次。控制子痫时肌内注射 0.1 g。

（3）冬眠合剂：冬眠合剂由氯丙嗪（50 mg）、哌替啶（100 mg）和异丙嗪（50 mg）3 种药物组成，通常以 1/3～1/2 量肌内注射，或以半量加入 5％葡萄糖溶液 250 mL 静脉滴注。由于氯丙嗪可使血压急剧下降，导致肾及胎盘血流量降低，不仅对孕妇及胎儿肝脏有一定损害，也可抑制胎儿呼吸，故仅应用于硫酸镁控制抽搐效果不佳者。

8. 纠正低蛋白血症

严重低蛋白血症伴腹腔积液、胸腔积液或心包积液者，应补充白蛋白或血浆，同时注意配合应用利尿剂及严密监测病情变化。

9.促胎肺成熟

孕周＜34 周并预计在 1 周内分娩的子痫前期孕妇,均应接受糖皮质激素促胎肺成熟治疗。用法:地塞米松 6 mg,肌内注射,每 12 h 1 次,连续 4 次;或倍他米松 12 mg,肌内注射,每天 1 次,连续 2 d。

10.适时终止妊娠

终止妊娠是子痫前期唯一有效的治疗措施。

(1)终止妊娠的时机:①妊娠期高血压、无严重表现子痫前期患者可期待治疗至 37 周终止妊娠;②子痫前期伴严重表现患者:妊娠＜24 周经治疗病情不稳定者建议终止妊娠;妊娠 24～28 周根据母胎情况及当地母儿诊治能力决定是否期待治疗;妊娠 28～34 周,如病情不稳定,经积极治疗 24～48 h 病情仍加重,促胎肺成熟后终止妊娠;如病情稳定,可以考虑继续期待治疗,并建议提前转至早产儿救治能力较强的医疗机构;妊娠≥34 周患者应考虑终止妊娠;③子痫:子痫控制且病情稳定,应尽快终止妊娠;④妊娠合并慢性高血压:可期待治疗至 38 周终止妊娠;⑤慢性高血压并发子痫前期:伴严重表现子痫前期,≥34 周则终止妊娠;无严重表现子痫前期,37 周终止妊娠。

(2)蛋白尿及其程度虽不能单一作为终止妊娠的指征,却是综合性评估的重要因素之一,需注意母儿整体状况的评估:如评估母体低蛋白血症、伴发腹腔积液和(或)胸腔积液的严重程度及心肺功能,评估伴发存在的母体基础疾病如系统性红斑狼疮、肾脏疾病等病况,与存在的肾功能受损和其他器官受累情况综合分析,确定终止妊娠时机。

(3)终止妊娠的方式:妊娠期高血压疾病患者,如无产科剖宫产指征,原则上考虑阴道试产。但如果不能短时间内阴道分娩、病情有可能加重,可考虑放宽剖宫产的指征。

(4)分娩期间的注意事项:①注意观察自觉症状变化;②监测血压并应继续降压治疗,应将血压控制在＜160/110 mmHg;③监测胎心变化;④积极预防产后出血;⑤产时不可使用麦角新碱类药物。

11.产后处理

产后子痫多发生于产后 24 h 直至 10 d 内,故产后不应放松子痫的预防。伴严重表现子痫前期患者产后应继续使用硫酸镁 24～48 h,预防产后子痫的发生。子痫前期患者产后 3～6 d 是产褥期血压高峰期,高血压、蛋白尿等症状仍可能反复出现甚至加重,因此,此期间仍应每天监测血压及尿蛋白。如血压≥160/110 mmHg 应继续给予降压治疗。产后新发高血压伴头痛或视力模糊,建议给予硫酸镁治疗,降压药物控制血压。哺乳期可继续应用产前使用的降压药物,禁用 ACEI 和 ARB(卡托普利、依那普利除外)。患者在重要脏器功能恢复正常后方可出院。

12.子痫处理

子痫是妊娠期高血压疾病最严重的阶段,是妊娠期高血压疾病导致母儿死亡的最主要原因,应积极处理。处理原则:控制抽搐,纠正缺氧和酸中毒,控制血压,抽搐控制后终止妊娠。

(1)紧急处理:防止误吸,开放呼吸道,建立静脉通道,维持呼吸和循环稳定。

(2)控制抽搐:25％硫酸镁 20 mL 加入 10％葡萄糖 20 mL 静脉推注(15～20 min),继之以 2～3 g/h 静脉滴注,维持血镁浓度,同时应用有效镇静药物,控制抽搐;20％甘露醇 250 mL 快速静脉滴注降低颅压。

(3)血压过高时给予降压药。

（4）纠正缺氧和酸中毒：吸氧，适时给予 4％碳酸氢钠纠正酸中毒。

（5）终止妊娠：抽搐控制后即可考虑终止妊娠。

（6）密切观察病情变化：定时定期做尿常规、血生化、眼底、心电图、凝血系统等，及时发现胎盘早剥、心力衰竭、肺水肿、HELLP 综合征、DIC、脑出血及急性肾衰竭，并采取积极的相应处理。

七、预测和预防

子痫前期的预测对早防早治，降低母胎病死率有重要意义，但孕妇血清生化指标和子宫动脉多普勒血流检测的预测价值均不确定，因此目前尚无有效、可靠和经济的预测方法。对低危人群目前尚无有效的预防方法。

对高危人群可能有效的预防措施如下。①适度锻炼：妊娠期应适度锻炼合理安排休息，以保持妊娠期身体健康；②合理饮食：妊娠期不推荐严格限制盐的摄入，也不推荐肥胖孕妇限制热量摄入；③补充钙剂：低钙饮食（摄入量＜600 mg/d）的孕妇建议补钙，正常钙摄入的高危孕妇推荐预防性补充钙剂，每日口服 1.5～2 g；④阿司匹林抗凝预防：12 周开始每日小剂量（60～80 mg/d）阿司匹林治疗，直至分娩。

（黄青霞）

第四节　早　产

妊娠满 28 周至不满 37 足周间分娩者称早产。此时娩出的新生儿称早产儿，出生体重多在 2 500 g 以下，各器官发育尚不够成熟。早产占分娩总数的 5％～15％。其中约 75％围生儿死亡与早产有关。据报道，约有 1/4 存活早产儿遗留智力障碍或神经系统后遗症。因此防治早产是降低围生儿病死率和患病率的关键。

一、原因

（一）生殖道感染

生殖道感染如 B 族溶血性链球菌、沙眼衣原体、支原体的感染。绒毛膜羊膜炎是早产最常见的原因。

（二）胎膜早破

胎膜早破是造成早产的重要原因。约 1/3 早产伴发胎膜早破。

（三）子宫膨胀过度及胎盘因素

子宫膨胀过度及胎盘因素如羊水过多、多胎妊娠、前置胎盘、胎盘早剥等。

（四）妊娠合并症与并发症

妊娠合并症与并发症如妊娠期高血压疾病、妊娠期肝内胆汁淤积症、妊娠合并心脏病、慢性肾炎、病毒性肝炎、急性肾盂肾炎、急性阑尾炎、严重贫血、重度营养不良等。

（五）生殖器官异常

生殖器官异常如宫颈内口松弛、纵隔子宫、双角子宫等。

（六）其他

其他如外伤、过度劳累、性生活不当、吸烟、酗酒等。

二、高危因素

早产的高危因素有：①早产史或晚期流产史；②生殖系统发育畸形；③年龄＜18 岁或＞40 岁；④患有全身疾病和妊娠并发症；⑤体重过轻；⑥无产前保健，经济状况差；⑦吸烟或酗酒；⑧孕期长期站立，特别是每周站立超过 40 h；⑨有生殖道感染或性传播感染高危史或合并性传播疾病；⑩多胎妊娠或助孕术后妊娠。

三、临床表现

早产的临床表现与足月临产相似。先为不规则宫缩并常伴有少许阴道流血或血性分泌物，以后可发展为规则宫缩。若发生胎膜早破出现阴道流水，则妊娠不能继续。

四、诊断

若妊娠满 28 周至不满 37 足周，出现 10 min 一次的规则宫缩，部分患者可伴有少量阴道流血或阴道流液，可诊断先兆早产。但应与妊娠晚期出现的生理性子宫收缩相区别。生理性子宫收缩一般不规则、无痛感，且不伴有宫颈管消退等改变。若出现规律宫缩，10 min 超过 3 次，持续 30 s 以上，伴宫颈管缩短≥75％，宫口扩张 2 cm 以上，诊断为早产临产。以往有晚期流产、早产史及产伤史的孕妇容易发生早产。

预测早产的方法：近年来采用阴道 B 超检查宫颈长度、宫颈内口漏斗形成情况；阴道后穹隆棉拭子检测胎儿纤维连结蛋白（fFN）预测早产发生。若宫颈长度＜3 cm，宫颈内口漏斗形成伴宫颈缩短情况，fFN 阳性，则早产风险增大。

五、治疗

治疗原则：若胎儿存活，无胎儿窘迫、胎膜未破，应设法抑制宫缩，尽可能使妊娠继续维持；若胎膜已破，早产已不可避免时，应尽力设法提高早产儿的存活率。

（一）卧床休息

取左侧卧位，可减少自发性宫缩，增加子宫血流量，增加胎盘对氧、营养和代谢物质的交换。

（二）宫缩抑制剂

1.硫酸镁

镁离子直接作用于子宫平滑肌细胞，拮抗钙离子促进子宫收缩的作用，能松弛子宫平滑肌。常用方法为：25％硫酸镁 16 mL 加于 5％葡萄糖液 100～250 mL 中，在 30～60 min 缓慢静脉滴注，然后用 25％硫酸镁 20～40 mL，加于 5％葡萄糖液 500 mL 中，以每小时1～2 g速度静脉滴注直到宫缩停止。用药过程中注意呼吸，每分钟不少于 16 次，膝反射是否存在以及尿量。

2.β肾上腺素受体激动剂

此类药物能激动子宫平滑肌中的 β 受体，抑制子宫平滑肌收缩，减少子宫的活动，延长妊娠期。主要不良反应有母、儿心率增快，血压下降，血糖升高，血钾降低等，故对糖尿病、心脏病、重度高血压等患者慎用或不用。目前常用的药物如下。

（1）利托君：150 mg 加于 5％葡萄糖液 1 500 mL，稀释为 0.3 mg/mL 的溶液行静脉滴注，开始时以 0.05 mg/min 的速度静脉滴注，逐渐增量至 0.15～0.35 mg/min 滴速，48 h 内滴完。静脉滴注时左侧卧位，以减少低血压危险。待宫缩抑制后至少持续滴注 12 h，再改为口服 10 mg，每日 4 次。

（2）沙丁胺醇：口服 2.4～4.8 mg，通常首次 4.8 mg，以后每 8 h 口服 2.4～4.8 mg，直到宫缩抑制时停药。

3.钙通道阻滞剂

钙通道阻滞剂使细胞内 Ca^{2+} 浓度下降，从而抑制子宫平滑肌收缩，常用硝苯地平 5～10 mg，舌下含服，每日 3 次；应用不超过 3 d。应密切注意孕妇心率及血压的变化。已用硫酸镁者慎用。心脏病、低血压和肾脏病禁忌。

4.前列腺素合成酶抑制剂

前列腺素合成酶抑制剂可通过减少前列腺素的合成或抑制前列腺素的释放以减少宫缩。常用药物为吲哚美辛，开始 25 mg；每 8 h 口服 1 次，24 h 后改为每 6 h 1 次。由于这类药物可通过胎盘抑制胎儿前列腺素的合成和释放，使胎儿体内前列腺素减少，如果是在 34 周后应用可能引起胎儿动脉导管收缩，过早关闭而致胎儿血循环障碍，肾血流量减少，羊水过少等严重不良反应。因此，此类药物已较少应用，必要时仅能短期（不超过 1 周）服用。

5.镇静剂

镇静剂不能有效抑制宫缩，可抑制新生儿呼吸，故临产后忌用。若孕妇过于紧张，可作为辅助药物。

（三）控制感染

感染是早产的重要诱因，应用抗生素治疗早产可能有益。特别适用于阴道分泌物培养 B 族链球菌阳性或羊水细菌培养阳性、尿路感染及胎膜早破的先兆早产。

（四）糖皮质激素

糖皮质激素以促进胎肺成熟，降低新生儿呼吸窘迫综合征、脑室出血、降低新生儿病死率，并不增加感染率。

1.应用指征

妊娠未满 34 周、7 d 内有早产分娩可能者；孕周＞34 周但有证据胎肺未成熟；妊娠糖尿病血糖控制不满意者。

2.方法

可在分娩前用地塞米松 5 mg，肌内注射，每天 2～3 次，连用 2 d；或贝塔米松 12 mg，肌内注射，每天 1 次，连用 2 d。紧急时经静脉推注地塞米松 10 mg。若妊娠合并糖尿病，可用羊膜腔注射地塞米松 10 mg 1 次。多疗程应用可能对胎儿神经系统发育产生一定的影响，所以不推荐产前多疗程应用。

（五）分娩时机的选择

（1）对于不可避免的早产，应停用一切宫缩抑制剂。

（2）当延长妊娠的风险大于胎儿不成熟的风险时，应选择及时终止妊娠。

（3）妊娠＜34 周时根据个体情况决定是否终止妊娠；如有明确的宫内感染则应尽快终止妊娠。

（4）对于妊娠＞34 周的患者可以顺其自然。

(六)分娩方式的选择

1.剖宫产术

应与孕妇和家属充分沟通后作出决定。在估计早产儿有存活的可能性时,若存在剖宫产指征可行剖宫产术结束分娩。

2.阴道分娩

应密切观察产程及监测胎心。慎用吗啡、哌替啶等可能抑制胎儿呼吸的镇静剂;产程中应给孕妇吸氧;第二产程常规行会阴侧切术,缩短第二产程;出生后早产儿肌内注射维生素 K_1 10 mg,每日 1 次,预防早产儿颅内出血等。

六、预防

预防早产是降低围生儿病死率的重要措施之一。

(1)规范产前检查,指导孕期卫生,加强营养,避免精神刺激,禁止孕晚期性交。具有高危因素者应在孕 20～24 周行 B 超检查宫颈长度、宫颈内口漏斗形成情况,阴道后穹隆棉拭子检测 fFN 进行早产风险预测。

(2)加强对高危妊娠的管理,积极治疗妊娠合并症。

(3)及时诊断和治疗生殖道感染,预防胎膜早破。

(4)宫颈内口松弛者应于妊娠 14～18 周,行宫颈内口环扎术。

(5)重视孕妇的健康教育和宫缩监测。

(黄青霞)

第五节　妊娠剧吐

约有半数以上妇女在怀孕早期会出现早孕反应,包括头晕、疲乏、嗜睡、食欲缺乏、偏食、厌恶油腻、恶心、呕吐等。症状的严重程度和持续时间因人而异,多数在孕 6 周前后出现,8～10 周达到高峰,孕 12 周左右自行消失。少数孕妇早孕反应严重,频繁恶心呕吐,不能进食,以致发生体液失衡及新陈代谢障碍,甚至危及孕妇生命。

一、病因

妊娠剧吐的病因迄今未明,可能与以下几种因素有关。

(一)内分泌因素

1.绒毛膜促性腺激素

因早孕反应出现和消失的过程恰与孕妇血中绒毛膜促性腺激素水平上升和下降的时间相吻合;葡萄胎或多胎妊娠的孕妇,血中绒毛膜促性腺激素水平显著升高,其早孕反应亦较严重甚至出现妊娠剧吐,且此类患者的妊娠一旦终止后,呕吐即不复发生,因而说明内分泌系统的改变可能是引起妊娠剧吐的主要因素。

2.促肾上腺皮质激素(ACTH)或肾上腺皮质激素

如肾上腺皮质功能低下则其皮质激素分泌不足,从而使体内水及糖类代谢紊乱,出现恶心呕吐等消化道症状,而且应用促肾上腺皮质激素或皮质激素治疗时,症状可明显改善,故亦认为肾上腺皮质功能降低也与妊娠剧吐有一定关系。

3.促甲状腺激素(TSH)

甲状腺功能亢进常合并妊娠剧吐。约 1/3 妊娠剧吐患者血清蛋白结合碘及三碘甲状腺原氨酸树脂摄取试验增高,约 2/3 有血甲状腺素浓度增高,保守治疗妊娠剧吐过程中血甲状腺素也逐渐恢复正常,故认为甲状腺功能亢进可能与本病发病有关。

(二)绒毛异物反应

孕早期胎盘绒毛碎屑持续进入母体血流,异物可导致母体发生剧烈变态反应,引起一系列自主神经系统功能紊乱症状。

(三)精神-神经因素

临床上观察到有些神经系统功能不稳定、精神紧张型孕妇,妊娠剧吐较为多见,说明此病可能与大脑皮质与皮质下中枢功能失调,以致丘脑下部自主神经功能紊乱有关。

二、临床表现

妊娠剧吐多见于第一胎孕妇。初为一般早孕反应,但逐日加重,至停经 8 周左右发展为妊娠剧吐,表现为反复呕吐,失眠,全身乏力,随即滴水不进,呕吐频繁,呕出物中有胆汁或咖啡样物质。由于严重呕吐和长期饥饿,引起失水及电解质紊乱以及脂肪代谢的中间产物——酮体积聚,尿中出现酮体,形成代谢性酸中毒。患者明显消瘦,嘴唇燥裂,舌干苔厚,皮肤失去弹性,呼吸呈醋酮味。严重者脉搏增速,体温上升,血容量减少,血细胞比容上升,血压下降,甚至肝、肾功能受损,出现黄疸,血胆红素和转氨酶增高,尿中有蛋白和管型,血液中尿素氮和肌酐增高,眼底视网膜出血,最后患者意识模糊而呈昏睡状态。

三、诊断与鉴别诊断

根据病史及临床表现诊断并不困难,但首先要明确是否妊娠,如已肯定为妊娠,亦需排除由消化系统、泌尿系统、神经系统及传染病所引起的呕吐。亚急性或慢性肠梗阻绞痛亦常伴有急、慢性呕吐。妊娠期肾盂肾炎,尤其肾盂尿潴留时常引起与妊娠剧吐相似的反复呕吐,此外脑膜炎、脑肿瘤、尿毒症等均可出现呕吐。因此对个别不能用妊娠剧吐解释的重症患者,必须仔细与内外科疾患鉴别。而妊娠末期高血压突然发生呕吐,则常为先兆子痫。可根据以往病史及发病情况,结合所表现的体征(包括全身性及局部性)及有关检验予以鉴别。在确诊妊娠剧吐后,需根据临床表现判定其严重程度,对重症者需进行下列检查。

1.血液检查

查血常规及血细胞比容,以助了解有无血液浓缩,有条件者可行全血黏度及血浆黏度检查。钾、钠、氯及二氧化碳结合力或血气分析以了解电解质、血液 pH、碱储备及酸碱平衡情况。另亦需测血清胆红素、肝肾功能等。

2.尿液检查

每日计算尿量,测尿比重、尿酮体,做尿三杯试验。

3.心电图检查

该项检查尤为不可忽视,可及时帮助发现有无低血钾或高血钾及心肌情况。

四、临床分类

(一)晨吐

晨吐为妊娠早期最常见的一种情况,在清晨可有恶心及流涎或轻度呕吐,但尚不影响日常生活。

(二)中度呕吐

中度呕吐为恶心呕吐加重,且不局限于晨间,但经药物对症治疗及饮食指导,如吃流质或半流质及低脂饮食,适当休息,则症状多可缓解。

(三)恶性呕吐

恶性呕吐为持续恶心呕吐,导致酸中毒及电解质平衡失调,或肝功能异常,需住院治疗以控制代谢紊乱。此型发病率不高,但需住院治疗。

五、治疗

(一)轻度妊娠呕吐

轻度妊娠呕吐一般不须特殊治疗。唯需了解患者对妊娠有无思想顾虑,注意其精神状态,多予精神鼓励,并根据患者的喜好,给予富含糖类、维生素及含适量蛋白质易消化的食物,分次进食,并应避免高脂肪的食品。晨吐较剧者则在床上进早餐,食后继续卧床 30 min 再起床。在两餐之间进蛋糕、饼干、馒头及藕粉等点心。另外,由于烹饪时的气味易诱发和加剧呕吐,故患者在未恢复健康之前,尽可能不进厨房。可应用小剂量镇静药如地西泮(安定)、苯巴比妥(鲁米那),溴化钠/溴化钾/溴化铵(三溴合剂)等及维生素 B_1、维生素 B_6 及维生素 C 等。

(二)严重呕吐或伴有脱水、酮尿症

严重呕吐或伴有脱水、酮尿症均需住院治疗。治疗原则:①调整精神神经状态,做细致的思想解释工作,开始时严格卧床休息、禁食,应用安定镇静药物;②及时纠正脱水、缺盐;③静脉滴注高热量液体,纠正饥饿状态及克服新陈代谢障碍。

在住院 24 h 内应予禁食,静脉滴注生理盐水、10%葡萄糖液及林格溶液,补液量最少3000 mL/24 h。每日输入盐最少含氯化钠 9 g(钠 155 mmol)、氯化钾 6 g(钾 80 mmol)。在输入液体内同时加入维生素 B_6 100~200 mg 及维生素 C 1 000~2 000 mg,肌内注射维生素 B_1 50~100 mg。怀疑低盐综合征(少尿,尿液中无钠及钾)时,暂时不宜补钾。为了使患者安静,在第 1 天~第 2 天输液中,可加入强止吐药,如三氟拉嗪、异丙嗪等。如每日尿量达1 500 mL、尿含氯化钠 2~3 g,标志入液量及盐分足够。或可根据临床表现略估计液体量:轻度脱水者应输入液量等于体重之 4%(每千克体重 40 mL),中度脱水为体重之 6%(每千克体重 60 mL),重度脱水为体重之 8%(每千克体重 80 mL)。如存在代谢性酸中毒、二氧化碳结合力下降、碳酸氢钠浓度低,则可输入乳酸钠溶液或碳酸氢钠溶液。一般先补充应补总量的1/3~1/2,待复查二氧化碳结合力后,确定再次补充量。出现黄疸时应注射盐酸精氨酸 15~20 g,溶于 5%葡萄糖液 500~1000 mL 以降低血氨水平,防止发展成肝性昏迷。贫血较重或营养很差者,也可输血或静脉滴注必需氨基酸 500 mL/d,连续数日,以补充能量。

在治疗期间必须定时化验血清电解质及二氧化碳结合力等,以利观察治疗效果。一般是在治疗经 2~3 d,病情大多迅速好转,尿量增加、症状缓解。待呕吐停止后,即可试进少量流质饮食,以后逐渐增加进食量,调整静脉输液量,而后可渐停静脉补液。一般在入院后5~10 d间

多可明显好转。在此期间,医护人员对患者的关心、安慰及鼓励是很重要的。少数病例经保守治疗无效时,可试加用肾上腺皮质激素,如氢化可的松 200～300 mg 加入 5％葡萄糖 500 mL 内静脉缓滴。地塞米松较氢化可的松强 30 倍,而水钠潴留极微,每日可用 20～30 mg,稀释后静脉滴注。但氢化可的松可能引起胎儿畸形,在妊娠 8～9 周慎用,亦仅限于严重病例。

经上述积极治疗后,若病情不见好转,反而出现下列情况,应从速终止妊娠,给予治疗性流产:①持续黄疸;②持续蛋白尿;③体温升高,持续在 38 ℃以上;④心率每分钟超过 120 次;⑤谵妄或昏睡;⑥视网膜出血;⑦多发性神经炎及神经体征。

在祖国医学中,对于妊娠恶阻的患者采用和胃降逆、佐以安胎和血的治则。处方:陈皮、竹茹各 9 g,枳壳 6 g,麦冬 9 g,川贝母、生姜各 3 g,砂仁、厚朴各 9 g,白术 15 g,杜仲 12 g,柴胡 3 g,芩 6 g,当归 3 g,川芎 9 g。水煎服,少量多次。

(王会明)

第六节 妊娠期肝内胆汁淤积症

妊娠期肝内胆汁淤积症(intrahepatic cholestasis of pregnancy,ICP)是一种特发于妊娠中、晚期的疾病,病因及发病机制至今不明。该病临床表现以皮肤瘙痒、生化检测以肝内胆汁淤积的血液学指标异常、病程上以临床表现及生化异常在产后迅速消失或恢复正常为特征。

一、病因

目前病因尚不清楚,可能与雌激素、遗传与环境等因素有关。

1.雌激素

临床研究发现,ICP 多发生在妊娠晚期、多胎妊娠、既往口服避孕药者,这些均为高雌激素水平状态,由于体内高雌激素可使肝细胞膜中胆固醇与磷脂比例上升,流动性降低,影响对胆汁酸的通透性,使胆汁流出受阻,雌激素作用于肝细胞表面的雌激素受体,改变肝细胞蛋白质合成,导致胆汁回流增加。

2.遗传和环境

流行病学研究发现,ICP 发病与季节有关,冬季高于夏季。世界各地 ICP 发病率显著不同,北欧的瑞典、芬兰、南美的智利、玻利维亚是高发地区,我国在长江流域的发生率亦高。此外,在母亲或姐妹中有 ICP 病史的妇女中 ICP 发生率明显增高,这些现象表明遗传和环境在 ICP 发展中可能起一定作用。

二、对母儿的影响

1.对孕妇的影响

ICP 患者脂溶性维生素 K 的吸收减少,易致凝血功能异常,导致产后出血。

2.对胎儿、新生儿的影响

由于胆汁酸的毒性使围产儿发病率和病死率明显升高。可致胎膜早破、胎儿窘迫、早产、羊水胎粪污染等,甚至可出现不可预测的胎死宫内、新生儿颅内出血等。

三、临床表现

1.皮肤瘙痒

皮肤瘙痒是首先出现的症状，常起于妊娠晚期。手掌、脚掌、脐周是瘙痒的常见部位，可逐渐加剧延及四肢、躯干、颜面部，瘙痒持续至分娩，大多数在分娩后数小时或数天消失。

2.黄疸

瘙痒发生后 2~4 周部分患者可出现黄疸，发生率为 15% 左右，多数为轻度黄疸，于分娩后 1~2 周消退。

3.其他表现

四肢皮肤见抓痕，少数孕妇可有恶心、呕吐、食欲缺乏、腹痛、腹泻、轻微脂肪痢等非特异性症状。

四、诊断

根据临床表现及实验室检查诊断不困难，但需排除其他疾病导致的肝功能异常或瘙痒。根据疾病严重程度分为轻度和重度。

（一）临床表现

孕晚期出现皮肤瘙痒、少数人有黄疸等不适。

（二）辅助检查

1.血清胆汁酸测定

血清胆汁酸测定是 ICP 最重要的特异性实验室证据，在瘙痒症状出现或转氨酶升高前几周，血清胆汁酸就已升高，其水平越高，病情越重。

2.肝功能测定

大多数 ICP 患者的谷草转氨酶（AST）和谷丙转氨酶（ALT）均有轻到中度升高，升高波动在正常值的 2~10 倍，分娩后 10 d 左右转为正常，不遗留肝脏损害。部分患者血清胆红素也可轻到中度升高，以直接胆红素升高为主。

3.肝脏超声检查

ICP 患者肝脏无特征性改变，肝脏超声检查仅对排除孕妇有无肝胆系统基础疾病有意义。

五、治疗

ICP 治疗目标是缓解症状，改善肝功能，降低血胆汁酸水平，最终达到延长孕周，改善妊娠结局的目的。

（一）一般处理

适当卧床休息，取左侧卧位，以增加胎盘血流量。监测胎心、胎动，34 周后每周一次电子胎儿监护。每 1~2 周复查肝功能、血胆汁酸，以监测病情。

（二）药物治疗

1.熊去氧胆酸

熊去氧胆酸是治疗 ICP 的首选药物，可缓解瘙痒、降低血清学指标，延长孕周，改善母儿预后。目前尚未发现 UDCA 造成人类胎儿毒副作用和围产儿远期不良影响的报道。UDCA 用量为 15 mg/(kg·d)，分 3~4 次口服。

2.S-腺苷蛋氨酸

SAMe 通过甲基化对雌激素代谢产物起灭活作用,刺激膜磷脂生存,调节 Na^+-K^+-ATP 酶的活性,增加膜通透性,防止雌激素升高引起的胆汁淤积,可保护雌激素敏感者的肝脏。安全性方面尚未发现 SAMe 有对胎儿有毒副作用和对新生儿的远期不良影响。建议作为 ICP 治疗的二线用药。用量为静脉滴注每天 1 g,疗程为 12~14 d;口服每次 500 mg,每天 2 次。

3.地塞米松

在改善症状和生化治疗、改善母儿结局方面疗效不确切。同时由于激素对母胎的不良反应,不主张长期使用,仅用于妊娠 34 周之前,估计 7 d 内可能早产的 ICP 患者。用量为 6 mg 肌内注射,每 12 h 1 次,共 4 次。

(三)产科处理

ICP 孕妇会发生临床上无任何先兆的胎心消失,因此选择最佳的分娩方式和时机,获得良好的围产结局是对 ICP 孕期管理的最终目的。

关于 ICP 终止妊娠时机,至今没有良好的循证医学证据,终止妊娠的时机及方法需要综合考虑孕周、病情严重程度及治疗后的变化来评估。

1.终止妊娠的时机

足月后尽早终止妊娠可避免继续待产可能出现的死胎风险,目前多数学者建议 37~38 周终止妊娠,产时加强胎儿监护。

2.终止妊娠的方式

轻度 ICP,无产科其他剖宫产指征,孕周<40 周,可考虑阴道试产。对下列情况可考虑剖宫产:①重度 ICP;②既往死胎、死产、新生儿窒息或死亡史;③胎盘功能严重下降或高度怀疑胎儿窘迫;④合并双胎或多胎、重度子痫前期等;⑤存在其他阴道分娩禁忌证者。

(曾伟丽)

第七节　过期妊娠

月经周期正常的女性,妊娠达到或超过 42 周(≥294 d)尚未分娩者,称为过期妊娠。过期妊娠是胎儿窘迫、胎粪吸入综合征、成熟障碍综合征、新生儿窒息、围产儿死亡、巨大儿和难产的重要原因。由于胎盘功能的减退,围产儿病率和病死率均明显增高。

一、病因

可能与下列因素有关:

1.雌、孕激素比例失调

正常妊娠足月分娩时,雌激素升高,孕激素降低。如果雌激素不能明显增高,导致孕激素占优势,抑制前列腺素及缩宫素的作用,可引起过期妊娠。

2.子宫收缩刺激反射减弱

部分过期妊娠胎儿较大,可导致头盆不称或胎位异常,胎儿先露部不能与子宫下段及宫颈密切接触,反射性子宫收缩减少,导致过期妊娠。

3. 胎儿畸形

胎儿畸形如无脑儿垂体阙如,不能产生足够的促肾上腺皮质激素,胎儿肾上腺皮质萎缩,雌激素前身物质 16α-羟基硫酸脱氢表雄酮分泌不足,使雌激素生成减少,致过期妊娠。

二、病理

1. 胎盘

过期妊娠的胎盘有以下两种病理类型。一种是胎盘功能正常,其形态学检查和镜检结果与足月妊娠胎盘相似。另一种类型是胎盘功能减退,其病理表现为:①形态学检查可见胎盘母体面有片状或多灶性梗死及钙化,胎儿面及胎膜被胎粪污染,呈黄绿色。②光镜下可见合体细胞结节增多,其中部分断裂、脱落,绒毛间隙变窄,绒毛内血管床减少,绒毛间质纤维蛋白沉积。滋养层基底膜增厚,纤维素样坏死绒毛增加。还可见绒毛间血栓、胎盘梗死、胎盘后血肿增加等胎盘老化现象。③电镜检查下见合体细胞表面微绒毛明显减少,细胞内吞饮小泡减少,内质网空泡变。

2. 羊水

正常妊娠 38 周后,羊水量随妊娠继续而逐渐减少,妊娠 42 周后羊水减少迅速,约有 30% 降至 300 mL 以下,羊水粪染率明显增高,是足月妊娠的 2～3 倍。

3. 胎儿

过期妊娠胎儿的生长模式为:①大部分胎儿正常生长或超常生长,巨大儿发生率增加两倍。过期胎儿颅骨坚硬、适应变形差,易致难产;②少数胎儿因胎盘功能减退,胎盘血流灌注不足,胎儿缺氧及营养缺乏,不再继续生长,严重时胎儿体内脂肪及糖源耗竭,表现为胎儿过熟综合征,典型表现为:身体瘦长、皮下脂肪少;皮肤干燥松弛、起皱脱皮,脱皮尤以手心和脚心明显;头发和指(趾)甲过长,干瘦似"小老人"。有时胎儿可因宫内缺氧,肛门括约肌松弛,排出胎粪,使羊水、脐带、胎膜和皮肤粪染呈黄绿色,此时,围产儿病率和围产儿病死率增高。

三、对母儿影响

1. 对母体影响

头盆不称、产程延长、颅骨钙化不易变形、巨大儿等均使手术产率及母体产伤率明显增加。

2. 对围产儿影响

胎儿窘迫、新生儿窒息等围产儿疾病发病率及病死率均明显增高。

四、诊断

1. 核实孕周

(1)以末次月经计算:对于平时月经规则、周期为 28～30 d 的孕妇,以末次月经第一日计算,停经≥42 周(≥294 d)尚未分娩者,应诊断为过期妊娠(即使对月经规则的女性,因排卵周期的个体差异,以末次月经计算孕周也具有不确定性)。

(2)根据排卵日计算:对于月经周期不规则(月经周期长、月经周期过短)、哺乳期受孕或末次月经记不清的孕妇可根据基础体温提示的排卵期推算预产期;辅助生殖者可根据超声检测排卵日推算预产期。若排卵后≥280 d 以上仍未分娩者,应诊断为过期妊娠。

(3)超声检查确定孕周:妊娠 20 周内超声检查对确定孕周有参考价值,尤其是孕 11～13^{+6} 周测量胎儿头臀径意义较大。

(4)其他:妊娠最初血、尿 hCG 增高时间、早孕反应出现时间、胎动开始时间等可供参考。

2.监测胎盘功能

(1)注意胎动:自我监测胎动变化,如胎动明显减少提示胎儿缺氧可能。

(2)电子胎心监护:应密切监护胎儿状况,以下情况提示胎儿缺氧、酸中毒:NST 呈反复性变异减速、正弦波形;CST(OCT)50％以上的宫缩后出现晚期减速;产时电子胎心监护胎心率基线变异缺失伴以下三种情况的任何一项:反复性晚期减速、反复性变异减速或胎儿心动过缓,或呈正弦波形。

(3)超声检查:检测脐血流 S/D 比值,观察羊水量、胎动、胎儿呼吸运动、胎儿肌张力,加上NST 共 5 项进行生物物理评分。

(4)实验室检查:血清胎盘生长因子(placental growth factor,PLGF)的测定可帮助判断胎盘功能。

五、治疗

原则上应尽快终止妊娠。妊娠 40 周以后胎盘功能逐渐下降,42 周后明显下降,因此,在妊娠 41 周后,即应考虑终止妊娠,尽量避免过期妊娠。过期妊娠的处理方法主要根据胎盘功能、胎儿大小及宫颈成熟度采用 Bishop 评分而定。

1.终止妊娠

如宫颈成熟且无胎儿窘迫表现可阴道分娩;如胎盘功能不良、头盆不称、胎儿窘迫或合并其他高危因素以及合并症和并发症等应剖宫产终止妊娠。

2.引产

胎盘功能好,Bishop 评分<6 分提示宫颈不成熟,需要促宫颈成熟。其方法包括:①前列腺素制剂促宫颈成熟,如可控释地诺前列酮栓、米索前列醇;②机械性促宫颈成熟,如低位水囊、Foley 导管、海藻棒等。当 Bishop 评分≥6 分提示宫颈成熟,可给予人工破膜术和(或)缩宫素引产。

3.产程中的处理

产程中密切监测胎儿状况,注意羊水量及羊水性状,做好新生儿复苏的准备。过期妊娠常伴有胎儿窘迫、羊水粪染。羊水粪染时首先评价新生儿有无活力,视情况气管插管及使用胎粪吸引管吸引胎粪,需要复苏的新生儿断脐后立即行脐动脉血气分析,及时处理和发现新生儿并发症,如酸中毒、低血糖等。

4.剖宫产

胎盘功能不良、头盆不称、胎儿窘迫、胎位异常、孕妇严重合并症和并发症(如心力衰竭、重型肝肾疾病、重度子痫前期并发器官功能损害者等)以及引产失败者等应考虑剖宫产。

六、预防

加强孕期宣教,使孕妇及家属认识过期妊娠的危害性,准确判断孕龄,定期产检,适时产科干预,尽量避免过期妊娠。

(宋永丽)

第十一章 妊娠合并内外科疾病

第一节 妊娠合并糖尿病

糖尿病是产科最常见的妊娠合并症,包括孕前糖尿病(pregestational diabetes mellitus,PGDM)和妊娠糖尿病(gestational diabetes mellitus,GDM)。PGDM 可能是在孕前已确诊或在妊娠期首次被诊断,临床上主要分为 1 型和 2 型糖尿病合并妊娠,而 GDM 是指妊娠期发生的糖代谢异常。随着糖尿病发病率日益升高,PGDM 的患者也在不断增多。我国 GDM 的发生率已达 17.5%,占所有妊娠期糖代谢异常的 80% 以上,其筛查诊断受到广泛重视。大多数 GDM 患者产后糖代谢能恢复正常,但将来患糖尿病的机会增加。糖尿病孕妇的临床经过复杂,对母儿均有较大危害,必须引起重视。

一、发病机制

在妊娠、早中期,孕妇血浆葡萄糖随妊娠进展而下降,空腹血糖约下降 10%。原因:①胎儿从母体摄取葡萄糖增加;②孕期肾血流量及肾小球滤过率均增加,但肾小管对糖的再吸收率不能相应增加,导致部分孕妇排糖量增加;③雌激素和孕激素增加了母体对葡萄糖的利用。到妊娠中、晚期,孕妇体内抗胰岛素样物质增加,如胎盘催乳素、雌激素、孕酮、皮质醇和胎盘胰岛素酶等,对胰岛素的敏感性随孕周增加而下降。为了维持正常糖代谢水平,胰岛素需求量就必须相应增加,对于胰岛素分泌受限的孕妇,妊娠期不能维持这一生理代偿变化而导致血糖升高,使原有糖尿病加重或出现 GDM。

二、妊娠与糖尿病的相互影响

1. 妊娠对糖尿病的影响

(1)妊娠期:妊娠可使隐性糖尿病显性化,使无糖尿病者发生 GDM,使原有糖尿病患者病情加重。孕早期空腹血糖较低,胰岛素用量与非孕期相比会有所减少,但也有例外。随妊娠进展,抗胰岛素样物质增加,胰岛素需要量逐渐增加。由于妊娠期糖代谢的复杂变化,应用胰岛素治疗的孕妇,如果未及时调整胰岛素用量,部分患者可能会出现血糖过低或过高,严重者甚至导致低血糖昏迷或酮症酸中毒。

(2)分娩期:子宫收缩大量消耗糖源,分娩过程中体力消耗较大,同时进食量少,若不及时调整胰岛素用量容易发生低血糖。

(3)产褥期:产后全身内分泌激素逐渐恢复到非妊娠期水平,胎盘所分泌的抗胰岛素物质迅速消失,胰岛素用量应相应减少,需及时调整胰岛素用量,否则易出现低血糖。

2. 糖尿病对妊娠的影响

(1)对孕妇的影响

1)早期高血糖可使胚胎发育异常,自然流产率可高达 15%～30%。

2)糖尿病患者妊娠期高血压疾病发生率为正常妇女的 3～5 倍。糖尿病可导致广泛的血管病变,使小血管内皮细胞增厚及管腔变窄,组织供血不足。糖尿病一旦并发妊娠期高血压疾病,病情较难控制,对母儿极为不利。

3)糖尿病患者抵抗力下降,易合并感染,其中以尿路感染最常见。

4)羊水过多的发生率较非糖尿病孕妇多 10 倍,可能与胎儿高血糖、高渗性利尿致胎尿排出增多有关。

5)巨大儿发生率明显增高,难产、产道损伤、手术产的概率高。产程长,易发生产后出血。

6)易发生糖尿病酮症酸中毒:由于妊娠期复杂的糖代谢变化,高血糖状态下胰岛素相对或绝对的不足,使代谢紊乱进一步发展,脂肪分解加速,血清酮体急剧升高。孕早期酮症酸中毒有致畸作用,妊娠中晚期易导致胎儿窘迫及胎死宫内,严重者会导致孕产妇死亡。

7)增加了产后发生糖尿病的概率:GDM 孕妇再次妊娠时复发率高达 33%～69%,远期患糖尿病的概率增加,17%～63%将发展为 2 型糖尿病,心血管系统疾病的发病率也增高。

(2)对胎儿及新生儿的影响

1)巨大儿发生率高达 25%～40%。由于胰岛素不能通过胎盘,而母亲的高血糖通过胎盘,使胎儿长期处于高血糖状态,刺激胎儿胰岛 β 细胞增生,产生大量胰岛素,活化氨基酸转移系统,促进蛋白、脂肪合成和抑制脂解作用所致。

2)胎儿宫内生长受限少见,主要见于严重糖尿病伴有血管病变时。

3)早产发生率为 10%～25%。多与羊水过多、妊娠期高血压疾病、胎儿窘迫及其他严重并发症有关。

4)胎儿畸形率为 6%～8%,高于非糖尿病孕妇。血糖过高、糖化血红蛋白＞8.5% 及有血管病变的糖尿病均使胎儿畸形率增加,可能与代谢紊乱、缺氧或糖尿病治疗药物有关。

5)新生儿呼吸窘迫综合征发生率增多。高血糖刺激胎儿胰岛素分泌增加,形成高胰岛素血症。后者具有拮抗糖皮质激素促进肺泡Ⅱ型细胞表面活性物质合成及释放的作用,使胎儿肺表面活性物质产生及分泌减少,胎儿肺成熟延迟。

6)新生儿低血糖:新生儿脱离母体高血糖环境后,高胰岛素血症仍存在,易发生低血糖,严重时危及新生儿生命。

7)子代患糖尿病、肥胖、高血压等慢性代谢性疾病的概率增高。

三、高危因素

1. 糖尿病高危因素

(1)肥胖(尤其是重度肥胖)。

(2)一级亲属患 2 型糖尿病。

(3)GDM 史或大于胎龄儿分娩史。

(4)多囊卵巢综合征(PCOS)。

(5)反复尿糖阳性。

2. GDM 的高危因素

(1)孕妇因素:年龄≥35 岁、孕前超重或肥胖、糖耐量异常史、多囊卵巢综合征。

(2)家族史:糖尿病家族史。

(3)妊娠分娩史:不明原因的死胎、死产、流产史、巨大儿分娩史、胎儿畸形和羊水过多史、GDM 史。

(4)本次妊娠因素:妊娠期发现胎儿大于孕周、羊水过多、反复外阴阴道假丝酵母菌病。

四、诊断

1.孕前糖尿病(PGDM)

除了妊娠前已确诊的糖尿病外,符合下列条件之一者可诊断为 PGDM。

(1)糖化血红蛋白(HbA1c)≥6.5%。

(2)空腹血糖(FPG)≥7.0 mmol/L(126 mg/dL)。

(3)伴有典型高血糖或高血糖危象症状,随机血糖≥11.1 mmol/L(200 mg/dL)。

(4)口服葡萄糖耐量试验(oral glucose tolerance test,OGTT)的 2 h 血糖≥11.1 mmol/L。

2.妊娠糖尿病(GDM)

(1)所有孕妇在第一次产检时应查空腹血糖,若空腹血糖<5.1 mmol/L,于妊娠 24～28 周行 75 g 口服葡萄糖耐量试验(oralglucose tolerance test,OGTT)。

(2)OGTT 的方法:试验前连续 3 d 正常体力活动、正常饮食,每日进食碳水化合物不少于 150 g,检查期间禁食、静坐、禁烟。进行 OGTT 前一天晚餐后禁食 8～14 h 至次日晨(最迟不超过上午 9 时)。先抽取空腹静脉血,然后口服 75 g 无水葡萄糖(溶于 300 mL 水中,5 min 内服完)。再分别测定服糖后 1 h、2 h 的静脉血糖(从饮糖水第一口开始计算时间)。采用葡萄糖氧化酶法测血浆葡萄糖值。

(3)75 g OGTT 的正常值:空腹、服葡萄糖后 1 h、2 h 血糖界值分别小于 5.1 mmol/L、10.0 mmol/L、8.5 mmol/L(92 mg/dL、180 mg/dL、153 mg/dL)。任意一点血糖值≥界值者诊断为 GDM。

(4)孕妇具有 GDM 高危因素或者医疗资源缺乏地区,建议妊娠 24～28 周首先检查 FPG。FPG≥5.1 mmol/L,可以直接诊断 GDM,不必行 OGTT;如 FPG<4.4 mmol/L(80 mg/dL),发生 GDM 可能性极小,可以暂时不行 OGTT。FPG≥4.4 mmol/L 且<5.1 mmol/L 时,应尽早行 OGTT。

(5)孕妇具有 GDM 高危因素,首次 OGTT 结果正常,必要时可在妊娠晚期重复 OGTT。

(6)妊娠早、中期随孕周增加 FPG 水平逐渐下降,尤以妊娠早期下降明显,因而,妊娠早期 FPG 水平不能作为 GDM 的诊断依据。

(7)未定期检查者,如果首次就诊时间在妊娠 28 周后,建议首次就诊时或就诊后尽早行 OGTT 或 FPG 检查。

五、治疗

治疗原则:维持血糖水平正常、降低围产期并发症是妊娠糖尿病治疗的主要原则。具体措施包括妊娠前的咨询与评估、孕期治疗如饮食和运动治疗、母儿监测、药物治疗、适时终止妊娠和产后的随访。

1.糖尿病患者的孕前咨询

孕前糖尿病妇女妊娠前应到内分泌科及产科进行全面检查,评估是否可以妊娠,计划妊娠前将血糖控制在基本正常的范围内。糖尿病患者已并发严重心血管疾病、肾功能减退或眼底有增生性视网膜病变者应避孕,若已妊娠,应尽早终止。糖尿病肾病者 24 h 尿蛋白定量<1 g 且肾功能正常者以及增生性视网膜病变已接受治疗者,可以妊娠。

2.饮食疗法及运动

饮食疗法及运动是妊娠糖尿病的重要治疗措施之一,其目标是在保证母亲和胎儿必需营养素供给的基础上维持正常血糖水平,预防酮症酸中毒,保持正常的体重增加。根据每千克理想体重 30～35 kcal 计算每天的总热卡,碳水化合物摄入量占总能量的 50%～60%,每日碳水化合物不低于 150 g。尽量避免食用蔗糖等精制糖,等量碳水化合物食物选择时可优先选择低血糖指数食物。蛋白质摄入量占总能量的 15%～20%,脂肪摄入量占总能量的 25%～30%,应适当限制饱和脂肪酸含量高的食物。少量多餐、定时定量进餐。早、中、晚三餐的能量应控制在每日摄入总能量的 10%～15%、30%、30%。饮食疗法需和孕期运动相结合,每天 30～40 min 的中等强度的运动对母儿无不良影响。

3.药物治疗

糖尿病合并妊娠的患者应在合理饮食和运动的基础上,通过规律监测末梢微量血糖水平调整降糖药物的剂量。胰岛素是孕期最佳控糖药物,也可选用口服降糖药中的二甲双胍或格列本脲,但目前尚未在我国获得妊娠期治疗糖尿病的注册适应证。GDM 血糖的控制标准为:空腹血糖 3.3～5.3 mmol/L、餐后 2 h 血糖 4.4～6.7 mmol/L;HbA1c 宜<55%。PGDM 血糖的控制标准为:妊娠期餐前、夜间血糖及 FPG 宜控制在 3.3～5.6 mmol/L(60～99mg/dL),餐后 2 h 血糖 5.6～7.1 mmol/L(100～129 mg/dL),HbA1c<6.0%。孕妇若饮食运动治疗后不达标,或调整饮食后出现饥饿性酮症,增加热量摄入血糖又超标者,应及时加用降糖药物治疗,从小剂量开始,直至达到血糖控制目标。产后胰岛素等降糖药物用量应减少,产后胰岛素用量应减少至产前的 1/3～1/2,并根据产后血糖水平调整用药剂量。

4.孕期母儿监测

(1)产检频率:PGDM 根据血糖监测及并发症情况适当增加产检频次,妊娠 32 周后每周一次直至住院待产。GDM 孕妇也根据病情适当增加产检次数。

(2)超声检查:除孕期常规超声外,应根据病情适当增加超声次数。每次超声要了解胎儿的发育、胎儿的大小与孕周是否相符、羊水量、彩色多普勒血流频谱情况。

(3)血糖的监测:测末梢微量血糖水平,可行小轮廓(空腹和三餐后 2 h)或大轮廓(三餐前和三餐后 2h、夜间睡前),血糖极不稳定者可行 24 h 动态血糖监测仪进行监测。

(4)糖化血红蛋白:每 1～2 月测定一次。

(5)肾功能的监测:妊娠早、中、晚期分别检测尿素氮、肌酐、尿酸等的水平。

(6)尿酮体测定:尿酮体对酮症的监测有帮助。

(7)电子胎心监护:糖尿病合并妊娠者 32 周起开始监护,GDM 34 周起开始监护。

(8)胎儿肺成熟度的评价:对于孕周不确定、孕期血糖水平控制不好的孕妇可行羊膜腔穿刺抽取羊水,测定胎儿肺成熟度。

5.终止妊娠

(1)终止妊娠时机

1)无需胰岛素治疗而血糖控制达标的 GDM 孕妇,如无母儿并发症,在严密监测下可期待至预产期;若仍未临产,可于 40～41 周期间引产终止妊娠。GDM 孕妇血糖控制欠理想,或者伴有母儿并发症,宜根据病情将终止妊娠时机提前。

2)PGDM 及需要胰岛素治疗的 GDM 孕妇,如血糖控制良好且无母儿并发症,在严密监测下,妊娠经 38～39 周可择期终止妊娠;血糖控制不满意或出现母儿并发症,应及时收入院观察,根据病情适时终止妊娠。

3)糖尿病伴发微血管病变或既往有不良产史者,需严密监护,根据病情、孕妇意愿、胎儿状况等综合决定终止妊娠时机。

(2)分娩方式

1)糖尿病本身不是剖宫产指征。无产科指征者可阴道试产。应制订分娩计划,密切监护宫缩、胎心变化,避免产程过长。产程中停用所有皮下注射的胰岛素,每 $1\sim2$ h 监测一次血糖,根据血糖监测情况加用胰岛素静脉滴注。

2)择期剖宫产:有糖尿病伴严重微血管病变、FGR、合并重度子痫前期、胎儿窘迫、胎位异常、既往死胎、死产史或其他产科指征时可选择剖宫产。妊娠期血糖控制不好、胎儿偏大(尤其估计胎儿体重≥4 000 g)者,适当放宽剖宫产指征。需剖宫产终止妊娠者,手术日停止皮下注射胰岛素,改为小剂量胰岛素持续静脉滴注,围术期每 $1\sim2$ h 监测一次血糖,根据血糖监测情况加用胰岛素静脉滴注。

6.新生儿处理

(1)新生儿出生时无论体重大小均按高危儿护理。注意保温、吸氧。

(2)分娩后第一天要监测血糖,早期发现低血糖并及时处理。出生后半小时内喂糖水 $5\sim10$ mL/(kg·h)和开奶,必要时静脉滴注 10% 葡萄糖液 $3\sim5$ mL/(kg·h)。

(3)密切观察新生儿生命体征、肤色、脐部情况。防止低血糖、低血钙、高胆红素血症及呼吸窘迫综合征的发生。

7.产后处理

(1)鼓励糖尿病产妇母乳喂养,不宜哺乳者则指导人工喂养。

(2)严密观察产后出血情况,观察会阴切口或腹部手术切口愈合情况。产后仍要监测血糖,发现异常应及时处理。

(3)分娩后 24 h 内胰岛素用量应减至原用量的 1/2~1/3,或根据监测血糖的情况调整胰岛素用量。

(4)所有 GDM 孕妇产后应查空腹血糖,正常者产后 6~12 周行 75g OGTT。

(5)肥胖妇女产后应在营养科医师指导下合理控制体重,适量运动,将会有效地预防和延缓糖尿病的发生。

(曾伟丽)

第二节 妊娠合并甲状腺功能亢进症

甲状腺功能亢进(简称甲亢)是一种常见的内分泌疾病,系甲状腺激素分泌过多所致。甲亢妇女常表现为月经紊乱、减少或闭经,不易妊娠,一旦妊娠、流产、早产、死胎率高于正常人,妊娠期由于垂体激素与胎盘激素的共同作用以及甲状腺组织对 FSH 的敏感性增加,使甲状腺素的生成与分泌均有增加,可加重甲亢患者的心血管负担,尤其是在分娩、手术、感染时甚至发生甲亢危象时。妊娠期高血压疾病的发生也有所增加。妊娠期甲亢大多数是 Graves 病,这是一种主要由自身免疫和精神刺激引起的疾病,特征有弥散性甲状腺肿和突眼。

一、诊断

(一)症状

患者表现为高代谢症候及多系统功能异常,如出汗增多、怕热、心悸、乏力、食欲亢进、体重减轻、腹泻等。

(二)体征

甲状腺弥散性肿大、心动过速、脉压增宽、眼球突出等。

(三)实验室检查

常用的有 BMR、TT_3、TT_4、FT_3、FT_4、TBG 等。其中 FT_3 最能反映甲亢情况。

二、鉴别诊断

心肌炎或心脏器质性疾病:可通过心电图、超声心动图、甲状腺功能测定等鉴别。

三、预防和治疗

(一)预防

精神刺激、手术、高热等都可使甲亢加重,严重时可发生甲亢危象。因此临产后给予精神安慰,减轻疼痛,补充能量,缩短产程都是至关重要的。对有甲状腺疾病家族史的妇女,妊娠期应特别注意甲亢的发生。

(二)治疗

治疗原则是:①控制甲亢症状,预防甲亢危象和合并症的发生;②预防流产、早产和胎死宫内、胎儿宫内生长受限。

1. 妊娠期管理

(1)一般治疗:注意休息,补充足够热量和营养物质,精神放松。

(2)药物治疗:丙硫氧嘧啶(PTU)能阻止甲状腺激素合成并阻断 T_4 转变为 T_3 且不易通过胎盘,为首选药。根据病情 PTU 剂量可每日 $200\sim800$ mg。用药将孕妇甲状腺激素水平控制在正常高值或轻度甲亢水平,以防胎儿发生甲状腺水平低下。β受体阻滞剂如普萘洛尔,不能直接抑制甲状腺功能,仅改善交感神经兴奋症状,多数作者不主张孕期使用,因可引起新生儿心动过缓、肌肉松弛和严重的低血糖症。通常需服用 PTU 至分娩,如无合并症须在妊娠 38 周入院治疗。

(3)手术治疗:疑有癌变或药物不能控制者可考虑手术治疗。手术时间原则上在妊娠 $16\sim20$ 周进行。

2. 分娩期管理

甲亢本身并非剖宫产指征,应尽量经阴道分娩。产程中注意能量补充、氧气吸入、定时测血压、脉率。进行精神安慰和鼓励,使产妇减少精神负担,配合分娩。缩短第二产程,病情重者行手术助产,若有产科指征,应行剖宫产。不论是阴道产还是手术产,均应预防感染,监测和预防甲亢危象的发生。分娩时做好新生儿复苏准备。留脐带血进行甲状腺功能检测及抗甲状腺抗体检查。

3. 产褥期管理

甲亢产妇产后病情有加重及复发倾向,应积极预防感染,注意产后出血及甲亢危象。产后应根据甲状腺功能测定调整抗甲状腺药物用量。产后需继续服用抗甲亢药物者可以哺乳。出院后应继续产科及内分泌科随诊。如能定期监测婴儿内科疾病甲状腺功能,则更理想。

4.甲状腺危象的治疗

(1)丙硫氧嘧啶服用剂量加倍,一旦症状缓解,应及时减量。

(2)碘化钠溶液 500 mg 加入 10％葡萄糖溶液 500 mL 中静脉滴注。

(3)普萘洛尔控制心率。

(4)地塞米松 10～30 mg,静脉滴注。

(5)对症处理,如降温,吸氧,补充维生素,纠正水、电解质紊乱,控制感染等。

(曾伟丽)

第三节　妊娠合并甲状腺功能减退症

甲状腺功能减退(hypothyroidism),简称"甲减",是由于甲状腺激素合成和分泌减少或组织作用减弱导致的全身代谢减低综合征。主要分为临床甲减(overt hypothyroidism)和亚临床甲减(subclinical hypothyroidism)。

一、病因

妊娠期甲减病因多与成年非孕期相同,以原发性甲减最多见。该类甲减占全部甲减的99％,其中自身免疫(慢性淋巴细胞性甲状腺炎,又称桥本甲状腺炎,最常见)、甲状腺手术和甲状腺功能亢进[131]I治疗三大原因占 90％以上。继发性甲减或中枢性甲减,是由于下丘脑和垂体病变引起的促甲状腺激素释放激素(TRH)或者促甲状腺激素(TSH)产生和分泌减少所致的甲减,垂体肿瘤、垂体外照射及垂体缺血性坏死是其较常见的原因。

二、对母儿的影响

1.对孕产妇的影响

甲减患者孕早、晚期产科并发症均明显增加。流产增加 60％,子痫前期风险增加 20％,除此之外,胎盘早剥、胎儿窘迫、心力衰竭、低出生体重儿、死胎发生率也会增加。多次流产者体内抗甲状腺抗体水平增加明显。

2.对围产儿的影响

严重甲减的孕妇经过合理治疗,围产儿预后良好。但未经治疗的甲减孕妇,其胎儿死亡、流产、循环系统畸形、低出生体重新生儿发生率明显增加,先天性缺陷与智力发育迟缓的发生率也增加。

三、临床表现

妊娠期甲减的症状及体征主要有全身疲乏、困倦、记忆力减退、食欲减退、声音嘶哑、便秘、言语徐缓和精神活动迟钝等,但常与妊娠早期表现相混淆。水肿主要在面部,特别是眼眶肿胀并下垂,面部表情呆滞,头发稀疏,皮肤干燥,出汗少,低体温,下肢黏液性水肿,非凹陷性。严重者出现心脏扩大、心包积液、心动过缓、腱反射迟钝等。先天性甲减治疗较晚的患者,身材矮小。慢性淋巴细胞性甲状腺炎患者甲状腺肿大，质地偏韧，表面光滑或呈结节状。

四、诊断

妊娠期甲减包括甲减患者妊娠及妊娠期新诊断甲减两类。根据妊娠特异性 TSH 和 FT_4 参考范围诊断临床甲减和亚临床甲减。依据病史、体格检查以及实验室检查、详细病史询问，对早期诊断妊娠期甲减有较大帮助。对有下列高危因素者建议早期筛查：①妊娠前已服用甲状腺激素制剂者；②有甲亢、甲减、产后甲状腺炎、甲状腺部分切除及 ^{131}I 治疗者；③有甲状腺疾病家族史者；④已知存在甲状腺自身抗体者；⑤甲状腺肿大者；⑥存在甲减症状或体征者；⑦1 型糖尿病患者；⑧患有其他自身免疫疾病者；⑨有头颈部放射治疗史者。

血清 TSH 和 FT_4 是诊断甲减两个重要指标。临床甲减：TSH 大于妊娠期参考值上限，FT_4 小于妊娠期参考值下限，结合症状可诊断。亚临床甲减：TSH 大于妊娠期参考值的上限，FT_4 正常；单纯低 T_4 血症：TSH 正常，仅 FT_4 降低。

需要注意的是，诊断妊娠期甲状腺功能异常，本单位或者本地区需要建立妊娠早、中、晚期特异的血清甲状腺功能指标参考值，不能根据非孕人群参考值诊断妊娠期甲状腺功能异常。

五、治疗

治疗目的是将血清 TSH 和甲状腺激素水平恢复到正常范围，降低围产期不良结局的发生率，常需与内科医师共同管理。主要治疗药物为左甲状腺素（$L\text{-}T_4$）。

1. 孕前处理

既往患有甲减或亚临床甲减的育龄妇女计划妊娠，调整 $L\text{-}T_4$ 剂量，使 TSH 在正常范围、最好 TSH<2.5 mIU/L。

2. 临床甲减妊娠期处理

妊娠期母体与胎儿对甲状腺激素的需求量从妊娠第 6 周开始增加，直到孕 20 周达到平衡状态。所以，妊娠期间 $L\text{-}T_4$ 用量较非孕期增加 30%～50%，于妊娠 1～20 周，应每 4 周监测 1 次甲功，妊娠 26～32 周至少监测 1 次，根据甲功调整用药量，使 TSH 值于妊娠早、中、晚期分别控制在 0.1～2.5 mIU/L、0.2～3.0 mIU/L、0.3～3.0 mIU/L。

3. 亚临床甲减妊娠期处理

对单纯亚临床甲减孕妇是否需要治疗，目前尚无统一意见。2017 年美国甲状腺协会推荐如下：①对以下人群推荐使用左甲状腺素：亚临床甲减合并 TPOAb 阳性；TPOAb 阴性，TSH >10 mIU/L；②对以下人群或许可以考虑使用左甲状腺素：TPOAb 阳性，TSH 小于妊娠期特异参考范围上限，但大于 2.5 mIU/L；TPOAb 阴性，TSH 大于妊娠期特异参考范围上限，但 <10 mIU/L；③对以下人群不推荐使用左甲状腺素：TPOAb 阴性，TSH 正常（TSH 在妊娠期特异参考范围内，或者无参考范围时，<4 mIU/L）。治疗方法及检测频度与甲减相同。

4. 其他

对单纯低 T_4 血症患者目前不推荐 $L\text{-}T_4$ 治疗。分娩后，$L\text{-}T_4$ 应减至孕前的剂量，产后 6 周需要再进行甲状腺功能检测。除上述治疗外，孕期应加强营养指导，监测胎儿生长发育情况；加强孕期和分娩期胎儿的监护，及时发现胎儿窘迫；除其他产科因素应鼓励阴道试产，注意预防产后出血及产褥感染。

新生儿出生后应查甲状腺功能，孕妇血中 TRAb 和 TPOAb 均可通过胎盘，导致胎儿甲减,影响胎儿发育。大多数甲减患儿症状轻微,T_4 及 TSH 的测定是目前筛选检查甲减的主要方法。当出现 T_4 降低、TSH 升高时,则可确诊为新生儿甲减。一过性新生儿甲减治疗一般需维持 2～3 年。

(曾伟丽)

第四节　妊娠合并心脏病

妊娠合并心脏病是导致孕产妇死亡的重要原因之一,可分为既往心脏病病史者合并妊娠和妊娠期间新发生的心脏病两大类。前者以先天性心脏病、瓣膜性心脏病和心肌病等结构异常性心脏病,以及心律失常等非结构异常性心脏病常见;后者则以妊娠期高血压疾病性心脏病和围产期心肌病常见。妊娠期、分娩期和产褥期的血流动力学改变增加了心脏负荷,对潜在心脏病的妇女有巨大影响。贫血、低蛋白血症等多种因素致使心功能下降,增加心脏病加重的风险,严重者危及母儿生命。

一、发病特点

妊娠期血容量增大,心排量增加,心率加快,加重了心脏负荷。孕期血容量增加始于妊娠第 6 周,并于妊娠 32～34 周达到高峰,较妊娠前增加 30%～45%。此外,增大的子宫使得膈肌上抬,心脏向左上方移位,使出入心脏的各条大血管扭曲,进一步增加了心脏负荷。

分娩期则是心脏负荷最重的阶段。第一产程,子宫收缩使母体动脉压与子宫内压之间压力差减小,且每次宫缩时有 250～500 mL 的液体被挤入母体循环,因此全身血容量增加。每次宫缩时心排血量增加 24% 左右,同时血压增高、脉压增宽及中心静脉压升高。第二产程,除了更为频繁收缩的子宫外,产妇屏气用力使得周围循环阻力及肺循环阻力进一步增大。第三产程,胎儿胎盘娩出后子宫突然缩小,胎盘循环停止,回心血量增加,外周阻力增大。另外,腹腔内压骤减,大量血液向内脏灌注,造成血流动力学急剧变化。此时,患心脏病的孕妇极易发生心力衰竭。产褥期的产后 3 d 内心脏仍有较重负担,除复旧的子宫使得部分血液进入体循环外,妊娠期组织间隙中的液体也开始进入体循环,血容量出现暂时增加,此时仍有发生心力衰竭的风险。因此,妊娠 32～34 周及以后、分娩期及产后 3 d 内均是心脏病孕产妇发生心力衰竭的高危时期,应给予严密监护。

二、发病类型

临床上将妊娠合并心脏病分为结构异常性心脏病和功能异常性心脏病。此外,妊娠期高血压疾病性心脏病和围产期心肌病属于妊娠期特有的心脏病。

1.结构异常性心脏病

结构异常性心脏病包括先天性心脏病、瓣膜性心脏病、心肌病、心包炎和心脏肿瘤等。

(1)先天性心脏病:指出生时即存在的心脏和大血管结构异常的心脏病。根据左右两侧心腔及大血管间有无特殊通道及血液分流,分为左向右分流型、右向左分流型和无分流型三大类。左向右分流型系因正常时体循环压力高于肺循环,右心压力高于左心,故血液从左向右分流而不发生发绀,常见房间隔缺损、室间隔缺损和动脉导管未闭等;右向左分流型系因某种原因致右心压力超过左心,使血液经常自右向左分流,而出现持续性发绀,常见有法洛四联症、完全型大动脉转位和艾森曼格综合征等;无分流型系左右心腔压力相等,无血液分流,常见肺动脉狭窄、主动脉狭窄和右位心等。

(2)瓣膜性心脏病:是由各种原因导致的心脏瓣膜形态异常和功能障碍,最常见的原因是风湿性心脏病,部分是先天性瓣膜异常。风湿性心脏病是由于反复的风湿性心肌炎发作,发生心瓣膜及其附属结构(腱索、乳头肌)病变,导致瓣膜狭窄和关闭不全的瓣膜功能异常,导致血流动力学障碍。

(3)心肌病:是由心室结构改变和整个心肌壁功能受损所致的心脏功能进行性障碍的一组病变。根据病变特征分为扩张型心肌病、肥厚型心肌病、限制型心肌病和心律失常型心肌病。

2.功能异常性心脏病

功能异常性心脏病主要包括各种无心血管结构异常的心律失常。

(1)快速型心律失常:包括室上性心律失常,如室上性心动过速、房扑和房颤等;室性心律失常,如室性期前收缩、阵发性室性心动过速、心室扑动、室颤等。

(2)缓慢型心律失常:包括窦性缓慢型心律失常、房室交界性心律、心室自主心律、窦房传导阻滞、房内传导阻滞和房室传导阻滞等。

3.妊娠期特有心脏病

妊娠期特有心脏病指孕前无心脏病史,在妊娠基础上新发生的心脏病,主要包括妊娠期高血压疾病性心脏病和围产期心肌病。

(1)妊娠期高血压疾病性心脏病:孕妇既往无心脏病史,在妊娠期高血压疾病的基础上突然出现以心肌损害为特点的心力衰竭综合征,属于妊娠期高血压疾病发展至严重阶段的并发症。

临床常表现为乏力、心悸、胸闷,严重者出现气促、呼吸困难,咳粉红色泡沫样痰,双肺听诊大量湿啰音。心电图提示心动过速或其他心律失常,心脏彩超检查可见部分患者心脏扩大和射血分数下降,心肌酶和 B 型利钠肽(BNP)异常升高。

(2)围产期心肌病:指既往无心脏病史,发生在妊娠晚期或产后 6 个月之内首次发生的、以累及心肌为主的一种原因不明的心肌疾病。其特征表现为心肌收缩功能障碍及充血性心力衰竭,常伴有心律失常和附壁血栓形成。

三、诊断

(一)病史

如果孕前已诊断心脏病,则孕期仍保持原有诊断,并注意补充心功能分级和心脏并发症等次要诊断。但因部分患者孕前无自觉症状未就医,给孕期诊断增加了难度。同时,妊娠可引起心悸、气促、水肿等症状,亦可伴有心脏轻度增大、心脏杂音等体征及心电图、超声心动图等改变,给孕期的诊断增加了难度。

(二)症状

1.疲劳

疲劳是心脏病常见临床症状,但缺乏特异性。

2.心悸

患者常自觉心悸,特别是在活动之后,但同样缺乏特异性。

3.呼吸困难

劳力性呼吸困难是最早出现的症状,引起呼吸困难的运动量随心力衰竭程度加重而减少。可发生夜间阵发性呼吸困难,夜间入睡后因憋气而惊醒,被迫端坐呼吸,呼吸加快,部分患者可出现哮鸣音,端坐休息后可自行缓解。严重者不能平卧,取高枕位、半卧位或端坐位可使憋气好转。

4.咳嗽

咳嗽多在睡眠时或活动后加重,主要原因可能是肺淤血加重引起咳嗽反射,或因此并发呼吸道感染。

5.咯血

咯血见于严重二尖瓣狭窄较早期,多发生于体力活动后,系由于支气管黏膜下曲张的静脉破裂所致,咯血后由于肺静脉压降低而自行停止。血栓性静脉炎、房颤或血栓脱落所致肺梗死亦可有咯血表现。此外,肺动脉高压、肺淤血或支气管内膜血管破裂者可反复出现痰中带血。

6.疼痛

心肌炎、心包炎、心肌梗死等患者均可感到胸部疼痛。最常见者为心绞痛,往往以劳累、激动、饱餐为诱因出现急性发作,疼痛部位多在胸部正中,有压迫、灼热或压榨感,可放射至左肩、背部及左上臂内侧。

四、体征

不同类型的妊娠合并心脏病可有不同的体征。如发绀型先天性心脏病患者可有口唇发绀、杵状指(趾)等表现;血液异常分流的先天性心脏病患者有明显的收缩期杂音;风湿性心脏病者可有心脏扩大,伴有瓣膜狭窄或关闭不全者有舒张期或收缩期杂音;心律失常者根据类型可有各种异常心律;肺动脉压明显升高时右心扩大,肺动脉瓣区搏动增强和心音亢进;妊娠期高血压疾病性心脏病者血压升高;围产期心肌病者可出现心脏扩大和异常心律;心力衰竭时心率增快,可闻及第三心音、奔马律,双肺呼吸音减弱,伴有湿啰音,可见肝-颈静脉回流征阳性,肝脏肿大,下肢甚至全身水肿,并可有胸、腹腔积液。

五、辅助检查

根据疾病的具体情况和检测条件酌情选择下列检查。

1.心电图和24 h动态心电图

(1)心电图:常规12导联心电图是诊断心率(律)异常、心肌缺血、心肌梗死及梗死的部位、心脏扩大和心肌肥厚的有力依据,有助于判断心脏起搏状况和药物或电解质对心脏的影响。

(2)24 h动态心电图:连续监测24 h,包括静息和活动状态下的心电活动,协助诊断阵发性或间歇性心律失常和隐匿性心肌缺血,并能提供心律失常的持续时间和频次,可为临床分析病情、确立诊断和判断疗效提供依据。

2.超声心动图

超声心动图是获得心脏和大血管结构改变、血流速度和类型等信息的无创性、可重复的检查方法,能较为准确地显示心脏瓣膜、心房和心室的病变,定量评价心脏和大血管结构改变的程度、心脏收缩和舒张功能。

3.心导管检查和心血管造影

(1)心导管检查:可计算二尖瓣口面积、肺血管阻力及肺毛细血管楔压。

（2）心血管造影：心血管造影检查曾是先天性心脏病,特别是复杂心脏畸形诊断的"金标准"。因超声心动图、MRI 等无创检查技术的发展,其目前仅适用于无创检查不能明确诊断的先天性心脏病。

4. 影像学检查

根据病情可以选择性进行心、肺影像学检查,包括 X 线、CT 和 MRI 检查。胸部 X 线可显示心脏的扩大、心胸比例变化,尤其是个别心房或心室的明显扩大,亦可显示大血管口径的变化和位置改变,此外还可显示肺部病变。

5. 血生化检测

（1）心肌酶学和肌钙蛋白：包括肌酸激酶（CK）、肌酸激酶同工酶（CK-MB）和肌钙蛋白（CTn）,其水平升高均是心肌损伤的标志。

（2）脑钠肽：包括脑钠肽（BNP）、BNP 前体（pro-BNP）、氨基酸末端-BNP 前体（NT-pro-BNP）。心力衰竭患者无论有无症状,血浆 BNP、pro-BNP、NT-pro-BNP 水平均明显升高,并且随心力衰竭的严重程度而呈一定比例的增高,可以检测其中任意 1 项。临床上以治疗后 BNP、pro-BNP、NT-pro-BNP 比治疗前基线水平的下降幅度≥30％作为判断治疗效果的标准。

（3）其他：血常规、血气分析、电解质、肝肾功能、凝血功能、D-二聚体等。根据病情酌情选择。

六、妊娠风险评估

（一）心功能评估

目前临床上仍然以纽约心脏病协会（NYHA）的分级为标准,根据心脏病患者对一般体力活动的耐受情况,将心功能分为以下 4 级。Ⅰ级：一般体力活动不受限制；Ⅱ级：一般体力活动略受限制；Ⅲ级：一般体力活动显著受限；Ⅳ级：做任何轻微活动时均感不适,休息时仍有心慌、气急等心力衰竭表现。NYHA 心功能分级方法的优点是简便易学,不依赖任何设备,但孕妇妊娠期可有生理性心率加快、胸闷、气促等症状,可能会干扰心功能的准确分级。故临床医师要多方面综合分析,既要避免遗漏诊断,也要避免过度诊断。

2002 年美国心脏病学会（ACC）及美国心脏学会（AHA）将心力衰竭分为四个等级：A 级：患者为心力衰竭高危患者,但未发展到心脏结构改变也无症状；B 级：指已发展到心脏结构改变,但尚未引起症状；C 级：指过去或现在有心力衰竭症状并伴有心脏结构损害；D 级：终末期心力衰竭,需要特殊的治疗措施。

（二）心脏病妇女孕前和孕期综合评估

1. 孕前的综合评估

提倡心脏病患者孕前经产科医师和心血管内科、心胸外科医师联合咨询和评估,最好是在孕前进行心脏病手术或药物治疗,根据治疗后的结果重新评估是否可以妊娠。对严重心脏病患者要明确告知避免妊娠,对可以妊娠的心脏病患者也要充分告知妊娠可能发生的风险。

2. 孕早期的综合评估

应告知妊娠风险和可能会发生的严重并发症,指导患者到有相应诊疗资质的医院进行规范的孕期保健,定期监测评估心功能。心脏病变较重、心功能Ⅲ级及以上、既往有心力衰竭史、合并肺动脉高压、右向左分流型心脏病、严重心律失常、风湿热活动期、心脏病并发细菌性心内膜炎、急性心肌炎等,妊娠期极易发生心力衰竭,应建议其终止妊娠。

3.孕中晚期的综合评估

妊娠中晚期新发生或者新诊断的心脏病患者,均应行心脏相关的辅助检查以明确妊娠风险分级,按心脏病严重程度进行分层管理。少数患者妊娠意愿强烈而隐瞒病史涉险妊娠,就诊时已是妊娠中晚期,对于这类患者是否继续妊娠,应根据妊娠风险分级、心功能状态、医院的医疗技术水平和条件、患者及其家属的意愿和对疾病风险的了解及承受程度等综合判断和分层管理。

(三)心力衰竭

左心衰竭常表现为呼吸困难、端坐呼吸、咳嗽、咯血、肺部啰音、肺动脉瓣区第二心音亢进等,为肺充血与肺毛细血管血压升高所致,急性心力衰竭表现为阵发性呼吸困难和急性肺水肿。右心衰竭常继发于左心衰竭,主要表现为体循环静脉充血与静脉压升高等。出现以下症状及体征,应考虑为早期心力衰竭:①轻微活动后即出现胸闷、心悸、气促;②休息时心率>110次/分钟,呼吸>20次/分钟;③夜间常因胸闷而坐起呼吸,或到窗边呼吸新鲜空气;肺底部出现少量持续性湿啰音,咳嗽后不消失。

治疗原则同非妊娠期心力衰竭,应给予吸氧、扩血管、利尿、强心、镇静、减少回心血量等处理。应用强心药物时应注意,妊娠期孕妇血液稀释,血容量升高,肾小球滤过率增加,同等剂量药物在孕妇血中浓度偏低,但同时孕妇对洋地黄类药物耐受性差,使用时应注意其毒性反应。妊娠晚期发生心力衰竭,应待心力衰竭控制后再行产科处理,并放宽剖宫产指征。如严重心力衰竭内科处理无效,也可边控制心力衰竭边行紧急剖宫产终止妊娠,减轻心脏负荷,挽救母胎生命。

七、治疗

(一)终止妊娠的指征

妊娠合并心脏病患者能否耐受妊娠取决于多方面因素,包括心脏病的种类、病变程度、心功能状况及是否存在其他合并症。如已进入妊娠中期,一般不考虑终止妊娠,因为此时终止妊娠对患者的危险性不亚于继续妊娠。但发生心力衰竭者仍需适时终止妊娠。

早孕期终止妊娠指征如下:①心脏病变程度较重,心功能Ⅲ级以上,或曾有心力衰竭病史者;②风湿性心脏病伴有肺动脉高压、慢性心房颤动、二度房室传导阻滞,或近期内并发细菌性心内膜炎者;③先天性心脏病有明显发绀或肺动脉高压者;④合并其他严重的疾病,如肾病、重度高血压、脑梗死等。

(二)继续妊娠的管理

由于心力衰竭的发生将随时危及母胎生命,妊娠合并心脏病继续妊娠者需要加强孕期管理,目的在于预防心力衰竭,主要措施包括减轻心脏负荷和提升心脏代偿功能两方面。如限制体力活动,增加休息时间,保证充足睡眠,避免情绪激动;进食高蛋白、少脂肪、多维生素食物,限制钠盐摄入,避免体重增长过快;尽可能纠正贫血、低蛋白血症,预防感染等。

心功能Ⅰ~Ⅱ级的孕妇应相应增加产检次数,妊娠20周前每2周由心内科、产科医师共同检查评估一次,之后每周检查评估一次。除了基本的产检内容外,还应注重心功能的评估,询问自觉症状,是否有胸闷、气促、乏力、咳嗽等,有无水肿,加强心率(律)和心肺的听诊。酌情定期复查血红蛋白、心肌酶学、CTn、BNP(或 pro-BNP)、心电图(或动态心电图)、超声心动图、血气分析、电解质等,复查频率根据疾病性质而定。一旦发现异常、出现心力衰竭先兆,应立即住院治疗,心功能Ⅲ级或心力衰竭者要在充分告知母儿风险的前提下严密监测心功能,必要时促胎肺成熟,为可能发生的医源性早产做准备。孕期顺利者可期待至36~38周入院待产。

(三)分娩期的处理

终止妊娠方式的选择主要取决于心功能状态及产科情况。

心功能Ⅰ~Ⅱ级者,如胎位正常、胎儿不大、宫颈条件良好,原则上可阴道试产,但需要在严密母胎监护下进行。临产后即应予抗生素预防感染,孕妇取半卧位,持续吸氧及心电监护,尽量避免产程过长。第一产程中可适当使用地西泮、哌替啶等镇静剂,有条件者可行分娩镇痛。一旦发现心力衰竭征象,应提高给氧浓度,并予去乙酰毛花苷0.4 mg加入25%葡萄糖注射液20 mL缓慢静脉推注,必要时可46 h重复给药1次。第二产程中要避免用力屏气加腹压,应行会阴侧切、胎头吸引及产钳助产以尽可能缩短第二产程。胎儿娩出后,应于产妇腹部沙袋加压,以防腹压骤减诱发心力衰竭。积极预防产后出血,避免心肌缺血诱发心力衰竭。对心功能Ⅲ~Ⅳ级或合并其他产科手术指征者应行剖宫产术。目前主张对妊娠合并心脏病者放宽手术指征,因剖宫产可在较短时间内结束分娩,避免长时间宫缩引起的血流动力学变化,减轻心脏负荷。持续硬膜外麻醉下进行手术对孕妇的血压、心率的影响均较阴道分娩小,但手术所造成的出血可能会加重心脏负荷。术中、术后应严格限制补液,不宜再次妊娠者可同时结扎双侧输卵管。

(四)产褥期的管理

产后3 d内仍是发生心力衰竭的危险期,特别是产后24 h。因此产后3 d内重症心脏病患者应当取半坐卧位以减少回心血量,并保障氧供。产后出血、感染和血栓栓塞性疾病是诱发心力衰竭的高危因素,需重点预防。若无心力衰竭表现,则鼓励早期下床活动。心功能Ⅲ级及以上者产后不宜哺乳。

(王会明)

第五节　妊娠合并贫血

一、贫血对妊娠的影响

(一)对孕妇的影响

轻度贫血对孕妇影响不大,部分孕妇表现为疲乏无力、心悸和气促等症状,或具有舌痛、口角炎和异食癖等缺铁性贫血的特征性表现。但重度贫血(红细胞小于$1.5×10^9$/L,血红蛋白小于50 g/L,血细胞比容小于0.13)时,可发生心肌缺氧,导致贫血性心脏病,甚至心力衰竭;因胎盘缺血、缺氧致使妊娠期高血压疾病及妊娠期高血压疾病性心脏病发病率增高;机体对失血耐受性降低,易发生失血性休克;可致子宫收缩不良而发生产后大出血。此外,贫血可使产妇抵抗力降低,易并发产褥感染而危及生命。

(二)对胎儿的影响

母体骨髓和胎儿是铁的主要受体组织。在竞争摄取母体血清铁的过程中,胎儿组织占优势。而铁是通过胎盘单向运转,不存在胎儿向母亲逆转运输的可能,所以胎儿缺铁不会太严重。但当血红蛋白小于 70 g/L 时,会因胎盘供氧及营养物质不足以补充胎儿生长发育的需要,导致胎儿宫内发育迟缓(IUGR)、早产或死胎。另外,贫血孕妇临产后胎儿窘迫发生率可高达 35.6%,因而新生儿窒息和围生儿死产率增加。

二、缺铁性贫血

缺铁性贫血是指体内用于制造血红蛋白的贮存铁消耗,造成血红蛋白合成减少所致的贫血。缺铁性贫血在妊娠妇女中普遍存在。国外报道,85%~100%的孕妇体内有铁的不足,尤其是妊娠后期。但并不是所有缺铁的孕妇都发生贫血。在非生理性贫血中,缺铁性贫血占妊娠期贫血的 95%。

(一)妊娠期缺铁性贫血发生机制

妊娠期血容量增加,铁需要量明显增加,为 650~750 mg。胎儿生长发育需铁约 350 mg。孕期无月经来潮可储铁 200 mg,妊娠期间正常铁丢失 170 mg,故孕期需铁 1 000 mg 左右,即孕妇每日需铁至少 4 mg。一般饮食中含铁 10~15 mg,通过胃肠道吸收 10%,到妊娠晚期最大吸收率为 40%,仍不能满足孕妇的需要。如不补充铁剂,易耗尽体内贮存铁而造成贫血。妊娠期胃酸分泌较少,影响铁吸收。孕前有慢性失血或铁吸收不良等疾病,影响铁储备。

(二)诊断

1.病史

孕前有慢性失血史,如月经过多、钩虫病、消化道出血史,说明孕前铁储备不足;或有长期偏食、孕早期呕吐、胃肠功能紊乱导致的营养不良等病史。

2.临床表现

轻者无明显症状,重者可有乏力、头晕、耳鸣、心悸、气短、食欲缺乏、腹胀、腹泻。皮肤黏膜苍白、皮肤毛发干燥、口腔炎、舌炎。

3.实验室检查

(1)外周血涂片为小细胞低色素性贫血。红细胞小于 3.5×10^{12}/L,血红蛋白小于 100 g/L,血细胞比容小于 0.30,红细胞平均体积小于 80 μm^3,红细胞平均血红蛋白含量(MCH)小于 26×10^{-12} g,红细胞平均血红蛋白浓度(MCHC)小于 30%。但白细胞及血小板计数均正常。

(2)血清铁浓度:能灵敏反映缺铁的状况,正常成年妇女血清铁为 7~27 μmol/L,若小于 6.5 μmol/L,总铁结合力大于 80.55 μmol/L,血清铁蛋白小于 12 μg/L,铁饱和度降低到 10%~15% 以下,可诊断为缺铁性贫血。

(3)骨髓象:红系造血呈轻度或中度活跃,以中幼红细胞再生为主,晚幼红细胞相对减少,说明骨髓储备铁下降,因此含铁血黄素及铁颗粒减少或消失,骨髓铁染色可见细胞内外铁均减少,尤以细胞外铁减少明显。

(三)治疗

治疗原则为补充铁剂,去除导致缺铁的原因。

1.一般治疗

增强营养和食用富铁食物,如动物肝、血、肉类、豆类、海带、紫菜、木耳、香菇等。对胃肠道功能紊乱和消化不良等给予对症处理。

2.补铁药物

妊娠期缺铁性贫血绝大多数口服铁剂后效果良好且方法简便、安全、费用低廉。常用药物：①硫酸亚铁 0.3 g 口服，每日 3 次，同时服维生素 C 0.3 g 及 10％稀盐酸 0.5～2 mL，以促进铁吸收；②多糖铁复合物 150 mg，每日 1～2 次，其优点是不含游离铁离子，不良反应较少。

妊娠晚期重度贫血或严重胃肠反应不能口服铁剂者，可用右旋糖酐铁或山梨醇铁深部肌内注射，应从小剂量开始，第一日 50 mg，无不良反应，第二日起增至 100 mg，每日一次。

3.输血

当血红蛋白小于 60 g/L 时、接近预产期或短期内需行剖宫产手术者，可适当少量多次输血。有条件医院可输浓缩红细胞。输血是最快速的纠正贫血的办法，但输血速度宜慢，以防发生急性左心衰。

4.预防产时并发症

主要是尽量减少出血。

(1)中、重度贫血孕妇临产后应备血，酌情给予止血药物，如维生素 K、卡巴克络(安络血)及维生素 C 等。

(2)防止产程过长及产妇疲乏，必要时可阴道助产以缩短第二产程。

(3)胎肩娩出后及时注射缩宫素(催产素)、麦角新碱等药物，以促子宫收缩，防止产后失血；如产后出血略多，虽不到产后出血标准，亦当重视，应及早输血、补血。

(4)严格执行无菌操作，产后可短期应用抗生素以防感染。

(5)若患者贫血严重或者有并发症，产后不宜哺乳。

三、巨幼红细胞性贫血

巨幼红细胞性贫血主要是由于叶酸和维生素 B_{12} 缺乏引起细胞核 DNA 合成障碍所致贫血，占贫血的 7％～8％。外周血呈大细胞性贫血，其发病率国外报道为 0.5％～2.6％，国内报道为 0.7％。

(一)发病机制

叶酸、维生素 B_{12} 都是 DNA 重要辅酶，当叶酸和维生素 B_{12} 缺乏，使 DNA 合成抑制，导致细胞核发育异常，细胞质中核糖核酸不能转变为脱氧核糖核酸，而大量积聚，故细胞核增大形成巨幼红细胞。

1.妊娠期叶酸缺乏原因

妊娠期巨幼红细胞性贫血 95％是叶酸缺乏所致。正常人每日需叶酸 50～100 μg，而妊娠期每日需要 300～400 μg，以供给胎儿每日的需要及维持孕妇体内叶酸的储备，多胎时需要更多。

摄入不足和吸收减少是导致叶酸缺乏的主要原因。孕早期由于早孕反应，造成胃肠道对叶酸摄入不足。另外，妊娠期胃酸分泌减少，肠蠕动减慢，对食物中叶酸吸收减少，特别是营养不良者更是如此。妊娠期肾血流量增加，叶酸在肾内的廓清加速，使叶酸排出增多。若孕妇患有慢性感染、慢性溶血或甲状腺功能亢进时，可大量消耗叶酸，亦可发生巨幼红细胞性贫血。

2.妊娠期维生素 B_{12} 缺乏的原因

妊娠期维生素 B_{12} 缺乏所致的巨幼红细胞性贫血非常少见，其发生原因主要是因为胃黏膜分泌的胃酸及胃蛋白酶减少或缺乏，使维生素 B_{12} 不能从蛋白质的食物中游离出来，或是胃黏膜壁细胞分泌的内因子不足,均导致维生素 B_{12} 吸收障碍。加之胎儿的大量需要,易造成维生素 B_{12} 的缺乏。

(二)对妊娠的影响

1.对母体影响

严重贫血时,贫血性心脏病、心力衰竭、自然流产、胎盘早剥、产褥感染等发病率增多。

2.对胎儿影响

可致胎儿神经管缺陷等多种畸形,可引起流产、早产、胎儿发育不良或死胎。

(三)诊断依据

妊娠期间出现病理性贫血的患者,应该考虑到叶酸或维生素 B_{12} 缺乏而导致的巨幼红细胞性贫血的可能性。叶酸和维生素 B_{12} 缺乏的临床症状、血常规和骨髓象的改变均相似,但维生素 B_{12} 缺乏有神经系统症状,而叶酸缺乏无神经系统症状。

1.发病特点

本病多发生在年龄偏大的经产妇,30 岁左右发病率较高,常发生在妊娠中后期(32～38 周),起病较急,贫血程度严重,但患者呈慢性失血状态:头晕、心悸气短、面色苍白等;亦可有消化道症状如消化不良、呕吐、腹胀、腹泻及舌炎等;也可见低热、水肿、肝脾大、表情淡漠的表现。若为维生素 B_{12} 缺乏所致者,可表现为肢体麻木,表情淡漠或行走困难等神经系统症状。

2.实验室检查

(1)周围血常规呈大细胞性贫血,红细胞的比容降低,红细胞平均体积(MCV)大于 94 μm^3,红细胞平均血红蛋白含量(MCH)大于 32×10^{-12} g,大卵圆形红细胞增多,中性粒细胞核分叶过多,网织红细胞正常。

(2)骨髓涂片显示巨幼红细胞增多,占骨髓细胞总数的 30%～50%,红细胞体积增大、核染色质疏松,可见核分裂。

(3)血清叶酸值小于 6.8 mmol/L(3 ng/mL),红细胞叶酸值小于 227 nmol/L (100 ng/mL)提示叶酸缺乏。若叶酸正常,应测孕妇血清维生素 B_{12} 值;若小于 74×10^{-12} mol/L 提示,维生素 B_{12} 缺乏。

(四)治疗

1.一般治疗

加强孕期营养指导,改变不良饮食习惯,食用富含叶酸和维生素 B_{12} 食物。

2.补充叶酸

叶酸 10～20 mg,口服,每日 3 次,或叶酸 10～30 mg 每日肌内注射 1 次,直至症状消失,贫血纠正。妊娠大细胞贫血往往合并小细胞贫血,特别是治疗效果不明显时,应检查是否合并缺铁,若有应及时补给铁剂。

3.补充维生素 B_{12}

维生素 B_{12} 缺乏者可给予维生素 B_{12} 100 μg 肌内注射,每日 1 次,共 2 周,以后改为每周 2 次,直至血红蛋白恢复正常。有神经系统症状者单独应用叶酸可能使神经系统症状加重,要注意加用维生素 B_{12}。有胃酸缺乏者,维生素 B_{12} 吸收可能不足,最好在叶酸治疗的同时,给予维生素 B_{12} 做预防性治疗。

4.血红蛋白小于 60 g/L 者

血红蛋白小于 60 g/L 者可少量间断输新鲜血或浓缩红细胞。

5.其他

分娩时应避免产程延长,预防产后出血和感染。

四、再生障碍性贫血

再生障碍性贫血简称为再障,是由多种原因引起骨髓造血干细胞增生与分化障碍,导致外周全血细胞(红细胞、白细胞、血小板)减少为主要表现的一组综合征。发病率为 $0.5\% \sim 1\%$。

(一)再障与妊娠的相互影响

再障合并妊娠在临床上并不罕见,而再障也可继发于妊娠。有些孕妇妊娠后才表现出再障,终止妊娠后,包括早期妊娠的终止,再障自然缓解,甚至痊愈。再次妊娠后可复发,分娩后又可缓解,提示妊娠期是再障的好发期,可能与孕妇体内较高的雌激素状态抑制血细胞生成或免疫有关。

再障病因复杂,发病机制目前尚不清楚。虽然目前认为妊娠不是再障的原因,但妊娠可使病情加重。孕妇血液相对稀释,使贫血加重,易发生贫血性心脏病,甚至造成心力衰竭。由于血小板数量减少和质的异常以及血管壁脆性及通透性增加,可引起鼻、胃肠道等黏膜出血。由于周围血中性粒细胞、单核细胞及丙种球蛋白减少,患者防御功能下降,易引起感染。再障孕妇易发生妊娠高血压综合征,使病情进一步加重。再障孕产妇多死于产时或产后出血、颅内出血、心力衰竭及严重呼吸道感染、尿路感染或败血症。若再障患者妊娠期血红蛋白能维持在 $60\ g/L$ 以上,通常对胎儿影响不大,分娩的新生儿一般血常规正常,很少发生再障。否则,对胎儿不利,可导致流产、早产、胎儿生长受限、死胎及死产。

(二)临床表现和诊断

再障主要表现为较重的贫血、出血及感染。血常规呈全血细胞减少,贫血为正细胞正色素性。急性再生障碍性贫血血红蛋白随贫血的进展而降低;网织红细胞计数小于 0.01,绝对值小于 $15 \times 10^9/L$;中性粒细胞绝对值小于 $0.5 \times 10^9/L$;血小板数小于 $20 \times 10^9/L$。慢性再生障碍性贫血、血红蛋白和红细胞平行下降,多为中度贫血;网织红细胞计数大于 0.01,但绝对值低于正常值;白细胞明显减少,淋巴细胞比例上升。骨髓象特点为造血细胞减少,脂肪增多。粒红两系细胞均减少,淋巴细胞相对增多;细胞形态大致正常;巨核细胞明显减少。

(三)治疗

1.妊娠期

(1)再障患者不宜妊娠,已受孕者应在妊娠早期行人工流产,并在流产前做好输血准备。中、晚期妊娠患者流产和引产的危险性大增,可在产科和血液科医生的严密监护下继续妊娠至足月。

(2)支持疗法:注意休息,加强营养(饮食以高蛋白、高维生素最佳),间断吸氧,根据病情可给予少量、间断、多次输新鲜血,使血红蛋白维持在 $60\ g/L$ 以上,或间断输成分血。

(3)有明显出血倾向者,给予肾上腺皮质激素治疗,如泼尼松 $10\ mg$,每日 3 次口服,但因皮质激素抑制免疫,易致感染,故不宜久用。也可用蛋白合成激素(如司坦唑醇)刺激红细胞生成。

(4)预防感染:注意个人及环境卫生,保持皮肤及口腔清洁,各种注射及穿刺均应严格遵守无菌操作。一旦感染出现,应查明感染灶以采用适当的抗生素,若病因未明者可先使用对胎儿无影响的广谱抗生素治疗。

2.分娩期

再障患者应提前住院待产。中、重度贫血孕妇,临产后要纠正贫血,输注浓缩红细胞或新鲜血,使孕妇的血红蛋白浓度维持在 80 g/L 以上,若分娩前血小板小于 $20×10^{12}$/L,分娩时输注浓缩血小板悬液以预防出血。

分娩时尽量经阴道分娩,适当助产,缩短第二产程,防止第二产程用力过度造成脑等重要脏器出血或胎儿颅内出血。有产科指征者行剖宫产时,可考虑将子宫一起切除,以免引起产后出血及产褥感染。

3.产褥期

再障孕妇因贫血、白细胞低、抵抗力弱,易发生产褥感染,所以产后应常规应用抗生素。另一方面,产后子宫收缩力减弱,可发生子宫延迟出血,应密切观察,及时处理。

五、预防与健康教育

(1)加强孕期营养指导,改变不良饮食习惯,饮食应多样化,多食用富含铁、叶酸和维生素 B_{12} 的食品,如动物肝、血、肉类、豆类、各种蔬菜、瓜、果、海带、紫菜、木耳、香菇等。

(2)孕前和孕期积极治疗胃肠道功能紊乱和消化不良等,以防铁、叶酸、维生素 B_{12} 摄入或吸收不足。

(3)有高危因素者,孕期可适当服用铁剂、叶酸等,预防贫血的发生。

(4)孕期应常规进行血常规检查,早期发现贫血,并确定贫血的类型。针对不同贫血进行积极治疗,必要时可输血治疗。

(5)妊娠合并贫血者应加强产前检查,注重母体和胎儿监护,以防母儿并发症发生。

(王会明)

第六节 妊娠合并泌尿系疾病

尿路感染是由于病原菌(非结核或其他特异性细菌)侵犯尿路引起的炎症病变。约 7% 的孕妇出现尿路感染,远高于非妊娠期的 4.4%,最常见的为无症状细菌尿、膀胱炎及急性肾盂肾炎。尿路感染可造成早产、败血症,甚至诱发急性肾衰竭。

一、无症状菌尿症

当泌尿系统中存在着持续性的细菌滋生、繁殖,临床上却无尿路感染症状者为无症状菌尿症。它在孕期的发生率与非孕期相似,为 2%～10%,多见于高龄孕妇及经产妇。

(一)诊断

符合下列条件可确诊为无症状菌尿症:①孕妇无症状;②耻骨上膀胱穿刺收集尿液,尿液的细菌培养为阳性;或清洁中段尿培养细菌数 $>10^4$/mL,培养的细菌大多数为革兰氏阴性杆菌。其中以大肠埃希菌最为常见,占 75%～90%,原因是该菌为肠道中的主要细菌,它能耐受阴道的酸性分泌物,并能黏附于泌尿道的上皮细胞,产生的毒素能降低输尿管的蠕动及抑制巨噬细胞的活性,因此具有较强的致病力。其次为克雷白杆菌、变形杆菌、葡萄球菌及绿脓杆菌。

（二）治疗

由于孕期无症状菌尿症不会自行消失，而且20％～40％的孕妇将发展为急性尿路感染，故凡确诊者均应采用抗生素治疗。选择抗生素的原则：选用对细菌敏感的药物，而药物对胎儿无毒害作用。可首选氨苄西林头孢菌素类药物；磺胺类在孕早期可能会引起先天性畸形，孕晚期有致新生儿核黄疸的危险；由于氨基糖苷类对胎儿听神经及肾脏有毒性，故不宜使用。常用剂量为氨苄西林头孢菌素0.5 g，每日4次，妊娠中期可选用磺胺异恶唑1片，每日4次，一般疗程为2周。停药后应定期复查尿培养。约有15％的病例，菌尿症持续存在。有些病例因治疗后复发或再感染，需要反复治疗至分娩或产后。

对顽固性或反复发作的菌尿症，尤其是曾有过急性尿路感染者或是产后持续存在的菌尿症应在产后2个月进行静脉泌尿系造影，了解有无泌尿系统的慢性感染、梗阻或先天畸形。

二、急性膀胱炎

急性膀胱炎可由无症状菌尿症发展而来；也可能与女性的尿道短，距肛门近，不注意外阴卫生容易导致感染有关；孕妇如患有外阴阴道炎、尿道旁腺炎或肛门周围炎均可能导致急性膀胱炎；分娩前后的导尿或留置导尿管可将前尿道的细菌带入膀胱，也可造成尿道或膀胱黏膜损伤，增加膀胱感染的发生率。孕期急性膀胱炎的发生率约为1％。

（一）诊断

1.临床表现

典型的临床表现是膀胱刺激症状，包括尿频、尿急及尿痛，尤以排尿终末时明显，可伴下腹不适，偶有血尿，但不伴有明显的全身症状。

2.辅助诊断

(1)中段尿沉渣涂片示白细胞增多，亦可有红细胞增多。

(2)尿培养阳性，细菌种类与无症状菌尿症相似。

（二）治疗

急性膀胱炎的治疗原则是控制症状、消灭病原体、去除诱发因素及防止复发。治疗过程中应多饮水多排尿，以加速细菌及炎性分泌物的排出。应禁忌性生活。若尿路刺激症状明显，可用普鲁苯辛或654-2等胆碱能药物缓解症状。选择抗生素的原则与无症状菌尿症相同，停药后5 d复查中段尿细菌培养，若仍为阳性，应继续用药治疗。为防止复发，应加强孕期保健，注意外阴清洁卫生，每晚清洗外阴部，治疗无症状菌尿症，若并存阴道炎，应积极治疗。

（王会明）

第七节　妊娠合并病毒性肝炎

病毒性肝炎是严重危害人类健康的传染病。肝炎病毒主要包括甲型（HAV）、乙型（HBV）、丙型（HCV）、丁型（HDV）及戊型（HEV），近年又发现庚型肝炎病毒和输血传播病毒。妊娠的任何时期都有被肝炎病毒感染的可能，以乙型肝炎病毒感染最常见。重症肝炎仍是我国孕产妇死亡的重要原因之一。

一、妊娠对病毒性肝炎的影响

多数学者认为，妊娠本身并不增加肝炎病毒的易感性。但孕妇的新陈代谢明显增加，营养物质消耗大，糖源储备降低；妊娠早期食欲减退，体内营养物质相对不足，蛋白质缺乏，使肝脏的抗病能力下降；妊娠期肾上腺皮质、卵巢、胎盘产生的大量雌激素等需要经肝脏灭活；胎儿代谢产物需要经母体解毒；妊娠晚期的一些并发症及分娩、手术、出血、麻醉等，使肝脏受损及肝脏负担较非孕期明显加重，因此孕妇易患各型肝炎，也易使原有的肝损害进一步加重，孕妇患肝炎后，最易转变为慢性，如丙型肝炎，也易发展成重症肝炎。

二、病毒性肝炎对妊娠的影响

1.对母体的影响

妊娠早期患急性肝炎可使妊娠反应加重；妊娠中晚期则使妊娠期高血压疾病发病率升高，可能与患肝炎时对醛固酮的灭活能力下降有关；由于凝血因子合成功能减退，产后出血的发生率增加，若为重症肝炎常并发 DIC，孕产妇的病死率明显升高。

2.对胎儿及新生儿的影响

容易发生流产、早产、死胎和死产，新生儿的病死率明显升高。妊娠期患病毒性肝炎，胎儿可通过垂直传播而感染，乙型肝炎的母婴传播率较高。婴儿的 T 淋巴细胞功能尚未完全发育，对 HBsAg 有免疫耐受，容易成为慢性携带状态。围生期感染的婴儿，有相当一部分将转为慢性病毒携带状态，之后容易发展为肝硬化或原发性肝癌。

3.母婴传播

肝炎病毒的母婴传播情况因病毒的类型不同而异。甲肝病毒不能通过胎盘传给胎儿，所以妊娠期患甲肝不必行人工流产或引产，但分娩时接触母体血液或受粪便污染可使新生儿感染。丙型肝炎的母婴传播少见，只有当母体血清中检测到较高滴度的 HCV-RNA 时才可能发生。丁型肝炎的母婴传播少见，戊型肝炎的传播已有病例报道。乙肝病毒的母婴传播是引起乙肝流行和形成表面抗原携带者的主要原因。母婴传播途径有三种。①宫内传播：近年研究证明，宫内感染率为 9.1%～36.7%，传播机制尚不清楚，可能由母血渗漏造成。②产时传播：是 HBV 母婴传播的主要途径。胎儿通过产道时吞咽含 HBsAg 的母血、羊水、阴道分泌物，或在分娩过程中子宫收缩使胎盘绒毛破裂，少量母血渗漏入胎儿循环，导致新生儿感染。目前没有足够证据证明剖宫产可降低母婴传播风险。③产后传播：主要通过产后的乳汁及母亲的分泌物感染。近年研究多认为，新生儿经主动、被动免疫后，母乳喂养是安全的，但 HBsAg 与 HBeAg 同时呈阳性的母亲进行母乳喂养是否安全，目前尚缺乏充分的证据。

三、诊断

妊娠期病毒性肝炎的诊断与非妊娠期相同，但在妊娠期，尤其是在妊娠晚期诊断较困难。因为正常妊娠时肝组织学和肝功能可发生生理性改变，例如，肝脏可有轻度肿大，部分孕妇可出现肝掌，少数孕妇的血清胆红素、谷丙转氨酶水平轻度升高，碱性磷酸酶、胆固醇水平可有不同程度的升高，而血浆总蛋白、清蛋白值有所下降。因此，应根据流行病学，结合临床症状、体征及实验室检查结果进行综合判断。

1.病史及临床表现

有与肝炎患者密切接触史，或有输血、注射血制品史等；有消化道症状，如食欲减退、恶心、呕吐、腹胀、肝区痛及腹泻,不能用妊娠反应或其他原因解释;全身症状有发热、乏力。检查可有黏膜、皮肤、巩膜黄染,肝大且有触痛、叩击痛。

2.实验室检查

血清谷丙转氨酶水平升高,特别是数值很高、持续时间较长时,如能排除其他原因,对病毒性肝炎有诊断价值。血清胆红素水平升高,超过17 μmol/L(1 mg/dL),尿胆红素呈阳性,凝血酶原时间的延长,血氨水平升高等均有助于诊断。凝血酶原时间百分活度(PTA)对判断疾病进展及预后有较大价值。PTA $<$ 40%是诊断重型肝炎的重要指标之一(正常值为80%～100%)。

3.血清学及病原学检测及其临床意义

对感染甲型肝炎病毒者,在潜伏期后期和急性早期用免疫电镜检测粪便中的 HAV 颗粒。也可以检测血清中抗 HAV 抗体。急性期患者发病第 1 周抗 HAV-IgM 即可呈阳性,1～2 个月阳性率下降,于 3～6 个月消失,这对早期诊断十分重要,特异性高。人体感染乙型肝炎病毒后,血液中可出现一系列有关的血清学标志物。HBsAg 呈阳性是 HBV 感染的标志,其滴度随病情恢复而下降。HBeAg 呈阳性和滴度反映 HBV 的复制及传染性的强弱。如持续呈阳性提示转为慢性,在慢性 HBV 感染时 HBeAg 呈阳性常表示肝细胞内有病毒活动性复制。HBV-DNA 呈阳性表示体内存在 HBV 病毒且在复制。总之,妊娠期出现黄疸和无其他原因解释的消化道症状,血清谷丙转氨酶水平升高、胆红素水平升高、尿胆红素呈阳性时,如能排除其他原因引起的黄疸即可做出诊断,病原学检查可确诊并做出病原学分型。

4.妊娠合并重症肝炎的诊断要点

①出现严重的消化道症状,表现为食欲极度减退、频繁呕吐、腹胀、出现腹腔积液;②黄疸迅速加深,起病急,起病一周时间内血清胆红素水平不小于 171 μmol/L(10 mg/dL),或每日上升超过 17 μmol/L;③肝脏进行性缩小,出现肝臭气味,肝功能明显异常,酶胆分离,白蛋白与球蛋白的比值倒置;④迅速出现精神、神经症状,如嗜睡、烦躁不安、神志不清、昏迷;⑤凝血功能障碍,全身有出血倾向,PTA$<$40%;⑥有肝肾综合征。

四、治疗

妊娠期病毒性肝炎的处理与一般病毒性肝炎相同,但应兼顾母婴安全。

1.重症肝炎的处理要点

(1)预防及治疗肝性脑病:限制蛋白质的摄入量,每日少于 0.5 g/kg;增加糖类,保持大便通畅,减少氨及毒素的吸收。口服新霉素或甲硝唑以抑制大肠埃希菌、减少游离氨及其他毒素的形成。为了减少肝细胞坏死及促使肝细胞再生,可用胰高血糖素 1～2 mg,加胰岛素6～12 U,溶于 500 mL 10%的葡萄糖注射液内滴注,2～3 周为一疗程。人血白蛋白10～20 g,每周 1～2 次;新鲜血浆 200～400 mL,每周 2～4 次。出现肝性脑病或有前驱症状时,给予醋谷胺,每日 600 mg,溶于 500 mL 5%的葡萄糖注射液中静脉滴注,或精氨酸 15～20 g,静脉滴注以降低血氨,改善脑功能。六合氨基酸注射液 250 mL,加等量的 10%的葡萄糖注射液稀释后静脉滴注,每日 1～2 次,能调整血清氨基酸比值,使肝性脑病患者清醒。

(2)治疗 DIC:一旦出现 DIC,应首先补充新鲜血、凝血酶原复合物、纤维蛋白原、抗凝血酶Ⅲ和维生素 K_1。肝素应在凝血功能监测下使用,剂量宜小不宜大,产前 4 h 至产后 12 h 内均不宜用肝素。

2.产科处理

(1)妊娠期:主要采用护肝、对症、支持疗法。常用护肝药物有腺苷蛋氨酸、还原型谷胱甘肽注射液、复方甘草酸、丹参注射液、门冬氨酸钾镁等。必要时补充清蛋白、新鲜冰冻血浆、冷沉淀等血制品。治疗期间严密监测肝功能、凝血功能等指标。患者经治疗后若病情好转,可继续妊娠。治疗效果不好、肝功能及凝血功能指标继续恶化的孕妇,应考虑终止妊娠。

(2)分娩期:根据产科指征选择分娩方式。分娩前数日肌内注射维生素 K_1 20~40 mg/d,准备好新鲜血。防止滞产,尽量缩短第二产程,防止产道损伤和胎盘残留,防止子宫收缩乏力引起产后出血。对于病情较严重者或血清胆汁酸水平明显升高的孕妇可考虑剖宫产。对重症肝炎患者在控制24 h后迅速终止妊娠。由于过度的体力消耗可加重肝脏的负担,应以剖宫产结束分娩,手术尽可能减少出血及缩短手术时间。因妊娠合并重型肝炎常发生产时产后出血,是患者病情加重与死亡的主要原因之一。所以在必要时可在剖宫产同时行子宫次全切除术。

(3)产褥期:控制感染是防止肝炎病情恶化的关键,应使用对肝脏损害小的广谱抗生素。产褥期注意休息及营养,随访肝功能,不宜哺乳者应用生麦芽或外敷芒硝回乳,禁用对肝脏损害的药物(如雌激素)。

五、预防

预防方法因病毒类型而异,但总的原则是切断传播途径、综合预防。

(1)建立规章制度,预防住院患者的传染。必须对粪便、分泌物、便盆和其他与肠道接触过的用具进行特殊处理。

(2)加强围生期保健,重视孕期监护,加强营养,嘱患者摄取高蛋白、高糖类和高维生素食物。将肝功和肝炎病毒血清标志物检测列为常规检测项目,并定期复查。特别提醒医务人员对病毒性肝炎患者进行接产和手术时应戴双层手套。由于医务人员与肝炎患者有特殊接触,建议给每一位医务人员进行被动和主动免疫。

(3)对于有甲肝密切接触史的孕妇在接触后 7 d 内可肌内注射丙种球蛋白 2~3 mL。对新生儿出生时和出生后 1 周各注射 1 次丙种球蛋白以预防感染。患者在甲肝急性期禁止哺乳。

(4)患乙肝的妇女应至少在肝炎痊愈半年后妊娠。HBV 感染孕妇在妊娠晚期注射乙型肝炎免疫球蛋白(hepatitis B immunoglobulin, HBIG)能否有效预防宫内感染,目前尚有争议。对 HBsAg 及 HBeAg 呈阳性的孕妇分娩时应注意隔离,避免产程延长、胎儿窘迫、羊水吸入、软产道裂伤。预防新生儿感染可以通过出生前筛查,我国新生儿出生后常规进行免疫接种。对母亲 HBsAg 呈阳性的新生儿,应在出生后 24 h 内尽早注射 HBIG,剂量应≥100 U,同时在不同部位接种 10 μg 重组酵母或 20 μg 中国仓鼠卵母细胞乙型肝炎疫苗,在 1 个月和 6 个月时分别接种第 2 针和第 3 针乙型肝炎疫苗,可显著提高阻断母婴传播的效果。新生儿在出生12 h 内注射 HBIG 和乙型肝炎疫苗后,可接受 HBsAg 呈阳性母亲的哺乳。

(5)对丙型肝炎无特效方法,对丙肝抗体呈阳性孕妇的婴儿,在 1 岁前注射免疫球蛋白可对婴儿起保护作用。

(胡国敏)

第十二章　胎儿异常与多胎妊娠

第一节　巨大儿

巨大儿(macrosomia)指胎儿体重≥4 000 g。目前欧美国家定义为胎儿体重≥4 500 g。近年来发病率有增加的趋势,国外为15.1%,国内为7%左右,男婴多于女婴。巨大儿的发生率增加与孕妇营养过剩、肥胖和妊娠合并糖尿病,尤其是2型糖尿病有关,也与遗传因素,如父母高大、过期妊娠、高龄产妇、种族、民族因素相关;有巨大儿分娩史者也应警惕此次发生巨大儿的可能。

一、诊断

目前尚无准确估计胎儿大小的方法,因此,巨大儿只有在出生后才能确诊。有研究表明,临床估计胎儿体重与超声测量一样可靠,甚至优于超声,因此要综合判断。

1. 病史及临床表现

孕妇有糖尿病、过期妊娠或巨大儿分娩史,妊娠晚期体重迅速增加,呼吸困难,腹部胀满。

2. 腹部检查

宫高>35 cm、腹围大,触诊胎体大、先露高浮,多有跨耻征阳性,胎心位置偏高。

3. 超声检查

测量胎儿双顶径、股骨长、腹围及头围等各项生物指标。双顶径>10 cm时,需进一步测量胎儿肩径及胸径,若肩径及胸径大于头径者,发生肩难产的概率增加。

二、对母儿的影响

1. 对母体的影响

易发生相对头盆不称、产程延长及肩难产,从而导致软产道损伤、产后出血、产后感染及子宫脱垂,胎先露长时间压迫产道,容易发生尿瘘或粪瘘。

2. 对胎儿的影响

新生儿肩难产可引起颅内出血、锁骨骨折、臂丛神经损伤及麻痹。合并糖尿病的孕妇分娩的新生儿容易发生低血糖、脑损伤、呼吸窘迫综合征等,增加了围产儿病死率。

三、治疗

1. 妊娠期

加强孕期体重监测及营养指导,合理控制孕妇体重,对于具有高危因素的患者及时干预,是减少妊娠糖尿病和巨大儿的有效措施。

孕妇平均体重增长12.5 kg为宜,但也要因人而异,尤其是妊娠前肥胖的孕妇,平均每周增重0.3 kg为宜。有糖尿病史者应积极控制血糖,于足月后根据胎盘功能及糖尿病控制情况等综合评估,决定终止妊娠时机。

2.分娩期

分娩前根据影像学和查体结果综合评估胎儿体重以及产道情况,尽可能准确估计胎儿体重,选择合适的分娩方式。对于正常女性骨盆来说,非糖尿病孕妇胎儿体重≥4 500 g,糖尿病孕妇胎儿体重≥4 000 g,应考虑头盆不称,必要时应行剖宫产。无相对头盆不称者可经阴道分娩,当胎头达坐骨棘下 3 cm、宫口已开全时,可在较大的会阴侧切下产钳助产。发生肩难产时按照肩难产的处理方法协助胎肩娩出,产后常规软产道检查,预防产后出血及感染。

3.分娩后

做好新生儿复苏工作,预防新生儿低血糖症。

(王会明)

第二节　胎儿生长受限

胎儿生长受限(fetal growth restriction,FGR)是指经超声估测的胎儿体重低于对应孕周胎儿体重的第 10 百分位数以下,严重 FGR 是指胎儿体重低于第 3 百分位数以下,同时伴有多普勒血流的异常。国内发生率为 4%~7%,病死率高,占围产儿死亡总数的 42.3%,新生儿近期或远期并发症明显升高。低出生体重儿被定义为胎儿分娩时的体重小于 2 500 g。小于孕龄儿(small for gestation age,SGA)是指出生体重低于同胎龄应有体重第 10 百分位数以下或低于其平均体重 2 个标准差的新生儿。新生儿病死率为 1%,较同孕龄出生的正常体重儿病死率高 0.2%。SGA 包括以下三种。

(1)正常的 SGA:即胎儿结构及多普勒血流评估均未发现异常。

(2)异常的 SGA:存在结构异常或者遗传性疾病的胎儿。

(3)胎儿生长受限(FGR)。有 25%~60% 的 SGA 是因为种族、产次或父母身高体重等因素而造成的。除胎儿体重及体格发育较小外,各器官无功能障碍和宫内缺氧表现,称为"健康小样儿"。FGR 与 SGA 是被包含关系,SGA 中仅有一部分是 FGR。

一、病因

胎儿生长受限的病因复杂,一部分原因不完全清楚。影响胎儿生长的高危因素如下。

1.孕妇因素

孕妇因素占 50%~60%。

(1)营养因素:孕妇营养不良、偏食、妊娠剧吐、过度控制饮食以及摄入蛋白质、维生素及微量元素不足。

(2)遗传因素:胎儿体重差异 40% 来自双亲的遗传因素,母亲身材矮小,FGR 发生率增高。

(3)各种妊娠合并症和并发症:如贫血、心脏病、肾脏病,特别是蛋白和能量供应不足。妊娠期高血压疾病、妊娠期肝内胆汁淤积症、抗磷脂抗体综合征、多胎妊娠、前置胎盘等,均可使胎盘血流量减少。

(4)其他:孕妇年龄、地区、经济条件、子宫发育畸形、吸烟、吸毒、酗酒、滥用药物、母体接触放射线或有毒物质、宫内感染病毒、细菌、原虫及螺旋体感染等。

2.胎儿因素

（1）胎儿患有遗传病或染色体疾病，一般病情越严重，越易出现胎儿生长受限，尤其在染色体异常或严重循环系统畸形的胎儿中更为明显，如 Turner 综合征，21、18 或 13 三体综合征以及基因病等。

（2）生长激素、胰岛素样生长因子、瘦素等调节胎儿生长的物质在脐血中降低，可能会影响胎儿内分泌和代谢。

3.子宫、胎盘、脐带因素

导致子宫胎盘血流量减少，胎儿供血不足。如先天子宫发育异常，胎盘梗死，脐带过细（尤其近脐带根部过细）、脐带过长、脐带扭转、脐带打结等。

二、临床表现及分类

1.内因性均称型 FGR

内因性均称型 FGR 属于原发性 FGR，少见。因胎儿在体重、头围和身长三方面生长均受限故称均称型。病因包括基因或染色体异常、病毒感染、接触放射性物质及其他有毒物质。这些高危因素作用于妊娠 17 周之前的胎儿，使胎儿此时期细胞增生受损而致细胞数目较少，脑重量减轻。新生儿特点是头围与腹围均小于该孕龄正常值，常伴有脑神经发育障碍和小儿智力障碍。胎儿畸形发生率和围产儿病死率高，预后不良。

2.外因性不均称型 FGR

外因性不均称型 FGR 属于继发性 FGR，常见，占 70%～80%。妊娠早期胚胎发育正常，高危因素主要作用于妊娠中晚期。多由妊娠期高血压疾病、糖尿病等所致的慢性胎盘功能不全。胎儿各器官细胞数目正常，但体积小。新生儿特点为发育不均称、头大、低体重、营养不良，胎儿常有宫内慢性缺氧及代谢障碍，胎盘功能下降，使胎儿在分娩期对缺氧的耐受力下降，易导致新生儿脑神经受损和低血糖。

3.外因性均称型 FGR

外因性均称型 FGR 为上述两型之混合型。高危因素作用于整个妊娠期，常见为缺乏重要生长因素，如叶酸、氨基酸、微量元素，或有害药物影响所致。病因有母儿双方因素。新生儿特点是体重、身长、头围均较小，有营养不良表现。各器官体积均小，尤以肝脾为著，常有生长及智力障碍。

三、诊断

对于可疑 FGR 者，首先行超声检查，排除畸形，必要时行胎儿磁共振检查。此外，还应排除胎儿染色体异常的可能。密切监护胎儿生长发育情况是提高 FGR 诊断率及准确率的关键。因此，孕妇应在妊娠早期通过超声检查准确地判断胎龄。

1.病史

有 FGR 的高危因素，孕妇体重、宫高、腹围增长缓慢。

2.体征

通过测量孕妇体重、宫高、腹围的变化，推测胎儿大小，初步筛查 FGR。

（1）宫底高度、腹围值连续 3 周测量均在第 10 百分位数以下者，作为筛选 FGR 指标，预测准确率达 85% 以上。

（2）计算胎儿发育指数，胎儿发育指数＝子宫长度(cm)－3×(月份＋1)，指数在－3 和

+3 之间为正常,小于－3 提示可能为 FGR。

(3)妊娠晚期孕妇每周增加体重 0.5kg。若体重增长停滞或增长缓慢时可能为 FGR。

3.辅助检查

(1)超声检查:对有高危因素的孕妇要从妊娠早期开始定期行超声检查,监测胎儿生长发育指标。①胎儿头围与腹围比值(HC/AC):比值小于正常同孕周平均值的第 10 百分位数,即应考虑可能为 FGR(不均称型)。其中腹围的测定在诊断 FGR 中具有重要价值;②测量胎儿双顶径(BPD):每周动态测量观察其变化,每周增长<2.0mm,或每 3 周增长<4.0mm,或每 4 周增长<6.0mm,或妊娠晚期双顶径每周增长<1.7mm,均应考虑有 FGR 的可能;③胎盘成熟度与羊水量:多数 FGR 出现胎盘功能低下和羊水过少。

(2)彩色多普勒超声检查:脐动脉多普勒血流是 FGR 最重要的监测方法,监测指标包括最大峰值血流速度/舒张末期血流速度(S/D)、阻力指数(RI)和搏动指数(PI)。随着胎盘功能障碍的恶化,脐动脉多普勒血流表现为 S/D 升高、舒张末期血流消失、舒张末期血流反向。胎儿大脑中动脉(middLe cerebral artery,MCA)多普勒血流反映继发于胎儿缺氧的"大脑保护效应"。静脉循环的改变晚于动脉循环的变化,能够更好预测不良结局和决定分娩时机。

(3)实验室检查:评估胎盘功能;检测 TORCH 感染;严重 FGR 要行胎儿染色体检查及遗传代谢性疾病的筛查;检测抗心磷脂抗体(ACA),研究表明 ACA 与 FGR 的发生有关。

四、治疗

FGR 的治疗原则是:积极寻找病因,评估胎儿状况(畸形、死胎和早产的风险),补充营养、改善胎盘循环,加强胎儿监测、适时终止妊娠。目前尚无证据表明,孕期治疗可以改善 FGR 的生长状况。

1.寻找病因

尽可能寻找致病原因,如早期发现妊娠期高血压疾病,TORCH 感染、代谢综合征等,超声检查排除胎儿先天畸形,必要时采用介入性产前诊断技术进行胎儿染色体核型分析排查非整倍体胎儿。

2.妊娠期治疗

低分子量肝素、阿司匹林用于抗磷脂抗体综合征所致的 FGR 有效。既往有 FGR 和子痫前期病史的孕妇,孕期应用低剂量阿司匹林,可以防止再次发生 FGR、子痫前期的风险。丹参能促进细胞代谢、改善微循环、降低毛细血管通透性,有利于维持胎盘功能。硫酸镁能恢复胎盘正常的血流灌注,β-肾上腺素激动剂能舒张血管、松弛子宫,改善子宫胎盘血流。目前,FGR 的妊娠期治疗方案仍有争议。

胎儿宫内状况的监测:胎动计数、听胎心、检测胎盘功能、电子胎儿监护、胎儿生物物理(BPP)评分、彩色多普勒超声监测胎儿血流(如脐动脉血流、大脑中动脉血流、静脉导管血流)等。多普勒血流监测可以为终止妊娠时机的选择提供帮助。

3.产科处理

关键在于决定分娩时间和选择分娩方式。根据胎心监护、生化检查结果综合评估的胎儿宫内状况及宫颈成熟度来决定。

(1)继续妊娠:妊娠未足月,胎儿状况良好,胎盘功能正常,孕妇无妊娠并发症及合并症者,可以在密切监护下妊娠至足月。

（2）终止妊娠：终止妊娠的指征包括胎儿因素：胎动减少、羊水过少、胎儿停止发育或经治疗无好转，电子胎心监护结果异常者应行胎儿生物物理评分及胎儿血流测定等，如提示胎儿缺氧，可考虑终止妊娠；小于 32 周分娩者，分娩前给予硫酸镁保护胎儿神经系统；小于 32 周的 FGR 脐动脉血流出现 AEDV 或 REDV，同时合并静脉导管 a 波缺失或反向，当胎儿可能存活并完成糖皮质激素治疗后，应建议终止妊娠，但必须慎重选择分娩方式。小于 34 周分娩者，给予糖皮质激素促胎儿肺成熟，如新生儿救治能力不足，应当转至上级医院分娩。

单纯 FGR，可选择期待治疗至 38 周左右终止妊娠。孕晚期监测胎儿血流时，如果脐动脉血流 S/D 值升高而孕周≥37 周应终止妊娠；脐动脉血流出现 AEDV 而孕周≥34 周应终止妊娠；脐动脉血流出现 REDV 而孕周≥32 周应终止妊娠。FGR 出现停滞生长＞2 周或产前监测出现明显异常（生物物理评分＜6 分，NST 频繁异常），可考虑终止妊娠。母体因素：母体有严重妊娠合并症或并发症，危及母体生命经治疗后病情无好转者，或合并其他终止妊娠指征者，应终止妊娠。终止妊娠的方法：如胎儿宫内情况良好、胎儿成熟、Bishop 宫颈成熟度评分≥7 分，无产科禁忌证者可经阴道分娩；畸形或难以存活胎儿应考虑阴道分娩；FGR 伴有脐动脉血流 AEDV 或 REDV，应选择剖宫产尽快终止妊娠。

（3）产时处理：①产时监测：疑诊 FGR 的孕妇应按"高危孕妇"进行产时监测，产时密切电子胎心监护；②新生儿复苏：最好由新生儿科医生完成。该类新生儿分娩时缺氧和胎粪吸入的风险增加，应尽快熟练地清理呼吸道并进行通气。严重生长受限的新生儿对低体温特别敏感，也可能发展为其他代谢异常，如低血糖、红细胞增多症和血液黏稠，要及时处理。此外，低出生体重儿发生多动症及其他神经障碍的风险增加，并且出生体重越低风险越高。

五、预防

应从孕前开始，使母体的身体状况、用药和营养最佳化。必须戒烟。纠正营养缺乏。如合并有高血压或有胎儿生长受限分娩史，可在孕早期预防性应用低剂量的阿司匹林。孕妇戒除烟酒、毒品等，使 FGR 风险降到最低。

（王会明）

第三节　胎儿窘迫

胎儿在子宫内因急、慢性缺氧危及其健康和生命者，称胎儿窘迫（fetal distress），分急性及慢性两类，发生率为 2.7%～38.5%。急性者常发生在分娩时，慢性者常发生在妊娠晚期，与胎盘功能及母体并发症相关，可延续至分娩期并加重。

一、病因

母体血液含氧量不足、母胎间血氧运输或交换障碍及胎儿自身因素异常均可导致胎儿窘迫的发生。

（一）胎儿急性缺氧（fetal acute hypoxia）

子宫胎盘血液循环障碍、气体交换受阻或脐带血液循环障碍。常见病因有如下。

（1）前置胎盘、胎盘早剥。

（2）药物：缩宫素使用不当、麻醉及镇静剂过量。

（3）脐带异常，如脐带脱垂、真结、扭转等。

（4）母体严重血液循环障碍。

（二）胎儿慢性缺氧(fetal chronic hypoxia)

常见病因有如下。

（1）母体血液氧含量不足。

（2）子宫胎盘血管病变、细胞变性、坏死，如妊娠期高血压疾病、糖尿病、过期妊娠等，胎盘血管可发生痉挛、硬化、狭窄，导致绒毛间腔血流灌注不足。

（3）胎儿运输及利用氧能力降低，如胎儿患有严重心血管畸形、各种原因所致的溶血性贫血等疾病时。

二、病理生理

胎儿对宫内缺氧有一定代偿能力。轻、中度或一过性缺氧时，往往通过减少自身及胎盘耗氧量、增加血红蛋白释氧而缓解，不产生严重后果，但长时间重度缺氧则可引起严重并发症。

（一）血气变化

胎盘功能不良引起的胎儿缺氧，常较早地出现呼吸性及代谢性酸中毒。因胎盘血管阻力增高，脐静脉血液回流减少，使胎儿下腔静脉中来自肢体远端含氧较少的血液比例相对增加，胎儿可利用氧减少，无氧酵解占优势，乳酸形成增加；又因胎盘功能障碍，二氧化碳通过胎盘弥散减少。

（二）心血管系统

因胎盘功能不良引起胎儿缺氧时，可观察到胎儿体内血液的重新分布：心、脑、肾上腺血管扩张，血流量增加，其他器官血管收缩，血流量减少。胎儿的血压也发生变化，血压变化则取决于两个相反因素：一是胎盘血管阻力增高及儿茶酚胺分泌增加使血压增高；二是酸中毒时，心肌收缩力减弱使心排出量减少，引起血压下降。缺氧早期血压轻度增高或维持正常水平，晚期则血压下降。胎儿心率变化取决于儿茶酚胺浓度及心脏局部因素相互作用的结果，儿茶酚胺使心率加快，而心肌细胞缺氧，局部 H^+ 浓度增高时，心率减慢。

（三）泌尿系统

缺氧使胎肾血管收缩，血流量减少，肾小球滤过率降低，胎儿尿形成减少，羊水量下降。

（四）消化系统

缺氧使胃肠道血管收缩，肠蠕动亢进，肛门括约肌松弛，胎粪排出。

（五）呼吸系统

缺氧初期深呼吸增加，出现不规则喘气，使粪染的羊水吸入呼吸道深处，继之呼吸暂停直至消失。

（六）中枢神经系统

缺氧初期血液重新分布维持中枢神经系统供氧。但长期严重缺氧、酸中毒使心肌收缩力下降，心排出量减少致血压下降，脑血流降低，血管壁损害，致脑水肿及出血；脑细胞缺氧，代谢障碍，细胞变性坏死，产生神经系统损伤后遗症。

三、临床表现及诊断

主要临床表现为:胎心率或胎心监护异常、胎动减少或消失。诊断胎儿窘迫时不能单凭1次胎心听诊的结果,而应综合其他因素一并考虑。有条件者最好采用胎儿电子监护仪监护,了解胎心基线率、基线变异及周期变化。

(一)急性胎儿窘迫

急性胎儿窘迫多发生在分娩期。常因脐带脱垂、前置胎盘、胎盘早剥、休克、产程延长或宫缩过强及不协调等引起。

1.胎心率异常

缺氧早期,胎儿处于代偿期,胎心率于无宫缩时增快,>160次/分钟;缺氧严重时,胎儿失代偿,胎心率<110次/分钟。CST/OCT的评估为Ⅲ类,提示胎儿缺氧,出现晚期减速、变异减速。胎心率<100次/分钟,基线变异可≤5次/分钟,伴频繁晚期减速提示胎儿缺氧严重,随时可发生胎死宫内。

2.羊水胎粪污染

羊水污染分3度:Ⅰ度浅绿色;Ⅱ度黄绿色、混浊;Ⅲ度稠厚、呈棕黄色。若胎先露部固定,前羊水囊中羊水的性状可与胎先露部上方羊水不同。因此,胎心率<110次/分钟,而前羊水仍清,应在无菌条件下,于宫缩间隙期轻轻上推胎儿先露部,了解其后羊水性状。注意切勿用力上推胎儿先露部,以免脐带脱垂。宫内胎粪排出受孕周影响,单纯羊水粪染不是胎儿窘迫的证据,需要结合胎儿监护进行评估,伴有胎心监护Ⅲ类异常,有胎儿窘迫存在,继续待产胎粪吸入,造成不良胎儿结局。

3.胎动异常

胎儿缺氧初期胎动频繁,继而减少至消失。

4.酸中毒

出生后脐动脉血血气分析能充分证明是代谢性酸中毒(pH<7.10和碱剩余>12 mmol/L)。

(二)慢性胎儿窘迫

常发生在妊娠晚期,多因妊娠期高血压疾病、慢性肾炎、糖尿病、严重贫血、妊娠期肝内胆汁淤积症及过期妊娠等所致胎盘功能低下。

1.胎动减少或消失

胎动<10次/12 h为胎动减少,是胎儿缺氧的重要表现之一,应予警惕。

2.胎儿生物物理评分低下

10～8分无急慢性缺氧,8～6分可能有急或慢性缺氧,6～4分有急或慢性缺氧,4分以下有急性伴慢性缺氧。

3.胎儿生长受限

持续慢性胎儿缺氧,使胎儿宫内生长受限,各器官体积减小,胎儿体重低。

(4)胎儿脉搏血氧定量(fetal pulse oxymetry)异常:其原理是通过测定胎儿血氧饱和度了解血氧分压情况。该检查方法主要优点如下。①无创伤连续监护。②预测缺氧较敏感,当氧分压无明显变化,pH值下降或二氧化碳分压增高,血氧饱和度已明显下降。

(5)胎儿电子监护异常:当CST/OCT的评估为Ⅱ类时应该综合考虑临床情况,持续胎儿监护,结合采取其他评估方法来判定胎儿有无缺氧,可能需要宫内复苏来改善胎儿状况。当CST/OCT 的评估为Ⅲ类,提示胎儿缺氧,应立即采取相应措施纠正胎儿缺氧,包括改变孕妇体位、给孕妇吸氧、停止缩宫素使用、抑制宫缩、纠正孕妇低血压等措施,如果这些措施均不奏效,应该紧急终止妊娠。

四、治疗

(一)急性胎儿窘迫

1.积极寻找原因并予以治疗

仰卧位低血压综合征者,应立即让患者取左侧卧位;纠正水、电解质紊乱或酸中毒;缩宫素使用不当致宫缩过强者,应立即停用缩宫素,必要时使用抑制宫缩的药物,羊水过少,可羊膜腔输液。

2.吸氧

面罩或鼻导管持续给氧,每分钟流量 10 L,提高母血含氧量,提升胎儿血氧分压。

3.尽快终止妊娠

根据产程进展,决定分娩方式。无论剖宫产或阴道分娩,均需做好新生儿抢救准备。

(1)宫口未开全:胎心率低于 110 次/分钟或高于 180 次/分钟;胎儿电子监护 CST/OCT 评估为Ⅲ类,提示胎儿缺氧,采取纠正措施无效,应即剖宫产。

(2)宫口开全:无头盆不称,胎头双顶径已过坐骨棘平面以下,一旦诊断胎儿窘迫,即应尽快经阴道助产分娩。

(二)慢性胎儿窘迫

根据病因,结合孕周、胎儿成熟度及胎儿窘迫的严重程度拟定处理方案。

1.一般处理

卧床休息,取左侧卧位,定时低流量吸氧,每日 2～3 次,每次 30 min,积极治疗妊娠并发症及并发症,加强胎儿监护。

2.终止妊娠

近足月胎动减少或胎儿电子监护 CST/OCT 评估为Ⅲ类,或胎儿生物物理评分≤4 分时,应行剖宫产。

3.期待疗法

孕周小、新生儿存活可能性小,须根据当地医疗条件,尽量采取非手术治疗,促胎肺成熟,以期延长孕龄。并与家属沟通,期待过程中随时可能胎死宫内。

(王会明)

第四节　多胎妊娠

一次妊娠同时有两个或两个以上胎儿称为多胎妊娠,以双胎妊娠多见,多有家族史。近年来随着辅助生殖技术的应用,多胎妊娠发生率明显上升。多胎妊娠孕妇并发症增多,围产儿病死率高。本节主要讨论双胎妊娠。

一、分类及特点

1. 双卵双胎

双卵双胎较多见,由两个卵子分别受精形成两个受精卵,约占双胎妊娠的70%。两个胎儿各有其自己的遗传基因,性别、血型可以相同或不同,而容貌与同胞兄弟姐妹相似,但指纹、精神类型等多种表现型不一致。

两个受精卵往往着床在子宫蜕膜不同部位,形成自己独立的胎盘,胎儿面见两个羊膜腔,中隔为两层羊膜和绒毛膜,有时两层绒毛膜可融合为一层;与遗传、应用促排卵药物及多胚胎宫腔内移植有关。如果两个卵子在短期内不同时间受精而形成的双卵双胎称为同期复孕。

2. 单卵双胎

由一个受精卵分裂而成的两个胎儿,叫作单卵双胎,约占双胎妊娠的30%。单卵双胎的发生不受年龄、遗传、种族、胎次及医源的影响,由于其基因相同,其胎儿性别、血型、容貌等相同。

单卵双胎由于受精卵分裂的时间不同有如下4种单卵双胎。

(1)双羊膜囊双绒毛膜单卵双胎:若分裂发生在受精后72 h内(桑葚期),此时内细胞团形成而囊胚层绒毛膜未形成,有两层绒毛膜及两层羊膜,胎盘为两个或一个。占单卵双胎的18%～36%。

(2)双羊膜囊单绒毛膜单卵双胎:在受精后第4～8 d间(囊胚期)发生分裂为双胎,内细胞团及绒毛膜已分化形成,而羊膜囊尚未出现时形成单绒毛膜双羊膜囊,在单卵双胎中约68%。它们共同拥有一个胎盘及绒毛膜,其中隔有两层羊膜。

(3)单绒毛膜单羊膜囊单卵双胎:分裂发生在受精后第9～13 d,羊膜腔形成后。两个胎儿共用一个胎盘,且共存于同一个羊膜腔内。占单卵双胎的1%～2%,围生儿病死率很高。

(4)连体双胎:由于受精卵分裂过晚所致,一般分裂发生在受精后的第13 d以后,可导致不同程度、不同形式的连体双胎。连体双胎发生率为单卵双胎的1/1 500。

二、临床表现及诊断

1. 病史及临床表现

双胎妊娠多有家族史、孕前应用促排卵药物或体外受精多个胚胎移植史。早孕反应往往较重,持续时间较长;子宫体积明显大于单胎妊娠;妊娠晚期,因过度增大的子宫,使横膈升高,呼吸困难,行走不便,出现下肢静脉曲张和水肿等压迫症状。

2. 产科检查

子宫大于孕周,在妊娠中晚期腹部触及多个肢体及两个或多个胎头;子宫较大,胎头较小,不成比例;在不同部位听到两个不同频率的胎心。双胎妊娠时胎位多为纵产式,以两个头位或一头一臀常见。

3. 辅助检查

(1)超声检查:妊娠35 d后,宫腔内可见两个妊娠囊;妊娠6周后,可见两个原始心管搏动。18～24周可筛查胎儿结构畸形,还可帮助确定两个胎儿的胎位。超声检查在妊娠早期和中期有助于监测单绒毛膜双胎是否发生双胎输血综合征(twin-twin transfusion syndrome,TTTS)及选择性生长受限(selective intrauterine growth restriction,sIUGR)等复杂性双胎并发症。

(2)超声早期判断：超声检查在妊娠 6 周至 10 周,可通过宫腔内孕囊数目进行绒毛膜性判断,如宫腔内有两个孕囊,为双绒毛膜双胎,如仅见一个孕囊,则单绒毛膜性双胎可能性较大。妊娠 11 周至 13^{+6} 周之间,可以通过判断胎膜与胎盘插入点呈"双胎峰"或者"T"字征来判断双胎的绒毛膜性。前者为双绒毛膜性双胎,后者为单绒毛膜性双胎,同时在此阶段还可以检测双胎的颈项透明层厚度(NT)来预测胎儿非整倍体发生的概率。

(3)磁共振检查：对评价双胎中枢神经系统发育以及双胎其他畸形具有较高临床价值。

三、并发症

1.孕妇并发症

双胎妊娠易并发妊娠期高血压疾病、妊娠期肝内胆汁淤积症、贫血、羊水过多、胎膜早破、胎盘早剥、前置胎盘。双胎妊娠增加孕妇心血管系统负担易发生心功能不全。双胎妊娠由于子宫过于膨大,子宫肌纤维过度延伸,产程中易致子宫收缩乏力而导致产程延长,易发生产后出血。当第一个胎儿为臀位,第二个胎儿为头位分娩时,第一个胎头尚未娩出,第二个胎头已降至骨盆腔内时,易发生两个胎头的颈部交锁而造成难产。

2.围生儿并发症

双胎妊娠并发症发生率及病死率均较高,可发生双胎输血综合征、选择性胎儿生长受限、胎儿异常、脐带脱垂等。约有 50% 双胎发生早产,胎儿窘迫、畸形、连体双胎、脐带异常的发生率也增加。单绒毛膜双胎特有的并发症如下：

(1)双胎输血综合征(TTTS)：是双羊膜囊单绒毛膜单卵双胎的严重并发症。胎盘中血管吻合包括动脉间、静脉间及动静脉吻合三种。大约有 15% 的单绒毛膜多胎妊娠发生 TTTS。受血者胎儿表现为循环血量增加,羊水过多,心脏扩大或心力衰竭伴有水肿；而供血者胎儿循环血量减少,羊水过少,生长受限。有时供血儿出现羊水严重过少,被挤压到子宫的一侧,成为"贴附儿"(stuck-twin)。如果不进行干预,严重 TTTS 的病死率高达 80%~100%。目前常根据 Quintero 分期标准评估病情的轻重：Ⅰ期：受血胎儿最大羊水池>8 cm(20 周以上,>10 cm),供血胎儿最大羊水池<2 cm；Ⅱ期：供血胎儿膀胱超声影像消失；Ⅲ期：多普勒超声改变(收缩末期脐动脉血流缺失或反流；静脉导管反流；脐静脉血流搏动)；Ⅳ期：一胎或双胎水肿；Ⅴ期：至少一胎胎死宫内。

(2)选择性宫内生长受限：即双胎中其中一个胎儿估计体重(estimated fetal weight,EFW)低于同孕龄胎儿体重的第 10 百分位数,而另一胎儿 EFW 正常,并且两胎儿 EFW 相差≥25%,是单绒毛膜双胎的严重并发症之一。双胎妊娠中约 12% 并发 sIUGR,其中约 15% 生长受限胎儿突发胎死宫内,而另一胎儿即使幸存,其神经系统和心血管系统并发症也明显增高,约有 20% 并发神经系统后遗症。单绒毛膜双胎 sIUGR 可发生在妊娠的任何时期,早期出现多存在先天异常。

(3)双胎反向动脉灌注序列征(twin reversed arterial perfusion sequence,TRAPS)：又称无心畸形,比较少见的畸形。双胎之一心脏阙如,残留或无功能,发生率为单绒毛膜妊娠的 1%,妊娠胎儿的 1:35 000。最显著的特征是结构正常的泵血胎通过一根胎盘表面动脉—动脉吻合向寄生的无心胎供血。如不治疗,正常胎儿可发生心力衰竭而死亡。

(4)单绒毛膜单羊膜囊双胎：由于两胎儿共用一个羊膜腔,两胎儿之间无胎膜分隔,因脐带缠绕和打结而发生宫内意外可能性较大,为极高危的双胎妊娠。

四、鉴别诊断

双胎妊娠应与巨大胎儿、单胎合并羊水过多、子宫肌瘤、卵巢肿瘤相鉴别,主要通过超声检查鉴别。

五、治疗

1. 妊娠期处理

(1)定期产前检查,及时防治妊娠期并发症:双胎妊娠系高危妊娠,母儿结局与孕期保健关系密切,一旦确诊,应做好保健和管理。应及早发现和治疗妊娠期高血压疾病、妊娠期肝内胆汁淤积症等。

(2)加强营养:注意补充足够的蛋白质、铁剂、维生素、叶酸、钙剂等。

(3)超声绒毛膜性的判断和监护:妊娠 11 周至 13^{+6} 周,通过超声检查判断绒毛膜性。

(4)超声监测:对双绒毛膜性双胎,每 3～4 周一次超声监测胎儿生长情况。对单绒毛膜性双胎,应每 2 周超声监测胎儿生长发育以期早期排除是否出现并发症等。对于复杂性双胎应每周进行超声监测。监测胎儿血流、生长发育情况、胎位变化以及复杂性双胎并发症的发生;如发现胎儿畸形,特别是连体双胎,及早终止妊娠。此外,超声检查发现胎位异常,一般不予纠正。

(5)防治早产:是双胎产前监护的重点,双胎孕妇应减少活动量,增加每日卧床休息时间,在 34 周以前发生先兆早产时,应给予宫缩抑制剂,地塞米松或倍他米松促胎肺成熟治疗,一旦出现宫缩或阴道流液,应住院治疗。

(6)单绒毛膜双胎及其特有并发症的处理:如确诊为双胎输血综合征,在 16～26 周Ⅱ～Ⅳ期可采取胎儿镜下胎盘血管交通支凝固术、脐带血管凝固或结扎、射频消融选择性减胎术等,其中在胎儿镜下用激光凝固胎盘表面可见的血管吻合支,使胎儿存活率提高。对于严重的 sIUGR 或者单绒毛膜双胎一胎合并畸形或 TRAPS,必要时可行选择性减胎术(射频消融术、脐带电凝术、脐带结扎术等),减去 FGR 胎儿或畸形胎儿。若无并发症,单绒毛膜单羊膜囊双胎的分娩孕周为 32～34 周。单绒毛膜双羊膜囊双胎的分娩孕周一般不超过 37 周。双绒毛膜双胎 37～38 周后终止妊娠。严重 sIUGR 和 TTTS 在严密监护下可期待至 32～34 周分娩。

2. 终止妊娠的指征

(1)急性羊水过多,引起压迫症状,如呼吸困难,严重不适等。

(2)母体严重并发症,如子痫前期或子痫,不允许继续妊娠时。

(3)胎儿畸形。

(4)已达预产期尚未临产,胎盘功能逐渐减退或羊水减少者。

3. 分娩期处理

双胎妊娠多能经阴道分娩,分娩方式的选择要结合孕妇年龄、胎次、孕龄、胎先露、不孕史及产科合并症、并发症等综合考虑,做好输血、输液及抢救孕妇的应急准备,并熟练掌握新生儿抢救和复苏的技术。

(1)阴道试产:适宜于双胎均为头先露或第一胎儿为头位,第二胎儿为臀位,两个胎儿的总体重为 5 000～5 500 g,第 2 个胎儿体重估计不超过第 1 个胎儿 200～300 g。产程中注意宫缩、产程进展和胎心变化,若出现宫缩乏力,可以给予低浓度的缩宫素缓慢静脉滴注。当第一个胎儿娩出后,尤其是单绒双胎,在胎盘侧脐带端立即夹紧,以防第二个胎儿急性失血。同时助手在腹部将第 2 个胎儿固定成纵产式并听胎心。若无阴道出血,胎心正常,等待自然分娩,一般是在 20 min 左右第二个胎儿可以娩出。若等待 10 min 仍无宫缩,可以给予人工破膜或给予低浓度缩宫素静脉滴注促进子宫收缩。若发现脐带脱垂或可疑胎盘早剥或胎心异常,立即用产钳或臀牵引,尽快娩出胎儿。

(2)剖宫产分娩指征:①胎儿窘迫短时间不能经阴道分娩者;②宫缩乏力导致产程延长,经处理无好转;③异常胎先露,如第一胎儿为肩先露、臀先露;④严重并发症需要立即终止妊娠者,如子痫前期、胎盘早剥或脐带脱垂者;⑤连体畸形无法经阴道分娩者。

4.防治产后出血

产程中开放静脉通道,做好输液及输血准备;第二个胎儿娩出后立即给予缩宫素促进子宫收缩;产后严密观察子宫收缩及阴道出血量,尤其应注意产后 24 h 内的迟缓性出血;必要时抗生素预防感染。

(王会明)

第十三章　胎儿附属物异常

第一节　前置胎盘

妊娠 28 周后,胎盘附着于子宫下段,胎盘下缘甚至达到或覆盖宫颈内口,其位置低于胎先露部,称为前置胎盘(placentaprevia)。前置胎盘是妊娠晚期出血最常见的原因,且易并发产后出血,严重威胁母儿生命安全。

一、病因

前置胎盘发病原因尚不清楚,可能是与下列因素有关。

1. 子宫内膜病变或损伤

刮宫、剖宫产史、子宫肌瘤剥除史、高龄、辅助生殖技术等是前置胎盘的高危因素。子宫内膜炎和子宫内膜损伤,使子宫蜕膜发育不良,孕卵植入后血液供应不足,刺激胎盘不断扩大面积,形成前置胎盘。

2. 受精卵发育迟缓

当受精卵到达子宫腔时,因其滋养层发育延迟尚未具有着床能力,继续向下游走而着床于子宫下段。

3. 胎盘异常

双胎妊娠和红细胞增多症引起胎盘面积扩大、副胎盘等均可延伸至子宫下段,形成前置胎盘。

二、分类

根据胎盘下缘与宫颈内口的不同关系,将前置胎盘分为 4 种类型:完全性前置胎盘、部分性前置胎盘、边缘性前置胎盘和低置胎盘。

1. 完全性前置胎盘(total placenta praevia)

完全性前置胎盘又称中央性前置胎盘(central placenta praevia),胎盘组织完全覆盖宫颈内口。

2. 部分性前置胎盘(partial placenta praevia)

胎盘组织覆盖部分宫颈内口。

3. 边缘性前置胎盘(marginal placenta praevia)

胎盘附着于子宫下段、边缘达到宫颈内口但未超越。

4. 低置胎盘(low-lying placenta)

胎盘附着于子宫下段,胎盘边缘距宫颈内口小于 2 cm。上述分类反映了病情的轻重,对制订治疗方案至关重要。由于宫颈管消失、宫口扩张等原因,胎盘边缘与宫颈内口的关系可随孕周和产程的不同时期而改变。目前临床上以处理前最后一次检查结果来确定其分类。

三、临床表现

(一)症状

妊娠晚期或临产后发生的无诱因、无痛性、反复发作的阴道流血是前置胎盘的典型症状。阴道流血是由于妊娠晚期或临产后，随着宫颈管展平、扩张，子宫下段逐渐伸展，附着在子宫下段及宫颈内口上的胎盘不能相应地随之扩展，胎盘前置部分与其附着处之间发生错位、分离，血窦破裂出血。前置胎盘出血前无明显诱因，初次出血量一般不多，剥离处血液凝固可暂时止血。随着子宫下段继续伸展，剥离部分逐渐扩大，故可多次反复出血，出血量多少不一，间隔时间愈来愈短。前置胎盘发生出血的时间早晚、长短，出血量的多少、间隔时间、发作的次数与其类型有关。完全性前置胎盘初次出血时间早且出血量多，妊娠 28 周左右即可有出血，有时一次大出血便可导致患者休克，危及母儿生命；低置胎盘出血较迟，多在妊娠晚期或临产后，出血量也较少。

(二)体征

1.全身情况

患者一般情况与出血量、出血速度和持续时间有关，短时间内大量出血者面色苍白、血压下降甚至休克；反复出血者可出现贫血，贫血程度与失血量成正比。

2.腹部检查

子宫软，无压痛，胎位、胎心音清楚，大小与妊娠周数相符。反复出血或者一次性出血量过多，可引起胎儿窘迫，甚至胎死宫内。由于胎盘附着在子宫下段，影响先露入盆，易并发胎位异常。当前置胎盘附着于子宫前壁时，可在耻骨联合上方听到胎盘杂音。临产时检查见宫缩为阵发性，间歇期子宫完全松弛。

四、诊断

(一)症状与体征

典型症状是妊娠晚期或临产时，发生无诱因、无痛性反复阴道流血。患者一般情况与出血量有关，大量出血呈现面色苍白、脉搏增快微弱、血压下降等休克表现。腹部检查：子宫软，无压痛，大小与妊娠周数相符。

(二)辅助检查

1.阴道检查

前置胎盘患者禁肛门检查，肛门检查既不能明确诊断，又可能刺激宫缩、扩大胎盘剥离面。检查目的为明确前置胎盘、决定分娩方式。阴道检查虽可获得正确诊断，但有引起致命性大出血的危险，故应严格掌握指征，仅限于决定终止妊娠前进行。检查前必须做好输液、输血及剖腹手术的一切准备。阴道检查方法为：严格消毒外阴后，小心窥视阴道及宫颈，可用示指、中指轻扣宫颈周围阴道穹隆部，感觉子宫下段与胎头间有无较厚的胎盘样组织。一般不做颈管内指诊。若检查时发生大出血，应立即改行剖宫产，低置胎盘患者阴道触及羊膜囊者可考虑立即行人工破膜，以诱发宫缩并促进胎头下降压迫胎盘止血。自采用超声检查后，已很少行阴道检查。

2.超声检查

超声检查能较清楚地看到子宫壁、胎头、宫颈和胎盘的位置，并根据胎盘边缘与子宫颈内口的关系可以进一步明确前置胎盘的类型。

对于胎盘定位的超声检查有经腹部超声和经阴道超声,经腹部超声诊断前置胎盘的假阳性率达到 25%;而经阴道超声诊断前置胎盘准确性更高,假阳性率低于 2.5%,所以对于怀疑胎盘位置异常的孕妇均建议进行阴道超声明确诊断。

超声诊断前置胎盘需注意妊娠周数,由于胎盘覆盖宫腔的面积在妊娠中期约为 1/2,至妊娠晚期为 1/3 或 1/4,可能是由于子宫下段形成增加了宫颈内口与胎盘边缘之间的距离,原附着在子宫下段的胎盘可随宫体上移而改变为正常位置胎盘。目前许多学者认为,对于妊娠中期超声检查发现胎盘前置者,可称其为胎盘前置状态。

3.磁共振(MRI)

怀疑合并胎盘植入者,可采用 MRI,有助于了解胎盘植入子宫肌层的深度及是否侵及膀胱等,对凶险性前置胎盘的诊断更有帮助。

五、鉴别诊断

前置胎盘主要应与轻型胎盘早剥、帆状胎盘附着、前置血管破裂、胎盘边缘血窦破裂及宫颈病变相鉴别。

六、对母儿的影响

(一)对母体的影响

1.产后出血

由于前置胎盘附着的子宫下段平滑肌含量低、收缩力差,既不能使附着于此处的胎盘完全剥离,又不能有效收缩压迫血窦而止血,并且对于宫缩剂的反应比较差,故常发生产后出血,且量多、难以控制。

2.产褥感染

反复多次阴道流血常致产妇贫血、抵抗力下降,且胎盘剥离面距离阴道较近,细菌易经阴道上行侵入胎盘剥离面,发生产褥感染。

3.胎盘植入

部分前置胎盘子宫下段蜕膜发育不良,胎盘绒毛穿透底蜕膜侵入子宫肌层形成植入性胎盘,致胎盘剥离不全而发生产后出血。

(二)对胎儿及新生儿的影响

1.早产

早产也是前置胎盘对围产儿最常见的影响,早产儿存活率低,并发症多。

2.胎位异常

前置胎盘孕妇臀位等胎位异常明显增加。

3.胎儿急性窘迫和围产儿死亡

短时间内急剧、大量失血会导致胎儿窘迫甚至胎死宫内;另外,前置胎盘合并帆状胎盘或血管前置发生率增加,也增加围产儿死亡的风险。

七、治疗

应根据前置胎盘的类型、出血量多少、有无休克、孕周、产次、胎位、胎儿存活情况、是否临产、宫口开大程度等全面考虑,综合作出决定。

(一)期待治疗

期待治疗适用于阴道流血量不多、全身情况好、妊娠<34 周、胎儿存活而估计胎儿体重<2 000 g 的患者。在确保母亲安全的前提下,尽可能延长孕周,以提高围生儿存活率。

(1)阴道出血期间注意休息、预防感染、减少活动量;适当给予地西泮等镇静剂,保持心态平静;禁止肛门检查和不必要的阴道检查。

(2)加强母儿监测,严密观察阴道流血量,监护胎儿宫内情况。

(3)纠正孕妇贫血状况,维持正常的血容量,适当输血,使血红蛋白含量在 110 g/L 以上,红细胞比容≥0.30。

(4)抑制子宫收缩药物:使用宫缩抑制剂以阻止因宫缩导致的胎盘与子宫肌壁分离错位,常用利托君、硫酸镁等。

(5)促胎肺成熟:估计孕妇近日需终止妊娠者,若胎龄<34 周,应促胎肺成熟,常用地塞米松,6 mg 肌内注射,每 12 h 1 次,连用 2 d,有利于减少新生儿呼吸窘迫综合征的发生。

(二)终止妊娠

1.终止妊娠时机

(1)紧急终止妊娠:出现大出血甚至休克,为挽救孕妇生命,应果断终止妊娠。无需考虑胎儿情况。在期待治疗过程中,若出现胎儿宫内窘迫等产科指征,胎儿已可存活,可行急诊手术。临产后诊断前置胎盘,出血量较多,估计短时间内不能分娩者,也选择急诊剖宫产终止妊娠。

(2)择期终止妊娠:对于无症状的前置胎盘合并胎盘植入者可于 34~35^{+6} 周终止妊娠。无症状的完全性前置胎盘,妊娠达 36~37^{+6} 周可考虑终止妊娠。边缘性前置胎盘满 38 周可考虑终止妊娠。部分性前置胎盘应根据胎盘遮盖宫颈内口情况适时终止妊娠。

2.终止妊娠的方式

(1)剖宫产术:是处理前置胎盘相对安全有效的手段,可短时间内娩出胎儿,减少胎儿创伤,直视下处理产后出血,达到迅速止血的目的,对母儿均相对安全。

前置胎盘剖宫产应重视以下问题:①准备:术前积极纠正贫血,充分备血,做好处理产后出血和抢救新生儿的准备;②切口:应尽量避开胎盘附着部位。不能避免者,快速胎盘打洞取出胎儿;③止血:胎儿娩出后立即子宫肌壁注射宫缩剂,如缩宫素(10~20 U);如出血仍然较多时,可选用麦角新碱、前列腺素如卡前列素氨丁三醇注射液等;如果药物治疗效果不佳,可应用保守性手术治疗方法如子宫动脉结扎、子宫压迫缝合术、宫腔填塞等。经过上述处理,活动性出血无法纠正,应充分向患者及家属沟通并果断行子宫切除术,挽救生命。

(2)经阴道分娩:适用于边缘性前置胎盘及低置胎盘的患者,出血不多、枕先露、估计短时间内能结束分娩者。其具体方法为先行人工破膜,使先露部下降压迫胎盘前置部位而止血,并可促进子宫收缩加快产程。如破膜后胎先露下降不理想,仍有出血或产程进展不顺利,应立即改行剖宫产术。

3.预防产后出血及感染

胎儿娩出后及早使用宫缩剂;产时产后给予抗生素预防感染。并注意纠正贫血。

4.紧急情况转运的处理

在反复出血或阴道流血多,而当地医院无处理条件的情况下,应充分评估母儿情况,建立静脉通道,在输血输液、止血、抑制宫缩的条件下,立即送附近具备治疗条件的医院。

(黄青霞)

第二节　胎盘早剥

妊娠 20 周后或分娩期,正常位置的胎盘在胎儿娩出前部分或全部从子宫壁剥离,称为胎盘早剥(placental abruption)。国内发生率为 0.46%～2.1%,国外一般为 1%～2%,是妊娠晚期严重并发症。由于起病急,进展快,诊治不及时将危及母儿生命,围生儿病死率达20%～35%。

一、病因

确切原因和发病机制尚不清楚,可能与以下情况有关。

(一)血管病变

孕妇患子痫前期、慢性肾脏疾病、慢性高血压或继发的全身血管病变(如妊娠合并严重糖尿病、自身免疫性疾病等)时,胎盘早剥发生率增高。可能是由于底蜕膜螺旋小动脉痉挛或硬化,引起远端毛细血管变性坏死,甚至破裂出血,血液流至底蜕膜层与胎盘之间形成血肿,致使胎盘与子宫壁分离。

(二)机械性因素

外伤尤其是腹部受到直接撞击或挤压;脐带过短或因脐带缠绕导致脐带相对过短时,临产后胎儿下降牵拉脐带造成胎盘早剥;羊膜腔穿刺时刺破前壁胎盘附着处,血管破裂出血引起胎盘剥离。

(三)宫腔内压力骤减

羊水过多突然破膜或双胎第一胎儿娩出过快,宫腔内压力突然降低,宫腔体积缩小,胎盘与子宫壁发生剥离错位。

(四)子宫静脉压突然升高

妊娠晚期或临产后,孕妇长时间仰卧位,增大的子宫压迫下腔静脉,回心血量减少,使得子宫静脉淤血,蜕膜静脉床淤血或破裂,形成胎盘后血肿,导致部分或全部胎盘剥离。

(五)其他

近年发现吸烟、滥用可卡因、孕妇代谢异常、血栓前状态以及子宫肌瘤(尤其是胎盘附着部位的肌瘤),与胎盘早剥发生有关。另外,胎盘早剥病史的孕妇再发胎盘早剥的危险性比无胎盘早剥病史者高 10 倍。

二、病理生理

胎盘早剥的主要病理变化是底蜕膜出血,在子宫壁与胎盘母体面之间形成血肿,使胎盘从附着处分离。按照病理类型,胎盘早剥可以分为显性、隐性和混合性 3 种。若出血少,剥离面小,血液随即凝固,临床上可无明显征象,只是在胎盘娩出后进行检查时,发现在母体面有血凝块和压迹。当蜕膜内出血增加,血肿逐渐增大时,胎盘剥离面亦不断扩大,血液冲开胎盘边缘,沿胎膜与子宫壁之间经宫颈向外流出,称为显性剥离(revealed abruption)或外出血。如血肿未将胎盘边缘冲开,或先露固定于骨盆入口,使血液积聚在胎盘与子宫壁之间,形成胎盘后血肿,称为隐性剥离(concealed abruption)或内出血。如出血未止,胎盘后积血越积越多,宫底随着升高,血液最终冲开胎盘边缘向外流出或偶有出血穿破胎膜溢入羊水中成为血性羊水,这种兼有内外出血者又称为混合性出血(mixed bleeding)。

胎盘早剥发生内出血,血液积聚于胎盘与子宫壁之间,随着胎盘后血肿压力的增加,血液渗入子宫肌层,造成肌纤维分离、变性及坏死,当血液浸及浆膜层时子宫表面出现紫蓝色瘀斑,在胎盘附着处特别显著,甚或累及全子宫,称为子宫胎盘卒中(uteroplacental apoplexy)。子宫肌层由于血液浸润,收缩不良或完全丧失收缩功能,引起严重产后出血。有时渗血还可延及阔韧带以及输卵管系膜,严重时渗血甚至可经输卵管流入腹腔。有些严重的胎盘早剥病例,由于剥离处的胎盘绒毛和蜕膜组织损伤释放大量凝血活酶,进入母体血循环,激活凝血系统导致弥散性血管内凝血(DIC),造成难以控制的产后出血及全身脏器损伤,危及产妇生命。此外,对胎儿影响与胎盘剥离面大小有关,胎盘剥离面愈大对胎儿危害愈大,若胎盘剥离面超过1/2,胎儿往往缺氧死亡。

三、临床表现

胎盘早剥的典型症状是妊娠晚期突发腹部持续性疼痛,伴或不伴有阴道出血。在临床工作中,常根据症状体征对胎盘早剥进行分型处理。轻型胎盘早剥仅表现为少量阴道出血而没有其他不适主诉,通常剥离面积不超过1/3,无明显腹部体征,有宫缩间隙,胎心率正常,症状与临产后见红相似,一般在分娩后检查胎盘时才做出诊断,相当于胎盘早剥分级中的0~Ⅰ级。

重型胎盘早剥可有典型的表现,大量阴道出血伴有持续性腹痛,胎盘剥离面积超过1/3,若为后壁胎盘早剥可表现为胎盘后隐性出血、持续性背痛,阴道出血量不多,但患者有明显的贫血貌及失血性休克表现,常有胎心异常,此时相当于胎盘早剥分级中的Ⅱ~Ⅲ级。因此,不能把阴道出血量作为病情严重程度的指标。腹部检查可有子宫压痛,张力增高,没有宫缩间隙,宫底随胎盘后血肿增大而上升。但若为后壁胎盘,则腹部体征不明显。胎盘剥离面积大于1/2时,多存在胎儿宫内窘迫,甚至胎儿死亡。

四、辅助检查

(一)超声检查

超声检查胎盘早剥的图像受病程影响而多样化,可见胎盘异常增厚;胎盘与子宫壁之间出现液性暗区,即胎盘后血肿,超声检查阴性不能完全排除胎盘早剥,产前超声诊断胎盘早剥率大约只有25%。胎盘绒毛膜板向羊膜腔突出,提示胎盘后血肿较大,血块机化时暗区内可见光点反射。

(二)实验室检查

实验室检查主要了解贫血程度及凝血功能障碍情况,包括血常规、血小板、出凝血时间及血纤维蛋白原等有关DIC化验检查。纤维蛋白原下降是胎盘早剥发生凝血功能最敏感指标。重型胎盘早剥患者可并发急性肾衰竭,应进行尿常规、肾功能等检查。还要重视原发疾病的实验室检查。

五、诊断与鉴别诊断

根据病史、症状、体征、超声,结合实验室检查结果多可做出临床诊断。胎盘早剥应与可能引起妊娠晚期出血的疾病相鉴别:轻型胎盘早剥表现不典型,应特别注意与前置胎盘鉴别;重型胎盘早剥者常需与先兆子宫破裂相鉴别。

1.前置胎盘

轻型胎盘早剥也可呈无痛性阴道流血,体征不明显,尤其是子宫后壁的胎盘早剥。超声确定胎盘下缘即可鉴别。

2.先兆子宫破裂

临床表现与重型胎盘早剥较相似。患者宫缩强烈,下腹疼痛拒按,烦躁不安,失血症状与阴道流血不成比例,出现胎儿窘迫征象。但先兆子宫破裂多有头盆不称、分娩梗阻或剖宫产史,检查可发现子宫病理缩复环、血尿。而胎盘早剥子宫呈板状,超声可见胎盘后血肿。

六、并发症

1.凝血机制障碍

临床表现为皮肤、黏膜及注射部位出血,子宫出血,血不凝或凝血块较软,甚至发生血尿、咯血和呕血。一旦发生 DIC,病死率较高,应积极预防。

2.产后出血

特别是发生子宫卒中的孕妇容易发生产后出血;若并发 DIC,产后出血的可能性更大且难以纠正。

3.急性肾衰竭

由于存在大量失血引起的失血性休克,从而导致肾脏灌注下降;凝血系统激活引起血栓堵塞肾脏血管,都会引起急性肾脏功能衰竭。

4.羊水栓塞

胎盘早剥时羊水可经剥离面开放的血管进入母血循环,导致羊水栓塞。

七、治疗

(一)纠正休克

对于危重患者,积极开放静脉通道,迅速补充血容量,改善血液循环。同时输入血液制品,既补充血容量又补充凝血因子,应使血细胞比容>30%,尿量>30 mL/h。

(二)监测胎儿宫内情况

持续监测胎心以判断胎儿的宫内情况。对于可疑有胎盘早剥的患者,应至少行 4 h 的胎心监护,以早期发现胎盘早剥。

(三)及时终止妊娠

根据病情轻重、胎儿宫内状况、产程进展、胎产式等决定终止妊娠的方式。

1.剖宫产

孕 32 周以上,胎儿存活,胎盘早剥Ⅱ级以上,建议尽快手术,以降低围产儿死亡。阴道分娩过程中,若出现胎儿宫内窘迫征象或破膜后产程无进展者应尽早行剖宫产术。近足月的轻型胎盘早剥者,病情可能随时加重,建议剖宫产术终止妊娠为宜。剖宫产取出胎儿后,立即给予子宫收缩剂如缩宫素、麦角新碱或前列腺素制剂如前列素氨丁三醇注射液。在剖宫产术中发现子宫胎盘卒中,子宫是否保留应当以子宫壁受损的程度为标准,经按摩、热盐水纱垫湿热敷子宫及注射子宫收缩剂后,多数子宫收缩转佳;经以上处理后子宫仍然收缩不好,可以考虑进行保守性手术方法(如子宫动脉结扎、宫腔纱布或球囊填塞、子宫压迫缝合术等);若大量出血不能控制行次子宫全切术。同时输红细胞悬液、新鲜冰冻血浆及血小板。

2.经阴道分娩

轻型胎盘早剥患者,胎儿存活且以外出血为主,一般情况良好,宫口已开,估计短时间内可经阴道分娩者。人工破膜可加快产程进展;羊水缓慢流出后子宫腔容积缩小,用腹带裹紧腹部,压迫胎盘使其不再剥离,必要时静脉滴注缩宫素。产程中密切观察患者的血压、脉搏、宫底高度、阴道流血情况及胎儿宫内状况,必要时检查红细胞、血红蛋白及凝血功能,一旦发现病情加重或出现胎儿窘迫征象,应行剖宫产结束分娩。若胎儿已经死亡,在评估患者生命体征情况下,首选阴道分娩,尽快实施人工破膜减压并促进产程进展。如伴有其他异常等,可行剖宫产术。强调应根据不同情况,个体化处理。

3.保守治疗

孕 32～34 周轻型胎盘早剥患者,可予以保守治疗。保守治疗过程中,密切监测患者生命体征及胎儿情况,出现情况时需及时处理。

(四)积极防治并发症

1.凝血功能障碍

在迅速终止妊娠、阻断促凝物质继续进入母血循环基础上纠正凝血机制障碍,包括及时输入新鲜冰冻血浆或冷沉淀、纤维蛋白原、血小板。

2.肾衰竭

及时补充血容量是必要的。若血容量已经补足,尿量仍 < 17 mL/h,可给予呋塞米 20～40 mg 静脉推注,必要时重复加倍给药。监测尿量、血钾、肌酐等,出现尿毒症时,应进行透析治疗以挽救孕妇生命。

3.产后出血

胎儿娩出后立即给予子宫收缩剂,如缩宫素、麦角新碱或前列腺素制剂,并辅以按摩子宫、热盐水纱垫湿热敷等。经以上处理后子宫仍然收缩不好,可以考虑保守性手术方法(如子宫动脉结扎、纱布或球囊填塞、子宫压迫缝合术等);若大量出血不能控制行次子宫全切术。

(黄青霞)

第三节　胎膜早破

临产前胎膜自然破裂称为胎膜早破(premature rupture of membranes,PROM)。妊娠满 37 周后发生者称足月胎膜早破;不满 37 周发生者称未足月胎膜早破(preterm premature rupture of membranes,PPROM)。足月单胎 PROM 发生率为 8%;单胎妊娠 PPROM 发生率为 2%～4%,双胎妊娠 PPROM 发生率为 7%～20%。未足月胎膜早破是早产的主要原因之一。胎膜早破孕周越小,围产儿预后越差,早产、宫内感染、产褥感染发病率越高。

一、病因

胎膜早破常是多种因素影响的结果,常见的因素如下。

1.生殖道感染

生殖道感染是胎膜早破的主要原因。常见阴道炎及宫颈炎的病原体如厌氧菌、衣原体、B

族链球菌、弓形虫、淋病奈瑟球菌、病毒上行侵袭宫颈内口局部胎膜,使胎膜局部张力下降而导致胎膜早破。

2.羊膜腔压力升高

覆盖于宫颈口处的胎膜在妊娠晚期存在形态、生化及组织学的改变,为胎膜薄弱区。当宫腔压力过高如双胎妊娠、羊水过多等,增加的压力作用于薄弱的胎膜处,可引起胎膜早破。

3.胎膜受力不均

胎位异常、头盆不称等可使胎儿先露部不能与骨盆入口衔接,前羊膜囊所受压力不均,导致胎膜破裂。因先天性或手术创伤(如宫颈锥切术)宫颈组织结构薄弱,宫颈内口松弛,前羊膜囊楔入,受压不均;或缺乏宫颈黏液的保护,易受生殖道病原体感染,进而导致胎膜早破。

4.营养因素

孕妇铜、锌及维生素等缺乏,影响胎膜的胶原纤维、弹力纤维合成,胎膜抗张能力下降,易引起胎膜早破。

5.细胞因子

细胞因子 IL-1、IL-6、IL-8、TNF-α 等升高,可激活溶酶体酶,破坏羊膜组织,也可刺激子宫内膜产生前列腺素,诱发宫缩,导致胎膜早破。

6.创伤

羊膜腔穿刺不当、人工破膜引产、妊娠晚期阴道检查、性生活刺激、撞击腹部等。

二、对母儿的影响

1.对母体的影响

①感染:胎膜破裂后,阴道内病原体迅速繁殖上行扩散,感染程度与破膜时间有关。破膜超过 24 h,感染率增加 5~10 倍。未足月胎膜早破者有 15%~25% 合并有临床症状的绒毛膜羊膜炎。感染严重者自胎膜蔓延至胎盘、脐带,波及子宫各部,继发盆腔腹膜炎、脓毒血症以及分娩后产褥感染;②胎盘早剥:因胎膜早破后宫腔压力发生改变,2%~5% 的 PPROM 者发生胎盘早剥,应注意腹部张力、阴道出血情况、评估胎儿宫内状况。

2.对围产儿的影响

①早产:PPROM 是早产的主要原因之一,早产儿的预后与胎膜早破的发生及分娩的孕周密切相关,孕周越小,早产儿呼吸窘迫综合征等疾病的发病率越高、预后越差;②感染:并发绒毛膜羊膜炎时,易引起新生儿吸入性肺炎,严重者发生败血症、颅内感染,甚至危及新生儿生命;③脐带脱垂和受压:羊水过多及胎先露未衔接者发生胎膜破裂时,脐带脱垂的风险增高,因胎膜早破继发羊水减少,脐带受压,可致胎儿窘迫;④胎肺发育不良及胎儿受压:破膜时孕周越小,胎肺发育不良风险越高。羊水过少程度重、时间长,可出现胎儿宫内受压表现,胎儿骨骼发育异常如铲形手、弓形腿及胎体粘连等。

三、临床表现与诊断

1.胎膜早破

典型症状是孕妇突感较多液体自阴道流出,增加腹压阴道流液增多。足月胎膜早破时肛查触不到前羊膜囊,上推先露时流液量增多,可见胎脂和胎粪。为减少感染机会,应避免不必要的肛查和阴道检查。少量间断不能自控的流液需与尿失禁、阴道炎溢液进行鉴别。

辅助检查:①窥阴器检查:可见液体自宫颈口内流出或后穹隆有液池形成;②超声检查:可

发现羊水量较破膜前减少;③阴道液 pH 值测定:正常妊娠阴道 pH 值为 4.5～6.0,羊水 pH 值为 7.0～7.5,阴道液 pH 值≥6.5 时支持胎膜早破的诊断,但血液、尿液、宫颈黏液、精液及细菌污染可出现假阳性;④阴道液涂片检查:阴道后穹隆积液涂片见到羊齿植物状结晶;⑤胰岛素样生长因子结合蛋白-1(insulin-like growth factor binding protein-1,IGFBP-1)检测,可辅助诊断 PROM;⑥胎盘 α 微球蛋白-1(placental alpha microglobulin-1,PAMG-1)测定,辅助诊断 PROM 较 IGFBP-1 具有更高的敏感性及特异性,且不受精液、尿素、血液或阴道感染的影响。

2.胎膜早破合并绒毛膜羊膜炎

急性绒毛膜羊膜炎的产前诊断主要依据临床表现,包括:母体体温≥38 ℃、母体心率增快(心率≥100 次/分钟)、胎心率增快(胎心率基线≥160 次/分钟)、子宫呈激惹状态、宫体有压痛、阴道分泌物异味、母外周血白细胞计数升高(≥15×10⁹/L 或核左移)。孕妇体温升高的同时伴有上述 2 个或以上的症状或体征可以诊断为临床绒毛膜羊膜炎,任何单项的临床表现或指标异常都不能诊断。建议每 4～8 h 监测孕妇的体温、脉搏,按常规和个体情况行血常规的检测和胎心率监测及电子胎心监护,同时观察羊水性状,子宫有无压痛等,及早发现和处理绒毛膜羊膜炎。

四、治疗

1.未足月胎膜早破

未足月胎膜早破应根据孕周、母胎状况、当地医疗水平及孕妇和家属的意愿进行决策;如果终止妊娠的益处大于期待延长孕周,则积极引产或有指征时剖宫产术分娩。

(1)立即终止妊娠,放弃胎儿:①妊娠<24 周,早产儿不良结局发生率较高、母胎感染风险大,以引产为宜;②妊娠 24～27⁺⁶周要求引产放弃胎儿者,可以依据孕妇本人及家属意愿终止妊娠。

(2)期待保胎治疗:①妊娠 24～27⁺⁶周,要求保胎者,要充分告知保胎过程中的风险,但如果羊水已经过少,羊水最大深度<2 cm 宜考虑终止妊娠;②妊娠 28～33⁺⁶周无继续妊娠禁忌,可保胎、延长孕周至 34 周,保胎过程中给予抗感染和糖皮质激素促胎肺成熟治疗。

(3)不宜继续保胎采用引产或剖宫产终止妊娠:①妊娠 34～36⁺⁶周已接近足月者,90%以上胎肺已成熟,早产儿存活率接近足月儿,不宜保胎。积极引产可减少绒毛膜羊膜炎、羊水过少、胎儿窘迫等导致的新生儿不良结局;②无论任何孕周,明确诊断的宫内感染、胎儿窘迫、胎盘早剥等不宜继续妊娠者。

(4)期待保胎过程中的处理

1)促胎肺成熟:产前使用糖皮质激素能减少新生儿呼吸窘迫综合征、颅内出血等早产儿并发症的发生。建议妊娠达 26 周且不足 34 周者无保胎禁忌证者,应给予促胎肺成熟治疗。妊娠 34 周者依据个体情况和当地医疗水平决定,如果孕妇合并妊娠糖尿病,建议进行促胎肺成熟处理。具体用法为地塞米松 6 mg 肌内注射,每 12 h 一次,共 4 次或倍他米松 12 mg 肌内注射,每日 1 次,共 2 次。

2)抗生素使用:应及时预防性应用抗生素(如青霉素、大环内酯类)可减少绒毛膜羊膜炎的发生率,同时应重视 B 族溶血性链球菌(group Bstreptococcus,GBS)的防治。

3)宫缩抑制剂:对规律宫缩者,建议应用宫缩抑制剂 48 h,完成糖皮质激素的促胎肺成熟处理及转诊至有新生儿救治能力的医院。常用药有钙通道阻滞剂（硝苯地平）、前列腺素抑制剂（吲哚美辛）、β_2肾上腺素能受体兴奋剂（利托君）、硫酸镁和缩宫素受体拮抗剂（阿托西班）。使用过程中，密切监护母胎情况。

4）护理及监测：避免不必要的肛查和阴道检查，动态监测羊水量、胎儿状况、有无胎盘早剥及定期检测绒毛膜羊膜炎和临产的征象。

（5）分娩方式：综合考虑孕周、早产儿存活率、是否存在羊水过少和绒毛膜羊膜炎、胎儿能否耐受宫缩、胎方位等因素。无明确的剖宫产指征时应阴道试产。阴道分娩时不必常规会阴切开，不主张预防性产钳助产。有剖宫产指征或臀位分娩时，首选剖宫产。胎儿娩出后建议胎盘胎膜病理检查，可疑或明确宫内感染者行羊膜腔和新生儿耳拭子培养。

2. 足月胎膜早破

足月胎膜早破应评估母胎状况，排除胎儿窘迫、绒毛膜羊膜炎、胎盘早剥、胎位异常、母体合并症等。随着破膜时间延长，宫内感染风险增加，于破膜后 12～18 间预防性应用抗生素。如无明确剖宫产指征，宜在破膜后 2～12 h 间积极引产。对宫颈成熟的孕妇，首选缩宫素引产。宫颈不成熟且无促宫颈成熟及阴道分娩禁忌证者，可应用前列腺素制剂促宫颈成熟。试产过程中应严密监测母胎情况，有明确剖宫产指征时宜行剖宫产结束妊娠，做好新生儿复苏的准备。

五、预防

加强围产期卫生宣教与指导，妊娠后期减少或避免性生活，积极预防和治疗生殖道感染。避免突然腹压增加。补充足量的维生素、钙、铜及锌等营养素。宫颈机能不全，可于妊娠 14～16 周行宫颈环扎术。

（黄青霞）

第四节　羊水过多

妊娠期间羊水量超过 2000 mL 称为羊水过多（polyhydramnios）。发病率为 0.5%～1%，多发生于妊娠晚期。羊水量在数日内急剧增多，称为急性羊水过多。羊水量在数周内缓慢增多，称为慢性羊水过多。

一、病因

羊水过多病因复杂，可能与胎儿畸形、妊娠合并症和并发症有关，还有一部分是特发性羊水过多，原因不明。

1. 胎儿方面

①胎儿疾病：包括胎儿畸形、胎儿肿瘤、代谢性疾病、染色体或基因异常等。18%～40%的羊水过多伴胎儿畸形。胎儿神经管缺陷，如无脑儿、脊椎裂、脑膜膨出等最多见，占胎儿畸形的50%左右。其次是胎儿消化道畸形，以食管和十二指肠闭锁最常见。其他还有腹壁缺陷、膈疝、胎儿纵隔肿瘤、胎儿脊柱畸胎瘤、先天性醛固酮增多症等。18-三体、21-三体、13-三体胎儿出现吞咽羊水障碍时也可引起羊水过多；②多胎妊娠：双胎妊娠并发羊水过多是单胎妊娠的

10 倍,以单绒毛膜双胎居多,易并发双胎输血综合征,常见于受血儿,其循环血量大,尿量多,羊水生成过多;③胎盘脐带病变:巨大胎盘、胎盘绒毛血管瘤、脐带帆状附着也可以导致羊水过多。

2.孕妇方面

①糖尿病:妊娠糖尿病或糖尿病合并妊娠者,母体高血糖导致胎儿血糖增高,产生渗透性血尿及胎盘胎膜渗出增加,导致羊水过多;②重度贫血、妊娠期高血压疾病易发生羊水过多;③母儿血型不合:胎儿免疫性水肿、胎盘绒毛水肿影响液体交换导致羊水过多。

二、对母儿影响

羊水过多患者往往因宫腔内压力过高,诱发早产、胎膜早破、妊娠期高血压疾病,或因羊水量多,并发胎位异常。破膜时羊水骤然流出引起脐带脱垂,宫腔内压力骤降可致胎盘早剥。分娩期因子宫肌纤维伸展过度,易发生宫缩乏力、产后出血。

三、临床表现

1.急性羊水过多

急性羊水过多临床较为少见。常发生于妊娠 20～24 周,孕妇自觉数日内腹部迅速增大,腹壁紧张、皮肤发亮,出现明显的压迫症状,如因膈肌上升引起气促、心悸、发绀、平卧困难;因静脉回流受阻出现下肢、外阴或腹壁水肿;因胃肠道受压迫而出现消化不良、呕吐、便秘等。

2.慢性羊水过多

慢性羊水过多临床较为多见。常发生于妊娠 28～32 周,羊水在数周内缓慢增加,压迫症状较轻,孕妇能逐渐适应。腹部检查:子宫大于正常妊娠月份,腹部呈球形隆起,腹壁紧张有明显液体波动感,胎体常扪及不清或胎儿有浮动感,胎心遥远、微弱或听不清。

四、诊断

1.根据病史及体征

急性羊水过多诊断常不困难,慢性羊水过多有时诊断不易明确。

2.辅助检查

(1)超声检查:是产前诊断羊水过多的重要方法。临床上发现羊水过多时要注意筛查有无合并胎儿畸形。超声可见胎儿图像占据宫腔部分减少,胎儿漂浮于羊水中,临床常用羊水指数(amniotic fluid index,AFI)和最大羊水暗区垂直深度(amniotic fluid volume,AFV)进行诊断。AFI≥25 cm 或 AFV≥8 cm 可诊断羊水过多。通过超声可进一步了解胎儿情况,如胎儿畸形、双胎、巨大儿、胎儿水肿等,以及鉴别诊断于其他疾病,如胎盘血管瘤、腹腔积液、卵巢囊肿、葡萄胎等。

(2)胎儿疾病检查:羊膜腔穿刺采集羊水细胞培养或采集脐血细胞培养做染色体核型分析和染色体微阵列分析,排除胎儿染色体异常;羊水还可检测是否感染细小病毒、巨细胞病毒、弓形体、梅毒等。羊水生化检查甲胎蛋白(alpha fetoprotein,AFP)超过同期正常妊娠平均值 3 个标准差以上提示胎儿有开放性神经管缺陷及上消化道闭锁的可能。

(3)其他:孕妇血型检查、血糖检查等。

五、鉴别诊断

胎盘绒毛血管瘤、葡萄胎、双胎妊娠、巨大胎儿等。

六、治疗

处理主要取决于胎儿有无畸形、孕周大小及孕妇自觉症状的严重程度。

1. 胎儿畸形者

一旦确定胎儿致死性畸形，建议及时终止妊娠。对于多数非致死性畸形应根据其严重程度、对围产儿生命和生活质量的影响程度以及治疗效果，充分告知胎儿父母后选择是否放弃胎儿或进行治疗。若放弃胎儿可引产终止妊娠。分娩过程中要严密监测胎儿状况，由经验丰富的产科医师及助产士接产，根据情况请儿科及相关学科医师在场协助新生儿复苏。

2. 胎儿无明显异常者

(1)临床症状较轻者：可继续妊娠，注意休息。前列腺素合成酶抑制剂如吲哚美辛可治疗羊水过多，但有促进胎儿动脉导管提前闭合的作用，其最佳给药剂量及给药时间尚未明确，有报道给予吲哚美辛 25 mg，每 6 h 口服一次或 2～3 mg/(kg·d)，分 2～3 次口服，32 周后停药。建议用药期间动态检查胎儿超声心动图。

(2)压迫症状显著，有严重自觉症状，胎肺不成熟者：可经腹羊膜腔穿刺行羊水减量术，以缓解症状、延长孕周。行羊水减量术时要注意：①超声指导下避开胎盘部位穿刺；②羊水减量速度不宜过快，以 500 mL/h 为宜，一次减量不宜超过 1 500 mL，以孕妇症状缓解为度；③密切监测孕妇血压、心率、呼吸变化，监测胎心，警惕羊水减量过快引起胎盘早剥，预防早产；④操作应在严格消毒下进行，以防感染；⑤必要时 3～4 周重复羊水减量术以降低宫腔压力；⑥注意不要损伤子宫大血管，警惕羊水栓塞、胎盘早剥、脐带脱垂。

(3)针对病因治疗：积极治疗糖尿病、妊娠期高血压疾病等合并症，母儿血型不合可酌情行宫内输血治疗。

3. 分娩期处理

羊水量反复增长，压迫症状严重，妊娠≥34 周，胎肺已成熟者，可终止妊娠。胎肺未成熟者，可在羊膜腔内注入地塞米松 10 mg 促胎肺成熟，经 24～48 h 考虑引产。羊水过多患者一旦胎膜破裂，应立即行窥器和(或)阴道指检确诊有无脐带脱垂。引产及分娩过程中应注意防止胎盘早剥，警惕羊水栓塞；胎儿娩出后，及时应用宫缩促进剂，以防产后出血。若破膜后宫缩乏力，可静脉滴注缩宫素加强宫缩，严密观察产程进展。若破膜经 12～18 h 仍未分娩，应给予抗生素。

（黄青霞）

第五节　羊水过少

妊娠晚期羊水量少于 300 mL 称为羊水过少(oligohydramnios)。发生率为 0.4%～4%。羊水过少是胎儿危险的重要信号，羊水过少者易发生胎儿窘迫、新生儿窒息。

一、病因

可能与羊水生成减少、羊水外漏、羊水吸收增加有关。虽然羊水生成及循环机制至今尚未完全阐明，但临床可观察到羊水过少与下列因素有关。

1.胎盘功能不全

妊娠晚期羊水过少多为胎盘功能不良及慢性胎儿宫内缺氧所致。过期妊娠、妊娠期高血压疾病、胎儿生长受限、胎盘退行性变、胎盘血流灌注不足以及宫内慢性缺氧均可引起羊水过少。过期妊娠时胎儿成熟过度,肾小管对抗利尿激素的敏感性增强,使尿量减少也是引起羊水过少的因素之一。

2.胎儿疾病

胎儿疾病最常见的为胎儿泌尿系畸形,如先天性肾阙如、肾发育不全、输尿管或尿道梗阻,以致无尿或尿液不能排入羊膜腔引起羊水过少。胎肺发育不全也可引起羊水过少。染色体异常、脐膨出、法洛氏四联症、小头畸形、甲状腺功能减退等也可引起羊水过少。

3.胎膜病变

电镜检查发现羊膜退行性病变与羊水过少关系密切。胎膜早破时,羊水外漏速度超过生成速度,导致羊水过少。

4.药物影响

前列腺素合成酶抑制剂如吲哚美辛、布洛芬,血管紧张素转换酶抑制剂如卡托普利均有引起羊水过少的报道。

5.母体因素

孕妇脱水,血容量不足时,母体血浆渗透压增高能使胎儿血浆渗透压相应增高,尿液形成减少。

二、对母儿影响

1.对母体影响

手术产率和引产率均增加。

2.对围产儿影响

羊水过少可导致围产儿的发病率和病死率明显增高。羊水过少发生在妊娠早期时,胎膜与胎体粘连可造成胎儿畸形,甚至肢体短缺;发生在妊娠中、晚期时,子宫外压力直接作用于胎儿,引起胎儿斜颈、曲背、手足畸形等,胎儿畸形率明显增加;脐带受压、胎儿缺氧率增加。

三、临床表现与诊断

1.临床表现

孕妇自觉腹部隆起程度小于孕龄,胎儿活动受限,胎动减少。胎动时可感到腹痛或不适,子宫较敏感,容易触发宫缩。腹部检查发现宫高及腹围值较小,尤以胎儿生长受限者明显。临产后宫缩多不协调。人工破膜时羊水极少。

2.辅助检查

(1)超声检查:是产前诊断羊水过少的主要辅助诊断方法。妊娠晚期 AFV≤2 cm 为羊水过少,AFV≤1 cm 为严重羊水过少;或 AFI≤5 cm 诊断为羊水过少,AFI 5～8 cm 应警惕有羊水过少的可能,注意监测羊水量。超声发现羊水过少时,应排除胎儿畸形。超声检查对胎儿先天性肾阙如、尿路梗阻、胎儿生长受限等有较高的诊断价值。

(2)羊水量直接测量:破膜时以容器置于外阴收集羊水,或剖宫产时收集羊水直接测量,少于 300 mL 则诊断确定(剖宫产时容易测量,而阴道分娩时,后羊膜囊羊水量难以估计,破膜时前羊水量少时,应警惕羊水过少的存在)。羊水过少时,羊水外观混浊、黏稠,可有胎粪染色。

本方法缺点是不能早期诊断。

（3）胎儿染色体检查：需排除胎儿染色体异常时可做羊水细胞培养，或采集脐血细胞培养，行染色体核型分析、荧光定量 PCR 快速诊断等。

四、治疗

根据胎儿有无畸形和孕周大小选择治疗方案。

1. 胎儿畸形者

对于羊水过少合并胎儿致死性畸形，一经确诊，应尽早终止妊娠，多行乳酸依沙吖啶引产。对于多数非致死性畸形应根据其严重程度、对围产儿生命和生活质量的影响程度以及治疗效果，充分告知胎儿父母后选择是否放弃胎儿或进行治疗。对于要求抢救出生缺陷儿的孕妇，分娩过程中要严密监测胎儿状况，做好新生儿复苏及进一步救治的准备。

2. 胎儿无明显异常者

（1）妊娠期羊水过少：积极寻找病因，对症治疗。注意胎动。期待治疗过程中对胎儿宫内状况的评估和监护是关键，应定期复查超声，动态监测羊水量及脐动脉 S/D 值、评估胎儿生长发育情况。

（2）对胎膜早破而致羊水过少的患者，特别是孕周小于 34 周者，应根据母胎状况、当地医疗水平及孕妇和家属意愿综合进行决策。期待治疗期间应预防感染并动态监测羊水量和有无绒毛膜羊膜炎、评估胎儿宫内状况，不推荐羊膜腔灌注治疗。

（3）分娩期羊水过少：羊水过少可使得胎儿窘迫发生率增加。对胎儿储备力尚好，宫颈成熟者，可在密切监测下行缩宫素滴注引产，临产后密切胎心监护，可尽早人工破膜观察羊水的性状和量。一旦出现胎儿窘迫征象，应及时行剖宫产结束分娩。羊水过少是导致新生儿窒息的高危因素，出生后应立即行脐动脉血气分析，结合 Apgar 评分判断是否存在新生儿窒息。分娩时尽可能儿科医生在场以便共同完成新生儿窒息复苏。

（李　玄）

第六节　脐带异常

一、脐带长度异常

脐带正常长度为 30～70 cm，平均长度为 55 cm。

（一）脐带过短

脐带的安全长度须超过从胎盘附着处达母体外阴的距离。若胎盘附着于子宫底，脐带长度至少 32 cm 方能正常分娩，故认为脐带短于 30 cm 称为脐带过短。分娩前常无临床征象，临产后可因胎先露部下降受阻，脐带被牵拉过紧致使胎儿血液循环受阻、缺氧而出现：①胎心率异常；②胎盘早剥，或引起产程延长，以第二产程延长多见。

（二）脐带过长

脐带长度超过 80 cm，称脐带过长。过长的脐带易造成绕颈、绕体、打结、脱垂或脐带受压。

二、脐带先露与脐带脱垂

脐带先露又称隐形脐带脱垂,指胎膜未破时脐带位于胎先露部前方或一侧。当胎膜破裂,脐带进一步脱出胎先露部的下方,经宫颈进入阴道内,甚至显露于外阴部,称脐带脱垂。其发生率为 0.4%~10%。

(一)病因

易发生在胎先露部不能衔接时:①胎头入盆困难如骨盆狭窄、头盆不称等;②胎位异常如臀先露、肩先露、枕后位等;③脐带过长;④羊水过多。

(二)对母儿的影响

1. 对胎儿影响

①胎先露部尚未衔接、胎膜未破时,脐带先露可在宫缩时因胎先露部下降,脐带一过性受压导致胎心率异常;②胎先露部已衔接、胎膜已破者,脐带受压于胎先露部与骨盆之间,引起胎儿缺氧,甚至胎心完全消失,以头先露最严重,肩先露最轻;③若脐带血液循环阻断超过 7~8 min,则胎死宫内。

2. 对产妇影响

脐带先露与脐带脱垂可增加剖宫产手术率。

(三)诊断

有脐带脱垂危险因素存在时,应警惕脐带脱垂的发生。若胎膜未破,于胎动、宫缩后胎心率突然变慢,改变体位、上推胎先露部及抬高臀部后迅速恢复者,应考虑有脐带先露的可能,临产后应行胎心监护。监护手段包括胎儿监护仪、多普勒超声或听诊器监测胎心率以及行胎儿生物物理监测。

B 超检查判定脐带位置,脐血流图及彩色多普勒等均有助于诊断。胎膜已破者一旦胎心率出现异常,应行阴道检查,了解有无脐带脱垂和脐带血管有无搏动。在胎先露部旁或胎先露部下方以及阴道内触及脐带者,或脐带脱出于外阴者,即可确诊。检查时应动作轻柔迅速,以免延误处理时间及加重脐血管受压。

(四)预防

妊娠晚期及临产后 B 超检查有助于尽早诊断脐带先露。对临产后胎先露部未入盆者,尽量不做或少做肛查或阴道检查。必须行人工破膜者,应采取高位破膜,以避免脐带随羊水流出时脱出。

(五)治疗

1. 脐带脱垂

一旦发现脐带脱垂、胎心尚好、胎儿存活者,应争取尽快娩出胎儿。

(1)宫口开全,胎头已入盆,应立即行产钳术或胎头吸引术;臀先露应行臀牵引术;一肩先露时,可行内转胎位术及臀牵引术协助分娩。后两者对经产妇较易实施。有困难者或初产妇,应行剖宫产术。

(2)若宫颈未开全,应立即行剖宫产术。在准备期间,产妇应取头低臀高位,必要时用手将胎先露部推至骨盆入口以上,以减轻脐带受压。术者的手保持在阴道内,使胎先露部不能再下降,避免脐带受压,脐带则应消毒后还纳阴道内。

（3）若宫口未开全又无立即剖宫产条件者,可采用脐带还纳术,但施术困难,成功率不高,已少用。

2.脐带先露

经产妇、胎膜未破、宫缩良好者,取头低臀高位,密切观察胎心率,等待胎头衔接,宫口逐渐扩张,胎心仍保持良好者,可经阴道分娩。初产妇,或为不完全臀先露或肩先露者,应行剖宫产术。

三、脐带缠绕

脐带围绕胎儿颈部、四肢或躯干者称为脐带缠绕。约有 90％为脐带绕颈,以绕颈一周者居多,占分娩总数的 20％左右。发生原因和脐带过长、胎儿小、羊水过多及胎动过频等有关。脐带绕颈对胎儿影响与脐带缠绕松紧、缠绕周数及脐带长短有关。脐带缠绕临床特点如下。

1.胎先露部下降受阻:脐带缠绕使脐带相对变短,影响胎先露部入盆,可使产程延长或停滞。

2.胎儿宫内窘迫:当缠绕周数多、过紧或因宫缩,脐带受到牵拉,使胎儿血液循环受阻,导致胎儿宫内缺氧。

3.胎心监护:出现频繁的变异减速。

4.彩色多普勒超声检查:在胎儿颈部发现脐带血流信号。

5.B超检查:脐带缠绕处的皮肤有明显的压迹,脐带缠绕 1 周者为 U 型压迹,内含一小圆形衰减包块,并可见其中小短光条;脐带缠绕 2 周者,皮肤压迹为 W 形;脐带缠绕 3 周或 3 周以上,皮肤压迹为锯齿状,其上为一条衰减带状回声。

当出现上述情况,应高度警惕脐带缠绕,特别是胎心监护出现异常,经吸氧、改变体位不能缓解时,应及时终止妊娠。临产前 B 超诊断脐带缠绕,应在分娩过程中加强监护,一旦出现胎儿宫内窘迫,及时处理。

四、脐带打结

脐带打结有假结及真结两种。脐带假结是指因脐血管较脐带长,血管卷曲似结,或因脐静脉较脐动脉长形成迂曲似结。

一般无大危害,很少因血管破裂而出血。脐带真结多在妊娠3～4 个月间发生,开始为脐带缠绕胎体,后因胎儿穿过脐带套环而成真结。脐带真结较少见,发生率为 1.1％,其围生期病死率为 6.1％。若真结未拉紧则无症状,拉紧后胎儿血液循环受阻可致胎死宫内。多数在分娩后方确诊。

五、脐带扭转

脐带扭转少见。胎儿活动可使正常的脐带呈螺旋状,即脐带顺其纵轴扭转,生理性扭转可达 6～11 周。脐带过分扭转在近胎儿脐轮部变细呈索状坏死,引起血管闭塞或伴血栓存在,胎儿可因血运中断而死亡。

六、脐带附着异常

脐带附着异常包括:脐带帆状附着及球拍状胎盘。前者是指脐带附着于胎膜上,脐带血管通过羊膜与绒毛膜间进入胎盘,后者系指脐带附着于胎盘边缘。

脐带帆状附着时,若胎膜上血管跨过宫颈内口位于胎先露部前方时,称为前置血管;当胎膜破裂时,血管破裂出血;出血量达 200～300 mL 时可导致胎儿死亡。

若前置血管受胎先露部压迫,可导致脐血液循环受阻致胎儿宫内窘迫或死亡。临床表现为胎膜破裂时发生无痛性阴道流血,伴胎心率异常或消失,胎儿死亡。取血片查脐血见特有的有核红细胞或幼红细胞及胎儿血红蛋白可确诊。产前 B 超检查应注意脐带附着和胎盘的关系。

(李 玄)

第十四章　正常分娩

分娩(delivery)是指妊娠满 28 周及以后,胎儿及其附属物从临产开始到从母体内全部娩出的过程。满 28 周至不满 37 足周期间的分娩称早产(premature delivery);妊娠满 37 周至不满 42 足周期间的分娩称足月产(term delivery);而满 42 周及其以后的分娩称过期产(postterm delivery)。

第一节　枕先露的分娩机制

胎先露在产力作用下为适应骨盆各平面的不同形态而进行的一系列转动及其意义。分娩机制(mechanism of labor)指在分娩过程中,胎先露部通过产道时,在产力作用下为适应骨盆各平面的不同形态而进行的一系列、被动地转动,使其能以最小径线通过产道的全过程,包括衔接、下降、俯屈、内旋转、仰伸、复位及外旋转等动作。现就以临床上最常见的枕左前位为例详加说明。

一、衔接

胎头双顶径进入骨盆入口平面,胎头颅骨的最低点达到或接近坐骨棘水平,称衔接(engagement)。胎头呈半俯屈状,以枕额径衔接。矢状缝坐落在骨盆入口的右斜径上,胎头枕骨在骨盆的左前方。胎头衔接后,产前检查时触诊胎头固定。初产妇可在预产期前的 1～2 周间衔接,经产妇在分娩开始后衔接。如初产妇临产后胎头仍未衔接,应警惕头盆不称。

二、下降

胎头沿骨盆轴前进的动作称下降(descent)。下降始终贯穿于整个分娩过程。宫缩是下降的主要动力,因而胎头下降呈间歇性,即宫缩时胎头下降,间歇时胎头又退缩,这样可减少胎头与骨盆之间的相互挤压,对母婴有利。此外,第二产程时腹压能加强产力,亦是使胎头下降的主要辅助力量。临床上观察胎头下降程度,是判断产程进展的主要标志之一。促使胎头下降的因素有:①宫缩压力通过羊水传导,经胎轴传至胎头;②宫缩时宫底直接压迫胎臀;③胎体伸直伸长;④腹肌收缩腹压增加。

三、俯屈

胎头下降至骨盆底时枕部遇肛提肌阻力,使原处于半俯屈状态的胎头进一步俯屈(flexion)。以最小径线的枕下前囟径适应产道变化,有利于胎头继续下降。

四、内旋转

中骨盆及骨盆出口为纵椭圆形。为便于胎儿继续下降,当胎头到达中骨盆时,在产力的作用下,胎头枕部向右前旋转 45°,达耻骨联合后面。使矢状缝与骨盆前后径一致的旋转动作称内旋转(internal rotation)。完成内旋转后,阴道检查发现小囟门在耻骨弓下。一般胎头于第一产程末完成内旋转动作。

五、仰伸

内旋转后,宫缩和腹压继续使胎头下降,当胎头到达阴道外口处时,肛提肌的作用使胎头向前,其枕骨下部达到耻骨联合下缘时,即以耻骨弓为支点,使胎头逐渐仰伸(extention),依次娩出胎头的顶、额、鼻、口和颏。此时胎儿双肩径沿骨盆入口左斜径进入骨盆。

六、复位及外旋转

胎头娩出后,为使胎头与位于左斜径上的胎肩恢复正常关系,胎头枕部向左旋转45°,称复位(restitution)。胎肩在骨盆内继续下降,前肩向前向中线旋转45°,与骨盆出口前后径方向一致,而胎头枕部在外继续向左旋转45°,以保持与胎肩的垂直关系,称外旋转(external rotation)。

七、胎儿娩出

胎儿前肩在耻骨弓下先娩出,随即后肩娩出。这时胎体及胎儿下肢亦随之顺利娩出。

(王会明)

第二节 分娩及其临床经过

一、先兆临产

分娩前出现的预示孕妇不久将临产的症状称先兆临产。

1.胎儿下降感

由于胎儿先露部进入骨盆入口,宫底下降,上腹部较以前舒适,下腹及腰部有胀满及压迫感,膀胱因受压常有尿频症状。

2.假临产

分娩前出现的宫缩,其特点为持续时间短,强度不增加,间歇时间长且不规则,以夜间多见,清晨消失。不规律宫缩引起下腹部轻微胀痛,但宫颈管不短缩,亦无宫口扩张。

3.见红

由于胎儿下降,部分胎膜从宫壁分离,使毛细血管破裂出血,可见少许阴道流血,称见红。一般在分娩前24~48 h出现(少数迟至约1周),是即将临产的较可靠征象。若阴道流血超过平时月经量,则应考虑妊娠晚期出血如前置胎盘等。

二、临产及其诊断

临产的标志为有规律且逐渐增强的宫缩,持续30 s或以上,间歇5~6 min。伴随着宫缩,有进行性的宫颈管消失、宫口扩张及胎先露部下降。

三、总产程及产程分期

分娩全过程即总产程,是指从规律宫缩开始至胎儿胎盘娩出的过程,临床分为三个产程。

第一产程:又称宫口扩张期,是指从规律宫缩开始到宫颈口开全(10 cm)。第一产程又分为潜伏期和活跃期。

宫颈口开大至 6 cm 以前的时段,称为潜伏期。宫口从 6 cm 至开全的时段,称为活跃期。初产妇的宫颈较紧,宫口扩张缓慢;经产妇的宫颈较松,宫口扩张较快。

第二产程:又称胎儿娩出期,从宫口开全到胎儿娩出。初产妇未实施硬膜外麻醉,第二产程应小于 3 h,而实施硬膜外麻醉镇痛者,第二产程可延长至 4 h。经产妇未实施硬膜外麻醉,第二产程应小于 2 h,而实施硬膜外麻醉镇痛者,可延长至 3 h。

第三产程:又称胎盘娩出期,从胎儿娩出到胎盘娩出。一般为 5~15 min,不超过 30 min。

四、各产程的临床经过及监护与处理

(一)第一产程

1.临床表现

(1)规律宫缩:临产初期,宫缩持续 30~40 s,间歇 5~6 min。随后宫缩强度逐渐增加,持续时间逐渐延长,间歇时间逐渐缩短。当宫口近开全时,宫缩持续时间可达 1 min 或以上,间歇时间仅 1~2 min。

(2)宫口扩张:随着规律宫缩的逐渐加强,宫颈管逐渐缩短、消失,宫口逐渐扩张。潜伏期宫口扩张速度较慢,进入活跃期后宫口扩张速度加快。当宫口开全时子宫下段及阴道形成宽阔的软产道。临床上是通过阴道检查或肛门检查确定宫口的扩张程度。若宫口不能如期扩张,则应高度重视。

(3)胎头下降:胎头下降在宫口扩张潜伏期不明显,活跃期下降加快,平均每小时下降约 1 cm。胎头下降程度通过肛门检查及阴道检查判断,并以坐骨棘平面为其判断标准,即胎头颅骨最低点达坐骨棘水平以"0"表示;在坐骨棘水平上 1 cm 以"-1"表示;在坐骨棘水平下 1 cm 以"+1"表示,以此类推。当胎先露达"+3"以下时,一般可经阴道分娩。

(4)胎膜破裂:宫缩使宫腔内压力增高,羊水向阻力较小的宫颈管方向流动,使此处胎膜膨隆渐形成前羊膜囊,其内有羊水 20~50 mL,称前羊水。正常产程时胎膜应在宫口近开全时破裂。破膜后孕妇自觉阴道有水流出。若胎膜过早破裂,应注意头盆不称。

2.产程监护及处理

(1)一般监护:包括精神安慰、血压测量、饮食、活动与休息、排尿与排便等。①精神安慰:产科医生必须认识到影响分娩的因素除了产力、产道、胎儿之外,还有产妇社会心理因素。在分娩过程中产科医生和助产士应尽可能安慰产妇,消除产妇的焦虑和恐惧心情;指导分娩时的呼吸技术和躯体放松技术;开展导乐式分娩及无痛分娩;建立家庭式产房让亲人陪伴等;②血压测量:血压测量应在宫缩间歇时进行,因宫缩时血压常升高 5~10 mmHg,而间歇期可恢复。在第一产程中,应每隔 4~6 h 测量一次。若发现血压高,应增加测量次数,给予相应处理;③鼓励进食:鼓励产妇少量多次进食,进高热量易消化的食物,并注意摄入足够水分,以保证充沛的体力;④注意活动与休息:临产后,若宫缩不强、胎膜未破,产妇可适当在病室内活动,以加速产程进展。若初产妇宫口近开全、经产妇宫口已扩张 4 cm 时,应取侧卧位;⑤排尿:临产后,应鼓励产妇经常排尿,以免膀胱充盈影响宫缩及胎头下降。如遇胎头压迫而排尿困难者,应警惕头盆不称,必要时导尿。

(2)宫缩的监护:有条件的地方尽可能用胎儿监护仪客观地描记宫缩曲线。监护仪有内监护和外监护两种,以外监护较常用。其方法是将测量宫缩强度的压力探头放置在宫体接近宫底部,以腹带固定于产妇腹壁上,连续描记曲线 40 min,必要时延长或重复数次,宫口开大近全后有条件者行持续胎心监护,重点观察宫缩持续时间、强度及间歇时间,并认真及时记录,发现异常及时处理。此外,临床上也采用触诊法观察宫缩,即助产人员将一只手的手掌放在产妇腹壁上,根据宫缩时宫体部隆起变硬,间歇时松弛变软的规律进行观察。

(3)胎心监护:产程开始后应每隔 1～2 h 于宫缩间歇时听胎心,每次应听 1 min,进入活跃期后或宫缩强密时应 15～30 min 听一次。正常胎心率为 110～160 次/分钟。胎心听取的方法有两种,即听诊器法及胎心监护仪描记。胎心监护仪是将探头置于胎心音最响亮的部位,用窄腹带固定于腹壁上,观察胎心率的变化及其与宫缩、胎动的关系。

(4)宫口扩张及胎头下降:阴道检查:检查者手指向后触及尾骨尖端,了解其活动度,再查两侧坐骨棘是否突出并确定胎头位置,然后了解宫口扩张大小。未破膜者可在胎头前方触到有弹性的羊膜囊,已破膜者可直接触到胎头。若无胎头水肿且位置较低,宫口开大,同时了解矢状缝及囟门,确定胎方位。若触及有血管搏动的条索状物,应高度警惕脐带先露或脐带脱垂,需及时处理。由于阴道检查能了解骨盆大小,并直接触清宫口四周边缘,准确估计宫口扩张、宫颈管消退、胎膜是否已破、胎先露部及位置,并可减少肛查时手指进出肛门次数以降低感染概率,因此阴道检查有取代肛门检查之趋势,但阴道检查应注意消毒。如宫口扩张及胎头下降程度不明、疑有脐带先露或脐带脱垂、轻度头盆不称经试产 4 h,产程进展缓慢等,此检查尤为重要。

(5)破膜时的监护:一旦破膜应立即听胎心,同时观察羊水流出量、颜色及性状。胎头仍浮动者需卧床以防脐带脱垂;破膜超过 12 h 仍未分娩者应给予抗生素预防感染。

(二)第二产程

1.临床表现

(1)屏气:宫口开全后,胎膜大多已自然破裂。胎头下降加速,当胎头降至骨盆出口而压迫骨盆底组织时,产妇有排便感,不自主地向下屏气。

(2)胎头拨露与着冠:随着胎头的下降,会阴逐渐膨隆和变薄,肛门括约肌松弛。宫缩时胎头进一步下降露出阴道口外并不断增大,宫缩间歇时,胎头又回缩到阴道内,反复数次,称胎头拨露。当胎头双顶径越过骨盆出口时,宫缩间歇胎头也不回缩,称胎头着冠。

(3)胎儿娩出:胎头着冠后,会阴体极度扩张,当胎头枕骨到达耻骨联合下时,出现仰伸等一系列动作,娩出胎头。随后胎肩及胎体相应娩出,后羊水随之流出,完成胎儿娩出全过程。

2.监护及处理

(1)重点监护:在严密监护下,如果胎儿情况良好,可适度延长第二产程的观察时间。①密切监测胎心:胎头拨露前,每 15 min 1 次,有胎儿电子监护仪全程监护更佳;②指导产妇正确屏气,即与宫缩一致,起到加强宫缩的作用,以利于胎儿娩出;③准备接产。

(2)接产准备:初产妇宫口开全、经产妇宫口扩张 4 cm 以上且宫缩规律有力时,应做好接产准备。①消毒外阴:让产妇取膀胱截石位,在臀下放一便盆,先用肥皂液擦洗外阴部,顺序是大阴唇→小阴唇→阴阜→大腿内上 1/3→会阴及肛门周围。然后用温开水冲净肥皂水。消毒前用消毒干纱布球盖住阴道口,防止冲洗液流入阴道。随后取下阴道口的纱布球和臀下的便盆,臀下铺消毒巾;②准备接产:接产者严格按无菌操作规程洗手、戴手套及穿手术衣,打开产包,铺好消毒巾准备接产。

(3)接产:其目的是帮助胎儿按分娩机制娩出及保护会阴防止损伤。接产要领:协助胎头俯屈的同时,注意保护会阴,尽量使胎头以最小径线(枕下前囟径)在宫缩间歇时缓缓地通过阴道口。此步骤是防止会阴撕裂的关键,需产妇与接产者充分合作方能做到。接产者还必须正确娩出肩,娩出时也要注意保护好会阴。

(4)保护会阴:接产者站在产妇右侧,当宫缩时胎头拨露,会阴体变薄,应开始保护会阴。即将右手张开,以大鱼际肌顶住会阴部,宫缩间歇时手放松,以免过久压迫造成会阴水肿。为避免会阴撕裂,初产妇常在胎头即将着冠时行会阴切开术。

(5)会阴切开术:会阴切开指征:会阴过紧或胎儿过大,估计分娩时会阴撕裂难以避免者或母儿有病理情况急需结束分娩者。目前,多采用限制性会阴切开术,即当有会阴切开指征时才予以切开,不行常规切开。

会阴切开术包括会阴正中切开术及会阴后一侧切开术。①会阴正中切开术:于宫缩时沿会阴后联合中线垂直切开,长约为 2 cm,切勿损伤肛门括约肌。此法有剪开组织少、出血量少、术后局部组织肿胀及疼痛均较轻微等优点,但切口容易自然延长撕裂肛门括约肌。胎儿大、接产技术不熟练者不宜采用。②会阴左侧后一侧切开术:阴部局部浸润麻醉及神经阻滞麻醉生效后,术者右手用钝头直剪定位于会阴后联合中线向左侧 45°方向,于宫缩时以左手中、示两指伸入阴道内,撑起左侧阴道壁并切开会阴,一般切开长度为 4～5 cm。左手引导的目的在于保护胎头不受损伤。注意事项:当会阴高度膨隆时切开角度应为 60°～70°;切开阴道黏膜长度应与皮肤切口长度一致;会阴切开后出血较多,不应过早切开并注意止血;缝合应在胎盘娩出后进行。

(6)协助胎儿娩出:宫缩时在保护会阴的同时,左手轻轻下压拨露出的胎头枕部,协助胎头俯屈及下降。胎头着冠后,应控制娩出力,左手协助胎头仰伸,宫缩时让产妇张口呼吸,不用屏气,宫缩间歇时稍向下屏气,使胎儿于宫缩间歇时娩出。胎儿娩出后应立即清洁口鼻,使呼吸道通畅,然后再按分娩机制顺序娩出胎儿。

(7)脐带绕颈的处理:脐带绕颈占妊娠的 13.7%～20%。当胎头娩出发现脐带绕颈一周且较松时,应将脐带顺胎肩推下或从胎头滑下;若绕颈过紧或在 2 周以上时,则用两把血管钳夹住脐带从中剪断,可松解脐带。

(8)新生儿处理:断脐后应首先清理呼吸道,再使新生儿啼哭,以免发生吸入性肺炎。为了判断新生儿有无窒息及其严重程度,通常用阿普加评分(Apgar score)。阿普加评分的体征依据为:新生儿出生后 1 min 内的心率、呼吸、肌张力、喉反射和皮肤颜色。每项正常为 2 分,10 分为满分,表示新生儿情况良好。

(三)第三产程

1.临床表现

(1)胎盘剥离征象:胎儿娩出后,宫腔容积明显缩小,胎盘不能相应缩小,而与子宫壁错位剥离。剥离面有出血形成胎盘后血肿,在宫缩的作用下,剥离面不断扩大,直到完全剥离娩出。在此过程中,所能观察到的胎盘剥离征象有:①宫底升达脐上,宫体变硬呈球形;②剥离的胎盘降至子宫下段,使阴道口外露的一段脐带自行延长;③阴道少量流血;④耻骨联合上方轻压子宫下段,外露的脐带不再回缩。

(2)胎盘剥离及排出的方式:有胎儿面娩出式及母体面娩出式两种。胎儿面娩出式即胎盘从中央开始剥离而后向周围剥离,胎儿面先排出,随后少量阴道流血,常见;母体面娩出式为胎盘从边缘开始剥离,血液沿剥离面流出,先有较多阴道流血,再有胎盘母体面排出,不常见。

2.监护及处理

(1)协助胎盘娩出:确认胎盘已完全剥离后,应在宫缩时以左手握住宫底并按压,右手牵引脐带,当胎盘娩出至阴道口时,接产者用双手握住胎盘朝一个方向旋转并缓慢向外牵拉,协助胎盘胎膜完全排出。

(2)检查胎盘、胎膜:将胎盘铺平,检查胎盘的母体面有无胎盘小叶缺损,再将胎盘提起,检查胎膜是否完整,胎盘边缘有无血管断裂等,及时发现副胎盘。副胎盘为一较小的胎盘,与正常胎盘相邻,两者间有血管相连。若有副胎盘、部分胎盘残留或较多胎膜残留时,应在无菌操作下伸手入宫腔取出残留组织并进行清宫术。

(3)检查软产道:胎盘娩出后,应仔细检查外阴、阴道及宫颈有无裂伤及其程度,进行相应的处理。

(4)预防产后出血:胎儿娩出后,立即在孕妇臀下放一弯盘收集阴道流血,正确估计出血量。正常分娩一般不超过 300 mL。若胎盘未剥离而出血量多,应行手取胎盘,并配合宫缩剂的使用加速胎盘剥离而减少出血。如遇既往有产后出血史或易出现宫缩乏力的产妇(如分娩次数≥5 次的多产妇、多胎妊娠、羊水过多、滞产等),可在胎儿前肩娩出时静脉注射缩宫素 10～20 U,也可在胎儿前肩娩出后立即肌内注射缩宫素 10 U 或缩宫素 10 U 加于 0.9%氯化钠注射液 20 mL 内静脉快速注入,均能促使胎盘迅速剥离减少出血。若胎儿已娩出 30 min,胎盘仍未排出,应排空膀胱,按压子宫及静脉注射缩宫素促使胎盘排出,必要时行手取胎盘术。若胎盘娩出后出血多,可经下腹部直接以前列腺素制剂(如卡前列氨丁三醇注射液)子宫体注射或肌内注射,并将缩宫素 20 U 加于 5%葡萄糖液 500 mL 内静脉滴注。

手取胎盘术:术者更换手术衣及手套,再次消毒外阴,将右手合拢呈圆锥状直接伸进宫腔,手掌面朝向胎盘母体面,手指并拢以掌尺侧缘轻慢地将胎盘从边缘开始逐渐与子宫壁分离,左手则在腹部按压宫底,亦可让助手帮助按压宫底。等确认胎盘已全部剥离方可取出胎盘。

(四)分娩镇痛

分娩镇痛是指用药物或精神疗法减少产妇在分娩过程中的疼痛。在医学疼痛指数中,分娩疼痛仅次于烧灼伤痛而位居第二,焦虑和疼痛引起的各种应激反应对母婴均不利。分娩镇痛,可以缩短产程,减少剖宫产率,减少产后出血量,降低胎儿缺氧和新生儿窒息。分娩镇痛包括药物和非药物两种。药物性分娩镇痛的方法有:①分娩时镇痛所用的药物有地西泮、哌替啶、一氧化二氮等;②椎管内阻滞镇痛,包括硬膜外镇痛、腰—硬联合阻滞、连续蛛网膜下隙阻滞等;③静脉分娩镇痛,主要用于不适合实施椎管内阻滞镇痛的产妇,如拒绝接受穿刺、腰椎有病变、发热和对局部麻醉药过敏的产妇等。瑞芬太尼因其特殊的药理特性使之成为静脉分娩镇痛研究的热点。

(王会明)

第十五章 异常分娩

异常分娩(abnormal labor)又称难产(dystocia),其影响因素包括产力、产道、胎儿及精神心理因素,这些因素既相互影响又互为因果关系。任何一个或一个以上的因素发生异常及四个因素间相互不能适应,而使分娩进程受到阻碍,称异常分娩。

第一节 产力异常

产力是分娩的动力,产力中以子宫收缩力为主,子宫收缩力贯穿于分娩全过程。在分娩过程中,子宫收缩的节律性、对称性及极性不正常或强度、频率有改变,称子宫收缩力异常,简称产力异常(abnormal uterine action)。临床上子宫收缩力异常分为子宫收缩乏力(简称宫缩乏力)和子宫收缩过强(简称宫缩过强)两类,每类又分为协调性子宫收缩和不协调性子宫收缩。

一、子宫收缩乏力

(一)病因

1.头盆不称或胎位异常

由于胎儿先露部下降受阻,不能紧贴子宫下段及宫颈内口,不能引起反射性子宫收缩,导致继发性宫缩乏力。

2.子宫局部因素

子宫肌纤维过度伸展(如多胎妊娠、巨大胎儿、羊水过多等)使子宫肌纤维失去正常收缩能力。高龄产妇、经产妇或宫内感染者、子宫肌纤维变性、结缔组织增生而影响子宫收缩。子宫发育不良、子宫畸形、子宫肌瘤等,均可引起原发性宫缩乏力。

3.精神因素

产妇恐惧及精神过度紧张使大脑皮质功能紊乱,待产时间长、睡眠减少、疲乏、膀胱充盈、临产后进食不足以及过多的消耗体力、水及电解质紊乱,均可导致宫缩乏力。

4.内分泌失调

临产后产妇体内缩宫素、乙酰胆碱和前列腺素合成与释放不足,或子宫对这些促进子宫收缩的物质敏感性降低,以及雌激素不足致缩宫素受体量少,均可导致宫缩乏力。

5.药物影响

产程早期使用大剂量解痉、镇静、镇痛剂及宫缩抑制剂如硫酸镁、哌替啶、吗啡、盐酸利托君等,可以使宫缩受到抑制。

(二)临床表现及诊断

临床表现与其临床分类有关。

1.按发生时期分类

(1)原发性宫缩乏力:产程开始就出现子宫收缩乏力。

(2)继发性宫缩乏力:即产程早期宫缩正常,于活跃期或第二产程时宫缩减弱,常见于中骨盆与骨盆出口平面狭窄,胎先露部下降受阻,持续性枕横位或枕后位等。

2.按宫缩乏力的特点分类

(1)协调性宫缩乏力:其特点为子宫收缩具有正常的节律性、对称性和极性,但收缩力弱,低于 180 Montevideo 单位,持续时间短,间歇期长且不规律,宫缩<2 次/10 分钟。当宫缩高峰时,宫体隆起不明显,用手指压宫底部肌壁仍可出现凹陷。协调性宫缩乏力多属继发性宫缩乏力,此种宫缩乏力对胎儿影响不大。

(2)不协调性宫缩乏力:其特点为子宫收缩的极性倒置,宫缩的兴奋点不是起自两侧宫角部,而是来自子宫下段的一处或多处冲动,子宫收缩波由下向上扩散,收缩波小而不规律,频率高,节律不协调,宫缩时宫底部不强,而是子宫下段强,宫缩间歇期子宫壁也不完全松弛,这种宫缩不能使宫口如期扩张,不能使胎先露部如期下降,属于无效宫缩。此种宫缩乏力多属于原发性宫缩乏力,故需与假临产鉴别。鉴别方法是给予镇静剂如哌替啶 100 mg 肌内注射,能使宫缩停止者为假临产,不能使宫缩停止者为原发性宫缩乏力。这些产妇往往有头盆不称和胎位异常,使胎先露部不能紧贴子宫下段及宫颈内口,不能引起反射性子宫收缩。产妇自觉下腹部持续疼痛、拒按,烦躁不安,严重者出现脱水、电解质紊乱、肠胀气、尿潴留、胎盘—胎儿循环障碍,出现胎儿窘迫。产科检查:下腹部有压痛,胎位触不清,胎心不规律,宫口扩张早期缓慢或停滞,潜伏期延长,胎先露部下降延缓或停滞。

(三)对母儿影响

1.对产妇的影响

由于产程延长,产妇休息不好,进食少,精神与体力消耗,可出现疲乏无力、肠胀气、排尿困难等,严重时可引起脱水、酸中毒、低钾血症,影响子宫收缩,手术产率升高。第二产程延长,膀胱被压迫于胎先露部(特别是胎头)与耻骨联合之间,可导致组织缺血、水肿、坏死。胎膜早破以及频繁阴道检查增加感染机会。产后宫缩乏力容易引起产后出血,并使产褥感染率增加。

2.对胎儿的影响

宫缩乏力导致产程延长,胎头和脐带受压时间过久,易发生胎儿窘迫和手术助产率升高。不协调性宫缩乏力不能使子宫壁完全放松,对胎盘-胎儿循环影响大,容易发生胎儿窘迫。

(四)治疗

1.协调性宫缩乏力

不论是原发性还是继发性宫缩乏力,首先应寻找原因,检查有无头盆不称与胎位异常,阴道检查了解宫颈扩张和胎先露部下降情况。若发现有头盆不称或胎位异常,估计不能经阴道分娩者,应及时行剖宫产术;若判断无头盆不称和胎位异常,估计能经阴道分娩者,应采取加强宫缩的措施。

(1)第一产程

1)一般处理:消除产妇对分娩的顾虑和紧张情绪,指导其休息、饮食及大小便,注意补充营养与水分。不能进食者静脉补充营养,排尿困难时应及时导尿。破膜 6 h 以上应给予抗生素预防感染。

2)加强子宫收缩:经上述一般处理,子宫收缩力仍弱,诊断为协调性宫缩乏力,产程无明显进展,可选用下列方法加强宫缩:①人工破膜:宫口扩张≥3 cm,无头盆不称、胎头已衔接而产程延缓者,可行人工破膜。破膜后,胎头直接紧贴子宫下段及宫颈内口,引起反射性子宫收缩,加速产程进展。破膜前必须检查有无脐带先露,破膜应在宫缩间歇期进行。破膜后术者手指应停留在阴道内,经 1～2 次宫缩待胎头入盆后,术者再将手指取出,以免脐带脱垂,同时观察羊水量、性状和胎心变化。破膜后宫缩仍不理想,可用缩宫素静脉滴注加强宫缩;②缩宫素静脉滴注:适用于协调性宫缩乏力、胎心良好、胎位正常、头盆相称者。原则是以最小浓度获得最佳宫缩,一般将缩宫素配制于 0.9％生理盐水中,从 1～2 mU/min 开始,根据宫缩强弱进行调整,调整间隔为 15～30 min,每次增加 1～2 mU/min 为宜,最大给药剂量通常不超过 20 mU/min,维持宫缩时宫腔内压力达 50～60 mmHg,宫缩间隔 2～3 min,持续 40～60 s。对于不敏感者,可酌情增加缩宫素给药剂量。应用缩宫素时,应有医生或助产士在床旁守护,监测宫缩、胎心、血压及产程进展等状况。评估宫缩强度的方法有 3 种:①触诊子宫;②电子胎心监护;③宫腔内导管测量子宫收缩力,计算 Montevideo 单位(mU),mU 的计算是将 10 min 内每次宫缩产生的压力(mmHg)相加而得。一般临产时宫缩强度为 80～120 mU,活跃期宫缩强度为 200～250 mU,应用缩宫素促进宫缩时必须达到 200～300mU 时,才能引起有效宫缩。若 10 min 内宫缩≥5 次、宫缩持续 1 min 以上或胎心率异常,应立即停止滴注缩宫素。外源性缩宫素在母体血中的半衰期为 1～6 min,故停药后能迅速好转,必要时加用镇静剂。若发现血压升高,应减慢缩宫素滴注速度。由于缩宫素有抗利尿作用,水的重吸收增加,可出现尿少,需警惕水中毒的发生。有明显产道梗阻或伴瘢痕子宫者不宜应用。经上述处理,如出现活跃期停滞或胎儿窘迫征象时,应及时行剖宫产术。

(2)第二产程:若无头盆不称,于第二产程期间出现宫缩乏力时,也应加强宫缩,给予缩宫素静脉滴注促进产程进展。若胎头双顶径已通过坐骨棘平面,等待自然分娩,或行产钳助产术或胎头吸引术结束分娩;若胎头仍未衔接或出现胎儿窘迫征象时,应行剖宫产术。

(3)第三产程:为预防产后出血,当胎儿前肩娩出时,可静脉推注缩宫素 10 U,并同时给予缩宫素 10～20 U 静脉滴注,加强子宫收缩,促使胎盘剥离与娩出及子宫血窦关闭。产程长、破膜时间长,给予抗生素预防感染。

2.不协调性宫缩乏力

处理原则是调节子宫收缩,恢复正常节律性和极性。给予镇静剂哌替啶 100 mg 或吗啡 10 mg 肌内注射,使产妇充分休息,休息后不协调性宫缩多能恢复为协调性宫缩。在宫缩恢复协调性之前,严禁应用缩宫素。若经上述处理,不协调性宫缩未能得到纠正,或出现胎儿窘迫征象,或伴有头盆不称和胎位异常,应行剖宫产术。若不协调性宫缩已被纠正,但宫缩仍较弱时,按协调性宫缩乏力处理。

二、子宫收缩过强

(一)协调性子宫收缩过强

1.临床表现及诊断

子宫收缩的节律性、对称性和极性均正常,仅子宫收缩力过强、过频(10 min 内宫缩≥5 次),宫腔压力≥60 mmHg。宫口扩张速度≥5 cm/h(初产妇)或≥10 cm/h(经产妇),产道无阻力,分娩在短时间内结束,总产程<3 h 结束分娩,称为急产,以经产妇多见。若存在产道梗阻或瘢痕子宫,宫缩过强时可能出现病理缩复环,甚至发生子宫破裂。

2.对母儿影响

(1)对产妇的影响:宫缩过强、过频,产程过快,可致产妇宫颈、阴道以及会阴撕裂伤。胎先露部下降受阻时,可发生子宫破裂。宫缩过强使宫腔内压力增高,增加羊水栓塞的风险。接产时来不及消毒可致产褥感染。胎儿娩出后子宫肌纤维缩复不良,易发生胎盘滞留或产后出血。

(2)对胎儿及新生儿的影响:宫缩过强、过频影响子宫胎盘血液循环,易发生胎儿窘迫、新生儿窒息甚至死亡。无准备的分娩,来不及接产,新生儿易发生感染。若新生儿坠地可致骨折、外伤。

3.处理

处理应以预防为主,有急产史的孕妇,应提前住院待产。临产后慎用宫缩药物及其他促进宫缩的处理方法,如灌肠、人工破膜等。提前做好接产及新生儿复苏的准备。胎儿娩出时,嘱产妇勿向下屏气。若急产来不及消毒及新生儿坠地者,新生儿应给予维生素 K_1 1 mg/kg 肌内注射,预防颅内出血,并尽早肌内注射精制破伤风抗毒素 1 500 U。产后仔细检查宫颈、阴道、外阴,若有撕裂应及时缝合。若属未消毒的接产,应给予抗生素预防感染。

(二)不协调性子宫收缩过强

1.强直性子宫收缩(tetanic contraction of uterus)

强直性子宫收缩的特点是子宫强烈收缩,失去节律性,宫缩无间歇。常见于缩宫药物使用不当时,如缩宫素静脉滴注剂量过大、肌内注射缩宫素或米索前列醇引产等。

(1)临床表现及诊断:产妇烦躁不安,持续性腹痛,拒按。胎位触不清,胎心听不清。有时可出现病理缩复环、血尿等先兆子宫破裂征象。

(2)处理:一旦确诊为强直性子宫收缩,应及时给予宫缩抑制剂,如 25%硫酸镁 20 mL 加于 5%葡萄糖液 20 mL 内缓慢静脉推注(不少于 5 min),或肾上腺素 1 mg 加于 5%葡萄糖液 250 mL 内静脉滴注。若合并产道梗阻,应立即行剖宫产术。若胎死宫内可用乙醚吸入麻醉,若仍不能缓解强直性宫缩,应行剖宫产术。

2.子宫痉挛性狭窄环(constriction ring of uterus)

子宫痉挛性狭窄环的特点是子宫局部平滑肌呈痉挛性不协调性收缩形成的环状狭窄,持续不放松,称为子宫痉挛性狭窄环。狭窄环可发生在宫颈、宫体的任何部分,多在子宫上下段交界处,也可在胎体某一狭窄部,以胎颈、胎腰处常见,多因精神紧张、过度疲劳以及不适当地应用缩宫药物或粗暴地进行阴道内操作所致。

(1)临床表现及诊断:产妇出现持续性腹痛,烦躁不安,宫颈扩张缓慢,胎先露部下降停滞,胎心时快时慢。阴道检查时在宫腔内触及较硬而无弹性的狭窄环,此环与病理缩复环不同,特点是不随宫缩上升。

(2)处理:应认真寻找并及时纠正导致子宫痉挛性狭窄环的原因。停止阴道内操作及停用缩宫药物等。若无胎儿窘迫征象,给予镇静剂如哌替啶 100 mg 或吗啡 10 mg 肌内注射,25%硫酸镁 20 mL 加于 5%葡萄糖注射液 20 mL 内缓慢静脉注射,等待异常宫缩自然消失。当宫缩恢复正常时,可行阴道助产术或等待自然分娩。若经上述处理子宫痉挛性狭窄环不能缓解,宫口未开全,胎先露部较高,或出现胎儿窘迫征象,应立即行剖宫产术。若胎死宫内,宫口已开全,可行乙醚麻醉,经阴道分娩。

(李　玄)

第二节 产道异常

产道异常包括骨产道异常及软产道异常,临床上以骨产道异常多见,产道异常可使胎儿娩出受阻。

一、骨产道异常

骨盆径线过短或形态异常,致使骨盆腔小于胎先露部可通过的限度,阻碍胎先露部下降,影响产程顺利进展,称为狭窄骨盆(contracted pelvis)。狭窄骨盆可以为一个径线过短或多个径线同时过短,也可以为一个平面狭窄或多个平面同时狭窄。当一个径线狭窄时,要观察同一个平面其他径线的大小,再结合整个骨盆腔大小与形态进行综合分析,做出正确判断。

(一)分类

1. 骨盆入口平面狭窄(contracted pelvic inlet)

骨盆入口平面狭窄以扁平型骨盆为代表,主要为骨盆入口平面前后径狭窄,分3级。扁平型骨盆常见以下两种类型。

(1)单纯扁平骨盆:骨盆入口呈横扁圆形,骶岬向前下突出,使骨盆入口前后径缩短而横径正常。

(2)佝偻病性扁平骨盆:骨盆入口呈横的肾形,骶岬向前突,骨盆入口前后径短,骶骨变直向后翘,尾骨呈钩状突向骨盆出口平面。由于坐骨结节外翻,耻骨弓角度增大,骨盆出口横径变宽。

2. 中骨盆平面狭窄(contracted midpelvis)

中骨盆平面狭窄较入口平面狭窄更常见,主要见于男型骨盆及类人猿型骨盆,以坐骨棘间径及中骨盆后矢状径狭窄为主,分3级。

3. 骨盆出口平面狭窄(contracted pelvic outlet)

骨盆出口平面狭窄常与中骨盆平面狭窄相伴行,主要见于男型骨盆,以坐骨结节间径及骨盆出口后矢状径狭窄为主,分为3级。中骨盆平面和出口平面的狭窄常见以下两种类型。

(1)漏斗型骨盆(funnel shaped pelvis):骨盆入口各径线值正常,两侧骨盆壁内收,状似漏斗得名。其特点是中骨盆及骨盆出口平面均明显狭窄,使坐骨棘间径和坐骨结节间径缩短,坐骨切迹宽度(骶棘韧带宽度)<2横指,耻骨弓角度<90°,坐骨结节间径加出口后矢状径<15 cm,常见于男型骨盆。

(2)横径狭窄骨盆(transversely contracted pelvis):与类人猿型骨盆类似。骨盆各平面横径均缩短,入口平面呈纵椭圆形。常因中骨盆及骨盆出口平面横径狭窄导致难产。

4. 骨盆三个平面狭窄

骨盆外形属正常女型骨盆,但骨盆三个平面各径线均比正常值小2 cm或更多,称为均小骨盆(generally contractedpelvis),多见于身材矮小、体形匀称的妇女。

5. 畸形骨盆

畸形骨盆指骨盆失去正常形态及对称性,包括跛行及脊柱侧凸所致的偏斜骨盆和骨盆骨折所致的畸形骨盆。

偏斜骨盆的特征是骨盆两侧的侧斜径(一侧髂后上棘与对侧髂前上棘间径)或侧直径(同

侧髂后上棘与髂前上棘间径)之差>1 cm。骨盆骨折常见于尾骨骨折使尾骨尖前翘或骶尾关节融合使骨盆出口前后径缩短,导致骨盆出口狭窄而影响分娩。

(二)临床表现

1.骨盆入口平面狭窄的临床表现

(1)胎头衔接受阻:一般情况下初产妇在预产期前1~2周或临产前胎头已衔接,即胎头双顶径进入骨盆入口平面,颅骨最低点达坐骨棘水平。若骨盆入口狭窄时,即使已经临产胎头仍未入盆,初产妇腹部多呈尖腹,经产妇呈悬垂腹,经检查胎头跨耻征阳性。胎位异常如臀先露、面先露或肩先露的发生率是正常骨盆的3倍。偶有胎头尚未衔接,阴道口见到胎头产瘤的假象,误认为胎头位置较低,此时在耻骨联合上方仍可触及胎头双顶径,多见于扁平骨盆且盆腔较浅时。

(2)若已临产,根据骨盆狭窄程度、产力强弱、胎儿大小及胎位情况不同,临床表现也不尽相同。①骨盆临界性狭窄:若胎位、胎儿大小及产力正常,胎头常以矢状缝在骨盆入口横径衔接,多取后不均倾势,即后顶骨先入盆,后顶骨逐渐进入骶凹处,再使前顶骨入盆,则矢状缝位于骨盆入口横径上呈头盆均倾势,可经阴道分娩。临床表现为潜伏期及活跃期早期延长,活跃期晚期产程进展顺利。若胎头迟迟不入盆,此时常出现胎膜早破及脐带脱垂,其发生率为正常骨盆的4~6倍。胎头不能紧贴宫颈内口诱发反射性宫缩,常出现继发性宫缩乏力,潜伏期延长,宫颈扩张缓慢。②骨盆绝对性狭窄:即使产力、胎儿大小及胎位均正常,胎头仍不能入盆,常发生梗阻性难产。产妇出现腹痛拒按、排尿困难,甚至尿潴留等症状。检查可见产妇下腹压痛、耻骨联合分离、宫颈水肿,甚至出现病理缩复环、肉眼血尿等先兆子宫破裂征象,若未及时处理则可发生子宫破裂。如胎先露部嵌入骨盆入口时间较长,血液循环障碍,组织坏死,可形成泌尿生殖道瘘。在强大的宫缩压力下,胎头颅骨重叠,严重时可出现颅骨骨折及颅内出血。

2.中骨盆平面狭窄的临床表现

(1)胎头能正常衔接:潜伏期及活跃期早期进展顺利。当胎头下降达中骨盆时,由于内旋转受阻,胎头双顶径被阻于中骨盆狭窄部位之上,常出现持续性枕横位或枕后位。同时出现继发性宫缩乏力,活跃期晚期及第二产程延长甚至第二产程停滞。

(2)胎头受阻于中骨盆:胎头降至中骨盆时,有一定可塑性的胎头开始变形,颅骨重叠,胎头受压,使软组织水肿,产瘤较大,严重时可发生颅内出血及胎儿窘迫。若骨盆狭窄程度严重,且宫缩较强,可发生先兆子宫破裂及子宫破裂。强行阴道助产,可导致严重软产道裂伤及新生儿产伤。

3.骨盆出口平面狭窄的临床表现

骨盆出口平面狭窄与中骨盆平面狭窄常同时存在。若单纯骨盆出口平面狭窄者,第一产程进展顺利,胎头达盆底受阻,第二产程停滞,继发性宫缩乏力,胎头双顶径不能通过出口横径。强行阴道助产,可导致严重软产道裂伤及新生儿产伤。

(三)诊断

在分娩过程中,骨盆是个不变因素。在估计分娩难易时,骨盆是首先考虑的一个重要因素。在妊娠期间应评估骨盆有无异常,有无头盆不称,及早作出诊断,以决定适当的分娩方式。

1.病史

询问产妇有无佝偻病、脊髓灰质炎、脊柱和髋关节结核以及外伤史。若为经产妇,应了解既往有无难产史及新生儿有无产伤等。

2.全身检查

测量身高,孕妇身高<145 cm 应警惕均小骨盆。观察孕妇体形,步态有无跛足,有无脊柱及髋关节畸形,米氏菱形窝是否对称等。

3.腹部检查

(1)一般检查:观察腹部形态,尖腹及悬垂腹者提示可能有骨盆入口平面狭窄。腹尺测量子宫底高度,四步触诊法了解胎先露、胎方位及先露是否衔接。超声检查胎先露部与骨盆关系,测量胎儿腹围和双顶径等,预测胎儿体重,判断能否通过骨产道。

(2)评估头盆关系:正常情况下,部分初孕妇在预产期前1~2周,经产妇于临产后,胎头应入盆。若已临产,胎头仍未入盆,则应充分估计头盆关系。检查头盆是否相称的具体方法:孕妇排空膀胱后仰卧,两腿伸直,检查者一手放在耻骨联合上方,另一手将胎头向骨盆腔方向推压。若胎头低于耻骨联合平面,称胎头跨耻征阴性,提示头盆相称;若胎头与耻骨联合在同一平面,称胎头跨耻征可疑阳性,提示可疑头盆不称;若胎头高于耻骨联合平面,称胎头跨耻征阳性,提示头盆不称(cephalopelvic disproportion,CPD)。对出现跨耻征阳性的孕妇,应让其取两腿屈曲半卧位,再次检查胎头跨耻征,若转为阴性,提示为骨盆倾斜度异常,而不是头盆不称。头盆不称提示可能有骨盆相对性或绝对性狭窄,但是不能单凭胎头跨耻征阳性轻易做出临床诊断,需要观察产程进展或试产后方可做出最终诊断。

4.评估骨盆大小

主要通过产科检查评估骨盆大小。检查内容包括:测量对角径、中骨盆前后径、出口前后径、出口后矢状径、坐骨结节间径及耻骨弓角度等;检查骶岬是否突出、坐骨切迹宽度、坐骨棘内突程度、骶凹弧度及骶尾关节活动度等。骨盆各平面径线<正常值2 cm 或以上为均小骨盆。对角径<11.5 cm,骶岬突出为骨盆入口平面狭窄,属扁平骨盆。坐骨切迹宽度间接反映中骨盆后矢状径大小,中骨盆平面狭窄及骨盆出口平面狭窄往往同时存在,因此通过测定坐骨结节间径、出口后矢状径、耻骨弓角度、坐骨棘内凸程度及坐骨切迹宽度,间接判断中骨盆狭窄程度;坐骨结节间径<8 cm,坐骨结节间径与出口后矢状径之和<15 cm,耻骨弓角度<90°,坐骨切迹宽度<2 横指时,为中骨盆平面和出口平面狭窄,属漏斗型骨盆。

(四)对母儿的影响

1.对产妇的影响

若为骨盆入口平面狭窄,影响胎先露部衔接,容易发生胎位异常,若为中骨盆平面狭窄,影响胎头内旋转,容易发生持续性枕横位或枕后位。由于胎头下降受阻,常引起继发性宫缩乏力,导致产程延长或停滞,使手术助产、产后出血以及软产道裂伤增多。产道受压过久,可形成生殖道瘘;严重梗阻性难产若不及时处理,可导致先兆子宫破裂,甚至子宫破裂。因胎膜早破、手术助产增加以及产程异常行阴道检查次数过多,产褥感染机会亦增加。

2.对胎儿及新生儿的影响

骨盆入口狭窄使胎头高浮,容易发生胎膜早破及脐带脱垂;产程延长,胎头受压,缺氧缺血容易发生颅内出血;手术助产机会增多,易发生新生儿产伤及感染。

(五)分娩时处理

骨盆绝对性狭窄已很少见,临床多见的是骨盆临界性或相对性狭窄。分娩时应明确狭窄骨盆的类型和程度,了解产力、胎方位、胎儿大小、胎心率、宫口扩张程度、胎先露下降程度、破膜与否,同时结合年龄、产次、既往分娩史进行综合分析、判断,决定分娩方式。

1.骨盆入口平面狭窄的处理

(1)绝对性骨盆入口狭窄:骨盆入口前后径≤8.0 cm,对角径≤9.5 cm,胎头跨耻征阳性者,足月活胎不能入盆,不能经阴道分娩,应行剖宫产术结束分娩。

(2)相对性骨盆入口狭窄:骨盆入口前后径8.5～9.5 cm,对角径为10.0～11.0 cm,胎头跨耻征可疑阳性。足月胎儿体重<3 000 g,产力、胎位及胎心均正常时,可在严密监护下进行阴道试产。试产充分与否的判断,除参考宫缩强度外,应以宫口扩张程度为衡量标准。骨盆入口狭窄的试产应使宫口扩张至3～4 cm。胎膜未破者可在宫口扩张≥3 cm时行人工破膜。若破膜后宫缩较强,产程进展顺利,多数能经阴道分娩。试产过程中若出现宫缩乏力,可用缩宫素静脉滴注加强宫缩。试产后胎头仍迟迟不能入盆,宫口扩张停滞或出现胎儿窘迫征象,应及时行剖宫产术结束分娩。

2.中骨盆平面狭窄的处理

中骨盆平面狭窄主要导致胎头俯屈及内旋转受阻,易发生持续性枕横位或枕后位。产妇多表现活跃期或第二产程延长及停滞、继发性宫缩乏力等。若宫口开全,胎头双顶径达坐骨棘水平或更低,可经阴道徒手旋转胎头为枕前位,待其自然分娩,或行产钳助产或胎头吸引术助产。若胎头双顶径未达坐骨棘水平,或出现胎儿窘迫征象,应行剖宫产术结束分娩。

3.骨盆出口平面狭窄的处理

骨盆出口平面狭窄阴道试产应慎重。临床上常用坐骨结节间径与出口后矢状径之和估计出口大小。若两者之和>15 cm时,多数可经阴道分娩,有时需行产钳助产或胎头吸引术助产。若两者之和≤15 cm,足月胎儿不易经阴道分娩,应行剖宫产术结束分娩。

4.均小骨盆的处理

若估计胎儿不大,产力、胎位及胎心均正常,头盆相称,可以阴道试产,通常可通过胎头变形和极度俯屈,以胎头最小径线通过骨盆腔,可能经阴道分娩。若胎儿较大,头盆不称,胎儿不能通过产道,应及时行剖宫产术。

5.畸形骨盆的处理

根据畸形骨盆种类、狭窄程度、胎儿大小、产力等情况具体分析。若畸形严重,明显头盆不称者,应及时行剖宫产术。

二、软产道异常

软产道包括阴道、宫颈、子宫及盆底软组织。软产道异常也可导致异常分娩,但相对少见。软产道异常可由先天发育异常及后天疾病引起。

(一)阴道异常

1.阴道横隔

阴道横隔多位于阴道上、中段,在横隔中央或稍偏一侧常有一小孔,易被误认为宫颈外口。在分娩时应仔细检查。阴道横隔影响胎先露部下降,当横隔被撑薄,此时可在直视下自小孔处将横隔做X形切开。待分娩结束再切除剩余的隔,用可吸收线间断或连续锁边缝合残端。若横隔高且坚厚,阻碍胎先露部下降,则需行剖宫产术结束分娩。

2.阴道纵隔

阴道纵隔若伴有双子宫、双宫颈,位于一侧子宫内的胎儿下降,通过该侧阴道分娩时,纵隔被推向对侧,分娩多无阻碍。当阴道纵隔发生于单宫颈时,有时纵隔位于胎先露部的前方,胎先露部继续下降,若纵隔薄可自行断裂,分娩无阻碍。若纵隔厚阻碍胎先露部下降时,须在纵隔中间剪断,待分娩结束后,再剪除剩余的隔,用可吸收线间断或连续锁边缝合残端。

3.阴道包块

阴道包块包括阴道囊肿、阴道肿瘤和阴道尖锐湿疣。阴道壁囊肿较大时,阻碍胎先露部下降,此时可行囊肿穿刺抽出其内容物,待产后再选择时机进行处理。阴道内肿瘤阻碍胎先露部下降而又不能经阴道切除者,应行剖宫产术,原有病变待产后再行处理。阴道尖锐湿疣并不少见,较大或范围广的尖锐湿疣可阻塞产道,阴道分娩可能造成严重的阴道裂伤,以行剖宫产术为宜。

(二)宫颈异常

1.宫颈粘连和瘢痕

宫颈粘连和瘢痕可为损伤性刮宫、感染、手术和物理治疗所致。宫颈粘连和瘢痕易致宫颈性难产。轻度的宫颈膜状粘连可试行粘连分离、机械性扩展或宫颈放射状切开,严重的宫颈粘连和瘢痕应行剖宫产术。

2.宫颈坚韧

宫颈坚韧常见于高龄初产妇,宫颈成熟不良,缺乏弹性或精神过度紧张使宫颈挛缩,宫颈不易扩张。分娩时可静脉推注地西泮 10 mg。也可于宫颈两侧各注入 0.5% 利多卡因 5~10 mL,若不见缓解,应行剖宫产术。

3.宫颈水肿

宫颈水肿多见于扁平骨盆、持续性枕后位或潜伏期延长,宫口未开全时过早使用腹压,致使宫颈前唇长时间被压于胎头与耻骨联合之间,血液回流受阻引起水肿,影响宫颈扩张。轻者可抬高产妇臀部,减轻胎头对宫颈压力,也可于宫颈两侧各注入 0.5% 利多卡因 5~10 mL 或地西泮 10 mg 静脉推注,待宫口近开全时,用手将水肿的宫颈前唇上推,使其逐渐越过胎头,即可经阴道分娩。若经上述处理无明显效果,可行剖宫产术。

4.宫颈癌

癌肿质硬而脆,经阴道分娩易致宫颈裂伤、出血及癌肿扩散,应行剖宫产术。

(三)子宫异常

1.子宫畸形

子宫畸形包括中隔子宫、双子宫、双角子宫等,子宫畸形时难产发生概率明显增加;胎位和胎盘位置异常的发生率增加;易出现子宫收缩乏力、产程异常、宫颈扩张慢和子宫破裂。子宫畸形合并妊娠者,临产后应严密观察,适当放宽剖宫产手术指征。

2.瘢痕子宫

瘢痕子宫包括曾经行剖宫产术、穿过子宫内膜的肌瘤挖除术、输卵管间质部及宫角切除术、子宫成形术的孕妇,瘢痕子宫再孕分娩时子宫破裂的风险增加。近年来由于初产妇剖宫产率升高,剖宫产后再孕分娩者增加,但并非所有曾行剖宫产的妇女再孕后均须剖宫产。剖宫产后阴道分娩(vaginal birth after previous caesarean delivery,VBAC)应根据前次剖宫产术式、指征、术后有无感染、术后再孕间隔时间、既往剖宫产次数、有无紧急剖宫产的条件以及本次妊娠胎儿大小、胎位、产力及产道情况等综合分析决定。若只有一次剖宫产史、切口为子宫下段横切口、术后无感染、术后再孕间隔时间超过两年且胎儿体重适中时,剖宫产后阴道试产(trial of labor after previous cesarean delivery,TOLAC)成功率较高。阴道试产过程中发现子宫破裂征象,应紧急剖宫产同时修补子宫破口,必要时需切除子宫。

(四)盆腔肿瘤

1.子宫肌瘤

较小的肌瘤没有阻塞产道可经阴道分娩,肌瘤待分娩后再行处理。子宫下段及宫颈部位的较大肌瘤可占据盆腔或阻塞骨盆入口,阻碍胎先露部下降,宜行剖宫产术。

2.卵巢肿瘤

妊娠合并卵巢肿瘤时,由于卵巢随子宫提升,子宫收缩的激惹和胎儿先露部下降的挤压,卵巢肿瘤容易发生蒂扭转、破裂和感染。卵巢肿瘤位于骨盆入口阻碍胎先露衔接者,应行剖宫产术,并同时切除卵巢肿瘤。

(李　玄)

第三节　胎位异常

胎位异常是造成难产的常见原因之一。分娩时,正常胎位(枕前位)约占90%。胎位异常约占10%,胎头位置异常居多,占6%～7%,臀先露占3%～4%,肩先露少见。胎头在骨盆腔内旋转受阻时可发生持续性枕横(后)位,胎头俯屈不良时可出现面先露、胎头高直位,另外还有前不均倾位等。

一、持续性枕横位

枕后位在分娩过程中,胎头多以枕后位或枕横位衔接。在胎头的下降过程中,强有力的宫缩使绝大多数胎头发生内旋转,转成枕前位自然分娩。而只有5%～10%产妇的胎头枕骨不能转向前方,持续直至分娩后期仍位于母体骨盆后方或侧方,致使分娩发生困难者,称持续性枕横位(persistent occipito transverse position)或持续性枕后位(persistent occipito posterior position)。国外报道发病率均为5%左右。

(一)病因

1.骨盆异常

骨盆异常常发生在男型骨盆或类人猿型骨盆。这两类骨盆入口平面前半部较狭窄,后半部较宽,胎头容易以枕后位或枕横位衔接。同时常伴有中骨盆狭窄,影响胎头在中骨盆平面向前旋转,为适应骨盆形态,而成为持续性枕后位或持续性枕横位。此外,扁平骨盆前后径短小,均小骨盆各径线均小,容易使胎头以枕横位衔接,胎头俯屈不良,旋转困难,使胎头枕横位嵌顿在中骨盆形成持续性枕横位。

2.胎头俯屈不良

持续性枕横(后)位胎头俯屈不良,以枕额径(11.3 cm)通过产道,较枕下前囟径(9.5 cm)增加1.8 cm,影响胎头在骨盆腔内旋转。

若以枕后位衔接,胎儿脊柱与母体脊柱接近,不利于胎头俯屈,前囟成为胎头下降的最低部位,而最低点又常转向骨盆前方,当前囟转至前(侧)方,胎头枕部转至后(侧)方,形成持续性枕横(后)位。

3.子宫收缩乏力

影响胎头下降、俯屈及内旋转,容易造成持续性枕横(后)位。反过来,持续性枕横(后)位使胎头下降受阻,也容易导致宫缩乏力,两者互为因果关系。

4.其他

前置胎盘、膀胱充盈、宫颈肌瘤、头盆不称、胎儿发育异常等均可影响胎头内旋转,形成持续性枕横(后)位。

(二)诊断

1.临床表现

临产后胎头衔接较晚及俯屈不良,胎先露部不易紧贴子宫下段及宫颈内口,常导致子宫收缩乏力及宫口扩张缓慢。枕骨持续性位于骨盆后方压迫直肠,枕后位的产妇自觉肛门坠胀及排便感,致使宫口尚未开全时过早使用腹压,发生宫颈前唇水肿和产妇疲劳,影响产程进展。持续性枕横(后)位常致活跃晚期及第二产程延长。若在阴道口已见到胎发,多次宫缩时屏气却不见胎头继续下降,应想到是持续性枕后位。

2.腹部检查

胎背偏向母体后方或侧方,前腹壁容易触及胎儿肢体,且在胎儿肢体侧容易听及胎心。若胎头已衔接,可在胎儿肢体侧耻骨联合上方扪及胎儿下颌部。

3.肛门或阴道检查

肛门检查感盆腔后部空虚考虑为枕后位。阴道检查若胎头矢状缝位于骨盆左斜径上,前囟在骨盆右前方,后囟(枕部)在骨盆左后方则为枕左后位,反之为枕右后位。若胎头矢状缝位于骨盆横径上,后囟在骨盆左侧方,则为枕左横位,反之为枕右横位。当出现胎头水肿、颅骨重叠、囟门触不清时,需行阴道检查借助胎儿耳廓及耳屏位置及方向判定胎位,若耳廓朝向骨盆后方,诊断为枕后位;若耳廓朝向骨盆侧方,诊断为枕横位。

4.超声检查

根据胎头颜面及枕部位置,能准确探清胎方位。

(三)分娩机制

1.枕后位

枕后位内旋转时向后旋转 45°,使矢状缝与骨盆前后径一致。胎儿枕部朝向骶骨呈正枕后位,其分娩方式如下。

(1)胎头俯屈较好:胎头继续下降至前囟先露抵达耻骨联合下时,以前囟为支点,胎头继续俯屈使顶部及枕部自会阴前缘娩出。继之胎头仰伸,相继由耻骨联合下娩出额、鼻、口、颏。此为枕后位经阴道分娩最常见的方式。

(2)胎头俯屈不良:当鼻根出现在耻骨联合下时,以鼻根为支点,胎头先俯屈,从会阴前缘娩出前囟、顶部及枕部,然后胎头仰伸,使鼻、口、颏部相继由耻骨联合下娩出。因胎头以较大的枕额周径旋转,胎儿娩出更加困难,多需手术助产。

2.枕横位

枕横位时虽能经阴道分娩,多数需旋转胎头成枕前位娩出。

(四)对母儿的影响

引起继发性宫缩乏力,产程延长,常需手术助产。容易发生软产道损伤,产后出血及感染机会增多。胎头长时间压迫产道,易发生组织缺血性坏死脱落,形成生殖道瘘。产程延长可出现胎儿窘迫和新生儿窒息,增加围生儿的病死率。

(五)处理

持续性枕后位及枕横位若骨盆无异常、胎儿不大时,可以试产。试产时应严密观察产程,注意胎头下降、宫口扩张程度、宫缩强弱及胎心有无改变。

1.第一产程

(1)潜伏期:保证产妇充分休息与营养,可注射哌替啶。让产妇向胎儿肢体方向侧卧,以利胎头枕部转向前方。若宫缩乏力,可使用缩宫素。

(2)活跃期:宫口开全之前不宜过早用力屏气。除外头盆不称后,在宫口开大 3 cm 后可行人工破膜同时阴道检查,了解骨盆大小,静脉滴注缩宫素加强宫缩,可能经阴道分娩。如果在试产过程中出现胎儿窘迫征象或经人工破膜、静脉滴注缩宫素等处理效果不佳,每小时宫口开大<0.5 cm 或无进展时,应行剖宫产术结束分娩。

2.第二产程

进展缓慢,应行阴道检查。当胎头双顶径已达坐骨棘平面或更低时,可行徒手转动胎儿头部,使矢状缝与骨盆出口前后径一致,呈正枕前位,这样可自然分娩或阴道助产(低位产钳助产术或胎头吸引术)。当转动胎位有困难时,也可向后转成正枕后位,再行产钳助产术,分娩时应注意会阴的保护。胎头位置较高时需行剖宫产术结束分娩。

3.第三产程

因产程延长,容易发生产后宫缩乏力,胎盘娩出后应立即静脉注射或肌内注射子宫收缩剂,以防发生产后出血。应做好新生儿复苏准备。有软产道裂伤者,应及时修补。

二、胎头高直位

胎头以不屈不仰姿势衔接,其矢状缝与骨盆入口前后径相一致,称为胎头高直位(sincipital presentation)。它包括:①胎头枕骨向前靠近耻骨联合者称胎头高直前位,也称枕耻位(occipito pubic position);②胎头枕骨向后靠近骶岬者称胎头高直后位,又称枕骶位(occipito sacral position)。胎头高直位并不多见,发病率为 0.6%～1.6%。

(一)原因

头盆不称是胎头高直位发生最常见的原因。常见于骨盆入口平面狭窄、扁平骨盆、均小骨盆及横径狭小骨盆,特别当胎头过大时易发生胎头高直位。腹壁松弛及腹直肌分离易致胎背朝向母体前方,胎头高浮,当宫缩时易形成胎头高直位。胎膜早破时,可能使胎头矢状缝被固定在骨盆前后径上,形成胎头高直位。

(二)诊断

在临产后胎头俯屈不良,下降缓慢或不下降,宫口扩张缓慢,产程延长。产妇感耻骨联合部位疼痛。腹部检查胎头跨耻征阳性,高直后位时,胎儿肢体靠近腹前壁,在耻骨联合上方可清楚触及胎儿下颏,高直前位时不易触及胎儿肢体,胎心在近腹中线位置稍高听得最清楚。高直前位时,胎头入盆困难,活跃早期宫口扩张延缓或停滞,一旦胎头入盆产程进展顺利,若胎头不能衔接,表现为活跃期停滞。高直后位时,胎头不能通过骨盆入口,胎头高浮,易发生潜伏期延长、先兆子宫破裂或子宫破裂。阴道检查见胎头的矢状缝与骨盆入口的前后径一致,后囟在耻骨联合后,前囟在骶骨前,为胎头高直前位,反之为胎头高直后位。超声检查可探清胎头双顶径与骨盆入口横径一致,胎头矢状缝与骨盆入口前后径一致。

（三）分娩机制

1. 高直后位

胎头枕部及胎背与母体腰骶部贴近,较长的胎头矢状缝位于较短的骨盆入口前后径上,使胎头处于高浮状态迟迟不能入盆,临产后,妨碍胎头俯屈及下降,需行剖宫产术结束分娩。

2. 高直前位

胎儿脊柱朝向母体腹壁,有屈曲的余地,在宫缩的作用下,由于杠杆的作用,使胎头极度俯屈,以胎头枕骨在耻骨联合后方为支点,使前囟和额部先后沿骶岬下滑入盆衔接、下降,双顶径达坐骨棘平面以下时,待胎头极度俯屈的姿势纠正后,以正枕前位或枕前位经阴道分娩。如胎头无法入盆,需行剖宫产术结束分娩。

（四）处理原则

胎头高直前位时,估计胎儿不大,骨盆正常,产力强,应给予充分的试产机会,仅在试产失败时再行剖宫产术结束分娩。胎头高直后位时,一经确诊,应行剖宫产术。

三、前不均倾位

枕横位入盆的胎头前顶骨先入盆,称为前不均倾位(anterior asynelitism)。发生率为0.50%～0.81%。常易发生在头盆不称、骨盆倾斜度过大、腹壁松弛时。

（一）诊断

由于胎头后顶骨不能入盆,即使衔接也难以顺利下降,多出现胎头下降停滞,产程延长。因前顶骨紧嵌于耻骨联合后方,压迫尿道,导致尿潴留,压迫宫颈前唇,导致宫颈前唇水肿及胎膜早破,甚至可出现胎儿头皮水肿及胎儿窘迫。前不均倾位的胎头不易入盆,在临产早期,腹部检查于耻骨联合上方可扪及胎头的前顶部。在产程进展中,胎头继续侧屈使胎头与胎肩折叠于骨盆入口处,因胎头折叠于胎肩之后使胎肩高于耻骨联合平面,于耻骨联合上方只能触到一侧胎肩而触不到胎头,易误认为胎头已入盆。肛门及阴道检查发现胎头矢状缝在骨盆入口横径上向后移靠近骶岬侧,同时前后囟一起后移。盆腔后半部空虚。若有产瘤多数位于前顶骨。

（二）分娩机制

胎头前顶骨先入盆,由于耻骨联合的后方平直而无凹陷,前顶骨紧紧嵌顿于耻骨联合后,使后顶骨无法越过骶岬入盆,需剖宫产结束分娩。

（三）处理

进入产程早期,应指导产妇为减小骨盆的倾斜度,取半卧位或坐位,可以避免胎头以不均倾位衔接,一旦确诊为前不均倾位,除极个别胎儿小、宫缩强、骨盆宽大可予短时间试产外,均应尽快以剖宫产结束分娩。

四、面先露

面先露(face presentation)是指胎头以极度仰伸的姿势通过产道,使胎儿枕部与胎背接触,以颜面为先露,多于临产后发现。发病率为0.8‰～2.7‰,经产妇多于初产妇。面先露以颏骨为指示点,有颏左前位、颏左后位、颏右前位、颏右后位、颏左横位、颏右横位6种胎位。

（一）病因

骨盆狭窄,阻碍胎头衔接和俯屈有可能导致面先露;头盆不称、脐带过短或脐带绕颈造成胎头极度仰伸,可导致面先露;无脑儿因没有顶骨,自然形成面先露;经产妇悬垂腹时,胎背向前反曲导致面先露;先天性甲状腺肿也可导致面先露。

(二)诊断

因胎头极度仰伸,衔接径线较大,常使入盆受阻,胎体伸直,宫底位置较高。颏前位时胎儿胸部紧贴母体的腹前壁,在孕妇腹前壁容易扪及胎儿肢体,在胎儿肢体侧的母亲的下腹部胎心听得清楚。颏后位时在胎背侧可以触及极度仰伸的枕骨隆突,此为面先露的特征。在耻骨联合上方可触及胎儿枕骨隆突与胎背之间有明显凹沟,胎心听诊较遥远。肛门及阴道检查可扪及高低不平、软硬不均的胎儿颜面部,若宫口开大时可触及胎儿口、鼻、颧骨及眼眶,并根据颏部所在位置确定胎位。超声检查可明确诊断。

(三)分娩机制

在骨盆入口平面很少发生面先露,通常是额先露在胎儿下降过程中胎头进一步仰伸而形成面先露。

1.颏前位

颏右前位时,胎头以前囟颏径,衔接于骨盆入口左斜径上,下降至中骨盆平面。胎头极度仰伸,颏部为最低点,向左前方转 45°,使颏部达耻骨弓下,形成颏前位。当先露部达盆底,颏部抵住耻骨弓,胎头逐渐俯屈,使口、鼻、眼、额、顶、枕相继自会阴前缘娩出,经复位及外旋转,使胎肩及胎体相继娩出。

2.颏后位

胎儿面部到达骨盆底后,若能够内旋转 135°,可以颏前位娩出。部分产妇因内旋转受阻,胎颈极度伸展,成为持续性颏后位,不能适应产道大弯,故不能经阴道自然娩出,需行剖宫产结束分娩。

3.颏横位

颏横位时,多数可向前转 90°以颏前位娩出,而持续性颏横位不能自然娩出。

(四)对母儿的影响

胎儿颜面部不规则,不能紧贴子宫下段及宫颈内口,常导致宫缩乏力,产程延长,胎膜早破。颜面部骨质较硬,变形能力差,容易造成会阴裂伤。颏后位时导致梗阻性难产,造成子宫破裂,危及母儿生命。由于胎头受压过久,可引起颅内出血、胎儿窘迫、新生儿窒息。新生儿出生后保持仰伸姿势数日,由于产道挤压,胎儿颜面皮肤青紫、肿胀,尤以口唇为著,常影响吸吮,会厌水肿影响吞咽,需加强护理。

(五)处理原则

面先露均在临产后发生。如出现产程延长及停滞时,应及时行阴道检查。颏前位时,若无头盆不称,产力良好,有可能经阴道自然分娩。若出现继发性宫缩乏力,第二产程延长,可用产钳助娩,但会阴后一侧切开要足够大。若有头盆不称或出现胎儿窘迫征象,应行剖宫产术。持续性颏后位时,难以经阴道分娩,应行剖宫产术结束分娩。颏横位若能转成颏前位,可以经阴道分娩,持续性颏横位常出现产程延长和停滞,应行剖宫产术。

五、臀先露

臀先露是最常见的异常胎位,易在产前检查时就做出临床诊断,占妊娠足月分娩总数的 3%～4%。臀先露以骶骨为指示点,有骶左(右)前、骶左(右)横、骶左(右)后 6 种胎位。

（一）病因

1.胎儿在宫腔内活动范围过大

腹壁松弛、羊水过多、经产妇以及早产儿羊水相对偏多,胎儿易在宫内自由活动形成臀先露。

2.胎儿在宫腔内活动范围受限

子宫畸形如单角子宫、双角子宫等;胎儿异常如无脑儿、脑积水,双胎妊娠等;胎盘附着异常如胎盘附着在宫底宫角部;羊水过少或脐带异常如脐带过短、脐带缠绕,影响胎儿在宫内的活动。

3.胎头衔接受阻

胎头衔接受阻如骨盆狭窄,肿瘤阻塞产道,前置胎盘或巨大胎儿等。

（二）临床分类

1.单臀（腿直臀）先露

胎儿双髋关节屈曲,双膝关节伸直,以臀部为先露,在臀先露中最多见。

2.完全臀（混合臀）先露

完全臀（混合臀）先露在臀位中也较多见,胎儿双髋关节及双膝关节均屈曲,有如盘膝坐,以臀部和双足为先露。

3.不完全臀先露

不完全臀先露较少见。以一足或双足、一膝或双膝,或一足一膝为先露。膝先露多是暂时的,产程开始后常可转为足先露。

（三）诊断

1.临床表现

妊娠晚期孕妇常感肋下有圆而硬的胎头,胎动时季肋部因受顶压感疼痛。胎臀不能紧贴子宫下段及宫颈内口,导致胎膜早破、宫缩乏力、产程延长等。

2.腹部检查

腹部检查于子宫底部可扪及圆而硬且按压时有浮球感的胎头。如胎先露未衔接,在耻骨联合上方可扪及宽而软的胎臀,胎心在脐左(或右)上方听得最清楚。衔接后,胎心位置下移。

3.阴道检查

宫口扩张 3 cm 以上且胎膜已破时,可直接扪及胎臀、胎儿的外生殖器及肛门,应与颜面相鉴别。如果为颜面,口与两颧骨突出点呈三角形,手指放入口内可扪及齿龈和弓状的下颌骨。如果为胎臀,可触及肛门与两坐骨结节连在一条直线上,当手指放入肛门内有括约肌的收缩感,取出手指可见指套上有胎粪。如果扪及胎足,应与胎手相鉴别。

4.超声检查

经超声检查可以准确探清臀先露的类型,并估计胎儿大小。

（四）分娩机制

较小且软的臀部先娩出后,较大的胎头常娩出困难,常导致难产。以骶左前位为例加以阐述臀先露分娩机制。

1.胎臀娩出

临产后,胎臀以粗隆间径衔接于骨盆入口左斜径上,骶骨位于前方。前髋下降稍快位置较低,抵达骨盆底遇到阻力后,前髋向母体左侧内旋转 45°,粗隆间径与母体骨盆出口前后径一致。胎体稍侧屈以适应产道的弯曲度,后髋先从会阴前缘娩出,随即胎体稍伸直,使前髋从耻骨弓下方娩出。继之双腿双足娩出。当胎臀及两下肢娩出后,胎体行外旋转,使胎背转向前方或左前方。

2.胎肩娩出

胎儿双肩径衔接于骨盆入口左斜径或横径,并沿着此径线逐渐下降,当双肩达骨盆底时,前肩向左旋转 45°至耻骨弓下,使双肩径与骨盆出口前后径一致,后肩及后上肢从会阴前缘娩出,继之前肩及前上肢从耻骨弓下娩出。

3.胎头娩出

胎头矢状缝衔接于骨盆入口左斜径或横径,逐渐下降,胎头俯屈。当枕骨达骨盆底时,胎头向母体左前方旋转 45°,当枕骨下凹到达耻骨弓下时,以此处为支点,使颏、面及额部相继自会阴前缘娩出,然后枕部自耻骨弓下娩出。

(五)对母儿的影响

臀先露临产前易发生胎膜早破,临产后因先露部不能紧贴宫颈内口及子宫下段,易发生继发性宫缩乏力和产程延长。如果在宫口没有开全时强行牵拉,容易造成宫颈撕裂,甚至可以延及子宫下段,产后出血与产褥感染的机会增多。臀先露导致围生儿的发病率与病死率均增高。臀先露脐带脱垂发生率是头先露的 10 倍,致胎儿窘迫甚至死亡,胎膜早破、新生儿窒息、颅内出血的发病率均明显高于头先露者。后出头牵出困难,常发生脊柱损伤、脑幕撕裂、臂丛神经损伤、胸锁乳突肌损伤导致的斜颈及颅内出血等。

(六)治疗

1.妊娠期

妊娠 30 周以前,臀先露较常见,妊娠 30 周以后由于重力作用大多能自然转成头先露,若仍为臀先露,妊娠 36~38 周可施行外转胎位术纠正。外转胎位术有诱发胎膜早破、胎盘早剥及早产等风险。外转胎位术的禁忌证有前置胎盘,羊水过少、胎膜早破、胎儿窘迫、胎头过度仰伸、子宫畸形、多胎妊娠、母亲肥胖、瘢痕子宫等。施术前必须做好紧急剖宫产的准备,在超声及电子胎心监护下进行,孕妇平卧,超声确定胎位,操作包括松动胎先露和转胎位两个步骤。

2.分娩期

临产时应正确判断胎位,并根据产妇年龄、胎产次、骨盆类型、胎儿大小、胎儿是否存活、臀先露类型及有无合并症,于临产初期做出正确判断,决定分娩方式。

(1)择期剖宫产:手术指征:骨盆狭窄、瘢痕子宫、胎儿体重大于 3 500 g、胎儿生长受限、胎儿窘迫、有难产史、妊娠合并症、脐带先露、完全和不完全臀先露等。

(2)阴道分娩:条件是:孕龄≥36 周、单臀先露、胎儿体重为 2 500~3 500 g、骨盆大小正常、无胎头仰伸、无其他剖宫产指征。

1)第一产程:产妇应取侧卧位,少走动。不宜灌肠,尽量少做肛查及阴道检查,以避免胎膜破裂。一旦破膜,应立即听胎心。如胎心不规律,应检查有无脐带脱垂,如果有脐带脱垂,宫口未开全,胎心尚好,应立即行剖宫产术,同时做好新生儿复苏的准备。如果没有脐带脱垂,则继续严密观察胎心及产程进展。当宫口开大 4~5 cm 时,胎足可经宫口脱出至阴道,此时应消毒外阴,当宫缩时用无菌巾以手掌堵住阴道口,阻止胎臀娩出,以利于宫颈和阴道充分扩张,待宫口开全、阴道充分扩张后,才能让胎臀娩出,此法有利于后出胎头的顺利娩出。在"堵"的过程中,应每间隔 10～15 min 听胎心一次,宫口近开全时,要做好接产和新生儿复苏的准备。若宫口已开全,继续"堵"容易引起胎儿窘迫或子宫破裂。

2)第二产程:接产前,应导尿排空膀胱,初产妇应做会阴后一侧切开术。有 3 种娩出方式:①臀位自然分娩:极少见,不做任何牵拉。仅见于经产妇、宫缩强、胎儿小、产道条件好者;②臀助产术:当胎臀自然娩出至脐部后,上肢、胎肩及后出胎头由接产者协助娩出。脐部娩出后 2～3 min娩出胎头,最长不能超过 8 min。若后出胎头娩出困难,可用单叶产钳助产;③臀牵引术:胎儿全部由接产者牵拉娩出,因对胎儿损害大,现临床上已很少使用。

3)第三产程:因易并发子宫收缩乏力性产后出血,胎盘娩出后,应肌内注射缩宫素或前列腺素类的制剂。

3.臀助产术的要领

(1)上肢助产:有滑脱法及旋转胎体法两种。

1)滑脱法:术者用右手握住胎儿双足,向前上方提,使后肩显露于会阴,再用左手食、中指伸入阴道,由胎儿后肩沿上臂至肘关节处,协助将后肩及一侧上肢滑出阴道,然后将胎体放低,前肩及另一侧肢体由耻骨弓下娩出。

2)旋转胎体法:胎体法:术者双手紧握胎儿髋部,两手拇指在背侧,两手另外 4 指在腹侧(避免压迫胎儿腹部),将胎体按逆时针方向旋转,同时稍向下牵拉,右肩及右臂自然从耻骨弓下娩出,再将胎体顺时针方向旋转,娩出左肩及左臂。

(2)胎头助产:先将胎背转至前方,使胎头矢状缝与骨盆出口前后径一致,将胎体骑跨在术者左前臂上,同时术者左手示指及中指扶于胎儿左右上颌骨,术者右手中指压低胎头枕部使其俯屈,示指及无名指置于胎儿左右肩膀上,先向下牵拉,同时助手在产妇耻骨联合上方向下适当加压,使胎儿娩出。

六、肩先露

胎体纵轴与母体纵轴相垂直,胎体横卧于骨盆入口上,称肩先露(shoulder presentation)。肩先露占妊娠足月分娩总数的 0.10%～0.25%,以肩胛骨为指示点,有 4 种胎位,分别是肩左前、肩右前、肩左后、肩右后。

(一)病因及对母儿的影响

肩先露是对母亲和胎儿最不利的一种胎位。其发生的常见原因有:早产儿、前置胎盘、羊水过多、骨盆狭窄、子宫异常或肿瘤、多产妇所致腹壁松弛等。除死胎及早产儿胎体较软,可以折叠娩出外,足月活胎不可能经阴道娩出。容易造成子宫破裂,威胁母儿生命。

(二)诊断

1.临床表现

胎先露不能紧贴子宫颈或子宫下段,易发生宫缩乏力。胎先露对宫颈压力不均,容易发生胎膜早破,破膜后羊水迅速外流,胎儿上肢或脐部容易脱出,导致胎儿窘迫甚至死亡。

忽略性肩先露:随着宫缩的不断加强,胎肩及胸廓的一部分可以被挤入盆腔内,胎体折叠弯曲,胎儿颈部被拉长,宫口扩张后,上肢可以脱出于阴道口外,胎头和胎臀仍被阻于骨盆入口上方,形成忽略性(嵌顿性)肩先露。病理缩复环:忽略性肩先露时发生产道梗阻,子宫收缩不断增强,子宫体部由于缩复作用越来越厚,子宫下段被动扩张越来越薄,由于子宫上下段肌壁厚薄相差悬殊,形成环状凹陷,并随宫缩逐渐升高,甚至可以高达脐平面甚至脐上,形成病理缩复环,这是子宫破裂的先兆,若不及时处理,将发生子宫破裂。

2.腹部检查

根据腹部检查多能确定胎位。

(1)子宫呈横椭圆形,宫底高度低于妊娠周数。

(2)在母体腹部一侧触到胎头,另一侧触到胎臀,子宫底部和耻骨联合上方较空虚。

(3)肩前位时,胎儿的背朝向母体腹壁,扪诊时在母体的腹部触及宽大平坦的胎儿背部;在肩后位时,胎儿肢体朝向母体腹壁,扪诊时在母体的腹部触及不规则的小肢体。胎心在母亲的脐周两侧最清楚。肩先露肛查则不易触及胎先露部。

3.阴道检查

当胎膜已破,宫口已扩张时,阴道检查可通过肩胛骨和腋窝的指向判断胎位,肩胛骨朝向母体前或后方,可确定肩前位或肩后位。腋窝尖端指向胎儿头端,可确定胎头在母体左或右侧。如胎头在母体右侧,肩胛骨朝向后方,则为肩右后位。

胎手已脱出于阴道口外,可用握手法来鉴别是胎儿左手或右手(检查者只能与胎儿同侧的手相握),肩前位时,检查者可与胎儿的胎方位相反方向的手相握,肩后位时,检查者可与胎儿的胎方位相同方向的手相握。

4.超声检查

超声检查能准确判断胎方位。

(三)处理

1.妊娠期

做好产前检查,妊娠后期发现肩先露应及时纠正胎位。可采用胸膝卧位。必要时可试行外转胎位术转成头先露,外转胎位术失败,应提前住院待产,并决定分娩方式。

2.分娩期

(1)初产妇,足月活胎,不论临产与否或是否伴有产科指征,均应当行剖宫产术。

(2)经产妇,足月活胎,应当首选剖宫产。如果破膜时间不久,羊水未流尽,宫口开大 5 cm 以上,或系双胎妊娠第二胎儿变为肩先露,可在全身麻醉下行内转胎位术,转为臀先露娩出。

(3)一旦出现有先兆子宫破裂或子宫破裂征象,不管胎儿是否存活,都应立即行剖宫产术。术中如果发现子宫破口不大,不伴感染,可行子宫破口修补术,若宫腔感染严重,应行子宫切除术。

(4)如果胎儿已经死亡,又无先兆子宫破裂征象,且宫口已近开全,可以在全麻下行断头术或毁胎术。术后应仔细检查有无软产道裂伤,防止产后出血,预防产褥感染。

七、复合先露

胎儿先露部(胎头或胎臀)伴有肢体(上肢或下肢)同时进入骨盆入口,称复合先露。复合先露发生率为 0.08%～0.17%,多发生于早产时。临床上以胎头与胎手的复合先露最常见。

(一)病因

由于胎先露部与骨盆腔之间有空隙,易使小肢体进入骨盆而发生复合先露。腹壁松弛、临产后胎头高浮、骨盆狭窄、胎位异常、胎膜早破、早产、双胎妊娠及羊水过多等为常见原因。

(二)临床经过及对母儿的影响

只有胎手露于胎头旁,或胎足露于胎臀旁者,一般可以顺利经阴道分娩。若破膜后,上臂完全脱出,或上肢和胎头同时入盆,均应行剖宫产。产程中可发生脐带脱垂、胎儿窘迫甚至胎死宫内、梗阻性难产,可导致子宫破裂,危及母儿的生命。

(三)诊断

产妇多因产程进展缓慢,行阴道检查时发现胎先露旁有肢体。诊断时应注意与臀先露及肩先露相鉴别。

(四)处理

当发现复合先露时,若没有头盆不称,嘱产妇取脱出肢体的对侧侧卧位,肢体多可自然缩回。如果脱出肢体与胎头已入盆,可等宫口开全以后上推肢体,将其还纳,然后再经腹部加压宫底,使胎头下降,可经阴道分娩或产钳助产。如果明显头盆不称伴有胎儿窘迫征象,应尽早行剖宫产术。

(李　玄)

第十六章 分娩期并发症

第一节 产后出血

胎儿娩出后24 h内阴道流血量超过500 mL者,称为产后出血(post partum hemorrhage, PPH),包括胎儿娩出至胎盘娩出前、胎盘娩出后至产后2 h及产后2 h至24 h内三个时期。产后出血是产科常见的严重并发症,位居我国目前孕产妇死亡原因的首位,其发生率占分娩总数的2%~3%,且80%以上发生在产后2 h内。

产后出血的预后随失血量、失血速度及产妇体质不同而异。若在短时间内大量失血可迅速发生失血性休克,严重者危及产妇生命,休克时间过长可引起脑垂体缺血性坏死,继发腺垂体功能减退,希恩综合征,因此应予以特别重视。

产后出血发生在产后24 h后的产褥期,称为晚期产后出血,亦称为产褥期出血。以产后1~2周发病最为常见。引起晚期产后出血的原因主要是胎盘胎膜残留,其次是胎盘附着部复旧不全,应予高度警惕,以免导致严重后果。

一、病因

引起产后出血的原因临床上依次有以下几方面。

(一)子宫收缩乏力

宫缩乏力约占产后出血原因总数的70%~80%。在正常情况下,胎盘娩出后,子宫肌纤维的收缩和缩复,使胎盘剥离面内开放的血窦闭合形成血栓而止血。因此,凡一切影响子宫正常收缩和缩复功能的因素均可引起产后出血。常见的因素如下。

1.全身性因素

产妇精神过度紧张,临产后过多使用镇静剂、麻醉剂;产程延长或难产产妇体力衰竭;妊娠合并急慢性全身性疾病,如重度贫血等。

2.局部因素

子宫过度膨胀,影响子宫肌纤维的缩复功能(如多胎妊娠、巨大儿、羊水过多等)、子宫肌纤维发育不良或退行性变(如子宫畸形、妊娠合并子宫肌瘤、多产、剖宫产术和肌瘤剔除术等),影响子宫肌纤维正常收缩;子宫肌水肿、渗血(如妊娠期高血压疾病、严重贫血、子宫胎盘卒中)以及前置胎盘附着于子宫下段,血窦不易关闭等。以上均可发生宫缩乏力引起产后出血。

(二)胎盘因素

胎儿娩出后超过30 min胎盘尚未娩出者,称为胎盘滞留。根据胎盘剥离情况,胎盘因素所致产后出血的类型如下。

1.胎盘剥离不全

胎盘剥离不全见于宫缩乏力,或胎盘未剥离前过早牵拉脐带或揉挤子宫,使部分胎盘或副胎盘自宫壁剥离不全,影响子宫收缩使剥离面的血窦不易关闭,引起出血不止。

2.胎盘剥离后滞留

因宫缩乏力,或膀胱充盈等因素的影响,使已全部剥离的胎盘未能及时排出,滞留在宫腔影响子宫收缩而出血。

3.胎盘嵌顿

缩宫剂使用不当或粗暴按摩子宫等,引起宫颈内口的子宫平滑肌呈痉挛性收缩形成狭窄环,使已全部剥离的胎盘嵌顿在宫腔内引起出血。

4.胎盘粘连

胎盘全部或部分粘连于宫壁,不能自行剥离者,称为胎盘粘连。当全部粘连时无出血,若部分粘连可因剥离部分的子宫内膜血窦开放以及胎盘滞留影响宫缩易引起出血。胎盘粘连的常见原因有子宫内膜炎和多次人工流产导致子宫内膜损伤。

5.胎盘植入

胎盘植入如子宫蜕膜层发育不良时,致胎盘绒毛深入到子宫肌层者,称为胎盘植入,临床上较少见。根据植入的面积分为完全性与部分性两类,前者胎盘未剥离不出血,后者往往发生致命的大量出血。

6.胎盘和胎膜残留

部分胎盘小叶、副胎盘或部分胎膜残留于宫腔内,影响子宫收缩而出血,常因过早牵拉脐带或用力揉捏子宫所致。

(三)软产道裂伤

宫缩过强、胎儿过大、产程过快、接产时保护会阴不当或阴道手术助产操作粗暴等,均可引起会阴、阴道、宫颈裂伤,严重者裂伤可达阴道穹隆、子宫下段,甚至盆壁,形成腹膜后血肿和阔韧带内血肿。如过早行会阴正中或侧切开术也可引起失血过多。

(四)凝血功能障碍

临床少见,但后果严重。任何原发和继发的凝血功能障碍均可引起产后出血。包括妊娠合并症(如血小板减少症、白血病、再生障碍性贫血、重症肝炎等)和妊娠并发症(如妊娠期高血压疾病的子痫前期、重型胎盘早剥、羊水栓塞、死胎滞留过久等)均可因凝血功能障碍导致难以控制的产后大量出血。

二、临床表现及诊断

产后出血的主要表现为阴道流血量过多,继发失血性休克和感染。病因诊断有利于及时有效地抢救。诊断中应注意有数种病因并存引起产后出血的可能。

(一)准确估计出血量

1.面积法

$10\ cm^2 \approx 5 \sim 10\ mL$ 出血量。

2.称重法

(应用后重-应用前重)÷1.05=出血的毫升数。

3.容积法

用有刻度的器皿测定弯盘或专用产后接血器中的血液,较简便、准确。

4.根据休克指数粗略估计失血量

休克指数=脉搏/收缩压。休克指数=0.5,为血容量正常;若休克指数=1,则失血量为

10％～30％(500～1 500 mL)；休克指数＝1.5，失血量为 30％～50％(1 500～2 500 mL)；休克指数＝2.0，则失血量为 50％～70％(2 500～3 500 mL)。

(二)诊断步骤

从以下两个时期进行分析判定引起出血的原因。

1.胎盘娩出前出血

胎儿娩出后立即持续性出血，血色鲜红，多考虑软产道裂伤；胎儿娩出后稍迟间歇性出血，血色暗红，多考虑胎盘因素引起。

2.胎盘娩出后出血

仔细检查胎盘、胎膜的完整性，有无副胎盘，子宫收缩情况。有无软产道损伤及凝血功能障碍等。

(三)病因诊断

病因诊断作为抢救产后出血采取相应措施的主要依据。

1.子宫收缩乏力

子宫收缩乏力多有产程延长、产妇衰竭、胎盘剥离延缓等。出血特点：阴道流血量多，为间歇性、暗红色，常伴血凝块。如短期内迅速大量出血，则产妇很快进入休克状态。检查子宫体松软似袋状，甚至子宫轮廓不清。有时阴道流血量不多，而子宫底升高，按压宫底部有大量血块涌出，考虑为隐性出血。

2.胎盘因素

胎盘娩出前有间歇性、暗红色阴道多量流血时，首先考虑胎盘因素所致。如胎盘部分粘连或部分植入、胎盘剥离不全或剥离后滞留，常表现为胎盘娩出延迟和(或)伴有子宫收缩乏力。若胎盘嵌顿时，在子宫下段可发现狭窄环。根据胎盘尚未娩出，或徒手剥离胎盘时胎盘与宫壁粘连面积大小、剥离的难易程度以及胎盘娩出后通过仔细检查其完整性，容易做出病因诊断。

3.软产道损伤

发生在胎儿娩出后，立即持续不断流血，血色鲜红能自凝。出血量与裂伤的程度、部位以及是否累及大血管有关。

宫颈裂伤多发生在两侧，也可呈花瓣状，严重者延及子宫下段，出血凶猛；阴道裂伤多发生在侧壁、后壁和会阴部，多呈不规则裂伤；会阴裂伤按其程度分为 3 度。Ⅰ度系指会阴皮肤及阴道入口黏膜撕裂，未达肌层，一般出血不多。Ⅱ度系指裂伤已达会阴体肌层，累及阴道后壁黏膜，甚至阴道后壁两侧沟向上撕裂，裂口形状多不规则，使原有的解剖结构不易辨认，出血量较多。Ⅲ度系指肛门外括约肌已断裂，甚至直肠阴道隔及部分直肠前壁有裂伤，此种情况虽严重，但出血量不一定太多。

4.凝血功能障碍

在孕前或孕期已患有出血倾向的原发病，在胎盘剥离或软产道有裂伤时，由于凝血功能障碍，表现为皮下、注射针孔、伤口、胃肠道黏膜等全身不同部位的出血，最多见子宫大量出血或少量持续不断出血，出血不凝。

根据病史、出血特点及血小板计数、凝血酶原时间、纤维蛋白原等有关凝血功能的实验室检查可协助诊断。

三、预防

预防工作能明显降低产后出血的发生率，预防措施应贯穿于下列各环节中。

（一）产前预防

1. 做好孕前及孕期保健工作

对患有凝血功能障碍疾病的患者，应积极治疗，严格避孕，已经妊娠的妇女，应在早孕期终止妊娠。

2. 积极治疗各种妊娠合并症和并发症

对有可能发生产后出血倾向的孕妇，如羊水过多、妊娠期高血压疾病、妊娠合并糖尿病、血液病等，应提前住院。对胎盘早剥、死胎不下、宫缩乏力、产程延长等应及时处理，防止产后出血的发生。

（二）产时预防

1. 密切观察第一产程

消除产妇紧张情绪，保证充分休息，加强营养，密切观察产程进展，防止产程延长和宫缩乏力。

2. 重视第二产程的处理

指导产妇适时正确运用腹压，防止胎儿娩出过快；掌握会阴正中或斜侧切开术的适应证及手术时机，接生操作要规范，防止软产道损伤。对已有宫缩乏力者，恰当选用收缩子宫的药物，减少产后出血量。

3. 正确处理第三产程

若胎盘未娩出前有较多量阴道流血，或胎儿娩出后 30 min 未见胎盘自然剥离征象，应行宫腔探查及人工剥离胎盘术。剥离有困难者，切勿强行挖取。胎盘娩出后应仔细检查胎盘、胎膜是否完整，有无副胎盘，检查软产道有无撕裂或血肿，如有裂伤者及时按解剖层次缝合。产后按摩子宫以促进收缩。准确收集并测量产后出血量。

（三）产后预防

在胎盘娩出后继续观察产妇 2 h，注意产妇的面色、血压、脉搏、子宫收缩及阴道出血情况；鼓励产妇按时排尿；早期哺乳可反射性刺激子宫收缩，减少流血量；送返休养室前尽可能挤出子宫和阴道内积血。产后 2 h，向产妇交代注意事项，医护人员定时巡视病房，发现问题及早处理。

四、治疗

针对出血原因迅速有效地止血，补充血容量，纠正失血性休克及预防感染。

（一）制止出血

1. 子宫收缩乏力性出血

（1）按摩子宫：①腹壁按摩子宫底，助产者一手置于宫底部，拇指在前壁，其余四指在后壁，另一手在耻骨联合上缘下压，将子宫向上推，均匀有节律地按摩宫底；②腹部—阴道双手按摩子宫，一手握拳置于阴道前穹隆，顶住子宫前壁，另一手自腹壁按压子宫后壁使宫体前屈，双手相对紧压子宫并做按摩。按压时间以子宫恢复正常收缩，并能保持收缩状态为止。按摩时应注意无菌操作。

（2）应用缩宫剂：按摩子宫的同时，肌内或静脉（缓慢）注射缩宫素 10 U，然后将缩宫素 10～20 U 加入 10％葡萄糖注射液 500 mL 内静脉滴注，以维持子宫处于良好收缩状态。也可运用麦角新碱（心脏病、高血压患者慎用）使子宫体肌肉及子宫下段甚至宫颈强烈收缩，前置胎盘胎儿娩出后出血时应用效果较佳。

(3)宫腔填塞纱条:若经上述处理仍出血不止,当地无条件抢救,在转诊患者时应用无菌纱布条填塞子宫腔,有明显局部止血作用。

方法:在严密的消毒下,术者一手于腹壁固定宫底,另一手持卵圆钳,将无菌纱条由宫底逐渐向外不留空隙地填紧宫腔。术后 24 h 取出,取出前应先肌内注射宫缩剂。宫腔填塞纱条后,密切观察生命体征及宫底高度和子宫大小,警惕因填塞不紧,宫腔内继续出血而阴道不流血的止血假象。

(4)结扎盆腔血管:用于子宫收缩乏力、前置胎盘及 DIC 等所致的严重产后出血而又迫切希望保留生育功能的产妇。①结扎子宫动脉上行支:消毒后用两把长鼠齿钳分别夹住宫颈前后唇,轻轻向下牵引,在宫颈阴道部两侧上端用 2 号肠线缝扎双侧壁,深入组织约 0.5 cm。若无效应迅速开腹,结扎子宫动脉上行支,即在宫颈内口平面距宫颈侧壁 1 cm 处,触之无输尿管时进针,缝扎宫颈侧壁,进入宫颈组织约 1 cm,两侧同样处理,若见到子宫收缩则有效。②结扎髂内动脉:经上述处理无效,可分离出髂内动脉起始点,以 7 号丝线结扎。结扎后一般可见子宫收缩良好。该法可保留子宫,在剖宫产时易于实行。

(5)髂内动脉栓塞术:近年来应用髂内动脉栓塞术治疗难以控制的产后出血受到重视。该法经股动脉穿刺,将介入导管直接导入髂内动脉或子宫动脉,有选择性地栓塞子宫的供血动脉。选用中效可溶解的物质作栓塞剂,常用吸收性明胶海绵颗粒,在栓塞后 2~3 周可被吸收,血管复通。若患者处于休克状态应先积极抗休克,待一般情况改善后才行栓塞术,且应行双侧髂内动脉栓塞以确保疗效。

(6)子宫切除术:用于难以控制并危及产妇生命的产后出血。在积极输血补充血容量的同时施行子宫次全切除术,若合并中央性或部分性前置胎盘应施行子宫全切术。

2.胎盘因素引起的出血

根据不同原因,尽早采取相应措施去除胎盘因素达到止血。处理前应排空膀胱,术中严格无菌操作。

(1)胎盘剥离后滞留:如为膀胱过度充盈,在导尿排空膀胱后,一手按摩宫底,另一手轻轻牵拉脐带协助胎盘娩出。

(2)胎盘剥离不全或粘连:行人工徒手剥离胎盘术。术前要备血,操作宜轻柔,切忌强行剥离或用手抓挖宫腔,以免损伤子宫。剥离困难或找不到疏松面时,应疑为植入性胎盘,不可强行剥离。取出胎盘后应详细检查其完整性,如有不全,必须再次清理宫腔,但应注意尽量减少宫腔内操作次数。术后使用宫缩剂和抗生素,仍需严密观测。

(3)植入性胎盘:在徒手剥离胎盘时,发现胎盘与宫壁关系紧密,难以剥离,当牵拉脐带而子宫壁凹陷时,可能为胎盘植入,应立即停止剥离,考虑行子宫切除术,如出血不多,需保留子宫者,可保治疗,目前采用甲氨蝶呤治疗,效果较佳。

(4)胎盘、胎膜残留:如果残留量少徒手取出困难,出血不多时,严密观察,应用抗生素及宫缩剂经 2~3 d,可用大号刮匙行清宫术。

(5)胎盘嵌顿:当胎盘剥离后嵌顿于狭窄环以上者,可在解痉或麻醉下,待环松解后用手取出胎盘。

3.软产道裂伤

做到及时、准确、有效缝合裂伤,尽可能恢复原有的解剖层次。

（1）子宫颈裂伤：疑为子宫颈裂伤时应在消毒下充分暴露宫颈，用两把卵圆钳并排钳夹宫颈前唇，并向阴道口方向牵拉，顺时针方向逐步移动卵圆钳 1 周，直视下观察宫颈情况。若裂伤浅且无明显出血，可不予缝合也不作子宫颈裂伤诊断，如裂伤深、出血多，用肠线缝合。第一针缝合应从裂口顶端上 0.5 cm 处开始，彻底结扎已断裂回缩的血管，最后一针应距子宫颈外口 0.5 cm 处止，以减少日后子宫颈口狭窄的可能性。如裂伤已累及子宫下段，经阴道难以修补时，可开腹行裂伤修补术。

（2）阴道裂伤：缝合时第一针从裂口上 0.5 cm 处开始，注意缝合至裂伤的底部，避免遗留无效腔，更要避免缝线穿过直肠壁，缝合结束后常规行肛诊检查，若有缝线穿过直肠壁，应拆除重新缝合。

（3）会阴裂伤：按解剖关系逐层缝合，最后以处女膜缘为标志缝合会阴皮肤。

4.凝血功能障碍引起的出血

如患有全身性出血性疾病，在妊娠早期应在内科医生的协助下，尽早行人工流产术。于妊娠中、晚期发现者应积极治疗争取去除病因，尽量减少产后出血的发生。对分娩期已有出血的产妇除积极止血外，还应注意针对病因治疗，如血小板减少、再生障碍性贫血等患者应输新鲜血或成分输血。如发生弥散性血管内凝血，应与内科医生共同抢救。

5.剖宫产术中大出血

剖宫产术中大出血可采用按摩子宫、注射宫缩剂、子宫局部缝扎止血（子宫浆肌层缝合术、剖宫产切口撕裂缝合术）、纤维蛋白封闭剂（纤维蛋白胶）、宫腔填塞纱布、子宫切除等。

6.晚期产后出血

（1）胎盘胎膜残留大量出血时应立即刮宫，术中、术后使用子宫收缩剂、抗生素治疗。

（2）出血量不多时，可先采用子宫收缩剂和抗生素治疗后，再行清宫术。

（3）胎盘附着部位复旧不良，应用子宫收缩剂、抗菌药物，辅以中药治疗。

（4）剖宫产切口裂开，出血不多时先保守治疗，应用子宫收缩剂和抗生素后再行手术，出血量大时，应及时行介入治疗或子宫切除术。

（二）补充血容量纠正失血性休克

产妇取平卧位，保暖、吸氧，立即快速输血、输液，以新鲜血为好，或低分子右旋糖酐，注意及时纠正酸中毒。

（三）合理使用抗生素预防感染

产后宜用大剂量抗生素预防感染，同时注意体温，恶露的量、气味及性状，保持外阴清洁干燥，加强营养，积极纠正贫血。

（张　宁）

第二节　羊水栓塞

羊水栓塞是由于羊膜腔内容物进入母体血液循环，引起肺动脉高压、低氧血症、循环衰竭、弥散性血管内凝血（DIC）以及多器官功能衰竭等一系列病理生理变化的过程。以起病急骤、病情凶险、难以预料、病死率高为临床特点，是极其严重的分娩期并发症。目前对其诊断标准还缺乏确切的共识,因此在全球范围内羊水栓塞的发病率和病死率有很大的差异。

一、病因

病因不明,可能与下列因素有关,已报道的羊水栓塞的危险因素包括以下情况,当母胎连接之间有羊水成分的交换情况时,发病的可能性更大,如手术产(剖宫产或阴道器械助产)、前置胎盘、胎盘植入以及胎盘早剥。引产和羊水栓塞之间的关联还尚有争议。子宫张力(低或高)的异常在羊水栓塞病例中常有报道,通常可能是由于产妇休克及缺氧伴大量儿茶酚胺释放导致子宫灌注不足的结果,但不是羊水栓塞的病因。

其他可能的危险因素包括宫颈裂伤、子宫破裂、子痫、羊水过多以及多胎妊娠。社会人口危险因素,如母亲年龄和种族(族裔)因素等也有报道。但是,由于羊水栓塞罕见且不可预测性,没有任何一个危险因素能充分判断羊水栓塞。

二、病理

越来越多的临床研究和动物实验证据显示,在母体血循环中发现羊水有形成分与羊水栓塞的发病并没有直接的联系,胎儿的异体抗原激活敏感的母体致炎介质,发生炎症、免疫等瀑布样级联反应从而产生类似全身炎症反应综合征(SIRS)的一系列表现,引起肺动脉高压、低氧血症、循环衰竭、心搏骤停等一系列近期反应以及 DIC、多器官功能衰竭等继发表现,补体系统的活化可能发挥着重要的致病作用。

三、临床表现

羊水栓塞的临床表现通常都来势迅猛。有 70% 发生在分娩时,11% 发生在阴道分娩后,19% 发生在剖宫产时。通常在分娩过程中或产后立即发生,大多发生在分娩前 2 h 以及产后 30 min 之内。有极少部分发生在中孕引产、羊膜腔穿刺术中和外伤时。

羊水栓塞的典型表现是产时、产后突然出现低氧血症和低血压,随之凝血功能异常,但症状不一定同时出现。具体羊水栓塞的临床表现还取决于主要被累及的脏器和系统,因此临床表现具有多样性。

(一)前驱症状

有 30%～40% 的羊水栓塞患者会出现非特异性的前驱症状,主要表现为呼吸急促、胸痛、憋气、寒战、呛咳、头晕、心慌、恶心、呕吐、乏力、麻木、针刺样感觉、焦虑、烦躁、精神状态的改变以及濒死感,临床上需重视这些前驱症状。

羊水栓塞如在分娩前发生,胎心电子监护将提示胎心减速,胎心基线变异消失,胎心过缓,严重的胎儿心动过缓可为非典型羊水栓塞的首发表现。

(二)心肺功能衰竭

出现突发呼吸困难和(或)发绀、心动过速、低血压、抽搐、意识丧失或昏迷、突发手指血氧饱和度下降、插管患者潮气末二氧化碳分压测不出、心电图 ST 段改变及右心劳损、肺底部较早出现湿啰音等。病情严重者,产妇心搏骤停、室颤或无脉性室性心动过速,于数分钟内猝死。

(三)凝血功能障碍

大部分羊水栓塞的患者都存在弥散性血管内凝血,发生率高达 83% 以上。表现为子宫出血为主的全身出血,如全身皮肤黏膜出血、血尿、消化道出血、手术切口以及静脉穿刺点出血等。

(四)急性肾功能衰竭等器官功能受损

本病全身脏器均可受损,除心肺功能衰竭及凝血功能障碍外,中枢神经系统和肾脏是最常受损器官,存活的患者可出现中枢神经系统功能受损和肾功能衰竭的表现。

有相当一部分临床表现并不是如此"典型",当其他原因不能解释的急性孕产妇衰竭伴以下一种或几种情况者:低血压、心律失常、呼吸短促、抽搐、急性胎儿窘迫、心搏骤停、凝血功能障碍、孕产妇出血、前驱症状(如乏力、麻木、烦躁、针刺感等),可以诊断羊水栓塞。

四、诊断

目前尚无国际统一的羊水栓塞诊断标准和有效的实验室诊断依据,常用标准如下。

(1)急性发生的低血压或心搏骤停。

(2)急性的低氧血症:呼吸困难、发绀或呼吸停止。

(3)凝血障碍:有血管内凝血因子消耗或纤溶增加的实验室证据,或临床上表现为严重的出血,但是无其他的原因可以解释。

(4)上述症状发生在分娩、剖宫产、刮宫术或是产后短时间内。

目前羊水栓塞的诊断是临床诊断,母血中找到胎儿或羊水成分不是诊断的必须依据。不具备羊水栓塞临床特点的病例,仅仅依据实验室检查不能做出羊水栓塞的诊断。对于疑似病例,可以先急救治疗,随后确认诊断。血常规、凝血功能、血气分析、心肌酶谱、心电图、胸部 X 线片、经食管超声心动图(TEE)、血栓弹力图、血流动力学监测等有助于羊水栓塞病情的监测及优化治疗。

五、鉴别诊断

羊水栓塞的诊断主要强调细致、全面的排他性诊断。排除那些引起心力衰竭、呼吸衰竭、循环衰竭的疾病,其中包括肺栓塞、空气栓塞、心肌梗死、心律失常、围产期心肌病、主动脉夹层、脑血管意外、药物引发的过敏性反应、输血反应、麻醉并发症(全身麻醉或高位硬膜外麻醉)、子宫破裂、胎盘早剥、子痫、败血症等。

羊水栓塞需特别注意与产后出血量未准确评估引起的凝血功能异常相鉴别:原因不明的严重宫缩乏力对缩宫素无反应、产后出血不凝或先凝后不凝、出血不多很早出现血压下降或很早出现 DIC 或深度昏迷不醒、抽搐后深度昏迷、血尿不能用其他原因解释、抽血化验血液很快凝固、有纤维蛋白原和血小板消耗的证据时,高度怀疑羊水栓塞的诊断。而子宫收缩乏力性出血引起的低血容量休克以及消耗或稀释性凝血功能异常、持续出血和低血容量的情况下突发心血管衰竭引起的轻微凝血功能异常不能归咎于羊水栓塞。

六、治疗

一旦怀疑羊水栓塞,立即按羊水栓塞急救,分秒必争。推荐多学科协作参与羊水栓塞患者的抢救处理:包括麻醉科、呼吸科、心血管、重症监护、母胎医学及新生儿科等。及时、有效的多学科合作对改善患者预后至关重要。羊水栓塞的治疗主要采取支持性、对症性方法,包括增加氧合、保证心排血量和血压稳定、纠正凝血功能障碍、器官功能受损的对症支持治疗等。

(一)增加氧合

适当地给氧和通气非常关键,保持气道通畅、面罩吸氧、气管插管、人工辅助呼吸,尽早实施是成功的关键,尽力维持氧供,避免呼吸、心搏骤停。

(二)迅速全面地监测

监测应包括血压、呼吸、心率、血氧饱和度、心电图、中心静脉压、心排血量、动脉血气等。经食管超声心动图和肺动脉导管可以作为血流动力学监测的有效手段。

(三)血流动力学支持治疗

根据血流动力学状态,在羊水栓塞的初始治疗中使用血管活性药物和心脏正性肌力药物,应避免过度输液。

1.应用去甲肾上腺素和正性肌力药物维持血流动力学稳定

羊水栓塞初始阶段由于肺动脉高压,表现为右心功能不全。多巴酚丁胺、米力农兼具强心、扩张肺动脉的作用,是治疗的首选药物。针对低血压使用去甲肾上腺素或血管升压素等增强外周血管张力。

2.解除肺动脉高压

使用磷酸二酯酶-5抑制剂(如米力农)、前列环素、一氧化氮(NO)及内皮素受体拮抗剂等特异性舒张肺血管平滑肌的药物。也可考虑给予盐酸罂粟碱、阿托品、氨茶碱、酚妥拉明等药物。

3.液体管理

在循环支持治疗时一定要注意限制液体入量,否则很容易引发左心衰、肺水肿,而且肺水肿也是治疗后期发生严重感染、脓毒症的诱因之一。

4.糖皮质激素应用

大剂量糖皮质激素用于羊水栓塞治疗存在争议。基于临床实践的经验,尽早使用大剂量糖皮质激素或有裨益。氢化可的松 100～200 mg 加于 5%～10%葡萄糖注射液50～100 mL快速静脉滴注,再用 300～800 mg 加于 5%葡萄糖注射液 250～500 mL 静脉滴注,每日剂量可达 500～1000 mg;或地塞米松 20 mg 加于 25%葡萄糖注射液静脉推注后,再加 20 mg 于 5%～10%葡萄糖注射液中静脉滴注。

5.推荐

当患者出现羊水栓塞相关的心搏骤停时,应即刻进行标准的基础心脏生命支持(BCLS)和高级心脏生命支持(ACLS)等高质量心肺复苏。

6.建议

当产妇出现羊水栓塞引起的心搏骤停时,孕龄超过 23 周者立即终止妊娠,羊水栓塞心搏骤停时准备紧急剖宫产与心肺复苏同时启动,如果心肺复苏 4 min 后仍无自主心跳需紧急剖宫产。必须根据抢救现场的具体情况作出最佳决策。

(四)处理凝血功能障碍

羊水栓塞循环衰竭会引起凝血功能异常,推荐早期评估患者凝血功能。羊水栓塞引发的产后出血、DIC 往往比较严重,应积极处理产后出血,早期就按大量输血方案(MTP)进行输血治疗可使抢救更有效。患者出现宫缩乏力表现时,需要积极治疗,必要时应用促宫缩制剂。阴道分娩者要注意检查是否存在宫颈和阴道裂伤。临床上肝素治疗羊水栓塞 DIC 的争议很大。

(五)产科处理

考虑立即可行的分娩方式,阴道助产或剖宫产终止妊娠。羊水栓塞子宫切除的比例增高,当发生出血不止且保守治疗无效,已威胁到生命安全时,果断、快速地子宫全切术是有益的。

(六)器官功能受损的对症支持治疗

抢救成功后往往发生肺损伤或急性呼吸窘迫综合征(ARDS)、缺氧性脑损伤在内的多器官功能衰竭及重症脓毒症引发院内感染和非心源性肺水肿。应根据患者临床表现给予相应的对症支持治疗,包括神经系统保护、稳定血流动力学、血氧饱和度和血糖维持、肝脏功能的支持、血液透析的适时应用、积极防治感染、亚低温治疗、胃肠功能维护等。

七、预防

正确使用缩宫素,防止宫缩过强。人工破膜在宫缩间歇期进行。产程中避免产伤、子宫破裂、子宫颈裂伤等。

(张 宁)

第三节　子宫破裂

子宫破裂(rupture of uterus)是指在分娩期或妊娠晚期子宫体部或子宫下段发生破裂。未及时诊治可导致母儿死亡,是产科严重的并发症之一。文献报道其发病率为0.005%~0.08%。

一、病因

(一)子宫手术史

剖宫产或子宫肌瘤剔除术后,当宫内压力增高,可使瘢痕发生断裂,造成子宫破裂。多产、多次刮宫、宫腔严重感染病史者,更容易发生子宫破裂。

(二)梗阻性难产

梗阻性难产包括骨盆狭窄、头盆不称、软产道阻塞、胎位异常、巨大儿、胎儿畸形等,因胎先露下降受阻、子宫强烈收缩使子宫下段过分伸展变薄发生子宫破裂。

(三)缩宫素使用不当

缩宫素使用不当或子宫对缩宫素过于敏感,均可引起子宫收缩过强,加之胎先露下降受阻时,易导致子宫破裂。

(四)产科手术损伤

产科手术损伤多发生于不适当或粗暴的阴道助产手术(如宫口未开全行产钳或臀牵引术),常可发生宫颈撕裂,严重时可波及子宫下段。忽略性肩先露强行内倒转术操作不慎,或植入胎盘强行剥离,也可引起子宫破裂。

二、临床表现

子宫破裂可发生在分娩期和妊娠晚期,根据其破裂程度分为完全性破裂和不完全性破裂。子宫破裂通常有先兆子宫破裂和子宫破裂两个渐进的阶段。

(一)先兆子宫破裂

先兆子宫破裂多见于产程过长者,当胎儿先露部下降受阻时,强有力的阵缩使子宫下段逐渐变薄而宫体更加增厚变短,两者间形成明显的环状凹陷,此凹陷随产程进展而逐渐上升达脐或脐部以上,称为病理缩复环(pathologic retraction ring)。临床表现为:①子宫下段膨隆,压痛明显,常见病理性缩复环;②产妇下腹剧痛难忍,烦躁不安,心率呼吸加快;③膀胱受压充血,出现血尿,排尿困难;④子宫过频收缩,胎儿供血受阻,胎心改变或听不清。若不立即处理,子宫将很快在病理缩复环处及其下方发生破裂。

(二)子宫破裂

1.完全性子宫破裂

子宫肌壁全层破裂,宫腔与腹腔相通。子宫完全破裂一瞬间,产妇常感撕裂状剧烈腹痛,随之宫阵缩消失,疼痛缓解,但随着血液、羊水及胎儿进入腹腔,腹痛又呈持续性加重;同时孕妇出现脉搏细速,呼吸急促,血压下降,面色苍白等休克征象。检查:全腹压痛及反跳痛,在腹壁下可清楚扪及胎体,胎心胎动消失,子宫缩小位于胎儿侧方。阴道检查:可有鲜血流出,胎先露部上升(胎儿进入腹腔内),扩张的宫口可回缩。

2.不完全性子宫破裂

不完全性子宫破裂指子宫肌层全部或部分破裂,浆膜层完整,宫腔与腹腔不相通,胎儿及其附属物仍在宫腔内,多见于瘢痕子宫,常缺乏先兆破裂症状。腹部检查:在子宫不完全破裂处有压痛,若破裂发生在子宫侧壁阔韧带两叶之间,可形成阔韧带内血肿,此时在宫休一侧可触及逐渐增大且有压痛的包块。胎心多不规则。

三、诊断

典型的先兆子宫破裂临床表现为病理性缩复环、子宫压痛和血尿。但子宫瘢痕破裂其症状不明显,诊断有一定困难。由于瘢痕裂口逐渐扩大,腹痛症状多逐渐加重,不一定出现典型的撕裂样剧痛。

根据前次手术史、子宫下段压痛、胎心改变、阴道出血、先露部上升、宫口缩小等均可诊断。超声检查可协助确定破口部位、胎儿与子宫的关系。

四、鉴别诊断

胎盘早剥起病急、剧烈腹痛、胎心变化、出血性休克等可与先兆子宫破裂混淆。但胎盘早剥有妊娠期高血压病史或外伤史,腹部检查子宫呈板状、硬,宫缩间歇期子宫不变软,超声检查见胎盘后血肿声像有助于明确诊断。

五、治疗

(一)先兆子宫破裂

有条件者立即行剖宫产术,如果无条件者先用宫缩抑制剂抑制宫缩,如硫酸镁、利托君、哌替啶等,再尽快行剖宫产术。

(二)子宫破裂

在纠正休克、防治感染的同时行剖腹探查手术,力求简单、迅速,达到止血目的。根据子宫破裂的程度与部位,手术距离发生破裂的时间长短,以及有无严重感染而确定不同的手术方式。

六、预防

子宫破裂严重危及母儿生命,但绝大多数子宫破裂是可以避免的。

（一）加强计划生育

避免多次人工流产,减少多产。

（二）加强产前检查

有剖宫产手术史及子宫肌瘤挖除病史的瘢痕子宫患者或患者有产道异常等高危因素者,根据产科情况及前次手术经过决定分娩方式。

（三）提高产科诊治质量

①严密观察产程,严格掌握应用缩宫素的指征、用法及用量,专人守护;②瘢痕子宫、产道异常的产妇试产,或古典式剖宫产,放宽剖宫指征;③掌握阴道助产的指征,尽量避免损伤性大的阴道助产及操作如中高位产钳、宫口未开全时助产,避免胎盘植入时强行手取胎盘等。

（张　宁）

第十七章　产褥期并发症

第一节　产褥感染

产褥感染(puerperal infection)指分娩期及产褥期生殖道受病原体侵袭而引起的局部或全身的炎症变化。产褥病率(puerperal morbidity)指分娩 24 h 后的 10 d 内,每日测 4 次体温,每次间隔 4 h,有 2 次体温≥38 ℃。产褥病率多由产褥感染所引起,也可由泌尿系统、乳腺、呼吸系统、血栓性静脉炎等感染引起。产褥感染是常见的产褥期并发症。

一、病因

1.一般诱因

一般诱因如产妇贫血、体质虚弱、营养不良等,都会造成产妇抵抗力下降,有利于病原体的侵入和繁殖。

2.与分娩有关的诱因

胎膜早破、产程延长、产道损伤、产后出血、手术产等。

二、病原体

引起产褥感染的病原体,多数来自机体本身,如阴道、宫颈、肠道及其他感染源。

1.需氧性链球菌

需氧性链球菌是外源性产褥感染的主要致病菌。B 族溶血性链球菌致病性最强,能产生致热外毒素与溶组织酶,使病变迅速扩散导致严重感染。其临床特点为发热早、寒战、体温＞38 ℃、心率快、腹胀、子宫复旧不良、子宫旁或附件区触痛,甚至并发败血症。

2.厌氧革兰阳性球菌

消化链球菌和消化球菌存在于正常阴道中。当产道损伤、胎盘残留、局部组织坏死缺氧时,细菌迅速繁殖,若与大肠埃希菌混合感染,会伴有恶臭。

3.大肠埃希菌属

大肠埃希菌与其相关的革兰阴性杆菌、变形杆菌常寄生于阴道、会阴、尿道口周围,能产生内毒素,是菌血症和感染性休克最常见的病原菌,在不同环境对抗生素敏感性有很大差异。

4.葡萄球菌

主要致病菌是金黄色葡萄球菌和表皮葡萄球菌。前者多为外源性感染,容易引起伤口严重感染,因能产生青霉素酶,易对青霉素耐药。后者存在于阴道菌群中,引起的感染较轻。

5.类杆菌属

类杆菌属为一组厌氧的革兰阴性杆菌,有加速血液凝固特点,可引起感染邻近部位的血栓性静脉炎。

6.厌氧芽孢梭菌

厌氧芽孢梭菌主要是产气荚膜梭菌,产生外毒素,毒素可溶解蛋白质而能产气及溶血。产气荚膜梭菌引起感染,轻者为子宫内膜炎、腹膜炎、败血症,重者引起溶血、黄疸、血红蛋白尿、急性肾衰竭、循环衰竭、气性坏疽而死亡。

7. 支原体

解脲脲原体及人型支原体均可在女性生殖道内寄生,引起生殖道感染,其感染多无明显症状,临床表现轻微。此外,沙眼衣原体、淋病奈瑟球菌均可导致产褥感染。

三、感染途径

分娩后产道创面被病原体感染。内源性感染:寄生于阴道内的病原体,在一定的条件下,病原体繁殖能力增加或机体抵抗力下降,使原本不致病的病原体转化为致病病原体引起感染。外源性感染:外界的病原体进入产道所引起的感染,其病原体可以通过被污染的医疗器械、物品及产妇临产前性生活等途径侵入机体。

四、病理及临床表现

发热、腹痛、恶露改变是产褥感染的三大主要症状。而产褥发热多为产褥感染引起。由于炎症的反应程度、范围以及感染的部位不同,其临床表现也不一样。

1. 会阴、阴道、宫颈的局部感染

①会阴裂伤或会阴切开缝合创口感染时,外阴部疼痛明显,创口局部红肿,触之有硬结,体温多不超过 38 ℃;②阴道裂伤处的感染,可见多量脓性分泌物自阴道流出,感染严重时可波及阴道旁结缔组织。若阴道前壁黏膜感染严重,可形成膀胱阴道瘘或尿道阴道瘘;③深度宫颈裂伤一旦感染,可经淋巴播散或直接蔓延,引起急性盆腔结缔组织炎。

2. 剖宫产腹部切口、子宫切口的局部感染

①剖宫产腹部创口感染常发生于剖宫产术后的 3~7 d,创口局部红肿,触痛明显,组织浸润形成硬结,常伴有体温升高。严重病例可见组织坏死、分泌物异味、创口局部甚至全层裂开,体温明显升高;②剖宫产后子宫切口感染,临床表现为持续发热(多为低热)、阴道流血伴肠线脱落,甚至大出血。检查子宫较正常产褥期大,子宫下段可有压痛,超声可见子宫下段切口处隆起混合性包块,边界模糊,部分可有宫腔积血。产程中急诊剖宫产、胎膜早破、不良卫生习惯、忽视消毒隔离措施等是高危因素。

3. 急性子宫内膜炎、子宫肌炎

急性子宫内膜炎、子宫肌炎是产褥感染最常见的类型,病原体通常由胎盘剥离面侵入,炎症波及周围子宫内膜,甚至子宫肌层。临床特点:一般发生于产后 3~4 d,常寒战、高热、全身不适,下腹轻微疼痛,检查子宫稍大、复旧不良,宫体有局限性压痛,恶露量多、混浊、有臭味,宫腔分泌物培养有助于明确诊断、病原菌和选择合适的抗生素。

4. 急性盆腔结缔组织炎

急性盆腔结缔组织炎多发生于急性子宫内膜炎或宫颈深度裂伤之后,炎症经淋巴管向周围疏松结缔组织扩散。临床特点为寒战、高热、伴一侧或双侧下腹痛,肛查宫旁组织增厚或触及包块,压痛明显,严重时侵及整个盆腔可形成"冰冻骨盆"。病灶化脓后积聚于子宫直肠窝形成盆腔脓肿,若脓肿溃破可形成弥散性腹膜炎。

5. 腹膜炎

产妇出现寒战、高热、全腹剧痛、呕吐、腹胀等症状,检查有腹肌紧张、全腹压痛及反跳痛明显,白细胞数明显升高伴中性粒细胞数增多。

6.血栓性静脉炎

血栓性静脉炎一般分为两大类,即盆腔内血栓性静脉炎(包括卵巢静脉、子宫静脉、髂内静脉和髂总静脉等)和下肢血栓性静脉炎(包括股静脉、腘静脉及大隐静脉)。下肢血栓性静脉炎更为常见,多发生于产后 1~2 周,与产妇血液高凝状态及卧床时间过久有关。临床表现有寒战、高热、呈弛张热型。若为盆腔内血栓性静脉炎,局部体征不明显,仅有局部深压痛。若为下肢血栓性静脉炎表现为患肢疼痛、肿胀、皮肤发白,习惯称"股白肿"。检查患肢足、趾的皮温比健侧高,两侧腿围大小不一致;栓塞部位有局限性压痛,有时可触及硬索状、压痛明显的静脉。D-二聚体增高,彩色多普勒超声检查显示患侧肢体静脉血流缓慢或狭窄。

7.脓毒血症和败血症

脓毒血症和败血症是产褥感染最严重的阶段,脓毒血症及败血症感染血栓脱落进入血循环可引起脓毒血症,随后可并发感染性休克和迁徙性脓肿(肺脓肿、左肾脓肿)。若病原体大量进入血循环并繁殖形成败血症,表现为持续高热、寒战、全身明显中毒症状,可危及生命。

五、诊断与鉴别诊断

1.详细询问病史及分娩经过

对产后发热者,应首先考虑产褥感染。

2.全身及局部体检

仔细检查腹部、盆腔及会阴伤口,可以基本确定感染的部位和严重程度。辅助检查如超声、彩色多普勒超声、CT、磁共振成像等检测手段,能够对感染形成的炎性包块、脓肿做出定位及定性诊断。

3.实验室检查

除查血常规以外,还应查血 C 反应蛋白和或降钙素原,必要时监测 D-二聚体。①确定病原体,对宫腔分泌物、脓肿穿刺物、后穹隆穿刺物做涂片镜检,并做相应体液进行病原体培养;②病原体抗原和特异性抗体检测。

4.鉴别诊断

主要与上呼吸道感染、急性乳腺炎、泌尿系统感染、血栓性静脉炎等相鉴别。

六、治疗

1.一般治疗

加强营养,给予足够的维生素,若有贫血或患者虚弱可输血或人血清白蛋白,以增加抵抗力。产妇宜取半卧位,有利于恶露引流和使炎症局限于盆腔内。

2.抗生素治疗

开始必须根据临床表现及临床经验选用广谱抗生素,待病原体培养和药敏试验结果再做调整。

所选用的广谱抗生素应同时能作用于革兰阳性菌和阴性菌、需氧菌和厌氧菌,给药时间和途径要恰当,给药剂量充足,以保持药物的有效血浓度。

3.局部治疗

会阴部感染应及时拆除伤口缝线,以利引流。每日至少坐浴 2 次。若经抗生素治疗 48~72 h 体温仍持续不退,腹部症状、体征无改善,应考虑感染扩散或脓肿形成。如诊断为盆腔脓肿,可经腹或后穹隆切开引流。若为会阴伤口或腹部切口感染,应行创口引流术。

4.血栓性静脉炎的治疗

除抗生素治疗之外,还应使用低分子量肝素,其他辅助治疗包括穿戴弹力袜等。

七、预防

(1)加强孕期保健及卫生宣教工作,临产前 2 个月内避免盆浴和性生活,积极治疗贫血等内科合并症。

(2)严格无菌操作,减少不必要的阴道检查及手术操作,避免产程过长及产后出血。及时发现和处理产道损伤。产褥期应保持会阴清洁,避免交叉感染。

(3)对于阴道助产、剖宫产、产程长、胎膜早破及有贫血者,产后预防性使用抗生素。

(张　宁)

第二节　晚期产后出血

晚期产后出血,即分娩结束 24 h 后,在产褥期内发生的子宫大量出血。以产后 1~2 周发病最常见。

一、病因

(一)胎盘胎膜残留

胎盘胎膜残留是最常见的病因。黏附在子宫腔内的胎盘组织发生坏死,纤维蛋白沉着,出现变性、机化,甚至可形成胎盘息肉。当坏死组织脱落时,基底部血管开放,引起大量出血。胎膜残留则多数合并有子宫内膜炎,胎盘息肉则通常出血较晚,常于产后数周发生反复性大出血。

(二)蜕膜残留

蜕膜残留多见于双角子宫、双子宫等。正常情况下子宫蜕膜于产后 1 周脱落,并随恶露排出,若蜕膜剥离不全或剥离后长时间残留在宫腔内,可影响子宫的正常修复,并诱发子宫内膜炎,引起晚期产后出血。

(三)子宫胎盘附着部位复旧不全

正常情况下,胎盘附着部位在胎盘排出后即刻缩小,血管断端血栓形成、机化。血栓机化,出现透明样变,血管上皮增厚,管腔变窄、堵塞,附着部边缘内膜逐渐向中心生长,底蜕膜深层的残留腺体和内膜重新生长,使子宫内膜修复,此过程约需 6 周。若该部位发生感染,可使血栓脱落,血窦重新开放引起子宫大量出血。

(四)产道血肿

产道血肿可发生在自然产或手术产后,多见于产程过长、产道压迫过久造成坏死、血管破裂或产道裂伤缝合不全者。

(五)剖宫产术后子宫伤口裂开

剖宫产术后子宫伤口裂开多见于子宫下段剖宫产横切口两侧端,其主要原因有感染和伤口愈合不良。

1.子宫伤口感染

子宫下段切口离阴道口太近,如胎盘早破、产程延长、术中出血过多等,都会增加感染机会,细菌易感染宫腔造成伤口感染,组织坏死、脱落,使切口不能按时愈合,血管因缝线溶解重新开放而致大量出血或手术操作过多,尤其是阴道检查频繁,增加感染机会;或手术时间过长;或无菌操作不严格。

2.切口过低或过高

宫颈两侧以结缔组织为主,切口低,血液供应较差,伤口愈合能力差,切口过高,即在解剖学内口水平,当胎儿娩出后,切口上缘宫体肌组织缩复作用强,使切口上缘厚而短,切口下缘子宫下段为宫颈组织,缩复能力差,切口下缘薄而长,上下缘肌组织厚薄相差大,缝合时不易对齐,影响愈合。

再因妊娠子宫多右旋,切口易偏左而损伤左侧血管,或该部位血管被缝扎,致局部血运不良,易并发感染而发生出血。

3.缝合不当

组织对位不良;出血血管结扎松弛,尤其是切口两侧角血管回缩,形成血肿;缝扎过多过密;缝线过松过紧均可导致伤口血运不良,影响伤口愈合。

4.其他

其他如重度贫血、子宫肌瘤、子宫滋养细胞肿瘤、宫腔异物、营养不良等,均可影响子宫复旧而发生晚期产后出血。

二、临床表现

(一)症状

阴道流血或伴发热、腹痛。产后恶露不净,有臭味,色由暗红变鲜红,反复或突然阴道流血,少量或中量,持续或间断,也可表现为急剧大量流血导致严重贫血或休克。胎盘残留所致者,多发生于产后10 d左右,流血量多,常突然发生;子宫胎盘附着部位复旧不全者,多于产后2～3周内突然流血,流血量一般较少;子宫切口裂开的阴道流血常发生于术后2～4周。应排除其他疾病。反复流血合并感染则可出现发热及下腹痛。

(二)体征

出血多而急者,常呈贫血貌;血容量严重不足时可出现血压下降、出冷汗、脉搏细弱,甚至意识丧失等休克征;妇科检查见宫口松弛或有组织堵塞,双合诊时子宫增大、软或有触痛。剖宫产术后者,可以示指轻触子宫下段剖宫产切口部位,有时可触及子宫下段明显变软。滋养细胞肿瘤者,有时可于产道内发现转移结节。

三、辅助检查

(一)化验检查

查血常规,血色素常有不同程度的降低,合并感染者,白细胞及中性粒细胞常升高;尿绒促性素或血绒促性素检测,有助于诊断胎盘残留及排除产后滋养细胞肿瘤;宫腔分泌物培养或涂片检查。

(二)B超检查

B超检查可了解子宫复旧情况、宫腔内是否有残留组织、子宫切口愈合情况。

（三）病理检查

将子宫内刮出物送病检,可有助于确诊胎盘、胎膜残留或胎盘附着部位复旧不良,可找到妊娠晚期的绒毛或可见到不同状态的血管;排除胎盘部位滋养细胞肿瘤,该病镜下一般不见绒毛结构和间质,几乎完全由中间型滋养细胞构成,瘤细胞圆形、多角形或梭形,胞浆丰富,有异质性,很少见到郎格罕细胞、合体细胞与中间型滋养细胞伴存的情况。

四、鉴别诊断

1. 子宫黏膜下肌瘤合并感染

一般通过 B 超检查及化验检查即可明确诊断。

2. 胎盘部位滋养细胞肿瘤

胎盘部位滋养细胞肿瘤通过尿、血绒促性素检测及病理检查可明确诊断。

3. 产褥期外伤性出血

有外伤史或性交史,妇科检查阴道或宫颈有裂伤及活动性出血。

4. 功能性子宫出血

功能性子宫出血多发生于产褥期后,可通过诊断性刮宫,将刮出物送病理检查可确诊。

五、治疗

（一）治疗原则

治疗原则以急救为先,抗休克、输血、止血,并迅速找到出血原因,给予相应处理。

（二）治疗方法

1. 一般处理

卧床休息,加强营养,纠正贫血。

2. 药物治疗

(1)宫缩剂的应用:缩宫素 10～20 U,肌内注射,每日 2 次,必要时可增加次数。出血量多时,可立即静脉注射缩宫素 10～20 U,然后在 5％葡萄糖液 250 mL 中再加入缩宫素10～20 U 静脉滴注;米索前列醇 0.02～0.06 mg,口服或放置阴道后穹隆;卡孕栓 1～2 mg,置于阴道或肛门。

(2)抗生素的应用:因大量流血、流血时间过长或宫内有残留物,容易合并感染,所以应常规给予足量抗生素以控制和预防感染。

(3)支持治疗:贫血严重者应根据情况给予输血等纠正贫血,并给予静脉滴注能量合剂(辅酶 A100 U、三磷酸腺苷 40 mg、维生素 C 2 g、维生素 B$_6$ 100 mg)及氨基酸 250 mL。

3. 手术治疗

(1)刮宫术:对疑有胎盘、胎膜、蜕膜残留或胎盘附着部位复旧不全者,应行刮宫术。术前做好备血、建立静脉通道及开腹手术准备,刮出物送病理检查,以明确诊断,术后继续给予抗生素及子宫收缩剂。剖宫产术后阴道大量流血,组织残留机会极小,伤口裂开可能最大,应慎刮宫。

(2)软产道损伤或血肿:应及时切开清除积血并缝合止血,不能缝合时可用纱布压迫止血。

(3)剖腹探查术:对疑有剖宫产后子宫切口裂开者,若仅少量阴道流血,可先住院给予抗生素及支持疗法,密切观察病情变化;如流血量多,可行剖腹探查术。术中若原切口周围组织坏死范围小,炎症反应轻微,可做清创缝合及髂内动脉、子宫动脉上行支结扎止血或行髂内动脉栓塞术;若组织坏死范围大,应酌情做子宫次全切除或子宫全切术。

六、注意事项

(1)应注意防患于未然,分娩时应仔细检查胎盘及胎膜是否完整,在不能排除胎盘残留,或残留胎膜较多,或虽胎膜残留不多但出血较多时,均应进行宫腔探查及刮宫,并予以抗生素治疗。疑胎膜有小块残留而出血不多者,虽暂不刮宫,仍应予以抗生素预防感染。

(2)剖宫产术中,子宫下段切口不宜过低和过小,以防切口撕裂。发生切口两侧裂伤时,按正常解剖部位缝合,避免大块或多次缝合。缝合不宜过密、过紧,缝线不穿过蜕膜层,以免影响血液供应。

(3)严格按无菌操作要求做好每项操作,术后应用抗生素预防感染。

(张　宁)

第十八章　新生儿科疾病

第一节　新生儿呼吸窘迫综合征

新生儿呼吸窘迫综合征(respiratory distress syndrome,RDS)又称肺透明膜病,多数发生于早产儿。肺表面活性物质的产生和释放不足引起弥散性肺泡不张、水肿及红细胞受损,继之血清蛋白漏至肺泡内,抑制肺表面活性物质的功能。由于早产儿的肺液清除功能不成熟,可导致肺液增加。病理特征为肺泡内存在嗜伊红膜,病理生理特征为弥散性肺不张及肺顺应性降低,临床以出生后不久即出现进行性呼吸困难为主要表现。近年来对 RDS 的预防及治疗均取得显著进展,通过产前对肺成熟度的评估及预防性给药发病率减少,呼吸支持的加强及肺表面活性物质的应用使病死率显著降低,但 RDS 仍为早产儿呼吸衰竭的最常见病因。

一、病因及发病机制

1.病因

(1)肺表面活性物质由肺泡Ⅱ型细胞的细胞质中的板层体产生及贮存,其释放于肺泡,吸附于肺泡壁表面后即能降低肺泡的表面张力,保持呼气时肺泡张开,肺表面活性物质由多种脂肪、蛋白质及碳水化合物组成,其中磷脂酰胆碱及磷脂酰甘油各占脂肪中的 75% 及 9%。此外还有磷脂酰乙醇胺、磷脂酰肌醇及鞘磷脂,蛋白质占表面活性物质的 13%(有 SPA、SPB、SPC 及 SPD),碳水化合物仅占 2%。肺表面活性物质在胎儿 22~24 周产生,于 35~36 周活力明显增加,故疾病发生率与胎龄成反比,胎龄 30~32 周者 RDS 的发生率为 40%~55%,胎龄 33~35 周者 RDS 的发生率为 10%~15%,胎龄 36 周龄者 RDS 的发生率为 1%~5%。

(2)低氧、酸中毒时肺呈低灌流状态:抑制表面活性物质的产生及释放,围生期窒息,发生急性产科出血,肺透明膜病的发生率均显著增大。

(3)高胰岛素血症:糖尿病母亲所生的婴儿常有胰岛细胞增生现象,产生高胰岛素血症。胰岛素抵抗肾上腺皮质激素对卵磷脂的合成作用使胎儿肺延迟成熟,故糖尿病母亲所生的婴儿的 RDS 发生率可增大。

(4)剖宫产儿:正常分娩时子宫收缩,肾上腺皮质激素分泌增加可促使肺成熟,如剖宫产在分娩发动前,RDS 的发生率亦可明显增大,此类婴儿常为晚期早产儿。

(5)妇女生育过曾患 RDS 的婴儿,以后分娩,新生儿患 RDS 的概率高达 90%~95%;如以往未分娩 RDS 患儿,以后分娩的早产儿若没有急性缺氧,发生 RDS 的概率仅为 5%。

(6)人种、性别关系:白种人及男婴的 RDS 发生率相对较高。

(7)肺表面活性物质产生及代谢方面的缺陷病虽较为少见,但极为严重,常导致死亡。其包括表面活性蛋白 B 及 C 基因突变及 ABCA3 基因突变所致的严重 RDS。

(8)胸廓畸形导致肺发育不良,亦可增加肺表面活性物质的缺乏。

(9)肺表面活性物质蛋白 B 及肺表面活性物质蛋白 C 基因突变及 ABCA3 基因突变引

起 RDS。

2.发病机制及病理生理

RDS 多数为肺泡表面活性物质产生、释放不足所致,极少数由肺泡表面活性物质遗传缺陷所致。

(1)肺泡表面张力增大,肺内功能残气量下降造成广泛性、进行性肺不张。

(2)肺内真性右向左分流增加(由于广泛肺不张,大量肺泡无通气但有血液灌流)。

(3)增加了通气灌流比例失调。

(4)肺顺应性降低:肺呈僵硬状态,需较高压力才能达到所需的潮气量。

(5)广泛肺泡萎陷后无效腔通气量增加。

(6)呼吸功能增强。

上述结果导致低氧、高碳酸血症及代谢性酸中毒,进行性加剧可引起肺血管痉挛收缩,导致肺动脉高压,造成血液经卵圆孔和(或)动脉导管水平的右向左分流,结果使低氧血症进一步加剧。

二、临床表现

(1)症状:主要见于早产儿,刚出生时哭声正常,出生后不久出现呼吸急促、呼气性呻吟,呼吸频率超过 60 次/分钟,病情进行性加重,至出生后 6 h 症状已十分明显,呼吸不规则,间有呼吸暂停。面色因缺氧变得灰白或青灰,发生右向左分流后青紫明显,供氧不能使之减轻。

(2)体征:鼻翼翕动,胸廓开始时隆起,之后肺不张加重,胸廓随之下陷,以腋下较明显。吸气时有三凹征,胸廓软组织凹陷,以肋缘下、胸骨下端明显。肺呼吸音减弱,吸气时可听到细湿啰音。缺氧严重者四肢肌张力低下。

(3)出生后 24~48 h 病情最重,病死率较高,能生存 3 d 以上者肺成熟度增加,可逐渐恢复,但不少患儿并发肺部感染或动脉导管未闭,使病情再度加重。

(4)RDS 也有轻型病例,仅有呼吸困难、呻吟,青紫不明显,经持续气道正压呼吸治疗后可较快恢复。

(5)遗传性 SP-B 缺陷症纯合子者的临床表现非常严重,对机械通气和肺表面活性物质治疗效果较差,多于数天内死亡;杂合子者的临床表现较轻。

三、辅助检查

1.动脉血气分析

由于通气不良,PaO_2 低,$PaCO_2$ 升高,碱剩余负值增加,血 pH 降低,这三项检查可经皮检测,但不能代表血中实际情况,故需定期取动脉血直接测定,同时还需检测钠、钾、氯等。

2.X 线检查

(1)该病的 X 线检查有特征性表现,多次床旁摄片可观察动态变化。

(2)按病情程度可将胸片改变分为 4 级。

Ⅰ级:两肺野普遍透亮度降低(充气减少),可见均匀散在的细小颗粒(肺泡萎陷)和网状阴影(细支气管过度充气)。

Ⅱ级:除Ⅰ级变化加重外,可见支气管充气征(支气管过度充气)。

Ⅲ级:病变加重,肺野透亮度更加降低,心缘、膈缘模糊。

Ⅳ级:整个肺野呈白肺,支气管充气征更加明显,似秃树枝。胸廓扩张良好,横膈位置正常。

3.肺成熟度检查

产前取羊水,产后取患儿的气道吸取物,通过卵磷脂含量与鞘磷脂含量的比值、磷脂酰甘油含量、肺表面活性蛋白 A 含量、稳定微泡试验及泡沫试验来检测肺表面活性物质成分,判断肺的成熟度。

四、诊断及鉴别诊断

1.诊断

早产儿有典型的临床症状及 X 线表现即可诊断。

产前可根据羊水中卵磷脂含量与鞘磷脂含量的比值估计肺成熟度,当比值小于 1.5:1,RDS 的发生率为 95%,比值为(1.5~2):1 时发生率约为 47%,比值大于 2:1 时发生率为 2%。用出生后 30 min 内抽的吞入羊水做振摇试验,可帮助诊断。

振摇试验:0.5 mL 胃液加 0.5 mL 95% 的乙醇,置于玻璃试管内,加盖振摇 15 s 后直立 15 min,观察结果,无泡沫,发生 RDS 的概率约 60%,沿管壁有一圈泡沫,部分区域有双层泡沫时,RDS 的发生率<1%。

2.鉴别诊断

应鉴别 RDS 与 B 族溶血性链球菌肺炎,如感染发生在分娩过程中,临床及 X 线表现均类似肺透明膜病,可做血培养、胃液涂片找中性粒细胞(>5 个/高倍视野),根据末梢血未成熟中性粒细胞与白细胞总数的比值(比值>0.2 时感染可能性大)来鉴别。

五、治疗

治疗目的:需防止低氧血症及高碳酸血症(维持正常的组织代谢,完善肺表面活性物质的产生,防止右向左分流);进行合适的液体治疗(既要避免低血容量,又必须避免液体过度负荷所导致的肺水肿);防止肺不张;减少高氧及机械通气所致的肺损伤。

1.肺表面活性物质替代治疗

肺表面活性物质替代治疗为 RDS 的主要治疗手段,能改善 RDS 的转归。肺表面活性物质替代治疗后氧合改善,可持续数小时甚至数天,并可降低呼吸机支持。减少气漏,降低病死率。

预防性治疗:指出生后数分钟内即由气管插管注入肺表面活性物质。

指征为 28 周≤胎龄<32 周,并具有下列情况:男婴,双胎,剖宫产儿,围生期窒息;母亲产前未接受皮质激素治疗,母亲在妊娠期患糖尿病。

营救性治疗:指出现临床症状后即给予肺表面活性物质。

常用制剂有牛或猪肺浸出液制成的肺表面活性物质。国外常用的有 Suraranta、Infasurf 及猪肺磷脂注射液(固尔苏)。国内常用的除固尔苏外,还有国产的注射用牛肺表面活性剂(珂立苏)。

预防性治疗效果常优于肺损伤后的营救性治疗,可在产房内经气管插管给药。治疗后气漏的发生率及死亡率均可降低,并可减少脑室内出血的危险性。早期营救性治疗指于出生 1~2 h,一经诊断即用肺表面活性物质治疗。可用单剂治疗或多剂治疗,一般给予 1~2 剂治疗即可。国外推荐单剂治疗后吸入氧浓度为 30%,平均气道压力为 0.69 kPa(7 cmH_2O)时,可考虑应用第二剂。多数婴儿仅需 1 剂或 2 剂治疗。

所用肺表面活性物质的剂量为 $50\sim200$ mg/kg,由于不同制剂每毫升所含磷脂量不同,故每千克所需注入的药液体积不同。当所需要的药液量较多时,可将其分为不同体位分次给药,如所需体积较少时,一次性注入即可。用药过程需密切观测婴儿即时的耐受情况,如注药引起的心动过缓、暂时性的低血氧饱和度及呼吸暂停。注药后需密切观察氧合改善情况,及时调低呼吸机压力,以防气胸产生。

治疗后,应将血氧饱和度(SpO_2)维持于 $88\%\sim95\%$,对体重低于 1 250 g 的婴儿将 SpO_2 维持于 $85\%\sim92\%$。

2.持续气道正压通气

持续气道正压通气可预防肺不张,减少机械通气导致的肺损伤,维持肺表面活性物质的功能。早期用持续气道正压通气可减少机械通气的应用,对有自主呼吸的患儿应尽早使用持续气道正压通气。当所需 FiO_2 为 $30\%\sim40\%$ 才能维持 PaO_2 于 $6.67\sim10.67$ kPa($50\sim80$ mmHg)时,可以用持续气道正压通气治疗。此外,在气管内注入肺表面活性物质后即用持续气道正压通气支持。开始压力为 $0.49\sim0.69$ kPa,持续气道正压通气时气流量应设为 $8\sim12$ L/min,可逐渐增加压力,每次增加 $0.10\sim0.20$ kPa,直至压力达 0.79 kPa。常用鼻塞或鼻咽插管法。治疗时必须置胃管以排出吞入胃中的气体。当病情稳定,能维持目标的 SpO_2 后可慢慢降低压力及 FiO_2。

当 FiO_2 降低至少于 30% 时,及压力降低至 $0.39\sim0.49$ kPa 时,如无呼吸窘迫,肺容量正常,可撤持续气道正压通气。

3.机械通气

(1)指征:$PaCO_2\geqslant7.33$ kPa(55 mmHg),并迅速上升,或 $PaO_2<6.67$ kPa(50 mmHg)或 $SpO_2<90\%$,及 $FiO_2>50\%$,或有严重呼吸暂停。

(2)通气模式:用持续气流、压力限制、时间循环的呼吸机。常用的有同步间歇正压通气或压力支持容量保证模式通气。

(3)呼吸机开始设置:一般 PIP 为 $1.69\sim2.35$ kPa($20\sim24$ cmH_2O),PEEP 为 $0.49\sim0.59$ kPa,呼吸频率为 $40\sim60$ 次/分钟,吸气时间为 $0.3\sim0.4$ s。气流量设置为 $8\sim9$ L/min。RDS 早期肺时间常数很短,故可用短吸气时间、较快频率进行通气。

机械通气期间,$PaCO_2$ 一般维持于 $6.00\sim7.33$ kPa($45\sim55$ mmHg),称为相对性的高碳酸血症,以减轻肺损伤。当 $PaCO_2$ 持续上升时,需考虑并发气漏、肺不张等。

病情改善后,可根据血气变化降低 PIP、PEEP 及 FiO_2。当 $FiO_2<30\%$ 时,呼吸频率为 20 次/分钟,PIP 为 1.77kPa 可考虑拔管,拔管后继续用持续气道正压通气治疗以稳定肺容量。

4.高频通气

近年来有人主张,应用常规呼吸机后,氧合改善不理想时,当需用高吸气压及高氧浓度时,可用高频通气治疗肺透明膜病,以减少肺损伤。采用高频振荡通气方式较为理想,常用频率为 $600\sim720$ 次/分钟,潮气量略小于无效腔气量,以来回运动的活塞泵送入气体及抽出肺内气体,达到维持气体交换及排出二氧化碳的目的。开始时采用的压力为近于或稍高于常规呼吸机通气时的平均气道压值。氧合不满意时可按每次增加 $0.10\sim0.20$ kPa 的幅度提高平均气道压,但应注意气压伤及对循环的影响。通气时可用改变振荡幅度及振荡频率来调整 $PaCO_2$,对新生儿开始用的振荡频率可为 $10\sim12$ Hz($600\sim720$ 次/分钟),高频通气时应定期行胸部 X 线检查,以免肺过度膨胀,及定期监测血气,注意勿导致 $PaCO_2$ 过低。

5.机械通气时的紧急情况

(1)气管插管阻塞或位置不良:应立即脱开呼吸机,以皮囊行手控通气,检查两侧呼吸音,并快速吸引气管插管以确保气道通畅,必要时以喉镜检查插管位置或重新插管。

(2)气漏:突然低氧、低血压时应高度怀疑气胸。立即观察胸廓运动是否对称,呼吸音是否对称,可做透光试验及胸部 X 线片以证实气胸,并可做试验性胸腔穿刺,证实后立即放置胸腔闭式引流管排气。

(3)呼吸机功能不良。

(4)严重脑室内出血时病情可突然恶化。

6.支持疗法

(1)温度控制:为减少氧的消耗,应将患儿置于暖箱或辐射床内。

(2)液体及营养:多数 RDS 患儿需要静脉给液,一般第一天给 60~80 mL/kg,对极低出生体重儿第一天开始液量可按 100 mL/kg 计算,用 10% 的葡萄糖注射液(<1 000 g 者,肾糖阈低,对葡萄糖的耐受性差,血糖正常时可改用 5% 的葡萄糖注射液)。第二天起可增加液量至 80~100 mL/kg,并加钠 2 mmol/(kg·d),钾 1 mmol/(kg·d),必要时给 10% 的葡萄糖酸钙 1~2 mL/(kg·d),有代谢性酸中毒时用等渗碳酸氢钠纠正酸中毒,应用湿化正压通气时不显性失水量减少,在以后的数天内给液量一般不大于 20 mL/(kg·d),过多给液促使动脉导管开放并造成肺水肿。对数天内不能口服喂养的患儿可考虑静脉应用氨基酸及脂肪乳剂。很多 RDS 患儿于出生第 2~4 d 可出现自发性利尿,利尿后肺的顺应性改善,尤其是在应用肺表面活性物质后,改善时间更早。

(3)维持循环、纠正贫血:严重 RDS 患儿会发生低灌流及低血压,必须密切监护心率、血压及周围灌注,当有毛细血管充盈时间延长、血压偏低等灌流不足症状时可用生理盐水扩容及正性肌力药[多巴胺 2.5~5 μg/(kg·min)静脉输注]支持循环功能。血细胞比容应维持在 40%~50%,当血细胞比容下降至 35% 时,需输注浓缩红细胞。

六、并发症

1.急性期并发症

(1)气漏:常发生于发病的 2 d 内,RDS 急性期突然恶化,发绀加重,呼吸困难或呼吸暂停,血压降低或出现心动过缓时常可能并发气胸、纵隔积气及心包积气等,肺间质气肿常发生在张力气胸之前。

(2)脑室内出血:体重低于 1.5 kg 的早产儿脑室内出血的发生率为 40%,RDS 患儿由于低氧、酸中毒及正压通气的影响,使脑室内出血的发生率增加,严重的脑室内出血可出现呼吸暂停、发绀、血细胞比容迅速下降及酸中毒现象。

(3)动脉导管开放:病情好转,肺血管压力下降时常并发动脉导管开放,发生率为 30%~50%。常表现为 PaO_2 下降,$PaCO_2$ 上升及呼吸暂停发作,尚未撤离呼吸机者则难以撤离呼吸机。体征有心率增快、心前区强有力的抬举搏动,心音亢进,胸骨左缘 3~4 肋间可闻及 Ⅲ级收缩期杂音,常可触及水冲脉,严重病例有心力衰竭症状。胸部 X 线片有心脏扩大及肺血增多现象,二维超声可直接探得开放导管,对体重低于 1.5 kg 的患儿的症状性动脉导管开放应以吲哚美辛关闭导管,每次 0.2 mg/kg,一个疗程为 2~3 次,对有肾功能不良、出血倾向、

血小板低于 $80 \times 10^9/L$（8 万/mm³）者不用吲哚美辛，或可用布洛芬治疗，剂量为第 1 天 10 mg/kg，第 2 天、第 3 天每天 5 mg/kg，对体重较大患儿的无血流动力学改变的动脉导管开放，通常限制液体即能使导管关闭。

（4）感染：应用呼吸机及各种损伤性监测及放置血管导管时易引起医源性感染，如肺炎、败血症。怀疑有感染时应采血及做分泌物培养，之后用抗生素治疗。

2.长期并发症

（1）支气管肺发育不良：呼吸机治疗存活儿中发生该并发症者为 5%～30%，体重低于 1.5 kg者易发生该并发症。

（2）晶状体后视网膜病：对所有接受氧疗的早产儿，在氧疗时应进行监测，出院前均应做眼科检查。

（3）神经系统损害。

（董　宇）

第二节　胎粪吸入综合征

胎粪吸入综合征（meconium aspiration syndrome，MAS）常发生于足月儿、小于胎龄儿及过期产儿。该类婴儿常有围生期窒息史，母亲常有产科并发症，分娩时有产程延长及羊水胎粪污染现象，急性、慢性缺氧及呼吸窘迫或宫内感染，均可导致胎粪排于宫内。羊水被胎粪污染，出生前或出生时吸入胎粪，引起气道阻塞，严重者出生后有呼吸困难、肺不张，出现肺部气体交换障碍。妊娠末期或产时能做好胎心监护，做好气管内吸引，常可避免大量胎粪吸入，急性、慢性缺氧或感染均可造成宫内排出胎粪，在应激状态下宫内产生喘气可吸入大量胎粪污染的羊水。

一、发生率

8%～25%的活产婴儿（尤其是足月儿、小样儿或过期产儿）在分娩过程中有羊水被胎粪污染（meconium stained amniotic fluid，MSAF），早产儿被胎粪污染的机会低。≥37 妊娠周龄者中约有 5%的 MSAF 发展为 MAS，其中近 50%的婴儿需要机械通气。

二、病因及发病机制

（1）胎粪的排出使胎粪污染羊水，其发生率随胎龄而增加。在胎龄超过 42 周分娩，胎粪排出的发生率超过 30%；胎龄小于 37 周，胎粪排出的发生率<2%；胎龄小于 32 周，极少发生胎粪排出。

（2）MAS 常发生于有宫内窘迫史或产时窒息缺氧史的新生儿。胎儿由于宫内窘迫缺氧，一方面刺激迷走神经，促进肠蠕动增加和促使胎粪排出；另一方面胎儿体内血流重新分布，肠壁缺血痉挛，肛门括约肌松弛，使大量胎粪排出体外而污染羊水。当胎儿在宫内或分娩过程中发生窒息而缺氧，产生急性或慢性低氧血症，刺激胎儿呼吸中枢，诱发胎儿喘息样呼吸，从而吸入含胎粪的羊水。

（3）过熟儿、家族内有过敏性体质、母亲有抽烟或使用特殊药物史、子宫内有特殊细菌的感染亦是 MAS 发生的原因。

三、临床表现

多数婴儿于出生时皮肤常覆盖胎粪,指甲、趾甲及脐带为胎粪污染呈黄色或绿色,经复苏建立自主呼吸后不久即出现呼吸困难、青紫。MAS 可分为轻度、中度、重度,对轻度 MAS 只需用 40% 的氧气吸入,时间约为 48 h;对中度 MAS 需用大于 40% 的氧吸入,时间超过 48 h;一般认为产生气漏及严重者需机械通气治疗,时间常需超过 48 h 且常并发肺动脉高压。当气体滞留于肺部时,因肺部过度扩张,可见胸廓前径、后径增宽呈桶状,听诊可闻粗大啰音及细小捻发音;出生时有严重窒息者可有苍白和肌张力低下,严重缺氧可造成心功能不全、心率减慢,末梢循环灌注不足及休克表现。10%~20% 的患儿可伴有气胸及纵隔积气。当并发肺动脉高压时常呈严重发绀。多数病例于 7~10 d 恢复。

四、辅助检查

(一)X 线检查

1.轻型

肺纹理增粗,呈轻度肺气肿,横膈轻度下降,诊断需结合病史及临床,常仅需吸入低于 40% 的氧气,吸氧时间小于 48 h。

2.中型

肺野有密度增加的粗颗粒或片状、团块状、云絮状阴影;或有节段肺不张及透亮充气区,心影常缩小,常需吸入高于 40% 的氧气,持续吸氧时间超过 48 h,但无气漏发生。

3.重型

两肺有广泛粗颗粒阴影或斑片云絮状阴影及肺气肿现象,有时可见肺不张和炎症融合形成大片状阴影,常并发气胸或纵隔积气,需机械通气治疗,持续通气时间常超过 48 h,常伴肺动脉高压。

(二)动脉血气分析

动脉血气分析可见低氧血症、高碳酸血症、代谢性或混合性酸中毒。合并肺动脉高压时,可通过心脏彩超检查发现心脏卵圆孔和(或)动脉导管水平的右向左分流。

五、诊断与鉴别诊断

1.诊断标准

典型的 MAS 诊断包括以下几点:①羊水有胎粪污染;②出生时或出生后很快出现呼吸困难;③皮肤、指甲、脐带等有胎粪污染的痕迹;④阳性 X 线结果;⑤气管内吸出胎粪。

2.鉴别诊断

临床上主要鉴别 RDS 与以下疾病。

(1)大量羊水吸入:大量羊水吸入可见于胎儿严重窒息,因宫内胎儿喘气,吸入羊水后羊水内的脱落上皮细胞阻塞末端气道而引起呼吸困难。因为羊水是清亮的,临床预后相对良好。

(2)新生儿早发性感染性肺炎:常为先天或经产道感染所致。母亲常有相应感染的病史,新生儿可有感染的临床表现和相关实验室检查证据。

(3)足月儿呼吸窘迫综合征:常见于母亲宫缩尚未发动的选择性剖宫产儿。该病的临床表现与早产儿 RDS 相同,X 线有典型的 RDS 表现。

六、治疗

1.清理呼吸道

见到胎粪污染羊水时,于婴儿胸部娩出前清理口、鼻、咽分泌物,用大口径吸管吸出含胎粪的黏液、羊水,对窒息、无活力的婴儿出生时立即在喉镜下用胎粪吸引管做气管内吸引,然后再按复苏步骤处理,必要时再次气管插管吸引。如自主呼吸有力,可拔除气管插管,继续观察呼吸症状,同时摄胸片以了解肺部吸入情况。

出生后的 2 h 内,每 30 min 行胸部物理治疗及吸引一次,如有呼吸道症状,胸部 X 线片有斑片阴影,每隔 3～4 h 做胸部物理治疗及吸引一次。

2.一般处理及监护

应注意保温,需将患儿置于合适的中性温度中;对有呼吸系统症状者应进行血氧监测,可做血气分析或以经皮测氧仪或脉搏血氧饱和度仪监测氧合状态,及时处理低氧血症,如有严重低氧血症疑并发持续肺动脉高压时,如条件许可,应做脐动脉插管。对严重窒息者应每隔 2 h 监测一次血压,需稍限制液体,以防止脑及肺水肿。但当有低血压、灌流不足及心搏出量不足表现时,必要时可用正性肌力药物,如多巴胺,并可输入生理盐水,必要时可考虑用血浆或 5% 清蛋白;对于严重窒息患儿需要精确记录尿量,为防止脑水肿及肾衰竭,需要限制液体,出生后第 1 天给液量为 60 mL/kg,第 2 天根据尿量可增加至 60～80 mL/kg,对有代谢性酸中毒者应以碳酸氢钠纠正。此外需要监测血糖及血钙,发现异常,应及时纠正。

3.氧疗

物理治疗过程中需同时供氧,证实有低氧血症时给头罩湿化、加温吸氧,随时调整 FiO_2,血氧分压保持在 6.65 kPa 以上,因持续低氧会造成肺血管痉挛并发持续肺动脉高压。

4.机械通气

严重病例当 FiO_2 增加至 60%,而 $PaO_2 < 6.67$ kPa(50 mmHg)或 $PaCO_2 > 8.00$ kPa(60 mmHg)时需机械通气治疗,为防止空气进一步滞留于肺内不能用太高的呼气末正压,推荐用 0.29～0.59 kPa,有人认为可用较高吸气峰压 2.94～3.43 kPa,呼吸频率为 20～25 次/分钟,吸气时间为 0.4～0.5 s,应有足够的呼气时间;也有人认为开始呼吸机设置可为 $FiO_2$0.8,呼吸频率 60 次/分钟,吸气峰压 2.45 kPa,呼气末正压 0.29 kPa。

某些患儿对较快的通气频率及较短的吸气时间(每次 0.2 s)反应良好,常规呼吸机治疗失败或并发气漏时,改用高频振荡通气常能取得良好效果。应用呼吸机过程中如有躁动,需要同时用镇静剂或肌肉松弛剂,对于胎粪吸入综合征患儿,在机械通气时应随时警惕气胸的发生,需要准备好抽气注射器及排气设备。

5.药物治疗

胎粪会使细菌生长加速,故当胸部 X 线片显示肺部有浸润变化时应常规给予广谱抗生素,必要时做气管分泌物的细菌培养。

6.严重低氧血症病例

经上述处理不能使低氧改善时,常并发持续肺动脉高压。必要时可用体外膜肺(extracorporeal membrane oxygenation,ECMO)治疗。

7.肺表面活性物质治疗

肺表面活性物质用于治疗 MAS 时可改善氧合,减少肺部并发症及减少 ECMO 的应用。

当患儿临床情况持续不好转或机械通气需逐步上升要求时,用肺表面活性物质可有助于病情的改善。

8.镇静剂应用

患儿在机械通气时有躁动,应考虑用镇静剂或肌肉松弛剂。

六、并发症

1.气漏

气胸或中隔积气的发生率可高达 15%～33%,尤其是在行机械通气治疗时。

2.新生儿持续肺动脉高压(PPHN)

当并发 PPHN 时,新生儿的病死率可高达 1/3。对有严重低氧的 MAS 患儿,应该用超声证实是否存在 PPHN 及排除先天性心脏病。严重胎粪吸入并发 PPHN 时,吸入一氧化氮可减少 ECMO 的应用。

3.肺部疾病

5% 的存活儿在 1 个月后尚需氧支持,伴有肺功能异常、肺部功能残气量增加、气道反应性异常及肺部感染发病率增加等现象。

七、预防

如果孕妇的胎盘功能不良,或已确诊为小于胎龄儿及过期产儿,在妊娠期末近分娩期应做胎心监护,发现胎粪污染羊水时,应做好吸引胎粪及复苏的准备,力争建立第一次自主呼吸前,吸出婴儿咽喉部及气管内的胎粪。

(董　宇)

第三节　新生儿肺动脉高压

新生儿持续肺动脉高压(persistent pulmonary hypertension of the newborn,PPHN),过去又称新生儿持续性胎儿循环(persistent fetal circulation,PFC),发生率占活产婴儿的(1～2)/1 200。

由于出生后肺血管阻力持续增加,阻止由胎儿循环过渡至正常新生儿循环,当肺血管压力高至超过体循环压力时,大量血液经卵圆孔及/或动脉导管水平右向左分流,临床表现为严重青紫、低氧血症及酸中毒,吸高浓度氧青紫不能消失,部分患儿治疗困难。

一、病因及病理机制

1.肺血管发育不全

肺血管发育不全为气道肺泡及肺小动脉数量减少,肺血管横截面积减少,使肺血管阻力增加。常见病因为肺发育不全及先天性膈疝等。

2.肺血管发育不良

肺内平滑肌自肺泡前生长至正常无平滑肌的肺泡内动脉,肌性动脉比例增多,但肺小动脉数量正常。因血管内平滑肌肥厚,管腔狭窄,血管阻力上升。宫内慢性缺氧可使肺血管重构,中层肌肉肥厚。

此外,如果母亲应用过阿司匹林及吲哚美辛等药,使胎儿动脉导管早闭和继发肺血管增生,导致肺动脉高压。

3.肺血管适应不良

肺血管适应不良指肺血管阻力在出生后不能迅速降低。其常见于围生期窒息、低氧、酸中毒等,占 PPHN 发生原因的大部分。

4.其他因素

某些先天性心脏病(如左侧及右侧梗阻性心脏病)可导致 PPHN,心肌功能不良也可导致PPHN,肺炎、败血症可导致 PPHN。此外,某些代谢问题(如低血糖、低血钙)亦有可能引起肺高压。

二、临床表现

在通气适当的情况下,新生儿仍出现严重发绀、低氧血症,胸片改变与缺氧程度不平行,并排除气胸及发绀型先天性心脏病,应考虑 PPHN 的可能。

1.病史和症状

患儿多为足月儿或过期产儿,有产前和产时窘迫或出生窒息、羊水胎粪污染的病史,多于出生 12 h 内出现发绀、气促,可无呼吸暂停、三凹征或呻吟等呼吸困难表现,呼吸窘迫与发绀严重程度不平行,吸入高浓度氧气后低氧血症不改善,病情加重常发生于出生后 1~2 d。

2.体征

约半数患儿在胸骨左缘第 2 肋间闻及收缩期杂音,系二尖瓣、三尖瓣反流所致;剑突下心脏搏动明显。肺动脉瓣区第二心音亢进;严重者动脉导管右向左分流时,右上肢的 PaO_2 大于下肢、左上肢的 PaO_2;合并心功能不全时,可闻及奔马律,并有末梢灌注不良、血压下降等休克表现。

三、诊断

婴儿出生后不久出现严重发绀,怀疑有持续肺高压时必须排除青紫型先天性心脏病,并以一系列无损伤性检查证实卵圆孔及/或动脉导管水平的右向左分流,一般采取以下诊断步骤。

1.针对低氧的诊断步骤

(1)高氧试验:吸纯氧 10 min 后测动脉导管后的 PaO_2(取左桡动脉或脐动脉血),如$PaO_2 < 6.67$ kPa(50 mmHg),显示有右向左分流,但需要进一步鉴别分流来源,即来自结构异常的先天性心脏病或继发于肺动脉高压。

(2)动脉导管前、后 PaO_2 差异试验:同时取导管前(颞动脉、右桡动脉)和导管后动脉血标本,或导管前、后 PaO_2 差异 ≥ 2.00 kPa(15 mmHg),或血氧饱和度异常($SpO_2 \geq 10\%$),导管前 PaO_2 高于导管后 PaO_2 说明存在导管水平右向左分流,当仅有卵圆孔水平分流时差异不明显。

(3)高氧、高通气试验:高氧、高通气试验可作为 PPHN 的诊断试验,在吸入纯氧时,用呼吸机或皮囊行手控通气,以 100 次/分钟的呼吸频率,以较大的吸气峰压2.16 kPa(22 cmH$_2$O)进行通气,使 $PaCO_2$ 达到 $3.33\sim4.00$ kPa(25~30 mmHg),当 pH 达到 7.45~7.55 时,如为PPHN,则因肺血管扩张,阻力降低,右向左分流逆转,PaO_2 上升,但高通气时常需要较高吸气峰压,可能会导致肺气压伤,故目前已较少应用。

2.排除先天性心脏病的诊断措施

(1)胸部 X 线片：能观察心脏外形、大小、肺血管影及有无肺实质性疾病,持续肺高压患儿如无结构异常的先天性心脏病或肺实质性疾病时胸部 X 线片的变化不大,偶可显示肺血管影减少。

(2)心电图：PPHN 的心电图常显示与年龄一致的右心室占优势征象,亦可有心肌缺血ST-T 的改变。

(3)超声心动图检查：对每例疑有 PPHN 者必须进行心脏超声检查。心脏超声检查能评估血液分流现象,心室功能(彩色多普勒)检查有助于评估是否存在心内或导管水平的分流现象。用该方法能排除先天性心脏病,同时可进行一系列血流动力学评估,以确定肺动脉高压的存在。肺动脉高压的间接征象：①可用 M 型超声或多普勒超声测定右室收缩前期与右室收缩期时间的比值,正常一般为 0.35,大于 0.5 时肺动脉高压的概率极大;②多普勒超声测定肺动脉血流加速时间及加速时间与右心室射血时间的比值,其值缩小,提示有肺动脉高压;③多普勒测定左肺动脉或右肺动脉的平均血流速度,流速降低提示肺血管阻力增加,有肺动脉高压。系列动态观察对评估 PPHN 的治疗效果有一定意义。肺动脉高压的直接征象：①以二维彩色多普勒超声在高位左胸骨旁切面显示开放的动脉导管,根据导管水平的血流方向可确定右向左分流、双向分流或左向右分流。②利用肺动脉高压患儿的三尖瓣反流(绝大多数患儿有此反流),以连续多普勒超声测定反流流速,以简化的伯努利方程计算肺动脉压力。当肺动脉收缩压≥75%体循环收缩压时,可诊断为肺动脉高压。③以彩色多普勒超声检查直接观察心房水平卵圆孔的右向左分流,必要时显示,还可采用2~3 mL生理盐水经上肢或头皮静脉(中心静脉最佳)快速推注,如同时见雪花状影向右心房进入左心房,即可证实右向左分流。这些方法能直接给出肺动脉压或通过血流方向确定由于右心(肺动脉)系统压力高于左心系统而出现的血液流向(右向左)改变。

四、鉴别诊断

1.需与结构异常的先天性心脏病区别

此类患儿常有心脏扩大,脉搏细弱,上肢、下肢血压及脉搏有差异,心杂音较响,可有肺水肿表现,高氧或高氧高通气试验不能使 PaO$_2$ 升高,PaO$_2$ 持续低于 5.33 kPa(40 mmHg),胸片及超声心动图可帮助诊断。

2.单纯肺部疾病所致的发绀

单纯肺部疾病所致的发绀一般呼吸困难程度较明显,有辅助呼吸肌活动及肺部体征等,胸部 X 线片、高氧试验可鉴别。

五、治疗

PPHN 患儿的情况常很不稳定、易变,一般治疗后需 12~24 h 才能达到稳定。

1.氧支持

低氧可导致肺血管收缩,必须用氧以达到正常氧合状态,或略高的血氧状态。如患儿为足月儿或近足月儿,常需维持导管后 SpO$_2$>95%,用氧过程中需要持续做无创伤性的导管前、后SpO$_2$ 监测。当患儿不能立即改善时,必须置入动脉插管,行导管后血气标本检查。应积极处理低氧,改善体循环、肺循环的灌注,尽量减少低氧缺血所导致的其他脏器损害,以合适的呼吸

支持达到正常的 PaO_2 及 $PaCO_2$，应尽量避免高通气，待患儿好转并处于稳定状态时，再逐项撤离心、肺支持，撤离时必须非常谨慎，每一项撤离步骤均不能过快，必须密切观察患儿的心、肺耐受情况及氧合状态。

2. 插管及机械通气

目前推荐用轻度高通气维持适当的氧合，维持 $SpO_2 > 95\%$，在 $12 \sim 24$ h 维持 $PaCO_2$ $4.67 \sim 6.00$ kPa（$35 \sim 45$ mmHg）及维持 pH 于 $7.35 \sim 7.45$。如无肺泡疾病，高胸腔压力可减少心脏搏出量，并使肺血管阻力增大，建议机械通气时，用稍快、压力低、吸气时间短的通气，以减少对肺静脉回流及对心排出量的影响。有肺实质疾病时，机械通气时必须考虑到肺本身的疾病，高频喷射通气对胎粪吸入性肺炎及气漏有效，高频振荡通气往往用于具有肺实质病伴有 PPHN 者。此外，高频振荡通气又可为吸入一氧化氮提供有效的手段。

3. 吸入一氧化氮治疗

可通过常频或高频呼吸机吸入一氧化氮。吸入一氧化氮弥散入肺泡后，使细胞内 cGMP 水平上升，能松弛肺血管平滑肌，扩张肺血管，选择性降低肺动脉压力。一氧化氮进入血液循环后，与血红蛋白结合，使生物性失活，因此不会导致体循环血压下降，吸入的剂量为 $(1 \sim 20) \times 10^{-6}$，吸入后可改善低氧症状，减少 ECMO 的应用。

大剂量、长时间的应用有可能导致高铁血红蛋白血症，可能会导致潜在的毒性反应，故用一氧化氮治疗时，需监测高铁血红蛋白。吸入一氧化氮后，氧合好转。一氧化氮的吸入剂量不能下降得太快，否则会导致低氧反跳，必须逐渐下降，当下降至一氧化氮为 1 mg/L 而氧合仍稳定时，才能停止吸入。

4. ECMO

患儿对最大限度的常规治疗及/或一氧化氮吸入治疗无效，条件许可时，可考虑膜肺治疗。膜肺指征为每间隔 30 min 的两次血气检查得出的肺泡-动脉氧分压差 > 80 kPa 或 OI > 30 持续 $0.5 \sim 6$ h。但在进行 ECMO 治疗前，应先行高频通气加一氧化氮吸入治疗，观察是否有效。

5. 镇静治疗

烦躁可使儿茶酚胺的释放增加，活化肺部的 α 肾上腺素能受体，促使肺血管阻力上升，应用镇静麻醉剂能够阻断此反应，可用芬太尼 $1 \sim 4$ μg(/kg·min) 协助治疗。对较少患儿需考虑应用肌肉松弛剂，如洋库溴铵，剂量为每次 0.1 mg/kg，必要时每 $1 \sim 4$ h 可重复应用。

6. 维持轻度代谢性碱血症状态

纠正酸中毒为治疗 PPHN 患儿时提高氧合的重要手段。轻度碱血症可使肺血管阻力下降，可用温和的高通气方法，或谨慎地应用碳酸氢钠，使 pH 维持在 $7.35 \sim 7.45$。

7. 血管内容量支持

必须保证合适的心排出量，以达到良好的组织氧合。维持体循环压力至超过上升的肺血管阻力，可以有效地减少血液右向左分流。由于发生 PPHN 时，肺血管阻力往往接近或超过体循环压力，所以开始治疗时，需要将收缩压维持于 $6.67 \sim 10.00$ kPa（$50 \sim 75$ mmHg），将平均动脉压维持于 $6.00 \sim 7.33$ kPa（$45 \sim 55$ mmHg）。当有容量不足时，可以补充生理盐水或输入红细胞。发生 PPHN 时常伴有血管内容量不足（如出血、水肿、毛细血管渗漏或同时存在全身血管阻力降低等情况），故血管内容量支持为重要的治疗手段。可用 10 mL 生理盐水，$20 \sim 30$ min 静脉输入，如有出血或过多的毛细血管渗漏现象，可用压缩红细胞治疗。不推荐用清蛋白制剂，因其渗漏后可恶化肺间质水肿。此外，可用正性肌力药物，如多巴胺、多巴酚丁胺或肾上腺素,以达到适当的心排血量。当心功能较差时,可用米力农治疗以增加心排血量及降低肺动脉阻力。关于多巴胺的剂量一般推荐 $3\sim5$ $\mu g/(kg\cdot min)$;必要时可考虑应用肾上腺素,剂量为 $0.03\sim0.1$ $\mu g/(kg\cdot min)$,其可起到刺激 α 及 β 受体的作用,对提高体循环压力、增强心肌收缩力及对周围血管收缩均有效,但必须注意对于脏器血管的收缩作用。

8.纠正代谢异常

如同时存在低血糖、低血钙,必须纠正。PPHN 同时伴有多血症时,必须进行部分换血治疗,使血细胞比容维持在 $50\%\sim55\%$。

9.纠正多血症及高黏血症

必须纠正多血症及高黏血症,将血细胞比容保持在 $50\%\sim55\%$。

10.肺血管扩张的药物

使用肺血管扩张的药物,例如,西地那非扩张肺血管,每次剂量为 $0.6\sim1$ mg/kg,每 6 h 可重复应用。硫酸镁每次 200 mg/kg,稀释后 30 min 内静脉注入,维持量为每小时 $20\sim50$ mg/kg。可以雾化吸入硝酸甘油。

(董　宇)

第四节　早产儿呼吸暂停

早产儿呼吸暂停为气流终止 20 s 以上伴心动过缓(心率<100 次/分钟)及发绀。心动过缓及发绀常在呼吸停止 20 s 后出现。当呼吸暂停症状不缓解超过 30 s,可出现苍白、肌张力低下,此时婴儿对刺激的反应可消失。胎龄越小,呼吸暂停的发作越多,发作持续时间并不一致,但到达 37 周时即停止发作。如果对严重反复发作的呼吸暂停处理不当,则脑缺氧损害造成脑室周围白质软化及耳蜗背侧神经核受损,最终导致脑性瘫痪及高频性耳聋,故必须及时发现并迅速纠正呼吸暂停。

一、早产儿呼吸暂停的发作

早产儿呼吸暂停较多见,胎龄越小,发作越多。所有胎龄小于 28 周的早产儿均有呼吸暂停发作。体重小于 1 500 g(妊娠周数至 34 周龄)的早产儿至少有 1 次呼吸暂停发作。

1.发作时间

呼吸暂停发作一般开始于出生后 $1\sim2$ d,如在出生后 7 d 内未有发作,之后发生的概率较低。

2.产后呼吸暂停发作的持续间期

发作的持续间期不完全相同,一般终止于妊娠 37 周。如妊娠 28 周前出生,发作常会持续至足月胎龄,甚至超过足月胎龄。

3.足月儿呼吸暂停

足月儿或近足月儿呼吸暂停发作,常伴有某些可鉴别的病因,如颅内出血、颅内感染、抽搐、有药物因素或中枢神经系统结构异常。

二、病因及发病机制

早产儿呼吸暂停可分为特发性及继发性。

1.特发性呼吸暂停

特发性呼吸暂停指无任何原发疾病而发生的呼吸暂停,发病机制可能与下列因素有关。

(1)与脑干神经元的功能有关:早产儿的脑干神经细胞间树状突少,神经元细胞间突触少,呼吸控制不稳定,当神经元传入冲动少时,呼吸中枢传出冲动亦少,即引起呼吸暂停。胎龄越小,中枢越不成熟,脑干听觉诱发反应显示传导时间延长,随着胎龄增加,传导时间缩短,呼吸暂停发作亦随之减少。

(2)与胎龄大小及对二氧化碳的敏感性有关:胎龄越小,中枢越不成熟,对二氧化碳浓度升高的反应敏感性低,尤其低氧时化学感受器对二氧化碳的刺激反应更低,易使呼吸抑制。

(3)与快速眼动相睡眠期有关:早产儿的快速眼动相睡眠期占优势,此期内呼吸不规则,肋骨下陷,肋间肌抑制,潮气量降低,肺容量降低 30%,PaO_2 下降后呼吸功增加,早产儿膈肌的氧化纤维数量少,易疲劳而产生呼吸暂停。

(4)与上气道呼吸肌张力有关:上气道呼吸肌(如颏舌肌)能起吸气时保持咽部开放的作用,早产儿颏舌肌的肌张力低下,快速眼动相期常可引起梗阻性呼吸暂停发作。

(5)与神经递质有关:早产儿的神经递质儿茶酚胺量低,致使化学感受器敏感性差,易造成低通气及呼吸暂停。

2.继发性呼吸暂停

(1)低氧血症:早产儿如有肺透明膜病,当肺广泛萎陷时,动脉导管开放左向右分流,肺血流增加,肺顺应性降低,感染性肺炎时出现低氧血症,以上均可导致呼吸暂停发作,上述疾病出现呼吸暂停发作,常为疾病恶化的象征。

(2)中枢疾病:早产儿易发生脑室及脑室周围出血,严重时可发生呼吸暂停。严重的中枢缺氧性损害及中枢感染均易导致呼吸暂停发作。

(3)异常高反射:由贲门、食管反流或其他因素所致的咽部分泌物积聚通过喉上神经可反射性抑制呼吸,吮奶时奶汁刺激迷走神经,胎龄小于 32 周的早产儿吞咽常不协调及放置胃管刺激咽部均可引起呼吸暂停。

(4)早产儿贫血:医源性失血的失血量超过总血容量的 10% 时,中枢灌注压降低可引起呼吸暂停发作,早产儿晚期贫血亦可导致严重呼吸暂停发作。

(5)感染:如败血症。

(6)代谢紊乱:早产儿易倾向于发生低血糖、低血钙、代谢性酸中毒等,易导致呼吸暂停发作。

(7)环境温度:相对高的环境温度可诱发呼吸暂停发作。

(8)体位不当:颈部过度屈曲或延伸时上气道梗阻可引起呼吸暂停。

(9)药物抑制:镇静剂用量太大,使用速度太快可引起呼吸暂停。

继发于上述病因的呼吸暂停发作又分三种类型:第一类称中枢性呼吸暂停,发作时无吸气动作;第二类为梗阻性呼吸暂停,发作时有呼吸动作,但因气道阻塞而无气流进入;第三类为混合性呼吸暂停,先为气流阻塞性呼吸暂停,继而发生中枢性呼吸暂停。

三、监护

对所有胎龄小于 35 周的婴儿出生后的第 1 周内，条件许可时必须以呼吸暂停监护仪监护，或以心、肺监护仪监护心率及呼吸，并设置好心率的呼吸暂停时间报警值，当心率 <100 次/分钟，报警时应检查患儿有无呼吸运动，是否有呼吸运动而无气流进入，对每个有呼吸暂停发作的婴儿均应详细记录呼吸暂停发作的时间、发作时的严重情况及经过处理等。

四、诊断

根据上述定义即可诊断。早产儿特发性呼吸暂停往往在出生后第 2～6 d 发生。在做出早产儿特发性呼吸暂停诊断时必须排除可能存在的继发因素，应从病史、体检方面考虑，出生第一天发生呼吸暂停常提示肺炎、败血症或中枢缺氧缺血性损害；根据不同情况考虑行动脉血气、血糖、血钙、血电解质、血细胞比容、胸片、血培养及头颅 B 超检查以明确病因诊断。

五、治疗

早产儿频繁发作呼吸暂停（指每小时发作 2 次以上），当无继发因素时，可按下列步骤进行治疗。

1.增加传入神经冲动，防止触发因素

(1)给予刺激增加传入冲动：发作时可先用物理刺激，如弹拍足底、摇动肩部，并可将振荡水袋置于患儿的背部，定时加振荡刺激（给予前庭及本体感受刺激）以减少呼吸暂停发作。

(2)防止触发因素：将患儿置于低限的中性环境温度中，保持皮肤温度为 36.2 ℃可减少发作，避免寒冷刺激面部，面罩或头罩吸氧均需加温湿化，避免在咽喉部用力吸引，摆好头位，勿屈颈及过度延伸头颈部，以免引起气道梗阻。

2.给氧

对反复发作有低氧倾向者可在监测 PaO_2 的情况下给低浓度氧，一般吸入氧浓度不超过 25%，将 PaO_2 保持在 6.65～9.31 kPa。

SpO_2 保持在 85%～95%。对轻度低氧引起呼吸暂停发作者给氧可减少呼吸功及/或减少中枢低氧所致的抑制反应。

3.俯卧位

俯卧位可改善肺的通气功能，可减少呼吸暂停发作。

4.皮囊加压手控通气

上述治疗无效，发作严重时需以面罩皮囊加压手控通气，使呼吸立刻恢复，并可同时加用药物治疗。

5.药物治疗

药物治疗可用甲基黄嘌呤类药物（茶碱、氨茶碱、咖啡因）。

(1)茶碱或氨茶碱（含茶碱量 85%）：国内常用氨茶碱，可静脉注射或口服，推荐负荷量为 4～6 mg/kg，隔 6～8 h 用维持量，每次 1.4～2 mg/kg。作用机制：①增加延髓化学感受器对二氧化碳的敏感性，使呼吸规则，潮气量增加。②抑制磷酸二酯酶，提高环磷酸腺苷水平，使其作用于多种神经介质。③增加呼吸的驱动作用。④增强膈肌收缩，减少膈肌疲劳。⑤增加儿茶酚胺的作用，从而增加心脏搏出量，改善组织氧合。应用茶碱或氨茶碱时如条件许可应行血浓度监测，血清浓度应保持在 6～12 μg/mL，应在用维持量 3 剂后测定峰浓度，对静脉给药者在给药后 0.5～1 h 采血测定,对口服者在用药后 2 h 测定。茶碱在体内的代谢可受某些同时应用的药物的影响,并与体内某些脏器的功能有关。例如,红霉素可使茶碱在体内的代谢率减慢,充血性心力衰竭、有严重肝脏疾病,代谢率可减慢,如有上述情况可延长给药间隔时间,茶碱的毒性与血浆浓度有关。新生儿期当血浓度为 20 μg/mL 时可发生心动过速(心率可大于 180 次/分钟),继之出现激惹、不安及胃肠道症状[如呕吐、腹胀和(或)喂养不耐受]。当与洋地黄类药物一起应用时可出现心动过缓,血浓度大于 50 μg/mL 时可出现抽搐,茶碱可增加肾小球滤过率,引起利尿、利钠,在应用过程中对糖皮质激素及儿茶酚胺的刺激会导致高血糖及游离脂肪酸增加,茶碱亦可使脑血管收缩,增加脑血管阻力,减少脑血流,但对中枢功能的影响不大。

(2)咖啡因:国外目前常用枸橼酸咖啡因(20 mg 枸橼酸咖啡因中含咖啡因基质 10 mg)。此药对中枢的刺激作用较茶碱强,但不良反应较茶碱弱。治疗量与中毒量间的差距较大,较为安全。负荷量为枸橼酸咖啡因 20 mg/kg,口服或静脉注射(静脉注射时间需 30 min 以上)。负荷量应用 24 h 后用维持量 5～8 mg/kg,一天一次(或可分为一天 2 次),口服能完全吸收。作用机制与茶碱相同,能增加中枢对呼吸的驱动作用及增加对二氧化碳的敏感性,有条件时应做血浓度监测,将浓度维持在 10～20 μg/mL,血液平均半衰期为 100 h,毒性小,无心血管、胃肠道不良反应,降低药物代谢的因素与茶碱相同。血浓度大于 50 μg/mL 时患儿有激惹、不安,静脉给药时亦可产生高血糖及游离脂肪酸增加。

咖啡因一般持续用至 34～36 周龄(如无呼吸暂停发作5～7 d)。小于 28 周龄者的呼吸暂停发作常更频繁,需要应用咖啡因至呼吸暂停发作停止,一般停止用药后 1 周内咖啡因仍能发挥作用。

6.持续气道正压通气

可用鼻塞或气管插管进行持续气道正压通气,可将压力置于 0.39～0.59 kPa。由于用持续气道正压通气后能将气体阻滞于肺内,增加功能残气量可改变肺的牵张感受器,稳定胸壁顺应性,消除吸气时对肋间反射的抑制,使呼吸暂停发作的次数减少。

7.机械通气治疗

对上述治疗无效,严重反复发作持续较长时间者可用机械通气,对无肺部疾病者呼吸机初调值:吸气峰压 1.47～1.77 kPa,吸气时间 0.75～1 s,呼吸率为 20～25 次/分钟,吸入氧浓度 0.25(一般与应用呼吸机前一致)。

8.病因治疗

如果短期内医源性失血量达总血液 10%,应及时输血。生后 1 个月一般情况良好的早产儿呼吸暂停缓解后再次出现,必须检查血红蛋白或细胞比容,以排除贫血引起的呼吸暂停,有贫血时输血治疗可使呼吸暂停迅速停止。

9.其他治疗

一般情况良好、体重已达 2 kg 的待出院早产儿如果再次出现呼吸暂停,又无法确定病因,可重新应用氨茶碱来治疗。条件许可时应对于这类患儿进行脑干听觉诱发反应测定,如果脑干功能异常除继续应用氨茶碱外,应警惕婴儿猝死综合征的发生,出院时应教会其父母亲或其他家属做正确的心肺复苏。

(董　宇)

第五节　新生儿肺出血

新生儿肺出血多发生于新生儿早期,在早产儿尤其是小早产儿中多见,是新生儿的主要死亡原因之一。新生儿肺出血的经典定义为病理检查时在肺泡和(或)间质中发现红细胞,涉及不少于 2 个肺叶的融合性出血为大量肺出血。临床表现则为气管内有血性液溢出或吸出,伴明显呼吸困难、发绀或加重,病情转危,需要呼吸支持或在出血 60 min 内气管插管,进行机械通气。

一、病因与发病机制

1. 发病机制

肺出血的确切机制目前仍未完全阐明。

(1)出血性肺水肿:研究发现气道抽吸物与全血比较血细胞比容明显降低,表明气道血性液来自出血性肺水肿而非原血进入肺而被吸出。

(2)缺氧和酸中毒:可导致肺毛细血管压力增加以及部分血管渗出或破裂。这可能是许多临床肺出血的共同机制。

(3)肺泡屏障完整性改变:肺泡上皮及毛细血管内皮完整性改变或者呼吸膜的滤过压力改变都可能导致患儿肺出血。

2. 诱因

诱因包括增加患儿左心室充盈压、肺血容量以及影响肺静脉引流或心脏收缩力的因素。

(1)严重原发病:研究显示,肺出血与多种严重原发病(包括呼吸窘迫综合征、宫内生长迟缓、宫内和产时窒息、感染、先天性心脏病、氧中毒、吸入母血、弥散性肺栓塞、尿素循环缺陷伴高氨血症等)密切相关。

(2)动脉导管未闭:其可增加肺血流并损害心室功能,是肺出血的重要危险因素。

(3)血液系统异常:血小板减少症和败血症导致的血管渗漏都增加肺出血的危险。凝血障碍也与肺出血发生相关,但尚不清楚凝血异常是启动因素还是出血所导致的。

(4)外源性表面活性物质:研究者对外源表面活性物质是否增加肺出血的风险仍有争议。体外研究显示,合成表面活性物质可增加红细胞的破坏、溶解。合成表面活性物质用作预防性治疗时显著增加肺出血的风险,而以天然或合成表面活性物质抢救治疗并未明显增加患儿肺出血的风险。研究表明,报道肺出血增加的患儿可能由外源性表面活性物质导致左心室功能受损,患儿的肺灌注增加,引起血流动力学和肺顺应性变化。

二、病理

新生儿肺出血可表现为点状肺出血、局灶性肺出血及弥散性肺出血三种病理类型。

三、临床表现

患儿常有缺氧、感染、早产和(或)宫内生长受限病史,合并严重原发病。患儿多有全身症状,如反应差、皮肤苍白、发绀、四肢冷甚至呈休克表现;临床可表现为呼吸困难突然加重,出现三凹征、呻吟,经皮氧饱和度难以维持正常水平,肺部听诊呼吸音降低或有粗大湿啰音。约半数病例从口腔、鼻腔或气管插管内流出血性液体。

四、辅助检查

1.胸片

典型肺出血胸部 X 线表现：①两肺透亮度明显降低，出现广泛分布的斑片状影，大小不一，密度均匀，可有支气管充气征；②肺门血管影增多，大量出血时或呈白肺。

2.实验室检查

血气分析可见 PaO_2 下降，$PaCO_2$ 升高，代谢性或混合性酸中毒。血红蛋白含量和血细胞比容降低，有时伴凝血障碍证据。

五、诊断

当呼吸道出现血性液体及突发呼吸循环功能下降时可临床诊断肺出血。新生儿肺出血由轻至重表现为点状肺出血、局灶性肺出血及弥散性肺出血三种类型，但只要气道内流出血性液体，临床就可诊断为肺出血，而不管是何种病理类型。尸检发现的肺出血只有一小部分是在临床上有明显表现，最可能的原因是，出血仅限于肺间质空隙，并未蔓延到气道，因而很难诊断。为避免误诊及减少漏诊，临床诊断标准应以气道内有血性液体流出而食管内无血性液体为诊断依据，如果气道与食管内均有血性液体，则应加以鉴别。

六、治疗

治疗原则是重在机械通气。近十年新生儿肺出血抢救存活率大幅度提高。因潜在发病机制尚不完全清楚，目前对肺出血的支持疗法仍不可少。肺出血临床上主要表现为失血性低血容量性休克及血液积聚于肺泡引起的血气交换障碍，故清除气道血性液体和恢复充分有效的通气为主要治疗手段。

1.常规治疗

(1)病因治疗：治疗导致缺氧或酸中毒的原发病，怀疑有败血症时给予抗感染治疗。

(2)一般治疗：注意保暖，给氧，保持呼吸道畅通，适当限制入液量。

(3)纠正酸中毒：通过恢复足够的通气和维持正常血压来纠正酸中毒，必要时给予碳酸氢钠。

(4)补充血容量：应给予液体复苏以纠正血流动力学不稳定，包括使用浓缩红细胞，每次 10～15 mL/kg，维持血细胞比容 45％以上，必要时给予升高血压药物。

2.恢复有效通气

(1)常规机械通气：正压通气和保持呼气末正压是治疗肺出血的关键措施，一旦发生肺出血，应立即给予气管插管、正压机械通气。呼吸机参数：FiO_2 为 0.4～0.6，PEEP 为 0.59～0.78 kPa（6～8 cmH_2O），RR 为 35～45 次/分钟，PIP 为 2.45～2.94 kPa（25～30 cmH_2O），I/E 为 1：(1～1.5)。然后根据病情及血气分析结果调整呼吸机参数，对严重广泛肺出血，病情好转后，呼吸机参数的调整不能操之过急，防止病情反复。如已发生肺出血，给予机械通气为时较晚，因此对缺氧或严重感染病例，须密切观察临床表现，如发生呼吸困难或呼吸暂停加重，一般状况较差，应在发生肺出血之前早期进行机械通气。

(2)高频振荡通气：国外于 20 世纪 70 年代初使用高频振荡通气治疗肺出血，发现与常规机械通气比较并无明显优点。但近年来有几篇报道均肯定高频振荡通气对肺出血的疗效。高频振荡通气治疗肺出血的机制尚不明确，推测与采用高平均气道压策略有关。高平均气道压策略：①采用常规机械通气所无法达到的高平均气道压，产生高膨胀压以维持肺泡高容量，使动脉-肺泡氧分压比值高、$PaCO_2$ 下降以改善通气；②在降低平均气道压前先降低 FiO_2。

（3）外源性肺表面活性物质：肺出血后给予表面活性物质被认为可继续治疗 RDS 原发性表面活性物质不足，或治疗出血性肺水肿引起的继发表面活性物质缺乏。研究提示，气道内血红蛋白和血浆成分可抑制表面活性物质的活性，足够的表面活性物质可逆转此抑制作用。此外，回顾性病例分析显示给予肺出血患儿表面活性物质可降低氧合指数（OI），OI 较肺出血前仍然显著升高，但肺出血后给予表面活性物质可能增加肺水肿风险，对这种情况下给予表面活性物质的潜在好处需要进一步研究，治疗时应视具体情况决定。

（4）超声心动图检查：有助于评估心室功能及动脉导管未闭的影响，明确是否需用升血压药物。如动脉导管未闭的血流动力学意义显著，应给予药物或手术关闭导管。

（5）止血药应用：报道对肺出血患儿气管吸引分泌物后，向凝血酶 0.2 kU 中加 0.9% 的氯化钠注射液至 1 mL，于气管内注入，并用复苏囊加压供氧 30 s，同时向巴曲酶 0.5 kU 中加生理盐水，静脉滴注，隔 20 min 各重复 1 次，共 2～3 次，可于 0.5～2 h 起止血作用。研究者认为应早期应用止血药，否则被肺内大量血液稀释而难以起效。另有研究者用 1∶10 000 肾上腺素 0.1～0.3 mL/kg，气管内滴入，每 4～6 h 1 次，通过使局部肺血管强烈收缩而止血，但在肺动脉高压的情况下应用是否适宜，则有待研究。

七、预防

（1）病因预防：包括预防早产及低体温，早期治疗窒息、缺氧、感染、酸中毒等，避免发生输液过量或呼吸机使用不当。

（2）合理防治动脉导管未闭。

（董　宇）

第六节　新生儿感染性肺炎

新生儿感染性肺炎为新生儿常见病，是引起新生儿死亡的重要原因，可发生在宫内、分娩过程中或出生后，由细菌、病毒或原虫等引起。临床可分为宫内感染性肺炎、分娩过程中感染性肺炎、出生后感染性肺炎。宫内感染性肺炎（又称先天性肺炎）主要的病原体为病毒，如风疹病毒、巨细胞病毒、单纯疱疹病毒。母亲妊娠期间原发感染或潜伏感染复燃，病原体经血行通过胎盘感染胎儿。母亲的细菌（大肠埃希菌、肺炎克雷伯菌）、原虫（弓形虫）或支原体等感染也可经胎盘感染胎儿。分娩过程中感染性肺炎是指胎儿在分娩过程中吸入母亲阴道内被病原体污染的分泌物而发生肺炎。常见病原体为大肠埃希菌、肺炎球菌、肺炎克雷伯菌等，也可能是病毒、支原体。出生后感染性肺炎的发生率最高，其传播途径如下。①接触传播：与呼吸道感染患者密切接触致新生儿发生肺炎；②血行传播：发生新生儿脐炎、败血症、皮肤感染时，病原体经血行传播至肺而致肺炎；③医源性传播：因医用器械（如暖箱、吸引器、雾化吸入器、供氧用面罩、气管插管、呼吸机管道及湿化器）消毒不严格，或通过医务人员手传播等引起感染性肺炎；机械通气过程中也可引起呼吸机相关性肺炎。病原以金黄色葡萄球菌、大肠埃希菌多见。

近年来机会致病菌(如肺炎克雷伯菌、铜绿假单胞菌、枸橼酸杆菌)的感染增多。病毒感染则以呼吸道合胞病毒、腺病毒感染多见。沙眼衣原体、解脲支原体等亦应引起重视。广谱抗生素使用过久易发生念珠菌肺炎。

一、临床表现

1.宫内感染性肺炎

临床表现差异很大。患儿多在出生后24 h内发病,出生时常有窒息史,复苏后可有气促、呻吟、呼吸困难,体温不稳定,反应差。

肺部听诊呼吸音可粗糙、减弱或闻及湿啰音。严重者可出现呼吸衰竭、心力衰竭、DIC、休克或持续肺动脉高压。血行感染者常缺乏肺部体征,而表现为黄疸、肝脾大和脑膜炎等多系统受累。

病毒感染者出生时可无明显症状,而在出生后2~3 d,甚至1周逐渐出现呼吸困难,并进行性加重,甚至进展为慢性肺疾病。外周血白细胞大多正常,也可减少或增加。脐血IgM水平为200~300 mg/L或特异性IgM水平升高对产前感染有诊断意义。病毒性肺炎胸部X线片第1天常无改变,24 h后显示为间质性肺炎改变,细菌性肺炎则有支气管肺炎表现。

2.分娩过程中感染性肺炎

发病时间因不同病原体而异,一般在出生后数日发病。细菌性感染在出生后3~5 d发病,Ⅱ型疱疹病毒感染多在出生后5~10 d出现症状,而衣原体感染的潜伏期为3~12周。生后立即进行胃液涂片,找白细胞和病原体,或取血标本、气管分泌物等进行涂片、培养和对流免疫电泳等有助于病原学诊断。

3.出生后感染性肺炎

出生后感染性肺炎表现为发热或体温不升、反应差等全身症状。呼吸系统表现为气促、鼻翼扇动、发绀、吐沫、三凹征。肺部体征早期常不明显,病程中可出现双肺细湿啰音。呼吸道合胞病毒性肺炎可表现为喘息,肺部听诊可闻哮鸣音。金黄色葡萄球菌肺炎易合并脓气胸。取鼻、咽部分泌物做细菌培养、病毒分离,做荧光抗体、血清特异性抗体检查有助于病原学诊断。不同病原体感染所致肺炎的胸部X线改变有所不同。细菌性肺炎常表现为两肺弥散性模糊影,密度不均;金黄色葡萄球菌合并脓胸、气胸或肺大疱时可见相应X线改变;病毒性肺炎以间质病变、两肺膨胀过度、肺气肿为主。

二、辅助检查

1.X线

宫内和分娩过程中感染发生肺炎,在出生后第1天肺部X线表现可不明显,第2天或第3 d才出现明显改变。X线表现以支气管肺炎改变为主,呈点状或斑片状渗出影,大小不等,以两下肺、心膈角、左心后区多见。部分病例表现为间质性肺炎,肺纹理增多、增粗,伴肺气肿。

2.实验室检查

(1)血液检查:细菌感染时中性粒细胞增加,核左移,血小板可降低。脐血IgM水平可升高。细菌感染时血C反应蛋白和降钙素原水平多升高。

(2)病原学的检测:咽拭子、气管分泌物涂片及培养,必要时做血培养。取出生后1 h内胃液及出生后8 h内气道分泌物涂片和培养,均可提示宫内感染的致病菌。做血清特异性IgM以及病原聚合酶链反应检测。

（3）血气分析：判断呼吸衰竭及类型。

三、诊断与鉴别诊断

1. 诊断

（1）病史：注意询问高危因素。怀疑宫内感染性肺炎时应注意询问母亲是否有妊娠期感染史、羊水穿刺操作、绒毛膜羊膜炎及胎膜早破等情况；怀疑产时感染性肺炎，应注意是否有胎儿宫内窘迫、产程延长，羊水是否有臭味或有胎盘糟粕等；怀疑出生后感染性肺炎，应注意患儿是否有呼吸道感染接触史，脐部和皮肤是否有感染。还要注意是否有院内感染的高危因素，如早产、出生体重小于 1 500 g、长期住院、机械通气超过 72 h、侵入性操作、长期静脉营养。

（2）临床表现：宫内感染多于出生后 3 d 出现症状，产时或出生后感染多在出生 3 d 后发病。表现为不同程度的呼吸增快、呼吸困难和缺氧，伴有呻吟、吐沫、呼吸节律不整或呼吸暂停等。可伴有发热或低体温、反应差、吃奶差等感染中毒症状。肺部可闻及湿啰音。

（3）X 线检查是重要的诊断依据。

（4）实验室检查：血常规、咽拭子和气道分泌物培养、血培养等相关病原学检测以及血气分析有助于病原学诊断和判断病情。

2. 鉴别诊断

（1）吸入性肺炎：多数患儿有胎儿宫内窘迫史或出生后窒息史，表现为复苏后即出现呼吸困难、青紫，可从口腔中流出液体或泡沫，肺部听诊有湿啰音，一般症状和体征持续时间超过 72 h；X 线表现为密度较淡的斑片状阴影，可伴轻度或中度肺气肿。

由于吸入羊水或胎粪会引起肺部化脓性炎症反应/继发感染，临床除有以气道阻塞、呼吸困难为主要表现的综合征，胸片表现为持续时间较长的肺部炎症改变。吸入物的性质、量以及吸入深度不同，临床表现各异。

（2）新生儿呼吸窘迫综合征：由于缺乏肺表面活性物质，呼吸困难发生在出生后 12 h 以内，逐渐加重，病情进展较产前肺炎稍慢。但对新生儿呼吸窘迫综合征与新生儿感染性肺炎常不易从临床、X 线片以及病理上区别。

（3）横膈疝：是由于胚胎时期膈肌闭合不全，导致单侧或双侧膈肌缺陷，部分腹部脏器通过缺损处进入胸腔，造成解剖关系异常的一种疾病。经过疝孔进入胸腔的腹腔内脏压迫心、肺，引起呼吸困难、急促、发绀等症状，可在出生后就开始出现或出生后数小时内出现，胸部 X 线片可帮助鉴别。

四、治疗

1. 呼吸道管理

保持呼吸道通畅，定期为患儿翻身、拍背，及时吸净口、鼻分泌物。

2. 供氧及呼吸支持

有低氧血症或高碳酸血症时可根据病情及血气分析结果选用鼻导管、面罩、头罩或鼻塞持续气道气压通气给氧，必要时机械通气治疗，使血气维持在正常范围。

3. 抗病原体治疗

没有药敏结果时可以经验性用药，有药敏结果后可根据药敏结果选用抗生素。对产前或分娩过程中感染的肺炎，选择针对革兰氏阴性杆菌的抗生素，对 B 族链球菌感染者可选用青霉素。对李斯特菌肺炎可用氨苄西林，对衣原体肺炎首选红霉素，对单纯疱疹病毒性肺炎可用阿昔洛韦,对巨细胞病毒性肺炎可用更昔洛韦。

4.支持疗法

纠正循环障碍和水、电解质及酸碱平衡紊乱,每日输液总量为 60~100 mL/kg,输液速率应慢,以免发生心力衰竭及肺水肿。保证充足的能量和营养供给,酌情静脉输注血浆、清蛋白和免疫球蛋白,以提高机体的免疫功能。

(董　宇)

第七节　新生儿窒息与复苏

新生儿窒息是指婴儿出生后 1 min 内未启动自主呼吸或未建立有效通气的呼吸动作,呈现外周性(四肢肢端)及/或中央性(面部、躯干和黏膜)发绀甚至肤色苍白,肌张力不同程度地降低(严重时四肢松软),心率可能下降至少于 100 次/分钟,血压正常或下降,最严重者无心跳。产前或产程中胎儿与母体间的血液循环和气体交换受到影响,致使胎儿发生进行性缺氧、血液灌流降低,称胎儿窒息或宫内窘迫,少数是由出生后的因素导致的。产前、产时或产后因素导致的窒息可统称为围生期窒息。

一、病因

1.产前或产程中常见的因素

(1)母亲因素:任何导致母体血氧含量降低的因素都会导致胎儿缺氧,如急性失血、贫血、一氧化碳中毒、低血压、妊娠高血压综合征、慢性高血压、糖尿病等。另外要注意医源性因素:孕妇取仰卧位时子宫可压迫下隙静脉和腹主动脉,前者降低回心血量,后者降低子宫动脉血流;保胎用吲哚美辛可致胎儿动脉导管早闭,妊娠期高血压疾病所用的硝苯地平(心痛定)可降低胎盘血流,孕妇用麻醉药,可致血压下降。

(2)脐带因素:脐带超过 75 cm(正常为 30~70 cm)时易发生打结、扭转、绕颈、脱垂等而致脐血流受阻或中断。

(3)胎盘因素:胎盘功能不全、胎盘早剥、前置胎盘等。

(4)胎儿因素:宫内发育迟缓、早产、过期产、宫内感染。

(5)生产和分娩因素:常见的因素是滞产,现代妇产科学将第一产程分潜伏期和活跃期,初产妇潜伏期正常约 8 h,超过 16 h 称潜伏期延长,初产妇活跃期正常为 4 h,超过 8 h 称活跃期延长,进入活跃期后子宫口不再扩张超过 2 h 称活跃期停滞;而第二产程达 1 h 胎头下降无进展称第二产程停滞。以上情况均可导致胎儿窘迫。其他因素有急产、胎位异常、多胎、头盆不称、产力异常等。

2.其他

少数婴儿出生后不能启动自主呼吸,常见的原因是中枢神经受药物抑制(母亲分娩前30 min~2 h接受镇静剂或麻醉药)、早产、颅内出血、有先天性中枢神经系统疾病、有先天性肌肉疾病、肺发育不良等。

二、病理生理

1.生化改变

由于缺氧,糖原进入无氧酵解,导致大量乳酸堆积,即代谢性酸中毒。同时二氧化碳潴留导致高碳酸血症,即呼吸性酸中毒。故婴儿出现严重混合性酸中毒和低氧血症,血气分析可见pH、碱剩余降低,PaO_2 和血氧饱和度降低,$PaCO_2$ 升高。此外,很快出现低血糖(由于糖原耗竭)、低血钙和高血钾,并见氧自由基、心钠素等释放,以及血清肌酸激酶同工酶(CK-MB)和乳酸脱氢酶水平升高。

2.血流动力学改变

新生儿窒息后,回到胎儿型循环,此时肺血管收缩,阻力增加,肺血流量减少,故左心房血流量减少,压力降低,通过卵圆孔右向左分流增加,新生儿即出现青紫。如此状态持续则可诊断为持续胎儿循环或肺动脉高压。另外,窒息初期,血液重新分配,肠、肾、皮肤、肌肉、肺血管收缩,心排血量和血压基本正常,保持脑、心、肾上腺的血液供应。但这种代偿时间短暂,随着窒息持续,缺氧、酸中毒和低血糖等代谢紊乱造成脑和心等重要脏器损伤,血压、心率下降,加重缺氧、酸中毒和器官损伤,形成恶性循环。

3.再灌注损伤

近年研究发现,窒息过程的缺氧、缺血、酸中毒等对重要器官(如脑)的损伤只是初步的,更重要的损伤往往发生在复苏、血液再灌注之后,一些有害的兴奋性氨基酸释放、钙内流以及大量氧自由基产生,造成重要器官更多细胞凋亡和坏死。

4.重要器官损伤

(1)脑:对缺氧最敏感。动物实验发现,窒息 8 min,部分动物出现脑损伤;窒息 12.5 min,全部动物发生脑损伤。主要改变是脑水肿、出血、脑实质坏死和白质软化。

(2)心脏:缺氧、酸中毒、ATP 减少、钙离子内流以及心肌糖原耗竭均可致心肌受损,使心排血量、血压和心率下降。有报道缺氧可致心脏乳头肌坏死,导致房室瓣反流而发生心力衰竭。

(3)肾脏:窒息后不少新生儿出现尿少[尿量<1 mL/(kg·h)]、血尿、蛋白尿和管型尿,少数新生儿因重度窒息而发生肾皮质及/或肾小管坏死,导致肾衰竭,监测尿 α_1 及 β_2 微球蛋白有助早期发现肾功能减退。

(4)胃肠:可发生应激性溃疡并出血,早产儿窒息可诱发坏死性小肠结肠炎。

(5)肝脏:缺氧可全面影响肝脏的功能,使转氨酶升高、黄疸加重、发生凝血因子生成障碍而引起出血等。

(6)肺脏:缺氧、酸中毒可引起肺血管收缩及血管活性介质释放,而导致持续肺动脉高压;又由于肺泡上皮细胞坏死、脱落,形成透明膜,而发生肺透明膜病;同时肺毛细血管损伤,如果凝血因子减少(肝脏受损所致),加上医源性因素(如在心功能受损情况下,仍大量输入碳酸氢钠、全血、清蛋白等),可发生肺出血;如果窒息的同时吸入胎粪,则可发生肺不张、张力性气胸等严重并发症。

三、临床表现

正常分娩过程中,胎儿要经历短暂缺氧,这是由于子宫收缩,子宫、胎盘和脐带受到挤压而使血流间歇性减少甚或中断。但时间短暂,每次宫缩历时 $50\sim75$ s,宫缩停止,血流便恢复。

90％的胎儿可以耐受此过程,娩出后2～5 s间便发出第一声哭声,启动自主呼吸,1 min内出现规律呼吸。约有10％的胎儿受到一些病理因素的影响,出生后启动自主呼吸有困难,表现为轻度或中度窒息,发绀,心率为100 次/分钟,肌张力尚可或稍差,需要简单复苏支持。约有1％的胎儿因缺氧严重,表现为重度窒息,中央性发绀,甚至肤色苍白,肌张力低,心率少于100 次/分钟,需要强有力的复苏措施。有90％的新生儿窒息发生在产前或产时,前者称孕期胎儿窘迫,多为慢性缺氧,后者称产时胎儿窘迫,多为急性缺氧或慢性缺氧急性加重。

1. 慢性缺氧或慢性窒息

慢性缺氧或慢性窒息临床较多见。上述各种致病因素的影响使胎儿间歇发生缺氧、缺血。开始通过血液重新分配进行代偿,如果不消除病因,胎儿由于缺氧和酸中毒逐渐加重,出现胎动异常,胎心率不规则(少于120 次/分钟或多于160 次/分钟),排出胎粪。如果生物物理学监测(biophysical profile,BPP),胎心宫缩描记图(cardiotocography,CTG)异常或胎儿头皮血pH＜7.2(正常值为 7.25～7.35),胎儿如接近足月,应考虑结束妊娠。此时婴儿娩出,多有轻度窒息,发绀可能主要是外周性(四肢肢端)的,呼吸轻度抑制,对复苏反应良好,少有后遗症。如胎儿窘迫持续,发展为严重酸中毒和低血压,必然导致重要脏器损伤。此时婴儿娩出,虽经积极复苏抢救,难免发生并发症和后遗症。可见,早期检出胎儿窘迫并密切观察十分重要。

2. 急性缺氧或急性窒息

其临床上并不少见,如产程中突然发现持续的脐血流受阻或中断。急性窒息的典型过程分为 4 期。

(1)原发性呼吸增快:1～2 min,婴儿一阵阵喘气,肢体挣扎,皮色红,反应良好、活跃。

(2)原发性呼吸停止:1 min,发绀,心率下降,约为 100 次/分钟,肌张力及对刺激反应尚可,刺激婴儿可恢复自主呼吸。

(3)继发性呼吸增快:5～6 min,深而不规则地连续喘气,发绀加重,血压开始下降。

(4)继发性(终末性)呼吸停止:约在窒息开始后 8 min 出现,呼吸动作完全停止,刺激不能诱发自主呼吸,肌张力进行性降低,显著苍白,心率和血压进一步下降。如不复苏抢救,于数分钟内死亡。

在实验性窒息过程中,PaO_2 在 3 min 内从 3.33 kPa(25 mmHg)降至 0,$PaCO_2$ 按1.33 kPa(10 mmHg)/min的速度升高,即在 10 min 内从 6.00 kPa(45 mmHg)升至20.00 kPa(150 mmHg),pH 在 10 min 内从 7.3 降至 6.8～6.5。终末期并出现高钾血症,血钾高达15 mmol/L。临床上很难准确判定一名窒息婴儿是处在原发性呼吸停止还是继发性(终末性)呼吸停止。婴儿出生后无呼吸或只阵发性喘气(无效的呼吸动作),说明婴儿急需辅助通气,故均应认真进行复苏抢救。有条件者,可测血中 pH,如pH＞7.25,则多属原发性呼吸停止,即轻度或中度窒息,经处理很快出现自主呼吸;如 pH 为7.0～7.10,可能是原发性也可能是继发性呼吸停止,经刺激,可能出现微弱自主呼吸,但不足以建立肺泡通气,需要短时间的复苏支持;如 pH＜7.0,多为严重窒息,肌肉松弛,心率＜60 次/分钟,肯定是处在继发性(终末性)呼吸停止阶段,如仍得不到正确的复苏抢救,婴儿最终会死亡。

四、诊断

主要根据临床表现做出诊断,并决定是否需要进行复苏。新生儿窒息的诊断标准至今尚未统一。1953 年,美国麻醉科医师 Virginia Apgar 提出阿普加评分(Apgar score),包括 5 个项目,每一个项目分 0 分、1 分和 2 分 3 个分度。婴儿娩出后 1 min、5 min 各进行一次评分,1 min评分在4～7 分为轻度窒息,0～3 分为重度窒息;如 1 min 评分正常(8 分及以上),但5 min评分在7 分或以下,仍应诊断为窒息。必要时在 10 min、15 min 和20 min 再行评分。阿普加评分提出后广为应用,对及时发现和处理窒息以及判断不良预后起了很好的作用。但现在研究者认识到,婴儿出生后第一秒钟便要进行初步评估,以确定该婴儿是正常分娩抑或需要复苏支持;一名窒息婴儿生后 1 min 已经历了至少两次评估以及一系列的处理,故 1 min 阿普加评分已不可能反映婴儿出生时的状况,但是5 min、10 min、15 min 和 20 min 的阿普加评分对估计婴儿对复苏的反应以及对判断不良预后仍有参考价值。在实际工作中,除使用阿普加评分,将当时的复苏情况予以详细记录也十分重要。

由于阿普加评分存在局限性,美国儿科学会和美国妇产科学会于 1996 年共同制定了新生儿窒息诊断标准:①脐动脉血显示严重代谢性或混合性酸中毒,pH<7.0;②阿普加评分为0～3 分,并且窒息持续时间超过 5 min;③有神经系统表现,如惊厥、昏迷或肌张力低;④多脏器损伤。我国也有学者在探讨新生儿窒息的诊断标准,由有关学会共同商定,制定统一的新生儿窒息诊断标准十分必要。

五、新生儿窒息的复苏术

新生儿复苏可分为 4 个步骤:①快速评估和初步复苏;②正压通气和氧饱和度监测;③气管插管正压通气和胸外按压;④药物和(或)扩容。

(1)在第 1 个 30 s 决定是否要复苏,不要等待 1 min 进行阿普加评分后认为有窒息再开始复苏,而是生后立即用几秒钟时间进行快速评估:是否足月? 羊水是否清? 是否呼吸或哭? 肌张力是否好? 如全为"是",不必进行复苏,但只要四项中有一项为"否",则进行初步复苏,包括保持体温、将婴儿的头呈轻度仰伸体位、清理气道、擦干全身、触觉刺激诱发自主呼吸。以上快速评估及初步复苏需时约为 30 s。在第 2 个 30 s 根据评估三项生命体征:呼吸、心率和肤色,决定是否需要人工正压通气及氧饱和度监测。注意应把氧饱和度监测仪放在动脉导管前,即右上肢,通常在手腕。之后再次评估三项生命体征,特别是心率(可听诊心脏或触摸脐带根部脐动脉搏动)。心率>100 次/分钟说明病情稳定,心率<60 次/分钟需要胸外心脏按压、气管插管和应用肾上腺素及/或扩容剂。

(2)羊水胎粪污染不论稀或稠,不再推荐头娩出后、肩娩出前插管吸引,只要婴儿有活力(呼吸规则或哭声响亮,肌张力好,心率超过 100 次/分钟),则继续初步复苏而不插管,如无活力(上述三项中有一项不好),立即插管吸引。

(3)用氧或空气复苏问题:对足月儿可以用空气进行复苏,早产儿开始给 30%～40%的氧(应用空气-氧混合仪),如 90 s 病情无改善,应将吸氧浓度提高至 100%(即纯氧)。由于早产儿动脉血氧过高有伤害性,使氧饱和度维持在 85%～95%便可,并定期做眼底检查。

(4)人工正压通气问题:新生儿的窒息复苏首先是要让肺泡有良好的通气和换气,建立稳定的功能残气量,避免肺内分流。要达到此目标就要正确进行人工正压通气,正确应用 PEEP和 CPAP,特别是对早产儿及早应用 CPAP 可减少插管和正压通气的并发症。

(5)早产儿特别是出生体重小于 1 500 g 的极低出生体重儿和出生体重小于 1 000 g 的超低出生体重儿,复苏需关注的 6 个方面:①保暖特别重要,初步复苏中的擦干身体只适用于足月儿,对早产儿则不应费时去擦身,而是除头颅外,立即把全身放入聚乙烯塑料袋(保鲜袋)内并放在辐射保暖台上。但无论是早产儿还是足月儿都要避免高体温,缺血后高体温可加重脑损伤。②可能需要向气管内注入表面活性物质。③正压通气需要稳定的 PIP 和 PEEP,推荐使用 T-组合复苏器。④避免使用高渗液,操作轻柔,维持颅压稳定。⑤警惕坏死性小肠结肠炎的发生。⑥规范用氧。

(6)用药问题如下。①肾上腺素:心脏停搏或正压通气,进行胸外按压 30 s 后心率仍少于 60 次/分钟,立即静脉注入 1:10 000 的肾上腺素溶液,每次 0.1~0.3 mL/kg,(最好经脐静脉给药)。如无静脉通路,可经气管注入 1:10 000 的肾上腺素溶液 0.5~1.0 mL/kg,必要时 3~5 min 重复 1 次。②扩容剂:主要是生理盐水,剂量是 10 mL/kg,缓慢静脉推入;必要时输全血或红细胞悬液。复苏时一般不再使用碳酸氢钠和纳洛酮,如出现特殊情况,例如加压通气及心脏按压改善通气和循环以后仍存在较重的代谢性酸中毒,或者正压人工呼吸使心率和肤色恢复正常后,仍存在严重的呼吸抑制,母亲分娩前 4 h 注射吗啡类镇静剂,应请示上级医师。

(7)每次高危分娩都要有一名熟悉新生儿复苏的人员参加。要达到此目标,关键在于:①要有计划、广泛地开展理论与实践相结合的人员培训,让各级医疗机构凡有分娩之处都要有人进行新生儿复苏;多数人掌握保持气道通畅和让肺膨胀的技术,如用面罩气囊加压通气,少数人掌握较全面的复苏技术,如气管插管、正压通气、胸外按压以及用药。②要建立良好的产科、儿科合作机制,提高预见性,及早发现高危分娩。

(8)事前做好准备,包括场所、设备、药物及各种用品的准备等。

(9)复苏后继续监护,监测体温、生命体征、血液生化、血气以及各重要脏器的功能,早期发现异常并适当干预,并积极防止感染。

(董　宇)

第八节　新生儿心律失常

新生儿心律失常指因心肌自律性、兴奋性和传导性异常导致的宫内或生后的心率过快、过慢或节律异常。与新生儿期心脏的传导系统尚未发育成熟以及先天性心脏结构的发育异常密切相关。在新生儿期,任何心律失常均可发生,但各种心律失常的发生率与年长儿及成人不同,预后也较年长儿好。随着心电监护和 24 h 动态心电图的应用,新生儿心律失常的发现率较前增加,有人报道可达 13%,但早期新生儿多以功能性和暂时性心律失常多见,仅少数为严重的心律失常需急诊处理。有人报道新生儿猝死综合征中,10% 为心律失常所致。最常见的心律失常类型为窦性速、室性期前收缩及房室传导阻滞等(窦性心动过速和不齐因临床意义不大,一般未统计在内)。

一、病因

(1)各种器质性心脏病,如先天性心脏病、心肌病及病毒性心肌炎等。

(2)继发于感染性疾病,如新生儿肺炎、败血症及肠道感染等。

(3)围生期疾病,如新生儿窒息缺氧、分娩前母亲用药及宫内窘迫等。

(4)电解质紊乱,如低血钾、高血钾、低血钙及酸中毒等。

（5）医源性因素：导管检查以及心外科手术。

（6）健康新生儿，部分健康新生儿也可出现心律失常，与其传导系统发育不成熟相关，多为功能性和暂时性，部分心律失常可在生理活动后出现，随着日龄增加多可自行缓解。

二、临床表现

新生儿心律失常有五大特点：①传导系统紊乱发生率高。②多为功能性和暂时性的。③常可自行消失。④心律失常以室上性心动过速多见（49.3%）；其次为各种类型的传导阻滞（26.02%）；室性心动过速少见（10.46%）。⑤常因临床表现，只在心电监测中发现。严重的心律失常同样可导致心脏泵血功能障碍而出现相关症状，如反应不佳、哭声弱、烦躁、面色苍白、拒奶、出汗及体温不升。甚至出现阵发性发绀、气促及抽搐昏迷等。

三、常见的心律失常类型

所有类型的心律失常均可在新生儿期发生，最常见的有窦性心动过速、窦性心动过缓、窦性心律不齐、各种类型的期前收缩、阵发性的室上性心动过速。房室传导阻滞、室性心动过速、房扑、房颤以及窦房结功能不良等相对较少。其中阵发性室上性心动过速、多源频发室性期前收缩、阵发性室性心动过速及窦房结功能不良等是新生儿期严重的类型，需急诊处理。

四、心电图特征

1. 窦性心律失常

首先需根据 P 波特征确定是否为窦性心律。窦性心律特点为：①P 波规律出现，在Ⅰ、Ⅱ、aVF 导联直立，aVR 导联倒置，同一导联的 P 波形态相同；②P-R 间期不短于 0.08 s。当同一导联的 P-P 间隔相差大于 0.12 s 时认为有心律不齐。再根据心率判断过速或过缓，新生儿心率界限为安静状态下心率正常值上限一般为 179～190 次/分钟，早产儿 195 次/分钟，下限为 90 次/分钟，入睡状态下也可慢至 70 次/分钟，早产儿还可略低于足月儿。窦性心动过速时可达 200～220 次/分钟。

2. 期前收缩

指在正常规律的心电波中出现提前的心电波。根据提前出现的这个激动的起源不同分为房性期前收缩、交界性期前收缩和室性期前收缩。

（1）房性期前收缩：出现形态异常的 P′波且提前；P′-R 间期大于 0.1 s；其后可继以正常 QRS 波，也可无 QRS 波（未下传），伴有室内差异传导时，QRS 波可有轻度畸形；代偿间歇不完全。

（2）交界性期前收缩：提前出现形态正常的 QRS 波，其前后无 P′波或有逆传 P 波（P′-R 间期小于 0.1 s，R-P′间期小于 0.2 s），代偿间歇完全。

（3）室性期前收缩：提前出现宽大畸形的 QRS 波，其前无 P 波；QRS 波时限大小 0.1 s，T 波与主波方向相反，代偿间歇完全。

3. 阵发性室上性心动过速（SVT）

在心电图上出现 3 个或 3 个以上连续而快速的室上性（房性或交界性）期前收缩，R-R 间期规则，可见或未见 P′波，也可为逆传 P′波。仅在伴室内差异传导时 QRS 波出现畸形，可因心率过快导致心肌供血不足而出现 ST 段降低以及 T 波低平或倒置。其特征性表现为心律规整，可突发突止，心率可快达 230～320 次/分钟，以此可与窦性心动过速、室性心动过速鉴别。

4. 房扑(AF)、房颤(Af)

房扑和房颤的共同点为 P 波消失。心房扑动代之以锯齿状扑动波,心房率 300 次/分钟,其间无等电位线,房室传导比例为(2～8)∶1,以 2∶1 多见。QRS 波形多无异常。而心房颤动则代之以大小不等、形态不同、间隔不一的颤动波,频率在 400～700 次/分钟,心室节律绝对不齐,R-R 间期不等,QRS 波形态多正常。

5. 阵发性室性心动过速(VT)

出现 3 个连续的室性期前收缩,QRS 宽大畸形,T 波与主波方向相反。可见与 QRS 波无关的窦性 P 波,心室率 150～200 次/分钟。

6. 房室传导阻滞(AVB)

当 P-R 间期超过 0.12 s,固定并无脱落为房室传导阻滞一度;P-R 间期周期性由正常逐渐延长至脱落,且周期性改变则为二度 Ⅰ 型,P-R 间期恒定与 QRS 成比例脱落则为二度 Ⅱ 型,常成 3∶1、2∶1、4∶3 不等;当 P 波与 QRS 波互不相关时,为三度房室传导阻滞,心室率一般是慢而规则,次级起搏点位置越低,心率越慢,QRS 宽大畸形越严重,预后也越差。

7. 窦性停搏和窦房传导阻滞

是窦性心律失常中的严重类型,前者在心电图上出现一个较长时间的无心电图波的间歇,当房室交界区功能正常时,多出现逸搏,否则将出现心源性脑缺血甚至死亡。需与二度 Ⅱ 型窦房传导阻滞鉴别。而窦房传导阻滞,由于窦性激动只有传至心房时才在体表心电图上产生 P 波,此前无法捕获其电活动,因此该类心律失常是通过推理的方法认识的。同样分为三度,Ⅰ 度为传导延迟,心电图上无表现;Ⅱ 度类似于窦性停搏;Ⅲ 度,则在心电图上无 P 波,完全由交界区逸搏代偿,如不能代偿则发生停搏而死亡。

五、临床意义

1. 健康新生儿

窦性心动过速、窦性心律不齐、阵发性室上性心动过速及各种期前收缩均可见于正常新生儿,与其传导系统发育不成熟有关。有些生理活动可诱发,如哭吵、活动、喂奶后可发生窦性心动过速,在打嗝、呵欠、排便等生理活动后可发生窦性心动过缓。

2. 某些疾病诱发

发热、贫血、感染、休克及心力衰竭等可导致心动过速,新生儿呼吸暂停发生时或发生后、胎儿宫内窘迫、新生儿窒息、低体温、严重高胆红素血症及颅高压等则常导致窦性心动过缓。

3. 某些药物影响

阿托品、肾上腺素类药物、多巴胺有时可导致心率增快,而洋地黄、利多卡因及奎尼丁等可导致心动过缓。

4. 某些器质性心脏病

各种心肌炎、先天性心脏病等。如房扑、房颤、阵发性室性心动过速及后天性房室传导阻滞多系器质性心脏疾病所致。而先天性房室传导阻滞多为三度,是胚胎发育异常及孕妇患自身免疫性疾病所致。

5. 窦性心律不齐

多发生于心率缓慢时,随心率增快而减少。其发生多与呼吸有关,吸气末心率快,呼气末减慢,与副交感神经张力增高有关。

6.窦性停搏和窦房传导阻滞

多系新生儿窦房结功能不良所致,也可见于洋地黄、奎尼丁中毒及严重的高血钾等。

六、治疗

治疗原则为维持一定的心室率,以保证心脏的正常泵血功能。因此,窦性心动过速、窦性心律不齐、一至二度房室传导阻滞、期前收缩甚至房扑,当心室率在正常范围内时,不需抗心律失常治疗,以治疗原发病和保护心肌为主。

1.手法治疗

潜水反射是阵发性室上性心动过速初期的首选治疗。用冰水浸湿毛巾或冰水袋敷盖于整个面部 10～15 min,无效可间隔 3～5 min 重复一次。成功率可达 14.29%。也可用压舌板压新生儿舌根部引发恶心反射。新生儿禁用压迫眼球或压迫颈动脉窦法。

2.药物治疗

(1)用于快速性异位心律失常:根据药物的电生理作用不同可分为四大类。

1)Ⅰ类。钠通道阻滞剂:根据动作电位时间、QRS 时限、有效不应期长短又分为 3 组。Ⅰa组包括奎尼丁、普鲁卡因胺等,其不良反应大,新生儿已不用。Ⅰb组,代表药物有利多卡因,主要用于室性心动过速,1.0～2.0 mg/kg 加入 10%葡萄糖 10～20 mL 中静脉慢注,每 10～15 min 一次,有效后用 20～50 μg/(kg·min)静脉滴注维持。总量不超过 5 mg/(kg·d)。Ⅰc组代表药物有普罗帕酮、氟卡尼,多用于室性心动过速或严重的室上性心动过速,因有负性肌力作用,禁用于心力衰竭、心源性休克及传导阻滞者。普罗帕酮为广谱高效抗心律失常药,疗效可靠,不良反应少,复发率低,可长期应用,1～1.5 mg/kg 加入 10%葡萄糖 10～20 mL 中静脉缓注(5 min 以上),无效 20～30 min 可重复一次,连续用药应少于 3 次。复律后 5～10 μg/(kg·min)维持。或复律后 8 h 改 3～5 mg/kg 口服,每天 3～4 次,并于稳定后逐渐减至最低剂量,维持 3～4 个月。

2)Ⅱ类。β-受体阻滞剂:常用的有普萘洛尔,多用于其他药物无效的室上性心动过速,但哮喘、心力衰竭、传导阻滞以及用洋地黄期间禁用。用量为 0.05～0.15 mg/kg 加入 10%葡萄糖 10～20 mL 中静脉缓注(5～10 min),必要时 6～8 h 可重复一次,也可改为 1～5 mg/(kg·d)分 3 次口服。

3)Ⅲ类。钾通道阻滞剂:常用药物有胺碘酮、索他洛尔。胺碘酮在负性传导和频率时,没有负性肌力的作用,可用于危及生命的持续性心动过速患儿。适于器质性心脏病有心功能不全者,因有恶心、呕吐、肝功能损伤、甲状腺功能紊乱及高血钾等不良反应,仅用于普罗帕酮无效者。用量为 1～3 mg/kg 缓慢静脉注射(10 min 以上),有效后改 10 mg/(kg·d)静脉维持或分 3 次口服,连用 10 d 后减量至 3～5 mg/(kg·d)再维持 5 d,停 2 d。

4)Ⅳ类。钙通道阻滞剂:儿童常用的有维拉帕米,该药可致低血钾、心源性休克及传导阻滞,新生儿禁用。

(2)其他药物:①地高辛:有负性传导、负性频率及正性肌力作用,多用于 SVT、AF 及 Af 的治疗,特别是暂时无法区别心力衰竭和 SVT 时。禁用于预激综合征以及 QRS 波增宽者,用法同心力衰竭。②三磷酸腺苷:可强烈兴奋迷走神经、减慢房室传导及终止房室折返,用于室上性心动过速,窦房结功能不全、传导阻滞者慎用,应用时应选上肢静脉。用量为 0.4～0.5 mg/kg(腺苷 0.1 mg/kg)快速静脉推注(2～5 s 内),无效经 3～5 min 可重复 1～2

次。应小剂量开始,弹丸式快推,常规心电监护且准备好拮抗药。

（3）用于慢速心律失常：以提高基础心率为目的。常用的有异丙肾上腺素：$0.05\sim0.2\ \mu g/(kg\cdot min)$静脉滴注；阿托品：$0.01\sim0.03\ mg/kg$ 口服或皮下、静脉注射，每 4 h 一次。

3.超搏与电复律

在药物治疗无效且心律失常可能危及生命时应用。①经食管心房调搏：用于室上性心动过速，在食管内放一电极给予超过 SVT 速率的超速起搏，抑制 SVT 的异位节律点后停止起搏，窦房结恢复激动并下传而复律。②同步直流电击复律：能量从 1J/次起，无效可加大能量，最大不超过 10 J，不超过 3 次。术前需停用洋地黄 $1\sim2$ d。③右心房起搏：用于 SVT、VT、AF 以及恶性室性心律失常。将电极导管经贵要或大隐静脉进入右心房，给予脉冲刺激 $1\sim3$ mA。

（董　宇）

第九节　新生儿心力衰竭

新生儿心力衰竭是心排量不能满足全身组织代谢所需的状态，是新生儿期常见急症，其病因和临床表现与其他年龄小儿有所不同，因其变化急剧，如不及早处理，常可危及生命。新生儿容易发生心力衰竭，与心肌结构未及发育成熟，心肌储备能力低，以及新生儿早期疾病多有关。

一、病因

1.心脏血管疾病

严重心律不齐，如心率增快、过慢，阵发性室上性及室性心动过速，心房扑动及二度以上房室传导阻滞等；心肌收缩力减弱，如心肌病、心内膜弹力纤维增生症及心肌炎等；心室收缩、舒张运动协调失调，见于缺血性心脏病、心肌炎等所致的心肌收缩紊乱；前负荷增加，见于左向右分流型先天性心脏病如房/室间隔缺损、二/三尖瓣反流，输血、输液过多过快等；后负荷增加，见于主动脉瓣狭窄、肺动脉狭窄、高血压、肺动脉高压等。

2.非心脏血管疾病

各种原因导致的低氧血症，严重贫血如 Rh 溶血病、经胎盘大量失血或双胎间输血，感染性疾病如败血症、肺炎等可影响心肌收缩力，其他如先天性肾发育不全、肾盂积水等。日龄与心力衰竭的关系如下。

（1）严重窒息缺氧及急性大量失血及溶血者，生后立即或数小时内发生心力衰竭。

（2）心脏结构异常，上气道梗阻、支气管肺发育不良、持续肺高压等肺部疾病，中枢神经系统疾病等，多于 1 周内发生心力衰竭。

（3）主动脉缩窄合并 VSD 或 PDA、单心室等先天性心脏病、心肌病变、肺部及肾脏疾病、甲状腺功能减退、肾上腺功能不全等，多在 1 周至 1 个月间发生心力衰竭。

二、临床表现

新生儿左心衰竭、右心衰竭不易截然分开,往往表现全心衰竭,主要表现如下。

1. 心功能减退表现

(1)喂养困难及多汗:患儿易疲劳,多有拒奶、吸吮无力及喂养困难。患儿出汗较多,尤其吃奶后睡眠时明显。

(2)心率改变:安静时心率持续>160 次/分钟,心率过快使心室舒张充盈减少,故代偿作用有限;晚期心力衰竭可表现为心动过缓,心率<100 次/分钟。

(3)奔马律:易出现舒张期奔马律,当心力衰竭控制后,奔马律即消失。

(4)心脏扩大:可表现扩大或肥厚,主要靠胸部 X 线、超声心动图诊断,是心脏泵血功能的代偿机制。

2. 肺循环淤血表现

(1)呼吸困难表现为气促、费力,安静时呼吸频率>60 次/分钟,严重时有呻吟、发绀、鼻煽及三凹征,平卧致呼吸困难加重,直抱或卧肩可减轻。夜间阵发性呼吸困难发生率不高,夜间呼吸困难往往比白天轻。

(2)肺部啰音:为湿性或干啰音,提示肺泡腔渗出和肺间质水肿。

3. 体循环淤血表现

(1)颈静脉怒张:新生儿颈短、胖,不易望诊,可将小儿抱起,在不哭闹时观察颈部浅静脉或竖抱时头皮静脉是否扩张。

(2)尿少和轻度蛋白尿:

(3)水肿:可不明显,多可表现为短期内体重骤增或眼睑及胫骨、骶骨轻度水肿。

(4)肝大:为静脉淤血最常见、最早的体征,肝脏右肋下≥3 cm 或短期内进行性增大,以腋前线最明显。可在短期内进行性增大,心力衰竭控制后缩小。

三、诊断

1. 病史

凡有上述使心肌结构完整受损,心脏负荷过重或心肌能量代谢障碍的疾病,均须警惕心力衰竭。

2. 临床表现

除肺动脉瓣狭窄可导致单纯右心衰竭外,新生儿左心或右心衰竭不能截然分清。常左右心同时衰竭,可合并周围循环衰竭,严重病例心率和呼吸可不增快,肝脏肿大以腋前线较明显。主要临床表现如下:

(1)心动过速,安静时心率持续>150～160 次/分钟,心音减弱,可出现奔马律,心脏扩大(主要靠 X 线显示)。

(2)呼吸急促>60 次/分钟、浅表,青紫,呼吸困难,肺部干啰音或湿啰音。

(3)肝脏肋下>3 cm 或短期内进行性增大,或用洋地黄后缩小。

(4)烦躁不安或萎靡,血压一般尚正常,但当心搏出量显著减少时,血压可下降,面色发灰,皮肤出现花纹。

(5)慢性心力衰竭者主要表现为食欲减退,喂奶时气促、易疲劳及体重不增。

(6)晚期心力衰竭者可表现为心动过缓、呼吸减慢及呼吸暂停等。

（7）胸部 X 线片示心脏扩大，心胸比例＞0.6 及肺水肿。

四、治疗

1.治疗原发病

原发病及诱因的治疗是解除心力衰竭的重要措施。如肺炎、败血症引起的心力衰竭选择适当抗生素控制感染，复杂心脏畸形及时手术矫治，心律不齐应尽快用抗心律失常药物控制等。

2.心力衰竭的一般治疗

（1）护理：严密监护生命指征，监测心电、呼吸、血压及周围循环，保持合适的环境温度及适当体位（一般将床头抬高 $15°\sim30°$，呈头高倾斜位），控制液量与速度，必要时给予镇静剂。

（2）供氧：患儿均需供氧，监测血气，纠正酸碱紊乱，必要时应用人工辅助呼吸。对依赖动脉导管未闭生存的先天性心脏病患儿供氧应慎重，因血氧增高可促使动脉导管关闭。

（3）纠正代谢紊乱：如低血钙、低血糖、低血镁及钾代谢异常。

（4）补液：较正常需要量减少 $1/4\sim1/3[80\sim100\ mL/(kg\cdot d)]$，凡有水肿时减为 $40\sim80\ mL/(kg\cdot d)$。应依据电解质浓度决定其补给量，宜 24 h 平均给予，一般钠 $1\sim4\ mmol/(kg\cdot d)$，钾 $1\sim3\ mmol/(kg\cdot d)$。

（5）洋地黄制剂：系治疗心力衰竭的常用药物，紧急时先给地高辛化量的 $1/3\sim1/2$，余量分 $2\sim3$ 次，各间隔 $4\sim8$ h 给予。末次给药后 $8\sim12$ h 开始给维持量，剂量为化量的 $1/4$，分 2 次，每 12 h 1 次。

3.儿茶酚胺类药物

（1）多巴胺：一般选用小剂量 $2\sim5\ \mu g/(kg\cdot min)$，具有正性肌力和扩张血管作用。大剂量＞$10\ \mu g/(kg\cdot min)$ 时，血管收缩、心率加快，心排量反而降低。

（2）多巴酚丁胺：$5\sim10\ \mu g/(kg\cdot min)$，有较强的正性肌力作用，无选择性血管扩张作用，对周围血管作用弱。

（3）肾上腺素：剂量 $0.05\sim0.1\ \mu g/(kg\cdot min)$，心搏骤停时剂量每次 $0.1\ mg/kg$。治疗急性低心排血量，多用于心肺转流术后低心排血量状态或心搏骤停时。

（4）异丙基肾上腺素：$0.1\sim0.2\ \mu g/(kg\cdot min)$，适用于濒死状态伴心动过缓的心力衰竭及完全性房室传导阻滞伴心力衰竭。

4.非洋地黄、非儿茶酚胺类正性肌力药物

（1）氨力农：双吡啶衍生物，静脉注射开始用 $0.25\sim0.75\ mg/kg$，2 min 内显效，10 min 达高峰值效应，可持续 $1\sim1.5$ h，以后 $5\sim10\ \mu g/(kg\cdot min)$，监测血压、心率等。用于房室传导阻滞、心源性休克，多用于慢性充血性心力衰竭如扩张型心肌病。

（2）米力农：与氨力农同类药，作用较氨力农强 10 倍，静脉注射 $0.01\sim0.05\ \mu g/kg$，以后 $0.1\sim1.0\ \mu g/(kg\cdot min)$。用于重度心力衰竭患儿，新生儿尚缺乏经验，严重室性心律失常及肝肾功能不全忌用。

5.血管扩张剂

酚妥拉明 $0.5\sim5.0\ \mu g/(kg\cdot min)$ 静脉滴注，硝苯地平 $0.3\ mg/(kg\cdot d)$ 口服。可减轻心泵负荷、增加心排血量、降低心室壁张力。用药前应了解病因、外周血管阻力，估计血容量及左室充盈度，动态观察心率血压及动脉血氧饱和度，必要时超声监测心功能。

6.血管紧张素转换酶抑制剂

(1)卡托普利(巯甲丙脯酸,开博通):开始剂量每次 0.1 mg/kg,每天 2～3 次,然后逐渐增加至 1 mg/(kg·d)。有粒细胞减少及蛋白尿等不良反应,偶有肾功能损害。

(2)依那普利:0.05～0.2 mg/(kg·d),每 12～24 h,最大量 0.4 mg/(kg·d)。起效较慢,血压下降较明显,无卡托普利的不良反应。

7.改善心室舒张功能　肥厚型心肌病患儿采用 β 受体阻滞剂或钙通道阻滞剂治疗,宜从小剂量开始,逐渐加量。前者如普萘洛尔(心得安)口服 1～2 mg/(kg·d)分 3 次,后者如维拉帕米(异搏定)3～6 mg/(kg·d)分 3 次。

8.利尿剂

本药须与强心剂同时应用,作用于肾小管不同部位,如需长期应用,可给予间歇疗法,即用 4 d 停 3 d。常用药有呋塞米,静脉注射后 1 h 发生作用,持续作用 6 h,剂量为每次 1 mg/kg,8～12 h 1 次。氢氯噻嗪 2～3 mg/(kg·d),口服。螺内酯为保钾利尿药,可与呋塞米或氢氯噻嗪联用,口服剂量为 1～3 mg/(kg·d)分 2～3 次给予。

(董　宇)

第十节　新生儿 TORCH 感染

新生儿 TORCH 感染是指弓形虫(TOX)、风疹病毒(RV)、单纯疱疹病毒(HSV)、巨细胞病毒(CMV)及其他病原体所致的宫内感染的总称,可以在新生儿引起共同的临床特征,包括小头畸形、肝大、瘀点、眼睛异常等,尚可导致死胎、流产,引起母亲和新生儿的无症状感染,并有引起出生时症状不明显的远期后遗症倾向。巨细胞病毒(CMV)是新生儿 TORCH 感染最常见的病原体,是造成儿童听力丧失和神经发育伤残的主要原因,故本节重点讲解 CMV 感染。

一、感染途径

1.垂直传播

可发生于妊娠各阶段,由母亲体内病毒通过以下途径进入胎儿体内,造成胎儿感染。

(1)出生前感染:经胎盘、子宫颈、子宫内膜、附件及绒毛膜炎感染胎儿,为宫内感染。

(2)出生时感染:在分娩过程中吸入生殖道中被 CMV 污染的污染物而感染。

(3)生后感染:CMV 引起感染,其中母乳中 CMV 感染是此途径的重要因素。

2.水平传播

出生后接触亲属、抚育人员或医务人员含有 CMV 体液所致的感染。

3.医源性感染

如输血、接触被 CMV 感染的医疗器械等。

二、临床表现及分型

1.先天性症状性 CMV 感染

系胎儿宫内感染所致,临床表现为多系统及多器官损伤的症状及体征,占宫内 CMV 感染

5%～10%。

(1)发育落后:以早产儿、低出生体重儿及小于胎龄儿为主要特征,生后可有发育迟缓。

(2)肝脏损害:以黄疸、肝脾大及肝功能损害为主要表现。

1)黄疸:可在生后 24 h 内、生理性黄疸期及生理性黄疸消退或减轻后出现,多表现为混合型高胆红素血症,以结合胆红素增高为主,且占总胆红素的 50% 以上。多于新生儿期或 3 月龄内消退,部分可至 3～6 个月龄消退,8 个月龄以上消退少见,与肝功能恢复时间基本一致。

2)肝大:90% 以上有肝大,多质地中等,与黄疸出现时间一致,肝大可在新生儿期或生后数月至数年恢复正常。

3)脾大:常与肝大并存,可在 1～17 个月间恢复,常较肝大恢复早。

4)肝功能损害:多伴有 ALT、AST 的轻至中度升高,少数严重者可有血清蛋白,尤其是血清前白蛋白降低。肝功能恢复与肝脏大小恢复基本一致。

(3)血液系统损害:多有轻-中度贫血,少数有血小板减少性紫癜。此外可有出血,尤以消化道出血常见,出血量多少不等。也可出现单核细胞增多症,血中出现异形淋巴细胞增多等。

(4)间质性肺炎:可无明显临床症状,仅行胸部 X 线检查时才发现。有症状者起病缓慢,出现发热、精神差、呼吸急促、发绀、咳嗽及肺部啰音等。

(5)中枢神经系统感染:胎儿早期感染,可致脑坏死、钙化、脑发育迟缓,至生后表现为小头畸形、惊厥、脑膜脑炎、神经性听力损害、肌张力障碍及智力发育落后等。

(6)其他:可有心肌炎、关节炎、膀胱炎、肾炎及视网膜脉络膜炎等。

(7)与先天畸形的关系:包括小腭弓、小眼、胃肠道畸形、先天性心脏病、肾脏畸形及脐疝等先天畸形,CMV 感染率较高,但均不能肯定由 CMV 感染引起。

2.新生儿出生时及出生后 CMV 感染

多表现为与先天性感染相似的黄疸、肝脾大、肝功能损害等,也可有间质性肺炎、心肌炎、关节炎及血液系统损害等。尚无导致听力损害、神经系统损害的报道,与先天畸形也无关。

三、实验室检查

1.病理学检查

(1)组织病理学检查:活检或尸解组织病理切片镜检发现核内包涵体有诊断价值,但阴性结果不能除外。免疫组化联接法阳性率较高。

(2)脱落细胞检查:唾液或尿中脱落细胞检查,改变与组织病理学检查改变一致,阳性者应与其他疱疹病毒感染鉴别。

2.病毒学检查

(1)病毒分离:从尿、唾液、脑脊液、乳汁及活检组织中分离 CMV 病毒。

(2)病毒抗原:利用单克隆和多克隆技术检测临床标本中的 CMV 抗原,如 IEA、EA、LA 及 pp65 抗原等。

(3)CMV-DNA:具有快速、重复性好、特异性强及敏感性高等优点,定量 PCR 法更为准确。阳性只能表明 CMV 感染,不能区分为产毒性或潜伏期感染。

(4)CMV-mRNA:阳性可确定为近期活动感染。

3.血清中抗体检测

(1)血清中 CMV-IgG 抗体:出生后 6 个月内在血清中查出 CMV-IgG 不能排除母亲抗体

的影响,从阴性转为阳性表明原发性感染,双份血清抗体滴度≥4倍增高,表明产毒性感染;在严重免疫缺陷者,可出现假阴性。多用于流行病学调查。

(2)血清中 CMV-IgM、IgA 抗体:均不能通过胎盘,在体内存留时间较短,为6～8周,故阳性可确定为近期活动感染,若同时 CMV-IgG 阴性,则表明为原发感染。脐血中检测出这两种抗体对诊断先天性 CMV 感染有价值。但新生儿和小婴儿产生 IgM 的能力较弱,可出现假阴性。

(3)CMV 早期抗原抗体:阳性可确定为新近 CMV 感染,脐血中阳性可诊断先天性感染。

四、诊断与鉴别诊断

1.诊断

新生儿尿液、唾液、血液和脑脊液样本中检测到 CMV-DNA 和 CMV-pp65 是诊断的金标准。

(1)CMV 感染

1)指具有实验室确诊证据,包括:①病毒分离阳性;②检测出病毒抗原;③检测出 CMV-mRNA 或 DNA;④血中 CMVIgM 抗体阳性。上述四项之一即可确诊 CMV 感染。

2)CMV 感染在新生儿出生后14 d 内证实,为宫内感染所致,即先天性感染;在出生后3～12周间证实,为围产期感染;生后12周后才发现感染为生后感染。

(2)CMV 病

1)确诊 CMV 病需有 CMV 感染的相关症状、体征及 CMV 感染实验室证据,并排除其他病因。受损超过2个或2个以上器官、系统为先天性症状性 CMV 病(CID)。仅集中损害某一器官或系统,称为某一器官、系统 CMV 病,如肝脏,则称之为 CMV 肝炎等。

2)新生儿如有以下情况提示有 CID 的可能性:黄疸、肝脾大、皮肤黏膜有出血点、周围血有异形淋巴细胞增多,但血清嗜异凝集反应阴性。

2.鉴别诊断

(1)先天性风疹病毒感染:在新生儿期难与 CMV 感染鉴别,两者均可出现紫癜、黄疸、小头畸形及听力受损等。若出现中心性白内障或先天性心脏病应与先天性风疹病毒感染鉴别。确诊需有风疹病毒分离阳性或风疹病毒 IgM 抗体或 IgG 抗体持续增高。

(2)先天性单纯疱疹病毒感染:常在生后7～14 d 发病,出生时罕见单纯疱疹病毒的临床表现,若有水疱并伴暴发性脑膜脑炎或肺炎则可与 CMV 感染鉴别。病毒分离及抗体检测可确诊。

五、治疗

由于 CMV 感染的普遍性和致病的复杂性以及病毒在体内不同寻常的潜伏及再活化方式,对不同感染状态是否给予抗病毒治疗尚有争议,对无症状的先天性 CMV 感染患儿的处理意见也不统一。

1.更昔洛韦(GCV)

(1)新生儿应用安全,耐受性良好,尤其对终末器官疾病的患儿疗效好,是治疗的首选药物。更昔洛韦只能抑制 CMV 病毒复制,而不能消除病毒,治疗后可使患儿尿中病毒排出减少,停药后又可恢复排病毒。

(2)应用指征:①有中枢神经系统累及的先天性症状性 CMV 感染;②有明显活动期症状

的 CMV 感染,如肺炎、肝炎、脑炎和视网膜脉络膜炎等。

(3)无症状的先天性 CMV 感染或轻症 CMV 病或生后感染者,其治疗尚有争议。对伴有神经系统症状的先天性 CMV 感染患儿,建议于出生后第 1 个月开始进行 6 周的静脉 GCV 治疗。

(4)更昔洛韦治疗的剂量和疗程尚不统一,原则是采用早期、高剂量、足疗程的个体化方案:每次 7.5 mg/kg,每 12 h 一次,疗程 6～12 周。国内目前多采用:先诱导治疗每次 7.5 mg/kg,每 12 h 一次,共 2 周;后维持每次 10 mg/kg,隔日一次,共 2～3 个月。

(5)不良反应主要为骨髓抑制,表现为中性粒细胞减少、血小板减少、贫血和肝肾毒性,一般减少药量或停药可逆转。如黄疸明显加重和肝功能恶化或血小板 $\leqslant 25 \times 10^9$/L、粒细胞 $\leqslant 0.5 \times 10^9$/L 或减少至用药前水平的 50% 应立即停药。一般在停药后 5～7 d 可恢复。

2.缬更昔洛韦(V-GCV)

缬更昔洛韦是更昔洛韦的口服前体药物,可在肠道内代谢,通过缬氨酸酯分解为 GCV,其口服生物利用度可达 40%～60%。但目前尚未批准用于治疗 CMV 感染。

3.其他

如膦甲酸和西多福韦等,但其对肾、骨骼和牙齿具有明显的毒性反应,且儿童用药的经验有限。

(董　宇)

第十一节　新生儿无乳链球菌感染

无乳链球菌属 β-溶血性链球菌,又称 B 族链球菌(group B streptococcus,GBS),革兰氏阳性双球菌。GBS 可正常寄居于阴道和直肠,为机会致病菌。孕妇带菌率为 10%～20%,约有 50% 在分娩过程中会传递给新生儿,其中 2%～3% 发病。

一、诊断

1 早发型(出生 7 d 内)

(1)传播方式:母婴传播,宫内感染或经 GBS 定植的阴道分娩。

(2)高危因素:母亲胎膜早破 $\geqslant 18$ h,产时发热,绒毛膜羊膜炎,产程延长,产程中产检 >6 次,孕妇 GBS 菌尿症。

(3)发病时间:可在生后不久发病,尤其是早产儿,在生后 6～12 h 发病,部分足月儿可以晚至 24 h 以后。

(4)临床表现:轻者可为无症状的菌血症。重者表现为肺炎、败血症和脑膜炎。宫内感染严重者可表现为出生时窒息、呼吸窘迫、持续性肺动脉高压、肺出血、休克、DIC 等。呼吸道症状明显包括青紫、呼吸暂停、呼吸急促、鼻翼扇动、三凹征等,有脑膜受累者可有惊厥、嗜睡、昏迷、拒奶、颅内压增高等。

2 晚发型(7 d～3 个月)

(1)传播方式:水平传播,母婴间、新生儿之间或新生儿与看护人间的接触感染。

(2)临床表现:脑膜炎、败血症和局部病灶。表现为发热、昏睡、呕吐及惊厥。其他可合并有骨髓炎、关节炎、蜂窝织炎、泌尿系统感染等。

3 辅助检查

(1)实验室检查

1)金标准:细菌培养阳性(血液、脑脊液、尿液、局部病灶),而皮肤和黏膜的阳性只表示带菌。凡疑有早发或晚发新生儿败血症者均应做脑脊液检查。

2)血常规:白细胞增多(出生 3 d 内 $>25\times10^9$/L,出生 3 d 后 $>20\times10^9$/L),白细胞减少($<5\times10^9$/L),或血小板减少。

3)C 反应蛋白、白介素-6、降钙素原升高。

4)脑脊液生化常规:并发化脓性脑膜炎时白细胞增高,糖降低,蛋白增高。

(2)物理检查

1)肺部影像学:胸部 X 线片表现为网状颗粒影、肺斑点浸润,少见胸膜渗出、肺水肿、心脏增大和肺血增多。或进行 CT 检查。

2)颅脑影像学:确定有无脑室管膜炎、硬膜下积液、脑脓肿、脑积水、脑软化等改变。MRI 优于 CT 及超声。

3)其他:泌尿系统超声等。

二、治疗

1 抗生素治疗

(1)首选药物:青霉素 25 万 ～45 万 U/(kg·d)。

(2)备选药物:氨苄西林 200～300 mg/(kg·d)。

(3)对青霉素或 β-内酰胺类抗生素过敏者,根据药敏结果选用克林霉素;但无药敏试验结果或对克林霉素耐药者,可选用万古霉素。

(4)疗程:败血症至少 10 d;脑膜炎 14～21 d;骨髓炎 28 d。

(5)复发:疗程同前。

2 其他治疗

(1)双倍换血。

(2)丙种球蛋白:有争议,对早发型、早产儿、有荚膜的微生物效果好。

(3)免疫调节剂:G-CSF、GM-CSF。

(4)对症支持治疗。

3 围产期预防及干预措施

(1)产前筛查:目前主张妊娠晚期(35～37 周)检测 GBS 感染,常用检测部位为阴道下 1/3 和直肠。阳性者予以预防性治疗;对有绒毛膜羊膜炎、胎膜早破时间较长、早产的母亲都应接受 GBS 预防性治疗。

(2)治疗方案

1)对所有孕妇于妊娠 35～37 周进行 GBS 筛查,筛查结果阳性者进行预防性治疗。另外,如果有上次新生儿感染史,本次妊娠有 GBS 菌尿,在妊娠 37 周之前分娩,也应该进行预防性治疗。对于 GBS 携带状态不清楚的孕妇,在以下情况下进行预防性治疗:产时体温≥38 ℃,破膜时间≥18 h。

2)对具有妊娠 37 周之前分娩、产时体温≥38 ℃、破膜时间≥18 h、上次新生儿感染史、本次妊娠有 GBS 菌尿的高危因素者不进行筛查,直接给予预防性治疗。

抗生素推荐用法:青霉素 G,首剂 500 万 U 静脉注射,继以 250 U 静脉注射,每 4 h 1 次,或氨苄西林负荷 2 g,静脉注射,继以 1 g,静脉注射,每 4 h 1 次直至分娩。对青霉素过敏者可用克林霉素 0.9 g,静脉注射,每 8 h 1 次;或红霉素 0.5 g,静脉注射,每 6 h 1 次。

(宋 丹)

第十二节 新生儿惊厥

新生儿惊厥(neonatal seizures)是新生儿中枢神经系统疾病或功能失常的一种临床表现,是新生儿期常见急症之一,常提示存在严重的原发病,需迅速地诊断和处理。惊厥在新生儿期尤其是出生后 1 周内的发生率很高,随着年龄的增加逐渐下降,国外报道足月儿中新生儿惊厥的发生率为 1‰～2‰,极低出生体重儿中为 5%～13%。新生儿惊厥的病因和发病机制复杂,临床发作形式也不同,其诊断和治疗大不一样,预后也明显不同。

一、病因

1.缺氧缺血性脑病

由围产期严重窒息引起,是足月儿惊厥发作最常见原因,占 50% 以上,典型的发病时间为出生后 24 h 内。

2.脑卒中

①颅内出血:足月儿多见缺氧和产伤引起蛛网膜下隙出血、脑实质出血或硬膜下、硬膜外出血,其中产伤性颅内出血多发生在体重较大的足月儿,常因胎位异常或头盆不称导致娩出困难,颅骨直接受压或不适当的牵引而致脑膜撕裂和血管破裂。早产儿因缺氧、酸中毒等原因易发生脑室周围-脑室内出血(PVH-IVH),后者是早产儿惊厥最常见的原因,主要是由于室管膜下胚胎生发基质尚未退化,具有丰富的毛细血管,对缺氧、酸中毒极为敏感,易出血。②新生儿脑梗死:以往认为其是新生儿惊厥的少见原因,但近年来的研究资料表明其是新生儿惊厥的常见原因,约占 12%,仅次于 HIE。PVH-IVH 的早产儿常伴发出血性静脉梗死而产生惊厥;Agpar 评分良好,在痉挛间期神志清楚的足月儿,惊厥可能是由于局部病灶引起,其中最常见的是大脑中动脉梗死。

3.中枢神经系统感染

见于各种病原体所致的脑膜炎、脑炎、脑脓肿、破伤风及 TORCH 感染等,以化脓性脑膜炎最常见。出生 1 周内发病者为产前或产时感染,而 1 周后发病者为生后感染。母亲孕期感染风疹、弓形虫、巨细胞病毒导致胎儿宫内感染性脑炎者,出生后即可出现惊厥。

4.代谢紊乱

①低血糖:多见于早产儿、小于胎龄儿、窒息新生儿及糖尿病母亲的患儿,多发生于生后 3 d 内;②低钙血症:生后 3 d 内发生者为早发型,生后 1～2 周发生者为迟发型,前者与低出生体重、窒息、母亲糖尿病等有关,后者多见于人工喂养的足月儿;③低镁血症:常与低钙血症并

存,临床上难以区分,低钙血症经钙剂治疗无效时需考虑;④高或低钠血症:在某些情况下会发生血钠浓度极高、极低而导致惊厥发作,如抗利尿激素分泌不当、Bartter 综合征或严重的脱水等;⑤高胆红素血症:早期新生儿重度高胆量代谢而出现神经系统症状;⑥抗利尿激素分泌异常综合征:易引起血钠浓度急剧变化而导致惊厥的发生。

5.先天遗传代谢病

先天遗传代谢病是遗传性生化代谢缺陷造成的疾病,当临床上惊厥原因不明,同时伴有顽固性低血糖、酸中毒、高氨血症等时需考虑。包括枫糖尿症、苯丙酮尿症、非酮症高甘氨酸血症、丙酸血症、甲基丙二酸血症、异戊酸血症、半乳糖血症、低磷酸酶血症、尿素循环障碍、维生素 B_6 依赖症、糖原病、神经节苷脂病、神经皮肤综合征等。

6.药物

①药物过量或中毒:如兴奋剂、氨茶碱、有机磷、异烟肼、局麻药等;②撤药综合征:孕母用镇静药、麻醉药、巴比妥类药物或阿片类药物,可通过胎盘进入胎儿体内,分娩后药物供应突然中断,常于生后 6 h 内发生惊厥,24～48 h 恢复正常。

7.先天性中枢神经系统畸形

先天性中枢神经系统畸形包括各种神经元的产生、分化、迁移障碍或髓鞘化异常,以无脑回、巨脑回和多小脑回多见。

8.良性家族性新生儿惊厥

良性家族性新生儿惊厥因基因突变导致惊厥,最常见钾通道 KCNQ2、KCNQ3 基因畸变,为常染色体显性遗传,据报道少数病例与 SCN2A 编码的钠通道功能障碍有关。通常发作于生后第 2～3 d,发作频繁,为自限性疾病,一般情况良好,87% 于数周至数月后自愈,13% 发展为癫痫。

9.良性(非家族性)新生儿惊厥

虽然发现一些病例脑脊液中锌含量很低,但确切的病因尚不知。

10.原因不明

5%～10% 归于此类。同一惊厥患儿可以有多种病因,如缺氧缺血性脑病可同时伴有低血钙、低血镁、低血钠、低血糖;败血症可以合并脑膜炎,又常伴有低血糖。

二、发病机制

当中枢神经系统神经元静息电位绝对值减小,和(或)其神经元发生过度去极化,使动作电位形成加速,引起大量神经元同步放电致惊厥发作,此为惊厥发生的病理生理基础。人体通过向细胞外泵出钠离子并回吸收钾离子维持静息电位,这一过程需要能量依赖的钠钾离子泵,故能够影响此过程的因素即惊厥发生的原因。①新生儿缺氧缺血和低血糖发生时,细胞能量供应障碍,该离子泵向细胞外泵出的钠离子减少,使细胞内所带负电荷减少,静息电位的绝对值减小,容易发生去极化;②血清低钙和(或)低镁时,会削弱钙和镁对神经细胞膜的钠转运抑制作用,造成钠过度内流,发生去极化;③神经细胞内外钾离子、钙离子、氯离子运动也会引起神经元兴奋性的改变,导致去极化。新生儿期惊厥发生率高,与早期特殊的脑发育特点有关。兴奋性神经递质受体 N-甲基-D-天门冬氨酸(NMDA)和 α-氨基羟甲基异恶唑丙酸(AMPA)表达高峰在生后 7～10 d,而抑制性神经递质受体生后 3 周才缓慢表达,此时兴奋性活动功能已较完善,这种新生儿期兴奋性神经递质和抑制性神经递质发育的不平衡,使新生儿特别是早产儿表现为兴奋性增高,较任何年龄阶段的儿童都更容易发生惊厥。此外,新生儿期神经递质活动的特殊性也对新生 DA 的两个亚单位 NR2B 和 NR2A 占的比例较成人不同,可延长兴奋性突触后电位持续的时间,新生儿缺乏 AMPA 的亚单位 GluR2,增加了神经元细胞膜对钙离子的通透性,容易导致静息电位的绝对值减小,易发生去极化。在脑发育的早期,黑质部分仅促惊厥的投射系统起作用,而对惊厥有抑制作用的投射系统尚未发育。以上早期脑发育的特点均易导致新生儿惊厥。新生儿大脑皮质发育不成熟:神经细胞的胞质与胞膜分化不全,树状突、髓鞘、突触的发育未完善、神经胶质与神经细胞间的正常联系未建立,故无论是在皮质各部位间,同一大脑半球内或两脑半球间,其异常电活动均具很大的局限性,不易向邻近部位传导,故极少有皮层发作,如精神运动性癫痫不易扩散至对侧半球引起同步放电,故全身强直性抽搐亦很少见。但大脑颞叶、间脑、脑干、边缘系统、海马、黑质、单核-吞噬细胞系统等皮质下结构发育相对较成熟,异常电活动兴奋邻近组织,皮质下结构对缺氧亦较敏感,使皮质下发作成为惊厥的常见类型,在各种病因刺激下,易导致临床上的皮质下发作如口颊部抽动等微小型惊厥。此外,惊厥的发生是加重脑损伤的重要因素。因为当惊厥发生时,为维持膜电位的平衡,各个离子泵的利用率大大增加,故惊厥本身就是一个能量迅速消耗的过程,且惊厥发作时通常伴有低通气或呼吸暂停,会加重脑和整个机体缺氧,引起多个能量代谢环节的严重异常。另外,兴奋性神经递质的堆积,直接导致神经元的坏死以及脑血流调节障碍,引起脑出血或出血性脑梗死亦是重要原因。

三、临床表现

新生儿惊厥发生率高于任何年龄组,临床表现常不典型,与正常活动不易区分,其表现形式和脑电图改变亦与成人和儿童有很大差别,因而其发作类型不宜按成人或儿童的癫痫类型分类。目前常用 Volpe 分类法,将新生儿惊厥发作分为微小发作、阵挛发作、强直发作和肌阵挛发作。除微小发作外,后三种类型又进一步分为局灶性、多灶性和全身性。局灶性发作仅累及身体的某一局部,多灶性发作涉及一个以上部位,不同步,常常游走;全身性发作时双侧广泛同步,不游走。

1. 微小发作

微小发作是新生儿惊厥中最常见的类型,见于足月儿和早产儿,表现为:①面-口-舌异常运动:皱眉、面肌抽动、咀嚼、吸吮、伸舌、吞咽、打哈欠;②眼部异常运动:凝视、斜视、眨眼运动、眼球震颤;③四肢异常运动:单一肢体震颤,固定在某一姿势或四肢踩踏板或划船样运动;④自主神经性发作:呼吸暂停、屏气、呼吸增强、心率增快、出汗、流涎、阵发性面红或苍白,常伴随微小型惊厥发作。

2. 阵挛发作

表现为一组肌肉的节律性运动。根据阵挛累及的部位和范围分为局灶性和多灶性阵挛发作。①局灶性阵挛型:以一个肌肉群的局限性痉挛为特征,常见于单个肢体或一侧面部,无定位意义,多不伴意识丧失。常提示局部脑损伤如出血、梗死、蛛网膜下隙出血及代谢异常等。脑电图表现为局灶性尖、棘波。②多灶性阵挛型:其特征为多个肢体或多个部位小振幅,频率1~4 次/秒的肌肉痉挛,可由一侧转到另一侧肢体,常为游走性,多伴意识丧失。本型多见于缺氧缺血性脑病、颅内出血和感染患儿。脑电图表现各次发作起源不同,至少有两个或更多独立的起源点,为多灶性尖波或慢节律电波由皮质的一个区游走到另一个区。全面阵挛发作为广泛性双侧对称同步的阵挛运动,很少见于新生儿。

3.强直发作

类似去大脑强直,或双下肢强直而双上肢屈曲,类似去皮质强直,常伴有眼球偏移和呼吸暂停,除破伤风外,一般意识丧失。常见于早产儿脑室内出血、破伤风、核黄疸等。局灶性强直发作表现为肢体维持在某种姿势,或躯干和(或)颈部不对称姿势。

4.肌阵挛发作

以单个或多个肢体一次或多次快速屈曲性抽搐,上肢比下肢明显。脑电图表现为暴发抑制,常提示存在明显的脑损害。局灶和多灶性发作与 EEG 多不一致,全身性发作多与 EEG 一致。HIE 新生儿出现肌阵挛时,常提示脑干受损。不伴脑电图放电的肌阵挛发作多出现在睡眠期,属于良性新生儿睡眠肌阵挛。

5.惊厥综合征

部分新生儿惊厥由某特定的病因引起并表现出共同的临床特征,称为惊厥综合征。目前国际分类中收录的新生儿期惊厥综合征包括良性新生儿惊厥、良性新生儿家族性惊厥、大田原综合征和早期肌阵挛脑病。上述各种类型中,以微小型多见(占惊厥发作的 50%),其次为多灶性阵挛发作。

四、诊断

新生儿惊厥的诊断必须明确是否为惊厥发作,惊厥发作类型,惊厥发作对脑有无影响,病因诊断十分重要,是进行特殊治疗和估计预后的关键,有时几种病因并存,必须注意。

1.病史和体检

了解孕母健康情况及用药史,癫痫家族史,排除先天性、遗传性、药物性惊厥,了解围产期情况以判断围产因素之惊厥。了解惊厥发作时间:惊厥发作有两个高峰,生后 3 d 内发作者多为围产期并发症及代谢因素,生后 1~2 周发作者多为感染性疾病。注意惊厥类型(与病因有关)、精神意识(反映脑损害程度)、头围大小、肌张力变化、瞳孔大小、黄疸程度、颅内压增高征等,均有助诊断。

2.常规检查

常规检查包括血常规、电解质、血生化、血气等,必要时完善脑脊液检查。

3.遗传代谢病筛查

遗传代谢病筛查包括血、尿氨基酸和有机酸代谢筛查等。

4.神经系统影像学检查

神经系统影像学检查包括颅脑超声、脑 CT 和 MRI 检查。颅脑超声是检查早产儿颅脑情况最主要的影像学方法,可发现颅内出血、脑积水以及缺血性损伤等情况,可在床旁检查,并可于短期内动态随访观察。脑 CT 能发现颅内出血、钙化、较明显的畸形,CT 因其于新生儿的高辐射性损伤需引起高度重视。MRI 分辨率最高,有助于发现先天性脑发育畸形等病变。

5.脑电图(EEG)

脑电图(EEG)虽对病因诊断意义不大,却是确诊新生儿惊厥发作最重要的依据,对减少惊厥漏诊及判断预后有一定价值。常规 EEG 检查,扫描时间短,阳性率低;动态 EEG 虽提高了阳性检出率,但伪迹太多,假阳性率高;录像(视频)脑电图(video-EEG,VEEG),避免了上述两种 EEG 的缺点,采用盘状电极,易于操作固定,可较长时间地将发作时的录像图像和同步记录的脑电信号整合到同一屏幕上,有利于直观地分析发作性质和类型,从而大大促进对本症的认识,亦纠正了过去单靠临床诊断所发生的假阳性或假阴电发作、临床发作三种,后两种又称电-临床分离。

(1)电临床发作(electroclinical seizures):即在临床发作的同时伴有同步的异常电活动,惊厥常起源于颞区,每次发作均起源于同一部位,应注意有否局灶性或一侧性结构性脑损伤;如为多灶起源的发作,常提示有弥漫性脑损伤。多见于局灶性痉挛型,占 21%~30%。患儿临床发作大多历时短暂,持续 2~3 min,如持续≥30 min,则属癫痫持续状态。

(2)电发作(electric seizures):指突然出现刻板重复的癫痫样放电,持续至少 10 s 以上,但没有相应的临床表现,故临床无法诊断。80%的电发作不伴临床发作,但可导致脑损害,因而识别电发作对治疗和预后都有重要意义。

(3)临床发作:国外报道 2/3 的新生儿惊厥不伴痫性放电。此现象多见于微小发作型及强直型(25%),多提示有弥漫性脑损伤。临床发作时 VEEG 未能检出痫性放电的原因为:①技术条件的限制;②大脑放电灶过深、太小或放电频率太低,头皮电极无法记录到;③严重脑损伤造成高级皮层功能抑制;④发育中的"脑干释放现象"。新生儿很少见到惊厥持续状态,但近年来国外用脑电图多图像示波记录仪进行连续监测,可同时记录到大脑异常放电和惊厥动作,发现约有 2/3 患儿惊厥发作时不伴大脑癫痫波,或 EEG 呈癫痫持续状态而无惊厥发作,从而大大减少惊厥漏诊率。新生儿 EEG 与其他年龄组不同,正常就有尖波、棘波,但是这种放电是随机发放非局灶性的,不传播,不伴有电压抑制。新生儿惊厥发作的脑电图主要有以下两个特点:①放电短暂,持续时间小于 2 min;②多为局灶性放电,容易定位,不易扩散,主要来自颞叶和中央区,其次是枕叶,额叶放电相对少见。动是评价预后的最可靠指标。新生儿惊厥的脑电背景分为轻、中、重度,轻到中度的异常为背景活动成熟延迟和局灶或持续普遍性电压降低;重度异常是背景活动明显不连续、严重低电压、暴发抑制、脑电静息。一般来说,轻、中度异常的新生儿预后较好,而重度异常的预后很差,死亡率高,存活者多遗留严重的神经后遗症。

6.振幅整合脑电图(aEEG)

近年来,振幅整合脑电图越来越多地应用于新生儿惊厥的初步筛查、持续监测、治疗效果以及预后的评价。aEEG 是通过其放置的电极部位(通常是两个检测电极 C_3、C_4-左中央、右中央或 P_3、P_4-左顶部、右顶部电极和一个接地电极构成)形成的原始脑电图的振幅整合压缩而来,可以监测对象脑活动的背景电压、振幅、睡眠周期,同时结合该部位的原始脑电图来检测异常放电评估预后。由于只需要放置两个电极,结果阅读相对简单,较传统脑电图使用方便,易掌握,易于长程监测的应用。具体诊断可按下列步骤进行。

五、鉴别诊断

1.新生儿颤抖

为大幅度、高频率、有节奏的活动,不伴异常眼或口-颊运动,紧握该肢体可使其停止,也可刺激而诱发。而惊厥为无节奏抽动,幅度大小不一,低频率,不受刺激或屈曲肢体影响,常伴有异常眼或口-颊运动。

2.间歇呼吸与非惊厥性呼吸暂停

多见于早产儿,与脑干呼吸中枢发育不成熟有关,常伴有心动过缓,不伴其他发作症状。而新生儿惊厥性呼吸暂停一般不伴有心动过缓,常有面部青紫。

3.活动睡眠期(REM)

运动新生儿在活动睡眠期常有眼部颤动、短暂呼吸暂停、有节奏抽动、面部怪相、微笑、身体扭动等,但清醒后即消失。

4.良性新生儿睡眠性肌阵挛

多发生于生后第一周,表现为仅在睡眠时,特别是在安静睡眠(非快动眼睡眠)时出现的双侧同步的节律性肌阵挛发作,主要累及前臂和手,也可累及足、面部、躯干或腹部肌肉。外界刺激可诱发,唤醒后发作即停止。发作期 EEG 无异常放电,EEG 背景亦正常。

5.新生儿惊跳反应

新生儿惊跳反应是由外界视觉、听觉、动作的刺激引起的双侧粗大肌阵挛性抽动,类似过度的拥抱反射,可见于正常新生儿,亦可见于伴有静止性或进行性脑病的患儿,但与癫痫性肌阵挛或痉挛发作不同,后者多为自发性出现,脑电图有相应的癫痫样放电。如上所述,新生儿非癫痫样发作事件较惊厥发作具有以下的特点:对于外界刺激有易感性;可被动干预抑制;常不伴有自主神经系统的功能异常,如心动过速、血压升高、皮肤血管舒缩、瞳孔变化、流涎等。

六、治疗

1.一般治疗

首先要确定患儿有无充分的氧合、有效的组织灌注,根据病情需要给予保持呼吸道通畅、吸氧、补充能量及液体入量、维持内环境稳定,密切监测呼吸、心率、血压、血氧饱和度等生命体征及患儿的抽搐发作情况。窒息、颅内出血常伴脑水肿,应限制液体为 $50\sim70$ mL/(kg・d),供氧,使用脱水剂 20% 甘露醇 0.5 g/kg,30 min 内静脉滴注,并使用利尿剂呋塞米 $1\sim2$ mg/kg静脉注射,争取于 48 h 内降低颅内压。

2.病因治疗

惊厥可引起新生儿严重换气不良和呼吸暂停,导致低氧血症和高碳酸血症;引起血压升高致脑血流增加,糖酵解增加使乳酸堆积及能量消耗增加,以上各因素均可导致脑损害。故对新生儿惊厥,应迅速作出病因诊断并给予特异治疗,这比抗惊厥治疗还重要。病因治疗依原发病而异,有些病因一经消除,惊厥即停止而不必用止惊药。

(1)低血糖:10%葡萄糖 2 mL/kg 静脉注射后,随后继续滴入 10%葡萄糖 4 mL/(kg・h)维持。

(2)低血钙:10%葡萄糖酸钙 2 mL/kg 加等量葡萄糖稀释后缓慢静脉注射。25%硫酸镁 $0.2\sim0.4$ mL/kg 肌内注射或 2.5%硫酸镁 $2\sim4$ mL/kg 静脉注射,速度<1 mL/min。

(4)维生素 B_6 缺乏症:维生素 B_6 $50\sim100$mg 静脉注射。

(5)其他:针对不同病因给予相应治疗,如有感染者抗感染治疗,红细胞增多症者部分换血。

3.控制惊厥

临床发作伴脑电图异常者,对止惊剂反应良好,预后亦较好,而不伴脑电图改变者,常需用较大量止痉剂且预后较差。临床惊厥发作不明显,仅有脑电图异常者,是否立即予抗惊厥治疗,尚有争论。目前普遍以苯巴比妥作为新生儿一线抗惊厥药物,必要时使用苯妥英钠、苯二氮䓬类药物或其他抗惊厥药物。

(1)苯巴比妥:除有镇静作用外,对缺氧缺血性脑病尚有保护脑细胞作用,静脉注射可迅速达到有效血药浓度,半衰期长,疗效稳定确切,不良反应少,为首选药物。负荷剂量为20～30 mg/kg,有效血药浓度为 20 mg/L,一般首次 10～15 mg/kg,以 0.5 mg/(kg·min)的速度静脉注射,如未止惊,每隔 10～15 min 再用 5 mg/kg,直至惊厥停止,总量不超过40 mg/kg。12 h 后用维持量3～5 mg/(kg·d),分 2 次静脉注射、肌内注射或口服,如使用2 周以上,应根据血药浓度重新调整剂量。对缺氧缺血性脑病之惊厥,治疗剂量可偏大,维持量需用至神经症状完全消失,EEG 恢复正常才停药。如果累积量达 30 mg/kg 仍未止惊,可改用苯妥英钠。

(2)苯妥英钠:负荷量为 20 mg/kg,有效血药浓度为 10～20 mg/L。一般首次 10 mg/kg,以 1.0 mg/(kg·min)速度静脉注射,如未止惊,每隔 10～15 min 再用 5 mg/kg,止惊后维持量为 3～5 mg/(kg·d),分 2 次静脉注射,如累积量达 20 mg/kg 仍无效,改用地西泮。

(3)苯二氮䓬类:用于对苯巴比妥及苯妥英钠无效的惊厥。主要通过增加抑制性神经递质 γ-氨基丁酸(GABA)的作用,对脑神经传导物质起抑制作用,从而抑制中枢神经系统包括边缘叶和网状结构。地西泮是常用的临时止惊药,起效快,半衰期短,每次 0.3～0.5 mg/kg 静脉注射,经 15～20 min 可重复给药。咪达唑仑同样起效快,半衰期短,常用于惊厥持续状态或频繁反复的惊厥发作的维持治疗。初始予 0.1～0.3 mg/kg 的负荷量静脉注射后应用1 μg/(kg·min)维持,若不起效,间隔 15 min 后增加 1 μg/(kg·min),最大量不超过 81 μg/(kg·min),持续用药 24 h 后逐渐减量。注意与苯巴比妥合用可增加对呼吸的抑制,需严密监测呼吸。

(4)左乙拉西坦:作用机制不明,但因其口服给药方便、吸收快、代谢快、不良反应小,且与其他抗惊厥药无相互作用,已被越来越多地应用于新生儿惊厥的联合治疗。Hmaimess 等人研究中的初始剂量为 10 mg/kg,逐渐加至 30 mg/kg,控制抽搐发作的效果明显。

(5)托吡酯:抗惊厥机制是阻断钠离子通道,兴奋 GABA,阻断 NMDA。是一种广谱的抗惊厥药物,因其在缺氧缺血性脑损伤的动物模型中表现出的神经保护作用,成为新生儿惊厥治疗的研究热点。目前推荐剂量为 2～10 mg/kg。

(6)丙戊酸钠:该药是广谱止惊药物之一。

(7)外科治疗:随着麻醉和手术水平的提高,如大脑半球切除术、胼胝体切开术等内科治疗无法控制的惊厥具有广泛的应用前景。使用止惊厥药,要监测血药浓度,如无监测手段,用药后应密切观察,以惊厥停止,患儿安静入睡、呼吸心跳平稳、掌指弯曲有一定张力为度。是否需用维持量或维持用药期限,视病因消除或惊厥控制情况而定,一般用至最后一次惊厥发作后1～2 个月即可停药。新生儿惊厥后继发癫痫,常有 5 个月至数年的潜伏期,此段时间不必预防用药。但对Ⅳ级的脑室内出血且于新生儿期有惊厥发作者,拟抗癫痫治疗至少 1 年,然后逐渐减量停药。

(宋 丹)

第十三节 新生儿缺氧缺血性脑病

新生儿缺氧缺血性脑病(hypoxic-ischemic encephalopathy,HIE)是由围产期窒息引起的脑损伤。虽然目前一些监测技术有很大发展,胎儿新生儿学有不少进步,但 HIE 的发生率在发达国家仍在(1~6)/1000 活产婴,在发展中国家则更高,特别是其病死率及远期致残率仍很严重。轻度者绝大多数于数小时或数天后逐步恢复,过去认为预后尚可,但长期随访发现,出生时曾经历过复苏的新生儿,部分至学龄期有可能是较低智商或认知障碍儿;中度者预后不良占 20%~50%,重度者常于 12 h 内中枢神经症状明显加重,或在新生儿早期即死亡,或产生永久性脑功能损害如智力低下、癫痫和脑性瘫痪及认知缺陷等。在治疗上,国内外较一致的共识是:迅速维持机体内环境的稳定,中、重度 HIE 尽早开始亚低温治疗,治疗干预时间窗在 6 h 以内。其他治疗方法多尚在研究中。总之,在出生前后尽可能迅速作出诊断,及时采取合适的措施,对改善预后、减少后遗症有重要意义。

一、病因

1. 缺氧

围产期窒息是主要原因,尤其是重度窒息常并发 HIE。研究发现,Apgar 评分在 3 分以下发生 HIE 明显多于 Apgar 评分在 4~7 分者,低 Apgar 评分时间越长,危险性越大。如 5 min 评分为 0~3 分,第一年死亡为 8%,发生脑性瘫痪占 1%,如评分为 0~3 分持续 20 min,则第一年死亡为 59%,脑性瘫痪发生率上升至 57%。Volpe 报道,HIE 病因产前因素占 20%,产后因素(严重持续胎儿循环、严重反复呼吸停顿、继发于大动脉导管未闭症的心力衰竭、其他先天性心脏病及严重肺疾病)约占 10%,绝大部分是在产程中或由于产前因素(如母患糖尿病、先兆子痫、胎盘血管病变、宫内生长受限、双胎等)使分娩过程胎盘血流受影响而导致产程中缺氧缺血。

2. 缺血缺氧

新生儿缺氧缺血性脑病可引致脑缺血。心脏停搏或重度的心动过缓、心力衰竭、败血症及休克等均可引致脑缺血。此外,HIE 还可以由其他因素引起,如感染、先天性心脑疾病等。脑发育差或发育受损可能是潜在的危险因素。

二、病理生理

HIE 发病机制十分复杂,有些机制尚不十分清楚。目前主要观点如下。

1. 脑血流的改变

围产期窒息初期,出现代偿性全身血液重新分配,为保证心、脑及肾上腺的血液供应,肝、肾、肺、肠胃等器官血液供应减少,此时脑血流量尚属正常。如缺氧(血液中氧含量少)持续,一方面心脏缺氧而功能受损,心搏出量减少,继而血压下降,因此脑血管灌注压及脑血流量均降低;另一方面,新生儿脑血流自动调节较成人差,自动调节范围比成人窄,如缺氧持续,脑血流自动调节功能丧而改变,当血压高时,脑血流灌注过高可致颅内血管破裂而出血;当血压下降,脑血流灌注减少。以上两个因素导致脑缺氧缺血性损伤。

2. 能量衰竭与神经元细胞死亡

早年认为缺氧引致脑细胞死亡完全是由于无氧糖酵解,使高能磷酸盐的产生显著下降,因而细胞的完整性不能维持。经过数十年的研究,已明确能量衰竭和脑细胞死亡分两阶段:原发性和继发性。脑细胞死亡又分坏死和凋亡两种形式。

(1)原发性能量衰竭和神经元细胞死亡:神经元死亡是发生在缺氧缺血时。由于缺氧缺血,细胞内氧化代谢障碍,葡萄糖无氧酵解,ATP 形成减少,仅为正常的 1/19,钠-钾泵功能被破坏,钠内流,氯及水内流,致细胞毒性水肿,细胞死亡。早期细胞死亡为坏死。坏死是外因所致,线粒体损伤,细胞被破坏,局部有炎症反应表现。

(2)继发性能量衰竭和神经元细胞死亡:现已知道,绝大多数神经元细胞死亡是发生在缺氧缺血数小时甚至数天之后。首先是再灌注损伤。复苏使受损组织再灌注和增加氧合,会带动一系列不正常的生化过程,导致一些代谢物(乳酸、CO_2)的堆积,最后引致脑血流量进一步降低。缺氧缺血损伤过程,血小板活化因子(PAF)合成,使中性粒细胞活化,促使血小板聚合,增加血管通透性,结果引致血管源性脑水肿。由于钠-钾泵功能障碍,细胞膜去极化,兴奋性氨基酸释放增加而回摄减少,致兴奋性氨基酸增多,激活 N-甲基-D-天门冬氨酸盐(NMDA)、α-氨基-3-羟-5-甲基-4-异恶唑丙酸(AMPA)及红藻氨酸盐(KA)等氨基酸受体,导致过多钙内流。神经元细胞内钙增加,激活脂酶,又作用在一氧化氮合成酶(NOS),同时使线粒体功能障碍。脂酶由于再灌注损伤,在环氧化酶(cyclooxygenase,COX)及脂氧化酶(lipoxygenase,LOX)参与下,促使自由基生成。一氧化氮合成酶(NOS)及功能障碍的线粒体也助长自由基的产生。以上变化,最终导致不可逆的神经元细胞死亡。这是迟发性的细胞死亡,主要是细胞凋亡(可同时有少量坏死)。细胞凋亡是由遗传因子调节,但细胞膜保持完整,细胞收缩,最后为巨噬细胞吞噬,无炎症反应表现。值得注意的是,NMDA 和 AMPA 的呈现常存在选择性神经元损伤,特别是基底节为明显。细胞膜去极化致钙内流增加,钙内流增加又可致兴奋性氨基酸释放,兴奋性氨基酸毒性增加,加重细胞膜去极化,造成恶性循环。

3.治疗干预时间窗

如上所述,缺氧缺血性脑损伤的病理生理,第一阶段是原发性能量衰竭,有少量神经元细胞坏死死亡。经复苏,脑代谢一过性恢复之后,接着是继发性能量衰竭,如无特殊处理,由于再灌注损伤,此阶段变化比原发性损伤更为严重,此时患儿情况变差,其特点是脑水肿及大量神经元细胞凋亡。两次能量衰竭之间相隔 6~72 h,这就是治疗干预的时间窗,所以治疗干预必须在损伤 6 h 以内。

缺氧缺血脑损伤是一个进展过程,最后的神经损伤程度一方面决定于最初受损伤的范围、性质的严重性及持续时间,另一方面与三个已造成的损伤即能量衰竭、再灌注损伤及细胞凋亡的程度亦有关。缺氧缺血为不完全性(逐渐发生)抑或为完全性(突然发生),所致的损伤类型也不同。影响预后的其他因素,包括大脑的营养状态、严重的宫内生长受限以及抽搐的次数及严重性等。由于无法对人类大脑进行活体研究,目前许多研究成果来源于动物实验,所以新生儿缺氧缺血性脑损伤的确切机制至今尚未完全了解,但随着分子生物学的发展,从分子水平继续对胎儿或新生儿鼠、羊、猪和狒狒等的脑损伤模型进一步研究,加上尖端成像技术的临床监测,将为缺氧缺血性脑病防治带来新的希望。

三、病理

1.脑水肿

脑水肿是早期主要的病变,包括细胞毒性水肿和血管源性水肿。

2.大脑矢状旁区损伤

大脑矢状旁区损伤多见于足月儿,又叫"分水岭梗死"。

3.选择性神经元死亡(坏死及凋亡)及梗死

足月儿主要病变在大脑皮质(层状坏死)、海马、基底节、丘脑和小脑,严重病例可见脑干坏死。后期为脑软化、孔洞脑,最终脑萎缩。

4.早产儿

主要表现为脑室周围白质软化。

5.出血

足月儿以蛛网膜下隙、硬膜下脑实质出血多见。早产儿以室管膜下及脑室内出血多见。

四、临床表现

1.意识障碍

视病情轻重表现为激惹、过度兴奋、反应迟钝、嗜睡或昏迷等。

2.肌张力改变

早期肌张力可增加,重症常见减弱或松软。

3.原始反射异常

拥抱反射活跃、减弱或消失,吸吮反射减弱或消失。

4.惊厥

中度以上通常有惊厥,常在生后 24 h 内出现。可以是明显的肢体抽动或只是面部肌肉抽搐或吸吮动作异常或出现呼吸暂停。

5.颅内高压

通常在生后 4～12 h 逐渐明显,如前囟隆起、张力增加。可用手指感到头颅骨缝裂开,头围增大。严重病例在生后 1 h 即可有颅高压表现,CT 表现普遍性脑水肿。

6.重症

有脑干功能障碍,如瞳孔改变、眼球震颤和呼吸节律不整等。

五、诊断

1.诊断标准(按 2004 年 11 月长沙修订的诊断标准及一些参考意见)

(1)临床表现:是诊断 HIE 的主要依据,同时具备以下 4 条者可确诊,第 4 条暂时不能确定者可作为拟诊病例。

1)有明确的可导致胎儿宫内窘迫的异常产科病史,以及严重的胎儿宫内窘迫表现[胎心＜100 次/分钟,持续 5 min 以上;和(或)羊水Ⅲ度污染],或者在分娩过程中有明显窒息史,要了解母亲病史、妊娠史和家族史。注意分娩前及分娩期间胎心改变,胎心减慢、变异或消失有助界定宫内发生缺氧的时间。

2)出生时有中、重度窒息,指 Apgar 评分 1 min≤3 分,并延续至 5 min 时仍≤5 分,和(或)出生时脐动脉血气 pH≤7.00,故注意监测脐动脉血或生后 1 h 内的血气分析。

3)出生后不久出现神经系统症状,并持续至 24 h 以上,如意识改变(过度兴奋、嗜睡、昏迷)、肌张力改变(增高或减弱)、原始反射异常(吸吮、拥抱反射减弱或消失),病重时可有惊厥、脑干征(呼吸节律改变、瞳孔改变、对光反应迟钝或消失)和前囟张力增高。可应用 Amiel-Tison 1 周内神经运动评估法或新生儿行为神经测定(neonatal behavioral neurological assessment,NBNA)进行检查,注意出现神经系统症状出现的时间以及其严重程度。

4)排除电解质紊乱、颅内出血和产伤等原因引起的抽搐,以及宫内感染、遗传代谢性疾病和其他先天性疾病所引起的脑损伤。

(2)辅助检查:可协助临床了解 HIE 时脑功能和结构的变化及明确 HIE 的神经病理类型,有助于病情的判断,作为估计预后的参考。

1)脑电图:在生后 1 周内检查。表现为脑电活动延迟(落后于实际胎龄)、异常放电、缺乏变异、背景活动异常(以低电压和暴发抑制为主)等。有条件时,可在出生早期进行振幅整合脑电图(aEEG)连续监测,可监测可疑或轻度足月儿 HIE 的病情改变,有助评估早期 HIE 的严重程度,与常规脑电图相比,具有经济、简便、有效和可连续监测等优点。

2)B 超:头颅 B 超可在生后第一天开始检查,有助于了解脑水肿、脑室内出血、基底核、丘脑损伤和脑动脉梗死等 HIE 的病变类型。脑水肿时可见脑实质不同程度的回声增强,结构模糊,脑室变窄或消失,严重时脑动脉搏动减弱;基底核和丘脑损伤时显示为双侧对称性强回声;脑梗死早期表现为相应动脉供血区呈强回声,数周后梗死部位可出现脑萎缩及低回声囊腔。B 超具有可床旁动态检查、无放射线损害、费用低廉等优点。但需有经验者操作。

3)CT:待患儿生命体征稳定后检查,一般以生后 4~7 d 为宜。脑水肿时,可见脑实质呈弥漫性低密度影伴脑室变窄;基底核和丘脑损伤时呈双侧对称性高密度影;脑梗死表现为相应供血区呈低密度影。有病变者经 3~4 周宜复查。要排除与新生儿脑发育过程有关的正常低密度现象。CT 图像清晰,价格适中。但不能做床旁检查,且有一定量的放射线。

4)MRI:对 HIE 病变性质与程度评价方面优于 CT,对矢状旁区和基底核损伤的诊断尤为敏感,有条件时可进行检查。常规采用 T_1WI,脑水肿时可见脑实质呈弥漫性高信号伴脑室变窄;基底核和丘脑损伤时呈双侧对称性高信号;脑梗死表现为相应动脉供血区呈低信号;矢状旁区损伤时皮质呈高信号、皮质下白质呈低信号。弥散成像(DWI)所需时间短,对缺血脑组织的诊断更敏感,病灶在生后第一天即可显示为高信号。MRI 可多轴面成像、分辨率高、无放射线损害。检查时要求患儿镇静,如患儿活动则影像模糊,必要时要先用镇静剂(如水合氯醛);另患儿正在应用的仪器要求不能与 MRI 抵触。此外,检查所需时间长、噪声大、检查费用高。

(3)临床分度:HIE 的神经症状在出生后是变化的,症状可逐渐加重,一般于 72 h 达高峰,随后逐渐好转,严重者病情可恶化。临床应对出生 3 d 内的新生儿神经症状进行仔细的动态观察,并给予分度。

2.辅助检查新技术

(1)振幅整合脑电图(amplitude integrated electroencephalography,aEEG)采用电极少,脑电信号来自双顶骨 2 个电极或额、双顶部 3 个电极或双额、双顶 4 个电极。通过振幅压缩和整合,描记在走速为 6 cm/h 的纸上,由于走速慢,相邻波会叠加、整合。aEEG 操作简易,容易掌握,可连续床旁监测脑功能,出生后 1 h 可做 aEEG,是早期诊断 HIE 最好的方法,可早期发现中、重度 HIE,并能预测预后。近年来国外使用 aEEG 越来越多。aEEG 的分析:根据脑电活动振幅波谱带上下边界进行评定。正常:上边界>10 μV,下边界>5 μV;中度异常:上边界>10 μV,下边界<5 μV;重度异常:上边界<10 μV,下边界<5 μV。国外常用 aEEG 监测抽搐的发生及抗抽搐药的效果,患儿抽搐时 aEEG 表现为尖棘波,随后出现抑制。如 aEEG 表现为"振幅重度异常"如"平坦"或"暴发抑制",提示患儿为中、重度 HIE 以及远期预后不良。

aEEG 的优点之一是易学,值班的医生、护士都可即时床旁读图,于生后数小时内便可发现惊厥的图形。但是,aEEG 并不等同于惊厥或抽搐监测仪,因为它不能识别局灶的、低振幅的或快速变化的异常波谱;亦有报告指出,早期 aEEG 不一定能即时反映不良预后。

(2)磁共振频谱(magnetic resonance spectroscopy,MRS):磁共振最初于 1946 年有报告,磁共振成像(MRI)和磁共振频谱(MRS)是其中两个主要应用领域。MRI 发展很快,应用 MRS 的研究始于 20 世纪 70 年代,这是一项无创性检查,近年来 MRS 已被证明是早期诊断 HIE 的重要检测方法。临床上常在结束亚低温治疗复温后,即在出生后一周内检查 MRI 和 MRS,在 MRI 扫描完成后,不用搬动患儿,不用更换线圈,接下来用较短时间即可完成频谱检查。MRS 可以对活体探测大脑组织内一些代谢物的浓度,例如 N-乙酰天门冬氨酸(NAA)、胆碱(Cho)、肌酸(Cr)及乳酸(Lac)等,还可持续监测细胞内 pH。MRS 可测定在脑内的含磷代谢物的相对浓度,在围产期窒息时,磷酸肌酐下降,无机磷酸盐上升以及三磷酸腺苷(ATP)下降。最近报告,在生后的数天内,乳酸含量升高与 NAA 含量下降的幅度,与脑损伤的严重程度以及不良预后直接相关。乳酸含量升高于 24 h 内而 NAA 含量下降于 48 h 后可以被测出。

六、治疗

严密、连续的监护和监测十分重要,包括持续监测核心温度,防止高热(放在辐射加热台上,但要关闭电源),因为体温升高会导致预后不良增加;还要监测神经系统症状、血气、血生化以及持续 aEEG/EEG(有条件的单位),以便及时纠正体内环境紊乱和改善预后。

1. 维持良好的通气和换气

低氧血症和高碳酸血症均使大脑血管自动调节遭破坏,加重"压力被动性脑循环"。高氧血症与 HIE 不良预后有明显相关性,低碳酸血症可致脑血管收缩,加重脑缺血、缺氧。所以,良好的通气和换气有助维持血气和 pH 在正常范围,既可改善脑氧供应,又可改善脑血液循环。

2. 维持正常的脑血流灌注

要维持正常的脑血流灌注,维持血压在正常范围十分重要,因在"压力被动性脑循环"情况下,低血压时脑血流灌注显著不足,会继续加重脑缺血。血压较低时需进行超声心动图检查,以了解心脏的收缩功能及心排血量。如心脏收缩功能正常而血容量不足,应给予 0.9% 盐水 $10\sim20$ mL/kg 静脉输注。如低血容量伴贫血要考虑输血。血压低时如心脏收缩功能降低又无血容量不足,则考虑给予增强心肌收缩力的药物,可用多巴胺 $2\sim20$ μg/(kg·min),如效果不佳,可加多巴酚酊胺 $2\sim20$ μg/(kg·min),要维持收缩压在正常范围。注意血压过高易致脑出血。

3. 补充葡萄糖

纠正高/低血糖十分重要,因为低血糖影响脑细胞能量供应,高血糖可引起高渗性颅内出血和血乳酸堆积,所以从出生起要监测血糖,维持血糖在 $4.2\sim5.6$ mmol/L 水平。静脉输入葡萄糖浓度一般为 $6\sim8$ mg/(kg·min)。同时注意补充每天热量的需要。

4. 控制脑水肿

(1)对于使用甘露醇,国内外均不主张常规使用,但当颅内压过高,使脑血灌注压降低至≤25mmHg,或有可能引起脑疝,都应考虑即时应用甘露醇。我们的经验表明,少量甘露醇对迅速纠正脑水肿、降低颅内高压效果明显,并没有发现不良反应。用法:20%甘露醇每次0.25~0.5g/kg,静脉注射,每4~6 h 1次,好转后可延长给药间隔时间,并逐渐停药,不要突然停药。有报道,每次用甘露醇后立即给呋塞米(lasix)1次,每次0.5~1 mg/kg,加入10%葡萄糖水2~3mL静脉注射。因应用甘露醇后,脑组织及其他组织中水分被陷入血管内,使血容量增加,应用呋塞米可尽快将血管内过多水分从尿排出体外,以减轻心脏负担。

(2)在脱水治疗过程必须严密注意维持水、电解质平衡,一方面作为脑水肿的治疗应限制入水量,特别是在窒息后头三天常见抗利尿激素分泌过多(IADH),导致水潴留甚至水中毒和低钠血症,要控制入水量;另一方面,由于积极脱水应补回一定的液体丧失量。每天补液量为50~80 mL/kg,如按20%甘露醇每次0.2~0.5 g/kg脱水,每天需补等渗盐水25 mL左右。应定时做血电解质检查,根据化验结果,补充不足的电解质和调整输液方案。

5.止惊厥

注意监测惊厥及惊厥的潜在体征,如频繁嘴唇抖动、摇头、眼球运动、心率减慢、呼吸暂停等,或EEG/aEEG出现惊厥征象,可给予止惊药治疗。

(1)苯巴比妥(phenobarbital):为首选药,负荷量首剂为15~20 mg/kg,静脉推注或肌内注射,静脉注射速度1 mg/(kg·min)。如惊厥未止,可每隔10~15 min重复5 mg/kg,直至负荷量30 mg/kg。负荷量后12~24 h给维持量1~5 mg/(kg·d),分2次静脉注射、肌内注射或口服。用药2周后如有必要每天给药5 mg/kg。有效血浓度为20 μg/mL。若无效或肝功能不好可改用苯妥英钠。

(2)苯妥英钠(phenytoin):负荷量15~20 mg/kg,首剂15 mg/kg静脉注射,速度0.5mg/(kg·min)。如惊厥未控制,经10~15 min加用5 mg/kg。有效血浓度为15~20 μg/mL。待控制惊厥后,改用苯巴比妥维持。

(3)劳拉西泮(lorazepam):剂量每次0.05~0.10 mg/kg,静脉注射>5 min可在2~3 min起作用,维持24 h。

6.注意纠正酸中毒、低血钠、低血钾、低血镁及低血钙等呼吸性酸中毒

通过良好的通气可以纠正,严重的代谢性酸中毒(如持续 pH < 7.0 及 BE ≥12.0 mmol/L)可考虑给予碳酸氢钠静脉滴注。关于 HIE 伴低血钙时的补钙问题:1994年做动物实验发现 HIE 新生鼠复氧、补钙后血浆总钙浓度明显升高,而脑细胞、脑组织及红细胞内钙积聚并未加重,提示对 HIE 合并低血钙时一般剂量补钙是安全的。并发现脑细胞与红细胞内游离钙浓度呈正相关。于1995年对新生儿 HIE 的临床研究发现 HIE 并低血钙者,经复氧治疗后给予补钙[10%葡萄糖酸钙2 mL/(kg·次),每天1次,连用3 d]后血浆总钙浓度升高而红细胞内钙超载减轻。结合动物实验,认为 HIE 伴低血钙经治疗同时补钙,既可纠正低血钙,又不会加重细胞内钙超载,但重度 HIE 低钙严重时,低钙程度不同补钙剂量也应不同,需依据血钙而调整补钙剂量,这有待进一步研究。

7.神经保护措施

HIE 神经元细胞死亡始于谷氨酸受体活化、细胞内钙积聚以及活化一系列钙介导的损害性变化,特别是自由基产生。终止这一有害的瀑布式改变,有可能改善脑损伤的预后。国内、外都在进行广泛的研究,大量的仍处于动物实验阶段,如褪黑激素(melatonin)、促红细胞生成素(Epo),部分正进入随机临床试验,如促红细胞生成素(Epo)、氙气(xenon)、别嘌呤醇(allopurinol)。其他正在进行研究的尚有人神经干细胞移植、硫酸镁、吲哚美辛(indomethacin)、胞

磷胆碱、脑活素、1,6-二磷酸果糖、神经节苷脂、碱性成纤维细胞生长因子和神经生长因子、布洛芬、川芎嗪、东莨菪碱、山莨菪碱、维生素 E 和 C 等等,均有待循证医学进一步的论证。

8.亚低温治疗

亚低温治疗的神经保护机制:近年来从动物实验到临床研究认为,低温可抑制缺氧缺血所致生化级联反应中的众多环节,对脑组织的保护是多途径和多靶点的。亚低温能降低脑代谢,减少 ATP 的耗竭和乳酸积聚。降低兴奋性氨基酸释放,减少自由基和 NO 生成,减轻脑水肿,减少钙内流,并阻断钙对神经元的毒性。还可减轻或抑制细胞凋亡。亚低温疗法有 2 种方式:①选择性头部低温:头部降温至(34 ± 0.2)℃,全身轻低温,肛温 34.5 ℃~35 ℃,持续 72 h;②全身低温:放置新生儿在与制冷系统相连的冰毯(5 ℃)上,全身降温至肛门温度达(33.5 ± 0.5)℃,维持 72 h。多中心随机对照临床研究已证明亚低温治疗的有效性和安全性,目前国际上共有 6 个大型的多中心 RCT 研究,其中选择性头部亚低温治疗 2 个,全身亚低温治疗 4 个。结果显示,亚低温治疗可显著降低足月儿 HIE 的病死率、18 月龄时病死率和严重伤残发生率,但对重度 HIE 亚低温治疗效果尚不明显。美国、英国和澳大利亚等国家已将亚低温治疗列入足月儿 HIE 的治疗方案中。

我国原卫生部新生儿疾病重点实验室与复旦大学附属儿科医院制定的"亚低温治疗新生儿缺氧缺血性脑病方案(2011)"中提出接受亚低温治疗选择标准和不适合的情况如下:选择标准:胎龄≥36 周和出生体重≥2 500 g,在生后 6 h 以内,并且同时存在下列情况:

(1)有胎儿宫内窘迫的证据(至少包括以下 1 项):①急性围产期事件,如胎盘早剥或脐带脱垂或严重胎心异常变异或迟发减速;②脐血 pH<7.0 或 BE>16 mmol/L。

(2)有新生儿窒息的证据(满足以下 3 项中的任意 1 项):①5 min Apgar 评分<5 分;②脐带血或生后 1 h 内动脉血气 pH<7.0 或 BE>16 mmol/L;③需正压通气至少 10 min。

(3)有新生儿 HIE(依据中华医学会儿科学分会新生儿学组制定的新生儿 HIE 诊断标准)或 aEEG 脑功能监测异常的证据(至少描计 20 min 并存在以下任意 1 项:①严重异常上边界电压≤10 μV;②中度异常:上边界电压>10 μV 和下边界电压<5 μV;③惊厥)。

不适合亚低温治疗的情况:出生 12 h 以后,初始 aEEG 正常,存在严重的先天性畸形(特别是复杂青紫型先天性心脏病,复杂神经系统畸形,21、13 或 18-三体等染色体异常)、颅脑创伤或中、重度颅内出血,全身先天性病毒或细菌感染,临床有自发性出血倾向或血小板<50×10^9/L。国外报道中指出持续肺动脉高压亦属不适合亚低温治疗的情况。亚低温治疗期间除了要持续监测核心温度(温度计插入直肠至少 3 cm)及机体情况(如呼吸率、心率、血压、血氧饱和度等),还要严密监测不良反应:①循环系统(心律失常、低血压);②血液系统(血小板减少、血黏稠度增加、凝血障碍);③呼吸系统;④代谢紊乱(低血糖、低钙血症、低镁血症);⑤肝、肾功能;⑥皮肤冻伤等。

总之,亚低温疗法是有一定应用前景的治疗 HIE 新方法,但有待解决的问题也不少,特别是如何提高对重度 HIE 的治疗效果,都是研究关注的焦点。有人认为,亚低温治疗重度 HIE 效果不明显,可能因为患儿缺氧缺血开始时间、严重程度及脑病的原因等目前尚未能准确监测。每个缺氧缺血性脑病患儿干预时间窗如何个体化、远期疗效及安全性等问题尚需进一步研究。此外,对轻、中、重度 HIE 分别进行近、远期预后研究,也需进一步探讨。

9.随访

新生儿 1 周内可开始进行 Amiel-Tison 最新版新生儿神经学评估和新生儿行为神经监测

（NBNA），1 岁以内进行 Amiel-Tison 神经运动检查，3 岁内进行 CDCC 婴幼儿智能发育检查及 2～14 岁中国-比内智力测验。6 个月以内每月随访 1 次，以后于 6 个月、9 个月、12 个月、18 个月、2～7 岁每年一次进行智能测定及有关检查，一些发达国家随访至 14 岁甚至成人，发现问题，给予早期智能及体能康复训练，以减少或减轻后遗症。

（宋　丹）

第十四节　新生儿颅内出血

新生儿颅内出血（neonatal intracranial hemorrhage，ICH），是新生儿期最常见的神经系统疾病，其发病率为 20%～30%，胎龄和出生体重不同，其发病率有差别。新生儿颅内出血与其自身的解剖特点和围生期高危因素有关，可发生不同部位的颅内出血，主要类型有脑室周围-脑室内出血（SEHIVH）、硬膜下出血（SDH）、蛛网膜下隙出血（SAH）、脑实质出血，小脑及丘脑、基底核等部位也可发生出血。随着围产技术及新生儿重症监护水平的提高，目前足月新生儿颅内出血的发病率已明显降低，早产儿颅内出血特别是脑室周围-脑室内出血已成为主要出血类型，占新生儿颅内出血的 80% 以上。

一、病因及发病机制

1.缺氧缺血

一切在产前，产程中和产后可以引起胎儿或新生儿缺氧，窒息，缺血的因素，缺氧缺血性脑病常导致缺氧性颅内出血，早产儿多见，胎龄越小发生率越高，可因宫内窘迫，产时和产后窒息，脐绕颈，胎盘早剥等，缺氧缺血时出现代谢性酸中毒，致血管壁通透性增加，血液外溢，多为渗血或点状出血，出血量常不大而出血范围较广和分散，导致室管膜下出血，脑实质点状出血，蛛网膜下隙出血。

2.产伤

胎儿头部受到挤压是产伤性颅内出血的重要原因，以足月儿，巨大儿多见，可因胎头过大，产道过小，头盆不称，臀位产，产道阻力过大，急产，高位产钳，吸引器助产等，使头部受挤压，牵拉而引起颅内血管撕裂，出血，出血部位以硬脑膜下多见。

3.其他

颅内先天性血管畸形或全身出血性疾病，如某些凝血因子表达减少也可引起颅内出血或加重 IVH，如维生素 K 依赖的凝血因子缺乏，血小板减少等，可引起颅内出血，快速扩容，输入高渗液体，血压波动过大，机械通气不当，吸气峰压或呼气末正压过高等医源性因素也在一定程度上促使颅内出血的发生。

二、临床表现

1.SEH-IVH

早产儿脑室周围-脑室内出血依程度不同在临床上表现有三种类型。

（1）急剧恶化型：生后数分钟至数小时内出现意识障碍、眼球固定、凝视、光反射消失、前囟紧张、强直性惊厥、中枢性呼吸抑制、肌张力低下、肢体松软。病情于 24～48 h 间迅速发展，

50%～60%于72～96 h间死亡,幸存者于第4～5 d渐趋稳定。

(2)断续进展型:临床症状50%发生于生后24 h内,25%于生后第2天,15%于生后第3天,即90%于生后72 h内发生。其余可于2周内发生。症状于数小时至数天内发展,但可有缓解间隙,表现为神志异常、肌张力低下,但不发生昏迷,大部分存活,少数发展为出血后脑积水。

(3)无症状型:此型最常见,国外报道此型占50%左右,在我国所占比例更高。临床症状不明显,多在影像检查时发现,故凡自然分娩的早产儿,出现反复呼吸暂停,应疑及本型。

2.SDH临床表现

因出血部位与出血量的不同而异。

(1)小脑幕撕裂:为大脑镰与小脑幕交叉部撕裂,引起直窦、Galen静脉、横窦及小脑幕下静脉损伤,导致颅后窝小脑幕上或(及)幕下出血,但以幕上出血较常见。幕上出血量少者可无症状,出血量多者,生后1 d即出现呕吐、易激惹或抽搐,甚或有颅内压增高表现。幕下出血早期可无症状,多在生后24～72 h出现惊厥、呼吸节律不整、神志不清,出血量多者数分钟至数小时后转入昏迷、瞳孔大小不等、角弓反张,甚至因脑干受压而死亡。

(2)大脑镰撕裂:少见,为大脑镰与小脑幕连接部附近撕裂,致下矢状窦破裂出血。出血如不波及小脑幕下,常无临床症状,如波及致小脑幕下出血,症状与小脑幕撕裂相同。部分幕下出血尚可流入蛛网膜下隙或小脑而表现为蛛网膜下隙出血或小脑出血。

(3)大脑浅表静脉破裂:出血多发生在大脑凸面,常伴蛛网膜下隙出血。轻者可无症状,或新生儿期症状不明显,数月后发生慢性硬膜下血肿或积液,形成局部脑膜粘连和脑受压萎缩,导致局限性抽搐,可伴贫血和发育迟缓。重者于生后2～3 d间发生局限性抽搐、偏瘫、眼向患侧偏斜。

(4)枕骨分离:常致颅后静脉窦撕裂,引起颅后窝小脑幕下出血伴小脑损伤,症状同小脑幕下出血,常可致死。需要特别指出的是,硬膜下出血慢性型者,在新生儿期症状不明显,数月后形成硬膜下积液,压迫脑组织,出现局灶性癫痫、发育迟缓、贫血等。

3.SAH

临床按疾病严重程度可分3型。

(1)轻型:多见于早产儿,为软脑膜动脉吻合支或桥静脉破裂所致。出血量少,56%无症状,或仅轻度烦躁、哭声弱、吸吮无力,预后好。

(2)中型:多见于足月儿。出生后2 d起出现烦躁、吸吮无力、反射减弱,少有发绀、抽搐、阵发性呼吸暂停,检查偶见前囟隆起、骨缝裂开、肌张力改变,全身状态良好,症状与体征多于1周内消失,预后良好。约有1/3的病例并发缺氧缺血性脑病,偶可发生出血后脑积水。

(3)重型:多伴重度窒息及分娩损伤,常因大量出血致脑干受压而迅速死亡,本型少见。头部CT可见前后纵裂池、小脑延髓池、大脑表面颅沟等一处或多处增宽及高密度影。

4.脑实质出血

临床大致分为以下几种情况。

(1)点片状出血:由缺氧所致的脑实质出血常呈点状,出血很快被吸收,不易发现。感染、梗死等原因所致的局部小血管破裂会导致小片状出血,但临床症状亦不明显。单纯点片状出血,临床无明显的神经系统症状,也不会留下神经系统的严重后遗症。

(2)脑血管畸形所致的脑实质出血:可发生于新生儿的任何时期,临床常表现为新生儿突然发生的难以控制的惊厥,定位体征可有可无。

(3)早产儿脑实质出血:往往发生于患有严重疾患的早产儿(如循环衰竭、休克、DIC、呼吸窘迫综合征、坏死性小肠结肠炎等),理论上讲应有明显临床神经系统异常表现,但一些非特异性的症状往往与原发病难以区分,可以仅表现为不同程度的意识障碍。

5.小脑出血

多见于出生体重<1 500 g或孕龄<32周的早产儿,可为灶性小出血或大量出血。临床分3型:①原发性小脑出血;②小脑静脉出血性梗死;③脑室内出血或硬膜下出血蔓延至小脑的继发性出血。症状于生后1~2 d出现,主要表现为脑干受压征象,常有颅神经受累,多于12~36 h间死亡。

6.丘脑、基底核出血

此部位出血一般局限,急性期临床无特殊表现,超声影像动态观察,大多异常回声可消失,但随访时仍有肌张力异常及脑瘫表现。

三、诊断

1.病史

重点了解孕产妇病史、围产史、产伤史、缺氧窒息史及新生儿期感染史。

2.临床表现

对有明显病因且有不同程度意识障碍,如兴奋、易激惹、嗜睡、肌张力异常、惊厥等神经系统症状,或不能用其他原因解释的呼吸暂停时,应高度怀疑颅内出血的发生。但有部分病例诊断困难,包括:①病情危重的早产儿,如新生儿呼吸窘迫综合征、休克、DIC、坏死性小肠结肠炎等,容易发生严重颅内出血,临床可出现颅压高、呼吸暂停、惊厥等表现,但由于原发病危重容易被掩盖,或特异性神经系统异常不突出而难以发现,误诊率达20%～65%。②晚期新生儿ICH多与其他疾病并存,尤以感染为多见,由于感染症状明显,常忽略了ICH的诊断,漏诊率达69.7%。③轻度ICH可因无明显临床症状而漏诊。故对可疑病例应加强检查。由于窒息缺氧既可引起肺部并发症,又可引起ICH,两病亦可同时并存,故仅靠病史、体检常难以作出诊断,如无影像学检查,ICH临床误诊率可高达55.4%～56.2%。

3.影像学检查

鉴于临床诊断的各种不确定因素,影像学检查就成了新生儿颅内出血诊断的确诊方法。影像学诊断包括两个方面,第一是确定颅内出血的类型,第二为对出血程度作出评判。

四、治疗

1.一般治疗

保持患儿安静,尽量减少搬动,头肩高位(30°),保暖,保证液体量及热卡,保持呼吸道通畅,适当的氧疗,及时纠正缺氧和酸中毒,维持体内代谢平衡。维持良好的灌注,血压过低时给予多巴胺维持,速率为5~15 $\mu g/(kg \cdot min)$。维持血糖在正常高值。

2.纠正凝血功能异常

补充凝血因子,可用蛇毒巴曲酶0.5 U加生理盐水2 mL静脉注射,隔20 min重复1次,共2~3次,可起止血作用。或用维生素K_1 1 mg静脉注射。必要时输血浆或冷沉淀。

3.镇静与抗惊厥

无惊厥者是否使用苯巴比妥以镇静及防止血压波动目前尚有争议;有惊厥者抗惊厥治疗。

对Ⅳ级脑室内出血伴生后 1 个月内有惊厥发作者,因 80％以上于 1 个月后仍可发生迟发性惊厥,可考虑使用抗癫痫药物。

4. 脑水肿治疗

(1)于镇静、抗惊厥治疗 12 h 后,可予呋塞米 1 mg/kg 静脉注射,每天 3 次,至脑水肿消失。

(2)当颅压升高、脑干受压症状出现时可给予甘露醇,首剂 0.5～0.75g/kg 静脉注射,以后按 0.25g/kg 给予,每 6～8 h 一次。

5. 穿刺放液治疗

(1)硬膜下穿刺放液:用于有颅内高压之硬膜下出血,每天穿刺放液 1 次,每次量＜10 mL,直至无血性液体为止。若 10 d 后液量无显著减少,可作开放引流或硬膜下隙分流术。

(2)腰椎穿刺放液:用于有蛛网膜下隙出血或Ⅲ～Ⅳ级脑室内出血者。此法于 B 超确诊后即可进行,每天 1 次,每次为 5～15 mL,以降低颅内压,去除脑脊液中血液及蛋白质减少日后粘连,避免发生脑积水。当 B 超显示脑室明显缩小或每次放出量＜5 mL 时,改隔天或隔数天 1 次,直至脑室恢复正常为止。需要注意的是,出血后非进行性脑室扩大者不是连续腰椎穿刺的适应证。

(3)侧脑室引流:Ⅲ～Ⅳ级脑室内出血、腰穿放脑脊液未能控制脑室扩大者,或伴有颅内压增高的急性脑积水者,均可作侧脑室引流,首次引流液量 10～20 mL/kg。此法常可控制脑室扩大及急性脑积水。为防感染,维持 7 d 即拔管。

(4)手术治疗:对于危及生命的较大血肿,包括严重的硬膜下出血、蛛网膜下隙出血、脑实质出血、小脑出血等,可能出现脑干压迫症状,需神经外科紧急处理,此时一般的药物难以挽救生命。

6. 出血后脑积水的治疗

早产儿脑室内出血,其血性脑脊液可引起化学性蛛网膜炎,脑脊液吸收障碍,常常导致脑室扩大,但 87％能完全恢复,只有约 4％的 IVH 可发展为出血后非交通性(梗阻性)脑积水。后者乃脑室内血性脑脊液沿脑脊液通路进入蛛网膜下隙,引起脑脊液循环通路阻塞所致,以中脑导水管梗阻为多。对脑室内出血后发生梗阻性脑积水的患儿,无论接受何种治疗,原则上至少随访至 1 岁,除全面的体格检查外,重要的是通过影像学方法观察脑室的大小,如处于静止状态,可暂不处理,一旦有进行性加重的趋势,应予恰当措施积极治疗。

(1)药物治疗:口服乙酰唑胺,作用是减少脑脊液的分泌,剂量为 10～30 mg/(kg·d),分2～3 次口服,疗程不超过 2 周。也可应用呋塞米 1 mg/(kg·d)静脉注射。给药期间要防止水、电解质紊乱。目前对此类药物治疗脑积水仍有不同意见。

(2)连续腰椎穿刺:对严重 ICH,可作连续腰穿放液,以控制出血后脑积水,成功率为75％～91％,连续腰穿应做到早期应用(病后 1～3 周)、放液量不宜过少(每次应 8～10 mL)、间隔期应短(1～2 d)、疗程足够(1～2 个月),并避免损伤。对连续腰穿效果欠佳者,可联合应用乙酰唑胺治疗。有认为反复腰椎穿刺放液并不能减少 PHH 的发生,反而会增加颅内感染的机会,因而提出反对意见。但因持续的颅内高压可破坏神经元轴突和损伤白质的少突胶质细胞,轴突的损伤亦可累及皮层的神经元,已证实腰椎穿刺放液能使皮层灰质容积明显增加,因此连续腰椎穿刺放液对控制持续颅内高压,防止脑积水发生确有其实际意义。

(3)侧脑室外引流:适用于因各种原因连续腰穿不能正常进行的患儿。将引流管置于侧脑室内,另一端接无菌引流袋。引流袋悬挂在患儿头上方 $10\sim15$ cm 处,当脑脊液积聚过多时可自然流出。引流的速度要适当控制,引流出的脑脊液多为黄色,其中常混有陈旧、机化的小血块。随引流日数增加,可见自然流出的脑脊液逐渐减少,颜色逐渐转清,最终无脑脊液流出,超声显示脑室未增宽,提示梗阻已得到缓解。此时夹闭引流管 $1\sim3$ d,超声确认病情无反复,床边颅脑超声检测可见脑室缩小,甚至完全恢复正常则可拔管,总疗程为 $1\sim2$ 周。在治疗过程中,超声的动态监测十分重要,要适时调整放液量和速度,观察患儿反应,同时注意防止感染。对于脑室外引流不能缓解症状的患儿,应及时改用其他方法。

(4)手术治疗:采用脑室-腹腔分流术(ventriculoperitoneal shunt,V-P 分流术),将侧脑室内的脑脊液通过分流管引入腹腔,以达到持续分流缓解脑室内压力的目的。指征是侧脑室外引流不能缓解症状的患儿。具体为:①每周影像检查提示脑室进行性增大。②每周头围增长 >2 cm。③出现心动过缓、呼吸暂停、惊厥、昏迷等颅内高压症。④术前脑脊液蛋白量 <10 mg/mL。但体内置管给患儿带来生活上的不便,常需多次换管,易出现分流管堵塞、颅内及腹腔感染等并发症。故近年来又涌现出一些新的外科治疗方法,包括储液囊头皮下埋植引流术和神经内镜微创技术。

(5)储液囊(Ommaya 管)的使用:通过外科手术,在顶骨帽状腱膜下埋植储液囊,将储液囊的引流管插入侧脑室,脑脊液从侧脑室前角引入囊内。术后用注射针头经头皮穿刺储液囊,引出其中存留的脑脊液,经无菌管连接至引流瓶。持续脑室引流 $7\sim10$ d,以后每隔 $3\sim4$ d 穿刺储液囊放液,直至脑脊液蛋白含量 <0.5g 时结束疗程。总疗程一般为 2 个月。该疗法的主要缺点是手术可造成创伤,患儿需做储液囊的植入和取出两次手术。

(6)神经内镜微创技术:神经内镜技术使许多手术可在微创条件下直视进行,操作时对脑组织损伤极小。根据脑积水程度、梗阻部位,应用神经内镜行室间孔穿通术、导水管重建术、神经内镜下第三脑室底造瘘术等,可形成新的脑脊液循环通路,有效地缓解脑积水。

7.对出血后脑实质损伤的治疗

新生儿颅内出血的危害:一是急剧出血短时间内危及生命;二为后遗症,出现后遗症的本质是脑实质的损伤,包括脑积水对脑组织的挤压,脑室内出血所致的 PVL、出血性梗死,较大量脑实质出血引发的脑组织水肿等,可适当使用脱水剂和营养脑细胞药物。

(张 宁)

第十五节 新生儿溶血病

新生儿溶血病是由于孕母与胎儿血型不合引起的一种同族免疫性溶血性疾病。我国所见的主要是 ABO 血型不合溶血病,也有少数 Rh 血型和其他少见血型不合溶血病。

一、病因与发病机制

本病是由于母亲缺乏胎儿所具有的(来自父亲的)某种红细胞抗原,而母亲又通过一定机制接受了这种抗原的刺激,产生相应免疫抗体(不完全抗体),若此种抗体是 IgG,则可以通过胎盘,附着在胎儿红细胞表面,发生抗原抗体反应,红细胞遭到损害而破坏,即发生溶血。如进入胎儿体内免疫抗体量大,则溶血严重。人类的红细胞血型抗原,至今发现 400 种以上,分布在 29 个血型系统。按理论说,只要有母子血型不合,便可引起新生儿溶血病的发生。而事实上,绝大部分的血型抗原都太弱,只有几种较强的血型抗原才有可能引起本病,首先是 ABO 血型系统的 A 和 B 抗原(引起 ABO 溶血病),其次是 Rh 血型系统的 D 抗原以及较少见的 E、c 等抗原(引起 Rh 溶血病)。我国汉族中 Rh(D)阴性率低(<0.5%),部分少数民族 Rh(D)阴性率可高达 5%,而在白色人种中 Rh(D)阴性占 15%。所以,我国在汉族聚居地所见的新生儿溶血病主要是 ABO 溶血病(约占 85%),Rh 溶血病也时有发生(约占 15%),在少数民族地区(如新疆)及国外来访人员中发生 Rh 溶血病的概率会较高,至于其他血型系统如 MN、Kell 等抗原所致溶血病仅偶见报道。临床所见 ABO 溶血病主要是母亲为 O 型,子为 A 型(AO),其次是母为 O 型,子为 B 型(BO);而母为 A 或 B,子为 B 或 A 或 AB 型甚少见,这是由于 O 型母亲所产生的免疫抗 A(B),不仅效价高,而且较之 A 或 B 型母亲,其抗 A(B)IgG 数相对要高,而 A 或 B 型母亲所产生的免疫抗 B(A),基本上是不能通过胎盘的 IgM。在全部妊娠中,20%～25% 为母子 ABO 血型不合,但其中不到 10% 发生溶血,其原因如下。

(1)所产生的抗 A(B)为 IgM,仅 10% 为 IgG。

(2)其中相当一部分免疫抗体进入胎儿体内之后,还来不及与红细胞接触,便为胎儿体液、组织中的 A 或 B 型物质所结合、中和。

(3)胎儿、新生儿红细胞膜上的 A 或 B 抗原发育不够成熟,只能结合很少量的抗 A(B)。上述情况也说明为什么大多数 ABO 溶血病都比较轻。血型不合溶血病一般发生在第二胎,即第一胎分娩时,胎儿血进入母体引起原发免疫过程,所产生免疫抗体量不多;当第二胎妊娠时,很少量的胎儿血漏入母体,便可引起继发免疫过程,使免疫抗体大增,其中的 IgG 通过胎盘而引起胎儿溶血。但不少 ABO 溶血病发生在第一胎,这是由于自然界存在不少类似 A 或 B 血型抗原的物质,孕母在怀孕前通过摄入食物、感染细菌或接受疫苗而受到这些类似 A 或 B 抗原的物质所免疫(原发免疫),体内已存在抗 A(B)。ABO 不合妊娠第一胎也会引起继发免疫过程,使免疫性抗 A(B)IgG 大增,所以 ABO 溶血病也可以发生在第一胎,而且有时可以很重。Rh 血型系统在红细胞上有 6 种抗原:C、D、E、c、d、e,但始终未能发现,实际上存在 5 种抗原,依抗原性强弱排列,依次为:D>E>C>c>e。Rh 系统抗原所产生的免疫抗体基本上都是 IgG,都可以通过胎盘进入胎儿引起溶血病。临床所见 Rh 溶血病,主要见于母红细胞不含 D 抗原[Rh(D)阴性],子红细胞含有 D 抗原[Rh(D)阳性],母体内产生抗 D IgG,后者进入儿体产生溶血病。但 Rh(D)阳性母亲,如 Rh 系统其他抗原如 E、C、c、e 等阴性,而胎儿为阳性,也可在母体内产生抗 E、抗 C、抗 c、抗 e 等,后者进入胎儿体内同样可以引起溶血,所以,母亲 Rh(D)阳性也可以发生 Rh 溶血病。Rh 溶血病一般只发生在第二胎及以后各胎,这是因为与 ABO 不同,自然界不存在类似 Rh 各种抗原的物质,不可能在受孕前受到免疫。第一胎妊娠时可能有少量胎儿血漏入母体,但此血量太少(0.1～0.2 mL)而不足以引起致敏;即使引起致敏,也属原发反应,至少要 6 个月才产生免疫抗体,而且抗体既少又弱,开始产生的抗体基本上是 IgM,不足以引起溶血。只有通过第一胎妊娠和分娩(分娩时有较多胎儿血红细胞进入母体),产生了原发免疫反应,到第二胎妊娠时,即使是少量的胎儿血进入母体,也可以引起强烈继发免疫反应,免疫抗体急剧增加,而且都是 IgG,所以 Rh 溶血病一般都较重。但是,也有少数(1%)Rh 溶血病发生在第一胎,主要见于孕母曾接受 Rh 血型不配合的输血、曾有流产史

（该胎儿为抗原阳性而母为抗原阴性）；另外，抗原阴性孕妇的母亲为抗原阳性，当孕妇还是胎儿时曾接受过她母亲的抗原刺激，引起原发免疫反应，第一胎妊娠时，如胎儿为抗原阳性，即可引起继发免疫反应而引起溶血病（即 Taylor 提出的"外祖母学说"）。据统计，Rh 血型不合妊娠中，只有约 5％发生溶血病。为什么 95％不发病，尚无明确的解释，有人认为可能由于孕母对其胎儿的红细胞 Rh 抗原敏感性不同。有一种情况是比较肯定的：当母儿同时 Rh 血型不合和 ABO 血型不合，胎儿可受到保护不发生 Rh 溶血病，这是因为胎儿红细胞进入母体后，很快被母体循环中的抗 A(B)所破坏，释出的 Rh 抗原被移至肝脏处理，不产生免疫过程。新生儿溶血病发病于胎儿期，可早至孕 20 周。由于溶血而产生贫血，大量溶血时，贫血严重，出现代偿性髓外造血，肝脾因此增大，肝内循环发生障碍，门静脉压和脐静脉压升高而引起腹水，肝细胞受损而导致低蛋白血症，发生周身水肿、体腔积液、心肌水肿和营养障碍而致心脏扩大。如不及时处理，胎儿死亡或出生时为水肿胎儿，很快因心力衰竭而死亡。这一重症主要见于严重 Rh 溶血病，亦可见于重症 ABO 溶血病。溶血所产生的间接胆红素，在胎儿期经胎盘转入母体处理，故出生时不显黄疸。断脐后，过多的胆红素得不到及时处理，致使新生婴儿的血清间接胆红素含量迅速升高。血中白蛋白可与间接胆红素结合（但不是很紧地结合），当血清间接胆红素增加过多过快时，与之结合的白蛋白量不够，或伴有酸中毒，可降低白蛋白的结合力，一部分间接胆红素成为"游离"胆红素。游离的间接胆红素可通过含脂质的细胞膜，引起细胞损害。故当间接胆红素升至一定水平，便有发生胆红素脑病（核黄疸）的危险。据报告，胆红素在 425 μmol/L(25 mg/dL)以下，发生核黄疸的危险性为 10％；若升至 510 μmol/L(30 mg/dL)，则危险性为 50％。

二、临床表现

新生儿溶血病的主要表现为黄疸、贫血、肝脾大、水肿、心脏扩大和心力衰竭。临床表现轻重悬殊，轻者有生理性黄疸，严重者为死胎或水肿胎儿。为便于掌握，可分为轻、中、重三型。

1. 轻型

主要见于 ABO 溶血病及部分 Rh 溶血病。出生时贫血很轻，脐血血红蛋白>150 g/L，脐血胆红素<68 μmol/L(4 mg/dL)。黄疸于生后 1～3 d 出现，4～6 d 达高峰。临床表现类似生理性黄疸，或比生理性黄疸略重。由于病情轻，不需换血，故血中免疫抗体存在时间较长（1～2 个月），即存在慢性溶血，可导致晚期贫血（2～6 周时）或加重生理性贫血（8～12 周时）。

2. 中型

由于胎儿溶血明显，出生时表现中度贫血，脐血血红蛋白为 100～140 g/L，脐血胆红素>68 μmol/L(4 mg/dL)。于出生后 24 h 出现黄疸，血清胆红素迅速升高，短时内可高达 340 μmol/L(20 mg/dL)，甚至更高。小儿表现苍白，肝脾增大，心脏扩大，有发生低血糖和出血倾向。1/4～1/3 的 Rh 溶血病和一部分 ABO 溶血病表现为中型。

3. 重型

主要见于 Rh 溶血病及一部分 ABO 溶血病。由于胎儿溶血严重，出生时为死胎或水肿胎儿，表现严重贫血（脐血血红蛋白<100 g/L），周身松软，苍白，水肿，胸、腹腔积液，肝脾增大，心脏扩大等。不立即换血，难于存活。近年来，发达国家普遍开展预防注射抗 D 免疫球蛋白，这种重型 Rh 溶血病已较少见。

三、诊断

1.病史

母亲曾有原因不明的流产、死胎、死产史,或过去娩出的婴儿曾发生高间接胆红素血症和贫血或确诊为溶血病,或已知夫妇间 ABO 或 Rh 血型不合者,均应引起注意,需及时进行有关检查。

2.临床表现

产前孕母可能出现子宫增大与胎龄不相符,此时可进行超声检查,必要时行羊水穿刺。婴儿出生后的临床表现已如前述。对于轻或轻-中型病例,特别重要的是及早发现黄疸,可在自然光线下,仔细观察黄疸最早出现的部位,即婴儿的颜面部,特别是鼻尖部。

3.实验室检查

(1)一般血液检查:首先留脐血检查,以后可用足跟毛细血管血。检查内容包括血红蛋白、红细胞、网织红细胞、有核红细胞、血小板计数以及胆红素(直接和间接)。Rh 溶血病常常贫血较重,血片见大量网织红细胞和有核红细胞(早期此症曾被称为"有核红细胞增多症")。有人认为,网织红细胞计数的变化可作为判断预后的一项指标,即在中型溶血时是 $15\%\sim20\%$,重型溶血可上升至 80%。而 ABO 溶血病往往以高胆红素血症为突出症状,血片中网织红细胞和有核红细胞不多,有时可见较多球形红细胞。

(2)血型鉴定:要对父、母、子分别进行 ABO 和 Rh 血型鉴定,Rh 血型应包括 D、E、C、c、e 等抗原。近年医学发展,可以从孕母周围血中提取"无细胞的胎儿 DNA(ffDNA)",应用 PCR 技术进行基因型检测,以了解胎儿的 Rh 血型。这种无创性检测技术[国外称"无创性产前诊断(NIPD)"],较之羊水穿刺或脐血管穿刺,大大减少对胎儿的损伤。Rh(D)阴性孕妇的丈夫如果是杂合子,则胎儿的 Rh(D)既可能是阳性,也可能是阴性。通过上述 NIPD 能很早确定胎儿的 Rh 血型,如果 Rh(D)是阴性,则避免了以后一连串的随诊检查如羊水穿刺或脐血管穿刺。

(3)血清学检查:对确定新生儿溶血病,血清学检查是必不可少的检查。

1)ABO 溶血病:母亲血清中抗 A(B)IgG 免疫性抗体的检查:①部分中和后抗人球蛋白试验阳性,提示免疫性 IgG 抗体的存在,并可检测抗 A(B)的效价。如≥1∶64,胎儿有可能已发生溶血病。②抗 A(B)的效价滴定:如胶体介质在 1∶1000 以上或高于盐水介质效价三倍以上,有诊断意义。③溶血素试验:效价在 1∶8 以上,有参考意义(1∶8 以下不能排除本病)。患儿血样检查:诊断 ABO 溶血病最有力的证据是证实新生儿红细胞被来自母体的免疫性抗 A(B)IgG 所致敏,主要的检查包括:①直接抗人球蛋白试验(改良法)阳性,说明婴儿红细胞已被抗 A(B)IgG 致敏,但阴性不能排除 ABO 溶血病;②红细胞抗体释放试验,可将附着的免疫性抗体释放于释放液中,此试验甚为敏感;③血清中游离抗体测定试验,阳性代表血清中存在与其红细胞相对抗的免疫性抗 A(B)IgG。

2)Rh 溶血病:母血清学检查:可作抗人球蛋白试验、木瓜酶试验或胶体介质试验,其中一项阳性,说明血清中含有免疫抗体。再将含有免疫抗体的母血清与已知抗原(如 D、E、C、c、e 等以及必要时选其他血型系统的抗原)标准红细胞做进一步检查,以确定该抗体的性质。为证实该抗体是针对其夫或其子的红细胞,可用被母血清凝集的标准红细胞吸收母血清后的释放液,再与其夫或子红细胞试验。如发生凝集则表示溶血病是由此抗体引起,否则,该抗体与溶血病的发生无关,可能是由于输血或其他原因引起。患儿血样的检查:以下三项试验阳性,可证实患儿红细胞被来自母体的免疫性抗体所致敏:①患儿红细胞作标准的(磁板法)直接抗人球蛋白试验;②释放试验,即致敏抗体可通过加乙醚或加热被释放出来,并可用标准红细胞来确定其性质;③游离抗体检查。

(4)胆红素测定:本病以间接胆红素升高为主,一般认为,脐血胆红素<68 μmol/L(<4 mg/dL)为轻型,68~102 μmol/L(4~6 mg/dL)为中型,>102 μmol/L(>6 mg/dL)为重型。出生后血清胆红素上升快慢决定于病情轻重。必要时,可于出生后6 h、12 h、24 h测定血清胆红素浓度。

(5)产前监测:近代产科已将母儿血型不合纳入妊娠期管理范围,开展多项检查。①羊水检查:为了解胎儿溶血病的严重程度,确定是否需行宫内输血,可行羊水穿刺,检查羊水中的胆红素含量。一般于孕28~31周进行,必要时可提早至25周进行。由于羊水中的胆红素浓度低,通常用分光光度计测定,在波长450纳米处的光密度(optical density ΔOD450nm)与羊水中的胆红素含量有关,并根据不同胎龄测得的 ΔOD450nm值,可了解胎儿尚未发病或病情很轻(在Ⅰ区),或已发生中等程度的溶血病(在Ⅱ区),或病情严重/胎儿临床死亡(在Ⅲ区)。在产前,单凭母分娩史和母血清中抗体滴度以预测胎儿发病及其严重程度,准确率为62%,若结合羊水 ΔOD450nm检查,其准确率可提高至96.8%。抽出羊水检查胆红素同时,应测卵磷脂/鞘磷脂(L/S)的比值,以估计胎儿肺成熟度,有助于决定是否提早分娩。②脐带穿刺取胎儿血样以评估胎儿贫血程度及抗体水平。此两法均为有创检查,有一定的风险。③近年开展无创性B超监测,在胎儿水肿出现之前可见羊水量减少、肝脾增大、胎盘增厚、心脏增大等。

总之,许多新生儿溶血病(特别是ABO溶血病)表现较轻,易被忽略。凡出现以下一项或多项阳性,则应考虑可能是新生儿溶血病:①迅速发展或严重的或持续的高间接胆红素血症;②直接抗人球蛋白试验阳性;③孕母产前血中免疫抗体阳性;④胎儿重度贫血甚至水肿;⑤新生儿血片中见大量球形红细胞、网织红细胞及(或)有核红细胞。

四、鉴别诊断

除母儿血型不合外,尚有以下因素可导致胎儿或新生儿发生溶血,应注意鉴别:①红细胞膜缺陷如遗传性球形红细胞增多症;②红细胞酶缺陷如红细胞葡萄糖-6-磷酸脱氢酶(G-6-PD)缺乏症;③血红蛋白疾病如重型 α 地中海贫血。

五、治疗

治疗包括产前、产时和产后新生儿的处理。

1.产前处理

对严重溶血病的胎儿,为了避免由于严重贫血而引起死胎或水肿胎儿,如估计胎儿早产能存活者可提早分娩,对不能提早分娩者可进行宫内输血。

(1)提早分娩:对胎龄为33~34周及以上、羊水L/S≥2∶1,存在以下指征者,可实行早期引产:①胎儿溶血病严重,经其他方法治疗无效,不引产胎儿将死在宫内;②孕母血清抗D IgG效价在1∶64以上,或抗A(B) IgG达1∶512;③羊水胆红素浓度(ΔOD450nm)已达或接近第Ⅲ区;④子宫增大和孕妇体重增加显著,胎儿心脏出现收缩期杂音。

(2)宫内输血:对胎龄小于32~33周、血红蛋白<80 g/L的严重溶血胎儿,宫内输血可以减轻贫血和胎儿水肿,减少死胎的发生。输血导管经孕妇腹壁插入脐静脉(以前是插入胎儿腹

腔)。所用血液是 Rh(D)阴性的 O 型新鲜红细胞,与母血清交叉配合不凝集,用 ACD 液或肝素抗凝,血液应浓缩至血红蛋白为 280~300 g/L,用血量(毫升数)=(孕周-20)×10。输注过程需监测胎心。由于胎儿红细胞继续被免疫抗体所破坏,一次宫内输血的作用维持短暂,往往需要重复进行宫内输血,直至有条件提早分娩。值得注意的是,外源性的血液会抑制胎儿自身造血,导致数周后发生迟发性贫血。如贫血严重需予输血,要注意避免发生排斥反应。每次再输血前均须与母血清重作交叉配合。

(3)其他:对重症溶血病,孕母进行血浆置换术,同时输入人血丙种球蛋白,有助减轻溶血。

2. 产时处理

首先要防止缺氧。对十分严重的病婴(早产或水肿明显),可立即进行气管内插管和正压通气。婴儿娩出后,立即钳住脐带,以免过多脐血流入儿体,加重溶血和增加心脏负担。断脐时,儿端留 5~6 cm 长,消毒包扎,以备换血之用。胎盘端脐带揩干净后留血作检查:非抗凝管装 8~10 mL,送验胆红素、游离抗体、肝功能等;抗凝管装 3~5 mL,送验血常规、网织红细胞、有核红细胞、血小板计数、血型鉴定、直接抗人球蛋白试验及抗体释放试验。胎盘应测重量(正常胎盘与新生儿体重比为 1:7,溶血病时由于胎盘水肿,该比例可达 1:3~1:4),并送病理学检查。

3. 新生儿处理

(1)药物治疗:白蛋白或血浆,白蛋白 1 g/kg,加入 5%葡萄糖液 10~20 mL,静脉缓注,或血浆 25 mL/次静脉滴注,可减少血清中游离的间接胆红素。酸中毒时可降低白蛋白与间接胆红素的结合力,重度代谢性酸中毒可用碳酸氢钠予以纠正。

(2)酶诱导剂:常用的是苯巴比妥和尼可刹米。酶诱导剂服药后 2~3 d 才显效,故对已发生的高间接胆红素血症没有治疗意义。但在分娩前 2~3 d 给孕妇口服苯巴比妥,每次 30 mg,一天 3 次,有助降低婴儿娩出后血清间接胆红素的峰值。

(3)有研究指出,给新生儿溶血病患婴应用较大剂量(0.5~1 g/kg)的丙种球蛋白(IVIG),可减少换血及缩短光疗时间。治疗过程不良反应不多,但由于这是一种人血制品(从大批献血员的血浆中提出),其安全性甚受关注。近年来国内、外都有新生儿血型不合溶血病应用丙种球蛋白后引起坏死性小肠结肠炎的报道,最近一份 Meta 分析认为:仍支持这一疗法的有效性,但还需进行更严格设计和长期随访的研究。另有研究报告,锡-原卟啉(Sn-Protophyrin,SnPP)和锡中卟啉(Sn MP)有抑制血红素转变成胆绿素过程中的氧化酶的作用,从而可减少胆红素的形成,有一定应用前景。目前美国正在对其安全性及疗效作进一步研究。

(4)光照疗法:已经证明,间接胆红素能吸收光(在光波 450~460 纳米处光的吸收峰最高),并在光和氧作用下,间接胆红素 Ⅸa(Z)转化为水溶性的异构物 Ⅸa(E),经胆汁排入肠腔或经尿排出。故光照疗法(简称光疗)可降低血清间接胆红素的浓度,但光疗不能去除抗体和阻止溶血,也无助于纠正贫血。对于重型溶血病,仍以换血疗法为主,可于换血后使用光疗,以减少再次换血的次数。光疗一般用蓝光,也可用白光或绿光。婴儿全身裸露,两眼用黑色眼罩遮盖以保护视网膜,灯管与皮肤距离为 33~50 cm。可连续照射 24~48 h,如黄疸不是很重,也可间歇照射。照射量以 2 mW/cm² 效果最好,可缩短照射时间。部分婴儿排出稀绿便,这是由于排出胆红素光照异构物。如伴有直接胆红素增高或肝功能不正常,光疗后胆绿素积聚过多,皮肤可呈青铜色,称"青铜症",停止光疗后可自愈。光疗会增加体液丧失,应注意补充这部分液体。

(5)换血疗法:换血疗法可纠正贫血和血容量过高,改善带氧和防止心力衰竭;同时可移去抗体(第一次换血可移去儿体内免疫抗体的1/3),并可换出85%~90%儿血液循环中的致敏红细胞(后者如不被换出,将陆续破坏,增加血清胆红素量)。至于血清胆红素,一次换血只能移去25%,这是因为血管外的胆红素从组织中渗入血循环,使血清胆红素迅速上升至换血前的70%~80%。换血指征:①出生前诊断已基本确定,出生时明显苍白、水肿、肝脾大、瘀点、心脏扩大等,不必等待脐血化验结果,应立即进行换血;②脐血血红蛋白<80 g/L,及(或)脐血胆红素≥102 μmol/L(6 mg/dL),应在1 h内进行换血;③脐血血红蛋白在80~100 g/L,及(或)脐血胆红素在80~102 μmol/L(4.5~6 mg/dL),或早产婴脐血血红蛋白<110 g,及(或)脐血胆红素>60 μmol/L(3.5 mg/dL),均应于3 h内进行换血;④生后任何时候血清间接胆红素升至340 μmol/L(20 mg/dL),或有可能发生核黄疸,均应考虑换血。换血时血液的选择:Rh溶血病应选Rh血型同母亲、ABO血型同患儿或O型,献血员血细胞与母血清直接配合无凝集。ABO溶血病(AO或BO)应选用AB型血浆和O型红细胞,必要时也可以用O型血,但其中抗A(B)效价不应超过1:32且无溶血素。换血量:一般用2倍于新生儿血容量,即每千克体重160 mL。抗凝剂:肝素抗凝作用强,每100 mL血液加入肝素375~500 IU即可。换血后,因肝素的半量已随血换出或已代谢,另一半量可用鱼精蛋白中和(鱼精蛋白1 mg可中和肝素1 mg即125 U)。在我国更为常用的抗凝剂是枸橼酸右旋葡萄糖保养液(ACD),但ACD液可引起酸中毒、低血糖和低血钙,应注意纠正。一般每换血100 mL,应缓慢静脉注射10%葡萄糖酸钙1 mL,换血结束,再静脉注射2~3 mL。此外,若条件允许,在换血过程中,应对血糖及电解质进行检测。

(张 宁)

第十六节 维生素K缺乏性出血症

1894年,美国医生Charles Townsend首先报告50例新生儿出生后数天内发生自发性出血的病例,并第一次提出"新生儿出血症"的诊断命名。1929年,在德国工作的丹麦生化学者Henrik Dam发现用无脂肪饲料喂养的小鸡出现自发性出血,认为脂肪饲料中一定含有一种正常凝血过程必需的物质,并称之为"凝血因子"("Koagulation factor",丹麦文及德文均以"k"代替英文的"c"),于1935年他们成功分离出此物质,并命名为"凝血维生素"("Koagulation vitamin",同样以"k"代替"c"),即后来的维生素K。随后发现初生婴儿应用此维生素K后未再发生"新生儿出血症"。至20世纪50年代,在发达国家用维生素K预防此症逐渐普及。由于已确知此症的病因,而且发生出血的时间既可在生后24 h内或7 d内,也可迟至出生后3个月甚至6个月内(已不在新生儿期),另一方面新生儿期所见的出血症也可由产伤、先天性血液系统障碍等因素引起,故国外于20世纪90年代以来逐渐较普遍将此症定名为"维生素K缺乏性出血症"(vitamin K deficiency bleeding,VKDB),而不再采用以往的命名"新生儿出血症"或"新生儿自然出血"。维生素K缺乏性出血症一度相当多见,自各地陆续推行生后常规注射维生素K,发病率已显著降低,但在边远农村和山区仍时有发生,甚至因颅内出血而导致死亡或后遗症者仍有所报道。值得注意的是,一些迟发性VKDB于出生后曾接受注射或口服维生素

K,其中不少存在肝脏疾患。

一、病因与发病机制

病因是维生素 K 缺乏。凝血因子Ⅱ、Ⅶ、Ⅸ、Ⅹ在肝脏合成并羧化,因而分子结构中含有 1-羧基谷氨酸,能与 Ca^{2+} 螯合成有活性的凝血酶,此羧化过程需要维生素 K(一种羧基化辅酶)参加,缺乏维生素 K 则此四种凝血因子不能参加凝血过程,而导致易于出血。由于维生素 K 经过胎盘的通透性差,孕母维生素 K 很少进入胎儿体内,胎儿血维生素 K 水平低,只及成人的 50%,肝内基本上无维生素 K 储存。早产儿、小于胎龄儿等低出生体重儿血中维生素 K 水平更低。因此,新生儿(特别是早产儿和小于胎龄儿)在出生后都有发生出血的倾向。母乳喂养儿发生维生素 K 缺乏性出血的机会是牛奶喂养者的 15~20 倍,原因是母乳中含维生素 K 很少(1~4 $\mu g/L$),远低于牛奶中的含量(60 $\mu g/L$),另与母乳喂养儿肠道菌丛基本上不产生维生素 K 也有关。因此,单纯母乳喂养儿要特别注意预防迟发性出血。肝胆疾患、先天性胆道闭锁等,因胆汁分泌减少,可影响维生素 K 的吸收;肠道炎症或口服抗生素等可抑制肠道正常菌群,致使维生素 K 合成更少,都可加重维生素 K 缺乏。某些因素可促使维生素 K 不足的新生儿发生出血,如母亲产前应用抗惊药、抗凝药或抗结核药等药物,妊娠或分娩过程发生并发症等。

二、临床表现

小儿一般情况良好而突然发生出血,血小板计数和纤维蛋白原正常,注射维生素 K_1 后可在几小时内停止出血。根据出血发生时间,可分为三种类型。

1. 早期出血

少数于出生后 24 h 内发生出血,多与母亲产前用药(抗惊药、抗凝药或抗结核药等)有关,多表现为头颅出血、颅内出血、胸腔或腹腔出血。

2. 典型的维生素 K 缺乏性出血症

典型的维生素 K 缺乏性出血症是指生后第 2~7 d 出血(早产儿可迟至 2 周),以脐残端、胃肠道和皮肤受压处出血多见。穿刺部位长时间渗血、鼻出血、尿血、阴道出血等亦偶见,颅内出血则多见于未成熟儿。出血量一般为少量或中量,个别大量出血可导致休克。

3. 迟发性出血

迟发性出血是指生后第 2~12 周出血,个别报告至 6 个月,往往表现为预后较差的颅内出血。主要见于单纯母乳喂养儿,特别是未曾接受过维生素 K 预防注射或剂量不足。另外,腹泻、口服抗生素(抑制肠道正常菌群)或长时间饥饿也有关。

三、诊断要点

(1)生后一周内无特殊诱因而突然发生出血,出血主要见于脐残端、胃肠道和皮肤受压处。

(2)凝血时间延长:凝血酶原时间延长(为对照的 2 倍以上有诊断意义),部分凝血活酶时间延长,血清脱羧基凝血酶原(PIVKA-Ⅱ)增高。现国外普遍用"国际标准化比值(international normalized ratio,INR)",正常足月儿 INR 为 1.4~1.6,如 INR≥4 或凝血酶原时间≥4 倍对照值而血小板计数和纤维蛋白原正常,诊断可确定。

(3)静脉或肌内注射维生素 K_1,数小时内停止出血。

四、鉴别诊断

1.注意出血的部位

(1)胃肠道出血如呕血、便血，应与嗜血综合征、应激性溃疡、消化道畸形等鉴别。咽血综合征是指婴儿娩出时吞下母亲产道的血性液体，血液来自母亲。如婴儿娩出后不久呕出血液，可用1%氢氧化钠1份，加入呕出物加水混匀沉淀后的上清液5份，如呈棕黄色提示为母血，红色则为儿血（Apt试验）。

(2)脐残端出血要排除结扎松脱或脐部感染。

(3)阴道出血要与"假月经"鉴别。

(4)头颅血肿等先露部出血，要排除产科因素如产钳助产、产伤等。

2.注意婴儿血液系统是否存在缺陷

如先天性血小板减少性紫癜、血友病、感染或冻伤综合征导致的DIC等。

五、预防措施

全部活产婴儿生后应立即肌内注射维生素 K_1，早产儿0.4 mg/kg，足月儿1 mg。人工合成的水溶性维生素 K_3、K_4 等可导致溶血和黄疸，不宜采用。需经常服用苯妥英钠或其他影响维生素K代谢药物的孕妇，在妊娠最后三个月给维生素 K_1 肌内注射一次，临产时再静脉注射一次，婴儿出生后需立即静脉注射维生素 K_1，并密切观察（静脉注射维生素 K_1 时要注意防止过敏反应）。有可能早产的孕妇，给予预防性注射维生素 K_1 对预防颅内出血有一定作用。哺乳母亲可口服维生素 K_1，一周2次，每次20 mg。如哺乳母亲需服抗凝药，婴儿应每周一次口服维生素 K_1 1 mg。

出生后24 h内肌内注射一次维生素 K_1 对预防早期、典型和迟发出血的效果是肯定的。但于1990年有人报告肌内注射维生素 K_1 有增加日后患白血病或其他癌症的风险，一些国家遂转用口服法。之后大量研究认为，这一结论不能确立，虽然要100%排除这种风险会很困难，即使这样，风险也是很小的。目前国际上肌内注射法和口服法都一样流行。美国儿科学会（AAP）2003年方案：建议全部初生婴儿肌内注射维生素K 0.5～1 mg。口服维生素K血浓度不高，维持时间短，需重复服用。口服法多用"三剂"方案，主要用于健康的足月儿，每次口服维生素 K_1 1～2 mg，于出生后第1 d、7 d、14 d各一次，或于出生后第1天、第1～2周和第4周各一次。近年国内、外均有人提出，为防止发生迟发性VKDB，建议维生素K干预持续至生后3个月。由于需多次服药，要取得家长良好配合，避免"忘记"或"抗拒"按时服药。如有黄疸、肝胆疾患（胆汁瘀滞），口服维生素 K_1 吸收不良，应改用肌内注射法。

要注意目前不少婴儿（主要是在城市）喂哺配方奶，而配方奶中（特别是外国生产的）往往含大量维生素K。另外，给早产儿及低出生体重儿的母乳强化剂（fortifiers）亦含维生素K。全肠道外营养液如20% intralipid内亦含维生素K。

六、治疗

如已发生出血，可立即静脉注射或肌内注射维生素 K_1 1～5 mg，出血可迅速改善，静脉注射给药要注意慢注，避免发生不良反应。出血较重者，可输新鲜血浆或全血10～15 mL/kg，以提高血中有活性凝血因子水平。如婴儿表现苍白和休克，Hb<80～100 g/L，收缩压<4 kPa（30 mmHg），pH<7.10，应立即快速输新鲜血15～20 mL/kg，可经脐静脉输入，有条件则同

时脐动脉插管以监测血气改变。如婴儿仍然苍白和低血压,可重复一次输血。为防止血容量过多,可用一次呋塞米(lasix)1.0 mg/kg 静脉注射。如出血不很急但历时较长,有时发生血液稀释,此时血压正常,血红蛋白低至 80~100 g/L,输血可增加心脏负担,应予换血。

重要的是要警惕此症的发生,不论出生时是否接受过维生素 K_1 注射或口服,6 个月内婴儿出现警示性出血如鼻出血、脐端或皮肤等处出血,即使出血轻微,都要引起重视,特别要注意发生颅内出血的可能,及时采取措施,包括必要时追加维生素 K_1 剂量。

(董　宇)

第十七节　新生儿红细胞增多症-高黏滞度综合征

新生儿红细胞增多症-高黏滞度综合征(neonatal polycythemia-hyperviscosity syndrome)是新生儿期常见临床问题。多数学者认为静脉血血细胞比容(Hct)≥0.65,血黏度>14.6CP(切变率为 $11.5s^{-1}$)可诊断为新生儿红细胞增多症-高黏滞度综合征。血细胞比容低于 60% 时和黏滞度几乎是线性关系,但血细胞比容≥70% 时黏滞度则以指数形式增加。新生儿红细胞变形能力低于成人,血液黏滞度增加可损害组织氧合及降低血清葡萄糖,并有形成微血栓的倾向,如微血栓发生在大脑皮层、肾脏或肾上腺,可导致严重后遗症。新生儿红细胞增多症发病率为 0.4%~5%,但在小于胎龄儿(SGA)和过期产儿升高。

一、病因

1. 胎盘功能不全(继发于慢性宫内缺氧的胎儿红细胞生成增加)

①SGA;②孕母高血压综合征、慢性缺氧(心脏病、肺病);③过期产儿;④高海拔妊娠;⑤母亲吸烟。

2. 胎盘红细胞输血

①延迟脐带结扎。出生后 1 min 内结扎脐带,新生儿血量是 83.4 mL/kg;脐带在分娩 2 min 后结扎,新生儿血量是 93 mL/kg。②脐带挤血(将更多血推至新生儿体内)。③保持新生儿体位低于分娩时母亲。④母-胎输血,通过 Kleihauer-Betke 染色可诊断,即采用酸洗脱技术检测新生儿循环中的母血细胞。⑤双胎输血。

3. 其他原因

①糖尿病母亲的婴儿(增加红细胞生成);②部分大于胎龄儿(LGA);③某些遗传代谢病先天性肾上腺皮质增生症、Beckwith-Wiedemann 综合征、新生儿甲状腺功能亢进、先天性甲状腺功能减退及 21-三体、13-三体、18-三体综合征;④药物(孕母使用普萘洛尔)。

二、发病机制

随着 Hct 和血液黏滞度的增加,导致全身各器官血流量减少,影响组织的氧供及葡萄糖等物质输送。此外,血液黏滞度增加也导致血流瘀滞甚至血栓形成,造成组织缺氧与酸中毒,引起多器官功能障碍,出现各种症状与体征。全血黏滞度与 Hct、红细胞变形能力、影响血浆黏性的大分子物质(纤维蛋白原、免疫球蛋白 M)及能影响血液流速的体温等有关,其中以 Hct 最为重要。血液黏滞度在 Hct>60% 时,比在 40% 时高 3~5 倍;低体温时微循环血流速度变慢,红细胞发生凝集,引起局部缺氧与酸中毒,进一步降低血流灌注,彼此间形成恶性循环。

三、临床表现

大多数患儿无症状,部分只表现为颜面和躯干变红,一些患儿则可因红细胞增多而引起多脏器功能障碍。①中枢神经系统(CNS):可有喂养不佳、嗜睡、肌张力减低、呼吸暂停、震颤、反应过敏、惊厥或脑静脉血栓形成。②呼吸及循环功能:表现为发绀、气促、心脏杂音、充血性心力衰竭、心脏扩大、肺血管阻力升高和(或)胸部 X 线片血管纹理增粗。③泌尿系统:肾小球滤过降低导致少尿、血尿、血清钠升高或肾静脉血栓形成、蛋白尿等。④其他:血栓形成、血小板减少、喂养不佳、黄疸加重、持续低血糖、低钙血症、睾丸梗死、坏死性小肠结肠炎(NEC)、阴茎异常勃起、弥散性血管内凝血等。所有这些症状可能与红细胞增多症、超高黏度相关,但可能不完全由其引起,也是许多新生儿疾病的常见症状。

四、实验室检查

静脉血 Hct≥0.65 即可诊断。另需检测血糖、血钙、血胆红素、动脉血气、血小板计数。血液黏滞度在每秒切变率为 11.5 时≥14.6 厘帕/秒,可诊断为高黏滞度综合征,但大多医院无法检测血液黏滞度。

五、诊断

任何新生儿有多血质表现或有红细胞增多症致病因素,或者出现前述症状、体征以及临床不稳定的患儿,都应检查毛细血管或外周静脉血的血细胞比容。Hct 取决于局部血液灌注,外周毛细血管血血细胞比容较静脉血血细胞比容高 5%～20%。毛细血管采血前预热足跟,将使外周血血细胞比容与中心静脉血血细胞比容更相符。如外周血细胞比容在 65% 以上,应复查静脉血细胞比容。

六、治疗

(1)有症状如静脉血细胞比容＞65% 且出现黏滞性过高所致的任何症状,应给予部分换血(PET)。

(2)无症状患儿若静脉血细胞比容在 60% 和 70%,通常可增加液体入量并于 4～6 h 间复查血细胞比容。

(3)无症状、静脉血细胞比容＞70% 时,多数专家支持部分换血;但这种情况仍有争议。

(4)下面公式用来计算使用 5% 白蛋白或生理盐水的换血量,以使血细胞比容降至 50%～60%。较适宜的抽血部位是脐动、静脉或桡、颞及胫后动脉,输液部位常为脐动、静脉或周围静脉。因随机研究未显示白蛋白有任何优势,目前非血制品如生理盐水因可减少潜在感染机会已成为临床的首选。换血量(mL)=(血容量/kg×体重 kg)×(实测血细胞比容-目标血细胞比容)÷实测血细胞比容。

(5)对症治疗包括保暖、供氧、输液、监测血糖及其他对症处理。

(6)注意事项:换血目的是减少红细胞量,而应避免导致低血容量;换血前要保暖、禁食并排空胃内容物,作心率、呼吸、血压、体温监测。换血后仍禁食 2～4 h,做血胆红素、血糖、血电解质、Hb、Hct、RBC 及心率、呼吸、血压监测。

(董　宇)

第十八节　新生儿冷伤

新生儿冷伤(cold injury)即新生儿寒冷损伤综合征。本病的主要临床特征是低体温,病情严重者出现硬肿症(scleredema),亦称新生儿硬肿症。新生儿冷伤多发生在寒冷季节或并发于重症感染、颅内出血、窒息缺氧、早产及低出生体重儿。

一、病因和病理生理

1. 新生儿体温调节与皮下脂肪组成特点

(1)新生儿体温调节功能低下:新生儿体温调节中枢发育不成熟,易于散热,能量(糖原、棕色脂肪)贮备少,产热不足,生后早期主要以棕色脂肪组织(BAT)的化学性产热为主,缺乏寒战的物理产热机制以及产热代谢的内分泌调节功能(如儿茶酚胺、甲状腺素水平)低下等,尤以早产儿、低出生体重儿和小于胎龄儿更为明显。

(2)皮下脂肪组成特点:新生儿皮下白色脂肪组织(WAT)的饱和脂肪酸(SFA)含量,比未饱和脂肪酸(UFA)多,前者熔点高,当体温降低时,皮脂易发生硬化。我们检测新生儿皮下WAT 的 SFA 与 UFA 比值为 1：0.735,与成人(1：2.195)明显不同。新生儿 UFA 中的油酸(C18：1)及亚油酸(C18：2),尤其是后者明显低于成人,而软脂油酸(C16：1)高于成人。WAT 中 SFA 和 UFA 的比值及脂肪酸各组分含量在硬肿症患儿与非硬肿症间无统计学差异,说明皮脂硬化可能是脂肪物理性状的变化,与国外资料一致,是新生儿遇冷时易发生皮脂硬化的主要原因。

2. 寒冷损伤

本病多发生在寒冷地区和季节,寒冷是引起本病的重要病因。寒冷导致的低体温及其引起的各器官系统功能障碍是本病的主要病理生理改变和致死因素。

3. 感染严重

新生儿感染性疾病,如败血症(金葡菌、大肠埃希菌、鼠伤寒杆菌)、化脓性脑膜炎、肺炎、感染性腹泻等可伴发硬肿症。感染引起硬肿症的机制目前尚不十分清楚。感染时消耗增加,摄入不足,产热不够;以及感染中毒、体温改变(发热或低温)所致能量代谢紊乱;休克、缺氧、酸中毒等病理生理机制等可能是促进因素。因此硬肿常是感染严重的指征,病死率高。

4. 其他许多非感染性病理因素

如窒息、出血、先天性心脏病、手术或某些畸形等均可引起硬肿。其发生机制除上述病理生理环节外,近年来的报道还涉及神经、内分泌系统调节紊乱等其他因素的参与。

二、临床表现

本病主要发生在冬、春寒冷季节,尤以我国北方各省发生率和病死率较高,但也可发生于夏季和南方地区。多侵犯生后 1 周内的婴儿,特别是早产儿。临床表现包括三大主征,即低体温、皮肤硬肿和多系统功能损害。

三、诊断

1. 病史

有发病处于寒冷季节、环境温度过低或保温不当史;或有严重感染、窒息、产伤等所致的摄入不足或能量供给低下史。

2.临床表现

早期吮乳差,哭声低,反应低下。病情加重后,体温(肛温或腋温)＜35 ℃,严重者＜30 ℃。硬肿为对称性。多器官功能损害:早期心率减慢,微循环障碍,严重时休克、心力衰竭、DIC、肺出血、肾衰竭等。

3.实验室检查

根据需要检测动脉血气、血糖、钠、钾、钙、磷、尿素氮或肌酐、心电图、胸部 X 线片。

四、治疗

1.复温

(1)复温时的监护:①生命体征:包括血压、心率、呼吸等;②判定体温调节状态:检测肛温、腋温、腹壁皮肤温度及环境温度(室温或暖箱温度)以肛温为体温平衡指标,腋-肛温差为棕色脂肪代偿产热指标;③摄入或输入热量、液量及尿量监护。

(2)复温方法:①轻、中度(直肠温＞30 ℃)产热良好(腋-肛温差为正值),用暖箱复温,患儿置入预热至 30 ℃ 的暖箱内,通过暖箱的自控调温装置或人工调节箱温于 30～34 ℃,使患儿 6～12 h 间恢复正常体温。乡村、基层医疗单位可用热水袋、热炕、电热毯包裹或母怀取暖等方法,如无效立即转上级医院;②重度低体温＜30 ℃ 或产热衰竭(腋-肛温差为负值)。先以高于患儿体温 1 ℃～2 ℃ 的暖箱温度(不超过 34 ℃)开始复温,每小时提高箱温 1 ℃,于 12～24 h 内恢复正常体温。必要时辅以恒温水浴疗法(水温 39 ℃～40 ℃,脐部置消毒小纱布,用橡皮膏固定,头露水外,每次 12 min,每天 1～2 次),浴后立即擦干放入 30 ℃～32 ℃ 暖箱内保温。或用远红外线抢救台(开放式暖箱)快速复温,床面温度从 30 ℃ 开始,每 15～30 min 升高体温 1 ℃,随体温升高逐渐提高远红外线箱的温度(最高 33 ℃),恢复正常体温后置于预热至适中环境温度的暖箱中。抢救台环境温度易受对流影响,可以塑料薄膜覆盖患儿。但是推荐在复温时,皮肤温度不要高于直肠的 1 ℃。

2.热量和液体供给

热量开始按每天 200 kJ(50 kcal/kg),并迅速增至 420～500 kJ/kg(100～120 kcal/kg)。早产儿或伴产热衰竭患儿适当增加热量。给予经口、部分或完全静脉营养,静脉滴注葡萄糖每分钟 4～6 mg/kg。液量按 1 mL/kg 给予,重症伴有尿少、无尿或明显心肾功能损害者,应严格限制输液速度和液量。

3.纠正器官功能紊乱

(1)循环障碍:有微循环障碍或休克体征及时扩容、纠酸。扩容先用 2∶1 液 15～20 mL/kg(明显酸中毒者用 1.4% 碳酸氢钠等量代替)在 1 h 内静脉滴入,继用 1/3 或 1/4 张液,低于生理需要量每天 70～90 mL/kg。纠酸给 5% 碳酸氢钠每次 3～5 mL/kg。或以血气值计算:补充碳酸氢钠的 mmol 数＝－BE×体重(kg)×0.5 或[22－实测 HCO_3^-(mmol)]×体重(kg)×0.5。先给 1/2 量,以 2.5 倍注射用水稀释成等渗液,快速静脉滴注(5% 碳酸氢钠 1.7 mL＝1 mmol),余量 4～6 h 间给予。血管活性药:早期伴心率低者首选多巴胺每分钟 5～10 μg/kg 静脉滴入,或(和)酚妥拉明每次 0.3～0.5 mg/kg,每 4 h 一次;或 654-2 每次 0.5～1 mL/kg,15～20 分/次。

(2)DIC:经化验确定为 DIC 及高凝状态,立即用肝素,首剂 1 mg/kg,6 h 后按

0.5~1 mg/kg 给予。若病情好转,改为每 8 h 1 次,逐渐停用。两剂肝素后应给予新鲜全血或血浆每次 20~25 mL。

(3)急性肾衰竭:尿少或无尿可给呋塞米,每次 1~2 mg/kg,并严格限制液量。无效加用多巴胺或氨茶碱静脉滴注。并发高钾血症应限制钾的摄入,严重时给予胰岛素加葡萄糖静脉输注(每 2~4 g 葡萄糖加 1 IU 胰岛素)或静脉注射适量葡萄糖酸钙以抵消钾对心脏的毒性作用。

(4)肺出血:一经确立早期给予气管内插管,进行正压呼吸治疗(CPAP 或 IPPV),平均气道压(MAP)1.05~1.25 kPa(10.75~12.75 cmH_2O),经 2~3 d 病情好转,减低呼吸机参数或撤离。同时积极治疗引起肺出血的病因,如 DIC、肺水肿、急性心、肾衰竭等。

4.控制感染

可根据感染性质加用青霉素、氨苄西林、头孢菌素等,对新生儿肾脏有毒副作用的药物应慎用。

5.其他

有缺氧表现或重症应进行氧疗法。维生素 E 每次 5 mg,每天 3 次口服。

(董 宇)

第十九节 新生儿休克

新生儿休克(neonatal shock)是由于氧输送不足以满足代谢需要所引起的临床综合征,主要表现为氧输送不足和循环系统失代偿性反应。

一、病因

不同休克类型有不同的病因,在各类型休克中,以感染引起新生儿感染性休克与窒息引起新生儿心源性休克为最常见。

1.心源性休克

①窒息或重症肺炎等所致的缺氧性心肌损害;低血糖、低血钙等所致的代谢性心肌损害,宫内或生后病毒感染所致的心肌炎症;②各类型严重心律失常;③先天性心脏病伴左向右分流(动脉导管未闭等),流入道阻塞(二尖瓣或三尖瓣发育不良等),流出道阻塞(主动脉狭窄等);④机械性回流障碍:气胸、膈疝等;⑤低体温与硬肿症。

2.低血容量性休克

①产时失血:胎儿-母亲、胎儿-胎儿、胎儿-胎盘间输血综合征,胎盘破裂,前置胎盘,脐带撕裂。②新生儿期出血:头颅内、胃肠道、肺脏、肾上腺、腹腔内及肝脾破裂等的出血。③细胞外液丢失:呕吐、腹泻,光疗时不显性失水过多,坏死性小肠结肠炎或腹膜炎致大量液体滞留肠腔或腹腔。

3.新生儿感染性休克

多见于严重肺炎、败血症、坏死性小肠结肠炎等。新生儿感染性休克有其特殊性:①情况特殊:受母亲疾病(阴道炎、羊膜炎、胎盘炎)、产程、宫内感染(胎膜早破)及免疫缺陷影响。

②孕周特殊:早产儿有免疫缺陷,其感染率比足月儿高 3～10 倍(感染发生率:≤30 周为 93.3％、32 周为 82.5％、34 周为 67.2％、<37 周为 45％)。③病因特殊:早期感染病原菌常见革兰阴性菌如大肠埃希菌,α、β 链球菌,病毒(COX、EB)等宫内感染。晚期常见以铜绿假单胞菌、金黄色葡萄球菌、克雷白杆菌、白色葡萄球菌、大肠埃希菌及机会致病菌为多,也可由病毒与真菌感染引起。多发生于感染后 36 h～3 d 间(69.0％),病后死亡迅速,多于入院后 3 d 内死亡(89.7％)。

感染来源:①外源性感染:外源性病原微生物迁移并进入宿主体内,启动感染级联反应。②内源性感染:胃肠道是 SIRS 的枢纽器官和炎性介质扩增器,感染所致缺血再灌注损伤、禁食、饥饿所致肠黏膜营养缺乏及胃肠道应激性溃疡出血等,均可造成肠道屏障功能削弱,肠黏膜通透性增加而发生肠道内毒素及细菌移位。新生儿尤为早产儿消化道发育及肝脏功能不成熟,吸吮力弱、进奶少,或因病禁食、温箱环境、广谱抗生素应用等,均可影响肠道正常菌群的建立与定植,更易致肠道细菌移位而发生感染。其所产生的外源性介质可经门静脉入肝,刺激肝窦内皮细胞和 Kupffer 细胞,促使内源性炎性介质释放而引发 SIRS。这种感染级联效应一旦触发,即使细菌或毒素已被清除,仍将持续发展。

4.其他

①神经源性休克:分娩所致的脊髓损害;②药源性休克:血管扩张剂等的不适当应用;③过敏性休克:新生儿体内无 IgE,生后 6～8 周才开始合成,故见于儿童的药源性过敏性休克,在新生儿罕见。

二、临床表现

一方面,新生儿休克无论在病因、病理、临床方面,与成人及儿童相比有其共性,也有其特殊性。新生儿是免疫功能不足,器官功能尚未发育健全的一个特殊群体,容易发生感染,临床表现不典型,早期症状不明显,感染发展迅速而易发生感染性休克。但由于其处于特殊时期,常会合并心源性休克,既易与原发病混淆又互相影响,为此必须深化对新生儿休克的认识。另一方面,新生儿血液循环正处在生理调整期,出现休克时情况比较复杂,既可因酸中毒和低氧血症而导致肺动脉高压,亦可同时伴右心衰竭,并导致甲状腺、甲状旁腺、肾上腺等功能低下及低血钙、低血糖等。

1.心排血量减少所致症状

早期血压正常或略升,以后血压下降,收缩压足月儿<50 mmHg,早产儿<40 mmHg,脉压<30 mmHg,股动脉搏动弱或未能触及,心率>160 次/分钟或<120 次/分钟,心音低钝。

2.微循环障碍所致症状

四肢冷,上肢达肘、下肢达膝,甚至明显发绀,皮肤苍白或发花,趾(指)-肛温差≥6 ℃。皮肤毛细血管再充盈时间(CRT,特指前臂内侧检查,以下同)延长≥2 s。

3.脏器灌注不良所致症状

表现为发热或体温不升、硬肿进展迅速;气促、心率快、心音低钝;反应低下、嗜睡、昏迷、肌张力低下;尿量减少[<1 mL/(kg·h)],少有激惹、烦躁等改变。感染性休克时,胃肠黏膜最先且最易受累,表现为应激性溃疡出血、腹胀(为休克恶化的主要标志)、中毒性肠麻痹。由于胃肠道病变不易被发现,即使受损,早期症状也不明显,甚至出现症状,亦常受原发病症状所掩盖而被忽视,待到症状典型可以确诊时已属晚期。循环衰竭发生前,常已有 2 个以上器官功能

不全表现,其中多为呼吸功能不全及脑水肿,亦可表现为心、肾及胃肠功能不全。

三、辅助检查

1.血气分析

休克时存在复杂的血气与酸碱平衡失调,常有阴离子间隙增大。①代谢性酸中毒是最早、最敏感的变化,且与休克呈正相关,轻度休克多为单纯性代谢性酸中毒,主要是血乳酸升高;中、重度休克常存在二重甚至三重酸碱紊乱(可通过血气分析及预计代偿公式加以判断),大多数表现为代酸合并呼酸。血 pH<7.0 已为严重休克,pH<6.8 则预后不良。②若动脉血与经皮氧分压差(PaO_2-$PctO_2$)增大,提示可能发生休克,若 $PaCO_2$ 突然升高,注意肺水肿可能。③胃黏膜 pH(pHi)测定,有助于发现早期休克病例。

2.体液因子、细胞因子、炎症介质

检查前炎症介质如肿瘤坏死因子(TNF),白细胞介素(IL)1、6、8,γ-干扰素(IFN)等;抗炎介质如白细胞介素(IL)4、10 等;凝血因子如组织因子(TF)、抗凝血酶(AT)等;其他细胞外因子如一氧化氮(NO)、血小板活性因子(PAF)等。均可发现其浓度有不同程度的升高或下降。

3.中心静脉插管(CVP)

休克时微血管扩张淤血,各类型休克均有不同程度血容量不足,常须补充血容量以恢复有效循环量,最好通过股静脉插管至下隙静脉后,作 CVP 动态监测,CVP 代表心脏前负荷,是评价患儿血流动力学的重要指征之一,正常值为 3~5mmHg。CVP<3 mmHg 为补充血容量的指征,CVP>6 mmHg 则应小心输液过快过多,若 CVP 逐渐上升而心排血量却减少,则会发生严重心室扩大及心力衰竭,应立即停止液体补充,加强利尿或用血管活性药物。

4.其他

胸片、心电图、心脏与腹部 B 超、头颅 CT,有关弥散性血管内凝血与电解质的检查,肾功能检查,血培养等,均有助于病因或病情的诊断。

四、诊断

新生儿休克不能仅以血压是否下降来衡量,其临床表现多样而无特异性,休克早期代偿能力尚佳,但为时短暂,常因有原发病症状存在而易于忽略,随即出现晚期休克改变。

1.临床诊断

①病史:不同休克类型均可找到不同的病因。②临床改变:早期表现为低体温、呼吸暂停、持续酸中毒、血乳酸增多。晚期表现为低血压、急性意识障碍、器官、组织低灌注[尿量少于<1 mL/(kg·h)]或伴多脏器功能衰竭。

2.类型诊断

由于感染性、心源性及低血容量性休克的表现基本相同,但处理有异,故必须及时正确地加以区分。低血容量性休克之病史较为明显,感染性休克隐匿或呈暴发性经过时,不易与心源性休克区别,鉴别时须特别注意。①心源性休克:须特别注意心力衰竭方面的表现与检查。常有心功能不全和肺动脉高压症状,伴心脏扩大或心律失常。②低血容量性休克:可见皮肤苍白,血细胞比容低下,急性失血量为全身血量的 10%~15%时,血压即开始轻度下降(降低 4~5 mmHg),失血量达 20%~25%时,休克症状明显。而慢性失血量达 30%以上时,即可出现典型休克症状。③感染性休克:早期表现为发热,呼吸、心率增快,持续酸中毒,血乳酸明显升高,血压正常或轻降;晚期为低血压,严重者可导致多器官功能衰竭。

3.分期诊断

临床上通常将休克分为三期：

(1)休克早期：临床症状不明显，常为原发病症状所掩盖。①股动脉搏动减弱，但血压正常或略高；②皮肤苍白，肢端发凉；③心率增快；④CRT>2 s；⑤尿量减少。

(2)休克中期：符合下列 7 项低灌注指标中之 3 项者：①意识改变：烦躁或萎靡、表情淡漠，甚至昏迷、抽搐；②血压开始下降，股动脉搏动较难触及；③皮肤改变：面色苍白、唇周/指趾发绀、皮肤花纹、四肢凉；④心率增快或减慢；⑤CRT>3 s；⑥尿少[<1 mL/(kg·h)]或无尿；⑦核心与外周温度差>3 ℃。

(3)休克晚期或不可逆休克期：除有休克中期表现外，尚可有：①血压明显下降，甚至测不到；②神志不清；③多脏器功能损害(78.2%)：较常见为肺损害(57.8%，常致肺出血)、心功能损害(48.3%)及肾功能损害(22.4%，可致急性肾衰竭)，常可有脑损害(20.4%可致颅内出血)、DIC(8.8%)及胃肠功能损害(4.3%)。

五、治疗

新生儿休克是除呼吸衰竭以外第二个主要死因，故早期发现与治疗十分重要。治疗应注意 10 个方面：①抗生素应用；②呼吸支持；③快速扩容；④积极纠酸；⑤血管活性药物应用；⑥保护心脏；⑦保护肾脏；⑧免疫治疗；⑨抗凝治疗；⑩能量供应。脓毒症休克复苏的初始治疗终点：毛细血管再充盈时间≤2 s；年龄相关的正常血压；脉搏正常，中心与外周动脉搏动无差别；四肢末梢温暖；尿量>1 mL/(kg·h)；意识正常。之后目标：SCVO2I>70%，心排血指数在3.3~6.0L/(min·m²)。休克复苏，要求于 4~6 h 间改善微循环，增加心排血量，12~24 h 间纠正休克。休克早期以补充血容量，调整血管舒缩功能为主，休克晚期以减轻细胞损害，纠正代谢紊乱，维护重要器官功能为主。治疗中应注意药物的作用效果(低灌注通过改变药物的运输、药代动力学及其清除，影响药物的疗效)及不同器官的支持和平衡问题，注意该措施是否会加重或引起其他器官的损害(出现治疗矛盾)。

(一)治疗原则

近年提出"休克复苏"概念，强调休克应尽早治疗。早期复苏能有效改善器官组织的低灌注，纠正组织缺氧。休克的血流动力学和氧代谢紊乱纠正以后，仍然有部分患者因全身炎症反应、缺血再灌注和肠道细菌/毒素移位而最终发生 MODS。故此，防治 MODS 是休克复苏治疗的根本目标。

(二)治疗方案

1.病因治疗

新生儿休克病因复杂，但病因又决定休克的类型和血流动力学变化，故弄清休克病因，积极治疗原发病，消除各种有害刺激因素，其他抗休克措施才能迅速见效。感染性休克，须对引起原发打击(第一次打击)的外源性感染菌，选用有效抗生素联合应用，但要注意避免肝、肾损害，并应清除病灶。2012 年脓毒血症指南推荐应在诊断严重脓毒症的 1 h 内使用经验性抗菌药物。使用抗菌药物前尽可能留取血培养标本。经验性抗菌药物需根据流行病学及当地情况选择，新生儿可用 2 种抗生素，多合用第三代头孢菌素及大剂量青霉素或氨苄西林(金黄色葡萄球菌用万古霉素、ESBL 阳性菌用泰能)。由于肠道致病菌可引起内源性失控性炎症反应(第二次打击)，如不消除，尽管外源性感染菌被消灭，病情仍会继续发展，故应早期应用选择性清洁肠道疗法,即预防性口服不吸收的抗生素,如庆大霉素、羟氨苄西林、甲硝唑等,以清除肠道致病菌。

抗生素无效原因:①未能消除第二次打击:肠道细菌跨膜移位,是造成内源性失控性炎症反应所致第二次打击的主要原因:肠道细菌脂多糖可与脂多糖蛋白结合成脂多糖蛋白复合物,启动细胞内信号传导系统。在炎症反应 12 h 后,TNF 作为第一个介质被释放,此后又启动 IL-1、6、8 等释放,从而引起中性粒细胞和内皮细胞活化、急性期蛋白生成。抗生素无法消除内源性失控性炎症反应(故当临床有感染表现而未能找到病灶时,病灶可能就在胃肠道)。②细菌毒素高释放:作用于青霉素结合蛋白-3(PBP-3)的抗生素如氨苄西林、头孢唑林、氨曲南、环丙沙星、低剂量头孢他啶等,杀菌后可使内毒素大量释放,从而导致组织进一步受损,血乳酸增加,血压下降,甚至器官功能衰竭。作用于青霉素结合蛋白-1 或 2(PBP-1 或 2)的抗生素如氨基糖苷类、氧氟沙星等,于细菌裂解后内毒素释放量低。故在杀革兰阴性菌作用相同的情况下,宜选择诱发内毒素释放少的药物。③细菌菌膜病:细菌周围可形成一层由黏膜藻酸盐组成的多糖物质,使细菌相互粘连而成膜状物附着于病灶,抗菌药物难以穿透此膜发挥抗菌作用。能在膜上形成孔穴的、具抗藻酸盐作用的药物有 14 元及 15 元大环内酯类抗生素如红霉素、克林霉素、克罗霉素、阿奇霉素等,能有效通过孔穴杀灭菌膜内细菌,但 16 元大环内酯类抗生素如麦迪霉素、沙交霉素则无此作用。

2. 呼吸支持

由于原发病或炎症介质介导,肺是较易受损的器官。休克早期因缺氧、酸中毒及肺血管淤血,致氧耗增加,可出现肺功能损害,甚至引起呼吸衰竭、肺出血或急性呼吸窘迫综合征(ARDS),故不论血气结果如何,都应改善通气,及早供氧,维持 SaO_2 在 85%~95%。下列情况应及早作机械通气:①呼吸浅慢,呼吸节律不整或呼吸暂停;②呼吸增快,呼吸困难,肺啰音增多;③$PaCO_2$>60mmHg;④FiO_2≥0.5,PaO_2 仍<50mmHg;⑤有肺出血征兆。必要时合并用肺表面活性物质治疗。

3. 液体复苏(补充血容量)

液体复苏是临床早期治疗休克最重要的措施,须迅速建立静脉通道,如于 90 s 内 3 次静脉穿刺失败,即作骨髓输液。2012 年指南强调了等渗晶体液和白蛋白的使用,明确了不推荐羟乙基淀粉。液体复苏分快速(首批)、继续、维持三阶段,新生儿轻、中度休克输液速度不宜过快,量不宜过多,液体张力不宜过高,否则加重脑水肿与心功能不全,但对重度休克仍需一早二快三足量。具体治疗方法为:

(1)首批快速输液:休克早期,大都存在应激性高血糖,此时不宜补糖而应补晶体液,以稀释血液而改善微循环的血液流变学。常规先用生理盐水,第 1 h 内,早期休克首剂 10~20 mL/kg,静脉推注或滴注,中、晚期休克首剂 20 mL/kg,10~20 min 静脉推注,然后根据心率、血压、脉搏、CRT 等血流动力学评估,决定是否继续输液,若循环无明显改善,再予第 2 次及第 3 次 10~20 mL/kg 静脉推注。感染性休克输液,第 1 h 内最多可达 40~60 mL/kg(不必担心皮肤水肿,因说明有液体外渗而不致加重心功能,但要注意发生肺水肿)。心源性休克之细胞外液常处于过剩状态,尤为伴心力衰竭或严重低体温时,第 1 h 内输液量应限制为40 mL/kg,否则可致肺出血。低血容量性休克,除控制失血或失液外,第 1 h 内输液可略大至 60~80 mL/kg。重度感染性休克,亦可首先输白蛋白 0.5~2g/kg。严重失血,亦可首先输全血 5~10 mL/kg。如有低血糖,可用葡萄糖 0.5~1g/kg 纠正。呼吸困难、肺湿啰音、心率快、肝脏增大是液体超载的表现，应予注意。

（2）继续输液：由于血液重新分配，根据估计的脱水程度或首批快速输液后反应，继续以 1/2 张含钠液（GS：NS：1.4％碳酸氢钠＝3：2：1）5～10 mL/(kg·h)持续 4～6 h 滴注，有因吐、泻导致体液丢失者用 2/3 张～等张含钠液，脑水肿用 1/3～1/2 张含钠液，整个扩容阶段用时 6～8 h，直至休克基本纠正。严重低体温时，输液量应适当限制，否则可致肺出血。此期间应警惕毛细血管渗漏引起的体腔积液和隐匿性出血，且因多存在心脏功能受损，输液速度须随时做出调整。由于晶体液输入后 4 h，血液循环中仅剩下 40％，为使扩容作用持续，应输入胶体液以维持有效血容量。胶体液包括全血、血浆、白蛋白等，适当应用胶体液可减少输液总量，防止组织间隙过度水肿而影响氧的弥散和器官功能。剂量均为 5～10 mL/kg，30～60 min内静脉滴注，一般以维持胶体渗透压≥20 mOsm/L，血红蛋白＞80～100 g/L 为宜。输液有效指标为心率平稳，皮肤灌注良好，血压回升，收缩压＞50 mmHg，脉压＞30 mmHg，尿量＞1 mL/(kg·h)。因低分子右旋糖酐易发生过敏性休克而不易察觉，故除失血性休克外，现已不用此药扩容。

（3）维持输液：指休克基本纠正后 24 h 内输液，一般按正常生理需要量的 70％，即用 1/3～1/5 张钠盐溶液 50～80 mL/(kg·d)给予，可给含钾维持液。

4.纠正代谢性酸中毒

曾认为酸中毒是细胞代谢障碍、脏器功能不良的主要原因，大多数（69％）表现为代酸合并呼酸，须尽快纠正。目前认为酸中毒只不过是组织缺氧的表现，纠正酸中毒最好的办法是恢复组织灌注，故应在保证通气的前提下给予碳酸氢钠（SB），使血 pH 达 7.25 即可。中度（BE－10～－15）或重度（BE＞－15）代酸，可用 5％SB 3～5 mL/kg(1.8～3.0 mmol/kg)，稀释成等渗液后缓慢静脉注射(可提高 BE 1.8～3.0 mmol)，必要时可重复给予。也可按以下公式计算：0.3×体重(kg)×BE 值＝SB mEq 数(SB 1mEq 相当于 5％SB 1.67 mL)，通常先给予计算量的 1/2～2/3 静脉注射。反复多次应用 SB 可引起高钠血症和高钾血症，必须监测血钠。休克时乳酸酸中毒最常见，正常 AG 型代酸，碱性药物效果明显，高 AG 型代酸(AG≥16)，主要为高乳酸血症，反映组织缺氧程度重或持续时间长，内环境紊乱严重，组织细胞损伤严重，可导致主要器官不可逆性损害，此时单纯补碱效果欠佳，过量补碱反可转为代谢性碱中毒而形成更复杂的三重酸碱紊乱(呼酸＋代酸＋代碱；呼碱＋代酸＋代碱)，必须在纠正缺氧、补充血容量、改善微循环的基础上，高乳酸血症才得以改善，同时应注意纠正潜在性低血钾或低血钙。如顽固性酸中毒不能纠正，提示预后不良。

5.血管活性药的应用

①轻、中度休克于纠酸扩容经 4～6 h，可开始应用多巴胺 5～10 μg/(kg·min)，至休克纠正后 24 h。重度休克于开始抢救时血压已太低，或血压急剧下降、出现心脏停搏，可与纠酸扩容的同时，用多巴胺 10 μg/(kg·min)加血管扩张剂酚妥拉明，剂量为多巴胺的 1/2，以协同增加心肌收缩力，并抵消多巴胺的受体兴奋作用，至休克纠正后 24 h。若使用 15 min 后末梢循环仍差，血压不回升，可每 10～15 min 增加 2.5 μg/(kg·min)，直至多巴胺用量达 20 μg/(kg·min)止。多巴胺＞10 μg/(kg·min)时的血管收缩作用，是通过从交感颗粒释放去甲肾上腺素所致，新生儿交感颗粒数量不足，当用量达 20 μg/(kg·min)仍无效，应考虑有多巴胺抵抗，可改用去甲肾上腺素，也可一开始即用去甲肾上腺素。②去甲肾上腺素剂量 0.05～1.0 μg/(kg·min)，从 0.05～0.1 μg/(kg·min)开始，每 10～15 min 增加 0.05 μg/(kg·

min)。可合并用小剂量多巴酚丁胺 5 μg/(kg·min)以进一步改善肠道缺氧。若胃肠道血流量明显增加,则动脉血乳酸水平明显降低,pHi 提高,酸中毒改善。血压正常后改用多巴胺或多巴酚丁胺维持。③心源性休克,为增强心肌收缩力,减轻心脏前、后负荷,可并用多巴胺及硝普钠 0.5～5 μg/(kg·min),也可用多巴酚丁胺 5～15 μg/(kg·min)。④若心率<120 次/分钟,可用多巴胺加异丙肾上腺素 0.05～0.5 μg/(kg·min),从小剂量开始,维持心率约160 次/分钟。

6.保护心功能

由于原发病对心肌的直接损害,酸中毒降低心肌兴奋性,高浓度儿茶酚胺使心肌能量耗竭等因素,休克早期多已存在心功能受损。心源性及感染性休克,以补充血容量来改善心功能的作用不大,须早期使用减轻心脏前、后负荷,增强心肌收缩力的药物。作为代偿机制,休克时人体内的内源洋地黄类物质(EDLS)显著升高,尤为心源性休克,此时用洋地黄药物,可加重细胞内外离子失衡的程度,故宜用非强心苷类正性心肌力药。除上述血管活性药已具有此作用外,尚可用 1,6-二磷酸果糖 100～250 mg/kg 静脉滴注,每天 1～2 次,疗程为 3～7 d。

7.保护微循环的抗凝治疗

(1)肝素应用:肝素除可调整微血管舒缩功能,改善微循环灌注,保护微循环外,尚可防止微血栓形成。中度休克,血小板 80×10^{12}/L 左右,可不必等 DIC 实验室结果,即应早期应用超微剂量肝素 1 IU/(kg·h)静脉滴注或 6 IU(5～10 IU)/kg 静脉注射,每 6 h 1 次,重度休克已有明显末梢循环障碍者,可先用 62.5～125 IU/kg,静脉注射经 1～2 次再改用上述剂量。此剂量除抗凝外,有显著抗氧自由基、保护血管内皮细胞、降低血管通透性等作用而无不良反应,是目前维持微循环最安全有效的方法。

(2)莨菪类药物应用:654-2 剂量为 0.2～0.5 mg/kg,东莨菪碱剂量为0.03～0.05 mg/kg,每 10～15 min 静脉注射一次,至面色转红,病情好转后,延长间隔时间。近年报道 654-2 作为一种钙通道阻滞剂,可能通过蛋白激酶 C 系统,阻断钙离子内流,从而抑制由内毒素刺激血管内皮细胞所合成的内皮素,阻止内皮素对血管的强烈收缩。但新生儿对莨菪类药物较敏感,剂量稍大即出现毒性反应如心率加快、瞳孔扩大等,有效量与中毒量接近,难以掌握,故应慎用。

8.保护肾功能

循环血量补足后,必须注意尿量。利尿药的应用对防治急性肾衰有良好作用,以往使用渗透性利尿药如甘露醇,现认为常可产生超负荷输液和肺水肿,故已趋向用襻利尿药。在补充血容量后,如尿量仍少,血尿素、肌酐升高,可用呋塞米 1～2 mg/kg 静脉注射,每 30 min 1 次,直至尿量满意为止,但总量应≤10 mg/kg,如仍无尿,则再加量亦无效,须注意肾功能不全或输液不足。

9.免疫学治疗

主要是针对 SIRS 所导致过多炎症介质的治疗。应在 SIRS 发生的 3 d 内做早期治疗,3 d后 MODS 一旦发生,其病死率很高。

(1)炎症介质抑制剂。炎症介质抑制因子:①抗细胞因子抗体:TNF-α 抗体,抗 IL-1、抗IL-12、抗 IL-14、抗 IL-18 抗体,抗 IL-1 受体抗体等。②可溶性受体:可溶性 TNF-α 受体及 IL-1 受体等。③受体拮抗剂:IL-1 受体拮抗剂、血小板激活因子(PAF)受体拮抗剂等。④阻断补体激活系统的治疗:抗 C5 和抗 C5a 的单克隆抗体等。⑤白细胞活化抑制剂:CD-18 单克隆抗体等。但抗炎症介质治疗在临床试验中效果尚未得到印证,且药源短缺,价格昂贵,亦未能普遍推广。

(2)炎症介质抑制药物:可部分抑制炎症因子。①布洛芬可抑制前列腺素 E_2 和血栓素 A_2 产生,进而抑制其他一些炎症介质和细胞因子合成,是目前最具治疗前景的药物之一。②磷酸二酯酶抑制剂如己酮可可碱、氨力农及某些 β 受体拮抗剂如多巴酚丁胺等,可通过抑制 TNF 基因的转录、翻译而阻止 TNF-α 的合成。

(3)纤维连结蛋白(Fn):为非特异性调理素,可增强单核-巨噬细胞吞噬能力,维持血管壁完整性。感染性休克时 Fn 减少,可用含丰富 Fn 的冷沉淀物 10 mL/kg(400 mL 全血可制成冷沉淀物约 30 mL),于抗休克 3 h 后静脉滴注,2 h 内滴完。

(4)肾上腺皮质激素:休克早产儿的肾上腺素受体水平下调,其对儿茶酚胺类药物的反应明显降低,糖皮质激素可以诱导心血管系统肾上腺素受体的表达,增加患儿对儿茶酚胺类药物的敏感性,同时具有抑制儿茶酚胺类药物代谢的作用。另外,糖皮质激素本身具有的增加细胞内 Ca^{2+} 内流作用也可使心肌和血管平滑肌细胞对儿茶酚胺类药物的反应增强。前瞻性随机双盲研究显示,严重低血压的早产儿接受地塞米松或氢化可的松治疗,可以显著减少患儿对肾上腺素的需求,缩短肾上腺素的用药时间。Seri 等的研究表明,患有难治性低血压的早产儿接受糖皮质激素治疗后 2 h 血压即显著升高。糖皮质激素具有快速和延迟反应,因而用药后 8～12 h 方能减少升压药剂量。

儿童建议对儿茶酚胺抵抗性休克和怀疑或证实肾上腺功能绝对不全的患儿及时使用类固醇激素治疗。

(5)静脉用免疫球蛋白(IVIG):可抑制、中和、封闭炎症介质,抑制促炎及抗炎因子,但以抑制促炎因子为主。IVIG 含有多价抗原特异性 IgG 抗体,具有抗病毒抗原和抗细菌抗原双重作用,能明显增强体液及细胞免疫功能,改善疾病严重度,减少受损器官个数,降低病死率。是对促炎与抗炎因子均有作用而侧重抗炎的药物,剂量为 200～400 mg/(kg·d)静脉滴注,连用 3～5 d。但因 IVIG 的非特异性抗体活性变异较大,且与应用时机、剂量、疗程有关,故对其疗效报道不一。

(6)血液净化疗法:如换血疗法治疗感染性休克。可依据败血症换血评分标准,或在下列情况下作换血治疗:①合并有中、重度硬肿症;②抗休克治疗 48 h 无效;③合并弥散性血管内凝血;④出生体重≤1 000 g;⑤血小板显著减少或白细胞减少。换血量为 160～200 mL/kg,换血后常可见血压回升,心率减慢,四肢转暖,皮肤硬肿减轻,尿量增加,血氧分压升高,甚至肺出血停止。换血作用为:①可除去血中细菌及其毒素。②改善血氧运输能力。③提高动脉血氧分压。改善机体防御机制。④矫正凝血机制障碍。其他血液净化疗法如血滤、血透、血浆置换等,在清除介质方面也是一种潜在的治疗方法。

10.营养支持

代谢紊乱,能量危机,是产生多器官功能衰竭的重要原因之一。器官衰竭时,能量及氧消耗增大,蛋白分解产物增高,应给予胃肠道外营养以补充能源,减少蛋白消耗,但勿过多补充非蛋白热卡。休克基本纠正后 24 h 内,输液 50～80 mL/(kg·d),初期可只用葡萄糖 3～4 mg/(kg·min),氨基酸 0.5～1 g/(kg·d)及电解质,数天内液量可渐增至 120～150 mL/(kg·d),热卡逐渐增至 30～50 kcal/(kg·d),其中 7%～10% 葡萄糖 5～7 mg/(kg·min),氨基酸 1.5～2 g/(kg·d),乳化脂肪 0.5～2 g/(kg·d)。

11.其他

(1)内啡肽拮抗剂:休克时血中β-内啡肽浓度升高,且与休克严重程度平行,纳洛酮可有效拮抗β-内啡肽在休克中的作用,增加心搏出量,改善冠状动脉、肾动脉、小肠血流灌注及呼吸功能,提高血压,宜早期、足量、持续给药。若患儿明显低血压,经纠酸扩容后血压无回升,可在用血管活性药的同时,应用纳洛酮 0.05～0.1 mg/kg,每 10～30 min 静脉注射一次,连用2～3 次,血压回升后改 0.01～0.04 mg/(kg·h)静脉滴注维持。

(2)贫血时输血:低血容量性休克,于补充血容量后血色素仍低,可输全血,所需全血量(mL)＝[预期血红蛋白(g/L)－实际血红蛋白(g/L)]×0.6×体重(kg)。输血后低钙:可用10％葡萄糖酸钙 1 mL/kg 静脉注射。

(3)应激性胃肠道出血:①禁食。②反复冷生理盐水洗胃,至洗出液转清亮为止。③思密达 0.5 g/次,每天 3 次以保护胃黏膜。④止血药物:巴曲酶 0.3 U 加生理盐水 2 mL 静脉注射,每天 1～2 次;或凝血酶 500～1 000 U 溶于 10 mL 温开水中鼻饲,每天 1～2 次;或酚磺乙胺 125 mg 静脉滴注,每天 1 次。⑤H_2 受体拮抗剂:予胃内注入以抑制胃酸分泌及提高 pH。雷尼替丁 0.5 mg/kg(早产儿)或 1.5 mg/kg(足月儿),每天 3 次,不良反应较西咪替丁少且更有效。⑥质子泵抑制剂:可抑制胃酸分泌及提高 pH,使胃黏膜损伤容易得到修复。奥美拉唑0.2～0.3 mg/kg,每 8～12 h 一次,或 0.5～0.8 mg/kg,每 12 h 一次。⑦若以上方法无效,可用生长激素抑制剂奥曲肽 5～15 μg/kg 加葡萄糖5 mL静脉注射,每 8 h 一次,用至出血完全停止(31～46 h),效果良好。若出血量大或持续出血不止,可予输血或在内镜下行药物、激光或微波止血治疗。

(董　宇)

第二十节　新生儿坏死性小肠结肠炎

新生儿坏死性小肠结肠炎(necrotizing enterocolitis,NEC)是由于发育不成熟的肠壁受到缺血、感染、喂养不当等诸多因素的联合刺激,导致严重肠损伤的最终表现。它是 NICU 中最常见的胃肠道急症。

一、病因

1.早产

早产是 NEC 最重要的发病因素,其发生率与患儿的胎龄呈负相关,胎龄越小,NEC 的发病率越高。早产儿由于胃肠道消化吸收功能、血供调节能力、黏膜屏障功能和免疫应答功能均发育不成熟,胃酸少,各种蛋白酶活性低,肠壁通透性高,SIgA 水平低及胃肠动力弱,当受到外界不良因素如缺血、感染、喂养不当等刺激时,容易引发 NEC。

2.肠道缺氧缺血

新生儿窒息、肺透明膜病、低血压、败血症引起肠道缺氧缺血;先天性心脏病、肺动脉高压、心力衰竭导致心排血量不足,肠系膜血流量减少;新生儿红细胞增多症致使血液黏滞,肠道组织灌注减少;脐动脉置管、交换输血速度过快引起肠道灌注压异常波动等,均可导致肠黏膜缺血坏死发生 NEC。近年来有学者指出肠道缺氧缺血、低灌注是足月儿发生 NEC 的高危因素。

3.肠道喂养

90％以上的 NEC 患儿都有过肠道喂养史,其原因可能与奶方的渗透压过高、免疫保护因子不足以及肠道喂养的时机、喂养量、次数和加奶过快有关。不恰当的喂养导致新生儿肠黏膜受损,是诱发 NEC 的重要原因之一。对配方奶喂养、混合喂养与母乳喂养进行比较发现,NEC 发病率分别为 7.2％、2.5％和 1.2％。其原因是母乳中含有大量免疫保护性因子,可抑制革兰阴性菌生长,有助于预防 NEC 的发生。人工喂养的肠道菌主要是大肠埃希菌等革兰阴性菌,可致肠黏膜受损而发生 NEC。增奶速度＞20～30 mL/(kg·d)的快速超量喂养,可加剧乳糖和蛋白质的吸收不良,细菌在肠腔发酵产生大量气体,致使肠腔膨胀,压力增高,肠黏膜缺血而引起组织损伤,NEC 发病率亦明显升高。使用渗透浓度＞400 mOsm/L 的高渗透奶方。口服维生素 E、吲哚美辛、茶碱等高渗药物或经肠道营养的液体量过多、输液速度过快等,亦可导致 NEC 发生。

4.感染与炎症反应

虽然只有 30％的 NEC 患儿血培养阳性,但目前较多的研究认为感染和肠壁炎症是 NEC 的主要病因。有研究观察到在 NEC 发病前,肠道正常菌群已发生质和量的变化,包括菌种数目下降和致病性肠杆菌出现。常见的肠道致病菌有克雷白杆菌、大肠埃希菌、肠杆菌、假单胞菌、难辨梭形芽孢杆菌和表皮葡萄球菌等,也可见于风疹病毒、轮状病毒、柯萨奇病毒及真菌感染。炎症介质如血小板活化因子(PAF)、细菌脂多糖 LPS、肿瘤坏死因子(TNF)、多种白细胞介素(IL)、白三烯、一氧化氮(NO)等参与了 NEC 的发病过程。一般认为以感染为诱因的 NEC 多在新生儿晚期发病。

5.输注红细胞

近年来,研究人员对输注红细胞后出现 NEC 的病例进行系统研究分析,提出了输血相关坏死性小肠结肠炎(TR-NEC)的概念。回顾分析 TR-NEC 病史发现,大多数患儿在 NEC 临床症状出现前的 1～2 d 有过输注红细胞史,且年龄越小、体重越轻、疾病严重程度越高的患儿,越容易发生 TR-NEC。目前 TR-NEC 的发病机制尚未明确,多数学者提出了输血后免疫机制的假说。新生儿肠道作为机体的最大免疫器官,肠黏膜富含大量白细胞和中性粒细胞,在第一次接触肠道菌群或营养抗原刺激时,就会出现强烈的免疫反应,血管内皮促炎活化,释放趋化因子,内皮细胞黏附分子增加,激活中性粒细胞,导致各种炎症介质大量释放,肠道血流灌注严重受损;而当血液制品内累积的白细胞或中性粒细胞抗体、具有生物活性的脂类、细胞因子等再次暴露肠道时,中性粒细胞和补体级联反应激活,中性粒细胞扣留,血管内皮损伤,其结果导致肠黏膜损伤。

二、临床表现

NEC 发病日龄随胎龄而异,胎龄越不成熟,起病越晚。足月儿多在生后 1 周内发病,极低出生体重儿发病在生后的 2～3 周。NEC 临床表现轻重差异较大,多数患儿既有全身表现也有腹部体征,但腹部症较为突出。主要为:①全身表现:呼吸窘迫、呼吸暂停、心动过缓、嗜睡、体温不稳定、喂养困难等非特异性体征,严重者出现酸中毒、低灌注或休克。②腹部症状:常表现为腹胀、喂养不耐受或反复胃潴留、呕吐、肠梗阻、血便,腹壁红肿和触痛,部分病例可触及炎性包块和腹水。NEC 的临床过程亦可表现暴发型或隐匿型,多数患儿为暴发型,发病快,病情进展迅速，短时间内出现肠坏死和败血症的症状；隐匿型 NEC 患儿表现为喂养不耐受、大便性状异常、间歇性腹胀，部分患儿可发展为严重的肠梗阻或肠坏死。

三、实验室检查

1.血液检查

大约 38% 的患儿有血小板减少，血小板减少程度有助于 NEC 病情判断。血小板<50×10^9/L 与肠坏死或肠穿孔密切相关。白细胞数升高，分类左移或见中毒颗粒。血气检查见血氧分压下降、持续酸中毒。血生化表现为 C 反应蛋白升高、反复低钠血症。持续酸中毒和反复低钠血症提示 NEC 患儿存在败血症及肠坏死。约有 1/3 的 NEC 患儿血细菌培养阳性。血液中各种炎症因子及抗炎因子升高，红细胞膜 T 隐抗原凝集素试验阳性。

2.血浆特异性指标

国外有报道，血浆中肠脂酸结合蛋白（I-FABP）和肝脂酸结合蛋白（L-FABP）可以作为早期评价 NEC 是否发生和其严重程度的重要指标，I-FABP 明显升高提示 NEC 的严重程度，而 L-FABP 则作为 NEC 早期诊断的敏感指标。

3.大便常规

大便潜血阳性或见肉眼血便，是评价 NEC 患儿肠道损伤程度的有效指标，肉眼血便可以确诊 NEC。

四、影像学检查

1.腹部 X 线检查

腹部 X 线表现是确诊 NEC 的依据。

（1）非特性腹部 X 线表现：①小肠或结肠管径轻至中度扩张；②肠黏膜水肿，肠间隙增厚；③腹腔积液；④部分肠管僵硬、分节、管腔不规则或变细，内有小气液面。

（2）典型的腹部 X 线表现：①肠壁内积气：表现为黏膜下层可见小囊泡或串珠状积气，或浆膜下见细线状、半弧形、环状透亮影。②门静脉积气：是疾病严重的征象，表现为自肝门向肝内呈树枝状积气影。③气腹征：出现肠曲间小透亮区或腹膜内游离气体，采用侧位片更容易发现病变征象，提示肠坏死穿孔。气腹征常在肠壁内积气或门静脉积气后 48～72 h 间发生，NEC 患儿应在确诊后 48～72 h 间隔 6～8 h 复查 1 次腹部正、侧位片，以防漏诊。

2.超声检查

B 超检查可见肠壁增厚，肠壁积气，胆囊周围积气及腹水，其中门静脉积气及腹水的敏感性优于腹部 X 线检查。彩色多普勒超声检查可见 NEC 肠道血流量和血管阻力的变化，双脉冲多普勒超声检查腹腔（CA）和肠系膜上动脉（SMA）血流速度及其比值可作为是否发生 NEC 的预测指标，CA/SMA 的流速比之升高，预示 NEC 发生的危险性提高。

五、诊断

1.病史

重点是了解围生期窒息缺氧史，新生儿期喂养史、感染史以及新生儿的成熟度。

2.临床诊断

NEC 临床表现不典型，早期诊断困难。早产儿如有围产期窒息缺氧史、早期喂养史，出现拒食、呕吐胆汁样物或腹胀时，应注意缺氧缺血性损害所致的 NEC；足月儿或早产儿有败血症、肺炎、腹泻等感染而伴拒食、呕吐、腹胀，则应注意感染性损害所致的 NEC。目前临床多采用修正 Bell-NEC 分期标准，Ⅰ期约持续 72 h，病变很少进展；Ⅲ期病情危重，此时生命体征不稳定，可有多器官功能不全，病死率极高。

六、治疗

一旦疑诊 NEC，采用绝对禁食，胃肠减压。其目的是减轻肠道负担，防止肠黏膜进一步损伤。已经确诊 NEC 的患儿，处理原则应按照急腹症和脓毒性腹膜炎治疗，尽快阻止疾病进展，预防肠穿孔和休克发生。

1.常规治疗

①疑诊 NEC(Ⅰ期)患儿绝对禁食、静脉补液 3 d，并给予胃肠减压和抗生素治疗，选择针对肠道细菌敏感抗生素，如三代头孢菌素，考虑厌氧菌感染者应选用甲硝唑联合治疗。细菌培养阳性者，可根据药敏结果选择用药。同时完善血常规、血培养、大便常规及大便潜血试验；每 6～8 h 进行 1 次腹部 X 线检查持续 48～72 h。禁食期间静脉补液量为 120～150 mL/(kg·d)，热卡从 20 9kJ/(kg·d)起，逐渐加至 418～502 kJ/(kg·d)。②确证 NEC(Ⅱ期)患儿绝对禁食、胃肠减压和静脉使用抗生素时间 7～10 d，严重病例如有持续酸中毒、腹膜炎体征者可延续到 14 d。禁食期间应尽早开始肠外营养，其中脂肪乳剂及小儿氨基酸各从 0.5 g/(kg·d)起，以后逐渐增加到 3 g/(kg·d)，10%～20%葡萄糖 12～15 g/(kg·d)，24 h 内均匀滴入，确保足够热卡摄入。另每天可于葡萄糖液中加水乐维他 N(soluvit N，水溶性维生素) 1 mg/kg，派达益儿(Pel-el，微量元素)4 mg/kg，于脂肪乳剂中加维他利匹特 N(vitalipid N，儿童型脂溶性维生素)1 mg/kg。根据病情补充血容量，纠正酸中毒。血常规、血培养、大便常规及大便潜血试验以及腹部 X 线检查同Ⅰ期。必要时请外科会诊，及时发现病情变化。实施经口喂养需腹部 X 线中肠壁内积气征消失经 7～10 d 方可逐步开始。③进展 NEC(Ⅲ期)患儿病情危重，极易发生肠坏死和肠穿孔，应采取更加积极的治疗方案。该期患儿内科治疗(禁食、胃肠减压、抗生素使用、扩容、纠酸、补液、血管活性药物)同Ⅱ期，继续动态观察血常规、血培养、大便常规及大便潜血试验以及腹部 X 线的变化，此外还应监测血气、电解质、凝血功能和肾功能。定时请外科会诊，出现外科指征立即选择手术治疗。

2.对症与支持治疗

密切监测心、肺、凝血功能和血流动力学变化。当患儿出现呼吸暂停、高碳酸血症($PaCO_2$ >50mmHg)或低氧血症以及循环功能不稳定时需要给予机械通气，同时使用液体复苏和血管活性药物缓解循环功能衰竭，改善肠道血液供应。复苏液体包括新鲜血浆(凝血功能障碍者)、生理盐水(10 mL/kg)或红细胞悬液。若积极扩容后，不能缓解严重低血压、低灌注状态，应给多巴胺 3～5 μg/(kg·min)或多巴酚丁胺 5～20 μg/(kg·min)联合治疗。

3.抗氧自由基及免疫治疗

早产儿 NEC 可因缺氧缺血致肠黏膜受自由基损伤，故可早期使用抗氧自由基药物。较常用药物有维生素 C 1 g/d 静脉滴注，维生素 E 50 mg/d 肌内注射，复方丹参 2 mg/d 静脉滴注。免疫学治疗应在 SIRS 发生的 3 天内做早期治疗，3 d 后 MODS 一旦发生，其病死率很高。

4.外科治疗

有 20%～30% 的患儿需要外科手术治疗，应尽早请外科医师会诊。手术治疗的绝对适应证是肠穿孔。相对适应证包括内科治疗 24～48 h 无效，临床出现休克、严重酸中毒；腹壁红肿,右下腹固定性炎症肿块;腹部 X 线出现僵直固定扩大的肠袢、门静脉积气者。高度怀疑肠穿孔的患儿,如腹腔引流液或腹水呈现黄褐色浑浊液体,细菌培养阳性者,也是剖腹探查的指征。外科手术方式多数采用切除病变肠管加肠造瘘术。出生体重<1 000 g、不能耐受手术的极低出生体重儿,可先行腹腔引流术,待生命体征稳定后或 24～48 h 病情仍未改善,再行剖腹探查。

5.并发症治疗

常见并发症有呼吸窘迫综合征、动脉导管未闭、呼吸暂停、休克、弥散性血管内凝血、贫血等,甚或由全身炎症反应综合征引起的多器官功能障碍,均应积极治疗。

(董 宇)

第二十一节 新生儿低血糖症

新生儿低血糖症是以全血血糖水平作为标准。过去多根据不同胎龄、日龄的下限值为标准,源自相应胎龄日龄新生儿平均值减两个标准差。但随着对该类患儿长期随访以及头部影像学研究的深入,发现部分未达低血糖诊断标准的患儿有出现脑损伤的危险,同时也缺乏新生儿可耐受较成人更低血糖的理论依据,因此,目前均以 2.2 mmol/L 为诊断标准。新生儿低血糖症,常缺乏临床表现,多为无症状型低血糖,特别是出生数小时至一周以内,极易被其他疾病所掩盖而漏诊。临床应予高度重视。新生儿低血糖症可发生于任何胎龄和体重、日龄的患儿,但以低出生体重、小于胎龄儿多见。可以为单纯的低血糖症,如摄入不足、高胰岛素血症等。同时也可为某一疾病的一种表现,常见于窒息、新生儿呼吸窘迫综合征、硬肿症、严重感染、糖尿病母亲所生新生儿以及多种代谢性疾病,如半乳糖血症、糖原累积病、果糖不耐受、枫糖尿症及某些有机酸代谢障碍等。

一、临床表现

1.症状

部分有症状的低血糖新生儿,主要表现为反应差、阵发性发绀、双眼凝视,严重者可出现惊厥、呼吸暂停、嗜睡、拒奶及体温下降等。少部分可见到多汗、面色苍白。新生儿低血糖的临床表现另一特点是,同一水平的低血糖临床表现可相差甚远,当临床发现血糖明显低于正常而无症状时不宜轻易考虑检验误差,应及时干预和严密观察。

2.临床分型

(1)早期过渡型:多见于窒息、重度溶血、母亲患有糖尿病以及开奶过迟者。80%患儿无症状,有症状者多于出生后 6～12 h,经少量补糖液或及时开奶,多于 12 h 内纠正并可维持正常。

(2)继发型:系继发于败血症、硬肿症、先天性心脏病、中枢神经系统缺陷、低钙或低镁等内环境紊乱、静脉输注高浓度糖突然中断等。此类患儿即使有临床表现也会被原发病的表现所掩盖,如未监测多会漏诊。

(3)经典型或暂时型:发生于母亲患有妊娠高血压综合征、双胎儿及小于胎龄儿,80%有症状,多出现于出生后不久以及生后 2～3 d 且后期也可反复多次发生。应予严密监测和积极治疗,以免发生低血糖脑损伤而致残。

(4)严重反复发作型:主要见于先天性代谢性疾病和内分泌性疾病,常伴有原发病的临床表现,治疗反应差,多需持续静脉输注一定浓度和速度的含糖液才能维持。

二、诊断标准

全血血糖低于 2.2 mmol/L 为诊断标准。

三、治疗

1.治疗原则

预防重于治疗,即对于发生低血糖的高危儿应严密监测和筛查,以便早发现早干预,防止低血糖脑损伤的发生。主要为纠正低血糖,积极寻找低血糖原因。能口服维持血糖者不静脉用,能滴注葡萄糖维持血糖者不静脉推注,以免继发性胰岛素水平的波动。

2.合理喂养

(1)对可能发生低血糖者,予出生后 30 min 即应喂养 10%葡萄糖,5~10 mL/kg,每小时 1 次,连续 3~4 h。

(2)静脉输糖速度达高限仍不能维持血糖从静脉输糖过渡到口服过程中,可在两餐间加喂糖水 1 次,奶可改每 2 h 1 次,或奶中加入一定的葡萄糖液,但需注意浓度不宜过高,以免因渗透压过高产生腹泻、坏死性小肠炎等。

3.葡萄糖的输注

有症状的低血糖立即静脉注射 25%葡萄糖 2~4 mL/kg(早产儿可用 10%葡萄糖),速度为 1 mL/min。随后用 10%葡萄糖持续滴入,速度为 3~5 mL/(kg·h),葡萄糖的滴入速度为 5~8 mg/(kg·min),监测血糖,如不能维持正常血糖,可提高葡萄糖的滴入速度,每次增加 2 mg/(kg·min),最高可调至 12 mg/(kg·min)。无症状的低血糖,不提倡静脉推注,建议静脉滴注葡萄糖液来维持血糖,如在输液中,可提高葡萄糖的输入速度。

4.其他药物

主要是皮质醇。当输糖速度达到 12 mg/(kg·min)仍不能维持正常血糖时,可用皮质醇。现多用氢化可的松 5~10 mg/(kg·d),血糖恢复后 24~48 h 逐渐减量到停用。此外还有生长激素、肾上腺素及二氮嗪,主要用于慢性难治性低血糖。

(董　宇)

第二十二节　新生儿高血糖症

新生儿高血糖症的标准目前尚未统一。由于新生儿肾糖阈值低,当血糖高于 6.7 mmol/L 时常出现糖尿病,国内多以全血血糖高于 7 mmol/L 作为诊断标准。

一、病因

1.应激性高血糖

任何可导致应激的疾病均可诱发应激性高血糖,如窒息、感染及寒冷等。

2.医源性高血糖

多见于早产儿,由于输注糖量过多或过快,以及母亲分娩前短时间内应用糖和糖皮质激素,复苏时应用肾上腺素以及长期应用糖皮质激素均可引起高血糖。

3.新生儿暂时性糖尿病

其病因和发病机制不清,可能与胰岛 β 细胞功能暂时性低下有关。多见于 SGA 儿或家族中多有糖尿病史。

4.先天性糖尿病(真性糖尿病)

先天性糖尿病较少见。

二、临床表现

当高血糖不重时多无临床表现;当显著增高或持续时间长时,患儿因高渗血症而发生渗透性利尿而出现脱水、烦渴、多尿等。当血渗透压过高时可发生颅内出血,而出现相应症状。有人报道早产儿血糖超过 33.6 mmol/L 时易发生脑室内出血。血糖升高时常出现糖尿,多为暂时性。暂时性糖尿病则可持续数周或数月,真性糖尿病则可伴发酮症酸中毒。

三、诊断

因新生儿高血糖常无特异的临床表现,诊断主要依赖血糖和尿糖检测。当发现高血糖时应积极查找病因。

四、预防与治疗

(1)由于新生儿胰岛功能不成熟,易发生糖代谢紊乱,低血糖与高血糖可随时变换出现,因此,需严密监测血糖,特别是早产儿和早期新生儿。并控制输糖速度,复苏时不常规用高渗葡萄糖,除非明确存在低血糖。行全静脉营养时,应注意糖与氨基酸、脂肪的比例,糖的浓度和输注速度均严格控制,必须提高输糖速度和浓度时,必要时可加入适量胰岛素。

(2)血糖在 10 mmol/L 以下时,以控糖为主,必要时可少量输注 5% 的葡萄糖,10~14 mmol/L 时,必须去掉所有含糖液,超过 14 mmol/L 时可试用胰岛素 1~3 U/(kg·d),每天 1~2 次。

(3)高血糖持续且查有尿酮体阳性时,应考虑存在糖尿病可能,行血胰岛素、皮质激素等相关检查,监测血气,及时纠正酮症酸中毒。

(4)病因治疗,治疗原发病,如纠正休克、控制感染、稳定体温及停用激素等。

(董 宇)

第二十三节　新生儿低钠血症

低钠血症是指血清钠<130 mmol/L,是由于各种原因所致的钠缺乏和(或)水潴留引起的临床综合征。体液和体钠总量可以正常、减少或增加。低渗综合征均伴有低钠血症,但低钠血症的血浆渗透压亦可增高(高血糖症)或正常(高脂血症或高蛋白血症),即假性低钠血症。

一、病因

1.钠缺乏

钠摄入不足和(或)丢失增多,只补充水或低盐溶液,致失钠性低钠血症。

(1)孕妇对胎儿的影响:孕妇妊娠高血压时用低盐饮食,或在产前24 h或更长时间内连续应用利尿剂,致胎儿利尿、体钠总量减少。

(2)早产儿:早产儿尿失钠较多、生长迅速,每天需钠量较大,而人乳含钠仅7 mmol/L(牛乳约含22 mmol/L),由于早产儿哺乳量少,故如长期仅以人乳喂养,不另外补盐,则在生后2~6周时常发生低钠血症。尤以VLBWI为甚。

(3)丢失增加:皮肤丢失,如烧伤。胃肠道丢失如腹泻、肠瘘、外科引流及肠梗阻等。泌尿道丢失,使用利尿剂,失钠的肾脏疾病如急性肾衰竭(多尿期)、肾病综合征(利尿期)及肾脏髓质囊性病等。

(4)脑脊液引流。

(5)肾上腺盐皮质激素缺乏:见于肾上腺皮质功能不全、假性醛固酮缺乏症等。

2.水潴留

水摄入过多和(或)排泄障碍,引起稀释性低钠血症。

3.体内钠重新分布

如钾缺乏时细胞内液失钾,钠由细胞外液进入细胞内液,使血钠降低。

4.假性低钠血症

如高血糖、高脂血症及高蛋白血症。

二、临床表现

(1)一般血清钠<125 mmol/L,即出现症状。

(2)失钠性低钠血症主要表现低渗性脱水的症状,无明显口渴,而细胞外液减少,血液浓缩,皮肤弹性减低,眼窝及前囟凹陷,四肢厥冷,心跳增快,血压下降,严重者可发生休克。尿不少,但休克时尿量即明显减少或无尿。

(3)低钠严重者可发生脑细胞水肿,出现神经系统症状如嗜睡、昏睡、呼吸暂停、昏迷或惊厥。

(4)稀释性低钠血症时细胞外液增加,血液稀释,原有水肿可加重,但抗利尿激素分泌失常综合征(SIADH)多无水肿。血压不降低,主要症状都是脑水肿所致的神经系统症状。

三、治疗

主要应积极治疗原发病,去除病因,恢复血清钠。治疗方法因原发病而异。治疗的目的首先是解除低钠血症的危害,使血清钠恢复到120 mmol/L以上,而不是在短时间内使之完全恢复正常。纠正低钠血症的速度取决于临床表现。

1.失钠性低钠血症

(1)补充钠盐使血清钠及现存体液渗透压恢复正常。所需钠量(mmol/L)=(140一患儿血清钠)×0.7×体重(kg)[其中0.7×体重(kg)=体液总量]。

(2)先补计算量的1/2,是否继续补充及补充剂量取决于治疗后的反应。一般是在24~48 h补足。若同时存在脱水和异常损失(如腹泻等),可将纠正脱水和补充正常及异常损失所需溶液分别计算共同给予。

（3）中度脱水伴循环障碍和重度脱水者需首先扩容，最初 8～12 h 滴速稍快[8～10 mL/(kg·h)]，使脱水基本纠正，血清钠恢复到＞125 mmol/L。

（4）如存在明显的症状性低钠血症需紧急给予 3％NaCl 静脉滴注，使血清钠较快恢复到 125 mmol/L[提高速度 1 mmol/(L·h)]，所需 3％NaCl(mL)＝(125－患儿血清钠) mmol/L×0.7×体重(kg)÷0.5[其中 3％NaCl 1 mL＝0.5mmol]。

（5）肾上腺皮质功能不全的患儿需给予皮质醇和盐皮质激素，单纯性醛固酮合成不足者补充盐皮质激素，按各疾病处理。停用利尿剂。

2.稀释性低钠血症

（1）为使血清钠和体液渗透压及容量恢复正常，需清除体内过多的水。体内过剩水量(L)＝[(140－患儿血清钠) mmol/L×0.7×体重(kg)]÷140 mmol/L[为正常血清钠的平均浓度 140 mmol/L]。

（2）限制水摄入量，应低于生理需要量，并适当限制钠摄入量及应用袢利尿剂如呋塞米等，以加速水和钠的排出。

（3）有明显的症状性低钠血症时需给予 3％ NaCl 使血清钠提高到 125 mmol/L，同时应用利尿剂。效果不佳者，必要时进行腹膜透析治疗。

（4）如血清钠恢复正常后，可试着增加进水量。如血清钠下降，尿渗透压仍高，仍需限制进水量；若血清钠正常，排尿量增多，尿渗透压下降，提示 SIADH 已消除。

（5）密切进行临床观察，监测体重变化、出入水量、血气、血清电解质、血浆及尿渗透压、尿钠含量等，随时调整治疗。

（董　宇）

第二十四节　新生儿高钠血症

血清钠＞150 mmol/L 称为高钠血症，是由于各种原因所致的水缺乏和(或)钠过多引起的临床综合征，均伴有高渗综合征，体液和体钠总量可以减少、正常或增加。

一、病因

1.单纯水缺乏

（1）水摄入不足。

（2）不显性失水增多：新生儿体表面积相对较大，胎龄愈小，不显性失水量愈多。

2.混合性失水失钠

（1）肾脏丢失：肾脏浓缩功能差，肾失水相对较多。见于尿崩症、高钙血症、低钾血症、急性肾衰竭(多尿期)、渗透性利尿如胃肠道外营养、应用甘露醇等。

（2）肾外丢失：如烧伤、腹泻、引流等。

3.钠潴留

钠摄入过多和(或)钠排泄障碍，进水相对不足。

（1）钠摄入过多：新生儿排钠能力差腹泻脱水时口服盐溶液配制不当（浓度过高），纠正酸中毒时应用碳酸氢钠过多等。

（2）肾脏排泄障碍：醛固酮增多症，肾衰竭，充血性心力衰竭等。

二、临床表现

（1）血清钠＞150 mmol/L。

（2）单纯性失水和混合性失水失盐的高钠血症有高渗性脱水的症状，但其脱水征较相同失水量的等渗性和低渗性脱水为轻，周围循环障碍的症状也较轻，若严重脱水也可发生休克。

（3）黏膜和皮肤干燥，烦渴、少尿。急性高钠血症早期即出现神经系统症状如发热、烦躁、昏睡、肌张力增高及惊厥等。重症可发生颅内出血或血栓形成。

三、治疗

积极治疗原发病，去除病因，恢复血清钠至正常。

1. 单纯失水性高钠血症

（1）增加入水量使血清钠及体液渗透压恢复正常。所需水量（L）＝［患儿血清钠－140（mmol/L）］×0.7×体重（kg）］ * ÷140 mmol/L［ * 为过剩钠量 mmol/L］。

（2）先给计算量的 1/2，是否继续补充及其剂量取决于治疗后的反应。纠正速度不宜过快，一般血清钠的降低不可超过 1 mmol/(L·h)或 10 mmol/(L·d)。约需 2 d 完全纠正。

2. 混合失水失盐性高钠血症

纠正高钠血症所需水量同上，还需纠正脱水和补充正常及异常损失所需溶液量。

3. 钠潴留性高钠血症

移除过多的钠，暂时禁盐，必要时应用袢利尿剂如呋塞米，同时适当增加水摄入量。酌情行腹膜透析。

4. 密切进行临床观察

监测体重变化、出入水量、血气、血清电解质、血浆及尿渗透压、尿钠含量等，随时调整治疗。

（董　宇）

第二十五节　新生儿低钾血症

血清钾＜3.5 mmol/L 称为低钾血症。钾缺乏时血清钾降低，但当存在影响细胞内外钾分布的因素时，血清钾可正常或增高；而体钾总量正常时，血清钾亦可降低或增高。

一、病因

1. 钾摄入不足

长期不能进食或进食很少。

2. 钾在细胞内外分布异常

细胞摄取钾增加（钾过多移入细胞内），如碱中毒、胰岛素增多。

3.钾丢失过多

经肾脏丢失如利尿剂、盐皮质激素过多醛固酮增多症)等;经消化道丢失如呕吐、腹泻及胃肠道引流等;其他如烧伤、腹膜透析治疗不当。

二、临床表现

(1)神经肌肉兴奋性减低,精神萎靡,反应低下,呼吸变浅,躯干和四肢肌肉无力,腱反射减弱或消失,严重者出现弛缓性瘫痪,腹胀、便秘及肠鸣音减弱,重症可致肠麻痹。

(2)心率增快,心脏收缩无力,心音低钝,常出现心律失常,重症血压可降低。心电图 T 波增宽、低平或倒置,出现 U 波,Q-T 延长,S-T 下降。

(3)慢性缺钾时,可发生低钾低氯性碱中毒伴有反常性酸性尿及负氮平衡。

(4)低钾时对糖的耐受性降低,易发生高血糖症。

三、治疗

(1)治疗原发病,尽量去除病因,防止钾的继续丢失。

(2)尽早恢复喂奶,因为奶内含有较丰富的钾。

(3)单纯碱中毒所致钾分布异常,主要是纠正碱中毒;缺钾则需补钾。

(4)补钾可静脉滴注氯化钾,3 mmol/(kg·d),另加生理所需钾量,一般为 4～5 mmol/kg。静脉滴注的浓度和速度按其所需的补钾量和补液量而定,补液量较多者浓度宜稍低约 0.2%,滴速稍快 8～10 mL/(kg·h);补液量少者浓度可稍高,一般不超过 0.3%,滴速减慢<5 mL/(kg·h)。

(5)细胞内外钾平衡需 15 h 以上,补钾量过大过快有发生高钾血症的危险。治疗期间需监测血钾及心电图,随时调整。

(6)严重脱水时,必须先扩容以改善血循环和肾功能,有尿后再给钾。

(7)细胞内钾的恢复较慢,需持续给钾 4～6 d,严重缺钾或有经肾或肾外大量失钾者治疗时间更长。

(董 宇)

第二十六节 新生儿高钾血症

新生儿日龄 3～7 d 后的血清钾＞5.5 mmol/L 称为高钾血症。血清钾增高常反映体钾总量过多,但当存在细胞内钾移向细胞外液的情况如溶血、酸中毒等时,体钾总量亦可正常或减低。

一、病因

1.钾摄入过多

由于机体存在对摄入钾的适应机制,摄入钾稍多不至于发生高钾血症。如肾功能障碍或钾从细胞外液移入细胞内液障碍,或短时间给予大量钾或静脉注射大量青霉素钾盐,则易发生高钾血症。

2.肾排钾障碍（钾潴留）

见于肾衰竭、血容量减少、脱水、休克、肾上腺皮质功能不全或增生、肾上腺出血等。

3.钾从细胞内释放或移出

见于大量溶血、缺氧、酸中毒、休克、严重组织损伤、洋地黄中毒及胰岛素缺乏等。

二、临床表现

（1）神经肌肉兴奋性降低，嗜睡，精神萎靡，躯干和四肢肌肉无力，腱反射减弱或消失，严重者呈弛缓性瘫痪，但脑神经支配的肌肉和呼吸肌常不受累，还可致恶心、呕吐、腹痛。

（2）心脏收缩无力，心音减弱，心电图提示 T 波高尖。早期血压偏高，晚期降低。

（3）可出现室速、室扑或室颤，最后心室静止，并可反复发作，出现阿-斯综合征，致猝死。

三、治疗

（1）除外标本溶血等所致的假性高钾血症。当患儿无引起高钾血症的原因，又无心电图改变及血钾的临床表现时更应除外。同时应注意新生儿生后 10 d 内血清钾较高的生理特点。

（2）纠正高血钾和治疗原发病。停用钾剂、含钾药物及潴钾利尿剂，禁用库存血，暂停授乳和其他含钾丰富的食物，监测血清钾和心电图。

（3）轻症血清钾 6～6.5 mmol/L，如心电图正常，停用含钾药物，减少或暂停授乳。给予钠离子交换树脂保留灌肠或用排钾利尿剂等，促进钾的排出。

（4）血清钾＞6.5 mmol/L，需迅速采取以下措施。①拮抗高钾对心脏的毒性作用：10％葡萄糖酸钙 0.5～1 mL/kg 缓慢静脉注射，几分钟内显效，但维持时间较短，约 5 min，故只起暂时作用。如心电图无改善，可在 5 min 后重复应用。应用洋地黄的患儿须慎用钙剂。②促使钾由细胞外液移入细胞内液：A.20％葡萄糖 10 mL/kg（2 g/kg）加胰岛素 0.5 U，于 30 min 内静脉滴注。在 30～60 min 间起效，维持数小时，必要时重复使用。应用高张葡萄糖可刺激胰岛素分泌，停注后可能发生低血糖，可用 5％或 10％葡萄糖静脉滴注维持，逐渐减量至停用。B.5％碳酸氢钠 3～5 mL/kg（2～3 mmol/kg）稀释成等渗液后，缓慢静脉滴注，可使钾由细胞外液移入细胞内液而降低血清钾，在 30～60 min 间生效，维持数小时，必要时重复使用。C.促进钾排出。a.阳离子交换树脂：常用聚磺苯乙烯，为 Na^+/K^+ 交换树脂，每 4～6 h 1 次，0.5～1.5 g/kg 加 20％山梨醇 10 mL，保留灌肠（30～60 min）。每克可结合钾 0.5～1 mmol，释放钠 1～2 mmol，钠应计算到钠平衡量内，尤其在肾衰竭少尿或心力衰竭患儿。b.排钾利尿剂：静脉注射呋塞米，对心力衰竭和水肿者还可促使液体排出，但肾衰竭或醛固酮减低的患儿反应不佳。c.腹膜透析或血液透析：适用于需迅速降低血清钾而应用上述治疗措施无效时。

（董　宇）

第二十七节　新生儿低钙血症

因胎盘能主动地向胎儿运输钙，至分娩时脐血的总钙和离子钙水平比母亲平均高 0.25 mmol/L 左右，达 2.6～2.8 mmol/L。出生后，母亲的钙供应突然停止，新生儿血钙水平下降，血总钙和离子钙大约各为 2.3 mmol/L 和 1.1 mmol/L，足月儿经 5～10 d 血钙恢复正常。新生儿低钙血症是指新生儿血清总钙小于 1.8 mmol/L(7 mg/dL)或游离钙低于 0.9 mmol/L(3.5 mg/dL)。低钙血症是新生儿惊厥的常见原因,主要与暂时的生理性甲状旁腺功能低下、窒息、感染、呼吸窘迫、颅内出血、难产、低血糖及母亲患糖尿病等有关。

一、分型

1.早发性新生儿低钙血症

(1)多在生后 2 d 内出现,因血中甲状旁腺激素降低而致低血钙。

(2)甲状旁腺激素对钙的吸收需维生素 D 参与,早产儿 D_3 转化能力较低,致甲状旁腺激素功能低下,故早产儿更易发生早发性低血钙。

(3)新生儿缺氧疾病如窒息、颅内出血、胎粪吸入综合征及新生儿呼吸窘迫综合征等,因组织缺氧、磷释放增加、血磷增高,使血钙水平相应低下。糖尿病母亲婴儿从母体经胎盘转运来的钙量增加,其甲状旁腺激素受抑制更为明显。生后早期血中降钙素高与早期低血钙也有关。

2.晚发性新生儿低钙血症

(1)指生后 2 d 以上至 3 周发生的低血钙,多见于足月人工喂养儿,由于食品中钙磷比例不当,不利于钙的吸收(钙磷比例人乳为 2.25∶1,牛乳为 1.35∶1)。

(2)与甲状旁腺功能暂时性低下有关。

(3)母亲妊娠时维生素 D 摄入不足或用碳酸氢钠治疗新生儿代谢性酸中毒,或换血时用枸橼酸钠作抗凝剂等,均可使游离钙降低。

3.出生 3 周后发生的低血钙

见于维生素 D 缺乏,或先天性甲状旁腺功能低下的婴儿,低血钙持续时间较长,原因如下。

(1)母亲甲状旁腺功能亢进:引起胎儿甲状旁腺的抑制。

(2)暂时性先天性特发性甲状旁腺功能不全:是良性自限性疾病,其母亲甲状旁腺功能正常。

二、临床表现

(1)新生儿低钙血症的症状轻重不同。主要是神经、肌肉的兴奋性增高,表现惊跳、震颤、手足搐搦及惊厥等。发作期间一般情况良好,但肌张力稍高,腱反射增强,踝阵挛可阳性。

(2)新生儿抽搐发作时常伴不同程度的发绀、呼吸改变和心率增快,或因胃肠平滑肌痉挛引起严重呕吐、便血等胃肠道症状。最严重的表现是呼吸暂停和喉痉挛。

(3)早产儿可在生后较早出现血钙降低,其降低程度一般与胎龄成反比,但常缺乏体征,与早产儿易伴血浆蛋白低下和酸中毒、血游离钙与总钙水平比值相对较高有关。

三、辅助检查

(1)血清总钙小于 1.8 mmol/L(7 mg/dL)或游离钙低于 0.9 mmol/L(3.5 mg/dL)。

(2)心电图示 QT 间期延长,足月儿>0.19 s,早产儿>0.20 s。

四、诊断与鉴别诊断

1.诊断依据

(1)血清总钙<1.8 mmol/L,和(或)血清游离钙<0.9 mmol/L。

(2)血清磷>2.6 mmol/L,尿 Sulkowitch 试验阴性,心电图 QT 间期延长。

(3)临床症状轻重不同,轻症或早产儿常缺乏体征。主要是神经、肌肉的兴奋性增高,表现为惊跳、震颤、手足搐搦及惊厥等。发作期间一般情况良好,但肌张力稍高,腱反射增强,踝阵挛可阳性。

(4)新生儿抽搐发作时常伴有不同程度的发绀、呼吸改变和心率增快,或因胃肠平滑肌痉挛引起严重呕吐、便血等胃肠症状。最严重的表现是呼吸暂停和喉痉挛。

2.鉴别诊断

有惊厥者常需与以下疾病鉴别。

(1)新生儿缺氧缺血性脑病:有围产期窒息缺氧病史,生后不久出现易激惹、嗜睡、抽搐等异常神经系统表现,经补钙治疗症状不消失。头颅 B 超或 CT 检查有缺血缺氧的影像学改变。

(2)颅内出血:可出现易激惹、抽搐等颅高压表现,可伴有前囟饱满、紧张感,经补钙治疗无效。头颅 B 超或 CT 检查有颅内出血的影像学改变,可资鉴别。

五、治疗

积极查找病因,进行病因治疗,出现惊厥或其他明显神经肌肉兴奋症状时,应静脉补充钙剂。

1.一般治疗

调节饮食非常重要,应强调母乳或用钙磷比例适当的配方奶,利于肠道内钙的吸收。

2.药物治疗

(1)对无症状高危儿的低钙血症应给予支持疗法,可给元素钙 24~35 mg/(kg·d)静脉缓慢滴注。一般可用每毫升含元素钙 9 mg 的 10%葡萄糖酸钙静脉滴注,滴注速度应由输液泵来控制。

(2)出现惊厥或其他明显神经肌肉兴奋症状时,可用 10%葡萄糖酸钙静脉注射。

1)每次 2 mL/kg,以 5%葡萄糖酸液稀释 1 倍后缓慢静脉推注(速度为 1 mL/min),以免注入过快引起心脏障碍和呕吐等毒性反应。必要时间隔 6~8 h 重复给药,最大剂量为元素钙 50~60 mg/(kg·d)。

2)在注入钙的过程中,注意心率保持在 80 次/分钟以上,否则应暂停使用。应避免药液外溢至血管外引起组织坏死。

3)如症状在短期内不能缓解,应同时给予镇静剂。惊厥停止后改为口服钙维持,可用乳酸钙或葡萄糖酸钙,20~40 mg/(kg·d)。对长期或晚期低钙血症患儿口服钙盐 2~4 周,维持血钙在 2~2.3 mmol/L(8.0~9.0 mg/dL)。

(3)有甲状旁腺功能不全时,须长期口服钙剂治疗,同时用维生素 D 10 000~25 000 IU/d,或二氢速变固醇 0.05~0.1 mg/d。

(4)使用钙剂后,惊厥仍不能控制,应检查血镁,若血镁<1.4 mg/L,可肌内注射 25%硫酸镁 0.2~0.4 mL/kg,或静脉滴入 2.5%硫酸镁 2~4 mL/kg,以每分钟不超过 1 mL 的速度缓慢注入,每 8~12 h 可重复 1 次。

(董　宇)

第二十八节 新生儿高钙血症

血清钙高于 2.75 mmol/L 或游离钙高于 1.4 mmol/L 称为高钙血症。在病理状态下,血清游离钙的升高,常与血钙升高同时出现。血中蛋白结合钙增加,可升高血钙水平而不伴有游离钙的升高。一般情况下,1 g 血清白蛋白的变化,可能引起约 0.2 mmol/L 血钙的相应改变。

一、病因

1.低磷酸盐血症

最多见于磷供应相对不足。不适当的肠道外营养及早产儿易出现,此时钙不易向骨沉着,血钙水平增高。

2.甲状旁腺功能亢进

甲状旁腺激素可促进肠道和肾对钙的再吸收。见于甲状旁腺主细胞增生或腺瘤,孕母甲状旁腺功能低下。

3.维生素 D 相关性高钙血症

体内维生素 D 过量,可促进肠道、肾对钙的再吸收,见于维生素 D 中毒、婴儿特发性高钙血症及结节病等。

4.其他

多为医源性,在长期应用维生素 D 或其代谢产物治疗母亲低钙血症以及应用甲状腺素治疗婴儿先天性甲状腺功能减退时均可发生。

二、临床表现

(1)新生儿高钙血症较少见,可于早期或延至数周或数月起病,多缺乏典型临床表现。无症状性高钙血症仅于检验时被发现,临床表现依血钙增高程度、病程缓急及伴随疾病而异。轻者多无症状,重者可发生高血钙危象而死亡。

(2)可累及各系统,出现恶心、呕吐、发热、嗜睡、易激惹、吃奶少或拒乳、体重不增、多尿等,有时出现高血压、胰腺炎。高血钙可作用于肾小管引起肾小管功能损害,严重者伴有肾实质钙化、血尿,甚至发展为不可逆性肾衰竭。有时也出现其他部位如皮肤、肌肉、角膜及血管等的软组织钙化。

(3)高血钙危象是指血钙大于 3.75 mmol/L 时,患儿重度脱水貌,木僵或昏睡、昏迷,心律失常,高血压甚至惊厥、心力衰竭。如不及时抢救,病死率很高,也可遗留神经系统后遗症。

三、辅助检查

1.实验室检查

(1)血清总钙、游离钙、镁、磷、ALP 及血清蛋白、甲状旁腺激素、1-25-$(OH)_2D_3$ 水平异常。

(2)尿钙、磷及 cAMP 改变。

2.X 线骨片

呈特征性改变,如普遍脱钙,骨膜下骨质吸收,囊性变,颅骨板溶骨呈点状阴影。维生素 D 中毒或过量时,长骨干骺端临时钙化带致密增宽,骨干皮质及骨膜增厚,扁平骨及圆形骨周缘增厚呈致密环状影。

3.超声、CT 或核素扫描

超声、CT 或核素扫描发现甲状旁腺瘤或腹部肾钙化等。

4.心电图

心电图 QT 间期改变。

5.肾功能试验

血、尿肌酐、BUN 及肾小球滤过率等可异常。

四、诊断

凡存在可能引起高血钙的病因,均应及早检测血钙。诊断主要依据以下三个方面。

1.病史

家族或其母亲患有与钙或磷有关的疾病史,难产史,母亲或新生儿长期、过量服用维生素 A 或 D 史,母亲长期应用某些药物史(如噻嗪类利尿剂等)。

2.临床表现

生长指数低下,有嗜睡、脱水、抽搐、高血压及角膜病变的表现;多系统损害的特征,如特殊面容、先天性心脏病、精神呆滞及皮下脂肪坏死等。

3.辅助检查

血清总钙、游离钙、镁、磷、1-25-$(OH)_2D_3$ 及甲状旁腺激素水平异常,尿钙、磷等异常,X 线骨片、心电图及肾功能等改变。

五、治疗

(1)轻症无症状者应查找病因,进行病因治疗。重症或已出现高血钙危象者,除病因治疗外还应采取措施降低血钙。

(2)限制钙和维生素 D 的摄入量,采用低铁、低钙及低维生素 D 配方奶喂养(配方乳中钙含量低于 10 mg/418 kJ 或不含维生素 D)。慢性高钙血症病例需防日晒。

(3)急性高钙血症或危重病例应采用静脉补液、利尿降低血钙。用生理盐水 10~20 mL/kg 静脉注射,再用利尿剂如呋塞米 2 mg/kg,可较快显效。应每隔 6~8 h 监测患儿血清钙、镁、钠、钾、渗透压及出入液量。

(4)对血磷低的患儿提供磷酸盐,每天 0.5~1.0 mmol/kg 元素磷口服,分次给予,需防止给予磷酸盐过量。

(5)对维生素 D 中毒、肉芽肿病、白血病及淋巴瘤等引起的高钙血症,可给予泼尼松 1~2 mg/(kg·d),或静脉滴注氢化可的松有一定疗效,疗程一般为 2~3 周。

(董　宇)

第十九章 儿科疾病

第一节 小儿惊厥

惊厥(convulsions)是由于大脑神经细胞群一过性功能紊乱,突然大量异常放电所致的骨骼肌群发生短暂的不随意收缩运动,表现为突然发作的全身/局部骨骼肌群强直性或阵挛性抽搐,常伴意识障碍。

一、病因

1.无热惊厥常见病因

(1)代谢与水电解质紊乱:如低血钙、低血镁、低血糖。

(2)非感染 CNS 器质性疾病:如癫痫、新生儿缺血缺氧性脑病(HIE)、颅内出血、脑积水、急性颅脑外伤、脑肿瘤、儿童脑血管病及神经皮肤综合征。

(3)急性中毒:药物、毒物、植物和金属等。

(4)严重惊厥或惊厥持续状态,依病情需要酌情考虑是否存在先天性遗传代谢病。

2.有热惊厥

(1)高热惊厥。

(2)急、慢性中枢神经系统感染。

(3)急性全身性感染如败血症并中毒性脑病,脓毒血症并多器官功能不全。

二、临床表现

1.典型临床表现

全面性强直-阵挛性发作表现为意识突然丧失,同时急骤发生一过性骨骼肌不随意收缩。

2.非典型临床表现

①部分性运动性发作;②精神运动性发作。

3.新生儿惊厥发作

①强直发作;②局灶性阵挛;③多灶性阵挛;④微小发作。

三、诊断

诊断重点在于明确是否惊厥及其病因。诊断步骤如下。

1.病史

确定是否为惊厥,目睹惊厥发作是最直接的诊断依据。

(1)宜向家长及陪护人尽可能详尽地了解患儿惊厥病史,包括惊厥发作的形式、意识状态、每次发作持续时间及间隔时间、发作缓解方式、发作后状态。

(2)惊厥发作时的伴随症状:①有无发热头痛、呕吐、咳嗽、腹泻等感染症状,及其与惊厥的关系。②有无神经系统、心血管系统、血液系统或其他全身性疾病史及相应症状。③有无头颅外伤史。④有无误服毒物或药物史。

(3)惊厥发作时的年龄及季节特点。

(4)既往有无惊厥发作史。

(5)小儿生长发育史及喂养史。

(6)有无围产期患病史。

(7)家族有无惊厥及其他发作性疾病史,有无精神、神经病史及其他遗传性疾病史。

2.体格检查

(1)重视生命体征是否平稳:呼吸状态、心率及节律、血压、神志状态。

(2)规范的神经系统检查,应特别注意:①头颅大小及形状、囟门、颅缝。②瞳孔大小及光反射状态、眼底。③运动系统:肌力(有无瘫痪)、肌张力及深浅反射。④脑膜刺激征、病理反射。⑤皮肤有无色素斑、皮疹、出血点、皮毛窦及神经纤维瘤等。

(3)心血管系统体征:心脏杂音、血管杂音等。

(4)身体其他部位有无感染体征:如外耳道有无溢脓、乳突有无压痛等。

3.遗传学相关的症状与体征

(1)累积中毒症状:呕吐、嗜睡、昏迷、生长发育迟滞、低血糖、高氨血症、酮中毒及酸中毒等。

(2)代谢供能不足症状:低血糖、高乳酸血症、肌张力低下及体重不增。

(3)先天性发育缺陷:皮肤色素斑块、头颅发育畸形、特殊面容、异常哭声及脊柱发育缺陷等。

四、鉴别诊断

1.中枢神经系统感染

中枢神经系统感染为细菌、病毒、真菌、支原体和寄生虫等病原体所导致的脑膜或脑实质急性炎症。临床特点为惊厥易反复且可呈持续状态,且多伴意识障碍及神经系统阳性体征。特别应注意小婴儿化脓性脑膜炎临床表现不典型,易误为普通感染的特殊性,避免误为热性惊厥而延误诊治。

特别是在使用抗生素后,可能使脑膜炎临床表现不典型时,宜及时检测 CSF。

2.中毒性脑病

中毒性脑病是在急性感染过程中,因高热、毒素侵袭使脑细胞缺氧、脑组织水肿、脑微循环障碍所致的中毒性脑部病变。临床特点为多在原发病程中突然高热、惊厥,感染中毒症状严重,脑症状突出,但 CSF 多正常。诊断时应注意与热性惊厥及颅内感染鉴别。

五、实验室检查

1.常规检查

血常规、血电解质(E4A、Ca、Mg)、空腹血糖及肝、肾功能。

2.脑脊液检测

疑脑炎或蛛网膜下腔出血应做 CSF 常规＋三大染色、CSF 乳酸脱氢酶、腺苷脱氨酶测定、CSF 培养＋药敏、CSF 病原体检测、细菌学检测、病毒抗原抗体检测和真菌检测。

六、特殊检查

(1)每一例惊厥均宜常规录像监测脑电图(VEEG),病情必要时可检查脑磁图(MEG)。

(2)影像检测:头部磁共振检查(MRI)可了解有无脑内器质性病变,头部 CT 检查可了解是否存在脑内钙化病变,体检有颅骨发育异常者头颅 CT 时可加做骨窗扫描,新生儿及小婴儿若病情危重或已在重症监护室气管插管呼吸机治疗者可头部彩色超声检查。

七、治疗

任何惊厥都要按急症处理。

1. 治疗原则

①维持生命体征平稳;②控制惊厥发作;③寻找并治疗引起惊厥的病因及遗传因素;④预防惊厥复发,产前遗传咨询及酌情遗传干预。

2. 治疗措施

(1)一般治疗:①保持呼吸道通畅;②酌情给氧;③监测生命体征,一般置抢救室,惊厥持续状态及生命体征不稳定者尽快转 ICU 监测脑功能状态;④酌情退热。

(2)药物治疗

1)惊厥持续时间>2～5 min 未停止,可用:①哌拉西泮滴鼻液每次 0.05～0.1 mg/kg。②地西泮注射液(valium)每次 0.2～0.5 mg/kg 静脉注射(静脉推注单次最大量<7.5 mg)。③或地西泮注射液每次 0.4～0.5 mg/kg,直肠注入。

2)惊厥持续时间>5～10 min 未停止,可用:①首次劳拉西泮每次 0.05～0.1 mg/kg,缓慢静脉注射(静脉推注单次最大量<4.0 mg)。②地西泮注射液(valium)每次 0.1～0.5 mg/kg 缓慢静脉注射;年龄 30 个月～5 岁速度 0.2～0.5 mg/2～5 min,静脉推注单次最大量<5 mg;大于 5 岁速度 1 mg/2～5 min,静脉推注单次最大量 7.5 mg);或气管插管患儿可以气管内给药;或地西泮注射液每次 0.4～0.5 mg/kg,稀释为 3～6 mL 直肠(肛门 5 cm 处)注入。③咪达唑仑 0.1～0.4 mg/(kg·h)持续静脉滴入。④止惊后苯巴比妥钠(phenobarbital,PB)15～20 mg/(kg·d)肌内注射,分 2 次(间隔 12 h)。次日起给 3～5 mg/(kg·d)的维持量,肌内注射/口服,病情好转后依病情改善程度逐渐减量至完全停药。⑤应用地西泮无效者,可改用苯妥英钠(phenytoin)15～20 mg/kg,静脉滴注。

3)惊厥持续状态>10～20 min 未停止,可用:①首次地西泮用药无效后 10～20 min,再次重复一次。②哌拉西泮每次 0.05～0.1 mg/kg,静脉滴注。③咪达唑仑 0.1～0.4 mg/(kg·h)持续静脉滴注,发作未控制,每 15 min 递增 1 μg/(kg·min),最大量<25 μg/(kg·min)。④氯硝西泮 0.02～0.1 mg/(kg·d),缓慢静脉滴注(0.1 mg/s),静脉滴注单次最大量<10 mg。⑤丙戊酸钠 10～15 mg/(kg·d),静脉滴注。⑥磷苯妥英,首次 20～30 mg/kg,静脉滴注[速度为 2～3 mg/(kg·min)],最大速度<150 mg/min],发作未控制,5～10 mg/kg,静脉滴注给药一次,同时气管插管。⑦止惊后苯巴比妥钠(phenobarbital,PB)每天 15～20 mg/kg,肌内注射,分 2 次(间隔 12 h)。次日起给 3～5 mg/(kg·d)的维持量,肌内注射或口服,病情好转后依病情改善程度逐渐减量至完全停药。⑧应用苯巴比妥钠无效者,可改用苯妥英钠(phenytoin)15～20 mg/kg,静脉滴注。

(3)平衡水、电解质保持内环境稳定,适当补充热量。

1)不能进食者(昏迷、惊厥持续状态或其他情况),按生理需要＋累积损失补液,开始总液量应限于 60～80 mL/(kg·d)或 1 000～1 200 mL/m²,热量以 60 kcal/kg 为宜。

2)按急查电解质、血糖调节酸碱及水盐电解质平衡,保持血 K、Na、Cl、CO₂ 及血糖在正常范围。

(4)针对病因治疗

1)抗感染:依病原学检测有针对性分级使用抗生素或抗病毒治疗。

2)纠正低血糖、低血钙、低血镁,酌情补充维生素 B₁、B₆。维生素 B₆ 缺乏:维生素 B₆ 每次 50～100 mg,静脉滴注,持续 3～5 d。维生素 B₁ 缺乏:维生素 B₁ 每次 100 mg,肌内注射,持续 3 d。

3)存在惊厥性脑水肿者,酌情脱水降颅压;脱水剂应用指征:①持续反复惊厥;②出现呼吸不规则或严重缺氧;③瞳孔不等大,光反射迟钝或消失。常用药物:①甘露醇;②甘油氯化钠或甘油果糖;③新生儿可谨慎使用小剂量呋塞米;④酌情使用强心剂或呼吸兴奋剂。

(孙 伟)

第二节 急性感染性多发性神经根炎

急性炎症性脱髓鞘性多神经根神经病(AIDP),又称吉兰-巴雷综合征(Guillain-Barre syndrome,GBS),为一种获得性、免疫介导的多神经根神经病,可累及周围神经、脊髓运动、感觉神经根,少数有脑神经受累。GBS 是急性弛缓性瘫痪最常见的病因。

一、病因

GBS 是一种与感染相关的自身免疫性疾病,2/3 的患儿在发病前 2 周有呼吸道或胃肠道感染如 EB 病毒、巨细胞病毒感染、支原体感染、空肠弯曲菌感染或免疫接种史。

二、病理改变

病理改变主要表现为周围神经根、神经干,急性、多灶性、节段性脱髓鞘,累及运动神经则导致肢体瘫痪,累及感觉神经则表现为疼痛和感觉的异常。部分病例可表现为轴突的瓦勒样变性,而髓鞘脱失和炎症反应轻微,称急性运动轴索神经病(AMAN)。若轴突瓦勒样变性同时影响到运动及感觉神经纤维,则称为急性运动感觉轴突性神经病(AMSAN)。

三、临床表现

绝大多数患儿为急性起病,体温正常,多数在起病后 1～2 周神经系统症状发展至高峰,在病程第 2～4 周开始恢复。个别患儿病情进展缓慢,经 3～4 周病情达高峰。运动障碍(瘫痪)常为首发症状,为进行性弛缓性瘫痪,多从双下肢开始,呈上行性、对称性。少数病例可呈下行性进展,瘫痪多在 1～2 周达高峰。感觉障碍:感觉障碍不如运动障碍明显,半数以上表现为神经根性疼痛,主要是主观感觉障碍:肢痛、肢麻、手套和袜套状周围性感觉减退或呈阶段性感觉障碍。脑神经麻痹:病情严重者可有单一或多个运动性脑神经麻痹:常见舌咽神经、迷走神经、面神经及舌下神经,表现语音低、吞咽困难或进食呛咳、颜面无表情,少数重症患儿全部运动性脑神经受累,致面具脸、呼吸障碍。重症患儿常伴呼吸肌麻痹,严重时可成为致死的原因。表现为语音低、咳嗽无力、呛咳及呼吸困难。自主神经功能障碍：①心血管功能障碍：血压异常、心动过速、心动过缓、心律不齐、面部潮红及手足发凉；②括约肌障碍：尿潴留多见（多为一过性），尿失禁罕见；③出汗异常：常见多汗，个别少汗甚至无汗；④瞳孔反应异常：瞳孔扩大或缩小，或一侧瞳孔扩大。

四、实验室检查

1.脑脊液

有蛋白、细胞分离现象，即蛋白增高而细胞数正常，一般是在病程 1 周后出现，病后 2～3 周达高峰，4 周后逐渐下降。

2.肌电图

典型脱髓鞘型 GBS：表现为运动和感觉神经传导速度减慢，F 波缺如或潜伏期延长。AMAN（急性运动轴索神经病）：表现为运动神经 CMPA（复合肌肉动作电位）的波幅降低明显，神经传导速度正常或轻度减慢，F 波潜伏期正常。AMSAN（急性运动感觉轴索神经病）：表现为运动神经及感觉神经 CMPA 的波幅均降低，神经传导速度正常或轻度减慢。

3.心电图

部分病例有窦性心动过速、ST 段下降、T 波低平或倒置、Q-T 间期延长等。

4.脊髓 MRI

部分患儿腰骶部 MRI 检查可显示马尾神经根异常增强信号。

五、诊断依据

急性起病，不伴发热，表现为上行性、对称性、弛缓性瘫痪，四肢有麻木或酸痛等异常感觉或呈手套、袜套样感觉障碍，可伴有运动性脑神经麻痹，病情严重者常有呼吸肌麻痹。脑脊液显示蛋白、细胞分离现象。肌电图表现神经传导速度减慢，F 波潜伏期延长或神经 CMPA（复合肌肉动作电位）的波幅降低。

六、鉴别诊断

1.急性脊髓灰质炎

急性期有发热，为双峰热，瘫痪表现为不对称性，以单侧下肢瘫痪为主，近端严重，无感觉障碍。脑脊液在早期出现白细胞增多。肌电图示运动神经传导速度正常或轻度减慢。大便病毒分离或血清学检查可以证实。

2.急性脊髓炎（休克期）

常有明显的感觉缺失平面，括约肌功能障碍，有尿潴留或排便障碍等表现，病理征阳性。肌电图一般正常，脊髓 MRI 可见异常信号。

3.脊髓肿瘤

病程进展缓慢，多为不对称性、中枢性瘫痪。常伴有感觉异常和排便障碍，病理征阳性。脊髓 MRI 平扫和增强检查可以明确诊断。

4.周期性瘫痪

四肢瘫痪特点为近端重、远端轻，下肢重、上肢轻。一般有周期性发作，无感觉障碍。一般血钾降低，脑脊液正常，无蛋白、细胞分离现象。肌电图运动神经传导速度正常，补钾治疗很快能恢复。

5.重症肌无力全身型

可表现为四肢及躯干无力,在发生危象时可出现吞咽困难、声嘶、呼吸困难等,病情呈晨轻暮重的表现,新斯的明试验呈阳性。

七、治疗

1.一般治疗及护理

密切观察患儿病情变化,注意监测生命体征,保持瘫痪肢体的功能体位,保持呼吸道通畅,注意营养及水电解质的补充,预防并发症。

2.静脉注射免疫球蛋白

为首选治疗方案,尽早使用不仅能缓解症状,减轻疾病严重程度,还能缩短病程。用法:0.4g/(kg·d),连用 $3\sim5$ d,或采用 1 g/(kg·d),连用 2 d。

3.糖皮质激素的应用

一般不主张用,对本病的变异型如复发型吉兰-巴雷综合征、Fisher 综合征脑脊髓神经根炎患儿,可考虑甲泼尼松 $10\sim30$ mg/(kg·d),冲击治疗后改泼尼松 $1\sim1.5$ mg/(kg·d),维持治疗,渐减量。

4.血浆置换

疗效确切,用于重症病例的抢救,减少并发症的发生,与静脉注射免疫球蛋白作用相当,但费用高,临床应用有限。

5.呼吸支持

气管插管机械通气的指征:患儿呼吸肌麻痹进展迅速,出现呼吸困难或出现咳嗽无力、分泌物多而吞咽困难,肺活量<15 mL/kg 或动脉血氧分压<70mmHg 时。

6.神经营养药

维生素 B_1、维生素 B_6、维生素 B_{12} 静脉制剂(甲钴胺)、鼠神经生长因子每天或隔天 1 次肌内注射等。

7.康复治疗

康复治疗是 GBS 治疗成功的重要保证,可采用理疗、按摩及针灸等改善患肢的肌力,预防肌萎缩和关节挛缩畸形,促进肢体功能恢复。

(孙　伟)

第三节　小儿癫痫

癫痫(epilepsy)是指在无发热或其他诱因情况下,同一患者长期反复地出现至少 2 次或 2 次以上痫性发作的慢性脑功能障碍综合征。癫痫是儿科临床常见的神经系统疾病。我国癫痫的人群患病率为 $3.5‰\sim5.8‰$。半数以上在 10 岁前发病。如能做到早诊断和合理治疗,80%以上的癫痫患儿发作可得到满意的控制。

一、病因及发病机制

根据病因,将癫痫分为三大类:①特发性癫痫(原发性癫痫):指脑内未能找到有关的结构变化和代谢异常,而与遗传因素密切相关的癫痫;②症状性癫痫(继发性癫痫):指与脑内器质性病变或代谢异常密切相关的癫痫;③隐源性癫痫:指尚未找到确切病因,但很可能为症状性者。

1. 遗传因素

大量研究证实,遗传因素在小儿癫痫的发病中起着重要作用,包括单基因遗传、多基因遗传、染色体异常、线粒体脑病等。

2. 脑内结构异常

先天或后天性脑损伤可产生异常放电的致癫痫病灶,或降低了癫痫发作的阈值,如脑发育畸形、染色体病和先天性代谢病引起的脑发育障碍、脱髓鞘性疾病和脑变性、宫内感染、颅内感染、肿瘤及中毒、产伤或脑外伤后遗症等。

3. 诱发因素

许多体内外因素可促使癫痫的临床发作,如遗传性癫痫常好发于某一特定年龄阶段,有的癫痫则主要发生在睡眠或初醒时,女性患儿青春期来临时亦有癫痫发作的加重等。此外,过度换气、睡眠不足、疲劳、情绪刺激、过饥或过饱,以及视觉刺激、听觉刺激、前庭刺激、触觉或本体觉刺激等,均易诱发癫痫。

二、癫痫的主要发作类型和临床表现

癫痫的分类方法有多种,国际抗癫痫联盟(ILAE)于 1981 年提出的对发作类型的国际分类,仍然是临床工作的重要指南。目前国内多采用 1984 年的癫痫发作分类建议和 1996 年的癫痫和癫痫综合征分类建议,具体内容可参阅神经专业书籍。以下简要介绍癫痫的主要发作类型及其特点,重点介绍儿科几种常见的癫痫综合征。

1. 全身性发作

全身性发作指发作中两侧半球同步放电,均伴有程度不等的意识丧失。

(1)强直-阵挛发作:又称大发作(grand mal),是临床最常见的发作类型。主要表现为:突然意识丧失,全身强直,双眼上翻、凝视,呼吸暂停,口周青紫,数秒或十几秒后转入阵挛期,肢体呈反复、短促的猛烈屈曲抽动。发作后常有头痛、嗜睡、疲乏等现象。觉醒时强直-阵挛性癫痫(大发作癫痫):是小儿癫痫常见的发作类型,与遗传有关,多发生于 6~20 岁。发作可仅表现为强直-阵挛性发作,亦可合并失神或肌阵挛性发作。多在睡醒后 1~2 h 发作,傍晚休息时也可发生。劳累、睡眠剥夺、过量饮酒等可诱发。EEG 背景活动正常,有阵发性双侧同步对称的 3Hz 的棘慢波或多棘慢复合波,发作间期 EEG 背景活动正常,可有痫性放电。

(2)失神发作:即小发作(petit mal)。儿童失神癫痫(childhood absence epilepsy),属隐源性癫痫,有明显的遗传倾向,多于 3~13 岁发病,6~7 岁为高峰,约 2/3 患儿为女孩。典型表现为:突然发生短暂的意识丧失,活动停止,语言中断,双眼凝视,手中物品不落地,持续数秒(<30 s)后意识恢复。EEG 呈典型的全脑同步 3 Hz 棘慢复合波爆发。过度换气可诱发。药物易于控制,预后较好。

(3)肌阵挛发作:躯体或某组肌群突然、快速、有力地收缩(<0.35 s),重者手中物品落地、跌倒,轻者感到患儿"抖"了一下。EEG 有全脑棘慢波或多棘慢波爆发。

(4)阵挛性发作:仅有肢体、躯干或面部肌肉节律性抽动而无强直发作成分,意识丧失。发作时,EEG 呈现 10 Hz 以上的快波与慢波混合存在,有时伴发棘慢综合波。

(5)强直性发作:突发全身肌肉强直性收缩(可持续 5~60 s),使患儿固定于某种姿势,短暂意识丧失,可跌倒,常见角弓反张、头仰起、伸颈、强直性张嘴、睁眼等。发作间期,EEG 背景活动异常,伴多灶性棘慢波或多棘慢波爆发。

(6)失张性发作:突然发生一过性肌张力丧失伴意识障碍,不能维持站立、坐姿而跌倒,头着地或头部碰伤。部分失张力表现为点头样或肢体突然下垂动作。EEG 见节律性或不规则、多灶性棘慢复合波。

2.部分性发作

指发作期中 EEG 显示某一脑区的局灶性癫痫性放电。

(1)单纯局灶性发作:发作中无意识丧失,也无发作后不适现象。癫痫灶对侧肢体或面部肌肉抽搐,持续时间<1 min。EEG 见一侧或双侧颞区尖波、慢波发放。自主神经性发作、局灶性感觉发作和局灶性精神发作儿童少见。

(2)复杂局灶性发作:见于颞叶和部分额叶癫痫发作,又称精神运动性发作。与单纯性局灶发作的主要区别是伴有意识障碍,本类发作常具有自动症(automatism,指癫痫发作时,在意识不清状况下发生的无目的重复动作,或无意义的不合时宜的语言和行为),少数患者为发作性视物过大或过小、听觉异常、冲动行为等。EEG 见一侧或双侧颞区慢波,夹杂有棘波或尖波。

(3)局灶性发作演变为全身性发作:由单纯局灶性或复杂性局灶发作泛化为全身性发作。

3.不能明确地发作

(2010 年提出)癫痫性痉挛:最常见于婴儿痉挛,表现为点头、伸臂(或屈肘)、弯腰、踢腿等动作,发作可成串出现,其肌肉收缩的整个过程为 1~3 s,收缩速度比肌阵挛发作慢,但比强直发作短。

4.中央颞区棘波的儿童良性癫痫

中央颞区棘波的儿童良性癫痫是儿童最常见的一种癫痫综合征,占小儿时期癫痫的 15%~20%。发病年龄为 2~14 岁,9~10 岁为高峰,男多于女。30%有癫痫家族史。多认为属常染色体显性遗传。75%发作在入睡后不久及睡醒前;发作开始于口面部,呈局灶性发作,表现为一侧咽部、舌及颊部感觉异常,唾液增多外流、喉头发声、不能言语及面部抽搐等,很快泛化为全身性强直-阵挛发作伴意识丧失。发作间期 EEG 背景正常,有特异性的中央区、颞中区棘波、尖波或棘慢复合波。抗癫痫药物治疗易于控制,生长发育不受影响,预后良好,多在 15~19 岁前停止发作。

5.婴儿痉挛

婴儿痉挛又称 West 综合征。1 岁前起病(出生后 4~8 个月为高峰),痉挛发作主要表现为屈曲性、伸展性和混合性三种形式。典型屈曲性痉挛发作时,婴儿呈点头哈腰屈(或伸)腿状,伸展性发作时婴儿呈角弓反张样。痉挛常成串发作,数次或数十次,思睡和刚醒时易发作和加重,可伴有哭叫。EEG 呈现持续不对称、不同步的高幅慢波,混有不规则的、多灶性棘波、尖波与多棘慢波爆发,即高峰失律 EEG。婴儿痉挛 80%为症状性,治疗效果差,超过 80%的患儿有智力低下后遗症的危险。约 20%为隐源性,如能获得早治疗,40%的患儿有望实现基本的智能和运动发育。

6.癫痫持续状态(status epilepticus,SE)

癫痫持续状态指一次癫痫发作持续 30 min 以上,或反复发作而间歇期意识不恢复超过

30 min 者。主要发生于癫痫患儿突然撤停或更换抗癫痫药物、不规则用药、感染或睡眠严重不足时。全身性发作的常伴有不同程度的意识、运动功能障碍,严重者可有脑水肿和颅压增高表现,病死率高,易有神经后遗症。

三、诊断与鉴别诊断

1. 诊断

确立癫痫诊断要明确发作是否痫性发作、何种类型及其病因。

(1)病史。①发作史:详细而准确的发作史非常重要。要特别注意发作性和重复性这一基本特征。详细询问有无诱因、发作先兆及发作全过程,局限性或是全身性发作,发作次数及持续时间,与睡眠关系,有无意识障碍等。②与脑损伤相关的个人史和过去史:如围生期异常、运动和智力发育落后、颅脑疾患包括外伤等。③癫痫、精神病与遗传代谢病家族史。

(2)体格检查:与脑部疾患相关的体征要详查,如头围、智力、锥体束征、瘫痪等。

(3)脑电图检查:EEG 是诊断癫痫最重要的辅助检查,发作期间 EEG 癫痫样放电的阳性率小于 40%。加上各种诱发试验可增至 70%。必要时可做动态脑电图(AEEG)或录像脑电图(VEEG)。一次常规 EEG 报告正常不能排除癫痫的诊断。

(4)影像学检查:有局灶性发作或抗癫痫治疗效果不佳时,应做颅脑影像学检查,包括CT、MRI,可明确脑结构异常及病因;有条件可选择单光子发射断层扫描(SPECT)和正电子发射断层扫描(PET)等功能影像学检查,利于确定癫痫病灶。

2. 鉴别诊断

(1)晕厥:常见于年长儿,多有家族史,是暂时性脑血流灌注不足引起的一过性意识障碍。常发生在直立性低血压、剧痛、劳累、阵发性心律失常等情况中。晕厥前常有眼前发黑、苍白、出汗、头晕、无力等,继而出现短暂意识丧失。与癫痫不同,晕厥患者意识丧失和倒地是逐渐发生的,脑电图检查正常。

(2)婴幼儿擦腿综合征:发作时婴儿双腿用力内收,相互摩擦,目不转睛,全神贯注,伴汗出。与癫痫的区别在于,婴幼儿擦腿综合征发作过程中神志始终清楚,面红,可随时被人为中断,且脑电图正常。

(3)抽动障碍:临床上表现为仅一组肌肉短暂抽动,如眨眼、耸肩等,或伴发声性抽动。患者能有意识地控制其发作,睡眠中消失,情绪紧张又会加重,脑电图不会有癫痫样放电。

四、治疗

早诊断和合理治疗,80%以上的癫痫患儿发作可得到满意的控制。

1. 一般治疗

关心患儿,帮助家长、学校和社会树立信心,消除"癫痫是不治之症"的错误观念,主动配合治疗,坚持正规治疗,合理安排生活和学习。

2. 药物治疗

抗癫痫药物仍是当前治疗癫痫的主要手段。抗癫痫药物应用原则:①早期治疗;②根据发作类型选药;③单药治疗为主:大约有 75%的患儿仅用一种抗癫痫药物即能控制其发作;④剂量个体化,从小剂量开始;⑤长期规律服药,保证稳定血药浓度:应在服药后完全不发作 2～4 年,又经 3～6 个月的逐渐减量过程才能停药;⑥定期复查:注意观察药物不良反应,定期检测血常规、血小板计数或肝肾功能,每年至少复查 EEG 1～2 次。

3.病因治疗

症状性癫痫应尽可能治疗原发病。

4.手术治疗

对于难治性癫痫,如有明确局灶性癫痫发作起源的,可考虑手术治疗。如因颞叶病灶致癫痫难治而行病灶切除,术后约有 67.9％的发作完全停止,24％有不同程度的改善。其他手术方式包括非颞叶皮质区病灶切除术、病变半球切除术,胼胝体离断术、软脑膜下皮质横切术以及迷走神经刺激术等。

(孙　伟)

第四节　化脓性脑膜炎

化脓性脑膜炎(purulent meningitis,以下简称化脑)是由各种化脓性细菌感染引起的急性中枢神经系统感染性疾病。临床以急性发热、头痛、呕吐、惊厥、意识障碍、脑膜刺激征阳性及脑脊液化脓性改变为特征。多见于婴幼儿,病死率为 5％～15％,幸存者约 1/3 遗留各种神经系统后遗症,6 个月以下小婴儿患本病预后更差。

一、病因及发病机制

1.病原菌

许多化脓菌都可引起本病。脑膜炎球菌、肺炎链球菌及流感嗜血杆菌最多见(占 2/3)。新生儿、生后 2 个月内幼婴及免疫缺陷者以发生肠道革兰阴性菌(大肠埃希菌多见)和金黄色葡萄球菌感染为主,其次为变形杆菌、铜绿假单胞菌、产气杆菌等。2 个月以上小儿病原菌易从呼吸道感染侵入,以流感嗜血杆菌、脑膜炎球菌和肺炎链球菌致病者较多见;年长儿则以脑膜炎球菌和肺炎链球菌更为常见。与国外不同,我国很少发生 B 组 β 溶血性链球菌颅内感染。由脑膜炎球菌引起的脑膜炎呈流行性。

2.机体免疫状态与解剖缺陷

小儿易发生化脑的原因有:①小儿免疫功能低下,血-脑脊液屏障差;②新生儿的皮肤、脐部或胃肠道黏膜屏障功能差,病原菌易自此侵入血液;③长期使用肾上腺皮质激素、免疫抑制剂或免疫缺陷病等导致机体免疫功能低下。

3.感染途径

致病菌主要通过血流途径到达脑膜微血管而致病。也可由邻近组织感染,如鼻窦炎、中耳炎、乳突炎等感染扩散至脑膜而致病;如有颅骨骨折、皮肤窦道或脑脊膜膨出等通道与颅腔直接相通,致病菌可直接进入蛛网膜下腔。病理炎症遍及全部脑组织表面和脑底、沟、回、裂、基底池以及脊膜。开始炎症多局限于大脑顶部脑膜,进而蔓延到脑底和脊膜,如累及脑室内膜可致脑室管膜炎。在软脑膜下大脑表面及脑室周围的脑实质如有炎性细胞浸润、充血、水肿、出血、坏死和变性,则形成脑膜脑炎。脓液黏稠或治疗不彻底时可发生脑膜粘连,阻塞脑室孔或大脑表面蛛网膜颗粒绒毛因炎症导致 CSF 循环受阻及吸收障碍而致脑积水。感染波及周围脑神经,则可引起相应的脑神经功能改变,如失明、面瘫、耳聋,穿过硬脑膜下隙的血管(桥静脉)有炎症时发生栓塞性静脉炎,使血管内的血浆渗出形成硬膜下积液或积脓。

二、临床表现

一年四季均可发生化脑,但因肺炎链球菌者以冬、春季多见,而因脑膜炎球菌者以春季多见,因流感嗜血杆菌者以秋季多见。多急性起病,部分患儿病前可有上呼吸道或胃肠道感染症状。不同病原菌所致化脑其临床表现具有共同特点,典型临床表现可简单概括为三方面:①感染中毒症状:发热、烦躁不安、意识障碍;随病情发展,患儿意识状态逐渐从精神萎靡、嗜睡、昏睡、昏迷到深度昏迷;约有30%的患儿出现惊厥发作。②颅内压增高表现:可有头痛、喷射性呕吐,婴儿有前囟饱满或张力增高、头围增大等;严重者可出现呼吸不规则、突然意识障碍加重或瞳孔不等大等征象,提示合并脑疝。③脑膜刺激征:以颈项强直最常见,Kernig 征和 Brudzinski 征阳性。不同年龄的患儿,其化脑临床表现各有特点,随年龄增长临床表现趋于典型,须引起注意。小于3个月婴幼儿和新生儿化脑临床特点:起病隐匿,发热可有可无,甚至体温不升。可出现哭声弱或尖叫、少动或不动、吸吮力差和拒乳、吐奶、发绀、呼吸不规则、肌张力低下等非特异症状。惊厥表现常不典型。体格检查可见前囟张力增高,脑膜刺激征不明显。不同病原菌所致化脓性脑膜炎的特点如下。

1. 流行性脑脊髓膜炎

好发于3~15岁小儿,以冬末春初多见。常继发于上呼吸道感染,起病急骤,进展快,暴发型常有休克、皮肤出血点或瘀斑。CSF 呈混浊、米汤样,可找到革兰阴性双球菌。

2. 肺炎链球菌脑膜炎

多发于1岁以内婴儿,以冬、春季多见。常继发于呼吸道感染,表现不典型,早期脑膜刺激征不明显,易发生硬脑膜下积液、脑脓肿、脑积水等并发症。CSF 呈黏稠、脓性,极易找到革兰阳性双球菌。

3. 流感嗜血杆菌脑膜炎

多见于2个月~3岁小儿,以秋、冬季多见。病变常累及脑实质发生脑膜脑炎,常并发硬脑膜下积液。CSF 呈脓性、较黏稠,涂片容易找到革兰阴性杆菌,血培养阳性率较高。

4. 金黄色葡萄球菌脑膜炎

金黄色葡萄球菌脑膜炎较少见。多发生于新生儿和学龄期儿,以夏季多见,常继发于化脓性感染、中耳炎、败血症等。多伴有脓毒败血症,常见猩红热样皮疹、荨麻疹样皮疹或小脓疱等。CSF 较黏稠,易找到革兰阳性球菌。

5. 大肠埃希菌脑膜炎

大肠埃希菌脑膜炎较少见。多见于2个月以内婴儿和新生儿,一年四季均可发病,常继发于皮肤黏膜(脐部)损伤、呼吸道及消化道等感染。临床表现不典型。CSF 较臭,可找到革兰阴性杆菌。

三、辅助检查

1. 脑脊液检查

(1)CSF 常规检查:典型化脑 CSF 压力增高,外观混浊似米汤样或脓性;白细胞总数显著增多,多数病例≥$1000×10^6$/L,分类以中性粒细胞为主;蛋白显著增多,定量>1 g/L;糖含量明显降低,常<1.11 mmol/L。

(2)CSF 病原学检查:①涂片革兰染色检查细菌简便易行,细菌检出阳性率可达70%~

90%,高于细菌培养;②细菌培养应争取在抗生素治疗前,药物敏感试验可指导临床用药;③特异性抗原检测:利用乳胶颗粒凝集法、对流免疫电泳法等免疫学诊断方法,可快速检测 CSF 中致病菌的特异性抗原,以确定致病菌。若颅内高压比较明显,应先给予甘露醇快速静脉滴注降低颅内压,30 min 后再谨慎行腰椎穿刺,以防发生脑疝。

2.外周血常规

白细胞总数大多明显增高,可达$(20\sim40)\times10^9$/L,分类以中性粒细胞为主。

3.头颅

CT、MRI 扫描出现局灶性神经系统异常体征,或疑有并发症的患儿,应进行 CT 或 MRI 检查,以帮助明确诊断。

4.其他

(1)血培养:对所有疑似化脑的病例均应做血培养。血培养是明确致病菌的重要方法,虽不一定获得阳性结果,但检测结果阳性有助于明确致病菌。

(2)皮肤淤点、瘀斑涂片检菌:是发现脑膜炎双球菌重要而又简捷的方法。

四、诊断与鉴别诊断

早期正确的诊断和治疗是确保预后的关键。对发热患儿,若发现伴有反复惊厥、意识障碍或颅内压增高等神经系统症状和体征,要高度怀疑化脑的可能,及时进行 CSF 检查,以明确诊断。有时在疾病早期 CSF 常规检查可正常,但 CSF 或血中细菌培养则可呈阳性,应于 24 h 后复查 CSF。婴幼儿和经不规则抗生素治疗者临床表现常不典型,其 CSF 细胞数可能不多,且以淋巴细胞为主,涂片及细菌培养均可能是阴性,必须仔细询问病史、详细进行体格检查并结合治疗过程等综合分析判断,确立诊断。不同致病菌引起的脑膜炎仅靠临床表现不易区分,CSF 检查,尤其是病原学检查是鉴别诊断的关键。

1.结核性脑膜炎

结核性脑膜炎起病多较慢(婴幼儿可急性起病),不规则发热经 $1\sim2$ 周才出现脑膜刺激征、惊厥或意识障碍等症状。常有结核接触史、PPD 阳性或肺部等其他部位结核病灶;CSF 外观呈毛玻璃样,白细胞多$<500\times10^6$/L,分类以淋巴细胞为主,蛋白质增高或明显增多,糖和氯化物降低。聚合酶链反应(polymerase chain reaction,PCR)检查、薄膜涂片抗酸染色和结核菌培养有助诊断。

2.病毒性脑膜炎

起病较急,临床表现与化脑相似,感染中毒及神经系统症状比化脑轻,早期脑膜刺激征较明显,病程呈自限性,多不超过 2 周。CSF 无色透明,白细胞总数为 0 至数百$\times10^6$/L,分类以淋巴细胞为主,蛋白质$\leqslant1.0$ g/L,糖和氯化物正常。特异性抗体和病毒分离有助诊断。

3.隐球菌性脑膜炎

起病较慢,临床和脑脊液改变与结核性脑膜炎相似,以进行性颅内压增高、剧烈头痛为主要表现。诊断有赖脑脊液涂片染色和培养出新型隐球菌生长。

五、并发症和后遗症

1.硬膜下积液

以 1 岁内婴儿多见,30%~60%的化脑患儿可出现硬膜下积液,但有 85%~90%的患儿可无明显症状。多见于流感嗜血杆菌和肺炎链球菌脑膜炎。硬膜下积液多在病后 7 d 内发生,以下情况应考虑硬膜下积液的可能:①化脑经合理治疗3 d后发热不退,或退而复升;②病程中出现进行性前囟饱满、颅缝分离、头围增大、呕吐、惊厥、意识障碍等,颅骨叩诊有"破壶音"等颅内压增高表现;③CSF正常,前囟隆起者。应进行颅骨透照试验,必要时进行CT检查:经前囟硬脑膜下穿刺放液是最直接的确诊手段,当积液>2 mL、蛋白定量>0.4 g/L可确诊为硬脑膜下积液;积液应做常规检查和涂片检菌。

2.抗利尿激素异常分泌综合征

如果炎症累及下丘脑和神经垂体,30%～50%的患儿可发生抗利尿激素不适当分泌,引起低钠血症和血浆渗透压降低,使脑水肿加重,可出现低钠性惊厥和意识障碍加重。

3.脑室管膜炎

多见于诊断治疗不及时的革兰阴性杆菌感染引起的婴幼儿脑膜炎,常导致严重的后遗症。在治疗中常有发热不退、惊厥频繁、前囟饱满,CT扫描可见脑室稍扩大,脑室穿刺,如果CSF检菌阳性,或脑脊液白细胞数>50×10⁶/L,糖<1.6 mmol/L或蛋白质>0.4g/L,即可确诊。

4.脑积水

脑膜炎症导致CSF循环障碍,发生脑积水。表现为前囟隆起,头围增大甚至颅缝裂开,额大面小,眼呈落日状。头颅CT可见进行性脑室扩张。

5.其他

脑神经受累可产生耳聋、失明、斜视等。脑实质病变可产生继发性癫痫、脑性瘫痪、智力低下等。

六、治疗

化脑预后不佳,治疗成功的关键是明确致病菌指导治疗,力求24 h内杀灭CSF中的致病菌。

1.抗生素治疗

选择对病原菌敏感,对血-脑脊液屏障有良好的通透性,在CSF中能达到有效浓度的杀菌药物。急性期应静脉给药,做到早用药、剂量足、疗程够。

(1)病原菌未明确前的抗生素选择:选用对肺炎链球菌、脑膜炎球菌和流感嗜血杆菌均有效的抗生素。目前主张选用对血-脑脊液屏障通透性高的第三代头孢菌素,如头孢曲松钠100 mg/(kg·d)或头孢噻肟钠200 mg/(kg·d),分次静脉滴注。根据条件,亦可青霉素和氯霉素或氨苄西林和氯霉素联用。青霉素40万～80万U/(kg·d),氨苄西林200～300 mg/(kg·d),氯霉素50～100 mg/(kg·d),分次静脉滴注。

(2)病原菌明确后的抗生素选择:参照药物敏感试验结果选用抗生素。肺炎链球菌脑膜炎:当前超过50%的肺炎链球菌对青霉素耐药,应按病原菌未明确前的抗生素选择方案选药。如药敏试验提示细菌对青霉素敏感,可选用青霉素。流行性脑脊髓膜炎:多首选青霉素,剂量同前;少数耐药者可选用第三代头孢菌素。流感嗜血杆菌脑膜炎:首选氨苄西林或氯霉素,如耐药则改用第三代头孢菌素。金黄色葡萄球菌脑膜炎:选用头孢曲松、头孢噻肟等抗生素;亦可选用苯唑西林200～300 mg/(kg·d)分3～4次静脉滴注,联用阿米卡星4～8 mg/(kg·d)分2次静脉滴注。耐药者可选用万古霉素40 mg/(kg·d)。革兰阴性杆菌脑膜炎:除考虑上述第三代头孢菌素外,可加用氨苄西林或美罗培南。

(3)抗生素疗程:对肺炎链球菌、流感嗜血杆菌脑膜炎,其抗生素疗程应是静脉滴注有效抗生素 10～14 d;脑膜炎双球菌脑膜炎为 7～10 d;金黄色葡萄球菌和革兰阴性杆菌脑膜炎应超过 21 d。若有并发症或经过不规则治疗的患者,还应适当延长疗程。

2.肾上腺皮质激素

细菌释放大量内毒素,可能促进细胞因子介导的炎症反应,加重脑水肿和中性粒细胞浸润,使病情加重。抗生素迅速杀死致病菌后,内毒素释放尤为严重,此时使用肾上腺皮质激素可减轻蛛网膜下腔的炎症反应,减少渗出和防止粘连,降低颅内压。如有明显的颅内压增高或反复惊厥者,主张短期应用。

常用地塞米松 0.6 mg/(kg·d),静脉注射,4 次/天,一般连用2～3 d。皮质激素有稳定血-脑脊液屏障的作用,因而减少了脑脊液中抗生素的浓度,必须强调在首剂抗生素应用的同时使用地塞米松。对新生儿非常规应用皮质激素。

3.对症和支持疗法

(1)监测生命体征:严密观察患儿生命体征,定期观察患儿意识、瞳孔和呼吸节律改变,及时给予相应处理。

(2)对症治疗:及时处理高热、颅内高压、惊厥、感染性休克,高热给予物理降温,必要时药物降温。有颅内高压者,给予脱水药物,甘露醇0.25～1 g/kg,30 min 静脉注射,4～6 h 1 次;呋塞米 1～2 mg/kg,静脉注射,1～2 次/天。

(3)监测并维持水、电解质和酸碱平衡:发病早期应限制液体入量在 40～50 mL/(kg·d),其中 1/4 为生理盐水,以后逐渐增加到 60～70 mL/(kg·d)。对有抗利尿激素异常分泌综合征的患儿,在积极控制炎症同时,适当限制液体入量,对低钠血症症状严重者酌情补充钠盐。

(4)营养支持疗法:保证充足热量,注意补充营养。对新生儿或免疫功能低下患儿,可静脉给予新鲜血浆或丙种球蛋白。

4.并发症的治疗

(1)硬膜下积液:少量积液无需处理。如积液量多引起颅内压增高症状时,应做硬膜下穿刺放液,一般每次每侧不超过 15 mL,1 次/天。经 1～2 周酌情延长穿刺间隔时间。若反复穿刺仍有积液产生,应考虑外科手术治疗。

(2)脑室管膜炎:全身抗生素治疗,同时应做侧脑室控制性穿刺引流,以缓解症状,选择适宜抗生素注入脑室。

(3)脑积水:主要靠手术治疗,包括正中孔粘连松解术、导水管扩张术和脑脊液分流术。

(孙 伟)

第五节 病毒性脑炎

病毒性脑炎(viral encephalitis)、病毒性脑膜炎(viral meningitis)是由多种病毒引起的中枢神经系统急性感染性疾病。若病变主要累及脑膜,临床表现为病毒性脑膜炎;若病变主要累及大脑实质时,则以病毒性脑炎为临床特征;如果同时累及脑膜和大脑实质则称为病毒性脑膜脑炎(viral meningoen-cephalitis)。多数患者具有病程自限性的特点。

一、病因及发病机制

1.病因

很多病毒可以引起脑膜炎、脑炎。目前仅有 1/4～1/3 的病例能确定其致病病毒,其中,80％为肠道病毒(如埃可病毒、柯萨奇病毒、轮状病毒等),其次为虫媒病毒(流行性乙型脑炎病毒、蜱传播脑炎病毒)、腺病毒、单纯疱疹病毒、腮腺炎病毒及其他病毒等。病毒性脑炎按其流行情况可分为流行性脑炎和散发性脑炎两类。①流行性脑炎:多为虫媒病毒感染引起,如流行性乙型脑炎,由蚊虫传播,主要发生在夏、秋季(7～9 月),2～6 岁发病率最高,为传染性疾病;②散发性脑炎:为非虫媒病毒引起,感染途径多样,我国以肠道病毒引发为主,也主要发生在夏、秋季。

2.发病机制

病毒经肠道(如肠道病毒)或呼吸道(如腺病毒和出疹性病毒)侵入人体后,先在淋巴系统繁殖,然后经血液循环感染(虫媒病毒直接进入血流)颅外某些器官、组织,患儿可出现发热等全身症状。若病毒在定居脏器进一步繁殖达到一定浓度,即可透过血-脑脊液屏障侵入中枢神经系统,侵犯脑膜引起脑膜炎症,或进入神经细胞内增殖,直接破坏神经组织引起脑炎;如果宿主神经组织对病毒抗原发生剧烈免疫反应,则可进一步导致脱髓鞘病变、血管和血管周围脑组织损伤。

二、病理

病理改变广泛,可累及脑实质和(或)脑膜,出现充血、水肿,伴淋巴细胞和浆细胞浸润。血管周围单核和淋巴细胞浸润形成袖套状分布,血管内皮细胞增生及胶质细胞增生,可形成胶质结节。神经细胞呈现变性、肿胀、坏死。

三、临床表现

病情轻重差异较大,主要取决于病毒类型、致病强度、神经系统受累部位和患儿的免疫功能等。一般情况,病毒性脑炎较病毒性脑膜炎的临床经过更严重。病前大多有消化道或呼吸道感染症状,起病急,常有发热、头痛、呕吐、意识障碍或精神异常。

1.以脑膜炎病变为主者

意识障碍和精神异常较轻微,头痛、呕吐比较明显,患儿有前囟隆起,颈项强直、Brudzinski 征、Kernig 征等脑膜刺激征阳性,无局限性神经系统体征。病程一般为 1～2 周内。

2.以脑炎病变为主者

因病变部位、范围和严重程度不同而表现各异:①多数患儿在弥漫性大脑病变基础上主要表现为发热、反复惊厥、不同程度意识障碍和颅压增高症状,若出现呼吸节律不规则和瞳孔不等大,注意脑疝可能;②有的患儿病变主要累及额叶皮质运动区,反复惊厥为其主要表现,伴或不伴发热,惊厥多为全部性或局灶性强直——阵挛或阵挛性发作;③若病变主要累及额叶底部、颞叶边缘系统,则以精神情绪异常为主,伴或不伴发热,以单纯疱疹病毒引起者最为严重。根据临床表现将病毒性脑炎分为普通型、局灶型、癫痫型、脑瘤型、精神型、脑干型等,有助于临床治疗和康复训练。病毒性脑炎病程一般为 2～3 周。多数预后良好,严重病例可持续数周或数月不等,并可遗留癫痫、肢体瘫痪、智能发育迟缓、脑神经麻痹等后遗症。

四、辅助检查

1.血常规检查

检查白细胞总数正常或偏低,如伴有持续高热则白细胞总数可升高。

2.CSF 检查

压力正常或增高,外观清亮,白细胞计数$(0\sim200)\times10^6/L$,分类早期可以中性粒细胞为主,之后逐渐转为以淋巴细胞为主,蛋白质$\leq1.0\ g/L$,糖和氯化物正常。涂片和培养无细菌发现。

3.病毒学检查

在发病早期从 CSF、血、咽分泌物、大小便中进行病毒分离培养及特异性抗体检测,有助于诊断。恢复期血清特异性抗体滴度高于急性期 4 倍以上亦有诊断价值。可通过 PCR 检测脑脊液病毒 DNA 或 RNA,帮助明确病原。

4.脑电图

以弥漫性或局限性异常慢波背景活动为特征,少数伴有棘波、棘-慢综合波。脑电图改变无特异性。某些患者脑电图也可正常。

5.影像学检查

CT 和 MRI 检查可确定病变的部位、范围和性质,可根据病情选用。磁共振对显示病变比 CT 更有优势。可发现弥漫性脑水肿,皮质、基底节、脑桥、小脑的局灶性异常。病变部位T_2信号延长,弥散加权时可显示高信号的水分子弥散受限等改变。

五、诊断

主要依据病史、临床表现、CSF 检查做出初步诊断,在病原学检查结果明确前,多依赖于排除其他非病毒性感染、Reye 综合征等常见急性脑部疾病而确立诊断。

1.颅内其他病原感染

主要根据 CSF 外观、常规、生化和病原学检查,与化脓性、结核性、隐球菌性脑膜炎的鉴别。若合并硬膜下积液支持婴儿化脓性脑膜炎。发现颅外结核病和皮肤 PPD 阳性有助于结核性脑膜炎的诊断。

2.Reye 综合征

因急性脑病表现及 CSF 无明显异常使之与病毒性脑炎、脑膜炎不易鉴别,但 Reye 综合征肝功能明显异常而无黄疸、发病后 $3\sim5\ d$ 病情不再进展、有的患儿可有血糖降低等特点,可与病毒性脑炎鉴别。

3.其他

可借助头颅磁共振检查、脑脊液检查、血液免疫学检查等,与急性播散性脑脊髓炎、脑血管病变、脑肿瘤、线粒体脑病、全身性疾病脑内表现(如系统性红斑狼疮)鉴别。

六、治疗

本病为自限性疾病,目前尚无特效治疗方法。急性期的支持和对症治疗,是保证病情恢复、减少死亡和致残的关键。主要治疗措施如下。

1.一般治疗

①注意休息,保证营养供给,不能进食者应予鼻饲,营养状况差者给予静脉营养剂或白蛋

白；维持水和电解质平衡；②高热者可用物理或药物降温；③减轻脑水肿和颅内高压可用20％甘露醇与呋塞米交替使用；④惊厥处理见惊厥部分。

2.抗病毒和免疫治疗

①阿昔洛韦（Aciclovir，又名无环鸟苷）：可阻止病毒DNA的合成，对疱疹病毒感染有较好疗效，用量为15～30 mg/(kg·d)，每8 h静脉滴注1次；也可用其衍生物更昔洛韦（Ganciclovir，又名丙氧鸟苷），10 mg/(kg·d)，每12 h静脉滴注1次，两药疗程均为10～14 d。②利巴韦林（又名病毒唑）：能通过血-脑脊液屏障，对RNA和DNA病毒均有效，毒副作用较小，用于治疗肠道病毒所致的病毒性脑炎，10～15 mg/(kg·d)，每12 h静脉滴注1次。③免疫球蛋白：可静脉注射免疫球蛋白，400 mg/(kg·d)，连用5 d，可减轻症状，缩短病程。④其他：可选用免疫调节剂如干扰素、转移因子或中药等。

3.肾上腺皮质激素

急性期可选用地塞米松0.6 mg/(kg·d)静脉注射，2～3 d为一疗程，可抑制炎症反应，对减轻脑水肿、降低颅内压有一定疗效，但尚有争议。

4.其他治疗

对恢复期患儿或有后遗症者，应进行功能训练，可酌情给予针灸、按摩、高压氧治疗、营养脑神经药物等，以促进神经功能恢复。

（孙　伟）

第六节　急性上呼吸道感染

急性上呼吸道感染（acute upper respiratory infection，AURI）是由各种病原体引起的鼻咽喉的急性炎症，简称上感，俗称感冒。如果炎症以某一局部较为突出，则称之为某部位的炎症，如急性鼻炎、急性咽炎或急性扁桃体炎等。本病全年均可发生，以冬、春季节及气候骤变时多见，主要通过呼吸道空气飞沫传播。

一、病因及发病机制

急性上呼吸道感染的病原体主要是病毒和细菌，其中90％以上由病毒引起。常见有鼻病毒、呼吸道合胞病毒、流感病毒、副流感病毒、腺病毒、冠状病毒等；病毒感染后可继发细菌感染，最常见的为溶血性链球菌，其次为肺炎链球菌、流感嗜血杆菌等；亦可见肺炎支原体所致的上感。婴幼儿时期，由于上呼吸道的解剖生理及免疫特点而易患本病。营养不良、贫血、锌缺乏、维生素D缺乏性佝偻病、先天性心脏病等疾病，以及居住拥挤、被动吸烟、通风不良、空气污染、气候骤变、护理不当等因素均可诱发本病，易致反复呼吸道感染或使病程迁延。

二、临床表现

本病症状轻重不一，与年龄、病原体和机体抵抗力有关。年长儿症状较轻，而婴幼儿症状较重。

1.轻症

主要为鼻部症状，如流清鼻涕、鼻塞、打喷嚏，也可有流泪、微咳或咽部不适。患儿多于3～

4 d 自然痊愈。如感染波及鼻咽及咽部常有发热、咽痛、扁桃体炎及咽后壁淋巴组织充血和增生,有时颈部淋巴结可肿大。发热可持续 2～3 d 至 1 周。部分患儿可有消化道症状,如食欲下降、呕吐、腹泻、腹痛等。

2.重症

起病时即有高热,体温可达 39 ℃～40 ℃或更高,高热初期可发生惊厥。患儿表现为全身乏力、食欲缺乏、睡眠不安等、流大量鼻涕、咳嗽频繁。部分患儿发病早期出现脐周阵发性疼痛,此与发热所致反射性肠蠕动增强、蛔虫骚动或肠系膜淋巴结炎有关,应注意与急腹症鉴别。

3.两种特殊类型的上感

(1)疱疹性咽峡炎:由柯萨奇 A 组病毒引起,传染性强,好发于夏秋季。起病急,表现为高热、咽痛、流涎、厌食、呕吐等;体检见咽部充血,腭咽弓、腭垂、软腭的黏膜上可见多个 2～4 mm大小的灰白色疱疹,周围有红晕,经 1～2 d 疱疹破溃后形成小溃疡。病程为 1 周左右。

(2)咽-结合膜热:由腺病毒 3 型、7 型、11 型所致,好发于春夏季节,可在集体儿童机构中流行。以发热、咽炎、结膜炎为特点。表现为高热、咽痛、眼部刺痛,一侧或双侧滤泡性眼结膜炎,眼分泌物不多,颈部及耳后淋巴结肿大等,有时伴消化道症状。病程为 1～2 周。

三、并发症

婴幼儿多见。病变向邻近器官或下呼吸道蔓延,引起中耳炎、鼻窦炎、咽后壁脓肿、扁桃体周围脓肿、颈淋巴结炎、喉炎、支气管炎、肺炎等。病毒引起的上感还可以并发脑炎、心肌炎等。年长儿若患链球菌感染性上感可引起急性肾炎、风湿热等。

四、辅助检查

病毒感染者白细胞计数正常或偏低,病毒分离、血清反应、免疫荧光有利于病毒病原体的早期诊断。细菌感染者白细胞计数增高,中性粒细胞比率增高,咽拭子培养可有病原菌生长;链球菌感染者,血中抗链球菌溶血素"O"(ASO)滴度可增高。

五、诊断与鉴别诊断

根据临床表现不难诊断,但应和某些急性传染病的早期症状相区别,如流行性脑脊髓膜炎、麻疹、百日咳、脊髓灰质炎、伤寒等。若有明显的流行性且一般症状如发热、四肢疼痛较重,而呼吸道局部症状较轻,应考虑是否为流感。婴幼儿若同时伴有呕吐、腹泻,应与急性胃肠炎鉴别;年长儿若腹痛剧烈,要排除急性阑尾炎。

六、治疗及预防

急性上呼吸道感染具有一定自限性,症状较轻则不需药物治疗,症状明显,影响日常生活则需服药。以对症治疗为主,并注意休息,适当补水,避免继发细菌感染。

1.一般治疗

适当休息,多饮水,给予易消化饮食,注意呼吸道隔离,保持室内空气新鲜及适当的温度、湿度。

2.病原治疗

常用抗病毒药物:①利巴韦林(病毒唑):具有广谱抗病毒作用,剂量为 10～15 mg/(kg·d),每日 3 次,疗程为 3～5 d。②双嘧达莫(潘生丁):对 RNA 病毒及某些 DNA 病毒有抑制作用,3～5 mg/(kg·d)。如果病情较重、有继发细菌感染或有并发症者可选用抗生素,常用青霉素、头孢菌素类及大环内酯类,疗程为3～5 d。如证实为溶血性链球菌感染或既往有风湿热、肾炎病史者,青霉素疗程应为10～14 d。局部可用1%利巴韦林滴鼻液,每日4次;病毒性结膜炎可用0.1%阿昔洛韦滴眼,每1～2 h一次。

3. 对症治疗

高热可给予对乙酰氨基酚或布洛芬制剂口服,亦可用冷敷、温湿敷或醇浴降温。世界卫生组织主张,急性呼吸道感染引起发热的儿童不应使用阿司匹林。如发生热性惊厥,可给镇静、止惊等处理。鼻塞者可用0.5%麻黄素液在喂奶前滴鼻。咽痛者可含咽喉片。

4. 预防

加强锻炼,注重居室空气流通;提倡母乳喂养,防治佝偻病及营养不良;避免去人多拥挤的公共场所;加强个人卫生,留心气温骤变。

(孙　伟)

第七节　急性支气管炎

急性支气管炎(acute bronchitis)是指支气管黏膜的急性炎症,常与气管、毛细支气管同时受累,以发热、咳嗽、肺部可变的干湿啰音为主要表现,多继发于上呼吸道感染之后,亦可为小儿急性传染病如麻疹、百日咳等的常见并发症,亦常为肺炎的早期表现。病原为各种病毒、细菌或为混合感染。

本病婴幼儿多见,且症状较重。免疫功能低下、特异性体质、先天性心脏病、营养不良、佝偻病等患儿常易反复发生支气管炎。

一、病因

凡能引起上感的病原体都可引起支气管炎,包括各种病毒、细菌或肺炎支原体,或为混合感染。免疫功能失调、营养不良、佝偻病过敏体质、鼻炎、鼻窦炎等都是本病的诱发因素。

二、临床表现

大多先有上感症状,之后以咳嗽为主要症状。病初为单声干咳,以后咳嗽加剧,有痰,婴幼儿常将痰咽下。婴幼儿全身症状较重,可有发热、精神不振、呕吐、腹泻等症状,年长儿一般症状较轻,有时可述头痛、胸痛。咳嗽一般在7～10 d缓解,部分患儿可迁延2～3周,病情反复或加重。肺部听诊呼吸音粗糙,可闻及不固定的散在的干啰音、痰鸣音或少量湿啰音,其特点是随体位变动和咳嗽而改变。

哮喘性支气管炎是婴幼儿时期有哮喘表现的特殊类型的支气管炎。其特点为:①多见于3岁以下,有湿疹或其他过敏史。②有类似哮喘症状与体征,如呼气性呼吸困难,肺部叩诊呈鼓音,听诊两肺满布哮鸣音及少量粗湿啰音。③有反复发作倾向,但一般随年龄增长而发作逐渐减少,直至痊愈,仅有少数于数年后发展为支气管哮喘。

三、辅助检查

1. X 线检查

胸片显示正常或有肺纹理增粗、肺门阴影增深。

2. 实验室检查

白细胞计数增高(细菌感染)或正常(病毒感染),中性粒细胞增高或正常。

四、诊断与鉴别诊断

根据临床表现诊断急性支气管炎并不困难,但需要与支气管肺炎及咳嗽变异性哮喘等疾病进行鉴别。

五、治疗

1. 一般治疗

同上呼吸道感染。应经常变换体位,多饮水,适当湿化室内空气,以利于排出呼吸道分泌物。

2. 控制感染

由于病原体多为病毒,一般不采用抗生素治疗。对婴幼儿有发热、痰黄、白细胞增多、疑为细菌感染者可适当选用抗生素,如青霉素或头孢类药物;对明确为肺炎支原体感染者,则首选红霉素、阿奇霉素等大环内酯类药物。

3. 对症治疗

一般不用镇咳剂或镇静剂,以免抑制咳嗽反射,影响黏痰咳出。常用化痰止咳药,有复方甘草合剂、急支糖浆等,痰稠者可用 10% 氯化铵,每次 0.1~0.2 mL/kg,亦可口服沐舒坦行超声雾化吸入。

哮喘性支气管炎喘憋严重者可口服氨茶碱,每次 2~4 mg/kg,每 6 h 一次;亦可选用 β_2 受体激动剂如沙丁胺醇、特布他林等;喘息严重时可加用泼尼松 1 mg/(kg·d),疗程为 3~5 d。本病多数预后较好,极少转为慢性支气管炎,常反复发作,原因不详。

(孙 伟)

第八节 肺 炎

肺炎(pneumonia)是由不同病原体或其他因素(如吸入羊水、过敏反应等)引起的肺部炎症。主要表现为发热、咳嗽、气促、呼吸困难和肺部固定中细湿啰音。肺炎是儿科常见病,尤其见于婴幼儿,是我国小儿死亡的第一位原因,已被列为我国儿科重点防治的四大疾病之一。本节重点介绍支气管肺炎。

一、分类

1. 病理分类

支气管肺炎、大叶性肺炎、间质性肺炎(如毛细支气管炎)。儿童以支气管肺炎最多见。

2.病因分类

①感染性肺炎,常见的有细菌性肺炎、病毒性肺炎、支原体肺炎、真菌性肺炎等;②非感染性肺炎,常见的有吸入性肺炎、过敏性肺炎、坠积性肺炎等。其中感染性肺炎以肺炎链球菌感染最多见,婴幼儿病毒性肺炎也较多见。新生儿以感染性和吸入性肺炎多见。

3.病情分类

①轻症肺炎:以呼吸系统症状为主,无全身中毒症状。②重症肺炎:除呼吸系统受累外,其他系统亦受累,且全身中毒症状明显,甚至危及生命。

4.病程分类

急性肺炎(<1 个月)、迁延性肺炎(1~3 个月)、慢性肺炎(>3 个月)。

5.按临床表现典型与否分类

典型肺炎、非典型肺炎。

6.按发生地点分类

①社区获得性肺炎:无明显免疫抑制的患儿在院外或住院 48 h 内发生的肺炎。②院内获得性肺炎:住院 48 h 后发生的肺炎。临床上若病原体明确,则按病因分类,以便指导治疗,否则按病理或其他方法分类。

支气管肺炎是小儿时期最常见的肺炎,好发于 3 岁以下婴幼儿,全年均可发病,以冬、春季多见。环境不良、营养障碍性疾病、先天性心脏病及免疫功能低下者,极易发生本病。病因常见的病原体主要是细菌和病毒,以肺炎链球菌多见,其次是流感嗜血杆菌、葡萄球菌、大肠埃希菌等,也可由病毒引起,如呼吸道合胞病毒、腺病毒、流感及副流感病毒等。近年来肺炎支原体肺炎、衣原体肺炎也逐渐增多。部分患儿在病毒感染的基础上继发细菌感染,称为混合性感染。病原体常由呼吸道入侵,少数经血行入侵。

二、病理生理

肺炎的病理变化以肺组织充血、水肿、炎性细胞浸润为主。当炎症累及到支气管、细支气管、肺泡和肺间质时,支气管因黏膜水肿而管腔变窄;肺泡壁因充血水肿而增厚,肺泡腔内充满炎性渗出物,从而造成通气和换气功能障碍,导致低氧血症和高碳酸血症。由于缺氧,患儿呼吸、心率加快,出现鼻翼扇动和三凹征。由于病原体毒素的作用,重症患儿常伴有毒血症,引起不同程度的感染中毒症状。缺氧、二氧化碳潴留及毒血症可导致循环系统、消化系统、神经系统的一系列症状及水电解质和酸碱平衡紊乱,严重时可发生呼吸衰竭。

1.循环系统

低氧血症和二氧化碳潴留,可引起肺小动脉反射性收缩,使肺循环的阻力增高,肺动脉高压,致右心的负担加重。病原体毒素作用于心肌可引起中毒性心肌炎。肺动脉高压和中毒性心肌炎是诱发心力衰竭的主要原因。重症患儿可出现感染性休克、弥散性血管内凝血。

2.神经系统

缺氧和二氧化碳潴留可使脑毛细血管扩张,血流减慢,血管壁的通透性增加而致脑水肿。严重缺氧使脑细胞无氧代谢增强,造成乳酸堆积,加重脑水肿称感染中毒性脑病。

3.消化系统

低氧血症和病原体毒素的作用,可使胃肠道黏膜出现糜烂、出血、上皮细胞坏死脱落等应激反应,从而导致胃肠功能紊乱,严重者可出现中毒性肠麻痹和消化道出血。

4.水、电解质和酸碱平衡紊乱

重症肺炎可因严重缺氧,无氧代谢致酸性代谢产物堆积引起代谢性酸中毒,而二氧化碳潴留、碳酸增加又可导致呼吸性酸中毒,出现混合性酸中毒。缺氧和二氧化碳潴留引起肾血管痉挛致水钠潴留,且重症肺炎缺氧时常有抗利尿激素分泌增加,同时缺氧致细胞膜通透性改变、钠泵功能失调,使钠离子进入细胞内,引起低钠血症。

三、临床表现

1.轻症肺炎

仅以呼吸系统症状为主,大多数起病较急。

(1)症状:常见症状为发热、咳嗽、气促。①发热:热型不定,多为不规则发热,亦可为弛张热或稽留热。新生儿或重度营养不良的患儿体温不升或低于正常。②咳嗽:初为刺激性干咳,以后频繁咳嗽,有痰声,新生儿可表现为口吐白沫。③气促:呼吸频率加快,可达 40~80 次/分钟,常有点头呼吸,严重者呼吸时有呻吟,鼻翼扇动、三凹征,口周或指端青紫。

(2)肺部体征:早期呼吸音粗糙,随病情发展,能听到较固定的中细湿啰音,以肺底部和脊柱两侧多见,新生儿、小婴儿不易闻及湿啰音,病灶融合者则出现肺实变体征。

2.重症肺炎

除全身中毒症状及呼吸系统的症状加重外,可发生循环、消化、神经系统的功能障碍。

(1)循环系统:出现心肌炎、心力衰竭。心肌炎:表现为面色苍白、心动过速、心音迟钝、心律不齐,心电图 ST 段下移,T 波平坦或倒置,心肌酶谱发生改变。心力衰竭表现:①突发烦躁不安,面色苍白或发绀加重;②呼吸困难突然加重,频率超过 60 次/分钟;③心率增快,超过 180 次/分钟;④心音低钝或奔马律,颈静脉怒张;⑤肝脏在短期内增大 1.5 cm 以上;⑥少尿或无尿,面部或双下肢水肿。具备前 5 项即可诊断为心力衰竭。

(2)消化系统:出现食欲缺乏、腹泻、腹胀、呕吐咖啡样物,大便潜血试验阳性或柏油样便。甚至缺氧中毒性肠麻痹,肠鸣音消失,腹胀可加重呼吸困难。

(3)中枢神经系统:出现为烦躁或嗜睡、惊厥,严重者有颅内压增高表现如呕吐、前囟隆起、昏迷、呼吸不规则甚至呼吸停止等。

(4)休克及 DIC:出现血压下降、四肢厥冷、脉搏细速,皮肤、黏膜及胃肠道出血。并发症在肺炎治疗过程中,出现中毒或呼吸困难突然加重,体温持续不退或退而复升,均应考虑有并发症的可能。

四、并发症

多见于金黄色葡萄球菌感染,其次见于某些革兰阴性杆菌感染。

1.脓胸

表现为高热不退;呼吸困难加重;患侧呼吸运动受限,语颤减弱;叩诊浊音;听诊呼吸音减弱。积脓较多时,体检可发现患侧肋间隙饱满,纵隔和气管向健侧移位。

2.脓气胸

出现突然呼吸困难加剧,咳嗽剧烈,烦躁不安,面色发绀。叩诊实音上方鼓音,听诊呼吸音减弱或消失。如气管破裂处形成张力性气胸,危及生命,须及时抢救。

3.肺大疱

于细支气管形成活瓣,气体只进不出或进多出少,使得肺泡扩大、破裂形成肺大疱。体积大可引起呼吸困难。此外,还可并发肺脓肿、化脓性心包炎、败血症等。

五、辅助检查

1.外周血检查

(1)血白细胞:细菌性肺炎的白细胞总数和中性粒细胞多增高,但幼儿、体弱儿及重病肺炎者的白细胞总数可正常或降低;病毒性肺炎白细胞总数正常或降低,分类以淋巴细胞为主,有时可见异形淋巴细胞。

(2)四唑氮蓝试验(NBT):细菌性肺炎时,中性粒细胞吞噬活动增加,用四唑氮蓝染色时,NBT阳性细胞增多。NBT阳性细胞的正常值<10%,如>10%即提示细菌感染,而病毒感染时NBT阳性细胞则不增加。

2.病原学检查

(1)细菌培养:将深部痰液、气管吸出物和脓腔穿刺液等进行细菌培养,可明确病原菌,同时应做药敏试验,对治疗有指导作用。但本法需时较长,且在应用抗生素后的培养阳性率也较低。

(2)病毒分离和鉴别:于起病7 d内取鼻咽或下呼吸道分泌物(限气管插管者)标本做病毒分离,阳性率较高,但需时亦长,不能做早期诊断。

(3)病原特异性抗原、抗体检测:目前,病毒病原学快速诊断技术已普遍开展。一类是直接测定标本的病毒抗原或病毒颗粒,简单快速,且在当日可得到结果供早期诊断。另一类是直接测定感染急性期出现的特异性IgM、IgG抗体以判断抗原。

(4)其他:①冷凝集试验:可作为肺炎支原体感染的筛查试验,一般病后1~2周开始上升,滴度>1:32为阳性,可持续数月,50%~70%的肺炎支原体患儿可呈阳性。②鲎珠溶解物试验:有助于革兰阴性杆菌肺炎的诊断。

3.X线检查

典型肺炎早期肺纹理增粗,以后出现絮状或小斑片状阴影,可融合成片,以双肺下野、中内带及心膈角居多,可伴有肺不张或肺气肿。若并发脓胸,早期示患侧肋膈角变钝,积液较多时患侧呈一致密阴影,肋间隙增宽,纵隔、心脏向健侧移位。并发脓气胸时,患侧胸膜腔可见空气、液面。肺大疱时则见完整的壁薄、无液平面的大疱。

六、诊断与鉴别诊断

典型的支气管肺炎常有发热、咳嗽、气促、呼吸困难,肺部有固定的中细湿啰音,据此可做出诊断。确诊后应进一步判断病情轻重,有无并发症,并做病原学检查,以便指导治疗。支气管肺炎在临床上常需与急性支气管炎、肺结核和支气管异物相鉴别。支气管异物可根据异物吸入史、突然出现呛咳等,结合胸部X线检查鉴别,必要时可行支气管纤维镜检查术。

七、治疗

应采取综合措施,积极控制炎症,改善肺的通气功能,防止并发症。

1.一般治疗

(1)护理:环境安静、整洁,空气新鲜、流通,室温以18 ℃~20 ℃为宜,相对湿度为50%~60%。保持呼吸道通畅,及时清除上呼吸道分泌物,经常翻身叩背,变换体位,以利痰液排出。不同病原体肺炎患儿宜分室居住,以免交叉感染。

(2)营养:应供给易消化、富含营养的食物及适量水分,尽量不改变原有喂养方法,少量多餐。重症不能进食者,可给予静脉营养。

2.病原治疗

按不同病原体选择药物。

(1)抗生素:绝大多数重症肺炎是由细菌感染引起的,或在病毒感染的基础上合并感染,故需采用抗生素治疗。使用原则:①根据病原菌选用敏感药物;②早期用药;③联合用药;④选用渗入下呼吸道浓度高的药;⑤足量、足疗程用药,重症宜静脉给药。根据不同病原菌选择抗菌药物:①肺炎链球菌:首选青霉素,对青霉素过敏者可用大环内酯类药物,如红霉素等。②金黄色葡萄球菌:首选苯唑西林或氯唑西林,耐药者选用万古霉素或联用利福平。③流感嗜血杆菌:首选阿莫西林/克拉维酸、氨苄西林/舒巴坦。④大肠埃希菌:首选第三代头孢菌素,如头孢他啶等。⑤肺炎支原体、衣原体:首选大环内酯类药物,如红霉素、罗红霉素、阿奇霉素等。WHO推荐4种一线抗生素,即复方磺胺甲唑、青霉素、氨苄西林和羟氨苄西林,其中青霉素是治疗肺炎的首选药。用药时间:应持续至体温正常后5~7 d,临床症状体征基本消失后3 d。支原体肺炎至少用药2~3周,以免复发。葡萄球菌肺炎比较顽固,易于复发及产生并发症,疗程宜长,一般于体温正常后继续用药2周,总疗程6周。

(2)抗病毒治疗:目前尚无理想的抗病毒药物。用于临床的有:①利巴韦林10 mg/(kg·d),肌肉或静脉滴注,可超声雾化吸入,亦可抑制多种DNA和RNA病毒;②α-干扰素治疗病毒性肺炎有效,雾化吸入局部治疗比肌内注射疗效好,疗程3~5 d。

3.对症治疗

(1)退热与镇静:高热时用物理降温或退热药。对烦躁不安或惊厥的患儿可给镇静剂,常用水合氯醛、地西泮或苯巴比妥钠。

(2)氧疗:凡有低氧血症者,如出现呼吸困难、喘憋、口唇发绀等,应立即给氧。一般采用鼻前庭给氧,氧流量为0.5~1 L/min,氧浓度不超过40%。小婴儿或缺氧明显者可用面罩或氧罩给氧,氧流量为2~4 L/min,氧浓度为50%~60%。若出现呼吸衰竭,则应使用人工呼吸机,加压给氧。

(3)保持呼吸道通畅:①及时清除鼻痂、鼻腔内分泌物和吸痰,以保持呼吸道通畅。②支气管解痉剂:对喘憋严重者可选用氨茶碱或β_2受体激动剂。③雾化吸入以湿化气道,有利于痰液排出。

(4)心力衰竭的治疗:除镇静、给氧外,要增强心肌收缩,减慢心率,增加心搏出量;减轻体内水钠潴留,以减轻心脏负荷。常用快速洋地黄制剂、利尿剂和血管扩张剂。

(5)腹胀的治疗:可先用肛管排气法。伴低钾血症者,按常规补钾。如系中毒性肠麻痹,应禁食、胃肠减压,联用酚妥拉明0.3~0.5 mg/kg,溶于10%葡萄糖20~30 mL缓慢静脉滴注。

(6)中毒性脑病的治疗:主要是纠正低氧血症,减轻脑水肿,包括改善通气、脱水疗法、扩血管、糖皮质激素、促进脑细胞康复等。可静脉注射甘露醇每次0.25~1 g/kg,每4~8 h一次,一般不超过3 d。酚妥拉明每次0.5~1.0 mg/kg,新生儿每次不超过3 mg,婴幼儿每次不超过10 mg,快速静脉滴注,每2~6 h一次。惊厥发生时可选用地西泮静脉注射。必要时可使用地塞米松。其他亦可用利尿剂、冬眠药物和促进脑细胞康复的药物如能量合剂等。

4.糖皮质激素的应用

适应证:①中毒症状明显;②严重喘憋;③伴有脑水肿、中毒性脑病、感染性休克、呼吸衰竭；④有胸膜炎或胸腔积脓者。常用地塞米松 $0.1\sim0.3$ mg/(kg·d)，疗程为 $3\sim5$ d。

5.并存疾病和并发症的治疗

对并存佝偻病、营养不良者，应给予相应治疗。对并发脓胸、脓气胸者，应及时抽脓、抽气。遇到下列情况宜考虑胸腔闭式引流：①年龄小，中毒症状重；②脓液黏稠，经反复穿刺抽脓不畅者；③张力性气胸。

6.物理疗法

肺部理疗有促进炎症消散的作用，尤适于迁延性或慢性肺炎，每日 1 次，5 次为一疗程。亦可使用松节油（稀释为 1∶8）敷胸或拔火罐等。预防增强体质，注意手卫生，避免交叉感染。减少被动吸烟，室内通风，积极防治营养不良、贫血和佝偻病等。疫苗预防接种可有效降低儿童肺炎患病率。目前已有的疫苗包括肺炎链球菌疫苗、B型流感嗜血杆菌结合疫苗、流感病毒疫苗等。

（孙　伟）

第九节　支气管哮喘

支气管哮喘(bronchial asthma)简称哮喘，是儿童时期最常见的慢性呼吸道疾病，发病率近年呈上升趋势，以 $1\sim6$ 岁小儿多见。哮喘是由嗜酸性粒细胞、肥大细胞、T 淋巴细胞、中性粒细胞及气道上皮细胞等多种细胞共同参与的气道慢性炎症性疾病。这种慢性炎症导致气道反应性增加，当接触物理、化学、生物等刺激因素时，发生广泛多变的可逆性气流受限，临床表现为反复发作的喘息、呼吸困难、胸闷和咳嗽等症状，常在夜间和（或）清晨发作或加剧，多数患儿经治疗可以缓解或自行缓解。

儿童哮喘若不及时诊治，随着病程的延长，可引起气道不可逆性狭窄和重塑。因此，早期防治至关重要。

一、病因及发病机制

哮喘的发病机制极为复杂，尚未完全清楚，与免疫、神经、精神、内分泌因素和遗传学背景密切相关。

1.免疫因素

气道慢性炎症被认为是哮喘的本质。

2.神经、精神和内分泌因素

哮喘患儿的 β 肾上腺素能受体功能低下和迷走神经张力亢进，或同时伴有肾上腺素能神经反应性增强，从而发生气道高反应性。某些患儿哮喘与情绪有关，其原因不明。多数患儿于青春期哮喘症状完全消失，在月经期、妊娠期和患甲状腺功能亢进时症状加重，这些均提示哮喘的发病可能与内分泌功能紊乱有关，但其具体机制不明。

3.遗传学背景

哮喘具有明显的遗传倾向，患儿及其家庭成员患过敏性疾病和有特异性体质的发生率明显高于正常人群。

4.诱发因素

①呼吸道合胞病毒、副流感病毒等呼吸道感染。②油烟、花粉、尘螨、油漆、化学气体等吸入变应原。③鱼、虾、鸡蛋、牛奶、食品添加剂等食入变应原。④磺胺类药物、阿司匹林等药物过敏。⑤空气干燥、寒冷、大风等气温变化,精神过度兴奋、大哭大笑、剧烈运动等其他因素。

二、病理生理

气道高反应是哮喘的基本特征之一,指气道对多种刺激因素,如变应原、理化因素、运动和药物等呈现高度敏感状态,在一定程度上反映了气道炎症的严重性。气道炎症通过气道上皮损伤、细胞因子和炎症介质的作用引起气道高反应。哮喘死亡患儿的肺组织呈肺气肿状态,大、小气道内填满黏液栓。黏液栓由黏液、血清蛋白、炎症细胞和细胞碎片组成。显微镜显示支气管和毛细支气管上皮细胞脱落,管壁嗜酸性粒细胞和单核细胞浸润,血管扩张和微血管渗漏,基底膜增厚,平滑肌增生肥厚,杯状细胞和黏膜下腺体增生。气流受阻是哮喘病理改变的核心,支气管痉挛、管壁炎症性肿胀、黏液栓形成和气道重塑均是造成患儿气流受阻的原因。

1.支气管痉挛

急性支气管痉挛为速发性哮喘反应,是 IgE 依赖型介质释放所致,包括肥大细胞释放组胺、前列腺素和白三烯等。

2.管壁炎症性肿胀

抗原对气道刺激后 6~24 h 间发生的气道直径减小,是微血管通透性和漏出物增加导致气道黏膜增厚和肿胀所致,伴随或不伴随平滑肌收缩,为即刻反应。

3.黏液栓形成

主要引起迟发性哮喘。黏液分泌增多,形成黏液栓。重症病例黏液栓广泛阻塞细小支气管,引起严重呼吸困难,甚至发生呼吸衰竭。

4.气道重塑

因慢性和反复的炎症损害,可以导致气道重塑,表现为气道壁增厚,基质沉积,胶原沉积,上皮下纤维化,平滑肌增生和肥大,肌成纤维细胞增殖及黏液腺杯状细胞化生及增生,上皮下网状层增厚,微血管生成。

三、临床表现

1.主要症状

咳嗽和喘息、胸闷、呼吸困难为典型症状,常反复出现,以夜间和清晨为重。发作前可有流涕、打喷嚏和刺激性干咳,发作时呼吸困难,呼气相延长伴有喘鸣声。严重病例呈端坐呼吸,烦躁不安,大汗淋漓,面色青灰。

2.体征

体格检查可见胸廓饱满、三凹征,双肺叩诊过清音,听诊呼吸音减弱,双肺满布哮鸣音。严重者气道广泛堵塞,哮鸣音反而消失,称"闭锁肺",是哮喘最危险的体征。肺部粗湿啰音时隐时现,在剧烈咳嗽后或体位变化时可消失,提示湿啰音的产生是位于气管内的分泌物所致。在发作间歇期可无任何症状和体征。有些病例在用力时才可听到哮鸣音。此外,在体格检查时还应注意有无鼻炎、鼻窦炎和湿疹。哮喘发作以夜间更为明显,一般可自行缓解或用平喘药物后缓解。若哮喘急剧严重发作,经合理应用常规缓解药物治疗后仍不能在 24 h 内缓解,称为哮喘持续状态。在合理应用常规缓解药物治疗后,仍有严重或进行性呼吸困难者,称为哮喘危重状态。表现为哮喘急性发作,出现咳嗽、喘息、呼吸困难、大汗淋漓和烦躁不安,甚至表现出端坐呼吸、语言不连贯、严重发绀、意识障碍及心肺功能不全的征象。

四、辅助检查

1.血常规检查

嗜酸性粒细胞增高。

2.肺功能检查

主要用于 5 岁以上的患儿,可显示出换气流量和潮气量降低,残气容量增高。

3.X 线检查

急性期胸片正常或肺透亮度增高,肺纹理增强,可有肺气肿或肺不张。胸片还可排除肺部其他疾病,如肺炎、肺结核、气管支气管异物和先天性畸形等。

4.过敏原测试

用多种吸入性过敏原或食物性过敏原提取液所做的过敏原皮肤试验是诊断变态反应的首要工具,可提示患者对该过敏原是否过敏。目前常用皮肤点刺试验法和皮内试验法。血清特异性 IgE 和血清总 IgE 测定也很有价值,血清总 IgE 测定只能反映是否存在特异质。

5.血气分析

PaO_2 下降;病初 $PaCO_2$ 可降低,严重时 $PaCO_2$ 增高;pH 值下降。

五、诊断与鉴别诊断

1.诊断标准

(1)儿童哮喘诊断标准:中华医学会儿科分会呼吸学组于 2016 年修订了我国《儿童支气管哮喘诊断与防治指南》。哮喘的诊断主要依据呼吸道症状、体征及肺功能检查,证实存在可变的呼气气流受限,并排除可引起相关症状的其他疾病。

1)反复喘息、咳嗽、气促、胸闷,多与接触变应原、冷空气、物理、化学性刺激、呼吸道感染、运动以及过度通气(如大笑和哭闹等)有关,常在夜间和(或)凌晨发作或加剧。

2)发作时双肺可闻及散在或弥漫性、以呼气相为主的哮鸣音,呼气相延长。

3)上述症状和体征经抗哮喘治疗有效,或自行缓解。

4)除外其他疾病所引起的喘息、咳嗽、气促和胸闷。

5)临床表现不典型者(如无明显喘息或哮鸣音),应至少具备以下 1 项:①证实存在可逆性气流受限。支气管舒张试验阳性:吸入速效 β_2 受体激动剂(如沙丁胺醇压力定量气雾剂 $200\sim400\ \mu g$)15 min 后,第一秒用力呼气量(FEV$_1$)增加≥12%;抗感染治疗后肺通气功能改善:给予吸入糖皮质激素和(或)抗白三烯药物治疗 4~8 周,FEV$_1$ 增加≥12%。②支气管激发试验阳性。③最大呼气峰流量(PEF)日间变异率(连续监测 2 周)≥13%。符合 1)~4)条或 4)、5)条者,可以诊断为哮喘。

(2)咳嗽变异性哮喘诊断标准:咳嗽变异性哮喘(CVA)是儿童慢性咳嗽最常见的原因之一,以咳嗽为唯一或主要表现,不伴明显喘息。其诊断依据如下。

1)咳嗽持续>4 周,常在运动、夜间和(或)凌晨发作或加重,以干咳为主。

2)临床上无感染征象,或经较长时间抗生素治疗无效。

3)抗哮喘药物诊断性治疗有效。

4)排除其他原因引起的慢性咳嗽。

5)支气管激发试验阳性和(或)PEF每日变异率(连续监测1~2周)≥13%。

6)个人或一、二级亲属有过敏性疾病史,或变应原检测阳性。以上1)~4)项为诊断基本条件。

2.临床分期

哮喘可分急性发作期、慢性持续期和临床缓解期三期。急性发作期是指突然出现喘息、咳嗽、气促、胸闷等症状,或原有症状急剧加重。慢性持续期是指近3个月内不同频度和(或)不同程度地出现过喘息、咳嗽、气促、胸闷等症状。临床缓解期指经过治疗或未经治疗,症状、体征消失,肺功能恢复到急性发作前水平,并维持3个月以上。

3.鉴别诊断

以喘息为主要症状的哮喘应注意与毛细支气管炎、肺结核、气道异物、先天性气管支气管畸形和先天性心血管疾病相鉴别。咳嗽变异性哮喘应注意与支气管炎、鼻窦炎、胃食管反流和嗜酸性粒细胞支气管炎等疾病相鉴别。

六、治疗

治疗原则为去除病因,控制发作和预防复发,坚持长期、持续、规范和个体化治疗。急性发作期治疗重点为抗炎、平喘,以便快速缓解症状;慢性持续期应坚持长期抗炎,降低气道反应性,防止气道重塑,避免接触诱发因素,还要自我保健。

1.急性发作期治疗

(1)吸入型速效 β_2 受体激动剂:是目前临床应用最广的支气管舒张剂。根据起作用的快慢分为速效和缓慢起效两大类,根据维持时间的长短分为短效和长效两大类。吸入型速效 β_2 受体激动剂的疗效可维持4~6 h,是缓解哮喘急性症状的首选药物。药物剂量为每次沙丁胺醇2.5~5.0 mg或特布他林2.5~5.0 mg。急性发作病情相对较轻时也可选择短期口服短效 β_2 受体激动剂如沙丁胺醇片和特布他林片等。

(2)全身性糖皮质激素:病情较重的急性病例应给予口服泼尼松短程治疗(1~7 d),每日1~2 mg/kg,分2~3次。一般不主张长期使用口服糖皮质激素治疗儿童哮喘。严重哮喘发作时应静脉给予甲泼尼龙,每日2~6 mg/kg,分2~3次输注,也可用琥珀酸氢化可的松或氢化可的松,5~10 mg/kg,必要时可加大剂量。一般静脉使用糖皮质激素1~7 d,症状缓解后即停止静脉用药,若需持续使用糖皮质激素者,可改为口服泼尼松。

(3)抗胆碱能药物:吸入型抗胆碱药物如溴化异丙托品,舒张支气管的作用比 β_2 受体激动剂弱,起效也慢,但长期使用不易产生耐药,不良反应少。

(4)短效茶碱:可作为缓解药物用于哮喘急性发作的治疗,主张将其作为哮喘综合治疗方案中的一部分,而不单独用于治疗哮喘。需注意其不良反应,长时间使用者,最好监测茶碱的血药浓度。

2.慢性持续期治疗

(1)吸入型糖皮质激素(ICS):是哮喘长期控制的首选药物,也是目前最有效的抗炎药物。其优点是通过吸入,药物直接作用于气道黏膜,局部抗炎作用强,全身不良反应少。通常需要长期、规范吸入1~3年才能起预防作用。目前临床上常用的吸入型糖皮质激素有布地奈德、丙酸氟替卡松和丙酸倍氯米松。每3个月应评估病情,以决定升级治疗、维持目前治疗或降级治疗。

（2）白三烯调节剂：分为白三烯合成酶抑制剂和白三烯受体拮抗剂,耐受性好,不良反应少,服用方便。白三烯受体拮抗剂包括孟鲁司特和扎鲁斯特。

（3）缓释茶碱：用于长期控制时,主要协助吸入性糖皮质激素抗炎,每日分 1～2 次服用,以维持昼夜血药浓度的稳定。

（4）长效 β_2 受体激动剂：包括福莫特罗、沙美特罗、班布特罗及卡特罗等。

（5）肥大细胞膜稳定剂：如色甘酸钠,常用于预防运动及其他刺激诱发的哮喘,治疗儿童哮喘效果较好,不良反应小,在美国等国家应用较多。

（6）全身性糖皮质激素：在哮喘慢性持续期控制哮喘发作过程中,全身性糖皮质激素仅短期在慢性持续期分级为重度持续患儿且长期使用高剂量 ICS 加吸入型长效 β_2 受体激动剂及其他控制药物疗效欠佳的情况下使用。

（7）联合治疗：对病情严重分级为重度持续和单用 ICS 病情控制不佳的中跨度持续哮喘提倡长期联合治疗,如 ICS 联合吸入型长效 β_2 受体激动剂、ICS 联合白三烯调节剂和 ICS 联合缓释茶碱。

3.哮喘持续状态的处理

（1）体位：患儿取半卧位,以利于呼吸,另可采用体位引流协助患儿排痰。

（2）氧气吸入：所有危重哮喘患儿均存在低氧血症,需用密闭面罩或双鼻导管提供高浓度湿化氧气,初始氧浓度以 40％ 为宜,流量 4～5 L/min。定时进行血气分析,及时调整氧流量,使 PaO_2 保持在 70～90 mmHg。

（3）补液：纠正酸中毒,注意维持水、电解质平衡,纠正酸碱紊乱。

（4）糖皮质激素：全身应用糖皮质激素为儿童危重哮喘治疗的一线药物,应尽早使用。病情严重时不能以吸入治疗替代全身糖皮质激素治疗,以免延误病情。

（5）支气管扩张剂：①吸入型速效 β_2 受体激动剂;②抗胆碱能药物;③静脉滴注氨茶碱;④皮下注射肾上腺素。

（6）全身性糖皮质激素：在哮喘慢性持续期控制哮喘发作过程中,全身性糖皮质激素仅短期在慢性持续期分级为重度持续患儿且长期使用高剂量 ICS 加吸入型长效 β_2 受体激动剂及其他控制药物疗效欠佳的情况下使用。

（7）联合治疗：对病情严重分级为重度持续和单用 ICS 病情控制不佳的中跨度持续哮喘提倡长期联合治疗,如 ICS 联合吸入型长效 β_2 受体激动剂、ICS 联合白三烯调节剂和 ICS 联合缓释茶碱。

（孙　伟）

第十节　支气管扩张症

支气管扩张症是以感染及支气管阻塞为根本病因的慢性支气管病患,分为先天性与后天性两种。前者因支气管发育不良,后者常继发于麻疹、百日咳、毛细支气管炎、腺病毒肺炎、支气管哮喘、局部异物堵塞或肿块压迫。

一、诊断要点

(一)临床表现

慢性咳嗽,痰多,多见于清晨起床后或变换体位时,痰量或多或少,含稠厚脓液,臭味不重,痰液呈脓性,静置后可分层,反复咳血,时有发热。患儿发育差,发绀,消瘦,贫血。病久可有杵状指(趾)、胸廓畸形,最终可致肺源性心脏病。

(二)实验室检查

1.血常规

血红蛋白降低,急性感染时白细胞总数及中性粒细胞增高。可见核左移。

2.痰培养

可获致病菌,多为混合感染。

3.胸部 X 线片

早期见肺纹理增多,粗而紊乱。典型后期变化为两中下肺野蜂窝状阴影,常伴肺不张、心脏及纵隔移位。

继发感染时可见支气管周围炎症改变,必要时可行肺部 CT 检查。

4.支气管造影

示支气管呈柱状、梭状、囊状扩张,是确诊及决定是否手术与手术范围的重要手段,宜在感染控制后进行。

二、鉴别诊断

本病与慢性肺结核、慢性支气管炎、肺脓肿、先天性肺囊肿、肺隔离症、肺吸虫病等的鉴别主要在于 X 线表现不同。此外,痰液检查、结核菌素试验、肺吸虫抗原皮试等亦可帮助诊断。

三、治疗

(一)一般治疗

多晒太阳,呼吸新鲜空气,注意休息,加强营养。

(二)排除支气管分泌物

(1)顺位排痰法每日进行 2 次,每次 20 min。

(2)痰稠者可服氯化铵,每天 30~60 mg/kg,分 3 次口服。

(3)雾化吸入:在雾化液中加入异丙肾上腺素有利痰液排出。

(三)控制感染

急性发作期选用有效抗生素,针对肺炎链球菌及流感嗜血杆菌有效的抗生素,如阿莫西林、磺胺二甲嘧啶、新的大环内酯类药物、二代头孢菌素是合理的选择。疗程不定,至少 7~10 d。

(四)人免疫球蛋白

对于低丙种球蛋白血症的患儿,人免疫球蛋白替代治疗能够防止支气管扩张病变的进展。

(五)咳血的处理

一般可予止血药,如酚磺乙胺、卡巴克络等。大量咳血可用垂体后叶激素 0.3 U/kg,溶于 10%葡萄糖注射液内缓慢静脉滴注。

(六)手术治疗

切除病肺为根本疗法。手术指征为:病肺不超过一叶或一侧,反复咳血或反复感染用药物不易控制、体位引流不合作,小儿内科治疗 9～12 个月无效、一般情况日趋恶化者。

(宋 丹)

第十一节 急性毛细支气管炎

急性毛细支气管炎是 2 岁以下婴幼儿特有的一种呼吸道感染性疾病,尤其以 6 个月内的婴儿最为多见,是此年龄最常见的一种严重的急性下呼吸道感染。以呼吸急促、三凹征和喘鸣为主要临床表现。

主要为病毒感染,50％以上为呼吸道合胞病毒(RSV),其他副流感病毒、腺病毒亦可引起,RSV 是本病流行时唯一的病原。寒冷季节发病率较高,多为散发性,也可成为流行性。发病率男女相似,但男婴重症较多。早产儿、慢性肺疾病及先天性心脏病患儿为高危人群。

一、诊断

(一)表现

1.症状

(1)2 岁以内婴幼儿,急性发病。

(2)上呼吸道感染后 2～3 d 出现持续性干咳和发作性喘憋,咳嗽和喘憋同时发生,症状轻重不等。

(3)无热、低热、中度发热,少见高热。

2.体征

(1)呼吸浅快,60～80 次/分钟,甚至 100 次/分钟以上;脉搏快而细,常达160～200 次/分钟。

(2)鼻煽明显,有三凹征;重症面色苍白或发绀。

(3)胸廓饱满呈桶状胸,叩诊过清音,听诊呼气相呼吸音延长,呼气性喘鸣。毛细支气管梗阻严重时,呼吸音明显减低或消失,喘憋稍缓解时,可闻及弥散性中、细湿啰音。

(4)因肺气肿的存在,肝脾被推向下方,肋缘下可触及,合并心力衰竭时肝脏可进行性增大。

(5)因不显性失水量增加和液体摄入量不足,部分患儿可出现脱水症状。

(二)辅助检查

1.胸部 X 线检查

可见不同程度的梗阻性肺气肿(肺野清晰,透亮度增加),约 1/3 的患儿有肺纹理增粗及散在的小点片状实变影(肺不张或肺泡炎症)。

2.病原学检查

可取鼻咽部洗液做病毒分离检查,呼吸道病毒抗原的特异性快速诊断,呼吸道合胞病毒感染的血清学诊断,都可对临床诊断提供有力佐证。

二、鉴别诊断

患儿年龄偏小,在发病初期即出现明显的发作性喘憋,体检及 X 线检查在初期即出现明显肺气肿,故与其他急性肺炎较易区别。但本病还需与以下疾病鉴别。

(一)婴幼儿哮喘

婴儿的第一次感染性喘息发作,多数是毛细支气管炎。毛细支气管炎当喘憋严重时,毛细支气管接近于完全梗阻,呼吸音明显降低,此时湿啰音也不易听到,不应误认为是婴幼儿哮喘发作。如有反复多次喘息发作,亲属有变态反应史,则有婴幼儿哮喘的可能。婴幼儿哮喘一般不发热,表现为突发突止的喘憋,可闻及大量哮鸣音,对支气管扩张药及皮下注射小剂量肾上腺素效果明显。

(二)喘息性支气管炎

发病年龄多见于 1～3 岁幼儿,常继发于上感之后,多为低至中等度发热,肺部可闻及较多不固定的中等湿啰音、喘鸣音。病情多不重,呼吸困难、缺氧不明显。

(三)粟粒性肺结核

有时呈发作性喘憋,发绀明显,多无。有结核接触史或家庭病史,结核中毒症状,PPD 试验阳性,可与急性毛细支气管炎鉴别。

(四)可发生喘憋的其他疾病

如百日咳、充血性心力衰竭、心内膜弹力纤维增生症、吸入异物等。

①因肺脏过度充气,肝脏被推向下方,可在肋缘下触及,且患儿的心率与呼吸频率均较快,应与充血性心力衰竭鉴别。②急性毛细支气管炎一般多以上呼吸道感染症状开始,此点可与充血性心力衰竭、心内膜弹力纤维增生症、吸入异物等鉴别。③百日咳为百日咳鲍特杆菌引起的急性呼吸道传染病,人群对百日咳普遍易感。目前我国百日咳疫苗为计划免疫接种,发病率明显下降。

百日咳典型表现为阵发、痉挛性咳嗽,痉咳后伴 1 次深长吸气,发出特殊的高调鸡鸣样吸气性吼声。咳嗽一般持续 2～6 周。发病早期外周血白细胞计数增高,以淋巴细胞为主。采用鼻咽拭子法培养阳性率较高,第 1 周可达 90%。百日咳发生喘憋时需与急性毛细支气管炎鉴别,典型的痉咳、鸡鸣样吸气性吼声、白细胞计数增高以淋巴细胞为主、细菌培养百日咳鲍特杆菌阳性可鉴别。

三、治疗

该病最危险的时期是咳嗽及呼吸困难发生后的 48～72 h。主要死因是过长的呼吸暂停、严重的失代偿性呼吸性酸中毒、严重脱水。病死率为 1%～3%。

(一)对症治疗

吸氧、补液、湿化气道、镇静、控制喘憋。

(二)抗生素

考虑有继发细菌感染时,应想到金黄色葡萄球菌、大肠埃希菌或其他院内感染病菌的可能。对继发细菌感染的重症患儿,应根据细菌培养结果选用敏感抗生素。

(三)并发症的治疗

及时发现和处理代谢性酸中毒、呼吸性酸中毒、心力衰竭及呼吸衰竭。并发心力衰竭时应及时采用快速洋地黄药物,如毛花苷 C。对疑似心力衰竭的患儿,也可及早试用洋地黄药物观察病情变化。

(1)监测心电图、呼吸和血氧饱和度,通过监测及时发现低氧血症、呼吸暂停及呼吸衰竭的发生。一般吸入氧气浓度在 40% 以上即可纠正大多数低氧症。当患儿出现吸气时呼吸音消失,严重三凹征,吸入氧气浓度在 40% 仍有发绀,对刺激反应减弱或消失,血二氧化碳分压升高,应考虑做辅助通气治疗。病情较重的小婴儿可有代谢性酸中毒,需做血气分析。约1/10 的患者有呼吸性酸中毒。

(2)毛细支气管炎患儿因缺氧、烦躁而导致呼吸、心跳增快,需特别注意观察肝脏有无在短期内进行性增大,从而判断有无心力衰竭的发生。小婴儿和有先天性心脏病的患儿发生心力衰竭的机会较多。

(3)过度换气及液体摄入量不足的患儿要考虑脱水的可能。观察患儿哭时有无眼泪,皮肤及口唇黏膜是否干燥,皮肤弹性及尿量多少等,来判断脱水程度。

(四)抗病毒治疗

利巴韦林、中药双黄连。

1.利巴韦林

常用剂量为每日 $10\sim15$ mg/kg,分 $3\sim4$ 次。利巴韦林是于 1972 年首次合成的核苷类广谱抗病毒药,最初的研究认为,它在体外有抗 RSV 作用,但进一步的试验却未能得到证实。目前美国儿科协会不再推荐常规应用这种药物,但强调对某些高危、病情严重患儿可以用利巴韦林治疗。

2.中药双黄连

有研究采用双盲随机对照方法的研究表明,双黄连雾化吸入治疗 RSV 引起的下呼吸道感染是安全有效的方法。

(五)呼吸道合胞病毒(RSV)特异治疗

1.静脉用呼吸道合胞病毒免疫球蛋白(RSV-IVIG)

在治疗 RSV 感染时,RSV-IVIG 有两种用法:① 一次性静脉滴注 RSV-IVIG $1\,500$ mg/kg。②吸入疗法,只在住院第 1 d 给予 RSV-IVIG 制剂吸入,共 2 次,每次 50 mg/kg,约 20 min,间隔 $30\sim60$ min。两种用法均能有效改善临床症状,明显降低鼻咽分泌物中的病毒含量。

2.RSV 单克隆抗体

用法为每月肌内注射 1 次,每次 15 mg/kg,用于整个 RSV 感染季节,在 RSV 感染开始的季节提前应用效果更佳。

(六)支气管扩张药及糖皮质激素

1.支气管扩张药

过去认为支气管扩张药对毛细支气管炎无效,目前多数学者认为,用 β 受体兴奋药治疗毛细支气管炎有一定的效果。综合多个研究表明,肾上腺素为支气管扩张药中的首选药。

2.糖皮质激素

长期以来对糖皮质激素治疗急性毛细支气管炎的争议仍然存在,目前尚无定论。但有研究表明,糖皮质激素对毛细支气管炎的复发有一定的抑制作用。

四、疗效分析

(一)病程

一般为 5～15 d。恰当的治疗可缩短病程。

(二)病情加重

如果经过合理治疗病情无明显缓解,应考虑以下方面:①有无并发症出现,如合并心力衰竭者病程可延长。②有无先天性免疫缺陷或使用免疫抑制剂。③小婴儿是否输液过多,加重了喘憋症状。

五、预后

预后大多良好。婴儿期患毛细支气管炎的患儿易于在病后半年内反复咳喘,随访 2～7 年有 20%～50%发生哮喘。其危险因素为过敏体质、哮喘家族史、先天小气道等。

(张 宁)

第十二节 反复呼吸道感染

呼吸道感染是儿童、尤其是婴幼儿最常见的疾病。据统计,发展中国家每年每个儿童患 4.2～8.7 次的呼吸道感染,其中多数是上呼吸道感染,肺炎的发生率则为每年每 100 个儿童 10 次。反复呼吸道感染是指一年内发生呼吸道感染次数过于频繁,超过一定范围。根据反复感染的部位可分为反复上呼吸道感染和反复下呼吸道感染(支气管炎和肺炎),对于反复上呼吸道感染或反复支气管炎国外文献未见有明确的定义或标准,反复肺炎国内外较为一致的标准是 1 年内患 2 次或 2 次以上肺炎或在任一时间框架内患 3 次或 3 次以上肺炎,每次肺炎的诊断需要有胸部 X 线的证据。

一、病因

小儿反复呼吸道感染病因复杂,除了与小儿时期本身的呼吸系统解剖生理特点以及免疫功能尚不成熟有关外,微量元素和维生素缺乏、环境因素、慢性上气道病灶等是反复上呼吸道感染常见原因。对于反复下呼吸道感染尤其是反复肺炎患儿,多数存在基础疾病,有研究对 106 例反复肺炎患儿回顾性分析发现其中 88.7%存在基础病变,先天性或获得性呼吸系统解剖异常是最常见的原因,其次为呼吸道吸入、先天性心脏病、哮喘、免疫缺陷病和原发纤毛不动综合征等。

(一)小儿呼吸系统解剖的生理特点

小儿鼻腔短,后鼻道狭窄,没有鼻毛,对空气中吸入的尘埃及微生物过滤作用差,同时鼻黏膜脆弱又富于血管,极易受到损伤或感染,由于鼻道狭窄经常引起鼻塞而张口呼吸。鼻窦黏膜与鼻腔黏膜相连续,鼻窦口相对比较大,鼻炎常累及鼻窦。小儿鼻咽部较狭小,喉狭窄而且垂直,其周围的淋巴组织发育不完善,防御功能较弱。婴幼儿的气管、支气管较狭小,软骨柔软,缺乏弹力组织,支撑作用薄弱,黏膜血管丰富,纤毛运动较差,清除能力弱,易引起感染,并引起充血、水肿、分泌物增加,易导致呼吸道阻塞。小儿肺的弹力纤维发育较差,血管丰富,间质发育旺盛,肺泡数量较少,造成肺含血量丰富而含气量相对较少,故易感染,并易引起间质性炎症或肺不张等。同时,小儿胸廓较短,前后径相对较大呈桶状,肋骨呈水平位,膈肌位置较高,使心脏呈横位,胸腔较小而肺相对较大,呼吸肌发育不完善,呼吸时胸廓活动范围小,肺不能充分地扩张、通气和换气,易因缺氧和 CO_2 潴留而出现面色青紫。以上特点容易引起小儿呼吸道感染,分泌物容易堵塞且感染容易扩散。

(二)小儿反复呼吸道感染的基础病变

1. 免疫功能低下或免疫缺陷病

小儿免疫系统在出生时发育尚未完善,随着年龄增长逐渐达到成人水平,故小儿特别是婴幼儿处于生理性免疫低下状态,是易患呼吸道感染的重要因素。除了小儿时期本身特异性和非特异性免疫功能较差外,许多研究表明反复呼吸道感染患儿(复感儿)与健康对照组相比多存在细胞免疫、体液免疫或补体某种程度的降低,尤其是细胞免疫功能异常在小儿反复呼吸道感染中起重要作用。

呼吸系统是免疫缺陷病最易累及的器官,因此需要特别注意部分反复呼吸道感染患儿不是免疫功能低下或紊乱,而是存在各种类型的原发免疫缺陷病,最常见的是 B 淋巴细胞功能异常导致体液免疫缺陷病,如 X 连锁无丙种球蛋白血症(XLA),常见变异型免疫缺陷病(CVID)、IgG 亚类缺乏症和选择性 IgA 缺乏症等。

2. 先天气道和肺发育畸形

气道发育异常包括喉气管支气管软化、气管性支气管、支气管狭窄和支气管扩张,其中以喉气管支气管软化症最为常见。气管性支气管是指气管内额外的或异常的支气管分支,通常来自气管右侧壁,这种异常损害了右上肺叶分泌物的排出或造成气管的严重狭窄。先天性支气管狭窄导致的肺部感染可发生于主干支气管或中叶支气管,而肺炎和肺不张后的支气管扩张发生于受累支气管狭窄部位的远端。

支气管扩张是先天或获得性损害。获得性支气管扩张多是由于肺的严重细菌感染后导致的局部气道损害,麻疹病毒、腺病毒、百日咳杆菌、结核分枝杆菌是最常见的病原,近年发现支原体感染也是支气管扩张的常见病原。支气管扩张分为柱状和囊状扩张,早期柱状扩张损害仅涉及弹性和气道肌肉支撑组织,积极治疗可部分或完全恢复。晚期囊状扩张损害涉及气道软骨,这时支气管形成圆形的盲囊,不再与肺泡组织交流。抗菌药物不能渗入到扩张区域的脓汁和潴留的黏液中,囊状支气管扩张属于不可逆性,易形成反复或持续的肺部感染。

肺发育异常包括左或右肺发育不良、肺隔离症、肺囊肿和先天性囊性腺瘤畸形均可引起反复肺炎。肺隔离症是一块囊实性成分组成的非功能性肺组织团块异常连接到正常肺,其血供来自主动脉而不是肺血管,通常表现为学龄儿童反复肺炎。支气管源性肺囊肿常位于气管周围或隆突下,囊肿被覆纤毛柱状上皮、平滑肌、黏液腺和软骨,感染可发生于囊肿本身或被囊肿压迫的周围肺。

3. 原发纤毛不动综合征

本病是由于纤毛先天结构异常导致纤毛运动不良,气道黏液纤毛清除功能障碍,表现反复呼吸道感染和支气管扩张,可同时合并鼻窦炎、中耳炎。部分病例有右位心或内脏转位称为 Kartagener 综合征。

4. 囊性纤维化

囊性纤维化属遗传性疾病,遗传缺陷引起跨膜传导调节蛋白功能障碍,气道和外分泌腺液体和电解质转运失衡,呼吸道分泌稠厚的黏液并清除障碍,在儿童典型表现为反复肺炎、慢性鼻窦炎、脂肪痢和生长落后。囊性纤维化是欧洲和美洲白人儿童反复肺炎的常见原因,在我国则很少见。

5.先天性心脏病

先心病的患儿易患反复肺炎有几个原因:心脏扩大的血管或房室压迫气管,引起支气管阻塞和肺段分泌物的排出受损,导致肺不张和继发感染;左向右分流和肺血流增加增加了反复呼吸道感染的易感性,其机制尚不清楚;长期肺水肿伴肺静脉充血使小气道直径变小,肺泡通气减少和分泌物排出减少易于继发感染等。

(三)反复呼吸道感染的原因

1.反复呼吸道吸入

许多原因可以造成反复呼吸道吸入,可能是由于结构或功能的原因不能保护气道,或由于不能把口腔分泌物(食物、液体和口腔分泌物)传送到胃,或由于不能防止胃内容物反流。肺浸润的部位取决于吸入发生时患儿的体位,立位时多发生于中叶或肺底,而仰卧位时则易累及上叶。

2.支气管腔内阻塞或腔外压迫

(1)腔内阻塞:异物吸入是儿科患者腔内气道阻塞最常见的原因。常发生于6个月至3岁,窒息史或异物吸入史仅见于40%的患儿,肺炎可发生于异物吸入数日或数周,延迟诊断或异物长期滞留于气道是肺炎反复或持续的原因。例如1例2岁女孩,临床表现反复发热、咳嗽4个月,家长否认异物吸入史,外院反复诊断左下肺炎。查体左肺背部可闻及管状呼吸音及细湿啰音,杵状指(趾)。胸片:左肺广泛蜂窝肺改变,右肺大叶气肿,纤维支气管镜检查为左下异物(瓜子壳)。造成腔内阻塞的其他原因有支气管结核、支气管腺瘤和支气管内脂肪瘤等。

(2)腔外压迫:肿大的淋巴结是腔外气道压迫最常见的原因。感染发生是由于管外压迫导致局部气道狭窄引起黏液纤毛清除下降,气道分泌物在气道远端至阻塞部位的潴留,这些分泌物充当了感染的根源,同时反复抗生素治疗可引起耐药病原菌的感染。

3.支气管哮喘

支气管肺炎是哮喘的一个常见并发症,同时也有部分患儿的反复肺炎实际上是未诊断的哮喘,这在临床并不少见。造成哮喘误诊为肺炎原因是部分哮喘患儿急性发作时,临床表现不典型,如以咳嗽为主要表现,无明显的喘息症状,由于黏液栓阻塞胸部X线表现为肺不张,也有部分原因是医师对哮喘的认识不够。

4.营养不良、微量元素及维生素缺乏

营养不良能引起广泛免疫功能损伤,由于蛋白质合成减少,胸腺、淋巴结萎缩,各种免疫激活剂缺乏,免疫功能全面降低,尤其是细胞免疫异常,营养不良引起免疫功能低下容易导致感染;反复感染又可引起营养吸收障碍而加重营养不良,造成恶性循环。

钙剂能增强气管、支气管纤毛运动,使呼吸道清除功能增强,同时又可提高肺巨噬细胞的吞噬能力,加强呼吸道防御功能。因此血钙降低必然会影响机体免疫状态导致机体抵抗力下降以及易致呼吸道感染。

当患维生素D缺乏性佝偻病时,患儿可出现肋骨串珠样改变、郝氏沟、肋骨外翻、鸡胸等骨骼的改变,能使胸廓的生理活动受到限制而影响小儿呼吸,并加重呼吸肌的负担。

微量元素锌、铁缺乏可影响机体的免疫功能与反复呼吸道感染有关。锌对免疫系统的发育和免疫功能的正常会产生一定的影响。锌参与体内 40 多种酶的合成,并与 200 多种酶活性有关。缺锌可引起体内相关酶的活性下降,导致核酸、蛋白、糖、脂肪等多种代谢障碍。同时缺锌可使机体的免疫器官胸腺、脾脏和全身淋巴器官重量减轻甚至萎缩,致使 T 细胞功能下降,体液免疫功能受损而削弱机体免疫力而导致反复呼吸道感染。

铁是人体中最丰富的微量元素,婴幼儿正处在生长发育的黄金时期,对铁的需求相对增多,如体内储蓄的铁减少,不及时补充,可导致铁缺乏。铁也与多种酶的活性有关,如过氧化氢酶、过氧化物酶、单氨氧化酶等。缺铁时这些酶的活性降低,影响机体的代谢过程及肝内 DNA 的合成,儿茶酚胺的代谢受抑制,并且铁能直接影响淋巴组织的发育和对感染的抵抗力。缺铁性贫血或铁缺乏症儿童的特异性免疫功能(包括细胞和体液免疫功能)和非特异性免疫功能均有一定程度的损害,故易发生反复呼吸道感染。有研究表明,反复呼吸道感染患儿急性期血清铁水平明显低于正常,感染发生频度与血清铁下降程度有关,补充铁剂后感染次数明显减少,再次感染症状也明显减轻。

铅暴露对儿童及青少年健康可产生多方面危害,除了对神经系统、精神记忆功能、智商及行为能力等方面的影响外,铅暴露对幼儿免疫系统功能也有影响,且随着血铅水平的增高,这种影响越显著;有研究表明,铅能抑制某些免疫细胞的生长和分化,削弱机体的抵抗力,使机体对细菌、病毒感染的易感性增加;血铅含量与血 IgA、IgG 水平存在较明显的负相关,因此血铅升高也是反复呼吸道感染的一个原因。

维生素 A 对维持呼吸道上皮细胞的分化及保持,上皮细胞的完整性具有重要的作用。正常水平的维生素 A 对维持小儿的免疫功能具有重要的作用。而当维生素 A 缺乏时,呼吸道黏膜、上皮细胞的生长和组织修复发生障碍,带纤毛的柱状上皮细胞的纤毛消失,上皮细胞出现角化,脱落阻塞气道管腔,而且腺体细胞功能丧失,分泌减少,呼吸道局部的防御功能下降。此时病毒和细菌等微生物易于侵入造成感染。有研究表明,反复呼吸道感染患儿血维生素 A 的水平降低,且降低水平与疾病严重程度存在正相关,回升情况与疾病的恢复水平平行,补充维生素 A 可降低呼吸道感染的发生率。

5. 环境因素

环境的变化与呼吸道的防卫有密切关系,尤其是小儿对较大的气候变化的调节能力较差,在北方多见于冬、春季节,南方多见于夏秋两季气温波动较大时。当白天与夜间温差加大、气温多变、忽冷忽热时,小儿机体内环境不稳定,对外界适应力差,很易患呼吸道感染。此外空气污染程度与小儿的呼吸道感染密切相关,居住在城镇比在农村儿童发病率高,这与城镇内汽车尾气、工业污水、废气等对空气污染有关。家庭内化纤地毯、室内装修、油漆和被动吸烟等,有害气体吸入呼吸道,直接破坏支气管黏膜的纤毛上皮,降低呼吸道黏膜抵抗力,易患呼吸道感染。居住人口密集,人员流动多,空气流动差,也会增加发病率。

家庭中有呼吸系统病患者、家里饲养宠物也是患儿易患反复呼吸道感染的环境因素,原因是这些情况下儿童易受生活环境中病原体的传染、过敏原刺激以及脱离家庭进入陌生的环境(托幼机构)发生心理、生理、免疫方面的改变和缺少了家里父母的悉心照顾。

6. 上呼吸道慢性病灶

小儿上呼吸道感染如治疗不及时,可形成慢性病灶如慢性扁桃体炎、鼻炎和鼻窦炎,细菌长期处于隐伏状态,一旦受凉、过劳或抵抗力下降时,就会引起反复发病。小儿鼻窦炎症状表现不典型,常因鼻涕倒流入咽以致流涕症状不明显,而以咳嗽为主要症状。脓性分泌物流入咽部或吸入支气管导致咽炎、腺样体炎、支气管炎等疾病。因此慢性扁桃体炎,慢性鼻-鼻窦炎和过敏性鼻炎是部分患儿反复呼吸道感染的原因。

二、诊断思路

对于反复呼吸道感染患儿首先是根据我国儿科呼吸组制订的标准确定诊断,然后区分该患儿是反复上呼吸道感染,还是反复下呼吸道感染(支气管炎、肺炎),或者是二者皆有。

对于反复上呼吸道感染患儿,多与免疫功能不成熟或低下、护理不当、托幼机构的起始阶段、环境因素(居室污染和被动吸烟)、营养因素(微量元素缺乏,营养不良)有关,部分儿童与慢性病灶有关,如慢性扁桃体炎、慢性鼻窦炎和过敏性鼻炎等,进一步检查包括血常规、微量元素和免疫功能检查,摄鼻窦片,五官科会诊等。

对于患反复支气管炎的学前儿童,多由于反复上呼吸道感染治疗不当,使病情向下蔓延,少数有潜在基础疾病,如先天性喉气管支气管软化症,伴有反复喘息的患儿尤其应与婴幼儿哮喘、支气管异物相鉴别。

反复支气管炎的学龄儿童,多与反复上呼吸道感染治疗不当、鼻咽部慢性病灶、咳嗽变应性哮喘和免疫功能低下引起一些病原体反复感染有关;进一步的检查包括血常规、免疫功能、过敏原筛查、病原学检查(咽培养、支原体抗体等)、肺功能、五官科检查(纤维喉镜),必要时行支气管镜检查。

反复肺炎患儿多数存在基础疾病,应进行详细检查,首先根据胸部 X 线片表现区分是反复或持续的单一部位肺炎还是多部位肺炎,在此基础上结合病史和体征选择必要的辅助检查。对于反复单一部位的肺炎,诊断第一步应进行支气管镜检查,对于支气管异物可达到诊断和治疗目的。也可发现其他的腔内阻塞如结核性肉芽肿、支气管腺瘤或某些支气管先天异常如支气管软化、狭窄,开口异常或变异。如果支气管镜正常或不能显示,胸部 CT 增强和气管血管重建可以明确腔外压迫造成支气管阻塞(纵隔肿物、淋巴结或血管环),支气管扩张和支气管镜不能发现的远端支气管腔阻塞以及先天性肺发育异常如肺发育不良、肺隔离症、先天性肺囊肿和先天囊腺瘤样畸形等。

对于反复或持续的多部位的肺炎,如果患儿为婴幼儿,以呛奶、溢奶或呕吐为主要表现,考虑呼吸道吸入为反复肺炎的基础原因,应进行消化道造影、24 h 食管 pH 检测。心脏彩超检查可以除外有无先天性心脏病。免疫功能检查除了常规的 CD 系列和 Ig 系列外,应进行 IgG 亚类、SIgA、补体以及 NBT 试验检查。年长儿自幼反复肺炎伴慢性鼻窦炎或中耳炎,应考虑免疫缺陷病、原发纤毛不动综合征或囊性纤维化,应进行免疫功能检查、纤毛活检电镜超微结构检查或汗液试验。

反复肺炎伴右肺中叶不张,应考虑哮喘,应进行过敏原筛查、气道可逆性试验或支气管激发试验有助于诊断。有输血史,反复间质性肺炎应考虑 HIV 感染须进行血 HIV 抗体检测。反复肺炎伴贫血应怀疑特发性肺含铁血黄素沉着症,应进行胃液或支气管肺泡灌洗液含铁血黄素细胞检查。

三、鉴别诊断

(一)支气管哮喘

哮喘常因呼吸道感染诱发,因此常被误诊为反复支气管炎或肺炎。鉴别主要是哮喘往往有家族史、患儿多为特应性体质如易患湿疹、过敏性鼻炎,肺部可多次闻及喘鸣音,过敏原筛查阳性,肺功能检查可协助诊断。

(二)特发性肺含铁血黄素沉着症

急性出血等易误诊为反复肺炎,特点为反复发作的小量咯血,往往为痰中带血,同时伴有小细胞低色素性贫血,咯血和贫血不成比例,胸片双肺浸润病灶短期内消失。慢性反复发作后胸片呈网点状或粟粒状阴影,易误诊为粟粒型肺结核。

(三)闭塞性毛细支气管炎和(或)机化性肺炎

闭塞性毛细支气管炎(BO)、闭塞性毛细支气管炎并机化性肺炎(BOOP)多为特发性,感染、有毒气体或化学物质吸入等也可诱发,临床表现为反复咳嗽、喘息、肺部听诊可闻及喘鸣音和固定的中小水泡音。

肺功能提示严重阻塞和限制性通气障碍。肺片和高分辨CT表现为过度充气,细支气管阻塞及支气管扩张。BOOP并发肺实变,有时呈游走性。

(四)肺结核

小儿肺结核临床多以咳嗽和发热为主要表现,如纵隔淋巴结明显肿大可压迫气管、支气管出现喘息症状,易于误诊为反复肺炎和肺不张。鉴别主要通过结核接触史、卡介苗接种史和结核菌素试验,以及肺CT上有无纵隔和肺门淋巴结肿大等。

四、治疗

(一)免疫调节治疗

当免疫功能检查,发现患儿存在免疫功能低下时,可使用免疫调节剂进行免疫调节治疗。所谓免疫调节剂泛指调节、增强和恢复机体免疫功能的药物。此类药物能激活一种或多种免疫活性细胞,增强机体的非特异性和特异性免疫功能,包括增强淋巴细胞对抗原的免疫应答能力,提高机体内IgA、IgG水平,从而使患儿低下的免疫功能好转或恢复正常,以达到减少呼吸道感染的次数。目前常用的免疫调节剂有以下几种,在临床中可以根据经验和患儿具体情况选用。

1. 细菌提取物

(1)必思添:含有两个从克雷白肺炎杆菌中提取的糖蛋白,能增强巨噬细胞的趋化作用和使白细胞介素-1(IL-1)分泌增加,从而提高特异性和非特异性细胞免疫及体液免疫,增加T、B淋巴细胞活性,提高NK细胞、多核细胞、单核细胞的吞噬功能。用法为每月服用8 d,停22 d,第1个月为1 mg,2次/天;第2、3个月为1 mg,1次/天,空腹口服,连续3个月为1个疗程。这种疗法是通过反复刺激机体免疫系统,使淋巴细胞活化,并产生免疫回忆反应,达到增强免疫功能的作用。

(2)泛福舒:自8种呼吸道常见致病菌(流感嗜血杆菌、肺炎链球菌、肺炎和臭鼻克雷白杆菌、金黄色葡萄球菌、化脓性和绿色链球菌、脑膜炎奈瑟菌)提取,具有特异和非特异免疫刺激作用,能提高反复呼吸道感染患儿T淋巴细胞反应性及抗病毒活性,能激活黏膜源性淋巴细胞,刺激补体及细胞活素生成及促进气管黏膜分泌分泌型免疫球蛋白。实验表明,口服泛福舒后能提高IgA在小鼠血清中的浓度及肠、肺中的分泌。用法为每日早晨空腹口服1粒胶囊(3.5 mg/cap),连服10 d,停20 d,3个月为1个疗程。

(3)兰菌净:为呼吸道常见的6种致病菌(肺炎链球菌、流感嗜血杆菌b型、卡他布兰汉姆菌、金黄色葡萄球菌、A 组化脓性链球菌和肺炎克雷伯菌)经特殊处理而制成的含有细菌溶解物和核糖体提取物的混悬液,抗原可透过口腔黏膜,进入白细胞丰富的黏膜下层,通过刺激巨噬细胞,释放淋巴因子,激活 T 淋巴细胞和促进 B 淋巴细胞成熟,并向浆细胞转化产生 IgA。研究证实,舌下滴入兰菌净可提高唾液分泌型 IgA(SIgA)水平,尤适用于婴幼儿 RRI。用法为将药液滴于舌下或唇与牙龈之间,<10 岁 7 滴/次,早晚各 1 次,直至用完 1 瓶(18mL),≥10 岁 15 滴/次,早晚各 1 次,直至用完 2 瓶(36mL)。用完上述剂量后停药 2 周,不限年龄再用 1 瓶)。

(4)卡介苗:系减毒的卡介苗及其膜成分的提取物,能调节体内细胞免疫、体液免疫、刺激单核吞噬细胞系统,激活单核-巨噬细胞功能,增强 NK 细胞活性,诱生白细胞介素、干扰素来增强机体抗病毒能力,可用于 RRI 治疗。2~3 次/周,0.5mL/次(0.5 mg/支),肌内注射,3 个月为 1 个疗程。

2.生物制剂

(1)丙种球蛋白(IVIG):其成分 95% 为 IgG 及微量 IgA、IgM。IgG 除能防止某些细菌(金葡菌、白喉杆菌、链球菌)感染外,对呼吸道合胞病毒(RSV)、腺病毒(ADV)、埃可病毒引起的感染也有效。IVIG 的生物功能主要是识别、清除抗原和参与免疫反应的调节。用于替代治疗性连锁低丙种球蛋白血症或 IgG 亚类缺陷症,血清 IgG<2.5 g/L 者,常用剂量为 0.2~0.4 g/(kg·次),1 次/月,静脉滴注。也可短期应用于继发性免疫缺陷患儿,补充多种抗体,防治感染或控制已发生的感染。但选择性 IgA 缺乏者禁用。另外需注意掌握适应证,避免滥用。

(2)干扰素(IFN):能诱导靶器官的细胞转录出翻译抑制蛋白(TIP)-mRNA 蛋白,它能指导合成 TIP,TIP 与核蛋白体结合使病毒的 mRNA 与宿主细胞核蛋白体的结合受到抑制,因而妨碍病毒蛋白、病毒核酸以及复制病毒所需要的酶合成,使病毒的繁殖受到抑制。其还具有明显的免疫调节活性及增强巨噬细胞功能。1 次/日,10 万~50 万 U/次,肌内注射,3~5 日为 1 个疗程。也可用干扰素雾化吸入防治呼吸道感染。

(3)转移因子:是从健康人白细胞、脾、扁桃体提取的小分子肽类物质,作用机制可能是诱导原有无活性的淋巴细胞合成细胞膜上的特异性受体,使之成为活性淋巴细胞,这种致敏淋巴细胞遇到相应抗原后能识别自己,排斥异己而引起一系列细胞反应,致敏的小淋巴细胞变为淋巴母细胞,并进一步增生、分裂,并释放出多种免疫活性介质,以提高和触发机体的免疫防御功能,改善机体免疫状态。1~2 次/周,每次 2mL,肌内注射或皮下注射,3 个月为 1 个疗程。转移因子口服液含有多种免疫调节因子,与注射制剂有相似作用,且无明显不良反应,更易被患儿接受。

(4)胸腺素:从动物(小牛或猪)或人胚胸腺提取纯化而得。可使由骨髓产生的干细胞转变成 T 淋巴细胞,它可诱导 T 淋巴细胞分化发育,使之成为效应 T 细胞,也能调节 T 细胞各亚群的平衡,并对白介素、干扰素、集落刺激因子等生物合成起调节作用,从而增强人体细胞免疫功能,用于原发或继发细胞免疫缺陷病的辅助治疗。

(5)分泌型 IgA(SIgA):对侵入黏膜中的多种微生物有局部防御作用,当不足时,可补充 SIgA 制剂。临床应用的 SIgA 制剂如乳清液,为人乳初乳所制成,富含 SIgA。SIgA 可防止细菌、病毒吸附、繁殖,对侵入黏膜中的细菌、病毒、真菌、毒素等具有抗侵袭的局部防御作用。每次 5mL,口服,2 次/日,连服 2~3 周。

3.其他免疫调节剂

(1)西咪替丁:为 H_2 受体阻断剂,近年发现其有抗病毒及免疫增强作用。每天 15~20 mg,分 2~3 次口服,每 2 周连服 5 d,3 个月为 1 个疗程。

(2)左旋咪唑:为小分子免疫调节剂,可激活免疫活性细胞,促进 T 细胞有丝分裂,长期服用可使 IgA 分泌增加,增强网状内皮系统的吞噬能力,因此能预防 RRI。每天 2~3 mg/kg,分 1~2 次口服,每周连服 2~3 d,3 个月为 1 个疗程。

(3)卡慢舒:又名羧甲基淀粉,可使胸腺增大,胸腺细胞增多,选择性刺激 T 细胞,提高细胞免疫功能,增加血清 IgG、IgA 浓度。3 岁以下每次 5 mL;3~6 岁每次 10 mL;7 岁以上每次 15 mL,口服,3 次/天,3 个月为 1 个疗程。

(4)匹多莫德:是一种人工合成的高纯度二肽,能促进非特异性和特异性免疫反应,可作用于免疫反应的不同阶段,在快反应期,它可刺激非特异性自然免疫,增强自然杀伤细胞的细胞毒作用,增强多形性中性粒细胞和巨噬细胞的趋化作用、吞噬作用及杀伤作用;在免疫反应中期,它可调节细胞免疫,促进白介素-2 和 γ-干扰素的产生;诱导 T 淋巴细胞母细胞化,调节 TH/TS 的比例使之正常化;在慢反应期,可调节体液免疫,刺激 B 淋巴细胞增生和抗体产生。该药本身不具有抗菌活性,但与抗生素治疗相结合,可有效地改善感染的症状和体征,缩短住院日,因此该药不仅可用于预防感染,也可用于急性感染发作的控制。

(二)补充微量元素和各种维生素

铁、锌、钙以及维生素 A、B 族维生素、维生素 C、维生素 D 等,可促进体内各种酶及蛋白的合成,促进淋巴组织发育,维持体内正常营养状态和生理功能,增强机体的抗病能力。

(三)去除环境因素,注意加强营养

合理饮食;避免被动吸烟及异味刺激,保持室内空气新鲜;适当安排户外活动及身体锻炼;治疗慢性鼻窦炎和过敏性鼻炎;手术治疗先天性肺囊性病和先心病等。

(四)合理使用抗病毒药以及抗菌药物

应严格掌握各种抗菌和抗病毒药的适应证、应用剂量和方法,防止产生耐药性或混合感染。避免滥用激素导致患儿免疫功能下降继发新的感染。

(董伟然)

第十三节　小儿口炎

小儿口炎(stomatitis)是指口腔黏膜的炎症,若病变限于局部,如舌、牙龈、口角,亦可称为舌炎、牙龈炎、口角炎。本病多见于婴幼儿。可单独发生,亦可继发于急性感染、腹泻、营养不良以及维生素 B、维生素 C 缺乏等全身性疾病。感染常由病毒、真菌、细菌引起,亦可因局部受理化刺激而引起。不注意食具及口腔卫生、不适当擦拭口腔、食物过高温度刺激或各种疾病导致机体抵抗力下降等因素均可导致口炎的发生。临床以口腔黏膜破损、疼痛、流涎及发热为特点。

一、鹅口疮

鹅口疮(thrush,oral candidiasis)为白念珠菌感染在口腔黏膜表面形成白色斑膜的疾病。

多见于新生儿和婴幼儿,营养不良、腹泻、长期应用广谱抗生素或类固醇激素的患儿易患此病。新生儿多由产道感染或哺乳时乳头不洁及奶具污染获得感染。

(一)临床表现

口腔黏膜表面覆盖白色乳凝块样小点或小片状物,常见于颊黏膜,可逐渐融合成大片,略高于黏膜表面,周围无炎症反应,不易擦去,强行剥离后,局部黏膜潮红、粗糙,可有溢血。患处不痛,不流涎,一般不影响吃奶,也无全身症状。重者口腔全部被白色斑膜覆盖,甚至蔓延至咽、喉、食管、气管、肺等处,出现低热、拒食、吞咽困难、声音嘶哑或呼吸困难等。取白膜少许放玻片上,加10%氢氧化钠一滴,在显微镜下可见真菌的菌丝和孢子。使用抗生素可加重病情,促其蔓延。

(二)治疗

一般不需口服抗真菌的药物。用2%的碳酸氢钠溶液于哺乳前后清洗口腔,或局部可涂抹10万～20万 U/mL 制霉菌素鱼肝油混悬液,每日2～3次。亦可口服肠道微生态制剂,抑制真菌生长。预防应注意哺乳卫生,加强营养,适当补充维生素 B_2 和维生素 C。

二、疱疹性口炎

疱疹性口炎(herpetic stomatitis)由单纯疱疹病毒Ⅰ型感染所致。多见于1～3岁小儿,发病无明显季节差异,传染性强,常在托幼机构引起小流行。

(一)临床表现

起病时发热,体温达38 ℃～40 ℃,经1～2 d唇红部及邻近口周皮肤和口腔黏膜出现散在或成簇的小疱疹,直径为2～3 mm,周围有红晕,迅速破溃后形成浅溃疡,溃疡表面覆盖黄白色膜样渗出物,多个小溃疡可融合成不规则的大溃疡。局部疼痛明显,出现流涎、拒食、烦躁,伴颌下淋巴结肿大。发热常经3～5 d恢复正常,病程为1～2周,局部淋巴结肿大可持续2～3周。本病应与疱疹性咽峡炎鉴别,后者由柯萨奇病毒引起,多发生于夏秋季,常骤起发热及咽痛,疱疹主要发生在咽部和软腭,有时见于舌面,但不累及齿龈和颊黏膜。

(二)治疗

保持口腔清洁,多饮水,以微温或凉的流质食物为宜,避免刺激性食物。局部可涂碘苷(疱疹净),亦可喷洒西瓜霜、锡类散、冰硼散等。为预防感染可涂2.5%～5%金霉素鱼肝油软膏。疼痛重者可在进食前用2%利多卡因涂抹局部。发热时应给予降温,继发感染时应用抗生素。

三、溃疡性口炎

由链球菌、金黄色葡萄球菌、肺炎链球菌、铜绿假单胞菌、大肠埃希菌等感染引起,主要表现为假膜形成,又称假膜性口炎。多见于婴幼儿,常发生于急性感染、长期腹泻等体弱患儿,在口腔不洁时有利于细菌繁殖而致病。

(一)临床表现

起病急,全身症状明显,如全身不适、烦躁、发热(体温可达39 ℃～40 ℃)、白细胞增高,严重者可出现脱水及酸中毒。起病初期口腔黏膜充血、水肿,继而在舌、唇内及颊黏膜处形成大小不等、界限清楚的糜烂和浅溃疡,溃疡表面有纤维素性炎症渗出物形成的灰白色或黄色假膜,易拭去,拭去后遗留溢血的创面,但不久又被假膜覆盖。患处疼痛,哭闹、流涎、拒食,局部淋巴结肿大。假膜涂片或培养可查到细菌。数日后体温恢复正常。病程为7～10 d。

（二）治疗

1.抗感染治疗

以 0.1％～0.3％依沙吖啶（利凡诺）溶液漱口，1～2 次/日。局部涂抹 0.2％甲硝唑溶液或 5％金霉素鱼肝油软膏。全身症状明显者，给予抗生素。

2.对症治疗

疼痛明显，可局部涂 2％利多卡因。对发热者给予降温处理，烦躁者可酌情给予镇静剂，有脱水、酸中毒者应予以积极纠正。

3.保证营养和水分

给予温凉半流食或流食，富含足够营养和 B 族维生素及维生素 C，有利于疮口愈合，避免刺激性食物及饮料。

（王　飞）

第十四节　小儿胃炎

胃炎（gastritis）是指由各种物理性、化学性或生物性有害因子引起的胃黏膜或胃壁炎性病变。根据病程分急性和慢性两种，后者发病率高。

一、病因及发病机制

1.急性胃炎

急性胃炎多为继发性。由严重感染、休克、颅内损伤、严重烧伤、呼吸衰竭和其他危重疾病所致的应激反应（又称急性胃黏膜损伤、急性应激性黏膜病变）。误服毒性物质和腐蚀剂、摄入由细菌及其毒素污染的食物、服用对胃黏膜有损害的药物（如阿司匹林）、食物过敏、胃内异物、情绪波动、精神紧张和各种因素所致的变态反应等均能引起胃黏膜的急性炎症。

2.慢性胃炎

慢性胃炎是有害因子长期反复作用于胃黏膜引起损伤的结果，儿童慢性胃炎中以非萎缩性（即浅表性）胃炎常见，占 90％～95％，萎缩性胃炎和特殊类型胃炎少见。幽门螺杆菌（Hp）所致的胃内感染是胃炎的主要病因；其次是胆汁反流、长期不良的饮食习惯、持续精神紧张及全身慢性疾病的影响等均与发病有关。

二、临床表现

1.急性胃炎

发病急骤，轻者仅有食欲缺乏、腹痛、恶心、呕吐，严重者可出现呕血、黑便、脱水、电解质及酸碱平衡紊乱。有感染者常伴有发热和全身中毒症状。

2.慢性胃炎

常见症状为反复发作的无规律性腹痛，疼痛经常出现于进食过程中或餐后，多数位于上腹部或脐周。轻者为间歇性隐痛或钝痛，严重者为剧烈绞痛。常伴有食欲缺乏、恶心、呕吐、腹胀，继而影响营养状况及生长发育。

三、辅助检查

胃镜检查是最可靠的诊断手段,可直接观察胃黏膜病变及其程度,可见黏膜广泛充血、水肿、糜烂、出血等。同时,可取病变部位组织进行幽门螺杆菌检测和病理学检查。

四、诊断与鉴别诊断

根据病史、临床表现、胃镜和病理学检查,多可以确诊。急性发作的腹痛必须注意与外科急腹症、肝、胆、胰、肠等器质性疾病、腹型过敏性紫癜相鉴别。慢性反复发作的腹痛应与肠道寄生虫、肠痉挛及功能性腹痛等疾病鉴别。

五、治疗

1.急性胃炎

去除病因,积极治疗原发病,避免服用一切刺激性食物和药物,给予 H_2 受体拮抗剂和胃黏膜保护剂,及时纠正水、电解质紊乱。有上消化道出血者应卧床休息,保持安静,监测生命体征及呕吐与黑便情况,有细菌感染者应用有效抗生素。

2.慢性胃炎

积极治疗原发病;养成良好的饮食习惯和生活规律,饮食定时定量,避免服用刺激性食物和对胃黏膜有损害的药物。治疗药物有:①黏膜保护剂:如枸橼酸铋钾、硫糖铝、谷氨酰胺呱仑酸钠颗粒剂、蒙脱石粉剂(思密达)等;② H_2 受体拮抗剂:如西咪替丁、雷尼替丁;③胃肠动力药:多潘立酮(吗丁啉)、西沙必利片等;④有幽门螺杆菌感染者应进行规范的抗幽门螺杆菌(如枸橼酸铋钾、阿莫西林、克拉霉素、甲硝唑等)治疗;⑤抗酸药:氢氧化铝、复方碳酸钙、铝碳酸镁。

(王　飞)

第十五节　胃食管反流病

胃食管反流是指由于全身或局部原因引起胃内容物,包括从十二指肠流入胃的胆盐和胰酶反流入食管。易发生于新生儿期,尤其是早产儿更多见。近年来受到广泛重视。

1947 年 Neuhaser 和 Berenberg 首先报道了本病,由于胃-食管连接部松弛,引起食后呕吐,当时称为松弛症,1959 年 Carte 强调患儿常伴有解剖学异常,称为胸骨或食管裂孔疝。以后许多学者发现大多数松弛症患儿,经体位治疗即可痊愈,并无裂孔疝存在。也有学者称为先天性短食管,实际上大多数短食管患者为严重反流后食管缩窄、纤维化及挛缩的结果,而并非的反流的原因,1974 年 Randolph 强调下端食管括约肌的作用,近年来将此种症状命名为胃食管反流更能反映本病的发生是由于食管的功能性病变所致。

一、病因及发病机制

(一)防止反流屏障失常

防止反流屏障失常包括下端食管括约肌、横膈右脚肌、膈食管韧带、食管和胃之间的 His

角和食管末端的纵行黏膜皱襞的瓣膜样作用等,其中以下端食管括约肌为防止胃食管反流的最重要屏障,起主导作用。下端食管括约肌具有特殊的结构,由环状肌组成,位于食管穿越膈肌处,形成一长为1~4 cm高压带,将胃和食管分隔。在静息状态下保持有一定的压力,使下端食管关闭,在吞咽时,下端食管括约肌反射性的舒张,压力下降,使食物进入胃内,阻止胃内容物反流到食管。下端食管括约肌的环状平滑肌对药理剂量下的许多神经介质较为敏感。具有使下端食管括约肌的环状平滑肌对药理剂量下的许多神经介质较为敏感。具有使下端食管括约肌收缩而压力升高的物质包括胃泌素、血清素、组胺和胰多肽等;使括约肌松弛而致压力下降的物质则有胰泌素、胰高血糖素、胆囊收缩素和血管活性肠肽等。任何影响上述神经介质的因素均可造成胃食管反流,如消化性溃疡、胃肠手术、恶性贫血、电解质紊乱等。如果下端食管括约肌肌肉数量减少或肌细胞有缺陷,静息时下端食管括约肌张力低,且不能随胃内压力改变而变化,遂发生胃食管反流。如初生婴儿、早产儿下端食管括约肌发育不健全,易发生胃食管反流。2周以内新生儿下端食管括约肌压力较低[<0.3325 kPa(2.5 mmHg)],早产儿则需2~3个月胃食管功能才能较成熟,建立起有效的抗反流屏障。

此外下端食管括约肌到咽部的距离相对短,卧位时间亦较长,多哭闹而使腹压升高,这些因素均导致胃食管反流更多见于新生儿期,甚至40%的正常新生儿可发生胃食管反流。另外某些因素可影响下端食管括约肌的功能,如肥胖、进食过多的脂肪、巧克力等均能降低下端食管括约肌张力,助长胃食管反流的发生。

(二)食管蠕动功能障碍

食管蠕动是第二屏障。当食物进入食管,由吞咽产生的原发性蠕动波可使食物进入胃中。当食物由胃反流入食管时,则食管上端又出现向下的继发性蠕动波,迅速地将反流食物送入胃中,若食管功能有障碍,继发性蠕动波减弱,反流的内容物则继续上溢。

(三)食管及胃解剖学异常

食管裂孔疝常出现胃食管反流。正常的下端食管括约肌近端位于胸腔,中部位于横膈食管裂孔,远端位于腹腔内。腹腔内的正压作用于下端食管括约肌,可部分抵消胃内容物反流入食管的压力,在食管裂孔疝时,下端食管括约肌均在胸腔内,处于负压环境中,易出现反流。但胃食管反流与食管裂孔疝不能等同,Curci报道了41例胃食管反流,有食管裂孔疝者仅5例;又如食管闭锁患儿,术后50%~60%可发生胃食管反流。

(四)激素的影响

某些激素可影响下端食管括约肌压力,如促胃液素,乙酰胆碱、胃动素脒可增加下端食管括约肌张力;胰泌素、前列腺素,缩胆囊素、高血糖素、加压素、胃抑制多肽可降低下端食管括约肌张力。

无论以上哪一种保护机制发生障碍,均可发生胃食管反流:由于酸性胃液反流,食管长期处于酸性环境中,食管黏膜是鳞状上皮组织,对胃酸和胃消化酶缺乏抵抗力,可发生食管炎、食管溃疡、食管狭窄;反流物吸入气管甚至肺内,可引起反复发作的支气管炎、肺炎、肺不张;也可导致窒息,甚至猝死综合征。

二、临床表现

小儿的胃食管反流症多在出生后6周内开始,至18个月时约有60%的患儿症状消失,其余30%持续存在某些症状直至4岁。约有5%的持续症状的患儿发生食管狭窄,该部分患儿如果未治疗,其中 5％患者死亡,多死于营养不良与吸入性肺炎。

(一)呕吐

最常见的症状是呕吐,见于 90％以上的患儿。出生后第 1 周即可出现,表现为溢乳、轻度呕吐或喷射性呕吐。呕吐较顽固,多数类似幽门痉挛。其发生常在进食后,有时在夜间或空腹时。在成人患者中呕吐少见,可能与成人的食管体积大,可保留的胃内容物多有关。

(二)营养不良

第二个最常见的症状是体重不增,见于 80％患儿。患儿营养不良,体重常在第 10 百分位以下。

(三)食管炎

频繁的胃酸反流可致食管炎。患儿表现为不安、易激惹或拒食、流涎,如发生糜烂或溃疡,可出现呕吐及便血,导致缺铁性贫血,发生率约为 28％。食管炎常是慢性的,并行缓解期和加重期。成年人最常见的症状是胃灼热,在婴儿中则极少被观察到。大多数有症状的患儿因年龄太小而叙述不清。

(四)呕吐物被吸入

呕吐物被吸入可引起窒息、呼吸暂停、发绀,可突然死亡。早产儿更为常见,是早产儿呼吸暂停中一个不可忽视的原因,其机制为胃食管反流引起反射性中枢性窒息。

(五)呼吸道疾病

胃食管反流可引起呼吸道疾病,如复发性肺炎、难治性哮喘、慢性支气管炎、窒息、肺脓肿、婴儿猝死综合征等。据记载 49％的胃食管反流患儿有呼吸道症状。有患儿呕吐并不严重,而夜咳等肺部症状为仅有表现。胃食管反流治愈后,肺部症状随之消失。①吸入:呼吸道和消化道在喉部有一共用通道,机体通过神经、肌肉调节防止分泌物和食物进入气管或支气管。有胃食管反流时,胃内容物易吸入肺内,可引起肺炎和支气管痉挛性肺部症状。②反射性的支气管痉挛:有研究表明哮喘儿童中 25％～80％有胃食管反流。夜间哮喘、有咳嗽症状者,应警惕胃食管反流的可能。夜间机体多处仰卧位,唾液分泌、吞咽活动减少,发生反流后的食管接触酸性物质的时间延长,食管炎发生机会增加,这对激发反流性支气管痉挛可能起重要作用。③反射性喉痉挛:喉痉挛可突然发生并可完全阻塞空气进入支气管树,表现为完全或不完全性上呼吸道梗阻。

(六)其他表现

可有精神运动发育迟缓(约占 15％)、食管气管瘘、唇腭裂、心脏畸形等。有资料表明,因严重反流需外科治疗者,其中 1/3～1/2 合并有其他严重的先天性疾患。

三、实验室检查

(一)食管钡餐造影

食管钡餐造影是检查食管功能最有用的诊断方法之一,简便易行。可观察钡剂是否从胃反流到食管,同时还可观察食管有无缩窄,是否并发食管炎。需注意钡剂量应与平时进食量相等。检查时头低位,腹部;加压可提高检出阳性率。应观察 5 min,有 3 次以上反流才能肯定诊断。反流到食管下端即有诊断意义,如达到食管中段或上段则意义更大。检出阳性率为 25％～80％,假阴性率为 14％,假阳性率为 31％,故可作为初筛。

（二）食管内镜检查及黏膜活检

通过内镜及活组织检查可以确定是否有反流性食管炎的病理改变，并能确定其程度，本检查法较灵敏，符合率达95％，仅有3％假阳性率。可同时发现有无食管缩窄。如内镜检查正常，不能排除胃食管反流，需做活检进行组织学检查。在某些慢性食管炎患者，上皮再生能力强者，正常黏膜外观可掩盖其下的炎症。活检时可发现食管基底层鳞状上皮细胞增生、肥厚，黏膜厚度可增加65％。本法为损伤性检查，不适于新生儿及小婴儿。

（三）食管 pH 测定

将一置入胃内的 pH 电极，逐渐向外位入食管内，并位于食管下端括约肌之上 $3\sim5$ cm 处。正常情况下，胃内 pH 甚低，进入食管内 pH 迅速上升至6。此时嘱患儿仰卧做增加腹部压力的动作（如闭口、捂鼻、深呼气或屈腿并用力擤鼻涕 $3\sim4$ 次），如食管腔内 pH 下降至4以下（正常为 $5.0\sim6.8$），说明有胃食管反流的存在。也可于胃腔内注入 300mL 0.1 N 盐酸/$1.73m^2$，经鼻管注入胃内，注入盐酸前及注入 15 min 后，分别嘱患者仰卧做增加腹部压力的动作，如有胃—食管反流的存在，则注入盐酸后，食管腔内 pH 明显下降（<4），阳性率达92％，但假阳性率可达31％。24 h 连续检测可提高阳性率，因反流是周期性的，常在睡眠时发生。Reys 提出在禁食、安静时监测婴儿食管 pH，仅需 3 h 即能精确地诊断胃食管反流。

（四）食管压力测定

该检查主要测下端食管括约肌的压力，分析下端食管括约肌的功能状态，是近年来开展的一种检查新技术，广泛应用于胃食管反流的诊断。采用单孔的聚氯乙烯测压导管进行测压，长8 cm，新生儿用外径为 0.3 cm、内径为 0.2 cm 的导管，管上标有刻度，管端封闭，距管端0.5 cm 处开一直径为 0.1 cm 的侧孔。禁食 4 h，测前半小时口服水合氯醛或肌内注射苯巴比妥。取仰卧位，将测压管自鼻腔插入胃内。用一般输液瓶，内含接近体温的生理盐水，连于测压管，用国产 YH-1 型微型压力换能器以 21mL/min 速度向管内注水，用国产 LMS-2A 型二道生理记录仪记录。正常值各家报道不一。有报道新生儿下端食管括约肌压力为 1.07 ± 0.24 kPa（8 ± 1.8 mmHg），长度为 1.44 ± 0.53 cm；婴幼儿为 2.17 ± 0.67 kPa（16.27 ± 5.0 mmHg）和 2.4 ± 0.93 cm，随年龄逐增，当下端食管括约肌压力<1.33 kPa（10 mmHg）提示下端食管括约肌功能不全。下端食管括约肌压力的高低与病情轻重成正比，其压力低常有胃食管反流，其压力极低常伴有食管炎，但压力正常不能除外胃食管反流。本法操作简便、快速、安全，但灵敏度稍差，符合率为87％。

（五）胃食管闪烁扫描

用胶体硫酸锝（锝的放射性核素）与牛乳混合喂入后做扫描检查，可测出食管反流量，并可观察食管功能，此法灵敏度甚高，气管吸入量仅为 0.025mL 时就可用闪烁摄影检出，从而证实呼吸道症状与胃食管反流有关。检出阳性率为59％～90％。

四、诊断及鉴别诊断

（1）病史与体征：患儿于出生后不久（多在 1 周内）频频发生进食后不久即呕吐、营养障碍以及胃液反流所致食管炎，引起食管溃疡、出血及贫血。

（2）通过食管钡餐、食管 pH 测定、食管压力测定、胃食管闪烁扫描等实验室检查以确定有无胃食管反流。

（3）通过内镜检查及黏膜活检以确定有无食管炎。

(4)分级根据反流的程度分为五级：Ⅰ级为反流至食管下端；Ⅱ级为反流至气管突平面以上，颈部食管以下；Ⅲ级为反流至颈部食管；Ⅳ级为由完全松弛的贲门反流至颈部食管；Ⅴ级为反流合并吸入气管或肺。

五、治疗

胃食管反流的治疗方法包括体位治疗、饮食治疗、药物治疗和外科手术治疗。反流的严重程度不一，可由比正常吐液稍多一点或打湿嗝，到经常呕吐或出现更严重的并发症，如食管炎形成狭窄，引起危及生命的呼吸问题和不能保持足够营养维持正常发育等，如能在患儿4～5个月时开始治疗，可取得良好效果；如治疗开始过晚，呕吐可停止，但营养不良、肺炎、食管炎现象持续存在。

(一)体位治疗

体位治疗是一种有效而简单的治疗方法，可用于所有的患者。婴儿常在哺乳后即刻打嗝或呕吐，可增加哺乳次数，缩短哺乳间隔时间，少量多餐。喂奶后小心地用拍背或摩背的方法使婴儿打嗝，使婴儿保持坐位或直立位2～3 h，重症患儿需24 h持续体位治疗，可采用以下装置；将患儿放于30°倾斜的木板上，取俯卧位，用背带固定、在两腿之间放一垫子，有助于婴儿保持正确位置，也可取仰卧位，应保持在50°角。

俯卧位可防止反流物的吸入。体位治疗常需持续2～3周或更长(有人主张不少于1年)、在呕吐量明显减少以前，常常已先有体重增加。对大一点的患儿，治疗原则是抬高床头，少量多餐，晚间不进餐；通过对食管pH长时间监测证明，不同患儿反流发生的方式也不尽相同。可发生在清醒时，也可在入睡时，有的在仰卧位时较俯卧时更易发生反流，所以仔细询问患儿的治疗反应是很重要的。总的说来，清醒与焦虑不安时，比安静与睡眠时更易反流，在1岁或更大些的患儿，如果某种体位造成明显激动与挣扎时，应考虑到这种体位可导致反流的发生。必要时可监测食管pH 18～24 h，注意患者清醒、活动或进食时的反流情况，有助于制订出最有效的体位疗法。

(二)饮食疗法

少食、增加喂奶次数，缩短喂奶间隔时间、喂以稠厚的乳汁可改善症状。稠食反流要比牛奶少，可在牛奶中加入干麦片或谷类加工食品，使其尽量变稠。浓稠食物可减少有呼吸道症状的胃食管反流，治疗作用较好。避免进食过多的巧克力、咖啡、柠檬酸、番茄汁，因其能降低下端食管括约肌的张力，易引起反流。

(三)药物治疗

治疗反流的药物主要有2类，一类是减低胃内容物的酸度，另一类是影响上部胃肠道的运动功能。

1.制酸剂

影响胃酸的药物包括抗酸剂和抑制胃酸分泌药如H_2受体阻滞药，这些药物主要是用于治疗食管炎，但对食管的运动功能的恢复可能有辅助效应，因为严重食管炎患者常有食管下端括约肌张力减低和食管运动功能改变，可能由炎症所致。致酸剂还能使幽门窦胃泌素增加，也能增加下端食管括约肌的张力。甲氯咪胍每天20～40 mg/kg，分4次服，每餐1 h，睡前加服一次。氢氧化铝凝胶每次3～5mL，饭后1 h服，近期研究藻沉酸盐为一种黏着性泡沫样物质，能漂浮于胃内容物的表面，可防止胃酸反流，与制酸剂合用的疗效较单用制酸剂为佳。

2.改善食管与胃的运动功能

作用可靠、应用广泛的甲氧氯普胺（胃复安）和乌拉胆碱。近几年新型胃动力药吗丁啉亦应用于临床且疗效可靠。

最近的研究已证明,约有 2/3 的反流患者有胃排空延缓。这些药物的作用机制尚不明确,可能是直接作用于压力低的下端食管括约肌使其增高,也可能是促进胃排空来减少反流。此类药物的另一作用是增强上部胃肠包括食管的运动功能。

乌拉胆碱是一种类似胆碱的酯类化合物,主要有毒蕈碱样作用与弱的烟碱作用,可增强下端食管括约肌的张力。常用的剂量是每天 8.7 mg/m²,分 3 次于饭前 20 min 服下。如果患儿能耐受,必要时可以每次剂量不变增加次数至每日服 4~5 次。儿童可用 5 mg 或 10 mg 的片剂,婴儿则可把注射安瓿稀释至 1 mg/mL,按计算剂量服用。如果剂量合适,很少有腹泻、尿频、肠绞痛、烦躁、面红、多汗等不良反应发生。如果患者有肺部并发症,特别是支气管炎时,用药要特别慎重,以免诱发气喘。

胃复安能促进上胃肠道的运动但不刺激分泌,它可松弛幽门括约肌与十二指肠球部,兴奋原有的收缩和增加下端食管括约肌张力;另外还有中枢性止吐作用。剂量是每次 0.1 mg/kg,每日 3~4 次,饭前及睡前服用。部分患者可发生锥体外系反应。在用乌拉胆碱无效或有禁忌证时,特别在合并呼吸道疾病时,应用胃复安。

吗丁啉与胃复安疗效相似,其增强胃蠕动、促进胃排空和协助胃十二指肠运动的功效优于胃复安,因其水溶性,不易透过血-脑屏障,极少产生锥体外系反应,临床上有取而代之趋势。

普鲁本辛、阿托品、哌替啶、安定都可降低下端食管括约肌的张力,应禁用。

有呼吸道症状的胃食管反流,其治疗基本与一般胃食管反流相同,但有些特殊的要求,在用药上宜慎重。氨茶碱和咖啡因可刺激胃酸分泌,降低下端食管括约肌张力,使反流次数明显增多,临床上常用的药物 β 肾上腺素能激动剂、酚妥拉明、多巴胺、安定和部分新的钙通道阻滞剂可降低下端食管括约肌张力和损害抗反流屏障,对有呼吸道症状的胃食管反流应尽量避免使用。

（宋　丹）

第十六节　消化性溃疡

消化性溃疡是指发生在胃及十二指肠的溃疡,儿童较成人少见。近年随着诊断技术的进步,如纤维和电子内镜的广泛开展,儿童发病率有明显增加的趋势。本病可见于小儿时期任何年龄段,包括新生儿期。

本病的病因及发病机制尚不十分清楚。目前多认为消化性溃疡是致溃疡因素与抗溃疡因素之间不平衡,致溃疡因素超过抗溃疡因素所引起的。致溃疡因素主要为胃酸和有活性的胃蛋白酶;抗溃疡因素包括胃黏液、黏膜屏障和黏膜下血液循环。胃溃疡主要由于胃黏膜抵抗力下降,十二指肠溃疡则与胃酸分泌增高有关。感染、气候、饮食习惯、情绪紧张、免疫、遗传等对本病的发生均有重要影响。幽门螺杆菌（HP）感染与本病发生有密切关系,尤其是十二指肠溃疡与 HP 感染的关系最为密切。HP 具鞭毛、易弯曲,在微氧环境中繁殖,能在黏膜上游动或侵入黏膜,主要定居在胃窦部,刺激胃窦部 G 细胞分泌更多的胃泌素,增加的胃泌素刺激壁细胞分泌更多的胃酸,因而促发本病。

一、诊断步骤

(一)病史采集要点

(1)消化性溃疡一般病程较长,周期性发作和节律性疼痛是其特点。

(2)秋末、冬季以及变天、变节气时容易发作。

(3)主要症状:胃部(心窝部、上腹部)疼痛。胃溃疡疼痛多偏于左侧,十二指肠溃疡多偏于右侧。胃溃疡的疼痛节律是进食后半至 1 h 舒适,接着开始疼痛,而胃完全排空后(约食后 4 h)又感舒适,即进食→舒适→疼痛→舒适。十二指肠球部溃疡的疼痛节律是进食后 1.5 h 至 4 h 不疼痛,饥饿时(胃排空时)开始疼痛,直到下次进食才缓解,即进食→舒适→疼痛,称之为"空腹痛"。

(4)其他症状:嗳气、反酸、流涎、恶心、呕吐等。

(5)不同年龄段尚有不同特点:①新生儿和婴儿常为急性,以继发性多见,多因胃肠出血和穿孔就诊,且常与其他疾病同时发生,如败血症、心脏病、呼吸窘迫综合征。因症状易被原发病掩盖,故病情较复杂,较难确诊。②幼儿主要症状为反复脐周疼痛,时间不固定,餐后常加重,或以反复呕吐、消化道出血为主要症状,往往伴食欲差、发育不良或消瘦。③年长儿临床表现与成人相似,主要为上腹部疼痛,疼痛局限于胃或十二指肠部,有时放射至后背部和肩胛部。胃溃疡大多在进食后痛,十二指肠溃疡大多在餐前或夜间痛,进食后疼痛常可缓解。但应注意这些特点在许多小儿中并不突出。有些患儿因伴有幽门痉挛,常发生呕吐、嗳气。部分病例平时无腹痛,可表现为大便隐血阳性,并有贫血;亦可表现为消化道出血。当大量急性或慢性失血或溃疡穿孔时,则可引起休克、贫血、腹膜炎、胰腺炎。

(二)体格检查要点

剑突下压痛是主要的阳性体征。此外,尚有消瘦、面色苍白、慢性病容等表现。

(三)门诊资料分析

对疑诊病例应做 X 线钡餐检查,龛影是溃疡的直接证据。但一次检查阴性,不能排除本病的可能性,因有 25% 的龛影需多次检查才能发现。龛影常位于十二指肠球后壁或前壁及幽门窦部小弯侧。小儿的检出率常较成人低,胃溃疡的检出率更低,此与小儿消化性溃疡浅而小、易于愈合以及钡剂通过较快有关。球部变形是陈旧性溃疡的征象。球部痉挛、胃蠕动及张力增加、胃潴留、球部充盈不佳、黏膜粗糙、紊乱、局部压痛等,可提示溃疡,但应结合临床进行分析才能确诊。

(四)进一步检查项目

1.胃镜检查

胃镜检查可确诊本病。胃镜下可见到溃疡凹陷底部有一层黄色或白色的坏死苔,周边充血水肿,甚至有渗血。

如果胃溃疡的直径>2 cm 或溃疡形态不好,基底僵硬、黏膜变脆,则可能是恶性溃疡(癌)或容易转变成溃疡型癌,需要特别注意,必须经常复查。胃镜检查能直接观察病变,了解病变的部位、形态、大小,并可取活检标本,诊断较为可靠。

年长儿多为慢性溃疡,溃疡一般为圆形或卵圆形,直径约数毫米,多为单发,偶见胃及十二指肠同时发生溃疡。溃疡可较浅表,呈糜烂状,也可深及黏膜下或肌层,甚至引起穿孔或累及血管引起出血。胃溃疡多位于胃小弯或胃窦部,十二指肠溃疡多发生于球部后壁。胃溃疡多位于胃小弯,愈近幽门处愈多见,尤多见于胃窦部。在胃底及大弯侧十分罕见。溃疡通常只一个,呈圆形或椭圆形,直径多在 2.5 cm 以内。溃疡边缘整齐,状如刀切,底部通常穿越黏膜下层,深达肌层甚至浆膜层。溃疡处黏膜下层至肌层可完全被侵蚀破坏,代之以肉芽组织及瘢痕组织。十二指肠溃疡的形态与胃溃疡相似,发生部位多在十二指肠起始部(球部),以紧接幽门环的前壁或后壁最为多见。溃疡一般较胃溃疡小而浅,直径多在 1 cm 以内。新生儿及婴儿多为急性溃疡,黏膜上有出血性糜烂和小出血点,常为多发性,易愈合也易穿孔。

2.幽门螺杆菌检查

方法很多,包括快速尿素酶试验、细菌培养或活检标本组织切片染色检查细菌、血清抗体检测,以及 ^{13}C 呼气试验等,均可用于 HP 感染的诊断。

3.胃液分析

显示胃酸偏高。

4.大便常规

活动性溃疡时,大便中常出现潜血。

二、诊断对策

(一)诊断要点

小儿消化性溃疡病的症状多不典型,诊断比较困难,如遇有下列表现者应考虑本病。

(1)患儿出现反复呕吐,尤其与进食有关时。

(2)反复,上腹部痛,特别是夜间及清晨痛而又无寄生虫感染者。

(3)大便隐血阳性者。

(4)有溃疡病家族史且有胃肠道症状者。

(5)原因不明的呕血、便血和胃穿孔者。

(二)临床类型

可分为原发与继发两类。

1.原发性溃疡

年长儿多见,病程多呈慢性经过。

2.继发性溃疡

继发性溃疡又称应激性溃疡或急性溃疡,占婴幼儿溃疡病 80% 以上,发病与应激状态及药物相关。其是指机体受到重大伤害时,如严重脑损伤、烧伤、失血性休克或其他严重疾病,胃及十二指肠黏膜发生应激性损害。应激性溃疡病多见于新生儿及 5 岁以下的小儿。本病起病急剧,溃疡常系多发,其临床表现为无痛性大量失血。X 线检查时见不到慢性炎症或龛影。颅脑损伤后的溃疡常位于胃及十二指肠的远端部位,其他疾病所致的溃疡多见于胃的近端部位。烧伤后引起的溃疡病常位于胃及十二指肠的近端部位。治疗主要采取有力措施进行止血。可用冰生理盐水洗胃止血、输血等。如内科治疗无效者可采用手术治疗结扎血管,并做迷走神经切断及幽门成形术。

(三)鉴别诊断要点

消化性溃疡的主要临床表现为腹痛、呕血和便血。

(1)腹痛:应与常见急腹症如肠痉挛、胆管蛔虫病及胆管痉挛鉴别。

(2)便血:应与肠套叠、肠重复畸形、肠息肉、回肠远端憩室出血、过敏性紫癜相鉴别。

(3)呕血:婴儿期的呕血应与维生素 K 缺乏症、食管裂孔疝鉴别;儿童期的呕血应与肝硬化时的胃及食管静脉曲张出血相鉴别。

三、治疗对策

(一)治疗原则

治疗目的是促进溃疡的愈合,解除疼痛,防止复发及并发症。治疗原则是有效地中和胃酸或抑制胃酸分泌,减低胃蛋白酶的活性,保护胃十二指肠黏膜,清除幽门螺杆菌及其他不良因素。

(二)治疗计划

(1)诊断明确后,治疗分为抗酸、保护胃黏膜、对症治疗、抗 HP 治疗四个方面。

(2)治疗措施还包括:①避免刺激性食物如酸、辣、生冷、油炸食物,避免应用损伤胃黏膜的药物,如红霉素、阿司匹林、非甾体类抗感染药(NSAID)等。牛奶、豆浆易引起胀气,应少吃。"少吃多餐"过多刺激胃酸和胃蛋白酶的分泌,对溃疡愈合不利。避免过度紧张、劳累,忌烟酒茶及汽水。②对难治性溃疡者,应排除胃泌素瘤、胃癌或合并其他器质性病变,治疗上可改用抗 HP 四联疗法-质子泵抑制剂+铋剂+阿莫西林+甲硝唑,和(或)联用不同作用环节的抑酸剂:M_1 受体阻断剂(如颠茄合剂)+H_2 受体拮抗剂(西咪替丁)+胃泌素受体阻滞剂(如丙谷胺)。③手术治疗,有以下情况必须考虑手术治疗:溃疡合并穿孔;难以控制的溃疡大出血或反复出血经药物及内镜治疗不愈者;幽门完全梗阻,经胃肠减压等保守治疗 72 h 仍无改善;慢性难治性疼痛,影响小儿正常的生活、营养和生长发育。

(三)治疗方案的选择

1.抗酸

H_2 受体拮抗剂在消化性溃疡的治疗中具有一定作用,但若单用,不再是主要的治疗措施,常作为抗幽门螺杆菌治疗方案中抗分泌药物。每种药物(西咪替丁、雷尼替丁、法莫替丁、尼扎替丁)虽具有不同的效力和半衰期,但都是组织胺 H_2 受体的竞争性拮抗剂。组织胺在迷走神经和胃泌素刺激的酸分泌中具有重要作用,使得 H_2 受体拮抗剂能有效抑制基础酸分泌和由食物、迷走神经和胃泌素刺激引起的酸分泌,胃液量和由组织胺引起的胃蛋白酶也相应下降。

H_2 受体拮抗剂可被胃肠道很好吸收,其生物利用度为 $37\% \sim 90\%$,在服药后 $30 \sim 60$ min 可发挥作用,其峰值在 $1 \sim 2$ h,静脉给药的效应更为迅速,其作用持续时间与剂量呈正比,范围为 $6 \sim 20$ h,可生成几种无活性或活性较小的肝脏代谢物,但大部分以原形经肾脏被清除,用药时应根据肾功能而调节剂量。血液透析可清除 H_2 受体拮抗剂。西咪替丁具有轻微的抗肾上腺素能作用,表现为可逆性的男性乳房发育。据报道应用各种 H_2 拮抗剂可出现神志改变、腹泻、皮疹、药物热、肌痛、血小板减少症、窦性心动过缓及在快速静脉给药后可出现低血压,这可见于<1%的患者。西咪替丁可与 P_{450} 微粒体酶相互作用,可延迟其他药物的代谢物(如苯妥英、华法林、茶碱、安定、利多卡因)从该系统的清除,其他 H_2 拮抗剂的这种作用较西咪替丁为小。

质子泵抑制剂是壁细胞顶端分泌膜上质子泵(酸)泵(即 H^+/K^+-ATP 酶)的强抑制剂。

它能完全抑制酸分泌,而且作用时间很长。质子泵抑制剂是许多抗幽门螺杆菌治疗方案中的主要成分。在活动性十二指肠溃疡或胃溃疡抗菌治疗结束后,继续口服奥美拉唑每日 20 mg 或兰索拉唑 30 mg,连续 2 周,可促进溃疡愈合。当非甾体类抗炎药相关的胃溃疡或十二指肠溃疡患者需继续应用非甾体类抗感染药时,质子泵抑制剂对溃疡的愈合作用比 H_2 受体拮抗剂更有效。

既往曾认为长期应用质子泵抑制剂易形成胃癌,但事实并非如此。同样服用质子泵抑制剂的幽门螺杆菌感染患者可出现胃萎缩,但并不引起化生,也不增加发生胃腺癌的危险性。理论上,长期的酸抑制可引起细菌过度生长、肠道感染和维生素 B_{12} 吸收障碍,但实际中并未观察到。

2.保护胃黏膜

(1)硫糖铝:是一种蔗糖铝复合物,可促进溃疡愈合,它对酸的分泌量和胃泌素分泌没有影响,其可能作用机制为抑制胃蛋白酶与其底物的相互作用,刺激黏膜前列腺素的合成和结合胆盐。硫糖铝对已发生溃疡的黏膜具有营养作用,这可能与其结合多种生长因子并促进其在溃疡部位集中有关。在胃的酸性环境中,硫糖铝可以分解并在溃疡基底部形成屏障,保护胃黏膜免受酸、胃蛋白酶和胆盐的损害。硫糖铝的全身吸收极少,3%~5%的患者可发生便秘,硫糖铝可与其他药物结合,干扰其吸收。

(2)抗酸药:可缓解症状,促进溃疡愈合和减少复发。它价格相对低廉,但每天需服用 5~7 次,合理抗酸药方案为餐后 1 h,3 h 及临睡前服用。抗酸药有两种:①可吸收的抗酸药(如碳酸钠)产生快速、完全的中和作用,偶尔可短期使用以间歇性缓解症状,但因其可被吸收,持续应用可引起碱中毒。②不吸收的抗酸药(相对不溶解的弱碱)由于全身性不良反应较少而常被选用,它可和盐酸相互作用,形成吸收差的盐,提高胃内 pH,当胃内 pH>4.0 时,胃蛋白酶活性下降,胃蛋白酶可被某些制酸药所吸附。制酸药可干扰其他药物(如四环素、地高辛、铁剂)的吸收。氢氧化铝是一种相对安全的常用制酸药。由于铝在胃肠道内可结合磷酸盐,长期应用偶尔可导致磷缺乏,在酒精中毒、营养不良、肾脏疾病,包括正在接受血液透析的患者中,发生磷缺乏的可能性增加。氢氧化铝可引起便秘。氢氧化镁较氢氧化铝的作用更强,但可引起腹泻。为了限制腹泻,许多专利的制酸药中含有氢氧化铝和氢氧化镁,有的则含有氢氧化铝和三硅酸镁,后者中和胃酸的能力较弱。因为少量的镁可被吸收,所以对有肾脏疾病的患者,应慎重使用镁制剂。

(3)前列腺素:某些前列腺素(特别是米索前列醇)可抑制酸分泌和提高黏膜的防御机制。前列腺素衍生物在治疗消化性溃疡病中主要是作用于非甾体类抗炎药诱发的黏膜损伤区域。对非甾体类抗炎药诱发的溃疡高危患者(如过去曾发生过溃疡或溃疡并发症者,同时正在服用皮质激素者),在服用非甾体类抗炎药的同时,推荐口服米索前列醇 200 μg,每日 4 次(成人剂量)。米索前列醇的常见不良反应是腹部疼痉和腹泻,可见于 30%患者。

3.抗 HP 治疗

过去对胃和十二指肠溃疡的治疗集中于中和或降低胃液酸度,而现已转向根除幽门螺杆菌。对伴有急性溃疡的所有幽门螺杆菌感染的患者和过去经内镜或钡剂检查诊断为胃溃疡或十二指肠溃疡的患者,即使无症状或正在进行长期的抗酸治疗,也应考虑进行抗菌治疗,因为根除幽门螺杆菌可预防远期并发症,尤其对过去史中有并发症(如出血、穿孔)的患者,就更为重要。对幽门螺杆菌的抗菌治疗是不断发展的,因为没有一种抗生素能够治疗绝大多数的幽门螺杆菌感染,故不主张单一用药。最初推荐以铋剂为基础的三联疗法,现在受到其他疗法的挑战。不管应用何种疗法,抗生素的耐药性、医师的建议及患者的依从性是决定治疗成功的关键。

抗幽门螺杆菌治疗方案中,铋剂、甲硝唑和四环素联用治疗幽门螺杆菌感染是第一种也是最常应用的治疗方案之一,连用 2 周可治愈 80% 的患者。现多推荐同时给予抗酸分泌的药物,连续 4 周,以促进溃疡愈合。质子泵抑制剂可抑制幽门螺杆菌感染,并可使溃疡快速愈合。由质子泵抑制剂引起的胃内 pH 升高可提高组织抗生素的浓度和效力,并可创造不利于幽门螺杆菌感染生存的环境。持续 2 周应用奥美拉唑和克拉霉素的两联疗法根除率约为 80%。有结果提示奥美拉唑或兰索拉唑加用两种抗生素的三联疗法连用 7~14 d 是一种疗效高的方案,可治愈约 90% 的患者。以质子泵抑制剂为基础的三联疗法的主要优点在于治疗周期短,每日只需 2 次给药,极好的耐受性和非常高的根除率,但价格较昂贵。

4. 对症治疗和辅助治疗

腹胀、呕吐或胆汁反流者加用多潘立酮(吗丁啉)每次 0.3~0.5 mg/kg、每日 3 次,西沙必利(新络纳或加斯清)每次 0.1~0.2 mg/kg,每日 3 次或铝碳酸镁(胃达喜)每次 10 mg/kg,每日 3 次。胃剧痛时,可加服复方氢氧化铝(胃舒平)1~2 片、每日 3 次,餐前服;或加服抗胆碱能药物如溴丙胺太林(普鲁本辛),每天 1~2 mg/kg,分 3 次口服。由于普鲁本辛减慢胃排空,而多潘立酮作为胃动力药能促进胃排空及增加食管的蠕动,故两者不能同时使用。

尚无证据表明改变膳食能促进溃疡愈合或防止复发,因此许多医师推荐只要剔除饮食中能引起患者不适的食物(如果汁、香料和脂肪食物)即可。牛奶曾作为治疗的主要食物,但不能促进溃疡愈合,实际上,它可促进胃酸分泌。

四、预后评估

(一)愈合

如果溃疡不再发展,渗出物及坏死组织逐渐被吸收、排除。已被破坏的肌层不能再生,底部的肉芽组织增生形成瘢痕组织充填修复,同时周围的黏膜上皮再生,覆盖溃疡面而愈合。临床表现为症状和体征完全消失。

(二)出现并发症

1. 幽门狭窄

幽门狭窄约发生于 3% 的患者,经久的溃疡易形成大量瘢痕。由于瘢痕收缩可引起幽门狭窄,使胃内容通过困难,继发胃扩张,患者出现反复呕吐。

2. 穿孔

穿孔约见于 5% 的患者,十二指肠溃疡因肠壁较薄更易发生穿孔。穿孔后由于胃肠内容漏入腹腔而引起腹膜炎。

3. 出血

因溃疡底部毛细血管破坏,溃疡面常有少量出血。此时患者大便内常可查出潜血,重者出现黑便,有时伴有呕血。溃疡底较大血管被腐蚀破裂则引起大出血,占患者的 10%~35%。

4. 癌变

仅报道于成人,多见于胃溃疡,十二指肠溃疡几乎不发生癌变。癌变多发生于长期胃溃疡病患者,癌变率≤1%。

癌变来自溃疡边缘的黏膜上皮或腺体,因不断受到破坏及反复再生,在此过程中在某种致癌因素作用下细胞发生癌变。

（宋　丹）

第十七节　肠痉挛

肠痉挛是由于肠壁平滑肌阵阵强烈收缩而引起的阵发性腹痛,是小儿急性功能性腹痛中最常见的情况。以小婴儿最多见,学龄前及学龄儿童亦可遇到。特点是发作突然,发作间歇时缺乏异常体征。外科急腹症所致的腹痛,不属本病范畴。

一、诊断

（一）病史

原因尚不完全明了,现在比较公认的是部分患儿是由于对牛乳过敏。诱因较多,如上呼吸道感染、局部受凉、暴食、大量冷食、食物中糖量过多,引致肠内积气、消化不良,以及肠寄生虫毒素的刺激等。

（二）临床表现

肠痉挛的临床特点是平素健康小儿突然发作阵发性腹痛,有时从睡眠中突然哭醒,有些患儿过去有同样发作史。每次发作持续时间多不长,从数分钟至数十分钟,时痛时止,多反复发作数十分钟至数小时而自愈,个别患儿可延至数日。腹痛轻重不等,严重者哭闹不止、翻滚、出汗,重者面色苍白、手中发凉。不发作时能步行就诊,但如果继发于上呼吸道感染时,可有发热等原发病表现。典型病例痉挛多发生在小肠,腹痛部位以脐周为主,如果痉挛发生在远端大肠则疼痛位于左下腹,发生在胃部则疼痛以上腹部为主,常伴呕吐,吐出食物后精神好转。多数患儿偶发经1～2次自愈,亦有不少患儿时愈时发,甚至迁延数年,绝大多数患儿随年龄增长而自愈。

（三）辅助检查

有关实验室检查正常。

二、治疗

（一）一般治疗

消除诱因,注意饮食。

（二）对症治疗

以解痉止痛为主。复方颠茄片,＞5 岁半片,按情酌定;山莨菪碱片剂和注射剂,每次 0.1～0.2 mg/kg。＜5 岁服用片剂不方便者,可用颠茄酊,每次 0.03～0.06 mg/kg,口服,3 次/天。

（宋　丹）

第十八节　急性胰腺炎

小儿急性胰腺炎比较少见,发病与胰液外溢入胰腺间质及其周围组织有关。现多认为与病毒感染、药物、胰分泌管阻塞以及某些全身性疾病或暴饮暴食有关。至少半数以上是由腮腺炎病毒或上腹部钝伤引起,仍有 30%病例找不到病因。

一、诊断

(一)病史

病前有饱餐等诱因,继发于身体其他部位的细菌或病毒感染:如急性流行性腮腺炎、肺炎、细菌性痢疾、扁桃体炎等。

(二)临床表现

多发生在 4 岁以上小儿,主要表现为上腹疼痛、恶心呕吐及腹压痛。呕吐物为食物与胃、十二指肠分泌液。严重病例除急性重病容外,可有脱水及早期出现休克症状,并因肠麻痹而致腹胀。由于胰腺头部水肿压迫胆总管末端可出现黄疸,但在小儿则罕见。

轻度水肿型病例有上腹压痛(剑突下或略偏左侧),可能为腹部唯一体征。严重病例除腹胀外,腹部有压痛及肌紧张而以剑突下部为最明显。个别患儿的脐部或腰部皮肤呈发绀色,系皮下脂肪被外溢胰液分解,毛细血管出血所致。

(三)辅助检查

1.淀粉酶测定

淀粉酶测定常为主要诊断依据,若用苏氏(Somogyi)比色法测定,正常儿均在 64 U 以下,而急性胰腺炎患儿则高达 500 U 以上。血清淀粉酶值在发病 3 h 后即可增高,并逐渐上升,24~28 h 达高峰以后又渐下降。尿淀粉酶也同样变化,但发病后升高较慢,病变缓解后下降的时间比血清淀粉酶迟缓,且受肾功能及尿浓度的影响,故不如血清淀粉酶准确。其他有关急腹症如肠穿孔、肠梗阻、肠坏死时,淀粉酶也可升高,可达 300~500 U。

2.血清脂肪酶测定

在发病 24 h 后始升高,持续高值时间较长,可作为晚期患者的诊断方法。正常值为 0.5~1 U。

3.腹腔穿刺

严重病例有腹膜炎者,难与其他原因所致腹膜炎相鉴别,如胰腺遭到严重破坏,则血清淀粉酶反而不增高,更造成诊断上的困难。此时如腹腔渗液多,可行腹腔穿刺。根据腹腔渗液的性质(血性、混有脂肪坏死)及淀粉酶测定有助于诊断。

4.B超检查

对水肿型胰腺炎及后期并发胰腺囊肿者的确诊有价值,前者显示胰腺明显增大,后者显示囊性肿物与胰腺相连。

(四)诊断标准

(1)急性腹痛发作伴有上腹部压痛或腹膜刺激征。

(2)血、尿或腹腔积液中胰酶升高。

(3)影像学检查手术或活检见到胰腺炎症、坏死、出血等间接或直接的改变。具有含第 1

项在内的 2 项以上标准并排除其他急腹症者即可诊断。

二、治疗

(一)一般治疗

轻者进低脂、低蛋白流食；较重者应禁食，以减少胰腺分泌。严重者则须胃肠减压，减少胃酸避免促进胰腺分泌。禁食及胃肠减压时，宜输入营养物质（如合成营养液）并根据胃肠减压及出液量补充水、电解质等，以维持水电解质平衡。

(二)非手术治疗

1.抑制胰腺外分泌

①禁食和胃肠减压。可以减少胰液分泌，还可减轻呕吐和肠胀气。②应用抗胆碱能药物。山莨菪碱、阿托品等，可减少胃酸和胰液分泌。③应用 H_2 受体拮抗药。此类药有西咪替丁、雷尼替丁、奥美拉唑等，可减少胃酸分泌，间接抑制胰腺分泌，同时防止应激性胃黏膜病变的发生。④应用生长抑素。为治疗急性出血坏死型胰腺炎效果较好的药物。⑤缩胆囊素受体拮抗药。丙谷胺可明显减轻急性胰腺炎的病理改变及改善症状。

2.镇痛解痉

阿托品每次 0.01～0.02 mg/kg，最大不超过 0.4 mg，必要时 4～6 h 重复 1 次。

3.控制胰腺感染

急性胰腺炎多数由胆管疾病引起，故多数应用抗生素。选用抗生素时，既要考虑菌种的敏感性，又要求该药对胰腺有较好的渗透性。首选药如西拉司丁（泰能）、环丙沙星、氧氟沙星，厌氧菌感染可用甲硝唑。

4.维持水电解质平衡及抗休克

脱水严重或出现休克的患儿，应首先恢复血容量，可输 2:1 溶液、血浆或全血等，按 10～20 mL/kg，于 30～60 min 内输入，8～10 h 纠正其累积损失量。应用多巴胺、多巴酚丁胺、山莨菪碱等抗休克治疗。有尿后补钾，并注意热量、维生素供给，同时要防治低钙血症、高糖血症等。

5.其他治疗

(1)应用抑制胰酶活性的药物。较重型的急性胰腺炎，在发病早期大量静脉给药。

(2)应用糖皮质激素。可引起胰腺炎，一般不主张用，仅适用于合并呼吸窘迫综合征和出血坏死胰腺炎伴有休克者。

(3)腹膜灌洗。减少或清除大量有害的血管活性因子。

（宋　丹）

第十九节　急性阑尾炎

急性阑尾炎是儿童最常见的急腹症，可发生在小儿任何年龄，3 岁以下婴幼儿的患病率为 5.0%～9.6%，1 岁以内的小儿阑尾炎很少见，随年龄增长，患病率逐渐增多。在小儿由于病情进展较快，加以早期诊断困难，年龄越小，症状越不典型，并且穿孔性阑尾炎的发生率较高，术后并发症多,因此,及时诊断和正确处理非常重要。男女患病率基本相等。

阑尾炎的主要原因是由于管腔梗阻、细菌感染、神经反射等因素相互影响和作用。急性阑尾炎分为四种类型:单纯性阑尾炎、化脓性阑尾炎、坏疽性阑尾炎、梗阻性阑尾炎。

一、诊断

(一)症状

由于小儿年龄和临床各型阑尾炎的病理表现不同,症状所以有其特点和规律。

1.腹痛

腹痛是最常见最早出现的症状,腹痛为阵发性,从上腹部或脐部开始,由轻到重,数小时后疼痛渐转移至右下腹的阑尾部位,为持续性钝痛,阵发性加剧。当阑尾腔有阻塞时可表现为阵发性绞痛,阑尾发生穿孔形成弥散性腹膜炎时,则全腹都有持续性的腹痛。活动时腹痛加重,患儿喜欢卧于右侧,双腿稍曲,并保持该体位以减少疼痛。如盲肠游离时,阑尾位置不固定,压痛点可偏离麦氏点,在其下方或脐部周围,有的疼痛可位于盆腔。

2.恶心及呕吐

恶心及呕吐是常见的症状,较成人多见,呕吐常发生在腹痛开始后的数小时,也有的患儿先出现呕吐。早期的呕吐多是反射性的,呕吐物多为食物,晚期患儿呕吐系腹膜炎肠麻痹所致,呕吐物为黄绿色的胆汁及肠液,呕吐量多。

3.腹泻及便秘

如阑尾病变侵及盆腔,炎症刺激乙状结肠促使排便次数增加,有的患儿开始仅表现为腹泻,易误诊为肠炎。

4.发热

体温在38℃左右,大多为先腹痛后发热,并且温度随着病情加重而逐渐升高,如早期就有高热和腹痛的患儿,应注意是否有全身的感染。如果体温呈持续性不断升高,则提示阑尾可能有穿孔。

5.精神异常

由于腹痛和感染的刺激作用,大多患儿呈嗜睡状、活动减少、无力、反应迟钝、腹肌紧张减轻等。也有的表现为烦躁不安、哭闹等。

(二)查体

1.全身体征

患儿喜右侧屈髋卧位,以减少腹壁的张力,选择疼痛最轻的位置。呈急性病容,有的患儿有脱水征。

2.腹部体征

(1)腹部压痛:右下腹麦氏点固定压痛是急性阑尾炎的典型体征。但小儿阑尾位置不固定,故压痛点可在右中腹、脐部附近、下腹中部等。病初时压痛可能在右下腹,弥散性腹膜炎时全腹均有压痛,腹部呼吸运动可不同程度的受限。盆腔位的阑尾炎压痛点在下腹部。

(2)腹肌紧张:是腹壁腹膜受刺激、腹肌反射性收缩所致。压痛部位出现腹肌紧张提示阑尾已化脓坏死而形成阑尾周围炎或腹膜炎。弥散性腹膜炎时,全腹性腹肌紧张,但仍以右下腹最为明显。但小儿腹壁肌层薄弱,腹肌紧张不足以反应腹膜受刺激情况,即使阑尾穿孔腹肌仍可不紧张,尤其是婴幼儿。

(3)反跳痛：由于阑尾炎症对腹膜的刺激，可出现右下腹反跳痛，即轻压右下腹逐渐至深处，迅速抬手时患儿有剧痛，可波及下腹甚至全腹。

(4)腹部包块：阑尾周围脓肿的患儿右下腹可触及包块。

(5)皮肤过敏：急性阑尾炎合并梗阻时，右下腹皮肤可出现感觉过敏，蛲虫性阑尾炎时更明显。

(6)结肠充气试验：用手从左下腹推压降结肠移向横结肠，因气体压力传至盲肠，产生疼痛为阳性。

(7)腰大肌刺激征和举腿试验：盲肠后位阑尾炎时二者均可阳性，腰大肌刺激征即是患儿左侧卧位，右髋关节过伸，腰大肌受到刺激疼痛。

(8)肛门指诊：直肠右前方有炎性浸润和增厚，黏膜水肿、肥厚，甚至可触及索条状的尾，有盆腔脓肿形成时有触痛及波动感。

(三)辅助检查

1.血液检查

单纯性阑尾炎的白细胞总数和中性粒细胞增多，白细胞计数可升高到$(1.0\sim1.2)\times10^9$/L，化脓性阑尾炎可达$(1.2\sim1.4)\times10^9$/L以上，有脓肿形成或弥散性腹膜炎时则在2.0×10^9/L以上，并且中性粒细胞占85％～95％，如中性粒细胞增多至85％以上多反映病情较重。也有少数阑尾炎患儿白细胞升高不明显。

2.尿及大便常规检查

一般无特殊改变。

3.B超检查

B超下正常阑尾无影像显示，当阑尾炎时可见阑尾显影，阑尾的直径增大，≥6 mm则可以确定阑尾炎诊断，对异位阑尾也能做出正确诊断。有报道B超诊断符合率＞96％。

(四)诊断要点

(1)患者有腹痛、呕吐、发热。

(2)腹部查体表现为右下腹固定压痛、肌紧张及反跳痛。

(3)血常规：白细胞升高，中性粒细胞升高。

(五)鉴别诊断

1.肠痉挛

小儿腹痛的常见原因，患病率高于阑尾炎。典型的症状是突然发生阵发性腹痛，但每次仅持续10～20 min，无明显压痛点，疼痛可自行缓解，无发热，一般不需特殊治疗。

2.急性胃肠炎

有的患儿在腹泻出现前有腹痛、呕吐及发热，被误诊阑尾炎。胃肠炎有不洁饮食史，开始有发热、痉挛性腹痛和多次腹泻，腹痛多无固定部位，压痛和腹肌紧张不明显，便常规检查可见白细胞和脓细胞。

3.急性肠系膜淋巴结炎

该病的发生与上呼吸道感染有关，当回盲部的淋巴结受炎症累及时，可与急性阑尾炎相混淆。

本病可有体温升高，胃肠道症状不明显，右下腹虽有不固定的轻微压痛，但无腹肌紧张。白细胞计数略有升高。

4.过敏性紫癜

早期有腹痛出现,但不局限在右下腹,随后可出现散在的斑点,关节肿胀,有时便血。腹部的压痛与腹壁的肌紧张相一致,有时要经过反复多次的检查方能确定。

5.卵巢囊肿扭转

右侧的卵巢囊肿扭转可引起右下腹疼痛、压痛、反跳痛及肌紧张,易误诊为阑尾炎。该病虽然腹部体征比较明显,但白细胞升高不明显。做腹部直肠双合诊可触及球形包块,右下腹穿刺抽出血性液体可确诊。B超可以协助诊断。

二、治疗

小儿阑尾炎穿孔率高,延误治疗可发生腹膜炎,特别是婴幼儿阑尾壁薄,大网膜短,穿孔时间短,可发生于腹痛后 6 h。所以不论何种类型的急性阑尾炎原则上均行早期手术治疗。有下列情况可试行保守治疗:①发病超过 3 d,病情比较稳定,局部有炎性包块,有阑尾脓肿形成者。②腹膜炎有局限趋势,下腹部压痛及右下腹炎性浸润已有减轻者。

对急性单纯性阑尾炎,炎症较轻,患儿家长不同意手术或阑尾周围脓肿已局限,可采用非手术疗法。

(一)中草药疗法

常用的方剂为大黄牡丹皮汤加减:大黄、牡丹皮、桃仁各 10 g,金银花、冬瓜子、败酱草、薏苡仁各 25 g,枳壳、桔梗、甘草各 5 g。

(二)抗生素的全身治疗

阑尾炎 60% 以上为需氧菌与厌氧菌混合感染,首选联合用药。头孢霉素及甲硝唑合用,亦可用氨苄西林、庆大霉素和甲硝唑。输液纠正脱水和电解质紊乱。密切观察病情的发展,如炎性包块不断扩大或软化,疼痛未见减轻,高热不退,中毒症状日趋严重,需手术将阑尾脓肿切开引流。

三、诊疗体会

(一)诊断方面

根据典型的转移性右下腹痛史,固定的右下腹压痛、肌紧张及反跳痛,可诊断为阑尾炎。但准确的查出有无腹部压痛,肌紧张,腹痛的部位和范围是非常重要的。所以查体时动作要轻柔,并随时注意患儿的面部表情。在触诊时对比检查两侧腹部,观察触不同部位时的患儿反应,有时要经过反复多次的检查方能确定。检查时从左侧腹→上腹部→右下腹,由浅到深,由轻到重。

浅层触诊时了解腹部皮肤有无敏感区,中层触诊时可了解到腹部的压痛、反跳痛及肌紧张,深层检查可判断局部有无炎性包块和脓肿。对疑有阑尾炎而诊断困难,可试行腹部穿刺,穿刺麦氏点,将穿刺液做镜检,细菌涂片及生化检查。肛门指诊,在直肠右前方有炎性浸润和增厚,盆腔有脓肿时有触痛及包块。有的患者表现为腹泻为主,往往误诊为肠炎,经抗生素治疗也能有所好转,炎症局限,形成脓肿,所以当腹泻患者经治疗腹痛不见明显好转,应注意腹部查体,有无下腹压痛。有的患者表现为尿痛,腹部压痛位于脐下,这是阑尾与膀胱粘连所致。

(二)治疗方面

单纯性阑尾炎保守治疗多能治愈,化脓性和穿孔性阑尾炎抗生素治疗效果较差,主张早期手术治疗,以免抗生素治疗无效,形成阑尾周围脓肿和肠管粘连,增加手术难度。

四、患儿教育

该病早期治疗,尤其是早期手术,并发症少,治疗效果良好。

(宋 丹)

第二十节 急性肾小球肾炎

急性肾小球肾炎(AGN)简称急性肾炎,是儿科常见的免疫反应性肾小球疾病。临床表现为急性起病,多有前驱感染,是以血尿为主,伴不同程度蛋白尿,可有水肿、高血压,或肾功能不全等特点的肾小球疾患。本病多见于感染之后,尤其是在溶血性链球菌感染之后,故又称为急性链球菌感染后肾炎。本病是小儿时期常见的一种肾脏疾病,多发生于 3～12 岁儿童。发病前多有前驱感染史,发病后病情轻重悬殊,轻者除实验室检查异常外,临床无明显症状;重者可出现并发症(急性循环充血、高血压脑病及急性肾衰竭)。

一、病因及发病机制

本病绝大多数为 A 组 β 溶血性链球菌急性感染后引起的免疫复合物性肾小球肾炎。溶血性链球菌感染后,肾炎的发生率一般在 20％以内。我国各地区均以上呼吸道感染或扁桃体炎最常见,占 51％;脓皮病或皮肤感染次之,占 25.8％。除 A 组 β 溶血性链球菌之外,其他细菌,如草绿色链球菌、金黄色葡萄球菌、肺炎球菌、伤寒杆菌、流感嗜血杆菌等;病毒,如柯萨奇病毒 B4 型、麻疹病毒、腮腺炎病毒、ECHO 病毒、乙型肝炎病毒、巨细胞病毒、EB 病毒、流感病毒等;还有疟原虫、肺炎支原体、白念珠菌、钩虫、弓形虫、血吸虫、丝虫、梅毒螺旋体、钩端螺旋体等也可导致急性肾炎。目前认为急性肾炎主要与 A 组溶血性链球菌中的致肾炎菌株感染有关,所有致肾炎菌株均有共同的致肾炎抗原性,包括菌壁上的 M 蛋白内链球菌素和"肾炎菌株协同蛋白"。本病主要发病机制为抗原抗体免疫复合物引起肾小球毛细血管炎症病变,包括:①循环免疫复合物学说;②原位免疫复合物形成学说;③某些链球菌菌株可通过神经氨酸苷酶的作用,或其产物如某些菌株产生的唾液酸酶,与机体的 IgG 结合,从而改变了 IgG 的化学组成或其免疫原性,产生自家源性免疫复合物。上述链球菌有关抗原诱发的免疫复合物或链球菌的菌体外毒素激活补体系统,在肾小球局部造成免疫病理损伤,引起炎症过程。

二、病理生理

在疾病早期,肾脏病变典型,呈毛细血管内增生性肾小球肾炎改变。光镜下肾小球表现为程度不等的弥漫性增生性炎症及渗出性病变。肾小球增大、肿胀,内皮细胞和系膜细胞增生,炎性细胞浸润。毛细血管腔狭窄,甚或闭锁、塌陷。肾小球囊内可见红细胞、球囊上皮细胞增生。部分患者可见到新月体。肾小管病变较轻,呈上皮细胞变性,间质水肿及炎症细胞浸润。电镜检查可见内皮细胞胞浆肿胀呈驼峰状,使内皮孔消失。电子致密物在上皮细胞下沉积,呈散在的圆顶状驼峰样分布。基膜有局部裂隙或中断。免疫荧光检查在急性期可见弥漫一致性纤细或粗颗粒状的 IgG、C3 和备解素沉积,主要分布于肾小球毛细血管袢和系膜区,也可见到

IgM 和 IgA 沉积。系膜区或肾小球囊腔内可见纤维蛋白原和纤维蛋白沉积。

三、临床表现

急性肾炎临床表现轻重悬殊,轻者,全无临床症状,仅发现镜下血尿;重者,可呈急进性过程,短期内出现肾功能不全。

1. 前驱感染

急性肾炎发病前 1～3 周有上呼吸道或皮肤等前驱感染史,急性期常有全身不适、食欲缺乏、乏力、发热、头痛、头晕、气急、咳嗽、恶心、呕吐、腹痛及鼻出血等。90％病例有链球菌的前驱感染,以呼吸道及皮肤感染为主。在前驱感染后经 1～3 周无症状的间歇期而急性起病。咽炎引起者,间歇期为 6～12 d(平均为 10 d),皮肤感染引起者,间歇期为 14～28 d(平均为 20 d)。

2. 典型表现

急性期常有全身不适、乏力、食欲缺乏、发热、头痛、头晕、咳嗽、气急、恶心、呕吐、腹痛及鼻出血等。

(1)水肿:70％的病例有水肿,一般仅累及眼睑及颜面部,重者 2～3 d 遍及全身,呈非凹陷性。

(2)血尿:50％～70％患儿有肉眼血尿,酸性尿呈烟灰水样或茶褐色,中性或弱碱性尿呈鲜红色或洗肉水样,持续 1～2 周即转为镜下血尿。镜下血尿可持续 1～3 个月,少数可持续半年或更久。肉眼血尿严重者可伴有排尿困难。

(3)高血压:30％～80％病例有血压增高,一般呈轻中度增高,为（120～150)/(80～110 mmHg),经 1～2 周随尿量增加血压恢复正常。

(4)蛋白尿:程度不等,有 20％可达肾病水平。

(5)尿量减少:肉眼血尿严重者可伴有尿量减少。

3. 严重表现

少数患儿在疾病早期(2 周内)可出现下列严重症状。

(1)严重循环充血:常发生在起病一周内,由于水、钠潴留,血浆容量增加而出现循环充血。当肾炎患儿出现呼吸急促和肺部出现湿啰音时,应警惕循环充血的可能性,严重者可出现呼吸困难、端坐呼吸、颈静脉怒张、频咳、咳粉红色泡沫样痰、两肺满布湿啰音、心脏扩大甚至出现奔马律、肝大压痛、水肿加剧。少数可突然发生,病情急剧恶化。

(2)高血压脑病:由于脑血管痉挛,导致缺血、缺氧、血管渗透性增高而发生脑水肿。也有人认为是脑血管扩张所致。常发生在疾病早期,血压突然上升之后,血压可高达(150～160)/(100～110)mmHg 以上,年长儿可诉剧烈头痛、呕吐、复视或一过性失明,严重者可突然出现惊厥、昏迷。

(3)急性肾功能不全:常发生于疾病初期,出现尿少、尿闭等症状,引起暂时性氮质血症、电解质紊乱和代谢性酸中毒,一般持续 3～5 d,不超过 10 d。

4. 非典型表现

(1)无症状性急性肾炎:为亚临床病例,患儿仅有显微镜下血尿或仅有血清 C_3 降低而无其他临床表现。

(2)肾外症状性急性肾炎:有的患儿水肿、高血压明显,甚至有严重循环充血及高血压脑病,但尿改变轻微或尿常规检查正常,可有链球菌前驱感染和血清 C_3 水平明显降低。

(3)以肾病综合征为表现的急性肾炎:少数患儿以急性肾炎起病,但水肿和蛋白尿突出,伴低蛋白血症和高胆固醇血症,临床表现似肾病综合征。

四、辅助检查

1.尿液检查

尿液镜检除多少不等的红细胞外,尿蛋白可在(十)～(十十十)之间,且与血尿的程度相平行,可有透明、颗粒或红细胞管型,疾病早期可见较多的白细胞和上皮细胞,并非感染。

2.血液检查

可有轻度贫血,与血容量增高、血液稀释有关。外周血白细胞一般轻度升高或正常。血沉增快,一般 2～3 个月间恢复正常。约半数以上患儿抗链球菌溶血素 O(ASO)升高,通常于链球菌感染 10～14 d 开始升高,3～5 周达高峰,3～6 个月恢复正常。有 80%～90% 的患者血清补体 C_3 下降,6～8 周恢复正常。

3.肾功能检查

血尿素氮和肌酐一般正常,明显少尿时可升高。肾小管功能正常。持续少尿无尿者,血肌酐升高,内生肌酐清除率降低,尿浓缩功能也受损。

4.肾活组织病理检查

急性肾炎出现以下情况时考虑肾活检:①持续性肉眼血尿在 3 个月以上者;②持续性蛋白尿和血尿在 6 个月以上者;③发展为肾病综合征者;④肾功能持续减退者。

五、诊断与鉴别诊断

1.诊断

根据以下 3 项即可临床诊断急性肾炎:①有前期链球菌感染史,急性起病;②具备血尿、蛋白和管型尿、水肿及高血压等特点;③急性期血清 ASO 滴度升高,C_3 浓度降低。肾穿刺活检只在考虑有急进性肾炎或临床、化验不典型或病情迁延时才进行以确定诊断。

2.鉴别诊断

(1)其他病原体感染的肾小球肾炎:多种病原体可引起急性肾炎,如细菌、病毒、支原体、原虫等,可从原发感染灶及各自临床特点上来区别。如病毒性肾炎,一般前驱期短,为 3～5 d,临床症状轻,以血尿为主,无明显水肿及高血压,补体 C_3 不降低,ASO 不升高。

(2)IgA 肾病:以血尿为主要症状,表现为反复发作性肉眼血尿,多在上呼吸道感染后24～48 h 出现血尿,多无水肿、高血压,血补体 C_3 正常。确诊靠肾活检免疫病理诊断。

(3)慢性肾炎急性发作:既往肾炎史不详,无明显前期感染,除有肾炎症状外,常有贫血、肾功能异常、低比重尿,尿改变以蛋白增多为主。

(4)原发性肾病综合征:具有肾病综合征表现的急性肾炎需与原发性肾病综合征鉴别。若患儿呈急性起病,有明确的链球菌感染的证据,血清 C_3 降低,肾活检病理为毛细血管内增生性肾炎者,有助于急性肾炎的诊断。

六、治疗

1.一般治疗

(1)休息:急性期需卧床 2～3 周,直到肉眼血尿消失,水肿减退,血压正常,方可下床轻微活动。血沉正常可上学,但仅限于完成课堂作业。3 个月内应避免重体力活动。尿沉渣细胞绝对计数正常后,方可恢复体力活动。

(2)饮食:以低盐饮食为好[钠摄入量<1 g/d,或<60 mg/(kg·d)],严重水肿或高血压患者需无盐饮食。水分一般不限,有氮质血症者应限蛋白,可给优质动物蛋白 0.5 g/(kg·d)。

(3)抗感染:有感染灶时用青霉素 10~14 d。

(4)对症治疗:①利尿:经控制水、盐入量后仍水肿、少尿者可用氢氯噻嗪 1~2 mg/(kg·d),分 2~3 次口服。无效时需用呋塞米,口服剂量为 2~5 mg/(kg·d),注射剂量每次 1~2 mg/kg,每日 1~2 次,静脉注射剂量过大时可有一过性耳聋。②降血压:凡经休息、控制水盐摄入、利尿而血压仍高者均应给予降压药。硝苯地平:系钙通道阻滞剂。开始剂量为 0.25 mg/(kg·d),最大剂量为 1 mg/(kg·d),分 3 次口服。在成人此药有增加心肌梗死发生率和死亡率的危险,一般不单独使用。卡托普利:系血管紧张素转换酶抑制剂。初始剂量为 0.3~0.5 mg/(kg·d),最大剂量为 5~6 mg/(kg·d),分 3 次口服,与硝苯地平交替使用降压效果更佳。

(5)严重循环充血的治疗①纠正水钠潴留,恢复正常血容量,可使用呋塞米注射。②表现有肺水肿者除一般对症治疗外,可加用硝普钠 5~20 mg 加入 5%葡萄糖液 100 mL 中,以 1 μg/(kg·min)速度静脉滴注。用药时严密监测血压,随时调节药液滴速,每分钟不宜超过 8 μg/kg,以防发生低血压;滴注时针筒、输液管等须用黑纸覆盖,以免药物遇光分解,影响疗效。③对难治病例可采用连续血液净化治疗或透析治疗。

(6)高血压脑病的治疗:原则为选用降压效力强而迅速的药物,用法同上。首选地西泮,每次 0.3 mg/kg,总量不大于 10 mg,缓慢静脉注射。同时静脉注射呋塞米每次 2 mg/kg。通常用药 1~5 min 间可使血压明显下降,原有抽搐停止。如在静脉注射苯巴比妥钠后再静脉注射地西泮,应注意发生呼吸抑制的可能。

(7)急性肾衰竭的治疗:治疗原则是去除病因,积极治疗原发病因,减轻症状,改善肾功能,防止并发症的发生。

2.少尿期的治疗

①去除病因和治疗原发病:应及时纠正全身循环障碍,包括补液、输注血浆和白蛋白、控制感染;停用影响肾灌注或肾毒性药物,注意调整药物剂量,密切检测尿量和肾功能变化。②饮食和营养:应选用高糖、低蛋白、富含维生素的食物,尽可能供给足够能量。供给热量 201~250 J/(kg·d),蛋白质 0.5 g/(kg·d),应选用优质动物蛋白,脂肪占总热量的 30%~40%。③控制水和钠的摄入:坚持"量出为入"的原则,严格限制水、钠的摄入,有透析支持则可适当放宽液体入量。每日液体量控制在:尿量+显性失水(呕吐、大便、引流量)+不显性失水-内生水。无发热患儿每日不显性失水为 300 mL/m²,体温每升高 1 ℃,不显性失水增加 75 mL/m²;内生水在非高分解代谢状态约为 300 mL/m²。所用液体均为非电解质液。④纠正代谢性酸中毒:轻中度代谢性酸中毒一般无需处理。当血浆 HCO_3^-<12 mmol/L 或动脉血 pH<7.2,可补充 5%碳酸氢钠 5 mL/kg,提高 CO_2CP 5 mmol/L,纠酸中应防治低钙性抽搐。⑤纠正电解质紊乱:包括高钾血症、低钠血症、低钙血症和高磷血症的处理。⑥透析治疗:凡上述保守治疗无效者,均应尽早进行透析。透析指征:①严重水潴留,有肺水肿、脑水肿的倾向;②血钾≥6.5 mmol/L 或心电图有高血钾表现;③严重酸中毒,血浆 HCO_3^-<12 mmol/L 或动脉血 pH<7.2;④严重氮质血症,血浆尿素氮>28.6 mmol/L,或血浆肌酐>

707.2 μmol/L,特别是高分解代谢的患儿。现透析指征有放宽的趋势。

3.利尿期的治疗

利尿期早期,肾小管功能和 GFR 尚未恢复,血肌酐、尿素氮、血钾和酸中毒仍继续升高,伴随着多尿,还可出现低钾和低钠血症等电解质紊乱,故应注意监测尿量、电解质和血压变化,及时纠正水、电解质紊乱,当血浆肌酐接近正常水平时,应增加饮食中蛋白质的摄入量。

4.恢复期的治疗

此期肾功能日趋恢复正常,但可遗留营养不良、贫血和免疫力低下,少数患者遗留不可逆性肾功能损害,应注意休息和加强营养,防治感染。预防平时加强锻炼,增强体质,以提高抗病能力。防治感染是预防急性肾炎的根本。减少呼吸道及皮肤感染,对急性扁桃体炎、猩红热及脓疱疮患儿应尽早、彻底地用青霉素或其他敏感抗生素治疗。另外,感染后 1～3 周间应注意反复检查尿常规,及时发现和治疗本病。

（王　飞）

第二十一节　肾病综合征

肾病综合征(NS)简称肾病,是一组由多种病因引起的临床综合征。以大量蛋白尿、低蛋白血症、高脂血症及不同程度的水肿为其主要特征。肾病是一种常见病,多发生于 2～8 岁小儿,其中以 3～5 岁为发病高峰,男多于女。多数患儿经恰当治疗后预后良好,但部分患儿病情反复,病程迁延,预后欠佳。肾病综合征按病因可分为原发性、继发性和先天性三种类型。原发性肾病综合征(PNS)约占儿童时期 NS 总数的 90%。本节主要介绍 PNS。

一、病因及发病机制

目前尚未完全阐明。近年来研究已证实:①肾小球毛细血管壁结构或电荷变化可导致蛋白尿;②非微小病变型常见免疫球蛋白和(或)补体成分肾内沉积,局部免疫病理过程可损伤滤过膜正常屏障作用而发生蛋白尿;③患者外周血淋巴细胞培养上清液经尾静脉注射可致小鼠发生大量蛋白尿和肾病综合征的病理改变,表明 T 淋巴细胞异常参与本病的发病。

二、病理生理

1.蛋白尿

原发性肾损害使肾小球通透性增加引起蛋白尿,而低蛋白血症、高脂血症及水肿是继发的病理生理改变。其中大量蛋白尿是 NS 最主要的病理生理改变,也是导致本病其他三大特点的根本原因。

2.低蛋白血症

低蛋白血症是 NS 病理生理改变的中心环节。血浆蛋白由尿中大量丢失和从肾小球滤出后被肾小管吸收分解是造成肾病综合征低蛋白血症的主要原因;肝脏合成蛋白的速度和蛋白分解代谢率的改变也使血浆蛋白降低。患儿胃肠道也可有少量蛋白丢失。

3.高脂血症

高脂血症是 NS 的实验室特征。患儿血清总胆固醇、甘油三酯、低密度脂蛋白、极低密度脂蛋白增高。其主要机制是低蛋白血症促进肝脏合成脂蛋白增加,其中的大分子脂蛋白难以从肾脏排出而蓄积于体内,导致了高脂血症。血中胆固醇和低密度脂蛋白,尤其 α 脂蛋白持续升高,而高密度脂蛋白却正常或降低,促进了动脉硬化的形成;持续高脂血症,脂质从肾小球滤出,可导致肾小球硬化和肾间质纤维化。

4.水肿

水肿是 NS 的主要临床表现。水肿的发生与下列因素有关:①低蛋白血症使血浆胶体渗透压降低,当血浆白蛋白低于 25 g/L 时,液体将在间质区潴留;低于 15 g/L 则可有腹腔积液或胸腔积液形成;②血浆胶体渗透压降低使血容量减少,刺激渗透压和容量感受器,促使抗利尿激素和肾素血管紧张素醛固酮分泌增加,心钠素减少,使远端肾小管钠、水吸收增加,导致钠、水潴留;③低血容量使交感神经兴奋性增高,近端肾小管 Na^+ 吸收增加;④某些肾内因子改变了肾小管管周体液平衡机制,使近曲小管 Na^+ 吸收增加。

5.其他

①患儿体液免疫功能降低与血清 IgG 和补体系统 B、D 因子从尿中大量丢失有关,也与 T 淋巴细胞抑制 B 淋巴细胞 IgG 合成转换有关。②抗凝血酶Ⅲ丢失,而Ⅳ、Ⅴ、Ⅶ因子和纤维蛋白原增多,使患儿处于高凝状态。③由于钙结合蛋白降低,血清结合钙可以降低;当 25-(OH) D_3 结合蛋白同时丢失时,使游离钙也降低。④另一些结合蛋白降低,可使结合型甲状腺素 (T_3、T_4)、血清铁、锌和铜等微量元素降低,转铁蛋白减少则可发生低色素小细胞性贫血。

三、临床表现

一般起病隐匿,常无明显诱因。大约 30% 有病毒感染或细菌感染病史,70% 肾病复发与病毒感染有关。

1.单纯性肾病

单纯性肾病较多见,约占 68.4%。临床上常表现为:水肿是最主要的临床表现,开始见于眼睑,以后逐渐遍及全身,呈凹陷性。严重者可有腹水或胸腔积液。常伴有尿量减少,尿色变深,一般无明显血尿。大多数血压正常,约 15% 的患儿可见轻度高血压。

2.肾炎性肾病

肾炎性肾病约占 31.6%。发病年龄多为 7 岁以上小儿。水肿不如单纯性肾病明显,多伴有血尿、不同程度的高血压和氮质血症。

此外,蛋白质的长期丢失可引起蛋白质营养不良,出现面色苍白、皮肤干燥、精神萎靡、倦怠无力等症状。部分病例晚期可有肾小管功能障碍,出现低血磷性佝偻病、肾性糖尿、氨基酸尿和酸中毒等。

四、并发症

1.感染

感染是 NS 患儿最常见的并发症。常见为呼吸道、皮肤、尿路感染和原发性腹膜炎等,尤以上呼吸道感染最多见,占 50% 以上。其中病毒感染常见。细菌感染中以肺炎链球菌为主,结核分枝杆菌感染亦应引起重视。此外肾病患儿的医院内感染不容忽视,以呼吸道感染和尿路感染最多见,致病菌以机会致病菌为主。

2.电解质紊乱和低血容量

常见的电解质紊乱有低钠、低钾、低钙血症。可因不恰当长期禁盐或长期食用不含钠的食盐代用品、过多使用利尿剂以及感染、呕吐、腹泻等因素导致低钠血症。临床表现有厌食、乏力、懒言、嗜睡、血压下降甚至出现休克、抽搐等。另外,由于低蛋白血症,血浆胶体渗透压下降、显著水肿而常有血容量不足,尤其在各种诱因引起低钠血症时易出现低血容量性休克。

3.血栓形成

肾病综合征高凝状态易致各种动、静脉血栓形成,以肾静脉血栓形成常见,表现为突发腰痛、出现血尿或血尿加重,少尿甚至发生肾衰竭。但临床以不同部位血管血栓形成的亚临床型更多见,包括下肢动脉或深静脉血栓、肺栓塞和脑栓塞等。

4.急性肾衰竭

5%微小病变型肾病可并发急性肾衰竭。

5.肾小管功能障碍

除原有肾小球的基础病可引起肾小管功能损害外,由于大量尿蛋白的重吸收,可导致肾小管(主要是近曲小管)功能损害。可出现肾性糖尿或氨基酸尿,严重者呈 Fanconi 综合征。

五、辅助检查

1.尿液分析

尿蛋白定性多在(＋＋＋),约15%有短暂镜下血尿,大多可见透明管型、颗粒管型和卵圆脂肪小体。24 h 尿蛋白定量检查超过 $40mg/(m^2 \cdot h)$ 或 $>50\ mg/(kg \cdot d)$ 为肾病范围的蛋白尿。尿蛋白/尿肌酐(mg/mg)>3.5(正常儿童上限为 0.2)。

2.血清蛋白、胆固醇和肾功能测定

血清白蛋白浓度为 30 g/L(或更少)可诊断为肾病综合征的低白蛋白血症。由于肝脏合成增加,α_2、β 球蛋白浓度增高,IgG 降低,IgM、IgE 可增加。胆固醇$>5.7\ mmol/L$ 和甘油三酯升高,LDL 和 VLDL 增高,HDL 多正常。尿素氮、肌酐在肾炎性肾病综合征可升高,晚期可有肾小管功能损害。

3.血清补体测定

肾炎性肾病综合征患儿补体可下降。

4.经皮肾穿刺组织病理学检查

多数儿童肾病综合征不需要进行诊断性肾活检。肾病综合征肾活检指征:①对糖皮质激素治疗耐药或频繁复发者;②临床或实验室证据支持肾炎性肾病或继发性肾病综合征者。

六、诊断与鉴别诊断

1.诊断

凡具备肾病"三高一低"的四大特点即可诊断肾病综合征,其中大量蛋白尿和低白蛋白血症为必备条件。

2.鉴别诊断

(1)过敏性紫癜性肾炎:患儿除有水肿、血尿、蛋白尿等表现外,还有过敏性皮疹、关节肿痛、腹痛、便血等症状。

(2)急性肾炎:多见于溶血性链球菌感染之后。肾病综合征与急性肾炎均以浮肿及尿改变为主要特征,但肾病综合征以大量蛋白尿为主且伴低白蛋白血症及高脂血症,浮肿多为凹陷性。急性肾炎则以血尿为主,浮肿多为非凹陷性。

七、治疗

1.一般治疗

(1)休息:除水肿显著或并发感染,或严重高血压外,一般不需卧床休息。病情缓解后逐渐增加活动量。

(2)饮食:显著水肿和严重高血压时应短期限制水、钠摄入,病情缓解后不必继续限盐。活动期患儿供盐 $1\sim2$ g/d。蛋白质摄入 $1.5\sim2$ g/(kg·d),以高生物价的动物蛋白(乳、鱼、蛋、禽、牛肉等)为宜。在应用糖皮质激素过程中每日应给予维生素 D 400 IU 及适量钙剂。

(3)防止感染:应积极预防各种感染。

(4)利尿消肿:对糖皮质激素耐药或未使用糖皮质激素,而水肿较重伴尿少者可配合使用利尿剂,但需密切观察出入水量、体重变化及电解质紊乱。

2.糖皮质激素

(1)初治病例诊断确定后应尽早选用泼尼松治疗。①短程疗法:泼尼松 2 mg/(kg·d)(按身高标准体重,以下同),最大量 60 mg/d,分次服用,共 4 周。4 周后不管效应如何,均改为泼尼松 1.5 mg/kg 隔日晨顿服,共 4 周,全疗程共 8 周,然后骤然停药。短程疗法易于复发,国内少用。②中、长程疗法:可用于各种类型的肾病综合征。先以泼尼松 2 mg/(kg·d),最大量 60 mg/d,分次服用。若 4 周内尿蛋白转阴,则自转阴后至少巩固两周方始减量,以后改为隔日 2 mg/kg 早餐后顿服,继用 4 周,以后每 $2\sim4$ 周减总量 $2.5\sim5$ mg,直至停药,疗程必须达 6 个月(中程疗法)。开始治疗后 4 周尿蛋白未转阴者可继服至尿蛋白转阴后两周,一般不超过 8 周。以后再改为隔日 2 mg/kg 早餐后顿服,继用 4 周,以后每 $2\sim4$ 周减量一次,直至停药,疗程 9 个月(长程疗法)。

(2)复发和糖皮质激素依赖性肾病的其他激素治疗。①调整糖皮质激素的剂量和疗程:糖皮质激素治疗后或在减量过程中复发者,原则上再次恢复到初始疗效剂量或上一个疗效剂量,或改隔日疗法为每日疗法,或将激素减量的速度放慢,延长疗程。同时注意查找患儿有无感染或影响糖皮质激素疗效的其他因素存在。②更换糖皮质激素制剂:对泼尼松疗效较差的病例,可换用其他糖皮质激素制剂,如地塞米松、阿赛松、康宁克通 A 等。③甲基泼尼冲击治疗:慎用,宜在肾脏病理基础上,选择适应证。

(3)长期超生理剂量使用糖皮质激素的不良反应。①代谢紊乱,可出现明显库欣貌、肌肉萎缩无力、伤口愈合不良、蛋白质营养不良、高血糖、尿糖、水钠潴留、高血压、尿中失钾、高尿钙和骨质疏松。②消化性溃疡和精神欣快感、兴奋、失眠甚至呈精神病、癫痫发作等;还可发生白内障、无菌性股骨头坏死、高凝状态、生长停滞等。③易发生感染或诱发结核灶的活动。④急性肾上腺皮质功能不全,戒断综合征。

3.免疫抑制剂

主要用于肾病综合征频繁复发,糖皮质激素依赖、耐药或出现严重不良反应者。在小剂量糖皮质激素隔日使用的同时可选用下列免疫抑制剂。

(1)环磷酰胺:一般剂量为 $2.0\sim2.5$ mg/(kg·d),分 3 次口服,疗程为 $8\sim12$ 周,总量不超过 200 mg/kg。或用环磷酰胺冲击治疗,剂量 $10\sim12$ mg/(kg·d),加入 5% 葡萄糖盐水 $100\sim200$ mL 内静脉滴注 $1\sim2$ h,连续 2 d 为 1 个疗程。用药日嘱多饮水,每 2 周重复一疗程,累积量<$150\sim200$ mg/kg。不良反应:白细胞减少,秃发,肝功能损害,出血性膀胱炎等,

少数可发生肺纤维化。注意远期性腺损害。病情需要者可小剂量、短疗程,间断用药,避免青春期前和青春期用药。

(2)其他免疫抑制剂:可根据病例需要选用苯丁酸氮芥、环孢素 A、硫唑嘌呤、霉酚酸酯及雷公藤总苷片等。

4.抗凝及纤溶药物疗法

由于肾病往往存在高凝状态和纤溶障碍,易并发血栓形成,需加用抗凝和溶栓治疗。

(1)肝素 1 mg/(kg·d),加入 10% 葡萄糖液 50～100 mL 中静脉滴注,每日 1 次,2～4 周为 1 个疗程。亦可选用低分子量肝素。病情好转后改口服抗凝药维持治疗。

(2)尿激酶:有直接激活纤溶酶溶解血栓的作用。一般剂量 3 万～6 万 U/d,加入 10% 葡萄糖液 100～200 mL 中静脉滴注,1～2 周为 1 个疗程。

(3)口服抗凝药:双嘧达莫 5～10 mg/(kg·d),分 3 次饭后服,6 个月为一疗程。

5.免疫调节剂

一般作为糖皮质激素辅助治疗,适用于常伴感染、频复发或糖皮质激素依赖者。左旋咪唑 2.5 mg/kg,隔日用药,疗程为 6 个月。不良反应可有胃肠不适,流感样症状、皮疹、中性粒细胞下降,停药即可恢复。

6.血管紧张素转换酶抑制剂(ACEI)

对改善肾小球局部血流动力学,减少尿蛋白,延缓肾小球硬化有良好作用,尤其适用于伴有高血压的肾病综合征。常用制剂有卡托普利、依那普利、福辛普利等。

7.中医药治疗

肾病综合征属中医"水肿""阴水""虚劳"的范畴,可根据辨证施治原则治疗。预防提高机体免疫力,积极防治感染性疾病。

(李　静)

第二十二节　尿路感染

尿路感染(urinary tract infection,UTI)是指病原体直接侵入尿路,在尿液中生长繁殖,并侵犯尿路黏膜或组织而引起损伤。按病原体侵袭的部位不同,分为肾盂肾炎、膀胱炎、尿道炎。肾盂肾炎又称上尿路感染,膀胱炎及尿道炎合称下尿路感染。由于小儿时期感染局限在尿路某一部位者较少,且临床定位较困难,故常不加区别统称为尿路感染。可根据有无临床症状,分为症状性尿路感染(UTI)和无症状性菌尿。尿路感染是小儿时期常见疾病之一,是继慢性肾炎之后,引起儿童慢性肾功能不全的主要原因之一。

女性发病率普遍高于男性,但新生儿或婴幼儿早期,男性发病率却高于女性。无症状性菌尿是儿童尿路感染的一个重要组成部分,见于各年龄、性别的儿童,甚至 3 个月以下的小婴儿,但以学龄女孩更常见。

一、病因及发病机制

任何致病菌均可引起尿路感染,但绝大多数为革兰阴性杆菌,如大肠埃希菌、副大肠埃希菌、变形杆菌、克雷白杆菌、绿脓杆菌,少数为肠球菌和葡萄球菌。大肠埃希菌是尿路感染中最常见的致病菌,占 60%~80%。初次患尿路感染的新生儿、所有年龄的女孩和 1 岁以下的男孩,主要的致病菌都是大肠埃希菌;而在 1 岁以上男孩主要致病菌多为变形杆菌。对于 10~16 岁的女孩,白色葡萄球菌亦常见;克雷白杆菌和肠球菌多见于新生儿尿路感染。细菌引起尿路感染的发病机制错综复杂,是宿主内在因素与细菌致病性相互作用的结果。

1.感染途径

上行性感染是最主要的感染途径。主要致病菌是大肠埃希菌,其次是变形杆菌或其他肠道杆菌。致病菌从尿道口上行并进入膀胱,引起膀胱炎,膀胱内的致病菌再经输尿管移行至肾脏,引起肾盂肾炎。

膀胱输尿管反流(VUR)常是细菌上行性感染的直接通道。经血源途径侵袭尿路的致病菌主要是金黄色葡萄球菌。结肠内的细菌和盆腔感染可通过淋巴管感染肾脏,肾脏周围邻近器官和组织的感染也可直接蔓延。

2.宿主内在因素

新生儿和小婴儿抗感染能力差,易患尿路感染。尿布、尿道口常受细菌污染,且局部防卫能力差,加上女婴尿道短、直而宽,男婴包皮,故易致上行感染。尿道周围菌种的改变及尿液性状的变化,为致病菌入侵和繁殖创造了条件。细菌黏附于尿路上皮细胞(定植)是其在泌尿道增殖引起尿路感染的先决条件。先天性或获得性尿路畸形,会增加尿路感染的危险性。尿路感染患者分泌型

IgA 的产生存在缺陷,使尿中分泌性 IgA 浓度减低,增加发生尿路感染的机会。糖尿病、高钙血症、高血压、慢性肾脏疾病、镰刀状细胞贫血及长期使用糖皮质激素或免疫抑制剂的患儿,其尿路感染的发病率可增高。

3.细菌毒力

宿主无特殊易感染的内在因素(如泌尿系统结构异常),则微生物的毒力是决定细菌能否引起上行性感染的主要因素。

二、临床表现

1.急性尿路感染

临床症状随患儿年龄组的不同存在着较大差异。

(1)新生儿:症状极不典型,多以全身症状为主,如发热或体温不升、面色苍白、吃奶差、呕吐、腹泻等。多有生长发育停滞,体重增长缓慢或不增,伴有黄疸者较多见。部分患儿可有嗜睡、烦躁甚至惊厥等神经系统症状。常伴有败血症,但其局部尿路刺激症状多不明显,30%的患儿血和尿培养的致病菌一致。

(2)婴幼儿:临床症状也不典型,仍以全身症状为主。常以发热为突出表现。拒食、呕吐、腹泻等症状也较明显。局部排尿刺激症状可不明显,但细心观察可发现有排尿时哭闹不安,尿布有臭味和顽固性尿布疹等。

(3)年长儿:以发热、寒战、腹痛等全身症状突出,常伴有腰痛和肾区叩击痛,肋脊角压痛等。同时尿路刺激症状明显,患儿可出现尿频、尿急、尿痛、尿液浑浊,偶见肉眼血尿。

2.慢性尿路感染

慢性尿路感染指病程迁延或反复发作伴有贫血、消瘦、生长迟缓、高血压或肾功能不全者。

3.无症状性菌尿

在常规的尿过筛检查中,可以发现健康儿童中存在着有意义的菌尿,但无任何尿路感染症状。这种现象可见于各年龄组,以学龄女孩常见。常同时伴有尿路畸形和既往有症状的尿路感染史。病原体多为大肠埃希菌。

三、辅助检查

1.尿液检查

①尿常规检查:如清洁中段尿离心沉渣中白细胞>10 个/HP,即可怀疑为泌尿系感染。血尿也很常见。肾盂肾炎患者有中等蛋白尿、白细胞管型尿及晨尿的比重和渗透压减低。②1 h尿白细胞排泄率测定:白细胞数$>30×10^4/h$ 为阳性,可怀疑尿路感染;$<20×10^4/h$ 为阴性,可排除尿路感染。

2.尿培养细菌学检查

尿细菌培养及菌落计数是诊断尿路感染的主要依据。①通常认为:中段尿培养菌落数$>10^5/mL$ 可确诊;$10^4～10^5/mL$ 为可疑;$<10^4/mL$ 系污染。但结果分析应结合患儿性别、有无症状、细菌种类及繁殖力综合评价临床意义。由于粪链球菌一个链含有 32 个细菌,故其菌落数在 $10^3～10^4/mL$ 之间即可诊断。②通过耻骨上膀胱穿刺获取的尿培养,只要发现有细菌生长,即有诊断意义。③至于伴有严重尿路刺激症状的女孩,如果尿中有较多白细胞,中段尿细菌定量培养$≥10^2/mL$ 时,且致病菌为大肠埃希菌类或腐物寄生球菌等,也可诊断为尿路感染。④临床高度怀疑尿路感染而尿普通细菌培养阴性的,应作 L-型细菌和厌氧菌培养。

3.尿液直接涂片法

找细菌油镜下如每个视野都能找到一个细菌,表明尿内细菌数$>10^5/mL$ 以上。

4.亚硝酸盐试纸条实验

大肠埃希菌、副大肠埃希菌和克雷白杆菌呈阳性;产气杆菌、变形杆菌、绿脓杆菌和葡萄球菌为弱阳性;粪链球菌、结核菌为阴性。如采用晨尿,可提高其阳性率。

5.其他检查

凡经抗菌治疗 4～6 周,病情迁延或反复感染,疑有尿路结构异常者,应进一步做以下检查,包括血尿素氮、肌酐和肌酐清除率。注意肾小管功能的检测,如尿浓缩稀释试验等。必要时测定血、尿 $β_2$ 微球蛋白,有利于感染的定位。

6.影像学检查

常用的影像学检查有 B 超检查,静脉肾盂造影加断层摄片(检查肾瘢痕形成),排泄性膀胱尿路造影(检查膀胱输尿管反流),动态、静态肾核素造影,CT 扫描等。检查目的:①检查泌尿系有无先天性或获得性畸形;②了解以前由于漏诊或治疗不当所引起的慢性肾损害或瘢痕进展情况;③辅助上尿路感染的诊断。

四、诊断与鉴别诊断

1.诊断

①年长儿尿路刺激症状明显,结合实验室检查,可立即得以确诊。②婴幼儿、特别是新生儿,由于尿路刺激症状不明显或缺如,而常以全身表现较为突出,易致漏诊。故对病因不明的发热患儿都应反复做尿液检查,争取在用抗生素治疗前进行尿培养、菌落计数和药敏试验;凡

具有真性菌尿者，即清洁中段尿定量培养菌落数≥10^5/mL 或球菌≥10^3/mL，或耻骨上膀胱穿刺尿定性培养有细菌生长，即可确立诊断。凡已确诊者，应进一步明确：①本次感染系初染、复发或再感；②确定致病菌的类型并做药敏试验；③有无尿路畸形如膀胱输尿管反流（VUR）、尿路梗阻等，如有 VUR，还要进一步了解"反流"的严重程度和有无肾脏瘢痕形成；④感染的定位诊断，即上尿路感染或下尿路感染。

2.鉴别诊断

需与肾小球肾炎、肾结核及急性尿道综合征鉴别。急性尿道综合征的临床表现为尿频、尿急、尿痛、排尿困难等尿路刺激症状，但清洁中段尿培养无细菌生长或为无意义性菌尿。

五、治疗

治疗目的是控制症状，根除病原体，去除诱发因素，预防再发。

1.一般处理

急性期需卧床休息，鼓励患儿多饮水以增加尿量，促进细菌、细菌毒素及炎性分泌物排出。女孩还应注意外阴部的清洁卫生。供给足够的热卡、丰富的蛋白质和维生素，以增强机体的抵抗力。对高热、头痛、腰痛的患儿应给予解热镇痛剂缓解症状。尿路刺激症状明显者，可用阿托品、山莨菪碱等药物治疗或口服碳酸氢钠碱化尿液，以减轻尿路刺激症状。

2.抗菌药物治疗

选用抗生素的原则：①感染部位：对肾盂肾炎应选择血浓度高的药物，对膀胱炎应选择尿浓度高的药物。②感染途径：对上行感染，首选磺胺类药物治疗。如发热等全身症状明显或属血源性感染，多选用青霉素类、氨基糖苷类或头孢菌素类单独或联合治疗。③根据尿培养及药敏试验结果，结合临床疗效选用抗生素。④药物在肾组织、尿液、血液中都应有较高的浓度。⑤选用的药物抗菌能力强，抗菌谱广，最好选用强效杀菌剂且不易使细菌产生耐药菌株者。⑥对肾功能损害小的药物。对单纯性尿路感染，在进行尿细菌培养后，初治首选复方磺胺异噁唑（SMZco），按 SMZ50 mg/(kg·d)，TMP10 mg/(kg·d)计算，分 2 次口服，疗程为 7~10 d。待尿细菌培养结果出来后依药敏试验结果选用抗菌药物。对上尿路感染或有尿路畸形的患儿，在进行尿细菌培养后，一般选用两种抗菌药物。新生儿和婴儿用氨苄西林 75~100 mg/(kg·d)静脉注射，加头孢噻肟钠 50~100 mg/(kg·d)静脉注射，连用 10~14 d；1 岁后小儿用氨苄西林 100~200 mg/(kg·d)，分 3 次滴注，或用头孢噻肟钠，也可用头孢曲松钠 50~75 mg/(kg·d)静脉缓慢滴注，疗程为 10~14 d。治疗开始后应连续 3 d 送尿细菌培养，若 24 h后尿培养结果转阴，提示所用药物有效，否则按尿培养药敏试验结果调整用药。停药 1 周后再做尿培养一次。单纯无症状菌尿一般无需治疗。但若合并尿路梗阻、膀胱输尿管反流或存在其他尿路畸形，或既往感染使肾脏留有陈旧性瘢痕者，则应积极选用上述抗菌药物治疗，疗程为7~14 d，继之给予小剂量抗菌药物预防，直至尿路畸形被矫治为止。再发尿路感染有两种类型，即复发和再感染。

复发是指原来感染的细菌未完全杀灭，在适宜的环境下细菌再度滋生繁殖。绝大多数患儿复发多在治疗后 1 月内发生。再感染是指上次感染已治愈，本次是由不同细菌或菌株再次引发尿路感染。再感染多见于女孩。多在停药后 6 月内发生。再发尿路感染的治疗在进行尿细菌培养后选用 2 种抗菌药物治疗，疗程为 10~14 d 为宜，然后给予小剂量药物维持，以防再发。

3.积极矫治尿路畸形

要及时矫正和治疗尿路畸形。

4.尿路感染的局部治疗

全身给药治疗无效的顽固性慢性膀胱炎患者,可采用膀胱内药液灌注治疗。

六、预防

注意个人卫生,不穿紧身内裤,勤洗外阴以防止细菌入侵;及时发现和处理男孩包茎、女孩处女膜炎、蛲虫感染等;及时矫治尿路畸形,防止尿路梗阻和肾瘢痕形成。

(李　静)

第二十三节　儿童狼疮肾炎

狼疮肾炎又称系统性红斑狼疮性肾炎(systemic lupus erythenlatosus nephritis,SLEN)是指有肾病临床表现和肾功能异常,或仅在肾活检时发现有肾小球肾炎病变的系统性红斑狼疮患者。系统性红斑狼疮是一种公认的自身免疫性疾病,其病变大多累及数个系统或器官。儿童狼疮肾炎病变往往严重,难治病例较多。SLE部分患者以肾外症状为主,肾损害轻;另一部分患者则以肾损害为主要表现,肾外症状不明显,后者易误诊为原发性肾小球疾病。

一、病因

SLE病因尚未阐明,多数学者认为是有一定遗传特征的个体,在多种触发因素(如感染、理化环境因素)作用下,发生免疫紊乱所致的自身免疫性损伤,LN具有明显的免疫复合物性肾炎特征。

1.遗传因素

遗传流行病学资料发现 SLE 具有家族聚集倾向,同卵双生子 SLE 发病一致率达 25%～70%,明显高于异卵双生子(2%～9%)。本病患者近亲发病率也高,国外报道 12% SLE 患儿近亲中患有同类疾病,其他自身免疫性疾病发病率也高于人群总发病率。但大量的遗传病学研究分析,证实 SLE 是多基因遗传,位于第 6 对染色体中的多个基因位点与发病有关,尤其是遗传性补体基因缺陷($C1r$,$C1s$,$C2$ 及 $C4$ 等早期补体成分缺陷)。人类白细胞抗原(HLA)基因(HLA-B8、BWl5、DR2、DR3)、T 细胞表面抗原受体(TCR)基因、免疫球蛋白基因等经典免疫应答基因的多态性也与罹患 SLE 有关。进一步研究发现,某些 HLA-Ⅱ类基因位点多态性与 SLE 患者产生自身抗体有关,尤其是不同 HLA-DQ 等位基因所共有的多态性序列可能导致某种自身抗体的产生。如含高水平 dsDNA 抗体患者中,96% 具有 HLA-A-DQBl*0201(与HL,A-DR3 和 DR7 连锁),DQBl*0602(与 DR2 和 DRw6 连锁)或 DQBl*0302(与 HLA-DR4单体型连锁)等位基因。另一些人发现抗心磷脂抗体阳性的 SLE 患者与 HLA-DQBl*0301(DQW7)、*0302(DQW8)、*0303(DQW9)、*0602(DQW6)等位基因密切相关。因此,推测SLE 患病基因位于 MHC 区域,与 HI,A-Ⅰ类、Ⅱ类基因呈连锁不平衡性。正常情况下补体成分在免疫复合物的固定和有效清除中起着关键作用,这些成分因遗传基因缺陷而缺乏时,将导致免疫复合物在肾脏沉积而得病。但资料表明补体缺陷在 SLE 中并不多见,且补体缺陷者肾病变也常不严重,临床表现不典型,累及男孩多,因此它不代表多数 SLE 的发病特征,同时表明致 SLE 的遗传基因肯定具有多种复杂特征。

2.环境与感染因素

(1)紫外线:紫外线被认为是触发 SLE 的病因之一。实验发现紫外线(主要是紫外线 290～320 nm)可诱使皮肤角质细胞产生白细胞介素-1(IL-l)、IL-3、IL-6 及肿瘤坏死因子(TNF);紫外线还可以减弱巨噬细胞对抗原的清除以及抑制 T 细胞活化;约有 1/3 的 SLE 患者对光过敏或紫外线照射后发病。资料表明紫外线可使细胞内 DNA 转化为胸腺嘧啶二聚体,使其抗原性增强,诱生抗 DNA 抗体。

(2)药物或化学物质:某些药物可促使 SLE 患者光过敏,如磺胺药、四环素;有些药物可诱发产生自身抗体如普鲁卡因胺、肼屈嗪等;有些香料、染料、染发水,烟火熏烤食品、菌类也可诱发 SLE。有人认为这些药物或化学物质与细胞核蛋白结合后,发生抗原性变性,也是引发机体自身免疫损伤的重要原因。

(3)感染:感染诱发 SLE 也研究较多。近年资料发现人类免疫缺陷病毒(HIV)感染者可发生 SLE;感染单纯性疱疹病毒可引起患者血清 Sm 抗原浓度升高;SLE 患者血清中常见多种病毒抗体滴度增加(如风疹、EB 病毒、流感、麻疹等),尤其是 C 型 RNA 病毒。

3.内分泌因素

SLE 患者多数为女性,且不论男女患者雌激素水平均增高,雄激素水平降低。推测高水平雌激素可直接作用 B 细胞,使其活化,导致分泌自身抗体的活化 B 细胞大量扩增。在实验动物中发现雌激素可使其病情加重,而雄激素可使病情减轻。

4.自身组织抗原变异

紫外线照射、药物、化学物质、病原感染等多种因素均可能破坏自身组织,暴露组织隐蔽抗原或使正常组织抗原结构改变,激发机体自身免疫损伤。

二、临床表现

SLE 90%以上见于女性,主要为青年,多系统多脏器受累,LN 则是其中最常见的临床表现之一,约 1/4 的患者以肾脏作为首发症状,临床上肾脏表现可与肾外器官受累不一致。

1.LN 肾脏受累表现

患者可表现为不同程度的蛋白尿或镜下血尿(出现率为 100% 及 80%),少数可出现肉眼血尿。它为活动性 LN 的一种临床标志,常伴管型尿(70%),病情可出现症状缓解和急性加重交替现象。高血压常与肾衰竭的程度一致,是影响预后的重要因素。其肾脏病理呈多样化,所以临床表现亦呈多种类型,并随着病理类型的转化而转型。从临床表现上大致可分为以下七类。

(1)轻型:占 30%～50%,临床上无水肿、高血压及肾衰竭,仅有尿检异常,尿蛋白定性微量或<2＋,24 h 尿蛋白定量常<50 mg/kg,镜下血尿多见,偶有红细胞管型及白细胞。病理多为轻度系膜增生型或局灶节段型,预后良好,大多数患者肾脏病理不转型,仅少数可转化为较严重的病理类型。

(2)肾病综合征:约占 40%,肾病综合征中 6%～10%为狼疮肾炎,女性更多,约占 16%。

临床表现有两种类型:①单纯肾病综合征:24 h 尿蛋白量>50 mg/kg,低白蛋白血征,这类患者的病理类型多为膜性肾病,病程进展较缓慢,此型患者的 10 年存活率为 50%。②肾炎综合征：临床表现为血尿、高血压、肾功能损害，并常伴有狼疮活动，其病理类型多为弥散增生性肾小球肾炎。若未经治疗，大部分 2 年后死亡。

（3）慢性肾炎型：占 35％～50％，患者有高血压、不同程度的蛋白尿，尿沉渣中可见大量红细胞、白细胞及各种管型，呈"万花筒"样改变，伴有不同程度的肾功能损害。病理多为弥散增生型，预后较差。

（4）急进性肾衰竭型：这型患者少（＜10％），但临床表现极重，病情发展迅速。短期内出现少尿型急性肾衰竭，并伴有红斑狼疮的活动性表现。此型一般为弥散增生性 LN 的急性发展。病理上常见坏死性"血管炎"和（或）大量新月体形成，预后差。

（5）抗心磷脂抗体型：抗心磷脂抗体阳性，临床上主要表现为大小动脉血栓形成及栓塞、血小板减少及流产倾向，可导致肾功能损害，甚至肾衰竭，病死率高于抗心磷脂抗体阴性者。另外，此型患者约有 10％合并有溶血尿毒综合征、血小板减少性紫癜及恶性高血压。

（6）小管间质损害型：40％～50％狼疮肾炎有肾小管的损害，部分患者临床表现以小管间质损害为主，主要表现为尿浓缩功能障碍，肾小管泌氢、产氢功能不全，出现肾小管性酸中毒。

（7）临床隐匿型：临床症状及体征均无肾受累表现，尿常规检查阴性，但肾可有病理改变，特别是免疫荧光及电子显微镜检阳性。病理改变比较轻，但偶有弥散增生型，此型患者若病理改变为弥散增生型的，应给予预防性治疗。总之，狼疮肾炎的临床表现常呈多样化，而且可相互转化发展。

2.LN 的全身表现

多数患者有发热、关节痛、皮肤黏膜损害及某一器官（心、肝、中枢神经系统、造血器官、胸膜等）受累的相应症状。若有肺出血时，应与 Goodpasture 综合征相鉴别。

三、辅助检查

1.尿液检查

蛋白尿、血尿及细胞、蛋白管型常见。

2.血液检查

大多有不同程度贫血，部分人白细胞减少，血小板减少，90％以上患者血沉明显增快，血白蛋白降低，球蛋白升高，以球蛋白升高为主，但若有重度蛋白尿，球蛋白绝对值也降低。

3.放射线检查

（1）X 线：可检查出系统性红斑狼疮患者的心包炎、胸膜炎、肺炎、肺出血、关节炎。

（2）CT 扫描和磁共振检查：对神经系统、心、肺、纵隔、腹部、盆腔、脊柱关节病变均有诊断或鉴别诊断价值。

4.超声检查

超声波对系统性红斑狼疮患者的浆膜炎、心肌炎、肝、脾、淋巴结肿大、胆囊、胰腺、肾脏，泌尿道、子宫、前列腺病变均有指导意义，也可做血管炎的检查。

四、诊断与鉴别诊断

（一）诊断

1.全身性表现

全身性表现多种多样，80％以上有发热，热型多样，高热、低热、间歇或持续发热。均有不同程度食欲缺乏、乏力和体重下降。

2. 皮肤黏膜症状

70％～80％狼疮患儿有皮肤黏膜损害，典型的蝶形红斑仅见于50％病例，皮疹位于两颊和鼻梁，为鲜红色，边缘清晰，呈轻度水肿性红斑，可见毛细血管扩张和鳞屑。炎症重时可见水疱、痂皮。红斑消退后一般无瘢痕，无色素沉着。

3. 肌肉骨骼症状

70％～90％患儿有关节、肌肉症状，如关节炎、关节痛，约1/3患儿伴有肌痛。关节炎既可呈游走性，也可呈持续性，很少见关节破坏和畸形。

4. 心血管症状

可见心包炎、心肌炎、全心炎及各种小血管炎，雷诺现象在儿科少见。近年已开始注意有患儿发生冠状动脉炎及心肌梗死的病例。

5. 浆膜炎

30％患儿出现多浆膜炎，如无菌性胸膜炎、腹膜炎、急性狼疮性肺炎及肺出血。上述病变可表现为急性发热、呼吸困难、咳嗽、胸痛、胸腔积液；腹痛、腹泻、恶心、呕吐，若发生肠道坏死、穿孔，需外科治疗；严重肺出血可迅速死亡。

6. 血液系统症状

多有不同程度贫血，50％患儿外周血白细胞数减少，15％～30％患儿血小板减少，少数患儿以血小板减少为首发症状。

7. 神经系统症状

狼疮脑炎是SLE严重的并发症，相对发生率约为30％（20％～50％），有5％的患儿以神经系统症状为首发症状，表现为弥散性脑功能障碍（意识、定向障碍，智能、记忆力下降，精神异常等）或局限性脑功能障碍，如癫痫、脑血管意外、偏瘫、失语。周围神经病变少见，表现为多发性周围神经炎。

8. 肾脏症状

狼疮肾炎在SLE中很常见，且是危及远期生命质量的关键因素。狼疮肾炎临床表现主要有以下几种形式。

(1)轻型：无症状蛋白尿或（及）血尿，30％～50％LN患儿表现此型，无水肿、无高血压，仅表现为轻～中度蛋白尿（常<2.5 g/d）和（或）血尿。

(2)慢性肾炎型：起病隐匿、缓慢进展的肾炎综合征，有不同程度肾功能不全、高血压。

(3)急性肾炎或急进性肾炎综合征：其中35％～50％患者有高血压，不同程度蛋白尿，尿沉渣中有较多红细胞管型，肾功能不全或衰竭。急性肾炎起病类似链球菌感染后急性肾炎。急进性肾炎起病类似其他急进性肾炎，表现为急性进展的少尿型急性肾衰竭。但这两种起病方式在LN中均少见。

(4)肾病综合征：此型约占LN总数的40％，临床上可表现为单纯性肾病综合征或肾病综合征伴明显肾炎综合征。

(二)鉴别诊断

注意与其他风湿性疾病，如幼年类风湿性关节炎全身型、多关节型、皮肌炎、硬皮症、混合性结缔组织病、多发性血管炎等鉴别。本病也易与各类肾病、心脏病、溶血性贫血、血小板减少性紫癜、组织细胞增多症、慢性活动性肝炎及神经系统疾病混淆，注意鉴别。

五、治疗

狼疮肾炎的治疗特别强调治疗的个体化。特别是要注意心、肾、神经系统并发症的及时干预治疗，充分考虑药物治疗的利弊、得失后确定近期、远期的治疗方案并认真评价治疗风险与效益，让患儿监护人充分知晓。

(一)一般治疗

急性期、活动期，重症均强调休息、加强营养、避免日晒，静止期逐步恢复活动、上学。服免疫抑制剂期间尽量不到公共场所，减少感染机会，若发生感染应积极治疗，要避免使用诱发狼疮和肾损害的常用药物(磺胺、肼屈嗪、普鲁卡因胺、对氨水杨酸、青霉素、氨基糖苷类药物)；局部皮损若无继发感染，可涂泼尼松软膏。

(二)免疫抑制剂

1.糖皮质激素

糖皮质激素是治疗 SLE 基本药物，主要作用于 G 0 期淋巴细胞，有强烈抗炎作用。常用量为泼尼松 $1\sim2$ mg/(kg·d)，总量 <60 mg/d，3 次/日，口服，病情缓解、实验室检查基本正常后改为隔天顿服，病情稳定后可以减至小剂量($0.5\sim1$ mg/kg，隔天)长期用药，维持疗效。临床发现多数狼疮肾炎患儿单用泼尼松治疗无效，尤其是Ⅳ型狼疮肾炎、急进性狼疮肾炎肾上腺皮质激素治疗更不敏感。甲泼尼龙冲击治疗，每次为 $15\sim30$ mg/kg，总量 <1 g/次，1 次/日，3 次 1 个疗程，间隔 $1\sim2$ 周可重复一个疗程，共 $2\sim3$ 个疗程后用中、小剂量泼尼松维持治疗，可使部分狼疮肾炎患儿迅速缓解，肾功能较快好转。糖皮质激素长期使用，易发生条件致病菌感染、骨质疏松、高血压、水电解质紊乱、精神病、消化道出血等多种毒副作用。

2.细胞毒类药物

很多观察均认为皮质激素联合细胞毒类药物治疗狼疮肾炎，疗效远较单用皮质激素或单用细胞毒类药物好。联合用药还可大大减少皮质激素的用药量，提高疗效。常用的细胞毒类药物有环磷酰胺(CTX)、硫唑嘌呤、氮芥。其中以环磷酰胺(CTX)使用最广泛，疗效最好。环磷酰胺(CTX)主要作用于 S 期，对整个细胞周期均有作用，能有效抑制抗体产生，抗细胞毒、抗炎症介质作用也很明显，其免疫抑制效应强烈而持久。皮质激素联合环磷酰胺(CTX) $2\sim2.5$ mg/(kg·d)对保存肾功能有明显作用。近年资料表明环磷酰胺(CTX)大剂量冲击用药，较口服环磷酰胺(CTX)不良反应更少，肾脏保护效果更好。环磷酰胺(CTX)冲击方案尚未成熟，最积极的方案是每次 $8\sim12$ mg/kg，1 次/日，连用 2 d 1 个疗程，总量 <1 g/疗程，至少间隔 2 周用 1 个疗程，连用 6 个疗程后改为 3 个月 1 个疗程，维持 2 年；也有每月 1 个疗程，连用 6 个月后停药的半年方案以及每月 1 次连用 6 月，再 3 月 1 次维持 2 年的长疗程治疗方案。1992 年 NIH 研究小组报告的前瞻性研究结果认为，长疗程较半年疗程在保护肾功能方面疗效更好，只有 10％患者进入终末期肾衰。环磷酰胺(CTX)大剂量冲击治疗应注意消化道不良反应和采取水化措施 $60\sim80$ mL/(kg·d)或 $2\,000$ mL/m² 电解质平衡液持续静脉滴注，防止出血性膀胱炎。目前尚无资料确切证明口服方案与冲击方案对性腺影响的大小。

3.硫唑嘌呤

硫唑嘌呤每天 2.5 mg/kg 治疗严重弥散增生型 LN，可减少皮质激素用量，与皮质激素联合口服环磷酰胺(CTX)效果相同。甲泼尼龙冲击治疗后可用小剂量泼尼松及硫唑嘌呤维持治疗。

4.苯丁酸氮芥

苯丁酸氮芥 0.2 mg/(kg·d)分 3 次口服,疗程 2～3 个月,其对性腺的不良反应与致癌作用并不比环磷酰胺(CTX)小。

5.环孢素

环孢素选择性作用于辅助性 T 细胞,间接抑制 B 细胞产生抗体,但毒副作用大,尤其是肾脏的毒副作用。一般仅在环磷酰胺(CTX)不能使病情缓解者选用环孢素;急性期用药 5～7 mg/(kg·d),维持用药 4 mg/(kg·d),可作为激素、细胞毒类、抗凝剂三联用药的候选药物之一。

(三)抗凝剂

狼疮肾炎患者多呈高凝状态,尤其是使用肾上腺皮质激素之后,血小板聚集力增强,血纤维蛋白原升高,不但可发生肾小球毛细血管血栓,还易并发肾静脉等大血管血栓,应予抗凝治疗。严重弥散增生型 LN 可用肝素 100 U/kg,或蝮蛇抗栓酶 0.01 U/kg,<0.25 U/次,1～2 次/日,静脉滴注,或口服双嘧达莫(潘生丁)3～8 mg/(kg·d)。有肯定血栓形成者可用尿激酶每次 200～600 U/(kg·次),溶于葡萄糖水 200 mL 中静脉滴注,1 次/日,14 d 一个疗程。

(四)血浆置换

血浆置换可清除部分致病性抗体、抗原及免疫复合物,但价格昂贵,多用于对其他治疗无反应的严重 LN 患儿,对狼疮脑患儿效果较好。也有人主张在急进性 LN 患儿给甲泼尼龙冲击治疗同时给予血浆置换疗法,每天置换 2～4 L,连续 3 d。

(张　宁)

第二十四节　急性淋巴细胞白血病

急性白血病是造血系统的恶性疾病,居小儿恶性肿瘤中发病率首位,亦是儿童时期的主要死亡原因之一。小儿白血病约 95% 为急性白血病,其中急性淋巴细胞白血病(acute lymphoblastic leukemia,ALL)约占 2/3;急性髓性细胞白血病(AML)占 1/3。近 20 年来,小儿白血病的疗效有了很大进步,目前国内外先进治疗组用化疗方法已使 ALL 的 5 年无病生存率达70%～90%。

AML 化学治疗及造血干细胞移植的效果可达 40%～50%。我国儿科血液肿瘤专业工作者经过数十年的努力,特别是近十年来在儿童 ALL 的诊治方面取得了长足的进步,主要归功于:规范了儿童 ALL 形态学－免疫学－细胞遗传学－分子生物学(MICM)诊断分型标准,极大地提高了危险度分型的准确性;建立了儿童 ALL 的早期治疗反应评估体系,多数治疗组应用简单易行的形态学评估,有条件的医院应用微小残留病(MRD)技术并前瞻性应用于调整临床危险度和治疗强度;在这些基础上不断改进优化组合化疗方案,根据不同危险度进行分层治疗,避免治疗不足与过度治疗;庇护所预防的,改进放弃颅脑预防性放疗,采用大剂量甲氨蝶呤静脉注射,有效降低中枢神经系统白血病及睾丸白血病的发生;多中心协作组的形式是前瞻性大宗临床研究、规范诊治及医院间相互促进最好的模式。

一、分型诊断

（一）形态学分型

1976 年，FAB 协作组根据细胞大小、核浆比例、核仁数目、胞质特点，将 ALL 分为 L1、L2、L3 三型，并沿用至今。ALL 国内诊断标准分为 L1、L2、L3 三型。目前认为单一的形态学分型与预后无关。

（二）免疫学分型

在血细胞分化和发育过程中，细胞膜、细胞质或细胞核可有一些特异性的标志抗原出现和消失，这些抗原现被统称为分化抗原群（CD），并以不同的数字表示不同的抗原，如 CD34 是干细胞标志性抗原，CD3 为所有 T 细胞的共同抗原，CD4、CD8、CD19 分别是辅助性 T 淋巴细胞、抑制性 T 淋巴细胞、B 淋巴细胞特异性抗原等。白血病发生时，由于细胞分化受阻于某个阶段，使带有该阶段标志性抗原的细胞的相对值或绝对值发生改变；同时，由于白血病细胞基因的异常，使抗原的表达与正常血细胞也不完全相同，可出现某些抗原的缺乏或过度表达、交叉表达 2 个系列的抗原或同时表达不同阶段的抗原，因此依据抗原的表达谱可以判断细胞来源及其分化程度，从免疫学的角度区分不同亚型的白血病。近年来，白血病细胞免疫特性的研究进展很快，特别是高度特异性单克隆抗体和流式细胞仪的应用，使得在临床实验室推广免疫学分型成为可能。免疫标志能够提供正常细胞在演变成恶性肿瘤过程中细胞基因及抗原标志发生变化的信息。免疫学分型有助于精确地了解白血病细胞分型和分化发育阶段，从而有助于临床分型、鉴别诊断判断预后、指导治疗等。

1. T 细胞型急性淋巴细胞白血病（T-ALL）

CT-ALL 具有阳性的 T 淋巴细胞标志，如 CD1、CD2、CD3、CD4、CD5、CD7、CD8 以及 TdT 等。分为 3 个亚型：早期 T 淋巴细胞型、中期 T 淋巴细胞型、成熟 T 淋巴细胞型。

2. B 细胞型急性淋巴细胞白血病（B-ALL）

根据其对 B 系特异的单克隆抗体标志反应表现又分为 4 个亚型。

（1）早期前 B 急性淋巴细胞白血病，又称早期前 B Ⅰ型淋巴细胞白血病，HLA-DR 及 CD19 和（或）CyCD22 阳性，其他 B 系标志阴性。

（2）普通型急性淋巴细胞白血病（C-ALL），又称"早期前 BⅢ型 ALL"（earlypreB-ALL Ⅲ），CD10 阳性，Cylg 和 SmIg 为阴性，其他 B 系标志 CD19、CyCD22 以及 HLA-DR 为阳性。

（3）前 B 型急性淋巴细胞白血病（preB-ALL），Cylg 阳性，SmLg 阴性，其他 B 系标志 CD19CD20、CD10、CyCD22 以及 HLADR 为阳性。

（4）成熟 B 型急性淋巴细胞白血病（B-ALL），SmLg 阳性，Cylg 阳性或阴性，其他 B 系标志 CD19、CyCD22、CD10、CD20 以及 HLA-DR 为阳性。儿童 ALL 中常用的高度敏感的标记有 B 系的 CD19，T 系的 CD5、CD7，高度特异的有 B 系的 CD22、T 系的 CD3 等。

3. 伴有髓系标志的 ALL

（Myt-ALL）Myt-ALL 具有淋巴系的形态学特征表现，伴有个别次要的髓系的特异抗原标志（CD13、CD33 或 CD14 等阳性），但以淋巴系特异的抗原表达为主。ALL 免疫分型的临床意义为：①普通 B 细胞型：占儿童 ALL 的 65% 左右，大多数患者起病年龄为 1~9 岁，WBC 数低，预后好；②成熟细胞型：占儿童 ALL 的 1%~2%，其特征是细胞表面出现膜表面球蛋白，预后极差；③T-ALL 占儿童 ALL 的 10%~15%，多发生于年龄较大的男孩，以高细胞计数、纵隔肿块为特点,诊断时易合并中枢神经系统白血病,治疗效果较普通 B-ALL 差。

(三)细胞遗传学和分子生物学分型

ALL 的细胞遗传学异常分为染色体数目(倍体数目)和结构(染色体易位)的异常。细胞染色体增加(减少)的数目异常及易位、倒位、缺失等结构改变,引起基因的结构、表达异常。基因组异常在白血病发病中起关键作用,这些异常包括染色体易位、基因突变等。癌基因的表达和(或)抑癌基因的失活是细胞恶变的基础之一,并决定白血病特有的临床表现及预后。细胞遗传学的应用,可精确地评估预后,使得风险分组更趋向于反映疾病的本质,从而改善了治疗的疗效。

1.染色体数目改变

几乎半数以上的 ALL 伴有染色体数目异常,而同时伴有染色体结构异常的更为常见。根据染色体数目的多少将 ALL 患者分为以下几类。

(1)低二倍体≤45 条染色体:ALL 患者中低超二倍体占 10%～15%,形态学分型多为 L1,或 L2,免疫学分型为早前 B 型或前 B 型,与高超二倍体相比,出现染色体结构异常的频率显著增高。

诊断时通常年龄偏大,白细胞计数增高,血清乳酸脱氢酶增高。原来认为该组患儿属于预后一般的类型,但近年来的预后有明显改善。

(2)高二倍体≥47 条染色体:25%～30%的儿童急淋患者属此类型,预后最好。形态学分型多为 L1、L2,免疫学分型多为早前 B 型,临床上起病年龄为 2～9 岁,白细胞计数低,对治疗反应好,90%的患儿无病生存超过 4 年。此类病例中,若出现＋4、＋10 及＋17,则预后最佳;如出现＋5 则预后不良。染色体＞50 条的超二倍体 ALL 细胞 97%以上含有 3～4 条 21 号色体,21 号染色体上有编码还原型四氢叶酸转运蛋白的拷贝基因,这种转运蛋白的高表达导致甲氨蝶呤的活性代谢产物多聚谷氨酰甲氨蝶呤在细胞内的高度累积,因此超二倍体细胞对基于甲氨蝶呤的化疗异常敏感。这类患者的预后非常好,5 年 EFS 为 75%～90%。少数核型为超二倍体的患儿预后不良,可能是由于同时伴有预后不良因素的结构异常,如 Ph 染色体等。

(3)亚二倍体(＜46 条):亚二倍体在 ALL 中较少见,预后呈异质性。儿童患者伴有 45 条染色体的预后与超二倍体的相似,但有 33～34 条染色体和 28～33 条染色体的预后极差。近单倍体(23～29 条)患者临床上无明显高危特性,但预后差,其预后不良与患者年龄、白细胞计数、出现 Ph 染色体与否无关。

(4)假二倍体:它的染色体数目正常但伴有结构异常。临床表现为白细胞计数和乳酸脱氢酶(LDH)很高,常规化疗疗效差。若是 t(9;22)、t(4;11)或 t(8;14)易出现高度耐药,使强化疗效果差。

(5)近三倍体和近四倍体:这 2 组类型的发生率很低。常见的染色体数目多在 82～94 条,以 21 号四体或五体多见。ALL-L2 型白血病细胞较多发生近三倍体或近四倍体,这种白血病细胞在形态学上常表现为染色质聚集、裂形核或 Reider 细胞,近四倍体的多为 T 细胞免疫表型,发生在年龄较大的儿童,因此治疗效果较差。

(6)伴有单一染色体缺失或增加的核型异常:作 ALL 伴＋8 异常出现频率约为 5%,以 B 细胞性 ALL 多见;ALL 患者＋8 染色体异常单独出现频率很小,而常与其他复杂染色体异常伴随出现;＋8 患者预后不良;其他常累及的染色体为－20、＋21、－7 等。

2.染色体结构异常

染色体易位的分子或细胞遗传学证据见于 75％的儿童 ALL 患者,大多数染色体易位累及在正常造血调控中起重要作用的基因,如编码转录因子或酪氨酸激酶的基因,染色体易位可形成具有肿瘤特性的融合基因,也可使一些在细胞生长或凋亡过程中起重要作用的基因表达失控,从而干扰细胞增殖、分化、成熟与凋亡的正常调节途径。白血病相关的染色体易位造成蛋白激酶的癌基因活化,通常是转录因子。

(1)B-ALL 细胞遗传学及其临床特征

1)TEL-AML1 融合基因:t(12;21)(p13;q22)易位使 12 号染色体上的 TEL 基因与 21 号染色体上的 AML1 基因融合。虽然 t(12;21)的改变用常规的细胞遗传学方法检出率＜0.001,但分子分析证实,TELAML1 融合基因实际上是小儿最常见的基因改变,发生在 25％的 B 系 ALL 病例。分子监测该融合基因具有重要的临床价值,因为它的存在提示预后较好。其表达是独立的预后较好的指标,与已知的前体细胞白血病预后好的因素,包括年龄、白细胞计数和超二倍体不相关。应用常规化疗可达到良好的效果,4 年无病生存率达 90％。

2)BCR-ABL 融合基因:费城染色体 t(9;22)(q34;q11)平衡易位是一个常见的血液病染色体改变,可见于 95％的 CmL 1％～2％的 AML,3％～5％的儿童 ALL,15％～33％的成年人 ALL。这种易位使 9 号染色体的长臂远端的 ABL 原癌基因转移至 22 号染色体 BCR 基因部位,形成 BCR-ABL 融合基因。Ph 染色体是美国宾夕法尼亚大学 Nowell 等,于 1960 年发现并命名的,是首次关于人类肿瘤的特殊细胞遗传学描述。由于其易位交叉断裂点不同,形成不同的 BCR-ABL 融合转录本,从而形成不同分子质量的蛋白产物,即 P210、P190、P230 蛋白。P210 主要发生于慢性粒细胞白血病(CmL)以及 50％的成年人 ALL 和极少数儿童 ALL；P190 则见于 50％的成年人和 90％的儿童 ALL；P230 十分少见,仅见于慢性中性粒细胞白血病。ber/abl 蛋白可通过下列机制导致白血病的发生:持续增强的酪氨酸激酶活性;诱导抗凋亡蛋白 Bel-2 的表达,并促进凋亡前体蛋白 Bad 的磷酸化,也可通过 ras 依赖途径抑制细胞凋亡;诱导细胞黏附蛋白和磷酸化,改变细胞骨架结构,干扰细胞间的相互黏附作用,导致过多未成熟的细胞释放到外周血;作用于白细胞介素-3 受体、干细胞受体等生长因子受体,干扰生长因子对细胞的增殖调控,引起细胞的过度增殖。

临床上 Ph＋ALL 常发生于年长儿,且初发病时白细胞计数及幼稚细胞计数高,诊断时易发生中枢神经系统白血病。而且儿童 Ph＋ALL 主要为 B 系 ALL,其原始淋巴细胞经常共表达髓系抗原,但髓系表达与预后无显著相关性。

3)E2A-PBX1 融合基因:t(1;19)(q23;p13)易位形成 E2A-PBX1 融合基因,占免疫分型为前 B(胞质免疫球蛋白阳性)ALL 的 25％的病例。E2APBXI 基因是转录激活因子。临床上有高白细胞计数、高乳酸脱氢酶水平和 DNA 指数＜1.16 等特点,预后不良。T(1;19)也发生在 1％的早前 B 细胞 ALL,这些病例预后比较好,不需强化疗。

4)粒/淋混合系白血病基因 mLL:粒/淋混合系白血病基因重排 mLL 基因位于 11q23,mLL 基因重排见于 80％的婴儿 ALL 和 3％的儿童 ALL 病例。在人类白血病,易位主要集中在 mLL8.5kb 的区域,导致 mLL 氨基端与许多不同的基因融合,形成不同的融合蛋白。目前发现有 25 种以上的重复染色体位点参与 11q23 易位,t(4;11)(q21;q23)是 11q23 最常见的染色体易位,见于 2％的儿童 ALL 和 60％的婴儿 ALL。免疫表型为早期前 B 或前 B,65％的病例同时表达 CD13、CD33 髓系抗原。推测恶性转化可能起源于多能造血干细胞阶段。临床上女性多见,高白细胞计数(WBC>$100×10^9$/L),肝、脾、淋巴结肿大,容易累及中枢神经系统。伴有 t(4;11)的 ALL 尽管采取较强的多药化疗,长期无病生存率很低,预后极差。另一个较为常见的 11q23 异常为 t(11;19)(q23;p13)(mLLENL)。

5)C-MYC 基因表达异常:其共有 3 种易位形式:①t(8;14)(q24;q32)占 80%;②t(2;8)(p12;q24)占 5%;③t(8;22)(q24;q11)占 15%。t(8;14)(q24;q32)易位时,位于 8 号染色体上的 C-MYC 基因转移至 14 号染色体上的免疫球蛋白重链基因位点。由于易位造成 C-MYC 的过度表达,可导致细胞恶性转化,其分子发病机制与 Burkitt 淋巴瘤相似。本病与成熟 B-ALL 相关,形态学上主要表现为 L3,常规化疗疗效极差,通常病情进展迅速。虽然细胞对常规的化疗效果不佳,但 BFI 协作组认为可应用短程强烈的 Burkitt 淋巴瘤化疗方案,强调应用环磷酰胺和大剂量抗代谢药,其预后可获得显著改善。

(2)T-ALL 的染色体异常和受累基因:T-ALL 约占 ALL 的 15%,男性多见,发病较急,就诊时年龄偏大,白细胞计数增高,容易出现纵隔肿大,预后不良。T 细胞 ALL 易位后,T 细胞受体(TCR)β 位点或 α/β 位点与不同的转录因子基因相邻。例如,t(1;14)(p23;q1)易位,使 1 号染色体上的 TAL1 基因与位于 14q11 部位的 TCRa/δ 基因位点易位,致 TALI 基因表达异常,同时造成 TCR 多样性区域的破坏。在白血病缓解期,重排的持续检出,提示微小残留病的存在或以后复发的可能。T 细胞受体是 T 细胞表面识别特异抗原的结构,是由二硫键连接的异二聚体,有 α/β 和 γ/δ2 种,每个成熟的 T 淋巴细胞表达两者之一。TCR4 个亚单位的基因定位分别是 α 链 14q11~q13、β 链 7q32~36、γ 链 7p15 和 δ 链 14q11。各基因区由可变区(V)、连接区(J)和恒定区(C)片断组成。胚系状态下,这些基因片断由不编码的顺序所分隔。在 T 淋巴细胞的发育过程中,基因片断发生 V-(D)-J 重组以形成功能基因。在 DNA 重组过程中,由于重组酶识别错误导致 TCR 基因中的重组成分与 TCR 以外的基因发生重组,甚至可以是非 TCR 的 2 个基因间的重组。由此产生的各种染色体异常和相关基因改变构成了 T-ALL 的分子生物学基础。

1)t(1;14)(p33;q11)9t(1;7)(p33;q35)和 11p 中间缺失:在 11p33 上有 SCL 基因,亦称 "TAL1 基因",在造血母细胞中表达,是造血细胞生成必需的。TAL1 的蛋白产物具有转录激活功能,参与造血发育。正常情况下它在红细胞系、早期粒细胞系中表达,但 T 细胞中的表达率很低。发生于 TAL1 的异常包括 2 种形式:易位和缺失。易位是 TAL1 基因与 TCRδ 或 TCRβ 基因并置。缺失是 TAL1 和位于其上游的 SLCS 基因间长约 90 kD 的片段缺失,致 TALI 和 SL 的启动子并置,这种中间缺失具有正常 V-(D)-J 重组的所有特点。易位和缺失导致 TALI 基因的表达被置于 TCR8 和 SL 基因调控顺序作用下,然后两者都是 T 细胞中功能相关的高表达基因,从而引起 T 细胞中 TAL1 蛋白质过量表达。TALI 蛋白作为转录因子,可通过与特异靶基因相互作用发挥转录调节功能而参与白血病发生。

2)t(11;14)(pl5;q11)、t(11;14)(p13;q11)和 t(7;11)(q34;p13):2 种 t(11;14)易位使 TCRa 基因分别与位于 11p15 的 TTG-1 基因或位于 11p13 的 TTG-2 基因并置。在儿童 T-ALL 中累及 TTG-1 基因的约占 1%,但累及 TTG-2 基因的易位可高达 25%。TTG-1、TTG-2 正常情况下在小鼠中枢神经系统发育成熟过程中起作用。在人类,虽然 TTG-1 和 TTG-2 在正常细胞中不表达或低表达,但当有累及这些基因的易位存在时,T-ALL 的肿瘤细胞常有丰富的表达。易位使 TTG-2 启动子内的负调控区断裂而致其被置于 TCRα 或 TCRY 的调控下,是引起异常高表达的原因,如在胸腺细胞发育过程中异常表达,可导致白血病发生。

研究表明,此种染色体异常与预后无明显相关。

3)t(10;14)(q24;q11)、t(7;10)(q35;q24):该易位使 TCR 或 TCRβ 基因与 10q24 的 HOX11 基因并置。HOX11 是同源盒基因,编码的蛋白中有保守的同源盒结构域,它通过螺旋一转角一螺旋(HTH)的结构模式与启动子或增强子序列相结合,具有使报告基因转录激活的能力。HOX11 在正常 T 淋巴细胞中不表达,但在有累及 HOX11 易位的白血病原始细胞中高表达。5%≈10%的儿童 T-ALL 有此易位,该组患儿预后较好。

4)t(7;9)(q34;q34.3):该易位使 TCRβ 基因与 q34.3 上的 TAN-1 基因并置。TAN-1 是果蝇 notch 基因的人类对应物,编码-跨膜蛋白,在淋巴组织中表达最高。TAN-1 断裂基因和 TCRβ 基因并置使其在 T 淋巴细胞中表达,可对细胞生长产生持续刺激信号。研究发现,将 tan21 蛋白引入小鼠骨髓细胞可致 T 细胞恶性肿瘤。

5)t(7;19>(q34;p13):该易位使 TCRp 和 19p13 上的 Ly-1 基因并置。Ly-1 基因在大多数粒系、红系和 B 淋巴细胞中表达,而在大多数 T 淋巴细胞中表达很低或不表达。其编码产物是一种与细胞增殖和分化调控有关的 HLH 蛋白。易位虽使 Ly-1 基因断裂,但仍保持有转录活性,产生较正常稍短的转录物,并在 T 淋巴细胞中高水平表达。

(四)ALL 的临床分型

目前国内公认的危险因素包括:①初诊 WBC≥$50×10^9$/L;②发病年龄<1 岁或≥10 岁;③t(4;11)(q21;q23)易位形成的融合基因 mLL/AF4 阳性;④t(9;22)(q34;q11)易位形成的融合基因 BCR/ABL 阳性;⑤诊断时合并中枢神经系统或睾丸白血病;⑥泼尼松不良反应(PPR);⑦诱导缓解治疗第 33 d 未达完全缓解。根据上述危险因素,临床危险度分型分为 3 型。

1. 低危 ALL(LR-ALL)

不具备上述任何一项危险因素者。

2. 中危 ALL(MRALL)

具备以下任何 1 项或多项者:①年龄在≥10 岁;②诊断时外周血白细胞计数≥$50×10^9$/L;③诊断时已发生 CNSL 和(或)TL;④免疫表型为 T 细胞白血病;⑤染色体数目为<45 的低二倍体,或 t(12;21)、t(9;22)核型以外的其他异常染色体核型,或 t(4;11)外的其他 mLL 基因重排。

3. 高危 ALL(HR-ALL)

具备以下任何 1 项或多项者:①年龄<12 个月的婴儿白血病;②诊断时外周血白细胞计数≥$100×10^9$/L;③染色体核型为 t(9;22),有 BCR-ABL 融合基因,t(4;11),有 mLL-AF4 融合基因;④早期治疗反应不佳者;⑤初治诱导缓解治疗失败。当前国内儿童 ALL 的危险分组策略及治疗模式为:初诊时,通过对上述第 1~5 项的综合评估,将患儿初步划分为高危、中危和低危,进行基本相同的泼尼松试验治疗和诱导缓解治疗。再根据泼尼松试验反应和诱导缓解结束时骨髓 MRD 水平,重新划分危险度,早期治疗反应好的患儿维持原危险度分组和治疗强度,提高早期治疗反应不佳的患儿的危险度级别和治疗强度,从而使患儿避免治疗过强或不足。发病年龄、初诊 WBC、泼尼松试验反应和诱导缓解化疗早期骨髓缓解级别是 4 个最主要的,简单易行的指标。

二、临床表现

ALL 的临床表现是由于骨髓白血病细胞增殖、正常血细胞减少和白血病细胞浸润某些器官及组织所引起,各型 ALL 临床表现大致相同,但亦有小的差异。最常见的主诉为发热、苍白、出血和疼痛。发病可以隐匿,也可突然,症状可轻可重。大多数病例起病数天后可确诊,少数在数周至数月才确诊。TALL 起病较急,极个别病例表现为暴发性的高热、虚弱、贫血、不定位的或定位的疼痛及大片瘀斑,进展极快。

1. 感染

发热是最常见症状之一。ALL 患者发热原因主要有 2 个:一是肿瘤热,用抗生素无效;二是感染,由于白血病患者中性粒细胞缺乏和免疫功能缺陷,皮肤、胃肠道黏膜、呼吸道黏膜表面覆盖的正常菌群可成为机会性致病菌,且一旦感染由于缺乏对感染形成局灶的能力,易发展为败血症,死于感染者占 70%。常见的感染部位有口腔、呼吸道、肠道及胆道、肛周、泌尿系等。病原体以细菌多见,尤其是革兰阴性杆菌,如大肠埃希菌、沙门菌、铜绿假单胞菌。此外,还有耐药性金黄色葡萄球菌。应注意表皮葡萄球菌、结核分枝杆菌感染也有增加趋势。常合并单纯疱疹病毒、水痘病毒、巨细胞病毒感染。强烈化疗引发的侵袭性真菌感染的发病率呈上升趋势,诱导缓解期间感染率尤其高。患者容易合并呼吸道、口腔、消化道及泌尿系真菌感染,以念珠菌、曲菌及隐球菌常见,偶可发生肺孢子菌肺炎。

2. 贫血

ALL 患者的贫血呈进行性加重,表现为苍白、乏力,进展较快的贫血可使患者出现心动过速、活动后气促、烦躁不安等表现。多数患者就诊时已有中度至重度贫血。贫血的原因有:①骨髓中白血病细胞的异常大量增殖使红细胞系的增殖受到抑制,导致红细胞生成减少;②出血进一步加重了贫血;③溶血的发生与红细胞及酶的活性改变亦有关。国外报道,白血病并发感染性急性血管内溶血,感染菌多为革兰阳性的产气梭状芽孢杆菌,其产生的 a 毒素具有溶血性,能促进血小板聚集并增加血管通透性。急性白血病并发梭状芽孢杆菌感染性急性血管内溶血病死率极高,预后差。有报道急性白血病患者的红细胞丙酮酸激酶(PK)及葡萄糖-6-磷酸脱氢酶(G6PD)活性降低。获得性酶缺陷并不是急性白血病贫血的主要原因,酶活性为中等度降低,但也会使红细胞生存期缩短,成为加重贫血的因素之一。

3. 出血

50% 的 ALL 患儿有出血倾向,可出现皮肤黏膜出血、鼻出血、内脏和体腔的出血。严重的出血及颅内出血是致死的主要原因。血小板减少是出血的最重要原因,主要是由于骨髓巨核细胞系增生受抑导致血小板生成减少,另外血小板功能也下降。白血病细胞浸润肝脏使凝血因子和纤维蛋白原合成不足可致凝血功能障碍。

4. 组织器官浸润

(1)淋巴系统浸润:表现为不同程度的肝、脾、淋巴结肿大。约 2/3 的 ALL 患儿有脾脏轻度或中度肿大,肝脏多轻度肿大、质软。淋巴结肿大多较轻,局限于颈、颌下、腋下、腹股沟等处,直径多<3 cm,质软。活动无压痛。有腹腔淋巴结浸润者常诉腹痛。肝、脾、淋巴结肿大的程度与外周血白细胞数高低呈正相关。少数患者深部淋巴结肿大压迫邻近器官组织引起相应的并发症,如腹腔淋巴结浸润者常诉腹痛,亦可致肠梗阻。纵隔淋巴结肿大压迫可致上腔静脉梗阻综合征,部分患者在血液异常之前已有纵隔淋巴结肿大。约 10% 的 ALL 患儿在诊断时发现纵隔增宽。白血病细胞浸润胸腺组织,在胸片上呈现前纵隔包块,多见于 T 细胞表型 ALL 患儿。纵隔的白血病细胞浸润可引起气管、支气管和心血管压迫危及生命,必须迅速开始系统化疗,必要时可采取紧急放疗。

(2)中枢神经系统白血病(CNSL):CNSL 可以发生于疾病的任何时期(确诊时治疗过程中或停止治疗后),表现为有神经系统症状的 CNSL 和无症状的 CNSL。前者出现头痛、呕吐、惊厥、脑神经麻痹等症状及体征,后者则无临床症状和体征,仅有脑脊液(CSF)异常。绝大多数CNSL 为脑膜浸润,因此 CSF 诊断是最重要诊断依据。CNSL 诊断的标准是脑脊液白细胞计数≥0.005×10⁹/L,同时沉淀涂片找到白血病细胞。Mahmaud 等首先对 ALL 小儿确诊时中枢神经系统(CNS)状态做了以下描述:①CNS1:CSF 中无原、幼细胞;②CNS-2:CSF 中有原、幼细胞,白细胞计数<0.005×10⁹/L;③CNS-3:CSF 中有原、幼细胞,白细胞计数≥0.005×10⁹/L 或有脑神经麻痹症状或影像检查提示脑占位改变。CNS-3 符合 CNSL 诊断标准,CNS2状态引起国际上较多协作组的重视,不少临床研究认为 CNS-2 是 CNS 复发的危险因素。

(3)睾丸白血病:ALL 睾丸浸润的临床表现是一侧或两侧睾丸的无痛性肿大,局部变硬或呈结节状、皮肤呈黑红色。体检有时只有单侧肿大,但镜检可见双侧浸润,透光试验阴性,确诊有赖于活检。4%～27%或更多的病例复发以睾丸白血病为首发表现,特别是在有高肿瘤细胞负荷的患儿。由于常规剂量化疗药物不容易渗透入睾丸,门冬酰胺酶不能预防睾丸白血病,故当临床达到完全缓解时,睾丸就成为白血病细胞的"庇护所"。

(4)骨关节疼痛:骨关节疼痛或跛行可以是儿童 ALL 的首要表现,常出现在 10%～40%的 ALL 患儿。白血病细胞直接浸润骨膜或使骨膜的张力增加导致骨痛。关节的肿胀不常见,但也可以是疾病的首发表现,并且导致诊断困难。游走性关节疼痛伴有肿胀及压痛,可被误诊为少年的类风湿关节炎或风湿热。25%以上的儿童 ALL 患儿在初诊时有特殊的骨的 X线异常,如骨质减少及骨折,包括脊柱压缩性骨折。有些患儿有骨的 X 线片异常,但缺乏骨痛,其他的有骨痛而缺乏摄片的异常。骨平片的改变最容易在长骨见到,容易出现在快速生长的骨但也可以是疾病的首发表现,并且导致诊断困难。游走性关节疼痛伴有肿胀及压痛,可被误诊为少年的类风湿关节炎或风湿热。25%以上的儿童 ALL 患儿在初诊时有特殊的骨的 X线异常,如骨质减少及骨折,包括脊柱压缩性骨折。有些患儿有骨的 X 线片异常,但缺乏骨痛,其他的有骨痛而缺乏摄片的异常。骨平片的改变最容易在长骨见到,容易出现在快速生长的骨骺的周围(如膝、腕和踝),包括骨膜下新骨形成、干骺端的横向透明带,髓腔和皮质的溶骨损害、弥漫性骨质疏松和骨骺线的密度增加。

三、辅助检查

1.血常规

白细胞的改变是本病的特点。白细胞总数可>100×10⁹/L,亦可<1×10⁹/L,约 30%在5×10⁹/L 以下。未成熟淋巴细胞在分类中的比例可因诊断早晚和分型而不同。多数超过20%,亦有高达 90%以上者。少数患者在早期不存在未成熟淋巴细胞,该类白血病分类中以淋巴细胞为主。贫血一般为正细胞正色素性,但严重者,其 MCV 可能增高,可能由于骨髓红细胞生成障碍所致。网织红细胞正常或低下,贫血程度轻重不一,发病急者,贫血程度较轻。血小板大多减少,约占 85%。

2.骨髓象

骨髓检查是确立诊断和评定疗效的重要依据。骨髓增生活跃或极度活跃,少数可表现增生低下。分类以原始和幼稚淋巴细胞为主,超过 20%即可诊断,多数超过 50%,甚至高达90%以上。少数情况下骨髓穿刺可"干抽"或增生极度低下,找不到骨髓细胞,须做骨髓活检。

3.组织化学染色

主要用于研究骨髓细胞的生物化学性质,有助于鉴别不同类型的白血病。ALL 的组织化学特征为:①过氧化酶(POX)染色和苏丹黑(SB)染色阴性;②糖原(PAS)染色(＋～＋＋＋);③酸性磷酸酶(－～＋),T-ALL 时呈阳性反应(块状或颗粒状),其他亚型为阴性;④非特异性酯酶阴性,加氟化钠不抑制。

4.其他

肝功能检查见血清谷草转氨酶(SGOT)轻度或中度升高。由于骨髓白血病细胞大量破坏,致使血清酶(LDH)增高。胸部 X 线检查有 $5\%\sim15\%$ 的患儿可见纵隔肿物,为胸腺浸润或纵隔淋巴结肿大。长骨片约有 50% 可见广泛骨质稀疏,骨干前端近侧可见密度减低的横线或横带,即"白血病线"。有时可见骨质缺损及骨膜增生等改变。

中枢神经系统白血病患儿颅脑 MRI 可见脑实质浸润肿块或脑膜浸润。出血时间延长可能由于血小板质与量异常所致。

5.末端脱氧核苷转移酶(TdT)测定

TdT 活性升高见于大多数 ALL。

四、诊断与鉴别诊断

(一) MICM 检测

ALL 的形态学-免疫学-细胞遗传学-分子生物学(morphology-immunophenotype-cytogenetics-molecular biology,MICM)检测已是急性白血病现代诊断方法的重要手段,弥补形态学的不足,实施 MICM 分型是规范化治疗的前提,是提高疗效的基本保证。

(1)骨髓形态学检查:(同前)。

(2)免疫学检查:应用系列单克隆抗体对白血病细胞进行标记,常用流式细胞仪进行分析,确定白血病类型;诊断混合细胞型或双表型白血病(临床意义见后)。

(3)染色体检查:应用染色体显带技术进行核型分析,以发现白血病细胞染色体数目异常及易位、倒位、缺失等结构改变(临床意义见后)。

(4)融合基因检测:抽取骨髓液获得白血病细胞,常用 PCR 或 FISH 检测出染色体易位产生的相关融合基因(临床意义见后)。

(二)CNSL 的诊断与分级

中枢神经系统白血病(central nerve system leukemia,CNSL)的诊断和脑脊液的分级。

1. CNSL 的诊断

CNSL 在 ALL 发病时或治疗过程中往往缺乏临床症状,仅在脑脊液行常规检测时发现异常,但需与细菌感染与药物所致化学性脑膜炎区别。CNSL 在 ALL 停药时早期有颅压增高如头疼或呕吐症状,后期出现脑神经麻痹、脑炎症状如嗜睡甚至昏迷。经过 ALL 规范治疗特别是应用大剂量甲氨蝶呤及鞘内注射,CNSL 的发生率大大减少了。

(1)诊断时或治疗过程中以及停药后脑脊液中 WBC 计数 $\geqslant 5$ 个$/\mu L$,同时在脑脊液离心涂片标本中以白血病细胞为主,或白血病细胞所占比例高于外周血幼稚细胞百分比。

(2)或有脑神经麻痹症状。

(3)或有影像学检查(CT/MRI)显示脑或脑膜病变。

(4)排除其他病因引起的中枢神经系统病变。

2.脑脊液的分级

对于新诊断的 ALL 判断是否存在 CNSL 需进行 CNS 状态分级,准确评估 CNS 状态对于 CNSL 的诊断、预防和治疗具有重要指导意义。根据脑脊液细胞学(包括脑脊液细胞计数及细胞形态学)、临床表现和影像学检查结果,将 CNS 分为以下 3 级。

(1) CNS1:需要同时符合以下 3 项:①脑脊液中无白血病细胞;②无 CNS 异常的临床表现,即无明显的与白血病有关的脑神经麻痹;③无 CNS 异常的影像学(CT/MRI)依据。

(2) CNS2:符合以下任何 1 项:①腰穿无损伤即脑脊液不混血,RBC：WBC≤100：1 时,脑脊液中 WBC 计数≤5 个/μL,并见到明确的白血病细胞;②腰穿有损伤即脑脊液混血(RBC：WBC>100：1),CSF 中见到明确的白血病细胞;③腰穿有损伤并为血性 CSF,若初诊白细胞数>50×10^9/L,则归为 CNS2。

(3) CNS3(即 CNSL):①CSF 中 RBC：WBC≤100：1,WBC> 5 个/μL,并以白血病细胞为主,或白血病细胞所占比例高于外周血幼稚细胞百分比;②或有无其他明确病因的脑神经麻痹;③或 CT/MRI 显示脑或脑膜病变,并除外其他中枢神经系统疾病。

3.TL 的诊断

ALL 男童在经历规范地化学治疗特别是静脉注射大剂量甲氨蝶呤,近年来睾丸白血病的发生越来越少了,往往发生在白血病停药后或不治疗或不规则治疗的白血病晚期。ALL 患者睾丸单侧或双侧肿大,质地变硬或呈结节状缺乏弹性感,透光试验阴性,超声检查可发现睾丸呈非均质性浸润灶,活组织检查可见白血病细胞浸润。

(三)鉴别诊断

1.类白血病反应

可有肝脾大,血小板减少,末梢血象中偶见中晚幼粒及有核红细胞,但本病往往存在感染灶,当原发病控制后,血象即恢复。

2.传染性单核细胞增多症

为 EB 病毒感染所致,可有肝脾、淋巴结肿大,发热,血清嗜异凝集反应阳性,EBV 抗体阳性,白细胞增高并出现异型淋巴细胞,但血红蛋白及血小板计数为正常,骨髓检查无白血病改变。

3.再生障碍性贫血

出血、贫血、发热和全血细胞减少与白血病低增生表现有相似点,但本病不伴有肝脾、淋巴结肿大,骨髓细胞增生低下,无幼稚细胞增生。

4.风湿与类风湿关节炎

风湿与类风湿关节炎常见发热,关节痛为游走性及多发性,轻者仅有关节痛而无局部关节红肿、热、痛,这与首发症状为关节痛而无明显血液学改变的急性淋巴细胞白血病易混淆,遇不典型病例应争取尽早行骨髓检查。

五、治疗

(一)化疗原则

目前国际上儿童 ALL 的治疗原则相似,本建议提供的治疗方案各医院根据各自情况选择应用。允许对所采用的方案进行微调,区域中心或大的医疗中心可在原则不变的基础上提出合理修改,但必须有合理的修改理由。

(二)化疗方案

1. 诱导期治疗

VDLP 或 VDLD 或 CVDLD，具体药物见以下。

环磷酰胺(CTX)每次 1 000 mg/m²，1 次，静点(T-ALL 可考虑 CVDLD 方案)；长春新碱(VCR)每次 1.5 mg/m²，每周 1 次，共 4 次，每次最大量不超过 2 mg；无长春新碱可用长春地辛替代，长春地辛(VDS)每次 3 mg/m²，每周 1 次，共 4 次；柔红霉素(DNR) 30 mg/m²，每周 1 次，共 2~4 次；门冬酰胺酶(L-asp) 5 000~10 000 U/(m²·次)，共 8~10 次；或培门冬(PEG-ASP) 每次 2 000~2 500 U/m²，d9，d23，肌肉注射；泼尼松(PDN，VDLP 方案应用) 45~60 mg/(m²·d)，d1~28，第 29~35 天递减至停。地塞米松(DXM，VDLD 方案应用) 6~8 mg/(m²·d)，d8~28，第 29~35 天递减至停。

泼尼松试验(PDN) d1~7，从足量的 25% 用起，根据临床反应逐渐加至足量，7 d 内累积剂量＞210 mg/m²，对于肿瘤负荷大的患者可减低起始剂量 0.2~0.5 mg/(kg·d)，以免发生肿瘤溶解综合征，d8 评估，外周血幼稚细胞＞1.0×10⁹/L 评为强的松反应差。

说明：为了减少过敏反应发生率以及频繁注射对患儿的影响，门冬酰胺酶(Asp)首选聚乙二醇修饰的 Asp(培门冬酶，PEG-Asp)。对培门冬酶过敏者首先推荐欧文菌。两者全部过敏者可以进行普通大肠杆菌 Asp 皮试，皮试阴性者可尝试使用，最好能够监测 Asp 活性，原则上应该使替换前后的 Asp 总有效活性时间相似。此原则适用于所有 ASP 疗程。

2. 早期强化治疗

CAM 或 CAML 方案，根据危险度不同给予 1~2 个疗程，具体药物见下。

(1)环磷酰胺(CTX)：750~1 000 mg/(m²·d)，1 次，静点；阿糖胞苷(Ara-C) 75~100 mg/(m²·次)，7~8 d，每天 1~2 次静点(如每天一次，Ara-C 可 1 周 5 d，连续两周共 10 d)。

(2) 6-巯基嘌呤(6-MP)：50~75 mg/(m²·d)，7~14 d，空腹口服。培门冬酶(PEG-ASP，CAML 方案) 2 000~2 500 U/(m²·d)，d2，1 次，肌肉注射。或者在 CAML 基础上加 DXM 口服 8 mg/(m²·d)，d 1~7。

3. 缓解后巩固治疗

(1) mM 方案：低、中危 ALL 应用，大剂量甲氨喋呤(HD-MTX) 每次 2~5 g/m²，每两周 1 次，共 4 次；四氢叶酸钙(CF) 每次 15 mg/m²，6 h 1 次，3~8 次，根据 MTX 血药浓度给予调整；6-MP 25 mg/(m²·d)，不超过 56 d，根据 WBC 调整剂量。上述方案实施期间需要进行水化、碱化。

(2) HR-1′、HR-2′、HR-3′方案：高危患儿 CAM 或 CAML 方案后应用，具体为：HR-1′方案：DXM 20 mg/(m²·d)，口服或静推，d 1~5；VCR 1.5 mg/(m²·次)(最大 2 mg)，静推，d1，d6；HD-MTX 5 g/(m²·次)，静点，d1；CF 15 mg/(m²·次)，6 h 1 次，3~8 次，根据 MTX 血药浓度调整；CTX 200 mg/(m²·次)，12 h 1 次，静点，d 2~4，共 5 次，HD-MTX 结束后 7 h 开始予；美司那每次 400 mg/m²，于静点 CTX 的 0、4、8 h；Ara-c 2 000 mg/(m²·次)，12 h 1 次，d5，共 2 次；维生素 B₆ 每次 150 mg/m²，静点或口服，12 h 1 次，d5，共 2 次；PEG-ASP 每次 2 500 U/m²，肌肉注射，d6；TIT d1。

HR-2′方案：DXM 20 mg/(m²·d)，口服或静推，d1-5；长春地辛(VDS)每次 3 mg/m²，静推，d1，d6；HD-MTX 每次 5g/m²，静点，d1；CF 每次 15 mg/m²，6 h 1 次，3~8 次，根据

MTX 血药浓度调整;异环磷酰胺(IFO)每次 800 mg/m²,静点,12 h 1 次,d 2～4,共 5 次,HD-MTX 结束后 7 h 开始予;DNR 每次 30 mg/m²,静点,d5;PEG-ASP 2 500 U/(m²·d),肌肉注射,d6;TIT d1。

HR-3′ 方案:DXM 20 mg/(m²·d),口服或静推,d1～5;Ara-c 每次 2 000 mg/m²,静点,12 h 1 次,d1～2;维生素 B₆每次 150 mg/m²,静点或口服,12 h 1 次,d 1～2;依托泊苷(VP-16)每次 100 mg/m²,静点,12 h 1 次,共 5 次,d3～5;PEG-ASP 每次 2 500 U/m²,肌肉注射,d6;TIT d5。之后再重复 HR-1′、HR-2′、HR-3′ 方案,基于 MTX 浓度监测的四氢叶酸解救见附件。

4. 延迟强化治疗

推荐 VDLD(或 VDLA)方案和 CAM(或 CAML)方案,中危组患者在继续治疗后可选择重复一次上述方案。

(1) VDLD 或 VDLA 方案

VCR 每次 1.5 mg/m²,每周 1 次,共 3～4 次,每次最大量不超过 2 mg;或者 VDS 每次 3 mg/m²,每周 1 次,共 3～4 次,静推;DXM 8-10 mg/(m²·d),d1～7,d15～21,口服;L-asp 每次 6 000-10 000 U/m²,共 4～10 次或 PEG-ASP,每次 2 000～2 500 U/m²,共 2 次(间隔 14 d),肌肉注射。DNR 或阿霉素(ADR)每次 25～30 mg/m²,每周 1 次,静点,共 2～4 次(VDLD 方案);Ara-c 每次 2 000 mg/m²,静点,12 h 1 次,d1～2,共 4 次(VDLA 方案)。

(2) CAM 或 CAML 方案:根据危险度不同给予 1～2 个疗程;具体为 CTX 750～1 000 mg/(m²·d),静点,1 次;Ara-C 每次 75～100 mg/m²,7～8 d,每天 1～2 次静点(如每天 1 次,Ara-C 可一周 5 d,连续两周共 10 d);6-MP 50～75 mg/(m²·d),7～14 d,空腹口服;培门冬酶(PEG-ASP,CAML 方案)2 000～2 500 U/(m²·d),d2,1 次,肌肉注射。

5. 继续治疗(中间治疗)

中危组患儿可选择继续治疗与否,如选择则推荐以下 2 个方案。

(1) 6-MP＋MTX 方案:6-MP 50mg/(m²·d),持续睡前空腹口服;MTX 15～30 mg/(m²·次),每周 1 次,口服或肌内注射;共 8 周。

(2) 6-MP/6-MP＋MTX/6-MP＋VCR＋DXM/Dex＋DNR＋VCR＋6-MP＋PEG-Asp 方案交替。①用量:6MP 25～50 mg/(m²·d),d1～7,睡前空腹口服;MTX 25 mg/(m²·d),d1 口服;DXM 8～12mg/(m²·d),d1～5;VCR 1.5 mg/m²,d1;DNR 25 mg/m²,d1,静点;PEG-Asp 2 000 U～2 500 U/(m²·次),d2,肌肉注射。②具体用法:低危组第 1、4、13 周采用 6-MP＋VCR＋Dex 治疗且每周 TIT 一次,第 2、3、5、6、10～12、10～16 采用 6-MP＋MTX 治疗;中高危组第 1、4、7、10、13 周采用 Dex＋DNR＋VCR＋6-MP＋PEG-Asp,第 2、3、5、6、11、12、14～16 采用 6-MP 治疗。

6. 维持期治疗

复延迟强化后进入维持治疗,可选择以下 2 个方案之一。

(1) 6-MP＋MTX 方案:6-MP 50 mg/(m²·d),持续睡前空腹口服;MTX 每次 15～30 mg/m²,每周 1 次,口服或肌内注射,持续至终止治疗(男 2.5～3 年,女 2～2.5 年)。根据白细胞调整方案中的药物剂量。

(2) 6-MP＋MTX/VD 方案(6-MP＋MTX 方案期间每 4～8 周插入):VCR 每次 1.5 mg/m²,1 次,静推,每次最大量不超过 2 mg;DXM 6～8 mg/(m²·d),d1～7,口服。

ALL 患儿化疗总疗程：低危组男女孩均为 2 年，中危组女孩 2 年，男孩 2.5 年，高危组男女孩均为 2.5 年。

7. Ph+ ALL 的治疗

t(9；22)/BCR-ABL1）阳性 ALL，早期（诱导 d15 开始）加用 TKI 治疗如伊马替尼 [300 mg/(m^2 · d)] 或达沙替尼 [80 mg/(m^2 · d)]，本方案将初诊阳性者纳入 IR 组，以 MRD 监测评估疗效，若符合 MRD-HR 标准，则升级至 HR 组的方案治疗。TKI 治疗时间至少应用至维持治疗结束。一旦出现 TKI 相关严重非造血系统毒性时可暂停 TKI 直到毒性作用明显减轻后恢复使用。若仍不能耐受可考虑换用其他 TKI 制剂。若有明显血液系统毒性表现，原则上先停止或减量 DNR、Ara-C、CTX、MTX、6-MP 等骨髓抑制性药物，然后再考虑暂停 TKI。对达沙替尼或伊马替尼反应不良者应该进行 BCR-ABL1 基因序列测定，并按照突变情况选择合适的 TKI。出现对达沙替尼或伊马替尼同时耐药的突变时（如 T315 突变）可以选用敏感的第三代 TKI（如波纳替尼），并在巩固治疗后进行造血干细胞移植。

（三）常用药物使用注意事项

（1）左旋门冬酰胺酶（L-Asparaginase，L-Asp）或培门冬酰胺酶（pegaspargase，PEG）：警惕过敏反应的发生，特别是在多次应用后发生风险较高（30%），应用 L-Asp 前需皮试，培门冬酰胺酶需采用双侧肌内注射，如果对大肠杆菌制剂的 L-ASP 过敏可用欧文菌制剂替代。如果发生胰腺炎（临床表现、脂肪酶/淀粉酶升高及影像学依据），需立即停止使用 L-Asp，进行内科保守治疗甚至外科治疗，并且在后续治疗中不再使用。

（2）地塞米松（dexamethasone，Dex）、泼尼松（prednisone）：对于肿瘤负荷大的患者泼尼松可减低起始用量 [0.2~0.5 mg/（kg · d）]，以避免发生肿瘤溶解综合征。高血糖并不少见，尤其是同时使用 L-Asp。激素引起的糖尿病可用胰岛素治疗，这并不是使用 Dex 的禁忌证。激素治疗导致溃疡病发生风险增大，可予 H_2 受体阻滞剂预防。如果出现持续腹痛，需予质子泵抑制剂。激素引起的精神改变常见，可根据个体情况给予镇痛。

（3）长春新碱（vincristine，VCR）或长春地辛（vindesine sulfate，VDS）：VCR 仅供静脉使用，禁忌鞘内注射及肌内注射，如误入脑脊液中可导致严重的中枢神经毒性甚至死亡。静脉使用避免漏出，漏出可致严重的组织坏死。VCR 导致轻、中度神经病变时不必停药。引起严重的神经病变，或抗利尿激素分泌异常综合征（SIADH）。VDS 作用机制与长春新碱相似，神经毒性较 VCR 低，但抗瘤谱较其广，作用也较强，细胞毒作用呈时间依赖性，常在高危、复发 ALL 的治疗中联合其他药物使用。

（4）环磷酰胺（cyclophosphamide，CTX）：为预防出血性膀胱炎，CTX 输注过程中需要水化碱化尿液，当 CTX 剂量大于 1 000 mg/m^2 或既往低剂量而发生过出血性膀胱炎者，可应用美司钠，每次用量为 CTX 剂量的 40%，与 CTX 同步，每 4 h 1 次，共 3 次。异环磷酰胺（ifosfamide，IFO）为 CTX 的同分异构体，溶解度较 CTX 增加，代谢活性增强，其抗癌作用有累积性，毒性却因分次给药而降低。

（5）阿糖胞苷（cytarabine，Ara-C）：大剂量 Ara-C 应用时，从第 5 天起使用激素眼膏×2 d 预防角膜结膜炎；同时使用大剂量维生素 B_6 预防神经毒性：从第 5 天起 150 mg/m^2，静脉注射/口服，每 12 h 1 次×2 d，如出现神经毒性的症状：眼球震颤和（或）共济失调，需立即停药。如果这些症状未能消失，或再次输注后又复出现，则不能再使用 Ara-C，否则会导致浦肯野细胞的不可逆损伤。

（6）柔红霉素（daunorubicin，DNR）、阿霉素（doxorubicin，Dox）：高危治疗中有时持续静脉注射 DNR，应避免漏出静脉使局部组织坏死，尽量使用中央静脉通道，如果无中央静脉通道，可予缓慢静脉注射 1 h 以上。用外周静脉通道 24 h 输注 DNR 很危险。为减少蒽环类药物对心脏的毒性，需常规监测 ECG 和超声心动图检查。如果短轴缩短率（SF）< 30% 或出现心功能不全的征象，如射血分数（EF）<35%，需在专科医师会诊后决定是否能应用 DNR。不能与肝素混合，避免漏出静脉。

（7）6-巯基嘌呤（6-mercaptopurine，6-MP）：在维持治疗间 6-MP 剂量可根据情况调整，当 ALT/AST>10 倍正常上限值、胆红素> 3 倍正常上限值，可暂停 1 周。

（8）MTX：大剂量 MTX 需水化、碱化尿液使尿 pH 7.0～8.0；记出入量，必要时与呋塞米 0.5 mg/kg。HD-MTX 只能通过中心静脉给药。使用大剂量 MTX 5 g/m² 建议根据 MTX 血药浓度进行四氢叶酸钙（calcium folinate，CF）解救。

（四）放射治疗

初诊合并中枢神经系统白血病，如果治疗反应良好，可不予放疗。否则，可在完成延迟强化治疗后维持治疗前接受颅脑放疗。< 2 岁不建议放疗，年龄 22 岁剂量为 12～18 Gy。初诊时合并 TL 在全身化疗的巩固治疗结束后，如果反应良好，可不予放疗。如果睾丸 B 超检查仍有病灶者进行活检，若确定白血病细胞残留者需睾丸放疗。或在全身化疗骨髓缓解的患儿出现睾丸白血病复发，也需放疗。一般作双侧睾丸放疗，剂量 20 ～ 26 Gy，对年龄较小的幼儿采用 12 ～ 15 Gy。

（五）分子靶向药物治疗

随着对基因表达谱、DNA 拷贝数变化及表观遗传学改变的高通道全基因组分析的到来，以及最新一代全基因组与转录本测序技术为白血病发生与耐药以及新白血病亚型的识别带来了新的视野并将为治疗带来新靶点。某些亚型白血病治愈率的显著提高只有通过发展新药来实现，一些现有药物的新制剂可提高疗效同时减轻毒性。新的核苷类似物如氯法拉滨和奈拉滨，现在已经成为治疗白血病的化疗药物之一。白血病治疗的抗体正在稳步增加。利妥昔单抗（抗 CD20）、阿仑单抗（抗 CD52）和依帕珠单抗（抗 CD22）已经加入一些临床试验中，新的抗体衍生物和重组免疫毒素也已开发供临床使用。尤其令人兴奋的是结合了抗 CD-19 与抗 CD-3 特异性的双重特异性抗体构建产物（blinatumomab），为 B 系 ALL 患儿带来了激动人心的治疗反应。临床试验早期的其他新型药物包括 FLT3 抑制剂、法尼基转移酶抑制剂、γ-分泌酶抑制剂和针对表遗传学改变的药物，如使静止的肿瘤抑制因子重新复活等。蛋白酶体抑制剂和短干涉 siRNA 也正在研究，可能成为今后的治疗手段。

（六）细胞免疫治疗

最近利用基因工程技术表达靶向嵌合抗原受体（chimeric antigen receptor，CAR）T 细胞的过继免疫治疗在复发难治 B 系 ALL 中取得突破性进展，嵌合型抗原受体 T（CAR-T）细胞治疗是一种具有特异性杀伤功效、不良反应可控的抗肿瘤免疫治疗新技术，是目前除了放化疗以外可选择的杀伤肿瘤的方法，其中表达 CD19、CD20、CD22 的 CAR-T19、CAR-T20、CAR-T22 等已进入临床试验。CAR-T19 应用最多，疗效也较肯定。CAR-T 细胞治疗与抗体治疗不同，CAR-T 细胞输注会针对肿瘤细胞上的相应抗原大量扩增，可在体内维持几个月甚至几年。因此，CAR-T 细胞治疗是一个动态的治疗，并且，CAR-T 细胞可迁移到多个组织器官，包括中枢神经系统。但该疗法的一个潜在长期毒副反应是发生慢性 B 细胞缺乏。目前 CAR-T

细胞治疗已经应用于临床难治复发病例,但随着技术的改进、毒性反应的降低,有望于进入一线治疗。

(七)支持治疗及并发症防治

1.心理治疗

现代治愈的概念已不仅仅是达到生物学治愈(即临床治愈),而且还要达到心理学和社会学治愈。因此,白血病的社会心理问题日益受到人们的重视。白血病将造成患儿及其家庭巨大的心理压力和精神创伤,改变他们的生活方式。不同年龄的患儿对白血病的心理反应不同。5 岁以下儿童主要担心与父母分离以及治疗引起的疼痛。年长患儿则更关心治疗对身体的影响如脱发。患儿对自己患病常感到不解,少数患儿尤其是复发的患者由于绝望而自暴自弃,拒绝治疗。采取定期举办白血病联欢会的方法,增加康复儿童与治疗期的患儿接触交谈,利于增强患儿和家长战胜疾病的信心,纠正错误观念。目前儿童白血病虽是可治之症,但仍是一种治疗非常困难的恶性肿瘤治疗费用昂贵,非一般家庭能够承受,因此需要全社会对白血病患儿关心和支持,给予充分理解、温暖和关怀,帮助患儿和家长树立战胜疾病的信心。

2.加强营养

给予充足高蛋白、高维生素饮食,必要时采用胃肠道营养治疗。

3.病房的设置与消毒

白血病患者应安置在相对洁净无菌的病区内,病房最好阳光充足、空气清新。病房每天用紫外线灯照射 1 h,或用空气清洁气雾剂以达到空气消毒。每日擦拭墙壁地板。处于粒细胞减少期的患儿应入住超洁净单人房间或层流室。超洁净单人房间一般设双重门,中间为过渡带,设有专门的洗手池,病房门口没有一次性的口罩帽子供应盒,医护人员进入病区前须先脱去外衣并洗手,更换拖鞋及隔离衣并戴口罩后进入过渡带(患流感或感冒等传染性疾病的人员不得入内)。检查患者前用温水洗手。对于小患儿可以训练家长尽量做到清洁并按上述程序操作后,可进入过渡带陪伴患儿。层流室价格较昂贵,常用的有水平和垂直层流洁净室,使用前须进行相应的清洁与消毒。

4.无菌护理

白血病护理人员须具备一定的临床经验并具有严格的无菌观念。无菌护理的重点是与外界相通的皮肤黏膜的护理,包括口腔、鼻腔、外耳道、会阴部、皮肤穿刺部位、中心静脉插管部位等,一般消毒常规:每天 3 次用 1∶2 000 氯己定溶液、泰唑或多贝尔漱口液漱口,便后用 5 000 高锰酸钾液坐浴,头发指甲要剪短,在粒细胞减少期食物也须加热消毒后才用,水果须用氯己定溶液浸洗并去皮。进入超洁净单人间或层流室的患儿,严格按照消毒规则进行皮肤黏膜的洁净消毒护理,加强保护性环境隔离。对粒细胞减少患者进行穿刺(包括静脉穿刺、肌内注射等)除须按常规消毒外,宜用浸过乙醇的无菌纱布覆盖局部皮肤 5 min 后再进行穿刺。

5.感染的防治

感染是白血病患儿最常见和最危险的合并症,由于白血病本身以及白血病治疗可引起白细胞减少、细胞免疫和体液免疫功能下降、皮肤黏膜屏障的破坏以及营养状况下降,许多非机会致病菌、真菌等也成为白血病患者的病原,而且一旦发生感染很容易形成败血症甚至危及生命。

(刘　静)

第二十五节　小儿急性髓系白血病

急性髓细胞性白血病(acute myeloid leukemia，AML)是儿童白血病的少见类型，15岁以下儿童的发病率为7/100万。大多数AML患儿的发病原因不详，但有些先天性疾病综合征容易继发AML，如以染色体脆性位点增加为特点的Fanconi贫血和Bloom综合征、以先天性骨髓细胞生成异常为特点的Kotsman综合征和Diamond-Blackfan贫血。Down综合征患儿发生AML的概率比正常儿童高出20倍，不过有5％的Down综合征婴儿可以出现一过性骨髓增生异常而出现类似白血病的表现，这些患儿大部分不需治疗而自行缓解。他们需要系统随访，最终会有10％～20％的Down综合征患儿在4岁前发展成AML。

一、临床表现

急性白血病临床表现按发生机制可分为：由于正常造血细胞生成减少，导致感染、发热、出血和贫血；也可由于白血病细胞浸润导致肝、脾、淋巴结肿大及其他器官病变。症状的缓急主要取决于白血病细胞在体内的积蓄增长速率和程度。

1.发热和感染

约50％以上患者以发热起病，急性白血病本身不发热或仅有低热，当体温＞38.5℃时常常由感染引起。感染是最常见的死亡原因之一。发生感染的机制为：①中性粒细胞数量减少和功能缺陷；②免疫缺陷；③皮肤黏膜屏障破坏，有利于病原体的入侵；④院内感染。

2.出血

大部分患者起病时伴不同程度的出血。在未并发弥散性血管内凝血(DIC)者，出血的发生率为67％～75％，死于出血者占10％～15％。并发DIC的患者几乎全部有出血，其中死于DIC者占20％～25％。AML有出血倾向(58％)者明显高于ALL(42％)。出血的发生机制如下：①血小板减少；②血管壁损伤；③凝血障碍；④抗凝物质增多。

3.贫血

约2/3的AML患者在确诊时有中度贫血某些AML在发病前数月甚至数年可先出现难治性贫血，多为红细胞正色素性，表现为皮肤黏膜苍白倦怠，年长儿可诉头晕、头痛、心悸、耳鸣。

4.淋巴结和肝脾大

淋巴结和肝脾大是患儿常见的就诊原因之一。初诊时41％的AMI患者有淋巴结肿大，常见为浅表淋巴结肿大。在AML中以M4及M5发生淋巴结肿大多见，肝脾肿大可引起食欲减退、腹胀、乏力、消瘦等。临床上AML的肝、脾肿大常不如ALL显著。

5.中枢神经系统白血病(CNSL)

CNSL以蛛网膜及硬脑膜浸润最高，分别为82％、78.6％，其次为脑实质(62％)、脉络丛(42％)及脑神经(22％)，可发生在白血病初期或复发时。约有2％的AML初诊时有脑膜白血病，如未进行中枢神经系统白血病的预防处理，则有20％～40％的AML可发生脑膜白血病。临床出现脑神经受损颅内压增高、脑脊液改变，严重的有意识改变或抽搐瘫痪等。脑脊液检查可见压力增高、细胞数增多甚至发生浑浊、蛋白增多、糖降低。涂片染色检查可检出白血病细胞。白血病细胞在蛛网膜增生影响了脑脊液循环，引起颅内压增高和交通性脑积水，可出现头痛、恶心、视物模糊、视盘水肿和眼外展麻痹。神经根周围浸润可造成脑神经麻痹,尤其是通过脑神经孔的第Ⅱ对和第Ⅳ对脑神经。当周围血原始细胞显著增多时,常可引起白细胞淤滞。大量白血病细胞在小血管以及血管周围的脑实质中集聚,导致小血管阻塞以及出血性梗死,常发生在大脑半球,很少在小脑及脑干或脊髓。患者有头痛、轻瘫,迅速进入昏迷,常致死亡。

6.口腔及皮肤

白血病细胞浸润口腔黏膜可引起牙龈肿胀或巨舌等,多见于 AML-M5 及 AML-M4-1 白血病性齿龈炎常继发感染、出血。甚至发生继发性口干燥症,偶见 AML 可首发于皮肤。皮肤浸润表现有白血病疹、结节、斑块和溃疡等。白血病疹呈淡紫色小丘疹,常发痒,以 AML-M4 及 AML-M5 为明显。活检皮损印片有助于诊断。皮肤感染很多见,表现为蜂窝织炎,常呈大片状,迅速发展,最常见于面部,多由革兰阳性细菌所引起。病毒性皮炎常发生在化疗中或以后,以单纯疱疹及带状疱疹为多见。绿色瘤和粒细胞肉瘤可发生在皮肤和乳房部位。所谓Swee 综合征又称"急性发热性中性粒细胞性皮病",发生率约为 10%,可能是白血病细胞抗原在皮肤沉积所致。

7.心脏和呼吸系统

HAMIL 的肺部表现可由感染、浸润及白细胞淤滞等引起。以肺浸润常见,浸润多位于肺泡间隔,尤位于血管和小支气管周围,但引起肺动脉栓塞导致肺梗死者罕见,极少数可出现空洞。肺门和纵隔淋巴结肿大的发生率分别为 27% 和 36%。因浸润出现渗出性胸膜炎及血性胸腔积液者可见于 AMLM5;并可与结核等并存。肺部浸润的 X 线表现可呈弥漫性网状结节样改变,也可散在分布,和感染并存可呈片状阴影。肺部血管的白细胞淤滞可导致呼吸窘迫综合征,主要见于高白细胞 AML,病死率高。

8.骨和关节骨痛及胸骨下端压痛常见

①白血病细胞影响骨膜;②不明原因的骨梗死和骨髓坏死;③高尿酸血症致痛风发作;④溶骨性粒细胞肉瘤等。骨骼病变可通过 X 线片、骨扫描等检查而诊断。小儿以关节肿起病者常被误诊为风湿性关节炎或类风湿关节炎,也可发生继发性痛风关节炎。

9.性腺睾丸

白血病的发生机会 AML 少于 ALL,病变睾丸可无症状,常呈双侧或单侧弥漫性肿大,质硬,不透光,可经局部穿刺或活检证实。

二、辅助检查

1.血常规

初诊时 79% 的病例有中等程度贫血,且呈进行性发展。贫血呈正常细胞性,仅少数有红细胞大小不等嗜碱性点彩、多染性红细胞及幼红细胞,半数病例网织红细胞数偏低。白血病可引起血型抗原减弱,造成血型鉴定困难。初诊时外周血白细胞计数可降低、正常、增高或显著增高。

约 28.7% 的 AML 患者白细胞计数可 $<4×10^9/L$,甚至 $<1×10^9/L$。7.4% 的 AMI 患者白细胞可 $>100×10^9/L$,称为高白细胞急性白血病。外周血白细胞分类示原始和幼稚(早幼)细胞百分比显著增多,范围在 5%～100%,但白细胞不增多性白血病外周血中仅有极少量甚至没有原始及幼稚细胞出现。初诊时均有不同程度的血小板减少,有 50.4% 的 AML 患者血小板数 $<50×10^9/L$。

2.骨髓象

初诊时骨髓象大多数呈增生活跃、明显活跃或极度活跃,分类中原始和幼稚(早幼)细胞大量增生,而正常造血细胞如幼红细胞和巨核细胞则明显受抑制。约有10%的AMIL骨髓活检呈增生减低,称为低增生性急性白血病。白血病细胞具有共同的形态特点:大小不一,多数体积增大;核浆比例增大,细胞核形态不规则,常有异形;核染色质粗糙,分布不均,核仁较正常原始细胞大,核分裂象多见;核浆发育失调,细胞分化停滞在原始或幼稚(早幼)细胞阶段,而趋向于稍成熟的细胞极少见,杆状核及分叶核粒细胞尚有保留,呈现所谓"裂孔"现象。Auer小体是白血病细胞的形态标记,系嗜苯胺蓝颗粒聚集和浓缩过程紊乱融合而成,它的出现率按高低排列如下:AML-M1、M2、M4、M3(34.9%)、M6、M5。

3.细胞化学染色

它在急性白血病的分型诊断中有重要意义,常用的有过氧化物酶(POX)、过碘酸雪夫染色(PAS)、中性粒细胞碱性磷酸酶(NAP)、α萘酚醋酸酯酶(αNAE)及血清溶菌酶等。

4.细胞免疫学检查

对AML的分型诊断具有重要意义,按目前细胞形态学和细胞化学检查作为分型的基础,其符合率为60%~70%。20世纪80年代以来,由于杂交瘤技术及分子生物学技术的发展,大量单克隆抗体相继问世,加上免疫荧光和免疫细胞染色方法的标准化,为建立急性白血病的免疫分型诊断奠定了基础。分型诊断甚为重要,与选择治疗方案和预后估计有密切关系。目前临床上仍以FAB形态学分型为基础,结合细胞遗传学和免疫表型逐步执行MIC分型和WHO分型。FAB分型的主要依据为细胞形态学和组织细胞化学,由于人为因素,诊断一致率有较大差别。免疫表型可以提示白血病细胞的分化系列及分化阶段,鉴别率高达98%。因此,对某些单纯以形态学难以分型的AML如MO、M1、M7,急性未分化型白血病(AUL)、急性杂合型白血病(AHL)等,免疫分型检查十分重要。

(1)AML-MO和AML-M1:白血病细胞至少表达CD13或CD33,同时伴有HLA-DR的表达及不成熟细胞标志CD34和CD117的表达。通常不伴髓系成熟抗原,如CDI5、CDl1b或CD14的表达,淋系抗原阴性。CD7和CD56阳性,特别是髓系细胞伴CD7+,提示为白血病细胞。胞质MPO+对髓系诊断更为特异,MO、MI的白血病细胞胞质MPO+。

(2)AML-m^2:HLADR+,小白血病细胞常CD34tCD117+,很少表达CD15等分化成熟抗原;大白血病细胞CD33表达强度减弱,出现CD13、CD15及CD11b等的表达。

(3)t(8;21)AML:原始细胞CD34t。80%以上患者的原始细胞表达CD19。50%左右的患者白血病细胞TdT可阳性。

(4)t(15;17)APL:HLA-DR阴性,均一性CD33t,CD13强弱不一,CD34表达呈异质性。通常CD147、CD157,可以CD34TCD153/CD347CD15+/CD34+CD15。单一群体细胞CD34CD15表达异质性,结合CD13异质性表达,高度提示存在PmL/RARa重排。

(5)AML-M4E0:免疫表型类似AML-M4,表达CD33、CD13、CD15、CD4、CD11C、CD14、CD64和HLA-DR,CD2$^+$及CD45强阳性细胞增多高度提示该病。

(6)AML-15:原始细胞常与正常单核细胞区域部分重叠交叉,与正常粒单细胞难于分辨,因此,鉴别M5通常需多个单抗进行分辨。通常CD33强阳性,CD13、CD34表型或单核细胞相关抗原CD64、CD14高表达时才能提示AML-M5。CD11b与其他抗原粒细胞HLA-DR-CD45强阳性,单核细胞HLA-DR+CD45弱阳性同时表达也能提示M5。其他方法如CD36、

CD56 和 CD4 用于鉴别单核细胞,但均不具特异性。

(7)AML-M6:免疫表型特征不典型。CD71 及血型糖蛋白抗原高表达,原始细胞具有不成熟髓系细胞表型,此时容易与 MDS 的 RAEB 和 RAEB-t 混淆。细胞对溶血过程敏感,因而 FACS 检测较为困难。

(8)AML-M7:本型的诊断需要免疫表型和(或)电镜检查。原始巨核细胞常高表达 CD41,CD61,需注意细胞黏附血小板造成的假阳性结果。CD412b 为成熟巨核细胞标志,可在血小板表达,而不表达于 CD61+CD42 的原始巨核细胞,可用于排除假阳性。

5.染色体和基因改变

半数以上白血病患者有细胞染色体异常和基因改变,如 AML 具有 t(8;21)(q22;q22)AMLI/ETO,11q23(mLL);AML-M3 具有 t(15;17)(q22;q21)PmL、RARa;M4E0 具有 inv(16)(q13;q22)、t(16;16)(p13;q22)、(CBFβ/MYH11),还有 N-ras 癌基因的点突变、活化等,这些异常有辅助诊断和判断预后的价值。

三、诊断与鉴别诊断

(一)基本诊断依据

(1)临床症状、体征有发热、苍白、乏力、出血、骨关节疼痛及肝、脾、淋巴结肿大等浸润灶表现。

(2)血液学改变:血红蛋白及红细胞降低,血小板减少,白细胞增高、正常或减低,分类可发现数量不等的原、幼粒(或幼单)细胞或未见原幼粒(或幼单)细胞。

(3)骨髓形态学改变:是确诊的主要依据,骨髓涂片中有核细胞大多呈明显增生或极度增生,仅少数呈增生低下,均以髓细胞增生为主,原粒早幼粒(或原单、幼单)细胞必须≥20%才可确诊为 AML。红白血病(M6)除上述外,尚有红系≥50%且伴形态异常;急性巨核细胞白血病(M7)骨髓中原巨核细胞≥30%。除了对骨髓涂片做瑞氏染色分类计数并观察细胞形态改变外,应该做过氧化酶(POX)、糖原(PAS)、非特异性酯酶(NSE)和酯酶氟化钠(NaF)抑制试验等细胞化学染色检查,以进一步确定异常细胞性质并与急性淋巴细胞白血病(ALL)鉴别。

(二)鉴别诊断

1.类白血病反应

它是由于某些因素如感染、中毒、恶性肿瘤骨髓转移及急性失血、溶血等原因刺激造血组织引起的一种类似白血病的血液学改变,如外周血白血病总数增高、分类中可见幼稚细胞、部分病例可同时伴有贫血及血小板减少,但并非真正的白血病。诊断时仔细询问病史并进行相应的实验室检查容易鉴别。

2.神经母细胞瘤

它的患儿常以眼眶部骨浸润为首发表现,需要与 AML 的绿色瘤相鉴别。

四、治疗

WHO 新的分类方案对髓系肿瘤和急性白血病提出了遗传学变异的分型,强调新诊断的 AML 需完善遗传学检查后方可开始化疗。由于现代化疗方案的进步,目前发达国家 AML 的生存率已达 70%以上,其中 APL 的生存率已达 90%以上,这些成绩的获得依赖于高强度的化疗及有力的支持治疗,使致死性的并发症得到有效控制。目前 HSCT 已很少用于初次缓解的

AML 患儿。

1. 治疗原则

对 AML 患儿应实施强化疗以获得早期缓解和长期生存。应根据初诊时的复发危险度评估给予分层强化疗：当患儿具有良好预后因素时，应避免超强度化疗；反之，当患儿具有不良预后因素时，应给予高强度化疗。遗传学异常和早期治疗反应是评估预后的两个重要方面。根据下列指标将 AML 的预后分成三组。

（1）预后良好组：CBF AML-t(8;21) 和 inv(16)、t(15;17)、t(1;11)、NPM1 突变伴核型正常、GATA1。

（2）预后不良组：-7、-5 或 del(5q)、t(4;11)、t(6;11)、t(10;11)、t(6;9)、t(7;12)、inv(3) 或 t(3;3)、复杂核型（3 条以上的染色体变异）、WT1 突变/FLT3-ITD。

（3）预后一般组：无预后良好、也无预后不良的因素，包括正常核型的 AML。诱导治疗后第 15 或 30 d 将对早期治疗反应进行评估，如果 15 d 幼稚细胞 $<15\%$ 或 30 d 幼稚细胞 $<5\%$ 则认为反应良好。当患儿早期获得缓解并具有良好核型或基因型，便可进行低危方案的治疗；反之，如果患儿早期不缓解，或具有不良核型或基因型，则应采用高危方案治疗；其他患儿则采用中危方案治疗。一旦患儿确诊为 AML，应立即开始治疗。诱导治疗 1~2 个疗程后，患儿应获得完全缓解，即骨髓幼稚细胞 $<5\%$，未见 Auer 小体，未见髓外疾病，中性粒细胞绝对数 $>1.0\times10^9$/L，血小板计数 $>80\times10^9$/L，并且不用输注红细胞。有些患儿外周血细胞虽然没有完全恢复，但其他条件符合，也可开始下一疗程化疗，即巩固治疗。巩固治疗一般为 2~5 个疗程。目前大多数研究组认为，如果已给予高强度诱导和巩固治疗，则不推荐维持治疗。中枢神经系统白血病预防治疗是必须的，常规采用鞘内注射化疗药物。强化疗过程中，积极的支持治疗非常重要，这将有效提高 AML 患儿的生存率。

2. 化学治疗（除外 APL）

（1）诱导治疗：蒽环类药物和阿糖胞苷是最常用于诱导治疗的两类细胞毒性药物。最常用的蒽环类药物有三种即柔红霉素、去甲氧柔红霉素和米托蒽醌。去甲氧柔红霉素在用药 2~4 周清除幼稚细胞较快，但对总体生存率无明显影响。诱导期蒽环类药物一般用 3 d，柔红霉素剂量为 50~60 mg/(m²·d)，去甲氧柔红霉素剂量为 10~12 mg/(m²·d)，米托蒽醌剂量为 10~12 mg/(m²·d)。相关研究表明，这三种蒽环类药物没有疗效差异。阿糖胞苷一般用 7~10 d，剂量为 100~200 mg/m²，每天 1 次或 2 次静脉滴注。上述组合被称为"3+7"或"3+10"诱导方案。诱导期不推荐使用大剂量阿糖胞苷，因为不仅对缓解无助，而且增加毒副反应。有些方案在诱导期加用依托泊苷（VP16）或硫鸟嘌呤，如英国 MRC 临床试验方案采用 ADE 三药诱导治疗，除了蒽环类药物和阿糖胞苷外，还有依托泊苷，剂量为 100 mg/(m²·d)×5 d。欧洲斯堪的纳维亚 NOPHO 协作组采用 AIET 四药诱导治疗，依托泊苷剂量为 100 mg/(m²·d)×4 d，硫鸟嘌呤剂量为 100 mg/m²，每 12 h 1 次×4 d。虽然各国诱导方案不尽相同，但儿童 AML 初次缓解率均能达到 85% 以上。多数研究组重复一次诱导治疗，当患儿骨髓恢复后即开始第二轮诱导治疗，一般在初次诱导治疗后第 4 周左右。如果初次诱导治疗后骨髓缓解不理想如 15 d 幼稚细胞 $>15\%$，也可提前进行第二轮诱导治疗。

（2）缓解后巩固治疗：对维持 AML 的缓解非常必要。巩固治疗一般为 2~4 个疗程，化疗药物与诱导期不尽相同。大剂量阿糖胞苷（HiDAC）有助于增加 AML 尤其是 CBF-AML 的疗效，用法可为阶梯式递增，从 1 g/m² 增加至 3 g/m²，也可采用标准剂量 3 g/m²。具体用法各国不尽相同,英国 MRC 方案的 HiDAC 用法为 3 g/m², 每天 12 h 1 次,第 1、3、5 d, 总计 6 次,每次静脉滴注时间需大于 4 h。而 NOPHO 方案的 HiDAC 用法为 1~3 g/ m², 每天 12 h 1 次,第 1~3 d, 总计 6 次,每次静脉滴注时间需大于 2 h。有些协作组方案除了 HiDAC, 还加用依托泊苷或米托蒽醌联合用药(HAE,MidAC)。巩固治疗期加用其他药物如安吖啶和氯脱氧腺苷的疗效仍不肯定。有研究组随机给予吉妥珠单抗奥唑米星(GO)(注:一种抗体导向肿瘤药,由重组人源化 CD33 单抗与细胞毒抗肿瘤抗生素刺孢霉素键合而成),但使用后未发现生存率明显增加。目前尚无证据表明巩固治疗需要多少疗程合适。关于 AML 的维持治疗,共识认为如果已在诱导和巩固期进行了强化疗,就没有必要进行维持治疗。总体来说,AML 诱导和巩固治疗最少不应少于 4 个疗程。

3. 中枢神经系统治疗

有 5%~10% 的 AML 患儿初诊时即有中枢神经系统(central nervous system,CNS)受累。对所有 AML 患儿,均需进行 CNS 预防治疗,否则 CNS 复发很高。鞘内注射化疗药是常规治疗方法,可行单剂阿糖胞苷或单剂甲氨蝶呤鞘内注射,也可行三联鞘注,即阿糖胞苷+甲氨蝶呤+类固醇激素。对于 CNS 的预防治疗,是采用单联还是三联鞘注目前没有一致共识,但如果初诊时已有 CNS 受累,则推荐使用三联鞘注。对已有 CNS 白血病的患儿,予每周 2 次鞘内注射直至脑脊液幼稚细胞消失。AML 患儿的鞘内注射总次数没有统一规定,许多中心在每个疗程治疗期间至少给予一次鞘内注射,因此鞘内注射总次数为 4~10 次。如果患儿已接受大剂量阿糖胞苷和鞘注化疗,则无须进行颅脑放疗。

4. 髓细胞肉瘤治疗

髓细胞肉瘤或粒细胞肉瘤是髓外白血病的表现形式,占 AML 的 2%~4%。髓细胞肉瘤可为首发表现,可以单发,也可同时伴有骨髓浸润。此时即使骨髓幼稚细胞<20%,也应诊断为 AML 而不是 MDS。眶部绿色瘤多见于 AML t(8;21)。皮肤(皮肤白血病)、淋巴结、骨或软组织均可受累。髓细胞肉瘤的患儿即使骨髓幼稚细胞<5%,也应同样进行高强度的 AML 方案化疗。经过系统化疗后,多数肿瘤反应良好并消失,不需局部放疗。但如果治疗后肿瘤仍不消退,可采用局部放疗。由于对这种罕见情况很难开展临床研究,目前仍不确定放射治疗是否获益。

5. 造血干细胞移植

随着强化疗的实施,AML 的疗效已相当甚至高于自体造血干细胞移植,因此现在自体造血干细胞移植已不再是治疗 AML 的指征。异基因造血干细胞移植曾一度被认为是治疗 AML 的最佳选择,后来随着大规模临床研究的开展,发现对于低危险组、获得首次缓解的 AML 患儿,采用化疗而不行移植也能获得相似的疗效。对中危和高危组 AML,采用化疗还是移植仍有争论。异基因造血干细胞移植复发率可能较低,但却存在早期或晚期的移植相关并发症。早期并发症与供者类型、HLA 相合程度及患者移植前状况有关。无关供者移植后出现急性或慢性移植物抗宿主病和感染的概率较高。许多中心已不采用全身放疗的预处理方案,这样可以减少远期的并发症如生长迟缓和内分泌疾患。白消安和环磷酰胺是目前 AML 移植的常用预处理方案。第二肿瘤是长期生存患儿的另一种远期并发症。当 AML 患儿选择移植治疗时,一般在巩固治疗第 1~2 个疗程后进行,这样的缓解状态使移植效果更好。

6. 支持治疗

如果缺乏积极的支持治疗,化学治疗相关死亡率可达 10%~20%。高强度化疗使全血细胞减少时间更长,一旦患儿出现感染早期征象如发热时,必须马上给予广谱抗生素。抗生素的选择应根据治疗中心微生物群落的分布特点而定。三代头孢联合或不联合氨基糖苷类治疗是常见的经验性用药。使用大剂量阿糖胞苷的患儿容易发生绿色链球菌感染。当患儿强化疗期间出现持续严重的粒细胞缺乏时,有些中心预防性使用氟喹诺酮类药物,但该类药物在儿童中的使用受限。目前侵袭性真菌感染已成为感染相关死亡的重要因素,AML 化疗后发生侵袭性真菌感染的患儿可达20%。当广谱抗生素使用3~5 d 效果欠佳时,应根据经验及时使用抗真菌药。当患儿接受很高强度化疗时,有些中心已开始采用预防性抗真菌用药。目前常用的抗真菌药物有伊曲康唑、伏立康唑、米卡芬净和两性霉素。多数发热伴粒细胞缺乏患儿的感染灶不明显,所以一旦发热应及时抽取血培养。如果发热控制不佳,还需多次行血培养查找病原。粒细胞缺乏期间患儿的痰液较难获得,必要时行支气管肺泡灌洗液培养,可获得较好的病原分离,也可行 PCR 方法检测确定病原。胸部和腹部 CT 有助于诊断隐匿感染,病灶活检也有助于进行病原确定。对持续骨髓抑制的患者,应常规给予血制品的支持治疗。当血小板低于 $<10\times10^9/L$ 时,应输注血小板预防出血性死亡。

7. 高白细胞治疗

当白细胞 WBC $>100\times10^9/L$ 时,称为"高白细胞血症",多见于单核或粒单细胞白血病。高白细胞使血液淤滞,易在小血管形成血栓或导致出血。中枢神经系统可发生颅内出血,肺部可因白细胞淤滞发生呼吸衰竭。对高白细胞患儿应给予大量水化碱化治疗,年长患儿可行白细胞去除术。小剂量阿糖胞苷或联合羟基脲治疗可以降低白细胞。凝血异常时要给予充分的血小板和新鲜冷冻血浆输注。但应避免浓缩红细胞输注,因可加重高黏滞综合征。高白细胞患儿化疗后可出现肿瘤溶解综合征,此时有些患儿需进行血液透析治疗。

8. 化疗毒副反应

AML 化疗方案蒽环类药物累积剂量 >300 mg/m^2 时,可出现远期心脏毒性,尤其对年幼儿童更易造成心脏损害,因此应限量使用蒽环类药物。大剂量阿糖胞苷可造成眼、口腔和肠道的严重黏膜炎,因此用药期间应予类固醇激素眼药水预防治疗。关于 AML 化疗期间造血生长因子 G-CSF 的预防用药问题,随机研究发现 G-CSF 不能降低粒细胞缺乏发热和感染率,特别是不能降低感染相关死亡率,因此不推荐在 AML 治疗中常规使用 G-CSF。并且对分化缺陷 G-CSF 受体亚型Ⅳ表达增高的患儿,G-CSF 治疗反而会增加 AML 的复发风险。当患儿出现败血症等危重情况时,可使用 G-CSF 以缩短粒细胞缺乏时间。

(刘　静)

第二十六节　急性粒细胞白血病

急性粒细胞白血病,简称"急粒",主要表现为粒系原始细胞的恶性增殖。急粒有 2 个亚型:粒细胞白血病未分化型(M1)与粒细胞白血病部分分化型(m^2)。

一、临床表现

本病患者常突然起病,进展较快,临床常见发热、感染和出血,并常因此致死,约 10% 的病例进展缓慢。大量白血病细胞主要是原粒细胞浸润骨组织或骨膜下,并聚集成淡绿色肿块称为绿色瘤。绿色瘤几乎都见于急性粒细胞白血病,少数绿色瘤由粒单系细胞组成,偶尔肿瘤不呈绿色,称之为粒细胞肉瘤。若组织暴露于空气中,则绿色瘤很快转变成暗黄色,在紫外线下呈现猩红色荧光,这是由于绿色瘤组织中有大量原卟啉和绿色过氧化物酶所致。绿色瘤常见于儿童及青少年,颅面骨侵袭是其特征性表现。瘤块附着颅骨缝向硬脑膜的上、下和内部生长,并充满整个眼眶、鼻旁窦和乳突。临床出现眼眶疼痛、突眼眼睑水肿、结膜外翻、失明、眼肌麻痹、眩晕、听力减退、面神经麻痹、中耳炎、乳突瘤等。胸骨是第二个好发部位,并可侵入肌肉、胸膜,甚至心肌、肋骨。脊椎和骨盆也常累及,但长骨很少见。绿色瘤可与急性白血病的血常规和骨髓象同时或先后出现,也可始终无白血病征象,后者称为非白血病性绿色瘤。

二、辅助检查

1.骨髓象

根据以下骨髓象作为确诊依据。

M1:骨髓中原粒细胞Ⅰ+Ⅱ型)≥90%(非红系细胞),早幼粒细胞很少见,处于中性中幼粒细胞以下阶段者不见或罕见。

M2:分为2个亚型。

M2a:骨髓中原粒细胞(Ⅰ+Ⅱ型)30%～90%(非红系细胞),单核细胞<20%,早幼粒细胞以下阶段者>10%。

M2b:骨髓中异常的原始及早幼粒细胞明显增加,以异常的中性中幼粒细胞增生为主,其胞核常有核仁,有明显的核浆发育不平衡,此类细胞-30%。

2.免疫表型与预后

(1)CD33缺失多见于 m^2 型中 ETO 阳性患儿,1个月 CR 率明显高于其他患儿,预后好。检测 AML1IETO 融合基因是对 M2 白血病患儿染色体未检测出 t(8;21)易位的补充,也能作为患儿缓解、长期生存、MRD 的检测指标。

(2)CD13 阳性患儿1个月 CR 率明显高于其他患儿。

(3)CD14、CD11b 均与1个月时低 CR 率、低 EFS 率密切相关,是预后差的指标之一。

(4)淋巴系抗原 CD7、CD19 和 CD38 表达可见于 30%～45% 的 AML 患儿,M2 型最多见,占 60.7%。CD7 阳性患儿比阴性患儿 CR 率明显降低,存活时间缩短,CD7 阳性与 CD34、GP-170 及异常染色体有关,与高白细胞数有关。

(5)CD56 的阳性患儿中大部分伴 t(8;21)(q22;q22)染色体易位,是预后差的重要指标之 CD56 表达不仅与 FAB 分型中 M2、M5 有关,还常与其他预后差抗原表型 CD7、CD34 相关。AML 中具有 t(8;21)易位的患儿预后较好,但伴 CD56 阳性表达的患儿预后差。

三、治疗

急粒的治疗主要是化疗,包括诱导缓解及缓解后治疗。非白血病性绿色瘤如能早期手术切除或局部放疗,可获得较长缓解期。

(刘　静)

第二十七节 急性早幼粒细胞白血病

急性早幼粒细胞白血病(acute promyelocytic leukemia,APL)是急性髓细胞白血病的一种特殊类型,占儿童髓细胞性白血病的10%。APL的临床表现与AML相同,但出血倾向明显,常以严重出血的弥散性血管内凝血(disseminated intravascular coagulation,DIC)为首发表现。以前APL预后很差,主要是由于化学治疗后APL细胞促凝血颗粒释放、形成弥散性血管内凝血,导致患儿严重出血而死亡。近年来采用全反式维A酸(all-trans retinoicacid,AT-RA)诱导分化治疗后,APL的预后得到极大改善,超过80%的患儿可以长期存活。

一、临床表现

APL的临床表现同样有感染、贫血、出血和浸润等与其他白血病共同的表现,其中出血症状尤为明显。出血可以是致命的,特别是颅内出血,出血的原因除血小板减少外,更重要的是APL细胞含有多种能引起凝血异常的物质,在不用ATRA的情况下进行诱导化疗使这些细胞大量死亡,促凝和引发纤溶的物质释放,导致更严重的出血症状,病死率高达10%~20%。

APL细胞引起出凝血功能异常的机制主要有4个方面。

1.前凝血质活性增强

组织因子(TF因子Ⅱ)和癌性前凝血因子(CP)释放,激活凝血剂联反应。其中CP是半胱氨酸蛋白酶,能直接激活因子X,而无需依赖因子Ⅶ的存在。

2.纤维蛋白溶解亢进

尿激酶型纤溶酶原激活因子(uPA)和组织型纤溶酶原激活因子(1-PA)释放,纤溶酶原活化成纤溶酶,纤维蛋白原和纤维蛋白溶解亢进。

3.非特异性蛋白酶影响凝血系统

非特异性蛋白酶影响凝血系统包括弹性蛋白酶和胰凝乳蛋白酶,这些酶能分解某些凝血因子,并通过以下机制促进纤溶亢进:水解纤溶酶的抑制药α2抗纤溶酶和CI酯酶,弹性蛋白酶还能直接裂解纤维蛋白原。

4.白血病细胞释放

IL-β和TNF-α等细胞因子诱导血管内皮细胞表达和产生TF,下调血栓调节素(TM)的表达,促使血管内的血栓形成,同时诱导内皮细胞产生纤溶酶原激活物抑制药-1(PAI-1),抑制组织型纤维蛋白溶酶原活化剂(+PA)的溶栓作用。从上述的机制可以看出,APL的出凝血异常与经典的DIC不完全相同,如经典DIC的纤溶亢进出现在DIC的后期,但APL患者在早期就有明显的纤溶亢进。事实上,单纯用肝素治疗并不能减少出血的病死率。自从临床上用全反式维A酸(ATRA)治疗APL后,发现ATRA能很快改善出凝血功能,减少早期出血的病死率,在4~8d甚至更短的时间内异常凝血功能就开始纠正,而且同时给予化疗并不妨碍这一作用,认识到这点很重要,因为在用ATRA的早期同时进行化疗能明显增加无病生存率而不增加出血的病死率。ATRA改善APL患者出凝血功能的主要机制。

(1)ATRA诱导APL细胞分化成熟的同时,APL细胞的TF和CP表达和释放亦随之减少,血液循环中前凝血质的水平和活性降低。

(2)ATRA能诱导产生纤溶酶原激活因子(t-PA和uPA),同时又诱导纤溶酶原抑制因子的生成,这一双重作用的结果是纤溶亢进无改变或降低。

(3)实验表明 ATRA 不能改变非特异蛋白酶对凝血系统的影响,因此有观点认为非特异蛋白酶在 APL 患者的出凝血异常机制中并不起主要作用。

(4)ATRA 对细胞因子引起的凝血功能障碍亦起双重作用,一方面,ATRA 能促进白血病细胞的细胞因子表达和释放,另一方面,又能对抗这些细胞因子上调内皮细胞 TF 表达和下调,TM 表达的作用,抑制血栓的形成。

二、辅助检查

1.血常规

可有贫血和血小板减少,白细胞数量可升高、减低或正常,外周血涂片可见早幼粒细胞。白细胞升高的程度与 APL 的危险度及分层治疗密切相关。

2.凝血功能检查

因 APL 患儿经常以出血倾向、DIC 起病,凝血象检查及监测非常重要。包括纤维蛋白原(Fib)、凝血酶原时间(PT)、活化的部分凝血活酶时间(APTT)、纤维蛋白原降解产物(FDP)及 D-二聚体。

3.骨髓检查

细胞形态学可见异常的颗粒增多的早幼粒细胞增生,大于 20%即可诊断 APL,常见呈柴捆状的 Auer 小体。APL 的细胞化学具有典型特征,表现为过氧化酶强阳性,非特异性酯酶强阳性,且不被氟化钠抑制,碱性磷酸酶和糖原染色(PAS)呈阴性或弱阳性。

4.免疫分型

典型的 APL 表达 CD13、CD33、CD117 和 MPO,不表达或弱表达 CD3、CD7、CD14、CD64、HLA-DR、CD34、CD56。

5.细胞遗传学

包括常规染色体和荧光原位杂交(FISH)检测。两种技术可检测约 90%以上典型的 t(15;17)和约 5%不典型易位。常规染色体检测还可发现除 t(15;17)以外的染色体异常。FISH 可快速报告,利于尽早靶向治疗。1%～2%的 APL 有变异型 t(11;17)(q23;q21)/PLZF-RARα,更少见的变异型染色体易位有 t(5;17)(q35;q21)/NPM-RARα、t(11;17)(q13;q21)/NuMA-RARα、dup(17)(q21.3-q23)/STATSb-RARα。前 2 种易位的患者对 ATRA 敏感,但 ATRA 对 STATSb-RARα 融合基因阳性患者无效。

6.分子生物学

(1) PML-RARα 融合基因:RQ-PCR 可检出 99%APL 患者的 PML-RARα 融合基因。检测 PML-RARα 融合基因是诊断 APL 的最特异、敏感的方法之一,也是 APL 治疗方案选择、疗效分析、预后分析和复发预测最可靠的指标。

(2)基因突变:部分 APL 患儿可伴有 FLT3-ITD 突变,多与早期高白细胞血症以及早期死亡相关。

三、诊断与分层

1.诊断标准

符合以下条件 1+2 或 1+3 即可确诊。

(1)骨髓细胞形态学 AML-M3(FAB 分型)。

(2)染色体或 FISHt(15;17)。

(3)分子生物学检测 PML-RARα 阳性。

2.危险度分层

主要依据外周血白细胞和分子生物学特征。

(1)低危组:WBC<10×10⁹/L。

(2)高危组:WBC≥10×10⁹/L,或 FLT3-ITD 突变者,或低危组维持治疗前未达到分子生物学缓解。

四、治疗

由于 APL 特殊的临床特点,初治的 APL 患者比较容易发生 DIC,如没有及时发现积极处理,可能会成为患者早期死亡的主要原因。故临床上对于初治的 APL 患者,应常规监测 PmL/RARa 融合基因以判断预后,及时行 D-D 二聚体和凝血 4 项检查,以早期发现 DIC,尽早处理,防止因 DIC 大出血而引起患者早期死亡。

(一)诱导缓解治疗

1.全反式维 A 酸(ATRA)

自从 20 世纪 80 年代末 ATRA 应用于临床以来,国内外大量的临床试验证明其对于初治 APL 有较高的 CR 率,可达到 90%,而且 ATRA 的应用减少了 APL 患者因化疗骨髓抑制而引起的感染,降低了 DIC 的发生率,故目前临床上常采用 ATRA 诱导缓解治疗。其治疗 APL 的机制目前尚未完全清楚,可能主要有下列 3 条途径。

(1)诱导分化:使 APL 细胞在形态和部分功能方面向成熟粒细胞分化,进而死亡。

(2)诱导程序化死亡,又称凋亡:ATRA 在诱导白血病细胞成熟后,启动某种机制,使其生物学行为发生改变,进入程序化死亡而自行消失,正常造血得以恢复。

(3)抑制白血病细胞生长:体外研究证实,ATRA 可抑制早幼粒细胞株(HL60)细胞生长。具体方法:ATRA 30~60 mg/(m²·d),分 2~3 次口服,直至骨髓 CR,这种方法可达到较高的 CR 率,并且减少了 APL 患者因化疗骨髓抑制而引起的感染,降低了 DIC 的发生率。近年来报道,在 ATRA 治疗中可出现一些严重的综合征,如不及时认识和处理,可危及患者生命。

2.不良反应

(1)一般不良反应:皮肤、结膜干燥,食欲不同程度的降低,肝功能受损,上述反应一般较轻,可耐受。

(2)颅内压增高:一般患者有头痛,甚至剧烈头痛,对患者行腰椎穿刺检查并测脑脊液压力可证实,但还需要根据脑脊液化验排除中枢神经系统白血病的可能。经甘露醇脱水后头痛在短时间消失,考虑为单纯性颅内压增高。

(3)维 A 酸综合征:发生的中位时间为 11 d(2~47 d),临床上主要表现为发热、呼吸困难、伴或不伴有肺部毛玻璃样改变、体重增加、胸腔及心包积液、腹腔积液、足部水肿及低血压等,可经胸透、腹部 B 超等检查明确,应尽早采用糖皮质激素治疗,效果较好。

(4)高组胺综合征:用 ATRA 治疗后部分早幼粒细胞分化成熟为嗜碱性粒细胞,释放组胺,引起高组胺血症。临床表现为发热、全身潮红、心动过速和休克。这种综合征较少见,一旦发生可给予抗组胺药,休克可给予多巴胺纠正。

(5)白细胞升高:此不良反应在临床上最常遇到,白细胞升高出现在治疗后 2~21 d,高峰出现在治疗后 1~2 周,治疗后白细胞上升至>30×10⁹/L 时,可适当予以化疗,以防止白细胞过高引起的白细胞淤滞症。

3. 砷剂

研究表明,砷是一种细胞原浆毒,可选择性诱导 NB，细胞(一种具有 APL 特征的细胞株)凋亡,并在一定程度上触发 NB，细胞部分分化。临床观察表明,亚砷酸用于 APL 的治疗,不仅能够取得良好的效果,而且不引起出血和骨髓抑制等毒性反应,尤其适用于对维 A 酸耐药的难治病例。

亚砷酸促进 APL 细胞凋亡和部分分化的分子机制尚未完全清楚,以往的研究显示,可能和其降低 Bc-2 基因表达、降解 PmL/PmL-RARa 蛋白和降低 BCRABL 蛋白的酪氨酸蛋白激酶活性有关。APL 中血管内皮细胞生长因子的分泌增加,抑制血管新生是亚砷酸的抗白血病作用机制之一。亚砷酸诱导细胞凋亡的部分机制与谷胱甘肽氧化还原系统有关(主要是还原型谷胱甘肽水平)。

目前研究认为,还原型谷胱甘肽主要与亚砷酸结合成 A_2O_3,使亚砷酸极易被药物泵排出,同时清除活性氧能力降低,而维生素 C 正是通过降低还原型谷胱甘肽浓度导致细胞清除活性氧能力减弱,对亚砷酸敏感性增强。因此,维生素 C 与亚砷酸联合应用可能为 APL 提供新的治疗策略。临床试验证明,维生素 K 与亚砷酸在诱导髓系白血病细胞凋亡方面具有协同作用。因此,维生素 K₃与亚砷酸的联合应用可能为 APL 治疗提供新的思路。也有实验表明,沙格司亭与亚砷酸联合作用时能显著增强亚砷酸诱导 APL 患者单核细胞的分化作用,从而增强 APL 患者的疗效。A_2O_3 的剂量为 0.15 mg/(kg·d),静脉滴注,其不良反应主要是白细胞增多症和肝功能损害。前者与药物诱导的生物反应和分化过程有关,用糖皮质激素治疗有效。

ATRA 和 As_2O_3 治疗均能下调 APL 细胞溶解产生的组织因子 mRNA 的表达,降低 APL 细胞中促凝活性和组织因子水平,明显地抑制凝血,纠正继发纤溶和其他止血障碍,大大降低了 APL 的早期出血病死率。

(二)缓解后治疗

治疗 APL 的主要目的是减少复发,维持患者的长期无病生存。因此,APL 患者 CR 后的治疗显得尤为重要。缓解后治疗分为巩固治疗、维持治疗 2 个阶段。

1. 巩固治疗

为蒽环类和阿糖胞苷。最新研究也将 ATRA 用于巩固治疗中。蒽环类药物可选用柔红霉素、米托蒽醌或去甲氧柔红霉素。由于 APL 已成为高治愈率的疾病,目前的研究方向是降低蒽环类药物的累积量、避免晚期心脏毒性的发生。有些研究组使用中或大剂量阿糖胞苷 1~3 g/m² 治疗 APL,特别是当具有白细胞>10×10⁹/L 等危险因素时,更推荐使用中或大剂量阿糖胞苷。

2. 维持治疗

根据大量的临床观察和临床试验,以下序贯治疗方案可降低 APL 患者的复发率。第 1 年按下列方案循环 4 个周期,第 1 个月：ATRA 20 mg/(m²·d),每天 2 次×14 d;第 2 个月：Ar-C＋蒽环类药物化疗 1 个疗程;第 3 个月：As_2O_3 0.15 mg/(kg·d)×14 d。第 2 年按下列方案循环 4 个周期,第 1 个月：AT-RA₂0mg/(m²·d),每天 2 次×14 d;第 2 个月：$As_2O_3$0.15 mg/(kg·d)×14 d;第 3 个月：MTX 15 mg/m² 静脉滴注,每周 1 次×4 周。这种方法的机制可能在于所选用的联合化疗方案对 APL 敏感反复强化治疗,有可能彻底清除残留的异常细胞克隆,而且在 CR 后应用,可避免强烈化疗所诱发的凝血功能障碍的弊端。序贯治疗方案中仍保留 ATRA,可对体内残留的 APL 细胞起到持续促分化作用。

(刘 静)

第二十八节 慢性粒细胞性白血病

慢性粒细胞性白血病(chronic myeloid leukemia,CML)是一种起源于多能造血干细胞的恶性克隆增殖性疾病,属于骨髓增殖性疾病(MPD)中较少见的类型,临床主要表现为脾大、外周血白细胞极度增高并出现幼稚粒细胞,嗜碱、嗜酸性粒细胞增多,常有贫血、血小板增多。该病最显著的遗传特点是存在特异的费城染色体(Philadelphia chromosome,Ph),即 9 号与 22 号染色体长臂各有一段发生断裂并相互易位,[t(9;22)(q34;q11)],形成加长了的 9 号染色体和缩短了的 22 号染色体(Ph),结果 9 号染色体上 ABL 原癌基因转移至 22 号染色体断裂点集簇区(BCR),形成一个新的异常融合基因 BCR-ABL,该基因能表达高酪氨酸激酶(PTK)活性的蛋白质并导致疾病发生,作为肿瘤遗传学的开端和经典病种 CML 具有特殊的贡献。流行病学特点:CML 的发病率具有地域差异,中国约 $0.36×10^5$,国外报道(1~2)$×10^5$,儿童发病率极低,所占比例不超过儿童白血病的 5%,预计总发病率 $0.5×10^6$,而成人 CML 占所有成人白血病的 15%。

男性发病较多(男、女性之比为=1.6:1),任何年龄均可患病但 3 岁以下罕见,中位发病年龄为 45~55 岁,有一半患者年龄超过 60 岁。

其病因至今仍不清楚,放射线、某些化疗药物可能诱发 CML。现已明确 CML 是单克隆恶性起源的造血干细胞疾病,其遗传学改变具有特征性,作为标记染色体的 Ph 承载了融合基因 BCR-ABL 并表达具有高酪氨酸激酶(PTK)活性的融合蛋白 P 210,介导癌信号传递并导致 CML 发生。

一、临床表现

1.起病情况

多数起病缓慢,15%~20% 为无症状患者,多在体检或其他疾病进行血液学检查时发现。

2.全身症状

疲乏、盗汗、体重减轻、腹部饱满骨痛、发热等,主要是与其高代谢状态有关。

3.脾大

约有 90% 以上患者存在脾大,巨脾者脾脏几乎占满整个腹腔并深入盆腔,质硬可有切迹。脾大的程度与白细胞数成正比,可随疾病的缓解或发展而缩小、增大。

4.肝大

约有 50% 的 CmL 患者发生肝大,多在肋下 2~3 cm。

5.骨痛

胸骨压痛较多见,多在胸骨体,是 CmL 的重要体征。疼痛程度与白血病细胞浸润成正比。

6.眼底变化

较常见的眼底改变有眼底出血、眼底静脉充盈、扩张和腊肠样节段,为白细胞浸润所致。晚期可见严重贫血造成的网膜动脉和静脉奶油样红色。

7.其他

淋巴结肿大不常见,即便有肿大也是轻度的,如淋巴结明显肿大是预后不良的表现,绿色瘤、中枢神经系统白血病等髓外浸润发生于进展期。显著白细胞和血小板增高可致阴茎勃起,但较少见。

二、辅助检查

1.血常规

最显著的特征为白细胞计数增多,该病确诊时有 $50\%\sim70\%$ 的患者白细胞水平超过 $100\times10^9/L$,主要为各个阶段成熟期状态的粒细胞,以中幼粒及成熟粒为突出,嗜碱性和嗜酸性粒细胞绝对数增多。有 $10\%\sim20\%$ 处于慢性期的患者白细胞呈现周期性变化。早期血红蛋白正常,随着病情发展呈正细胞正色素贫血,晚期贫血严重。在白细胞增多的同时,$30\%\sim50\%$ 的患者中还可以观察到血小板增多,偶尔可以超过 $1\ 000\times10^9/L$,进入加速期和(或)急变期时患者出现血小板下降,其至 $<100\times10^9/L$。

2.骨髓象

骨髓较黏稠,易"干抽"。骨髓增生极度活跃,各系普遍增生,以粒系突出,粒红比例明显增高可达 $(15\sim20):1$,粒系各阶段均增加,以中晚幼粒细胞显著。慢性期原始粒细胞+早幼粒细胞不超过 10%,嗜酸和嗜碱性粒细胞明显高于正常;疾病加速期嗜碱性粒细胞增加可超过 20%;晚期红系、巨核系明显抑制。骨髓活检各系细胞增生旺盛在疾病过程中有不同程度的骨髓纤维化。

3.生化指标

中性粒细胞碱性磷酸酶(NAP)活性明显减低,此可与类白血病反应及骨髓纤维化鉴别,伴感染或缓解时可以上升。血清乳酸脱氢酶(LDH)升高,特别是 LDH-3 同工酶,阳性率超过 70%,缓解期阳性率不超过 15%。血清维生素 B,含量明显升高,叶酸降低,尿酸增高,溶菌酶活性增高。

4.细胞遗传学检查

90% 以上 CmL 的染色体核型分析费城染色体(Ph)为阳性,是 CmL 的特征性标志。分带技术显示 $t(9;22)(q34.1;q11.2)$。

5.分子生物学检测

采用反转录聚合酶联反应(RT-PCR)技术和荧光染色体原位杂交技术(FISH)可检测 BCR/ABI 融合基因,用于 CMI 诊断及治疗后监测微小残留病。P53 基因是 CmL 由慢性期向进展期转变的主要分子生物学改变。

6.免疫表型

慢性期 CDI5、CD11b 明显增高;加速期、急变期 CD34、CD33、HLA-DR 明显高于正常,而慢性期此三者一般较正常略高,如为急淋变,则出现相应的淋系标志。

三、临床分期

CmL 的典型临床发展过程要通过 3 个阶段,常规化疗能够延长患者生存期,但是不能改变疾病进展过程。最初诊断时,绝大多数 CmL 患者都处于慢性期(也被认为 CmL 的惰性期)。慢性期持续的时间不一,一般为 5～6 年,通常加速期持续 6～9 个月,会发展到急变期(持续 3～6 个月),偶尔可以不经过加速期直接由慢性期转化为急变期。加速期和急变期被称为终末期。

1. 慢性期

(1)无症状或低热、乏力、多汗、体重减轻等非特异性表现。

(2)血白细胞升高主要为中性中、晚幼粒细胞和杆状核粒细胞,原始粒细胞＋早幼粒细胞 <10%,嗜酸和嗜碱性粒细胞增多,有少量有核红细胞。

(3)骨髓增生明显至极度活跃,粒系为主,原始细胞<10%。

(4)费城染色体(Ph)为阳性。

(5)粒-单系造血干细胞(CFU-GM)与正常骨髓相似或明显增加。

2. 加速期

(1)不明原因发热、贫血、出血进行性加重和(或)骨痛、进行性脾大。

(2)对 CmL 治疗有效的药物无效。

(3)外周血和(或)骨髓白细胞原始细胞>10%或 20%。

(4)外周血嗜碱性粒细胞>－20%。

(5)出现 Ph 以外的染色体异常。

(6)P53 基因重排,P53 基因点突变及过量表达。

(7)CFU-GM 增殖与分化缺陷,集簇增多,集簇和集落的比值增高。

3. 急变期

(1)外周血原粒细胞＋早幼粒细胞>－30%。

(2)骨髓中原粒细胞＋早幼粒细胞>50%。

(3)外周血、骨髓原始细胞或原淋细胞＋幼淋细胞或原单细胞＋幼单细胞>20%。

(4)有髓外原始细胞浸润。

(5)CFU-GM 成小簇或不生长。

四、分型

CmL 在婴儿时期的临床表现与成年人有显著差别,故一般将小儿 CmL 分为幼年型和成人型。文献中分为婴儿型、成人型、家族型者,其中家族型与婴儿型的表现相似,只是常在近亲中发病。

1. 幼年型

慢性粒细胞白血病(JCmL)此型一般病程短,发病年龄为 6 个月至 5 岁,尤以 2 岁以下的婴幼儿多见,男性发病多于女性,可发生于家族性神经纤维瘤、生殖泌尿系畸形或智力低下的患儿。起病可急可缓,初发症状以反复感染最常见,常以呼吸道症状为主诉,其次为出血和瘀斑,偶见腹痛、髋部痛、呕吐、食欲缺乏及苍白等。肝、脾轻至中度肿大,淋巴结呈全身或局部性肿大,颈淋巴结常有化脓表现。几乎所有患儿面部均可见皮疹,多为斑丘疹或湿疹样皮疹,也可呈蝴蝶状丘疹或紫癜,甚至为化脓性皮疹。部分患儿颈部和背部可见红斑结节和反复性手指或手部的肿胀,亦可见皮肤咖啡斑。皮肤症状可于白血病细胞浸润前数月出现。外周血白细胞数不如成年型增高显著,多在 $100 \times 10^9/L$ 以下,其中原始粒细胞占 1%～8%,早幼粒细胞至晚幼粒细胞 3%～14%,中性杆状及分叶核粒细胞 30%～64%,单核细胞 3%～10%,淋巴细胞 12%～38%,嗜酸性粒细胞常见,而嗜碱性粒细胞增多不常见;末期可见幼红细胞明显增多,并可见单核细胞显著增生。血小板在病初即减少,多数呈中至重度贫血表现,网织红细胞可增加到 3%～10%。白细胞碱性磷酸酶降低,偶尔正常。血清和尿中溶菌酶增高 15%～50%,HbF 增高。骨髓粒系和单核系增生旺盛,可见红系增生异常,粒细胞:红细胞之比为(3～5):1,原始粒细胞在 20% 以下,巨核细胞减少。JCmL 起源于多能造血干细胞,故可造成红系增生障碍,血小板数与量异常以及淋巴细胞功能异常。与成人型不同,其异常增生主要在粒-单系统体外干细胞培养主要形成 CFU-GM。染色体检查 Ph 染色体阴性,核型分析多正常,个别可见-7+8(8 三体)或+21(21 三体)。由于 JCmL 常有发热、肝脾大、中度贫血、白细胞增多,需与感染所致的类白血病反应鉴别。此外,还应与传染性单核细胞增多症鉴别。

2.成人型

慢性粒细胞白血病(ACmL)。该型发病年龄在 5 岁以上,以 10～14 岁较多见,很少见于 3 岁以下儿童,男、女性差别不大。起病缓慢,开始时症状较轻,表现为乏力、体重减轻、骨关节疼痛。体征可见巨脾、肝脏大、淋巴结轻度肿大、视盘水肿等,很少有出血症状。周围血常规主要为白细胞增多,80% 在 $100\times10^9/L$ 以上;血红蛋白在 80 g/L 左右;血小板增多;分类可见粒系增多,包括嗜酸、嗜碱性粒细胞增多;原始粒细胞增多不明显,以中、晚幼和成熟粒细胞为主;白细胞碱性磷酸酶减低;HbF 不增高;血清免疫球蛋白不增高;血清和尿溶菌酶不增高,但维生素 B_2 和维生素 B_{12} 运载蛋白增高。骨髓增生活跃,以粒系增生为主,原始粒细胞<10%,多为中、晚幼粒细胞及杆状核细胞。粒细胞:红细胞比值为(10～50):1,部分患者可见骨髓纤维化。骨髓巨核细胞明显增多,以成熟巨核细胞为主。由于是多能造血干细胞的恶性增殖,故粒系、红系、巨核系等多系受累急变期可转变为淋巴细胞白血病。约有 85% 以上的患儿存在 Ph 染色体。对 Ph 染色体阴性者,用分子生物学技术又可分为有 BCR 重组和无 BCR 重组 2 亚型,前者临床症状与 Ph 染色体阳性者类似,后者临床症状不典型。

五、鉴别诊断

1.类白血病反应

类白血病反应是机体受到刺激而发生的类似于白血病的血象变化,常见原因为严重感染、中毒、恶性肿瘤、大出血、过敏性休克和服用某些药物。可有白细胞总数增高,外周血见到幼稚细胞,出现脾大等。但类白血病反应在控制原发病后白细胞数很快恢复正常,白细胞数一般在 $100\times10^9/L$ 以内,幼粒细胞百分率不高,骨髓以成熟粒细胞增生为主;外周血碱性磷酸酶积分增高,无 Ph 染色体及 BCR-ABL 基因重排。

2.真性红细胞增多症及原发性血小板增多症

Ph 染色体及 BCR-ABL 基因检测即可鉴别。

3.幼年型粒单细胞白血病(JMML)

发病主要发生在 3 岁以内,可能存在黄色瘤或咖啡斑等皮肤损害,外周血单核细胞比例明显增多,细胞遗传学检查没有 Ph 染色体,BCR/ABL 基因阴性而 RAS/PTPN11/NF1/CBL 基因突变可能被检出,细胞集落培养显示 GM-CSF 高敏性。

4.其他

CML 的脾肿大还应与肝硬化、血吸虫病、黑热病及肝糖原累积症等相鉴别。CML 合并脾梗死引起的左上腹剧痛应与相关急腹症相鉴别。由于 CML 有特殊血象及遗传学改变,鉴别容易。

六、治疗

CmL 一经确诊应立刻开始治疗,治疗的目标主要有 2 个:一是使白细胞计数降到正常水平达到血液学缓解;二是降低直至消除 Ph 染色体达到细胞遗传学缓解。获得细胞遗传学上的缓解以及延长患者生存期是药物治疗 CmL 的目标。干细胞移植仍是目前治愈 CmL 的唯一方法,靶基因治疗药物(如甲磺酸伊马替尼)可使慢性期甚至加速期患者获得细胞遗传学的显著缓解,α 干扰素治疗能使慢性期患者达到部分细胞遗传学缓解,化学治疗虽可使疾病缓解但不能改变 CmL 的自然病程。对于有合适供体的患者,应于慢性期早期进行异体造血干细胞移植。

(一)慢性期的治疗

化疗已经在 CmL 治疗中应用多年。化学制剂通常被用来控制慢性期 CmL 的白细胞以及相关的症状,这些方法并不能阻止疾病向急变期进展的进程。白消安和羟基脲是广泛用于控制慢性期 CmL 白细胞增殖的药物。

1.羟基脲

1972 年,羟基脲最早被引入 CmL 治疗是目前治疗 CmL,的主要药物。使用该药达到血液学缓解迅速(服药 3～5 d 外周白细胞即下降),但多数作用时间短暂,因此要求经常随访。通常的给药剂量为 30～50 mg/(kg·d),应根据白细胞计数及时调节药物剂量,维持白细胞在 $(2～10)×10^9/L$ 的水平。在一组 458 例 CmL 慢性期患者的大样本随机研究中发现:羟基脲治疗 CmL 优于白消安。应用羟基脲治疗的患者生存期显著延长,这一优势在所有治疗的亚组中均存在;羟基脲毒性小于白消安,未有蓄积毒性报道。羟基胺的主要不良反应为:恶心、呕吐、腹泻、黏膜溃疡、皮肤潮红等;它的应用不影响随后的干细胞移植或者 α 干扰素治疗。总之,羟基脲是治疗慢性期 CmL 起效快,不良反应少,价格低廉,最易为患者接受的药物,但不能阻止 CmL 急变。

2.白消安(马利兰)

最早于 20 世纪 50 年代开始用于治疗 CmL。随机研究表明白消安优于放疗和 32 P 核素治疗,大多数患者(90%)应用白消安治疗可以获得血液学缓解。该药口服给药,起始剂量为 5～8 mg/(m²·d),约 2 周后外周血白细胞才下降。依白细胞计数调节药物剂量。维持白细胞在 $(5～10)×10^9/L$ 的水平,稳定 2～3 个月可停药,待白细胞再次上升时再给药,适于 CmL 的姑息治疗。白消安有严重的毒副反应:大约有 10% 的患者出现长时间的骨髓抑制、肺间质纤维化、心内膜纤维化、白内障、皮肤色素沉着等。白消安在干细胞移植之前应用对移植后的生存期有不良影响,因此在临床上已经被羟基脲广泛取代。

3.三尖杉碱或高三尖杉碱(HHT)

HHT 是一种植物生物碱,在体外能够抑制 CmL 的母细胞,但是对正常的母细胞作用很小。该制剂对慢性期 CmL 有效,对能否减少急变的发生有待更长期的随访。剂量为 2.5 mg/(m²·d),加入 NS 500mL 中持续静脉滴注,2 周为 1 个疗程,间隔 1～2 周可重复给药。

研究结果提示 HHT 与 α 干扰素(INF-α)或小剂量阿糖胞苷(Ara-C)两药或三药联合应

用,可获得较之单药使用更高的血液学及细胞遗传学改进,方法为 HHT 2.5 mg/(m² · d)×5 d,Ara-C 15 mg/(m² · d)×5 d,每 4 周使用 1 次。

4.硫嘌呤(6-MP)及硫鸟嘌呤(6-TG)

适用于某些血小板减少症患者及幼儿型 CmL,一般用药 10 d 后白细胞会减少,以后根据外周血常规调整剂量。

5.α干扰素(IFN-α)

基于结构和功能的特性,干扰素被分为-α,-β 和-γ 3 种。目前主要应用 IFN-α 治疗 CmL,它有 2 种形式,即 IFN-α2、α 和 IFN-α,均被广泛用来治疗 CmL。干扰素作用的分子和生物学机制仍未明确。

IFN-α 在临床研究中的使用剂量为(2～5)×10⁹ U/(m² · d)。目前的标准剂量为 5×10⁹ U/(m² · d),或者减为最大耐受剂量,皮下给药。IFN-α 治疗的最佳持续时间现在还不清楚。如果在治疗 12 个月之后未有细胞遗传学缓解,应该考虑采纳其他的治疗手段如干细胞移植等。如果获得了细胞遗传学缓解,应该持续治疗至少 2 年或者直到通过 FISH 监测获得完全的细胞遗传学缓解。

IFN-α 和小剂量的阿糖胞苷(Ara-C)15 mg/(m² · d)联合治疗 CmL 正在被逐渐推广。研究表明联合治疗可以获得较 IFN-α 单药治疗更高的疗效,一般 2 周为 1 个疗程。高达 90%以上接受 IFN-α 治疗的患者出现不良反应,其中超过 50%的患者需要减少用药剂量,而约有20%的患者需要终止治疗。

常见的不良反应包括:发热和寒战、食欲减退、后鼻道分泌物下滴、疲乏、沮丧、体重减轻、外周神经病变。聚乙烯乙二醇 IFN-α(PEG)半衰期较长,血药浓度可维持 1 周,且同标准的 IFN-α 相比有更低的抗原性,由外周给药,每周给药 1 次。

6.联合化疗

除非白细胞计数增高明显和产生严重的症状如引起严重的中枢神经系统症状肺出血,否则通常没有必要应用强烈的化疗,可选用 COAP、DOAP、MAE 方案。

(二)加速期的治疗

可使用慢性期未用过的药物或增加剂量,或采用包括 IFN-α 在内的多药联合用药,但无论采用何种化疗方法,总的疗效不佳。IFN-α 用于治疗已有血液学变化的加速期患者,细胞遗传学缓解率低。但对于加速期仅表现为克隆性进展的患者,IFN-α 也非常有效,此种情况下,IFN-α 能够抑制 50%患者的克隆性增生。然而,这些缓解通常是短暂的,获得完全细胞遗传学缓解的概率极低。所以,当找到适合的供体应进行异基因造血干细胞移植。

(三)急变期的治疗

按急变细胞类型选择方案。中性粒细胞转变的治疗方案的客观缓解率为 20%～40%,中位生存期为 4～6 个月。地西他滨化学名为 5-氮杂-2-脱氧胞苷,该药物是一种 DNA 甲基转移酶抑制药,可以降低 DNA 的甲基化,使关闭的肿瘤抑制基因重新开始转录。剂量为每 12 h 100 mg/m²×5 d,每天持续用药 6 h 以上,4～8 周为 1 个疗程(每疗程 1 000 mg/m²)在治疗急性粒细胞转变的 CmL 中显示了显著的临床效果。急性淋巴细胞转变的 CmL 应使用急性淋巴细胞白血病的化疗方案,完全缓解率为 60%,约 50%的患者获得细胞遗传学的缓解,其缓解的持续时间为 9～12 个月。在化疗之后,急变期 CmL 恢复到慢性期后应及早进行干细胞移植治疗。

（四）治疗 CmL 的新制剂与新方法

1.甲磺酸伊马替尼

FDA 批准伊马替尼用于儿童 Ph 阳性 CmL 时的如下情况：①骨髓移植后复发；②耐 INF；③加速期 CmL。工期临床观察儿童的剂量耐受范围为 $260\sim570$ mg/$(m^2 \cdot d)$；一般的给药剂量为 $260\sim340$ mg/$(m^2 \cdot d)$；不良反应轻微。

目前临床医师倾向于对新诊断的成人 CmL 推荐使用伊马替尼，仅当对该药反应不佳，并有适合的供者时才采用异基因造血干细胞移植。伊马替尼与其他治疗方法的联合：伊马替尼及三氧化二砷体外联合作用于 K562 细胞系时，较单独作用的总和而言，抗增殖及促凋亡作用加强了。与 IFN-α、AraC 的体外联合对 CMIA 细胞系有相加甚至协同抑制生长的作用。但尚无大量的临床试验证明联合用药的长期疗效以及对总体生存率的影响。

2.治疗 CmL 的新制剂

新的治疗 CmL 的策略以及制剂有许多已经进入临床，而且一些已经显示了令人鼓舞的结果。反义单链去氧核苷酸（ODNs）是一短链 DNA 片断，它能结合靶 mRNA 片断，从而阻断信使 mRNA 将信息转化为功能性蛋白。反义 ODNs 直接拮抗 BCR/ABLmRNA，但是可能是因为技术原因，结果在某种程度上令人失望。一些免疫调节剂通过细胞毒性 T 细胞能够抑制 Ph 阳性细胞。近年来的研究集中在识别能够消灭白血病母细胞的 T 细胞。

3.干细胞移植（SCT）

（1）异基因 SCT：指患者的骨髓腾空后将供体干细胞输入患者体内，以期望取代 CMI 患者体内受损害的干细胞，它是目前唯一可以治愈 CmL 的治疗手段。在过去 20 多年里随着 SCT 技术的发展，CmL 成为异基因干细胞移植最肯定的适应证。SCT 治疗慢性期 CmL 患者的无病存活率（DFS）为 $30\%\sim70\%$，治疗加速期的 DFS 仅为慢性期的一半。有 $15\%\sim30\%$ 的患者出现复发而且其存活曲线在移植后的平台期大约为 5 年。SCT 作为挽救治疗或者作为急变期 CmL 的治疗通常是无效的。移植相关的病死率（TRM）为 $15\%\sim70\%$。大约只有 35% 的年龄在 50 岁以下的患者接受该种治疗，主要原因是缺乏适合的组织相容性相关的供者。SCT 治疗 CmL 的效果主要与宿主疾病和治疗相关的因素有关，异基因 SCT 之后长期的 DFS 率可以从较高的 80% 年轻患者、匹配相关的供体、巨细胞病毒（CMV）阴性、适当的 GVHD 的预防以及支持治疗减低到不足 30%（老年患者、不相关的供体移植物、CMV 阳性）。

（2）患者淋巴细胞输注（DLI）：CmL 患者异基因干细胞移植术后出现如下情况可使用 DLI 治疗：①疾病进展或植入失败；②非清髓移植后嵌合状态；③未出现任何 GVHD 表现为预防复发；④消除及预防微小残留病时。DLI 最大的弊病在于可以诱发移植物抗宿主病（GVHD），发生的危险性与输注淋巴细胞的数目成正比。去除供者淋巴细胞中的 CD_8^+ 细胞或采用低剂量、递增、多次的输注方法可减少 DLI 相关的 GVHD 的发生。DLI 的另一个并发症为造血功能抑制，亦是治疗有效的标志，大多数患者可以自行恢复。尤其对于已伴发有 GVHD 的患者更为适用。对于 AP 及 BC 的复发患者可以采用综合治疗的方法以达到缓解。

（刘　静）

第二十九节　幼年型粒单细胞白血病

幼年型粒单细胞白血病(juvenile myelomonocytic leukemia,JMML)是一种多能造血干细胞异常性疾病,可造成红系、髓系和巨核系的发育异常,其异常增生的特点表现为外周血和骨髓的单核细胞明显增高。近年来研究证明,JMML 的发生与 RAS 通路调控异常有关。95%的患儿在诊断时年龄<4 岁,其中 60%发生在 2 岁以前,多见于 3～12 个月婴儿,男性多于女性。JMML 预后差,造血干细胞移植是目前唯一明确能改善 JMML 预后的治疗方法,但复发率较高。HSCT 的时机、预处理方案和供体来源的选择应根据患儿临床特征、治疗反应等谨慎实施。随着 JMML 分子学机制的进一步研究,多种新型靶向药物可能改善 JMML 的预后。

一、临床表现

(1)一般症状:起病可急或缓,最常见的表现是发热、不适、咳嗽、腹胀、扁桃体炎、支气管炎、肺部感染,但这些不是 JMML 的特异表现,与婴儿期的多种微生物(如 CMV、EBV 等)感染表现相似,因此应注意除外感染因素。

(2)骨髓增殖性疾病的表现:肝、脾、淋巴结肿大。

(3)皮肤表现:皮肤损害是常见且重要的特征,见于半数以上的患儿,表现为面部斑丘疹或湿疹样皮疹,甚至为化脓性皮疹、黄色瘤、咖啡牛奶斑。

二、辅助检查

1.血常规

血红蛋白轻度或者中度减少,血小板减少,半数在 $50×10^9/L$ 以下,白细胞增多,2/3 患儿在 $50×10^9/L$ 以下,少数患儿(<10%)>$100×10^9/L$。单核细胞轻度或中度增多,外周血可出现幼粒细胞和幼红细胞,嗜酸细胞和嗜碱细胞可增多。

2.骨髓形态学

粒系统增生,单核系统幼稚细胞增多,可为 5%～10%。可见病态造血,红系病态造血少见,巨核细胞减少。骨髓活检病理在部分患儿可见纤维增生。

3.细胞遗传学

无 Ph 染色体,7-单体见于 30%左右的 JMML,8-三体见于 4%的患儿。

4.基因

约 75%的 JMML 患儿可检出 NF1、NRAS、KRAS、PTPN11、CBL 基因突变,这些基因均参与 RAS 信号通路的调节。有 15%的 JMML 患儿虽然能检出 NF1 基因突变,但却没有多发性神经纤维瘤Ⅰ型的临床表现。

约 30%的患儿具有 RAS 基因突变,但还没有发现在同一病例中 NF1 和 RAS 基因的同时突变。

5.细胞培养

粒单系母细胞(CFU-GM)可在缺乏外源性生长因子时大量自发生长,而正常造血母细胞生长受抑。这种自发生长表现为对粒-巨噬细胞集落刺激因子(granulocytemacrophage colony stimulating factor,GM-CSF)具有选择性,抗 GM-CSF 抗体可选择性地抑制 JMML 克隆生长,而其他生长因子抗体不能抑制其克隆生长。故细胞培养 GM 发生克隆自发性生长对 JMML

诊断起重要作用。

6.其他检查

JMML 患儿表现为 HbF 增多,2/3 患儿 HbF＞10％,HbA2 减低。免疫球蛋白呈多克隆增加,血清溶菌酶增加,中性粒细胞碱性磷酸酶减低、正常或增加,但上述并不能提供诊断依据。

三、鉴别诊断

1.肿瘤性疾病

(1)朗格汉斯细胞组织增生症:可表现为白细胞增多,单核细胞增多,肝脾大,皮肤损害。与 JMML 特征性的鉴别是受损组织细胞表达 CD1a 或 CD207 的朗格汉斯细胞。

(2)慢性粒细胞白血病:慢性粒细胞白血病患儿亦可表现为白细胞增多、脾大,需与 JMML 患儿进行鉴别,最根本的鉴别点是 JMML 无 Ph 染色体或无 BCR-ABL 融合基因。

2.非肿瘤性疾病

(1)婴幼儿期类白血病反应:可有肝脾大,血小板减少,末梢血象中偶见中晚幼粒及有核红细胞,但往往存在慢性感染灶,无单核细胞增高及 HbF 明显升高。

(2)巨细胞病毒及 EB 病毒感染:可有发热、肝脾淋巴结肿大,白细胞增多,血小板减少,但骨髓常呈增生低下,巨核细胞不减少,无明显单核细胞增高及 HbF 明显升高。病毒学检查为阳性。

四、治疗

1.造血干细胞移植

总体来说,JMML 的化疗效果不佳,造血干细胞移植是目前唯一明确能改善 JMML 预后的治疗方法。但移植前的化疗迄今没有标准方案,对无明显症状的 JMML 患儿,在等待适合供者时,可以观察而无需治疗。JMML 患儿经移植治疗后,复发率较高。HSCT 的时机、预处理方案和供体来源的选择应根据患儿临床特征、治疗反应等谨慎实施。

2.化疗

移植前强化疗已不再推荐,如果患儿具有高白细胞及明显脏器浸润,可用 6-MP 50mg/(m² · d),也可加用维甲酸,但治疗效果不肯定。对病情严重患儿,可用小剂量阿糖胞苷 40mg/(m² · d);如果效果不佳,可联用蒽环类药物。

3.脾切除

移植前是否脾切除仍有争论,过去美国儿童肿瘤协作组(Children)'s Oncology Group,COG)对 JMML 患儿均在移植前行脾切除,但欧洲 EWOG-MDS 协作组(European Working Group of MDS inChildhood)临床试验结果表明,JMML 移植前行或不行脾切除,无病生存率和复发率均无显著差异。

4.去甲基化治疗

国外有研究将去甲基化药物 5-氮杂胞苷应用于 JMML 患者,相关的多中心研究正在进行中,虽然 5-氮杂胞苷不能完全治愈 JMML,但可用于移植窗口期的桥接治疗以减轻肿瘤负荷、化疗毒性、提高移植术后生存率。

5.靶向治疗

JMML 的靶向治疗主要是抑制 RAS 及其调控通路中的相关蛋白,阻断 RAS 通路的药物主要集中在 RAF-MEK-ERK 和 P13K/AKT/mTOR 通路中。这些 RAS 途径抑制剂有望成为治疗 JMML 的新方法。FTI R115777 是一种法尼基蛋白转移酶抑制剂,靶分子是 RAS 蛋白,可使 47%的初诊 JMML 患儿得到缓解。其他一些靶向药物如 SHIP-1(细胞因子信号抑制剂)、E21R(GM-CSF 类似物)、唑来膦酸(zoledronic acid,RAS 通路抑制剂)等,正在细胞及动物中进行研发。

6.诱导多能干细胞治疗

干细胞具有自我更新和分化潜能,干细胞的多能性由一系列复杂的调控基因调控。一些研究发现对多能性转录因子进行整合,可使编码体细胞基因成功整合出多能胚胎干细胞。此过程是一个去分化过程,这些新产生的细胞成为诱导多能干细胞。诱导多能干细胞可以分化成为全部的体细胞,且诱导多能干细胞移植可以消除致病细胞的缺陷,无免疫排斥,无细胞数量限制以及无伦理限制。造血干细胞移植是目前治疗 JMML 较为成功的方法,诱导多能干细胞虽然可以诱导出各系细胞,但其能否为治疗 JMML 提供一种新的临床方法尚需要更多研究证实。

(刘　静)

第三十节　中枢神经系统白血病

中枢神经系统白血病(CNSL),为白血病细胞侵犯中枢神经系统(CNS)的一种特殊的髓外浸润形式,一般起源于脑膜,故又称脑膜白血病。在临床上包括初诊时即伴有中枢神经系统浸润和治疗达缓解后中枢神经系统复发这两种情况。由于血脑脊液屏障的"保护"作用使得多数药物不能在脑脊液中达到有效的浓度,因此中枢神经系统常成为白血病细胞的避难所,成为最终导致治疗失败的重要原因之一。几乎所有类型的白血病均可发生 CNSL,其中急性白血病包括急性淋巴细胞白血病(ALL)和急性髓细胞性白血病(AML)是引起 CNSL 的主要类型,而其他慢性白血病如慢性粒细胞白血病(CmL)和慢性淋巴细胞白血病(CLL)则较少发生 CNSL。如果不经过系统的针对 CNSL 的预防性治疗,约有 70%的 ALL 在治疗过程中可发生 CNSL。采取适量放疗、高剂量药物化疗以及鞘内注射化疗药等综合措施后,CNSL 的发生率可降至 3%～8%。CNSL 可发生于白血病的不同时期,少数为首发症即初诊时即伴有 CNSL,大多发生在缓解(CR)期,可发生于 CR 后 3 个月～2 年(ALL 平均为 7.5 个月),持续完全缓解(CCR)4～10 年仍有发生,如不加以治疗,约 3 个月内患者骨髓复发。初诊时儿童 AML 合并 CNSL 的概率也在 5%左右,但在缓解期 CNSL 的发生率明显低于 ALL,因此 AML 患者预防和治疗 CNSL 的措施强度要低于 ALL。有些白血病患者生前并无 CNSL 的临床表现,但尸检时可发现伴有 CNS 浸润,多为无症状的亚临床型。随着儿童白血病 CR 率的提高和 DFS 延长,髓外白血病复发特别是 CNSL 的发生率也相应增加,其中 30%～40%的首次复发表现为 CNS 复发,一旦 CNS 复发,3～5 年无事件生存(EFS)率为 46%～75%,CNSL 成为彻底治愈儿童白血病的最大障碍之一。如何对 CNSL 的准确分层诊断、精确危险度评价及针对性防治成为现代儿童白血病综合治疗体系中的极其重要组成部分。

一、发病机制与危险因素

CNSL 发生的确切机制目前尚未完全清楚,白血病细胞可以通过多种方式进入 CNS,主要包括以下几个方面。

1. 血源扩散和脑膜种植

血液循环中的白血病细胞在流经脑部血管尤其是硬脑膜和蛛网膜血管时,可向血管外游走、浸润。恶性增殖的细胞穿过浅静脉壁到达蛛网膜表面,并向周围的脑部血管蔓延。白血病细胞也可从颅骨骨髓中通过桥静脉渗透到蛛网膜下隙,通过脉络丛进入脑脊液(CSF),除引起颅内压增高的临床症状和体征外,尚可通过与蛛网膜下隙相通的血管进入脑实质,形成弥漫性或结节、团块样浸润,并引起相应部位的脑功能障碍。脑神经在经过软脑膜时可能被白血病细胞压迫或侵犯,产生脑神经受损的表现,多见有视神经、面神经及展神经等受损。脊髓软脊膜的白血病细胞浸润可对脊髓造成损伤或产生压迫症状。

2. 颅骨骨髓直接浸润

白血病细胞通过颅骨骨髓与硬脑膜之间的血管或直接穿过骨膜,也可经破骨作用直接侵犯邻近的硬脑膜。白血病细胞到达硬脑膜后,可能通过种植效应进一步向蛛网膜甚至脑实质浸润。

3. 脊髓和神经根侵犯

白血病细胞可侵犯脊髓及外周神经,沿着神经根生长,并通过神经窦口侵入蛛网膜下隙。

4. 腰椎穿刺损伤和脑出血导致的重症

研究表明,ALL 患儿诊断性腰椎穿刺时发生损伤者 CNSL 的发生率高,初诊时有脑出血者,CNSL 的发生率也较高,由此推测白血病细胞可因为外周血带有瘤细胞时发生脑出血而浸润 CNS,或者因为诊断性腰椎穿刺损伤而被医源性地种植到 CSF 中,并受到血-脑脊液屏障的保护,逃避全身性化疗药物的杀伤并最终发展至 CNSL,CNSL 发病由于诊断标准及预防方案不同存在差异,其发病的主要危险因素有下列几点。

1. 白血病类型

在儿童白血病中,可能引起 CNSL,的临床类型主要是急性白血病,其中 ALL 发生 CNSL 的概率显著高于 AML。t 在 ALL 的各临床亚型中,按 FAB 分型,L2 型的 CNSL 发生率高于 L1 型和 L3 型;按免疫分型,T 细胞性 ALL 的 CNSL 发生率高于 B 细胞性 ALL。AML 病例发生 CNSL 的概率较 ALL 低,FAB 分类的各临床亚型中,伴有单核细胞异常增生的 M4 及 Ms 亚型具有较高的 CNSL 发病风险;骨髓细胞免疫分型中,CD13 及 CD14 同时高表达($>$ 20%)者 CNSL 的发生概率较高。近年来研究显示,应用全反式维 A 酸(ATRA)治疗的 AML-M3 病例临床缓解后的 CNSL 复发率增高,可能与 ATRA 治疗后缓解率升高、长期存活病例增多以及 ATRA 可增加白血病细胞的迁移能力有关。

2. 发病年龄

儿童 ALL 和 AML 患者中<2 岁者 CNSL 的发生率较高。

3. 肿瘤生物学特点

除了上述年龄和白血病类型因素外,ALL 患者还具有以下易引起 CNSL 的高危因素,包括:①病初高 $WBC \geqslant 50 \times 10^9/L$;②$PLT < 40 \times 10^9/L$;③肝脾淋巴结明显肿大或纵隔肿块;④初诊时血清乳酸脱氢酶(LDH)及白血病细胞 IL-2 水平增高;⑤Ph 染色体阳性、t(4;11)易

位。其中 T 系伴高白细胞 ALL 者有极高的 CNS 复发风险。对于 AML 而言,具有高肿瘤负荷(高 WBC 及肝脾大)、白血病细胞伴有淋系抗原(如 CD3、CD10)表达以及 11 号染色体异常的患者发生 CNSL 的概率较高。

4.治疗因素

白血病患者初诊时诊断性腰椎穿刺发生损伤者的 CNSL 发生率增加。此外,若白血病治疗过程中没有采取系统的措施预防 CNSL,以后出现 CNS 复发的概率也增高。在临床工作中,应预先对白血病患儿 CNSL 发病尤其是复发的风险进行评估,以便制订合适的预防方案,以避免过度治疗或治疗不足。

二、临床表现

1.颅内压增高

白血病细胞最常见的颅内侵犯部位为脑膜,并由此进入脑脊液,引起脑膜刺激和颅内压增高等症状,这是 CNSL 最常见的临床表现。患者常无定位体征,主要表现为头痛(占 60%~80%)、喷射性呕吐、恶心(占 40%~50%)、抽搐、颈项强直、视神经盘水肿(占 40%~70%),婴儿头围增大、前囟膨隆、心率慢、呼吸不规则及出现脑膜刺激征。部分患者出现不同程度的精神障碍(嗜睡、谵妄和昏迷等)。

2.脑实质损害

白血病细胞侵犯脑实质时可有类似脑瘤的表现,主要临床症候包括肢体偏瘫和抽搐等;可出现意识障碍如嗜睡及昏迷等;也可表现为精神障碍如情感异常、情绪失控和感情淡漠等。其他少见的颅内浸润包括下丘脑-垂体受累引起内分泌紊乱,出现体重过分增加、行为障碍、多毛及糖尿病等,也可引起多发脑白质病以及小脑受累等导致共济失调及舞蹈样动作。有些可因颅内血管受侵犯破裂而发生颅内出血,这是引起白血病患儿突然死亡的重要原因之一。

3.脑神经损害

脑神经受压或浸润,频度顺序为 Ⅶ(面神经)、Ⅵ(展神经)、Ⅲ(动眼神经)、Ⅳ(滑车神经)、Ⅱ(视神经)及 Ⅷ(听神经)。出现相应的感觉及运动障碍,甚至视神经萎缩。

4.脊髓损伤

白血病细胞侵犯脊髓不多见。主要表现为神经根及周围神经受累,以神经根刺激症状为主,躯干及四肢放射性疼痛,感觉障碍如大腿麻木及腰腿痛等。若直接侵犯脊髓实质或血管可引起脊髓实质受损的表现,出现下运动神经元瘫痪,如轻度偏瘫和截瘫等临床症候。

5.亚临床型

部分 CNSL 患儿临床表现隐匿,可无临床症状或其临床表现无特异性,仅在行脑脊液检查时发现异常。

三、辅助检查

1.CSF 细胞学与常规

CSF 细胞学与常规是通过对脑脊液中的细胞数量、形态的改变以及各种细胞所占的比例进行观察,CSF 中发现白血病细胞是目前诊断 CNSL 的金标准。

(1)细胞涂片:CSF 离心后涂片镜检可见到数量不等形态较为一致的细胞,细胞核均较大呈圆形,含一个或多个清晰的核仁,染色质疏松细致,多见有丝分裂象,髓细胞性或单核细胞性白血病,瘤细胞质中还可见到 Auer 小体。这类异常细胞在相应类型的白血病患者外周血中大多能先期或同时找到。由于脑脊液中的细胞极易被破坏,离体后 1 h 便可能损失许多,及时处理标本,收集尽可能多的细胞是脑脊液细胞学检查的关键。目前比较通行的三种脑脊液收集方法如下。①沉淀室法:此法收集的细胞形态最为完整清晰所需标本量较少(0.5～2 mL),方法简便,但耗时较另外两者长,是目前临床最为广泛应用的方法。缺点是带孔滤纸在吸水同时也带走了细胞(特别是淋巴细胞),损失率为 30%～70%。②玻片离心法:本法应用离心力,可将脑脊液细胞均匀收集到玻片上所需时间较沉淀室法大为缩短。收集细胞数较多(约90%),细胞形态和内部结构与沉淀室法同样清晰,可以耐受不同的染色。但有时细胞形态由于离心力作用也会受到破坏。③滤膜法:细胞破坏多,较少用。需要特别注意的是:①穿刺损伤可将外周血中的白血病(原始或幼稚)细胞带入 CSF;②多种原因刺激下(如病毒感染和鞘注化疗药物等)可使 CSF 中的淋巴细胞向淋巴母细胞转化,在形态学上很难与白血病细胞鉴别;③常规化疗后也可使肿瘤细胞形态发生改变,变得更不典型,造成两者辨认困难;④鞘注化疗药物还可干扰 DNA 的合成使阳性细胞的可检出时间延长,增加假阳性率。故单纯依靠 CSF 形态学来诊断 CNSL 存在一定局限性。临床上,对于一时难以确定的标本可以联系临床排除一切可能因素,必要时重复送检。如果是白血病细胞未经治疗会有逐步上升的趋势,由炎性或其他因素造成的则随着病因的去除而呈逐渐下降趋势。有条件可以结合 CSF 其他细胞学检查方法协助诊断。

(2)流式细胞学(FCM)检查:据患儿初诊时的免疫表型结果选择单克隆抗体组合,采用多参数 FCM 对 CSF 标本进行检测,可以弥补常规形态学的不足,提高诊断的敏感性与准确性,有利于 CNSL 早期诊断和疗效追踪,尤其在 CSF 细胞总数较少的 ALL 中更具优势。CSF 中白血病细胞少、含颗粒杂质、死亡细胞及非造血来源细胞的非特异性染色在一定程度上影响 FCM 检测结果,因此及时处理 CSF 标本,并简化处理程序以减少细胞丢失和损伤。此外尽量选择膜表面抗原,避免使用操作较烦琐的胞内抗原,同时选择抗体中包含 CSF 中正常淋巴细胞表达而白血病细胞不表达的抗原标志物,以排除非特异性染色干扰,可以提高检测精确性。

2. CSF 酶学与生化

(1)乳酸脱氢酶(LDH)测定:LDH 在脑组织中的含量甚高,通常高于肝脏几倍。在 CNSL 的 CSF 中常伴有 LDH 升高,可作为 CNSL 早期诊断的辅助指标。

(2)腺苷脱氨酶(ADA)测定:CNSL 患者 CSF-ADA 常升高,经治疗后随病情好转而降低,可用于 CNSL 的诊断和疗效观察。

(3)肌酸激酶(CK)、肌酸激酶 B 亚基(CKBB)、谷草转氨酶(AST)及 N-乙酰 B-D 氨酸葡萄糖苷酶(NAG)测定:CKBB 在脑中的含量丰富,存在于星形细胞与神经元中的树突及胞体的线粒体内,不同区域的分布相对均匀。AST 是脑组织中参与氨基酸代谢酶中含量最高的一种,存在于脑细胞的可溶性组分及颗粒组分(粗线粒体及组核部分)。有报道 CNSL 患者及对照组 CSF 中上述 4 种酶的活性,结果 CNSL 组上述成分均升高,与对照组比较有显著性差异。上述各指标结合分析有助于 CNSL 的早期诊断。

(4)β_2-微球蛋白(β_2-MG)、纤维结合蛋白(FN)、铁蛋白(Ft)及髓鞘碱性蛋白(MBP)在 CNSL 患者的 CSF 中可见增高,并可随治疗后病情好转而下降,可辅助诊断 CNSL 并有助于病情的判断。此外,CSF 还可有以下改变,包括中分子物质(MMS)、S100b 及 D-二聚体增高;叶酸水平降低;肿瘤坏死因子(TNF)、可溶性白细胞介素受体(SIL-2R)及胰岛素样生长因子结合蛋白升高。以上指标虽然特异性不高,但结合病情分析有利于 CNSL 的治疗追踪。

(5)CSF 中 IgH 和 TCR 基因重排:在初诊时具有骨髓或外周血肿瘤细胞 IgH 和 TCR 基因重排的急性淋巴细胞白血病病例,若通过 PCR 方法检测到 CSF 中存在相同的基因重排,则有助于 CNSL 的早期诊断或早期判断 CNSL 的复发。该项检查因灵敏度高,可能出现假阳性结果。

3.脑电图及影像学检查

常见弥漫性节律紊乱及非特异性 θ 及 δ 波,此为脑实质受累的证据。CT 及 MRI 检查一般正常,或可发现颅内肿块、结节、血肿或脑膜增厚、脑室扩张等,但无特异性。

四、诊断与鉴别诊断

CNSL 的诊断主要依据在白血病的基础上出现中枢神经系统受累的症状和体征,脑脊液检查发现白血病细胞。CSF 细胞学检查阳性是诊断的金标准,上述其他 CSF 中的检查项目因为特异性不够,仅作为诊断提供参考或帮助判断疗效。

(一)诊断标准

1.中国

儿童白血病协作组据 CSF 细胞学(包括细胞计数及细胞形态学)、影像学检查结果和临床表现,将 CNS 的状态分为以下 3 级。

(1)CNS1。需要同时符合以下 3 条:①CSF 中无白血病细胞;②无中枢神经系统异常的临床表现,即无明显的与白血病有关的脑神经麻痹;③无中枢神经系统异常的影像学(CT/MRI)依据。

(2)CNS2。符合以下任何 1 条:①腰穿无损伤即 CSF 不混血(红细胞:白细胞<100∶1)时,CSF 白细胞计数<5 个/μL,并见到明确的白血病细胞;②腰穿有损伤即 CSF 混血(红细胞:白细胞>100∶1)时,CSF 中见到明确的白血病细胞;③腰穿有损伤并为血性 CSF,如初诊白细胞数>50×10^9/L。

(3)CNS3。即 CNSL。符合以下任何 1 条:①CSF 白细胞计数>5 个/μL,并以白血病细胞为主,同时红细胞:白细胞≤100∶1;或者 CSF 白细胞计数>5 个/μL,其中白血病细胞所占比例高于外周血幼稚细胞百分比;②无其他明确病因的脑神经麻痹,即使 CSF 中无白血病细胞;③CT/MRI 显示脑或脑膜病变,并除外其他中枢神经系统疾病。

2.国外诊断标准(Rome 标准)

(1)CNS-1:CSF 中未见原始细胞。

(2)CNS-2:CSF 中可见少量原始细胞,但白细胞<5 个/μL。

(3)CNS-3:CSF 中白细胞数>5 个/μL,且存在原始细胞,或影像学见颅内肿块或脑脊膜大量浸润,或伴有脑神经麻痹,即 CNSL。

(二)鉴别诊断

1.病毒性脑膜炎或脑炎、结核性脑膜炎、真菌性脑炎及脑肿瘤

鉴别要点:①无白血病的基础病存在;②CSF 中病原学及病原相关检查有阳性发现。已明确为白血病的患者,在病程中出现 CNS 的临床表现及 CSF 异常改变,需与结核性或真菌性脑膜炎鉴别:a.结核分枝杆菌或真菌感染时,CSF 中蛋白增高及糖降低的幅度远大于 CNSL;b.病原学检查,感染者有时可找到真菌,少数情况下还可发现抗酸杆菌,而 CNSL 则可检出白血病细胞;c.鞘内注入抗白血病药物后,CNSL 常迅速好转,而感染者则无效。此外,结核性脑

膜炎时常伴肺粟粒性结核,影像学检查可辅助诊断。

2.化疗药物(如大剂量 Ara-C 和 MTX)及头颅放疗后白质脑病

根据用药和头颅放疗史及反复 CSF 检测白血病细胞阴性不难鉴别。此外,反复鞘内注药引起化学性蛛网膜炎,停止鞘内注药后逐渐好转,也可基本排除 CNSL。

3.腰椎穿刺损伤(TLP)

根据损伤后的 CSF 检查结果可分为两种情况:①TLP 阳性:指 CSF 中至少污染红细胞>10 个/μL,并且出现原始细胞;②TLP 阴性:指仅 CSF 中至少污染红细胞>10 个/μL,而无原始细胞。目前大宗临床试验认为 TLP 阴性者预后良好,5 年 DFS 与 CNS1 类似,而 TLP 阳性组者 CNS 早期复发机会增加,长期生存率下降。

TLP 的危险因素包括:①<1 岁患儿;②黑色人种;③PLT<$100×10^9$/L;④两次腰穿间歇时间<15 d;⑤缺乏临床经验的医师操作。因此,临床医生应最大限度地避免腰椎穿刺损伤,尤其是在初诊时更应注意,因为此时患者的血液循环中含有大量的白血病细胞,穿刺损伤可将幼稚细胞医源性带入 CSF,不易与 CNS3 进行鉴别,此外由于腰穿损伤引起脊管内血块,化疗药物进入 CNS 减少,将降低鞘注给药的效果,增加 CNS 复发风险。

为避免 TLP,应做好以下防范措施:①选择合适的初诊腰椎穿刺检查时机,有学者建议 ALL 患者推延诊断腰穿时间,在泼尼松 1 周后血液中幼稚细胞真正减少时再进行,但经 1 周泼尼松诱导治疗可能将 CSF 中幼稚细胞清除,致使 CNS-2 及 CNS-3 的诊断更加困难,不利 CNSL 的预防。BFM 方案推荐在外周血 WBC<$30×10^9$/L 时才行初诊腰穿与鞘注,AML-M3 在缓解后进行。②穿刺前积极纠正患儿的血小板低下与凝血异常,输注血小板使初诊 ALL 患者的 PLT≥$(50\sim100)×10^9$/L。③初诊腰穿安排由经验丰富的医生进行,术前给予患者必要的镇静或麻醉,以避免不配合导致穿刺损伤。

五、CNSL 的预防

并非所有类型的儿童白血病都需要预防 CNSL。儿童 ALL 需从治疗开始就常规预防 CNSL;ANLL 中有高危因素者,如 M3、M4、M5、AUL(急性未分化型白血病)及肿瘤负荷高者应在 CR 后早期预防 CNSL;其他类型白血病如 CmL 和 CLL 通常不需要预防 CNSL,但在干细胞移植前也常给予短期 CNSL 预防。预防方法主要包括鞘内注射化疗药物、全身应用抗代谢药物及颅脑放疗三种。

(一)儿童 ALL 的 CNSL 预防

ALL 患儿 CNSL 预防的目标是既要最大限度地降低 CNSL 的发生,提高长期无病生存率,又要提高生活质量,特别是要防止远期颅脑肿瘤的发生。目前尚无统一的 CNSL 预防方案,各儿童 ALL 研究组报道结果也不尽相同,临床应根据患者本身疾病的临床危险度分类(高、中、标危)、初诊时 CNS 状态和 CNS 复发风险的评估,选择合适的 CNSL 预防性治疗方案,如静脉滴注 MTX 剂量、是否需要颅脑放疗及剂量、鞘内注射的次数和(或)药物等。目前多数研究认为 T-ALL、初诊时高白细胞(≥100>10^9/L)、Ph 染色体阳性、t(4;11)易位、TPL 阳性及 CNS-2,是儿童 ALL 发生 CNSL 的高危因素,而对于 T 系伴高白血病细胞者有极高的 CNS 复发风险,应选择更强的 CNSL 预防方案。

不同放疗剂量对于 ALL 患儿的生存率、骨髓复发及 CNS 复发率无明显差异,但有较大的晚期不良反应,如影响生长发育(与内分泌紊乱有关)、精神神经障碍(如白质脑病)和继发第二肿瘤(特别是脑肿瘤)机会增加。故现代 ALL 治疗模式不再强调放疗的作用,放疗的剂量也由早期 24 Gy 降至 18 Gy,甚至 12 Gy。

现代治疗方向包括延长鞘注疗程、采用中大剂量甲氨蝶呤(MTX)持续静脉滴注及在泼尼松的基础上使用地塞米松。3 个 CCG 方案(CCG-191、CCG-105 及 CCG1882)中,在标危、中危及高危患者中没有使用放疗而只是增加鞘注次数(按性别用 14～18 次),EFS 却与应用放疗加短期(7 次)鞘注者相同。事实证明,不使用放疗但增加鞘注次数(15～17 次)确实可以减少 CNS 复发,但是仅单纯短期的鞘注则不能达到较佳治疗效果。一项 Meta 分析表明,放疗组 CNS 复发率比延长鞘注疗程组低(分别为 8.4% 及 11.8%),但是放疗组的非 CNS 复发却增加 1.1%,而且,在延长鞘注组 CNS 复发时,患者在随后治疗中还可接受放射治疗,仍有较大比例能够再次得到缓解及达至治愈。一些研究在鞘注药物中除 MTX 外增加了 Ara-C 及地塞米松。CCG 报道了目前唯一的随机化方案结果,表明标危 ALL 患者三联鞘注与单用 MTX 比较,可减少 CNS 复发,但不能改善预后。从目前的资料来看,三联鞘注与单用 MTX 预防效果的比较尚无定论,但 T-ALL 和高危者多选择三联鞘注。

静脉滴注 MTX 可通过血-脑脊液屏障被认为 CSNL 最有效的措施之一。但是不同治疗方案中静脉滴注 MTX 方法并不相同,如剂量、次数和持续时间等,不同方案的治疗结果也不尽相同。多数研究认为对于非高危 B-ALL 采用每次 2.0 g/m^2 对于全身复发及 CNSL 有很好的预防作用,但对于高危 B-ALL 及 T-ALL 必须用至每次 5.0 g/m^2,才能达到比较好的预防作用。在相同剂量的糖皮质激素中,地塞米松比泼尼松有更强的淋巴细胞毒性,并且能更有效地进入 CNS 从而减低 CNSL 发生的机会。

对 BALL 目前已不再使用放疗,然而许多研究者对 T-ALL 依然使用放疗。BFM 方案在 T-ALL 预防性 CNSL 的治疗中采用放疗和 11 次鞘注 MTX,意大利 AIEOP 方案中仅给予 17 次三联鞘注,在初诊时外周血 $\text{WBC} < 100 \times 10^9/\text{L}$,上述两组疗效是相同的(分别为 89.8% 及 80.6%),但初诊时外周血 $\text{WBC} \geq 100 \times 10^9/\text{L}$,BFM 方案明显优于 AIEOP(分别为 81.9% 及 61.9%),因此建议在 T-ALL 初诊时外周血 $\text{WBC} < 100 \times 10^9/\text{L}$、对泼尼松反应好的情况下可不做放疗只需延长三联鞘注的疗程。但对于初诊时外周血 $\text{WBC} \geq 100 \times 10^9/\text{L}$ 的 T-ALL,放疗是必要的。

初诊时根据 CNS 的不同状态可指导采取不同的 CNSL 预防方法。StJude 儿童肿瘤研究中心 XIA 及 X 咖 IB 方案中,对 CNS-1 不伴高危因素者在诱导和早期巩固化疗的第 1、22、43、50 d 共鞘注 4 次,维持治疗期间每 6～8 周 1 次;CNS-1 伴高危因素、CNS-2 和 TLP 阳性的患者,在诱导和早期巩固阶段每周 1 次灌注,维持治疗期间每 4 周 1 次,高危患者和 CNS-3 还要在第 56～59 周接受 18 Gy 或 24 Gy 的头颅放疗和 5 次额外鞘注;所有患者在第 1 年共鞘注 13～26 次。2 组方案 5 年 EFS 率分别为 $(77.6 \pm 3.2)\%$ 和 $(80.8 \pm 2.6)\%$,5 年单独 CNS 复发率为 1.2% 和 1.7%,总 CNS 复发率为 3.2% 和 3.0%。StudiesⅩⅡA 和 ⅩⅡB 方案强调鞘注预防 CNS 复发的重要作用,重点突出鞘注早期强化和晚期维持的特点,使得 CNS 复发率降明显降低。

(二)儿童 AML 的 CNSL 预防

AML 各形态亚型(除 M4 和 M5 外)CR 后作鞘注"三联"2～3 次即可。M4 和 M5 患儿诱导化疗期做鞘注"三联"3～4 次,CR 后每 3 个月鞘注"三联"一次,直至终止治疗。另外,大剂量 Ara-C 不仅可作为缓解后的根治性治疗,还可对 CNSL 进行预防。

六、CNSL 的治疗

CNSL 可发生于白血病初诊时,也可在白血病经化疗达完全缓解后出现 CNS 复发。初诊时白血病细胞对化疗药物敏感,故初诊即存在的 CNSL 相对易于治疗。

1. 初诊时伴有 CNSL 的治疗

在进行诱导化疗的同时,三联化疗药物(MTX、Ara-C 和地塞米松)鞘内注射第 1 周 3 次,第 2、3 周各 2 次,第 4 周 1 次,共 8 次;一般在鞘注化疗药经 2~3 次 CSF 常转阴。然后在完成早期强化治疗后(特指针对 ALL 的诱导、巩固、髓外白血病防治和早期强化治疗后第 6 个月),做颅脑放疗 12~18 Gy,完成放疗后不能再作 HD-MTX 治疗,但三联鞘注是否需要目前有不同的意见,StJude 方案主张还必须每 8 周 1 次,直至终止治疗。BFM 方案则认为不必再鞘注入脊。全身应用化疗药物与同型白血病的治疗一致(即与 CNSL 的预防方案相同)。

2. 完全缓解(CR)后 CNS 复发的治疗

CNS 复发是小儿白血病尤其是 ALL 最常见的髓外复发部位,CNS 复发后如不及时治疗大部分病例会很快出现骨髓复发,积极三联鞘注、全身强化治疗及选择性颅脑+脊髓放疗才可能改善预后。治疗原则要进行全身重新诱导等强烈化疗,并进行针对 CNSL 局部治疗。全身化疗药物选择依据第一次治疗没有或很少应用且进入 CSF 较好药物,如 DEX、大剂量 Ara-C,中大剂量 MTX,VP16,异环磷酰胺及去甲氧柔红霉素等。三联鞘注可采用上述初诊时伴CNSL 的鞘注方法,颅脑+脊髓放疗紧接全身强化治疗之后,直至维持治疗终止。BFm 2002 ALLREZ 治疗儿童 ALL 复发方案,提出分层治疗,即根据复发时间的早晚是否诊断后 18 个月和(或)停药 6 个月与复发部位不同(单骨髓、髓外或联合复发)及免疫分型(T 与非 T)分为 4 层(S1~S4)治疗,并结合微小残留病(MRD)监测,选择再次化疗或联合造血干细胞移植,初步报告预期 5 年 EFS 可达 50%~60%,值得借鉴与选择。同种异基因造血干细胞移植(allo-HSCT)也是 CNSL 复发的治疗方法之一,但有临床研究报道,在 ALL 中 HSCT 治疗 CNSL 单独复发疗效并不优于化疗加局部治疗。而在 AML 的 CNSL 复发中,有条件应接受 HSCT。

众多临床研究报告均显示,CNS 复发患者预后因素中最主要的为第一次缓解期长短,超过 30 个月以上或完成全部治疗停药 6 个月以后出现复发再行挽救治疗成功率较高;而过去治疗强度不高、未进行过头颅放疗预后也较好,在此种情况下患者采用加强全身化疗并选用针对 CNSL 的治疗措施,其长期无病存活率可达 60%~70%。但第一次缓解期较短的 CNS 复发的疗效并不理想。而初次采用强烈治疗方案,特别是进行过头颅放疗预防的高危患者,发生 CNS 复发的治疗则较为困难。

(刘 静)

第三十一节 霍奇金淋巴瘤

儿童霍奇金淋巴瘤(Hodgkinlymphoma,HL)是来源于 B 淋巴细胞的淋巴瘤,在中国内地的发病率明显低于非霍奇金淋巴瘤,但尚无全国性流行病学调查资料。

一、病理

HL 的诊断依赖于在病变淋巴结或组织中找到镜影细胞。按照世界卫生组织造血和淋巴组织肿瘤分类标准,HL 分为两大类:经典型 HL 和结节样淋巴细胞为主型 HL(nodular lymphoeyte predominant HL,NLPHL)。

1.经典型 HLX

进一步分为 4 个亚型,包括淋巴细胞消减型、结节硬化型、混合细胞型和经典淋巴细胞富裕型。这 4 种亚型以 CD15 和 CD30 阳性表达的"典型"镜影细胞为特征,约有 50%的病例病理组织中表达 EB 病毒编码的 RNA。

2.NLPHL

以往称为恶性淋巴肉芽肿,其典型特征是肿瘤内存在特殊的 LP 细胞(实际为淋巴细胞和组织细胞)。LP 细胞是镜影细胞的变异形式,呈现"典型"HL 不具备的免疫表型,如通常不表达 CD30 和 CDI5,而表达 CD20、CD79a 和 CD75,是特殊的 HL 亚型。近 50%病例的病理组织中表达上皮膜抗原,但不表达 EBER。NLPHL 通常见于 40 岁以上成人,儿童和青少年少见。国外文献中 NLPHL 占 15 岁以下儿童 HL 的 10%~20%,占 15~20 岁 HL 的 5%~8%。

二、临床表现

霍奇金淋巴瘤的病程较长,发展较缓慢。无痛性淋巴结肿大是 HL 最常见的临床表现,尤以颈部和(或)纵隔多见。HL 巨大纵隔肿块可以表现为严重的呼吸困难,但并不常见。患儿如半年内体重减轻>10%,和(或)发热>38 ℃,和(或)夜间盗汗则称为有症状组患儿(B 组症状);反之,则称为无症状组患儿(A 组)。

三、辅助检查

1.血常规

大多数 HL 患者外周血检查正常,部分患者可伴有贫血,但 Coombs 试验阳性的自身免疫性溶血性贫血不足 1%。粒细胞常增高导致白细胞总数增高。部分患者可有嗜酸性粒细胞增高,淋巴细胞常减少。在伴有发热 HL 中,有时可有类白血病反应,白细胞总数可达 50×10^9/L以上。

2.骨髓检查

常呈粒细胞增生,伴有组织细胞和浆细胞增多类似"感染性骨髓象"。骨髓侵犯发生率为 2%~15%,一般见于 Ⅲ、Ⅳ 期病变。确诊需经骨髓活检证实。单纯骨髓穿刺涂片细胞学检查很少能发现 RS 细胞,但骨髓活检(包括穿刺活检)则可能发现 R-S 细胞(双核或单核)灶性或弥漫性骨髓浸润。

3.生化检查

常伴有红细胞沉降率(ESR)增快,可作为疾病活动的检测指标。血乳酸脱氢酶(LDH)升高提示肿瘤负荷大。骨和肝脏受侵常伴有碱性磷酸酶升高。

4.影像学检查

胸部 X 线正侧位照片可观察纵隔和肺侵犯。B 超可检测肝脾和腹部淋巴结肿大情况。CT 或 MRI 在诊断胸部、腹部和盆腔病灶比 X 线和 B 超敏感。全身 PET/CT 检查比 CT 或 MRI 更敏感,可发现更微小的病灶。

四、诊断

HL 诊断性评估包括病理活检、详细体检、影像学和实验室检查等,完整和详细的检查有助于临床分期和治疗选择。

1.组织病理学

对于无痛性淋巴结肿大,伴或不伴有发热、盗汗和体重下降的患者需要行淋巴结活检明确诊断。最好取完整的淋巴结进行病理检查包括免疫组织化学检测。穿刺细胞涂片由于缺乏间质组织,难以诊断 HL 和分型,故不提倡行淋巴结穿刺液细胞学诊断。

2.体检详细

体格检查和病史询问。体检包括全身浅表淋巴结情况、韦氏咽环、肝脾及皮疹等。有无发热、盗汗及体重下降等 B 症状。

3.实验室检查

血常规、血沉、生化功能和心电图等。有 B 症状和Ⅱ～Ⅳ期患者需要行骨髓活检。

4.影像学检查

胸部正侧位 X 线片,B 超,胸部、腹部和盆腔 CT 扫描是治疗前必要的检查之一,有条件最好做全身氟脱氧葡萄糖正电子发射断层扫描(PDG-PET 扫描),有助于更准确分期和治疗后残留病灶鉴别,PDG-PET 扫描在淋巴瘤敏感性为 71%～96%,结合 CT 扫描更有助于进一步提高其确诊率。淋巴管造影准确性受相关经验限制,目前已不推荐作为常规检查。

五、病情评估及分期

1.病情评估

(1)体格检查:HL 的进展常表现为淋巴结播散,因此体格检查需要包括患儿每个体表淋巴结区域。

(2)影像学检查:胸部 X 线检查、胸部或腹部或盆腔 CT 扫描是目前确定脏器受累与否的标准评估手段(需造影剂增强)。此外,磁共振成像(MRI)也是目前可以选择的评估脏器受累程度的影像学技术。对于有骨痛或病变广泛的患儿,需要进行骨扫描检查。

(3)骨髓检查:骨髓活检病理学检查或骨髓穿刺细胞学检查可以发现患儿有无骨髓受累,应常规检查。有 B 组症状或Ⅱ～Ⅳ期患儿骨髓受累可能更高。

(4)其他常规辅助检查:外周血常规及分类、红细胞沉降率、肝功能、肾功能和血清铁蛋白。

(5)病理学诊断方法选择:选取临床怀疑的病变淋巴结或组织进行切除活检以获得病理学诊断。由于细针穿刺不能获得足够的标本进行病理组织学诊断(镜影细胞数量少),故不推荐。

(6)脏器功能评估检查:心电图心脏超声、肺功能(肺活量)和内分泌功能检查(见随访要求)等。

2.分期系统及危险度分组

(1)AnnArbor 分期系统(Costswolds 会议修订):AnnArbor 分期是儿童 HL 的标准分期系统。分期首先取决于受累淋巴结区域或结外组织的分布数量。

Ⅰ期是累及单个淋巴结(Ⅰ);或局部累及一个淋巴结外器官或部位(IE)。

Ⅱ期是指累及 2 个或 2 个以上淋巴结(Ⅱ),或局部累及 1 个淋巴结外器官或部位及其横膈同侧 1 个或多个淋巴结受累(IE)。

Ⅲ期表示累及横隔两侧(上下)淋巴结(Ⅲ),可以同时伴有局部淋巴结外器官或部位受累

ⅢE。),也可以同时伴有脾脏受累(ⅢS),或同时伴结外器官或部位及脾脏受累(ⅢE+S)。横膈两侧(上下)都有受累。

Ⅳ期是指弥漫性累及多个淋巴结外器官或组织,可以伴或不伴相关淋巴结受累。

此外,这一分期系统还对患儿是否具有全身症状、淋巴结外组织受累情况和巨大肿块进行了定义。临床症状用 A、B 描述患儿是否具有全身症状;A 为无症状;B 为有症状;症状定义为 6 个月内体重减轻>10%,和(或)发热>38°,和(或)夜间盗汗。淋巴结外组织受累情况(E 期):结外组织包括胸腺、脾、韦氏环、阑尾和培氏斑。巨大肿块定义为:肿块≥8 cm(6 岁以下 6 cm)或 X 线胸片上纵隔占位>1/3 最大胸径。

2)危险度分组:目前临床诊疗中,一般将 HL 患儿分为低危、中危和高危 3 个组别。治疗方案的强度依据于相应的危险度分组。但不同临床研究方案中,危险度分组定义略有差别,尚无统一定义。综合各大协作组报告并结合国内实际应用可行性,建议分组标准如下:低危组(R1):ⅠA、ⅡA。(≤2 个淋巴结区受累,无巨大肿块,无肺门浸润);中危组(R2):其他Ⅰ、Ⅱ期及用 A 期;高危组(R3):ⅢB 期和Ⅳ期。

六、治疗

(一)初发患儿治疗方案建议

儿童 HL 是目前远期生存率较高的儿童肿瘤性疾病之一。基于危险度分组的全身化疗加上受累部位的低剂量放疗是目前国际上最常采用的治疗方案。治疗前分期按前述 AnnArbor 分期系统标准。危险度分组建议按前述危险度分组标准。治疗计划框架:R1~3 组化疗分别为 4~6、6~8 个疗程,第 2、4、6 个疗程后进行评估,若 2 个疗程 CR 可不放疗;2 个疗程后 PR 可采用低剂量受累部位放疗,若治疗失败,则进行个体化治疗。放疗原则:年龄>5 岁伴巨大肿块或 2 个疗程评估未 CR 者,化疗结束后放疗;年龄≤5 岁者,则在化疗结束时仍有肿瘤残留才考虑放疗。R3 组患儿 2 个疗程未 CR 者,化疗至 8 个疗程。

1.化疗方案

(1)MOPP/ABVD 方案:是国际上应用广泛的 HL 化疗方案。美国斯坦福大学和儿童肿瘤协作组(Pediatrie Oncology Group,POG)曾发表关于此方案的临床研究报道(加或不加放疗)。早期患儿共用 6 个疗程;晚期患儿共用 8 个疗程。Ⅰ~Ⅳ期患儿 10 年总体无病生存率(overallsurvival,OS)超过 90%,Ⅱ~Ⅳ期患儿的 5 年无事件生存率(event free survival,EFS)也可达 80%。

(2)美国儿童癌症协作组(Children's Cancer Group,CCG)C5942 方案:为儿童 HL 的最大样本量报告,10 年(中位随访 7.7 年)EFS 和 OS 分别为 83.5%和 92.5%。低危、中危组 COPP/ABV 方案分别为 4 和 6 个疗程,高危组 A、B、C3 组方案交替共 6 个疗程。

2.放疗

累及野放疗(involved field radiation therapy,IFRT)联合全身化疗是儿童 HL 治疗的基本原则。在传统放疗基础上如何进一步降低放疗剂量,缩小放疗野体积,并将目前先进的放疗技术整合入放疗方案至关重要。

(1)放疗剂量:不同医疗中心和临床研究中儿童 HL 的放疗剂量各不相同,但总体而言,总剂量都比较低。在放疗联合化疗的前提下,标准放疗剂量为 15~25 Gy,并考虑缩小放射野体积再另外给予剂量追加。仅在非常特殊的情况下放疗剂量超过 25 Gy。尽管降低了放疗剂量,临床研究报道的局部控制率依然维持在 89%～95%。

(2)放疗范围:依据原发肿瘤侵犯范围、肿瘤对全身化疗反应等因素勾画靶区及确定照射野。累及野不仅指病理阳性的淋巴结,还要包括累及淋巴结所在的整个淋巴结区域。为了进一步缩小照射野和降低正常组织的剂量以期降低后期毒性,一些临床研究正在探索累及淋巴结放疗的可行性。

(3)放疗技术:现代放射治疗以三维治疗为基础,强调模拟 cT 定位的重要性,为清楚显示血管和淋巴结的区别,可采用增强的模拟 CT 扫描。对某些因呼吸等移动的解剖部位进行放疗时,可考虑采用四维 CT 进行扫描。目前首选考虑有适形功能的放疗计划,如正向计划的三维适形放疗和逆向计划的调强放疗(intensity-modulated radiation therapy,IMRT)。为保证放疗得以精确实施,必要的固定装置十分重要。如头颈部放疗可采用头颈肩面罩固定,腹部放疗可采用真空气垫固定等。最后,放疗体位的摆位需通过 KV 级射野验证片或锥形束 CT 扫描后不同组织配准来确保治疗准确性。目前对于膈上病变,采用 4～6 MV 能量的高能 X 线,若病变位于腹腔,则考虑采用 8～15 MV 能量的高能 X 线。

3.支持治疗

(1)肺孢子菌肺炎的预防:所有患儿从治疗开始使用复方磺胺甲唑 25 mg/(kg·d)(分 2 次,每周 3 d)进行预防。直至全部治疗结束后 3 个月。

(2)粒细胞缺乏发热的处理:中性粒细胞$<0.5\times10^9$/L,或预计 2 d 后降至 0.5×10^9/L 以下者,24 h 内 3 次口腔体温>38.0℃(间隔 4h 以上)或 1 次体温>38.3 ℃,或 1 次体温>38.0 ℃持续 1 h 以上,即为粒细胞缺乏发热。进行各种微生物学检查同时,应积极使用广谱抗生素。广谱抗生素使用后,体温退而复升,或持续 5～7d 体温不退者,即使没有辅助检查依据,可开始经验性抗深部真菌治疗,并进行必要的检查如肺高分辨 CT,以发现早期真菌感染。如微生物学检查均阴性,抗感染治疗应持续到中性粒细胞至少$>0.5\times10^9$/L 且>48 h 无热。

(3)血液制品的使用:如有条件,建议 HL 患儿使用辐照血液制品。

(4)粒细胞集落刺激因子(GCSF)的使用:如有条件,患儿化疗后粒细胞缺乏症使用。

(刘 静)

第三十二节　非霍奇金淋巴瘤

儿童非霍奇金淋巴瘤(non-Hodgkinlymphomas,NHL)是源于淋巴系统器官和细胞的一系列疾病的总称,包括所有未归类于霍奇金病的恶性淋巴瘤。在以下几个方面与成人 NHL 不同:①儿童 NHL 病理组织类型明显与成人不同,以高度恶性病理类型为主,淋巴母细胞淋巴瘤、伯基特淋巴瘤、弥漫大 B 细胞淋巴瘤和间变大细胞淋巴瘤是四种主要的组织学类型。而成人 NHL 低度恶性更常见。②儿童 NHL 结外侵犯为主,早期广泛播散和非邻近扩散,易侵犯骨髓,中枢神经系统侵犯常见。而成人 NHL 则原发淋巴结侵犯更多见。③儿童 NHL 临床分期与成人 NHL 不同,儿童 NHL 采用 StJudeStageSystem 分期系统,成人 NHL 采用 AnnArbor 分期标准,分期不同导致治疗策略和方案选择不同。④儿童 NHL 治疗主张积极强化疗法。淋巴母细胞淋巴瘤采用急淋白血病治疗方案。伯基特淋巴瘤和弥漫大 B 细胞淋巴瘤采用短疗程、高强度、多药联合和中枢神经系统预防等方案。除了某些选择性的局限期患者外，成人 NHL 常用的 CHOP 方案很少用于儿童 NHL。儿童 NHL 现代标准治疗策略是根据不同的病理类型，按危险因素进行分层治疗，采用现代标准治疗方案，儿童青少年 NHL 的长期生存率已达 80%。早期患者可达 95% 以上，广泛期患者也可达 75% 以上。

一、病因

NHL 的病因及发病机理尚未完全明确，但因其起源于免疫系统的构成细胞，故病因常与机体免疫功能异常有关，而某些病毒感染和原发及继发性免疫缺陷疾病常与本病密切相关。

1. 病毒

人类淋巴瘤中最早被证实的是伯基特淋巴瘤与 EB 病毒感染有关，通过细胞生物学技术业已证明在伯基特淋巴瘤流行区 98% 的肿瘤中可找到 EB 病毒基因组，而在散发区的伯基特淋巴瘤中亦有 30%～40% 含有 EB 病毒。患者 EB 病毒的壳抗原抗体全部阳性。且滴度高，而壳抗原抗体阳性的儿童中发生此肿瘤的风险为对照组的 30 倍。目前认为，本病是非洲儿童在婴幼儿期重度和持续 EB 病毒感染，免疫功能受到抑制、癌基因被激活，导致 B 淋巴细胞恶性增殖的后果。近年来，另一重要发现是成人 T 细胞淋巴瘤的病毒病因为 T 细胞白血病淋巴瘤病毒（HTLV-1），这是一种很特殊的逆转录病毒，核心为单链 RNA，外有包膜，病毒有核心蛋白、包膜蛋白及酶蛋白三种结构蛋白。经 Gallo 等证明其与法国学者 Monlagnier 分离的 AIDS 病毒近缘。但我国的 T 细胞淋巴瘤与 HTLV-1 无肯定关系。

2. 免疫因素

免疫缺陷疾病如 WiskottAldrich 综合征、X 连索淋巴组织细胞增生综合征患者，获得性免疫缺陷疾病如 AIDS、器官移植后需长期服药抑制免疫机制的患者等，淋巴瘤发生率明显高于一般人群，且原发于结外者较多，而原发及获得性免疫缺陷患者同时伴有 EB 病毒感染时淋巴瘤发生率更高。

3. 染色体及基因异常

近年来更多的研究显示，NHL 的发病与某些染色体及基因的出现密切相关。淋巴瘤患者常可见到染色体或基因异常，如 B 细胞 NHL 约 80% 表达有 cmye 基因即有 t(8;14)(q24;q32) 的易位。B 细胞 NHL 常见的 t(8;14) 易位，使位于第 8 对染色体长臂二区四带上对细胞增殖有调控作用的 cmye 癌基因易位到第 14 对染色体三区二带上的免疫球蛋白重链基因部位，从而使 cmyc 基因与免疫球蛋白恒定区互换，从而篡夺了 cmye 基因的调控作用。由于易位的 cmyc 基因的不适当表达，使细胞处于增殖状态，因此，cmye 基因的改变是发生淋巴瘤的重要步骤。其他类型的 B 细胞淋巴瘤还可见到 t(2;8)(pl2;q24) 和 t(8;22)(q24;11q) 的表达；T 细胞淋巴瘤则多见 TCR 基因重排，此外还可见到 HOX11(TLX1)、TALI(SCL)、TAL2、LYL1、BHLHB1、LMO1 和 LMO2 等基因的表达；而 80% 肥大细胞间变性淋巴瘤（ALCL）可见到 t(2;5)(pl2;35q) 异位产生的 ALK 基因。

二、临床表现及病理类型

1. 临床表现

无痛性、进行性淋巴结大是淋巴瘤的常见表现。但在儿童 NHL 中，全身症状和肿瘤侵犯周围组织引起的症状也十分常见。全身症状包括发热、消瘦、乏力和盗汗等。各种儿童 NHL 中，ALCL 常有较为明显的全身症状。肿瘤侵犯周围组织引起的症状取决于肿瘤部位及肿瘤的生长速度。如 LBL 患者,纵隔肿块起病,因肿块增大迅速,患者常以肿块压迫引起的上腔静脉压迫综合征就诊,此种情况属于儿童肿瘤急症。而 BL 患者,原发部位以腹腔肿块最为常见临床上常表现为腹痛、肠梗阻和肠穿孔等。此外,儿童 NHL 易有骨髓转移,特别是 LBL,贫血、出血和肝脾大等白血病表现也可以是初发症状。

2.病理类型

根据淋巴瘤分类标准:儿童青少年 NHL 的主要病理类型为前驱 B 和前驱 T 淋巴母细胞淋巴瘤、伯基特淋巴瘤、弥漫大 B 细胞淋巴瘤和间变性大细胞淋巴瘤。几乎都是高度恶性侵袭性的淋巴瘤。NHL 相关的免疫缺陷常伴有成熟 B 细胞表型。大多数移植后淋巴增生性疾病(PTLDs)为 B 细胞表型。其他类型淋巴瘤,例如外周 T 细胞淋巴瘤、T/NK 淋巴瘤、皮肤淋巴瘤及惰性 B 细胞淋巴瘤(如滤泡淋巴瘤)多见于成人,儿童罕见。

(1)淋巴母细胞型:占儿童 NHL 病例的 30%左右,相应于抗原不依赖性淋巴系前体细胞阶段,其主要为 T 细胞型,仅 10%左右为 B 细胞型。T-LBL 起源于胸腺 T 细胞。好发于男性青少年,进展快,死亡率高。表现为颈及纵隔淋巴结迅速肿大,75%的病例表现为前纵隔肿块、胸腔渗出、上腔静脉压迫综合征、咳嗽、呼吸困难、头面部肿胀、颈静脉和胸壁静脉怒张。常侵犯骨髓、肝脾及中枢神经系统等。B-LBL 好发于儿童,常侵犯淋巴结、皮肤、骨、骨髓和中枢神经系统等。淋巴母细胞淋巴瘤骨髓侵犯在骨髓形态学和免疫表型常与急性淋巴细胞白血病相混淆,一般而言,骨髓幼稚淋巴细胞≥25%诊断为急性淋巴细胞白血病,<25%则诊断为淋巴瘤骨髓侵犯,然而,这仅是人为划分,还不清楚这种划分的生物学和临床意义。

淋巴瘤诊断必须获取肿瘤组织活检,明确病理诊断和分型对治疗方案选择非常重要。但是,如果患者就诊时因前纵隔巨大肿块及上腔静脉压迫不能进行活检手术,则可根据骨髓穿刺和骨髓细胞流式细胞术免疫表型分析,或骨髓活检结果进行诊断。也可以抽取患者胸腔积液进行细胞形态学和流式细胞术免疫分析帮助。

(2)伯基特淋巴瘤占儿童 NHL 的 40%,发生在流行区的伯基特淋巴瘤常侵犯下颌骨。散发区则是广泛腹内侵犯和骨髓侵犯。腹部是散发区伯基特淋巴瘤最常见的侵犯部位(占90%)。常表现为右下腹部包块或急性阑尾炎、肠套叠和小肠梗阻。多见于 5~10 岁的男孩。肿瘤侵犯远端回盲肠,肠系膜、腹膜后、肾脏、卵巢和腹膜表面,常伴恶性腹腔积液,手术难以切除。头颈区是第二常见侵犯部位,表现为扁桃体肿大、牙龈肿块、鼻咽口咽肿块及颈淋巴结肿大,可有与下颌骨或其他面骨相关的面部软组织肿块。常有骨髓和中枢神经系统侵犯。

恶性程度高,进展快,死亡率高。骨髓侵犯形态学常表现为 L3 型骨髓象,免疫表型为成熟 B 细胞单克隆标记,肿瘤细胞无 TdT 或 CD34 等早期标记表达,可与前 B 急淋白血病相鉴别。肿瘤可自发崩解,常伴有水、电解质等代谢紊乱,严重可导致肾功能不全。

(3)弥漫大 B 细胞淋巴瘤弥漫大 B 细胞淋巴瘤占儿童青少年 NHL 的 10%~20%。更常见于 10 岁以上儿童。临床表现与伯基特淋巴瘤相似。但较少侵犯骨髓和中枢神经系统。大约 20%DLBCL 起源于纵隔,原发纵隔 DLBL 好发大龄儿童和青少年,占儿童大细胞淋巴瘤的10%,表现为前纵隔肿块,侵犯肺及胸膜,可伴上腔静脉压迫综合征,预后较其他部位 DLBCL 差。

(4)间肥大细胞淋巴瘤间变型大细胞淋巴瘤占儿童青少年 NHL 的 10%。易侵犯淋巴结和结外组织包括皮肤、软组织、肺和骨,较少侵犯中枢神经系统和骨髓。间肥大细胞淋巴瘤常伴高热和体重下降,常常误诊为感染,部分患者可合并噬血细胞综合征。某种 ALCL 亚型可伴有外周血白血病侵犯,表现为弥漫性肺浸润所致严重性呼吸性窘迫或胸腔积液和肝脾大,这些患者大部分有异常 T 细胞表型合并髓系抗原表达,需要高强度积极治疗。

三、辅助检查

1.血常规

早期 NHL 外周血常规正常。晚期患者可有贫血。晚期淋巴母细胞淋巴瘤或伯基特淋巴瘤如侵犯骨髓可伴有外周血红细胞升高、贫血及血小板下降等白血病血常规。间变大细胞淋巴瘤可伴有外周血白细胞数增高,以中性粒细胞为主,类似类白血病反应血常规。晚期和进展期间肥大细胞淋巴瘤可伴有血小板下降。

2.生化常规

血乳酸脱氢酶(LDH)升高提示肿瘤负荷大。骨和肝脏受侵常伴有碱性磷酸酶升高。晚期伯基特淋巴瘤常伴有肿瘤自发溶解综合征,水、电解质紊乱,肾功能受损:尿酸升高,肌酐和尿素氮升高,高钾、高磷和低钙。

3.骨髓检查

所有 NHL 患者均有可能侵犯骨髓。淋巴母细胞淋巴瘤和伯基特淋巴瘤最常伴有骨髓侵犯。骨髓流式细胞术检测有助于区别白血病和淋巴瘤。淋巴母细胞淋巴瘤骨髓形态学和流式细胞术检测与急性淋巴细胞白血病相似,而其他类型淋巴瘤属于淋巴细胞发育后期的肿瘤,流式细胞术进行免疫分型可以与急淋白血病相鉴别。NHL 骨髓侵犯可为局灶性侵犯,多部位取材和行骨髓活检有助于骨髓侵犯的诊断。

4.影像学检查

所有 NHL 患者治疗前需要进行全身 CT 检查,明确肿瘤侵犯范围。全身氟脱氧葡萄糖正电子发射断层扫描,有助于更准确分期和治疗后残留病灶鉴别,PDG-PET 扫描在淋巴瘤敏感性为 71%～96%,结合 CT 扫描更有助于进一步提高其确诊率。

四、鉴别诊断

浅表淋巴结肿大应与淋巴结其他疾病相鉴别,如结核性淋巴结炎、慢性淋巴结炎、传染性单核细胞增多症和转移癌等鉴别。凡直径>1 cm 的淋巴结肿大且观察 6 周以上仍不消退。均应活检明确诊断。无浅表淋巴结肿大的纵隔、肺门和后腹膜淋巴结肿大,需要与结核、胸部肿瘤和腹膜后肿瘤鉴别。必要时行纵隔肿块穿刺明确病理诊断。后腹膜肿块必要时需要剖腹探查。对于常规治疗无效的淋巴结肿大或肿块结节或发热原因不明的患者,需要详细全身检查包括胸腹部的影像学检查,对肿大的淋巴结或包块结节行活检病理检查是最重要的鉴别诊断手段。

五、分期

1.常规分期检查包括以下项目

(1)详尽体格检查:体表肿块或淋巴结>1 cm,质硬并在化疗开始后短期内(如 7 d 内)明显消退,应考虑为该淋巴结(或体表肿块)受累。

(2)骨髓涂片和(或)活检。

(3)胸、腹、盆腔影像学检查(以增强 CT 检查为主):必要时增强头颅 MRI 或 CT 检查除外颅内转移。

(4)脑脊液检查：应采用离心甩片法寻找肿瘤细胞；有条件单位在脑脊液中细胞数增高时采用流式细胞术检查证实是否为肿瘤细胞。

(5)全身骨扫描：有条件时进行。

(6)必要时眼底检查。通过以上检查确定肿瘤浸润范围，并据此做出临床分期诊断。

2.分期标准

儿童青少年 NHL 临床分期不采用 AnnArbor 分期。此分期系统将原发部位和肿瘤侵犯范围结合起来共同考虑，更能客观地反映儿童 NHL 的预后和指导治疗。

Ⅰ期淋巴结外单一肿瘤或病变只累及一个淋巴结区域，无纵隔或腹部病变。

Ⅱ期淋巴结外单一肿瘤伴区域淋巴结侵犯，病变累及膈肌同侧两个或以上淋巴结区域，膈肌同侧两个单一的结外肿瘤，伴有或不伴有区域淋巴结侵犯。原发于胃肠道（通常在回盲部）伴有或不伴有肠系膜淋巴结侵犯。

Ⅲ期膈肌双侧各有一处结外侵犯；膈肌上下两个或以上淋巴结侵犯；原发瘤位于胸腔内（纵隔、胸膜及胸腺）；广泛的原发腹内病变；所有位于脊髓旁或硬膜旁病变，不考虑其他部位的病灶。

Ⅳ期比上述的任何病变伴有中枢神经系统或骨髓侵犯。

注：Ⅱ期腹部病变一般指病变限于肠道的一部分（如常见回盲部）伴有或不伴有相关的肠系膜淋巴结侵犯，原发肿瘤能通过切除肠段而被完全切除。Ⅲ期腹部病变一般指病变播散到腹主动脉旁、腹膜后、肠系膜和腹膜，或直接浸润到邻近器官，腹腔积液，肿瘤不能完全切除。起病时发生骨髓侵犯，如幼稚细胞百分比≤25％，定为Ⅳ期 NHL；如≥25％，则定为急性白血病（前 B-ALL，T-ALL 或 L3-ALL）骨骼、肺、肌肉和皮肤等实质器官侵犯也定为Ⅳ期。

六、治疗

治疗方法以化疗为主，根据病理及免疫分型、不同临床分期及分组采用相应治疗方案。

1.放疗

不推荐常规放疗。存在中枢浸润、脊髓肿瘤压迫症、化疗后局部残留病灶、需姑息性治疗等特殊情况时，根据临床情况由临床医生决定是否放疗。

2.手术

(1)手术活检：尽量争取获得足够组织标本以明确病理诊断及分型，如肿块较小并为局限性病变，可将肿块完全切除。如估计肿块不能完全切除，应进行小切口活检术，不推荐肿瘤部分或大部切除术。

(2)急腹症：出现肠套叠、完全性肠梗阻、肠穿孔、严重胃肠道出血等外科急腹症时考虑急诊手术。

(3)二次活检及手术：化疗 3 个疗程后仍存在稳定残留病灶时应考虑再次手术切除病灶同时进行病理评估，为进一步治疗提供依据。

3.急诊处理

部分儿童 NHL 临床进展极快。应尽快完成各项检查明确诊断。如为巨大纵隔肿块伴有气道及上腔静脉压迫症状，无外周淋巴结肿大，细胞形态及免疫学检查（如标本为骨髓及体液）也不能明确诊断时，可选择性采取纵隔镜活检、胸骨旁切口活检或肿块切割针穿刺活检。如病情危重且经评估全身麻醉可能危及患儿生命，临床表现及影像学检查符合 NHL，为抢救生命可予紧急低剂量化疗(如成熟 B-NHL 治疗方案中的 P 化疗)。经 12～24 h 多患儿的压迫症状可得到有效缓解。病情稍稳定后及时进行活检(化疗 24～48 h),应尽最大可能获得明确的病理诊断。大量胸腔积液或心包积液时可引流改善症状。对明确诊断的肿瘤负荷较大的患儿,应尽早给予 3～7 d 低强度化疗(如 B-NHL 方案中的 P 化疗),同时充分水化 3 000 mL/(m² · d),5%碳酸氢钠 5 mL/(kg · d)碱化尿液、别嘌呤醇 10 mg/(kg · d)抑制过多的尿酸形成,密切监测并维持水电解质酸碱平衡,保证尿量不少于 3 mL/(kg · h),如有少尿给予利尿剂呋塞米每次 1 mg/kg。预防和积极处理肿瘤细胞溶解综合征。刚开始治疗时,因输入液体多可致原有的胸腹腔积液增多,必要时可留置引流。如有肾脏浸润或肾功能不全应禁止在 CT 时使用造影剂,以免加重肾功能不全。对有椎管内硬膜外肿块压迫造成截瘫者,应及时化疗,必要时可考虑局部放疗或减压性手术。

(刘　静)

第三十三节　营养性缺铁性贫血

　　铁缺乏(iron deficiency,ID)是儿童最常见的营养元素缺乏。世界卫生组织估计,贫血累及约 1/4 的世界人口,并且集中于学龄前儿童及女性。对于亚洲和非洲的发展中国家,铁缺乏是一个具有挑战的问题。铁是人体必需的一种营养素。大多数铁(75%)结合于血红素蛋白[血红蛋白(hemoglobin,Hgb)及肌红蛋白]中。其余铁则结合于贮存蛋白(铁蛋白及含铁血黄素)中,少部分铁(3%)结合于关键的酶系统,如过氧化氢酶及细胞色素类。在正常个体中,人体每天摄取及排泄的铁量都很少。大部分铁通过网状内皮系统的巨噬细胞破坏衰老红细胞而循环利用。铁平衡主要通过影响肠道吸收和转运(而非尿便排泄)机制来实现。肠道对铁的吸收是 3 种主要因素的作用:机体铁贮备(转铁蛋白和铁蛋白)、红细胞生成速率及膳食铁的生物利用度。铁贮量较低可增加肠黏膜上的受体,从而促使铁摄入增加。红细胞生成增多和网织红细胞增多或无效的红细胞生成增加(如 β 地中海贫血)时,铁吸收也会增加。

一、临床表现

　　缺铁性贫血(iron deficiency anemia,IDA)是一种小细胞、低色素性及骨髓低增生性状态。该疾病的自然演化特征分为 3 个阶段:贮存铁缺乏阶段、缺铁性红细胞生成阶段和 IDA 阶段。在贮存铁缺乏期,贮存部位的铁耗减,但由于每天红细胞更新,"不稳定"铁池中仍有足量的铁来合成正常的血红蛋白(除非进一步的铁丢失)。IDA 是该演化的最终阶段,因此当补铁后该阶段也最先恢复。IDA 最常见的表现是轻至中度小细胞低色素性贫血,婴儿或儿童其他方面无症状、营养状况良好。重度贫血的婴儿要少见得多,其表现为嗜睡、苍白、易激惹、心脏扩大、喂养困难以及呼吸急促。尽管 IDA 通常为营养性贫血,但它也可能是由基础内科疾病所致,如胃肠道失血、吸收不良综合征或者慢性炎性疾病。例如,难治性 IDA 可能是乳糜泻、幽门螺杆菌感染的主诉症状,或者可能是慢性病贫血的一个令人混淆的发现。

二、辅助检查

　　在大多数临床情况下,最简单且最符合成本效果的检查为全血细胞计数(complete bloodcount,CBC),该检查包含测量血红蛋白、血细胞比容、平均红细胞容积(mean corpuscular volume,MCV)和红细胞分布宽度(red blood cell distribution width,RDW;红细胞大小变异性指标)。对于具有确实的铁缺乏危险因素的儿童,在初次筛查时检测血清铁蛋白有利于诊断。然而,应慎重解读检查结果,因为铁蛋白是一种急性期反应物,在炎症情况下可升高。可以纳入炎症相关指标,如C反应蛋白(C-reactive protein,CRP),以验证血清铁蛋白的结果。更具特异性且更符合成本效果的铁缺乏筛查方法包括网织红细胞血红蛋白浓度(reticulocyte hemoglobin concentration),或联合检测血清血红蛋白及可溶性转铁蛋白受体浓度。

三、诊断

1. 世界卫生组织的贫血诊断标准

儿童6月～<5岁,血红蛋白<110g/L,为贫血。

5岁～11岁,血红蛋白<115 g/L,为贫血。

12岁～14岁,血红蛋白<120 g/L,为贫血。

2. 我国小儿血液会议(1988年)建议

新生儿期,血红蛋白<145 g/L,为贫血。

1月～4月,血红蛋白<90 g/L,为贫血。

4月～6月,血红蛋白<100 g/L,为贫血。

3. 儿童贫血轻重的分度

轻度贫血:血红蛋白<正常下限～90 g/L。

中度贫血:血红蛋白<90 g/L～60 g/L。

重度贫血:血红蛋白<60 g/L～30 g/L。

极重度贫血:血红蛋白<30 g/L。

4. 新生儿贫血轻重的分度

轻度贫血:血红蛋白120 g/L～144 g/L。

中度贫血:血红蛋白<120 g/L～90 g/L。

重度贫血:血红蛋白<90 g/L～60 g/L。

极重度贫血:血红蛋白<60g/L。

四、治疗

1. 口服铁剂治疗

(1)剂量和用药方案:对于表现出轻度小细胞性贫血并推定诊断为IDA的婴儿和幼儿,最符合成本效果的治疗策略为尝试性铁剂治疗。对于确诊IDA的婴儿和幼儿,硫酸亚铁仍是最符合成本效果的治疗方法。推荐剂量为3～6 mg/(kg·d)的元素铁,具体取决于IDA的严重程度。通常我们使用硫酸亚铁,元素铁剂量为3 mg/kg,一天1～2次(最大剂量为150 mg/d元素铁)。为了达到最佳吸收,铁剂应在两餐之间给予,且与果汁同服。如果硫酸亚铁与果汁(而非牛奶)同服,铁的吸收会增加(一项报告显示,这两种情况下铁吸收率分别为13.7%和5.7%)。对于铁缺乏的患儿,补充铁剂应该能使其血红蛋白(hemoglobin,Hb)水平在4周内升高1 g/dL以上。如果IDA较为严重,在补铁治疗的72 h可以观察到网织红细胞反应。在硫酸亚铁盐中,元素铁含量为20%。可供使用的其他形式的口服铁盐包括富马酸亚铁和葡萄糖酸亚铁。这两种铁盐所含元素铁的比例不同,故必须给予相应的剂量。

（2）不良反应：安慰剂对照试验证实，以上述剂量以及铁强化配方食品来补充铁很少会引起胃肠道症状。很少需要更大的剂量，而且更大的剂量可能会产生一定程度的不耐受。铁的液体制剂有时可造成牙齿或牙龈灰染。这些影响是暂时的，在给予铁滴剂后给儿童刷牙和/或用水漱口可以最大程度地减轻或避免。铁对免疫功能和感染易感性可产生不一致的几种效应。目前没有证据表明铁补充会增加感染的风险，但存在例外的情况，如在高传染季节开始对疟疾流行地区的特殊人群补铁。

2.膳食改变

用未经处理的全脂牛乳（而不是配方奶或母乳喂养）喂养婴儿与其肠道失血有关，故对所有婴儿都应避免这种喂养方式，特别是存在铁缺乏的婴儿。这很可能是牛乳蛋白诱导的结肠炎和未经处理的牛乳缺乏铁强化的共同结果。对于确诊或疑似 IDA 的患者，除了补充药用铁剂外，我们还建议采用以下膳食改变方式用于预防铁缺乏。

（1）对于 12 月龄以上的儿童，当发现或怀疑有铁缺乏时，每天牛乳摄入量应限制在 20 盎司（1 盎司≈28.35 g）以下。若患儿尚未脱离奶瓶喂养，则应停止这种喂养方式，从而有助于限制奶的摄入。对于持续性或难治性 IDA 患儿，应该检查粪便中是否有血（采用愈创木脂法），若为阳性，即应停用所有的乳制品。

（2）对于不到 12 月龄的婴儿，若非母乳喂养或仅部分母乳喂养，则应采用铁强化配方奶进行喂养。如果患儿没有牛乳蛋白诱发结肠炎的证据，则可给予基于牛乳的配方奶，但不应给予婴儿未经处理的牛乳。

（3）对于 6 月龄以上的患儿，我们建议进行其他可增加铁摄入的膳食改变，包括铁强化婴儿麦片、富含维生素 C 的食物以及引入肉泥。

（刘　静）

第三十四节　再生障碍性贫血

再生障碍性贫血（aplastic anemia，AA）是一种罕见疾病，特征为全血细胞和骨髓细胞减少。其主要的病理生理特征是在无骨髓浸润性疾病的情况下，多能造血干细胞受到损伤或丢失。相比之下，骨髓衰竭是一个范围更广的术语，其描述的是多种不同机制所致的全血细胞减少，包括肿瘤或纤维化替代骨髓、细胞成熟障碍（如维生素 B_{12} 缺乏症）和骨髓发育不良，骨髓衰竭的情况下干细胞为恶性且可能出现数量增加，但并未发育成熟。发生上述任一情况时，相关的中性粒细胞减少和血小板减少可分别导致可能危及生命的感染和出血。大多数儿童和青年 AA 为获得性 AA，其特点是在没有骨髓异常浸润且无网硬蛋白增加的情况下，出现全血细胞减少和骨髓细胞减少。儿童全血细胞减少和 AA 的主要体质性或遗传性病因，包括范科尼贫血、先天性角化不良、Shwachman-Diamond 综合征以及先天性无巨核细胞性血小板减少症。

一、临床表现

AA 的临床表现因人而异，包括三系血细胞减少相关的各种症状和体征：继发于血小板减少的出血性表现；进行性贫血导致的乏力、苍白和心血管主诉；中性粒细胞减少导致的发热、黏膜溃疡和细菌感染。

二、诊断

存在全血细胞减少且网织红细胞绝对值减低(通常<10 000 个)提示骨髓衰竭时,即提示AA。红细胞通常大小正常,但偶尔可能出现大细胞性红细胞(平均细胞体积>100)。外周血涂片显示其他血细胞虽有减少但形态正常。可通过骨髓穿刺和活检确诊 AA,特征性表现包括:骨髓细胞明显减少且外周血所有细胞均减少;骨髓腔由脂肪细胞和骨髓基质填充;其余造血细胞形态正常;无恶性浸润或纤维化;无巨幼红细胞性造血。一旦确诊,应详细评估患者是否有可能的诱发因素。获得性 AA 的临床预后,部分程度上取决于全血细胞减少的严重程度。

1. 中型再生障碍性贫血(moderate aplastic anemia,MAA)

完全满足以下 3 种表现,即确定为中型再生障碍性贫血:骨髓造血细胞面积<50%;中性粒细胞绝对数(absolute neutrophil count,ANC)<1 500 /μL、血小板计数<100 000 /μL 或贫血伴网织红细胞绝对计数(absolute reticulocyte counts,ARC)<60 000 /μL,2 个或 3 个细胞系受抑制时间>6 周;不符合 SAA 的任何标准。MAA 患者的预后尚不明确;部分患者可出现自发痊愈。

2. 重型再生障碍性贫血(sever aplastic anemia,SAA)

SAA 的标准为:骨髓活检显示正常造血细胞面积<25%～30%;或者骨髓活检显示正常造血细胞面积<50%且造血细胞<30%,并且至少存在以下情况中的两种:ANC<500 /μL、血小板计数<20 000/μL 或 ARC<60 000/μL。

3. 极重型再生障碍性贫血(very sever aplasticanemia,vSAA)

若患者 ANC<200/μL,则认为其存在 vSAA。SAA 或 vSAA 患者除非及时接受治疗,否则 70% 以上的患者会在 1 年内死亡,自发痊愈很罕见。

三、鉴别诊断

全血细胞减少但无明显脾大时的鉴别诊断,包括其他先天性和获得性原因引起的骨髓衰竭,如获得性原因导致骨髓纤维化或肿瘤浸润骨髓、严重巨幼红细胞性贫血、阵发性睡眠性血红蛋白尿症(paroxysmal nocturnal hemoglobinuria,PNH)、MDS,以及人类免疫缺陷病毒(human immunodeficiency virus,HIV)或有噬红细胞作用的疾病所致的凶险性感染。

四、治疗

SAA 会危及生命,需要由有能力的血液科医师进行紧急评估和治疗,包括停用致病物质(如果有的话)、采取支持治疗及某些针对 AA 的确定性治疗。对于适合接受造血干细胞移植(hemopoietic stem celltransplantation,HSCT)的患者,应该有选择地使用血液和血小板输注,以避免出现致敏作用。所有血液制品都应接受放射线照射、去除白细胞以及血清 CMV 阴性,并且不应从患者的家庭成员中获取。严重中性粒细胞减少的患者具有发生严重细菌感染的风险。因此,需对存在发热的受累患儿立即进行评估、血培养检查并采用广谱抗生素治疗。预防性抗生素疗法没有作用。

1. 重型再生障碍性贫血

重型获得性 AA 的两种主要治疗方式为造血干细胞移植(hemopoietic stem cell transplantation,HSCT)和免疫抑制治疗(immunosuppressive therapy,IST)。

(1)造血干细胞移植（HSCT）：对于 SAA 或 vSAA 儿童（包括 HAA 儿童），HSCT 的优势（如稳定植入和造血作用，以及发生诸如 MDS 或 AML 的克隆性疾病的风险较低）超过手术相关的问题[如配型相合的同胞供者率较低、移植失败和移植物抗宿主病（graft versus host disease，GVHD）]。因此，同胞相合 HSCT 是治疗首选，长期无病生存率接近 90%。

(2)免疫抑制治疗（IST）：AA 患儿中，仅 20%～25% 有人类白细胞抗原（human leucocyte antigen，HLA）相合的同胞兄弟姐妹。对于其余患儿，我们优选强化 IST。初始方案通常包括单用抗胸腺细胞球蛋白（antithymocyte globulin，ATG）或单用环孢素，缓解率约为 50%。目前，由 ATG、环孢素、皮质类固醇联合或不联合造血生长因子构成的强化联合用药方案，达到更高的缓解率（75%～80%）。许多临床研究表明，儿童患者的缓解率和生存率可能优于成人患者，但这一结果并不普遍。尚未明确在 IST 中加入造血生长因子[即 G-CSF 或粒细胞/巨噬细胞集落刺激因子（granulocyte/macrophage-colony stimulating factor，GM-CSF）]治疗 SAA 的获益和风险。此外，尚未证实使用环磷酰胺（联合或不联合环孢素）可提供额外获益，但接受这种治疗的患者的死亡率及并发症的发病率增加。治疗的反应可能较慢，首先出现粒细胞恢复，之后才是血红蛋白稳定和对输血需求的减少。血小板可能需要数月至数年才能恢复。长期存活者可能出现持续性血小板减少、大红细胞症及血红蛋白 F 浓度升高。

2.中型再生障碍性贫血

对于 MAA 患者，尚无明确的推荐治疗方案。对于存在进行性血细胞减少，尤其是严重中性粒细胞减少和/或输血依赖的患者，应该考虑 HSCT 或 IST 治疗。在一项研究中，MAA 患儿接受 ATG/CSA 治疗的缓解率为 87%。在一项小型研究中，使用抗 Tac 单抗（一种针对 IL-2R 的单克隆抗体）治疗的缓解率为 50%，且不良反应极少。对于此类 AA，还需进行进一步的研究。

（刘　静）

第三十五节　免疫性血小板减少症

血小板减少症（immune thrombocytopenia，ITP）是儿童最常见的出血性疾病。由于其发病病因复杂，发病机制中有多种细胞因子参与免疫介导反应。ITP 发病以病因分为原发性（即暂未找到特殊原因）和继发性（继发于其他疾病）。儿童 ITP 与成人 ITP 有很大差别；多数以急性起病、部分发病与病毒感染或与免疫接种有一定关联；部分患者不予特殊提升血小板治疗，血小板数量可以恢复正常，为自发缓解（或自限性）的良性过程，而并发颅内出血罕见。目前，ITP 还是一个临床"排他"诊断性疾病。在诊断过程中需结合年龄、综合临床所有表现，排除继发性血小板减少症。譬如系统性红斑狼疮及再生障碍性贫血等。

一、病因

1.病毒

感染多数患儿在发病前 2～3 周有明确的病毒感染史，多为上呼吸道感染。目前已发现与 ITP 有关的病毒有 EB 病毒（EBV）、巨细胞病毒（CMV）、水痘-带状疱疹病毒、人类细小病毒

B19、乙型肝炎病毒、腺病毒、风疹病毒及人类免疫缺陷病毒（HIV）等。

2.预防接种后

约有 1‰ 的病例因注射活疫苗后发病。已经有报道的疫苗为麻风腮疫苗、脊髓灰髓炎疫苗、乙肝病毒疫苗及百白破疫苗等。

二、临床表现

本病见于小儿各年龄时期。主要表现为出血，以皮肤/黏膜出血点、瘀斑或瘀点为主，严重者可见内脏出血（消化道及鼻腔等），以颅内出血死亡约 0.5%。体格检查一般无肝脾大。

三、辅助检查

1.外周血涂片检查

提示血小板计数 $<100 \times 10^9/L$（至少 2 次），血细胞形态无异常，急性出血时期或反复多次出血之后，红细胞及血红蛋白轻度减少，网织红细胞于大出血后可增多。

2.骨髓细胞学检查

主要针对不典型或排除骨髓性疾病的必要检查，提示骨髓增生活跃，巨噬细胞成熟障碍。

3.血小板相关抗体检查

但特异性较差。单克隆抗体特异性俘获血小板抗原试验法（monoclonal antibody immobilization of platelet antigen assay，MAIPA），特异性高，可区别免疫性和非免疫性的 ITP。部分单位开展。

四、诊断与鉴别诊断

（一）诊断

1.根据发病时间分型

（1）新诊断：血小板减少持续时间小于 3 个月。

（2）持续性：血小板减少持续时间为 3~12 个月。

（3）慢性：血小板减少持续时间大于 12 个月。

（4）严重型 ITP：出血相对较严重，病初时需要给予治疗干预，或治疗期间需要增加新的治疗措施。

（5）难治性 ITP：满足以下所有三个条件的患者：①脾切除后无效或者复发；②需要治疗（包括小剂量肾上腺皮质激素及其他治疗）以降低出血的危险；③除外其他因子血小板减少的原因，确诊为 ITP。

2.根据出血程度分型

（1）轻度：血小板 $<100 \times 10^9/L$，只在外伤后出血。

（2）中度：血小板 $<50 \times 10^9/L$ 而 $>25 \times 10^9/L$，可见自发出血，尚无广泛出血。

（3）重度：血小板 $<25 \times 10^9/L$ 而 $>10 \times 10^9/L$，见广泛出现出血，外伤处出血不止。

（4）极重度：血小板 $<10 \times 10^9/L$，自发出血不止，危及生命。

（二）鉴别诊断

1.再生障碍性贫血

表现为发热、贫血及出血三大症状，肝、脾、淋巴结不大；实验室检查：血常规可见三系细胞（红系、粒系和血小板系）减少，并进行性降低；网织红细胞降低。骨髓检查提示骨髓增生减低，非造血细胞增生,巨核细胞外未见或偶见;骨髓活检支持造血障碍。

2.急性白血病

表现为发热、贫血及出血,伴有全身乏力及肿胀等并发症。实验室检查:外周血象血红蛋白或血小板绝大多数降低,偶见正常;白细胞降低或增高,可见异常白细胞;除相关血液学检查外,确诊诊断依据骨髓涂片检查,原始细胞大于20%。

3.系统性红斑狼疮

儿童早期可表现为血小板减少,有或无贫血,疾病活动期可见持续高热,抗生素无效等现象。相关检查提示:自身抗体阳性、血沉增高及抗双链DNA阳性等。

4.Evans综合征

特点为免疫性血小板减少和免疫性溶血性贫血。临床上除出血现象外,伴贫血,黄疸;体格检查可及肝脏和(或)脾脏。实验室检查:贫血、网织红细胞增多,尿胆原阳性,间接胆红素增高,抗人球蛋白试验(Coombs)阳性,同时伴有血小板减少。

5.Wiskortt-Aldrich综合征

属性联隐性遗传性疾病,男婴发病,除出血及血小板减少外,血小板形态小,伴有细胞、体液免疫缺陷,合并全身广泛湿疹易于感染,远期恶性疾病发生率高。

6.血栓性血小板减少性紫癜(TTP)

为微血管血栓形成伴血小板减少,可累及多脏器。临床表现:血小板减少性出血和溶血性贫血症状,肝脾肿大,可发热并有腹痛、恶心、腹泻甚至出血昏迷、惊厥及其他神经系统症状和肾功能不良等。实验室检查:网织红细胞增加,Coombs试验一般阴性,ADAMTS13缺乏。

五、治疗

ITP治疗目的是控制出血、减少血小板破坏,使血小板数量满足机体止血需要,而不是使血小板达到正常数量,即维持ITP患儿安全地不发生大出血是治疗的主要目的。

1.一般疗法

发病初期,应减少活动,避免创伤,重度者卧床休息。积极预防及控制感染,给予足量液体和易消化软食,避免腔黏膜损伤。为减少出血倾向,常给大量维生素C。局部出血者压迫止血,若出血严重或疑有颅内出血者,应积极采取各种止血措施。

2.临床观察

对血小板计数$\geqslant 30\times 10^9/L$,无明显出血症状或体征,且近期无手术的ITP患者做临床观察,动态监测BPC数以及出血倾向,若有感染即积极控制感染。

3.糖皮质激素

为ITP的一线治疗药物。国内外学者推荐指征为血小板计数$<30\times 10^9/L$,或伴有明显出血症状或体征患者。常规剂量[泼尼松剂量$1\sim 2$ mg/(kg·d),最大量60 mg/(m²·d)],初始可选择静脉滴注;待出血倾向改善、血小板有上升可给予口服(等剂量静脉换算);血小板正常后缓慢减量至停药观察。如糖皮质激素治疗$2\sim 4$周仍无反应者应尽快减量和停用,并寻找原因。

4.静脉丙种球蛋白(intravenous immunoglobulin,IVIg)

为重度出血或短期内BPC进行性下降者选用。其作用机制为中和以及抑制抗体产生,有效率达75%。剂量:$0.4g/(kg·d)\times(3\sim 5)d$或$1$ g/(kg·d)$\times 2$ d。

5.慢性/难治性 ITP

治疗往往为激素依赖/或激素无效患者。如对一线治疗无效者应对诊断进行重新判断；如在一线治疗不规范或激素减量过快者，视病情可作重新评价并调整激素使用。如一线治疗无效者，酌情使用二线药物治疗。但临床疗效无法确定。

6.严重型 ITP

应迅速提高患者 BPC 计数至安全水平（血小板数$\geqslant 50 \times 10^9$/L），有严重出血或有危及生命的出血可紧急输注浓缩 BPC 制剂。同时处理如下：①静脉输注丙种球蛋白：每天 1.0 g/kg×2 d；②甲基泼尼松龙冲击治疗：15～30 mg/(kg·d)共用 3 d。对于贫血症状明显的急性失血性贫血者可输注浓缩红细胞。

（刘　静）

第三十六节　血友病

血友病是一种 X 染色体连锁的先天隐性遗传出血性疾病，可分为血友病 A 和 B 两种。A 为凝血因子Ⅷ(FⅧ)缺乏，B 为凝血因子Ⅸ(FⅨ)缺乏，均由相应凝血因子基因突变引起。血友病以出血表现为主，出血症状可发生于患者的任何部位，以关节、肌肉多见，占 70%～80%，不予正确治疗可致残；而颅内、消化道及咽喉部位出血属于危重症出血，可致死；及时准确的诊断和积极正确的治疗是减少出血并发症的关键。现代的预防治疗、家庭治疗及综合关怀管理使血友病患儿有健康成长的机会。

一、病因

血友病 A 为凝血因子Ⅷ(FⅧ)缺乏，FⅧ基因位于 X 染色体长臂末端(Xq28)，最常见的 FⅧ基因缺陷是内含子 22 倒位，其余为基因缺失、基因重排及点突变等。B 为凝血因子Ⅸ(FⅨ)缺乏，FⅨ基因位于 X 染色体长臂末端(Xq27)，常见基因缺陷包括点突变、框架移位、缺失和插入等。

血友病的发病率没有种族或地区差异。在男性人群中，血友病 A 的发病率约为 1/5 000，血友病 B 的发病率约为 1/25 000；所有血友病患者中，血友病 A 占 80%～85%，血友病 B 占 15%～20%。女性血友病患者极其罕见。

二、临床表现

血友病 A 和 B 的临床表现相同，主要表现为关节、肌肉和深部组织出血，也可有胃肠道、泌尿道及中枢神经系统出血等。外伤或手术后延迟性出血是本病特点。若反复出血不及时治疗可导致关节畸形和假肿瘤等，严重者可以危及生命。

三、辅助检查

1.筛选试验

血小板计数正常、凝血酶原时间(PT)、凝血酶时间(TT)及出血时间等正常；纤维蛋白原定量正常。重型血友病患者激活的部分凝血活酶时间(APTT)延长，轻型血友病患者 APTT

仅轻度延长或正常。

2.确诊试验

有赖于 FⅧ:C、FⅨ:C 以及 vWF:Ag 测定。血友病 A 患者 FⅧ:C 减低或缺乏,vWF:Ag 正常,FⅧ:C/vWF:Ag 明显降低。血友病 B 患者 FⅨ:C 减低或缺乏。

3.基因诊断

主要用于携带者检测和产前检查,主要的方法有 DNA 印迹法、寡核苷酸探针杂交法、聚合酶链反应及核苷酸序列分析法等。

4.抑制物检测

(1)凝血因子Ⅷ/Ⅸ抑制物筛查:采用 APTT 纠正试验,即正常血浆和患者血浆按 1:1 混合,于即刻和 37 ℃孵育 2 h 后分别再测定 APTT,不能纠正应考虑可能存在抑制物。

(2)抑制物滴度测定(以 FⅧ为例):不同稀释度的患者血浆与正常血浆等量混合,孵育 2 h,测定残余 FⅧ活性。能使正常血浆 FⅧ活性减少 50%时,则定义为 FⅧ抑制物的含量为 1 个Bethesda 单位(BU),此时患者血浆稀释度的倒数即为抑制物滴度,以 BU/mL 血浆表示,检测时间为:①最初治疗 20 个暴露日内,每 5 个暴露日筛查一次;第 21~50 暴露日,每 10 个暴露日筛查一次;以后至少半年到一年筛查一次,直至 150 个暴露日;②患儿接受手术前;③使用浓缩因子未达预期回收率或术后对止血治疗的临床反应不理想时;④接受高浓度凝血因子替代治疗 5 d 以上,应在最后一次注射 4 周之内检测。

四、鉴别诊断

本病主要需要与以下疾病鉴别。

1.血管性血友病

患者常见的临床症状为皮肤和黏膜出血,如鼻出血、成年女性患者月经过多等。根据不同类型,患者出血的严重程度差异很大,确诊须依赖于实验室检查,主要通过 VWF:Ag、瑞斯托霉素辅因子活性、FⅧ:C 和 VWF 多聚体分析等检查来确诊。

2.获得性血友病

抗 FⅧ抗体属自身免疫抗体,多成年发病,很少关节畸形,既往无出血史,无阳性家族史,男女均可发病,多继发于恶性肿瘤、自身免疫性疾病及围生期女性等,但半数患者无明显诱因。抑制物筛选试验阳性,进一步检测应进行抑制物滴度测定。

3.遗传性 FⅪ缺乏症

本病系常染色体隐性遗传性疾病,男、女性均可发病,自发性出血少见。实验室检查APTT 延长,FⅪ:C 降低。

4.其他凝血因子缺乏症

血友病 B 患者应注意与遗传性(或者获得性)维生素 K 依赖凝血因子缺乏症鉴别。除出血表现不一致外,相应凝血因子检测可以明确诊断。

五、治疗

1.减少外伤出血机会

血友病患儿需要避免不必要外伤和出血风险,如避免从颈部抽取静脉血及臀部肌内注射;学步期避免使用学步车;日常活动环境中减少锐利家具;学会正确的刷牙和口腔护理方法;避免未进行有效替代治疗前进行有创性操作及各种手术。

2.凝血因子替代治疗

凝血因子替代治疗是目前最有效的控制和预防出血的方法。

(1)治疗原则：一旦考虑出血可能，切忌等待怀疑，立即开始；治疗应充分（剂量充足、疗程足够长），并使出血损伤完全恢复。

(2)使用方法：血友病A：首选人基因重组FⅧ制剂或者病毒灭活的血源性FⅧ制剂，无条件者可选用冷沉淀或新鲜冷冻血浆等，每输注 1 IU/kg 体重的 FⅧ可使体内FⅧ:C 提高 2%，FⅧ在体内的半衰期 8～12 h。血友病B：首选人基因重组 FⅨ制剂或者病毒灭活的血源性凝血酶原复合物，无条件者可选用新鲜冷冻血浆等。每输注 1 IU/kg 体重的 FⅨ可使体内 FⅨ:C 提高 1%，FⅨ在体内的半衰期约为 24 h。

3.主要部位出血判断与治疗

(1)关节出血：病初期表现为关节僵硬及刺痛感，逐步发展为活动度丧失及关节疼痛，最后出现关节肿胀、皮温升高、完全活动受限和明显疼痛。患儿常哭闹不安，为了减轻疼痛保持关节屈曲位置。首剂应将因子浓度提高到 40%，8 h 进行评估，再根据评估结果进行治疗，一般为 1～3 d，如出血严重还需要继续治疗，甚至 1～3 个月的预防治疗，直到关节状况完全恢复到出血前状态。其他辅助方法有：避免患肢负重、抬高患肢、应用夹板固定患肢及弹力绷带适当加压包扎直至疼痛缓解；急性出血时使用局部的冷敷，建议每 2～4 h 1 次，每次 10～15 min，直至疼痛缓解。当出血控制（一般为治疗 2 d）后，应该立即联系血友病专业物理康复治疗师进行康复治疗，确保关节功能完全恢复到出血前状态。重型血友病患儿首次关节出血一般发生在 2 岁左右；随年龄增长，关节出血发生率逐年增多。反复的关节出血易集中在一或两个关节，该关节称为靶关节（3 个月内同一关节出血超过 3 次）；靶关节反复出血将导致慢性滑膜炎和血友病性关节病，最终致残。如出现靶关节，需要开始至少 3 个月的预防治疗和康复理疗，以阻断关节病变进展。常表现为肌肉部位的疼痛、肿胀和局部肢体功能丧失，患儿为缓解疼痛而保持肌肉尽量舒张体位。常见于腓肠肌、股四头肌、前臂肌和髂腰肌。肌肉出血的急性并发症是由于出血肿胀引起局部神经血管受压引起神经血管压迫综合征；长期并发症有肌肉挛缩、再次出血和假肿瘤形成。需要将因子浓度提高至 60%～80%，保持 2～3 d。在控制出血后（一般为治疗 2 d）需要联系血友病物理康复治疗师进行物理治疗，同时继续延长因子替代治疗时间至 1 周，甚至 1～3 个月短期预防治疗。对于严重的肌肉出血，如髂腰肌出血和已经存在神经血管压迫综合征的患者，则需要提高因子用量至 80%～100%，保持 1～2 d，之后维持因子浓度在 30%～60%至少 3～5 d。其他辅助的治疗有：休息和抬高患肢，适当的支具和护具保持肌肉于舒适的位置；每 4～6 h 重复一次的肌肉周围的冷敷，每次 15～20 min，直至疼痛缓解。出血控制后，立即开始积极的物理、康复治疗。

(3)颅内出血：是最危重的出血，儿童患者发生颅内出血时，可首先表现烦躁不安，有时仅表现为哭闹；随着出血量的增加、颅压上升，开始头痛、呕吐，直至抽搐、昏迷。如考虑到颅内出血可能时，应立即进行首剂替代治疗。影像可以协助诊断，但是一定治疗先于影像检查。替代治疗浓度应该在开始的第一周内将因子浓度提高到 80%～100%并保持该水平，维持治疗应该持续到第三周，保持因子水平在 50%，之后应该进行 3～6 个月的预防治疗。对于重型患者，则应进行长期预防治疗。还请神经科医生参与长期的神经系统预后评估及康复治疗。

4.抑制物阳性时的治疗

(1)抑制物消除—免疫耐受治疗（immune tolerance therapy，ITI）：是指反复给予刺激抑制物出现的 FⅧ或 FⅨ,诱导免疫记忆反应对该抗原刺激耐受,抑制物逐步消失、治疗恢复效果的一种治疗方式。治疗方法有每 24 h 或隔日使用 FⅧ 25～200 IU/kg 体重等方法,最短 9 个月,最长 33 个月,在达到完全缓解后则可停止。

(2) 急性出血的治疗:在患者存在低反应性抑制物时,可以选择 DDAVP,该药在轻度血友病伴有抑制物的患者中可以起到较好的作用,还可选择高剂量 FⅧ饱和性替代治疗。存在高反应性抑制物时,适合使用猪 FⅧ、旁路途径因子的重组人凝血因子Ⅶ和血浆源性活性凝血酶原复合物进行治疗。

5.其他辅助治疗

(1) 1-去氨基-8-D-精氨酸加压素(DDAVP):针对轻型血友病 A 以及预试验有效的中间型血友病 A 的一般性出血控制治疗。每次剂量一般为 0.3 $\mu g/kg$,用 50mL 生理盐水稀释后静脉滴注 15～30 min。每 12 h 1 次,1～3 d 为 1 个疗程,该药多次使用后疗效差,如效果不佳时应及时补充 FⅧ制剂。不良反应包括暂时性面色潮红和水潴留等。由于水潴留等,此药在幼儿应慎用,2 岁以下儿童禁用。

(2) 抗纤溶药物:常用药物有氨甲环酸、6-氨基己酸和氨甲苯酸等(泌尿系统出血时禁用,避免与凝血酶原复合物同时使用)。

(3) RICE 原则:即急性出血期的休息(rest)、冷敷(ice)、压迫(compression)和抬高患肢(elevation)治疗。

(4) 物理治疗和康复训练:可以促进肌肉、关节积血吸收,消炎消肿,维持正常肌纤维长度,维持和增强肌肉力量,维持和改善关节活动范围。在非出血期积极、适当地运动对维持身体肌肉的强壮并保持身体的平衡以预防出血至关重要。物理治疗和康复训练应在有经验的理疗师指导下进行。

(刘 静)

第三十七节　骨髓增生异常综合征

骨髓增生异常综合征(myelodysplastic syndrome,MDS)是一组高度异质性、获得性造血干/祖细胞克隆性疾病,以骨髓病态造血和高风险向急性白血病转化为特点,表现为难治性一系或多系细胞减少的血液病。研究表明儿童 MDS 与成人 MDS 有很大不同,表现为发病率较成人低,国外流行病学调查结果显示儿童 MDS 年发病率约 1.35/10 万,<14 岁的儿童和青少年 MDS 占血液系统疾病不足 5%。

一、病因及发病机制

MDS 发病机制复杂,至今尚未完全阐明。虽然儿童 MDS 发病率低,但婴幼儿显著高于年长儿。与成人的原发性居多不同,约有 1/3 的儿童 MDS 可以找到继发原因,如继发于遗传性、获得性疾病、先天异常及治疗相关性 MDS,主要见于:①先天性骨髓衰竭综合征(如范科尼贫血,Kostman 综合征,Shwachman 综合征,Down 综合征,Bloom 综合征相关性 MDS,家族性 MDS 等):此类占儿童骨髓增生异常综合征的 20%～25%,这些患儿多在 2 岁前发病;②化

(放)疗治疗和再生障碍性贫血;③营养性因素,如维生素 B$_{12}$、叶酸缺乏;④微小病毒 B19 感染可导致幼红细胞减少伴巨幼红细胞;⑤药物因素,例如磺胺甲唑及 G-CSF 可引起类似 MDS 的中性粒细胞增多及核碎裂增加。50％以上的儿童 MDS 有染色体核型异常,主要有－5、－7、5q-、＋8、20q 等。由于染色体缺失、易位等改变,引起癌基因的异常表达,发生于早期 Ras 基因突变占 30％～53％,且易发展为白血病。C-MYC 和 BCL-2 高表达抑制细胞凋亡,促进细胞恶变。C-MYB、C-MOS、C-ABC 和 C-ETC 等基因的过度表达或重排等造成 MDS 细胞凋亡紊乱及病程演变。MDS 无效造血与造血细胞的高凋亡有关。儿童 MDS 常最终转化为急性淋巴细胞白血病,这种情况在成人 MD 较少见。

二、临床表现

儿童 MDS 的发病相对较急、进展快,临床上多以发热、贫血、出血、肝脾大为主。

三、辅助检查

1.血常规

儿童 MDS 较之成人更常观察到血细胞减少,且单纯贫血少见,多伴有全血细胞持续减低。外周血细胞形态学检测,异常改变多样,包括:①红系:卵圆形巨红细胞、小细胞低色素性改变、嗜碱性点彩、有核红细胞;②粒系:幼稚中性粒细胞、低颗粒化的中性粒细胞、Pelger-Huet 样畸形的中性粒细胞(分两叶)、单核细胞增多;③巨核系:小巨核细胞。

2.骨髓涂片形态学检测

仍是 MDS 诊断和分型最基本和最重要的手段。WHO 标准明确提出:判断各系发育异常的定量标准为该系发生形态发育异常的细胞≥10％。发育异常形态学具体特征包括:①红系:核出芽、核间桥、核碎裂、分叶增多、巨幼红细胞样改变、环状铁粒幼红细胞、空泡形成、红系增生、PAS(＋)等;②粒系:胞体减小或异常增大、核低分裂(Pelger-Huet 样畸形)、不规则的多分裂、颗粒减少、假 Chediak-Higashi 颗粒、Auer 小体等;③巨核系:小巨核细胞、核低分叶等。

3.骨髓活检

骨髓活检是对骨髓涂片细胞学必要的补充,MDS 患者骨髓活检可表现为未成熟母细胞异常定位(atypical localization of immature progenitor cells,ALIP)、纤维化或其他间质改变、簇状幼稚细胞。

4.分子与细胞遗传学

MDS 患者常有体细胞基因组异常,包括染色体单体片段增加或丢失、平衡易位、基因突变、表观遗传学改变等,50％的患者异常,如-7、5q-、＋8 等。

5.干祖细胞体外培养

呈丛落多/集落少型或无生长型。

四、诊断与鉴别诊断

(一)诊断

儿童 MDS 的分型及最低诊断标准。儿童 MDS 特点:年长儿与成人基本相同,但婴幼儿的 MDS 有所不同:①在 FAB 亚型中以 JMML 最多,其次是 RAEB/RAEB-t,而 RARS 罕见;②WHO 髓系肿瘤分类中已将 JMML 归入 MDS/MPD 类中;③可合并其他先天性异常如范科尼贫血、Ⅰ型神经纤维瘤病(NF-1);④个别患儿可自行缓解。儿童 MDS 的 WHO 分型标准,并提出儿童 MDS 的最低诊断标准:至少符合以下四项中的任何 2 项。

(1)持续的不能解释的血细胞减少症(中性粒细胞减少症,血小板减少症或贫血)。

(2)至少两系细胞形态的病态造血。

(3)造血细胞获得性的克隆细胞遗传学异常。

(4)原始细胞增加(≥5%)。

(二)鉴别诊断

(1)除外其他引起病态造血的疾病:红白血病、白血病化疗后、慢性粒细胞白血病、巨幼细胞贫血、风湿性疾病等。

(2)再生障碍性贫血:无肝脾大;骨髓增生低下,无原始细胞增多,无奇数核或巨大红细胞和淋巴样小巨核等。染色体核型异常极少见。

五、治疗

无特效治疗方法。可以遵循按阶段施治的原则。

1.支持治疗

支持治疗包括刺激和调节造血、抗感染、成分输血等,主要针对难治性血细胞减少症的患者。

2.造血生长因子 EPO

促进造血前体细胞的生长和分化,抑制凋亡,使贫血改善;也有联合小剂量 G-CSF 进一步提高疗效;促血小板生成因子(TPO)促进血小板生成。

3.免疫抑制剂

免疫抑制剂包括有抗胸腺球蛋白/抗淋巴细胞球蛋白及环孢素治疗,认为对低增生型 MDS 有疗效。

4.免疫调节剂

在成人 MDS 主要用于 5 q-综合征或不伴有细胞遗传学异常的 MDS 患者,代表药物有沙利度胺与雷利度胺。

5.DNA 甲基化抑制剂

DNA 去甲基化药物 DNA 甲基转移酶抑制剂—阿扎胞苷和脱氧胞苷,对于成人 MDS 具有一定的临床疗效,比传统疗法明显提高总体存活率,但目前仍缺乏去甲基治疗儿童 MDS 的相关资料。

6.化疗

MDS 转化为急性白血病后的诱导化疗的相关死亡率较高(10%～30%),完全缓解率低(<60%)且极易复发,总体生存率仅<30%,对于儿童 RAEB-t 和 RAEB 一般不推荐强烈化疗。但近期报道,对 RAEB-t 和 RAEB 儿童在造血干细胞移植前,应用依托泊苷、阿糖胞苷和米托蒽醌诱导治疗,有较高的安全性、缓解率和 HSCT 后存活率。

7.造血干细胞移植

造血干细胞移植是目前唯一可能治愈 MDS 的方法,约有半数获长期生存。如果有供者,要尽量采用 HSCT 治疗。

(刘　静)

第三十八节 儿童糖尿病

糖尿病(diabetes mellitus,DM)是由多种病因导致的胰岛素分泌缺陷或(和)胰岛素抵抗,以慢性高血糖为主要特征的糖、脂肪、蛋白质代谢紊乱性疾病。按病因分为原发性和继发性两类。原发性糖尿病分为:①1型糖尿病(胰岛素依赖型糖尿病,insulin dependent diabetes mellitus,IDDM)。②2型糖尿病(非胰岛素依赖型糖尿病,noninsulin-dependent diabetes mellitus,NIDDM)。③青年成熟期发育型糖尿病(maturity-onset diabetes of youth,MODY),儿童糖尿病大部分为原发性,且以1型糖尿病多见。本节主要叙述1型糖尿病。

一、诊断要点

(一)临床表现

儿童1型糖尿病患者多于学龄前期或青春期发病,起病较急骤,多有感染或饮食不当等诱因。其典型症状为多饮、多尿、多食和体重下降(即"三多一少")。婴儿多饮、多尿不易被发觉,很快即可发生脱水和酮症酸中毒。年幼儿有夜尿增多和遗尿。年长儿还可出现消瘦、精神不振、倦怠乏力等体质显著下降症状。约40%糖尿病患儿在就诊时即处于酮酸症中毒状态,表现为进食减少、恶心、呕吐、腹痛,关节或肌肉疼痛,皮肤黏膜干燥,呼吸深长,呼气中带有酮味,脉搏细速,血压下降,体温不升,甚至嗜睡、淡漠、昏迷。体格检查时除见体重减轻、消瘦外,一般无阳性体征。酮症酸中毒时可出现呼吸深长,带有酮味,有脱水症和神志的改变。病程较久,对糖尿病控制不良时可发生生长落后、智能发育迟缓、肝大,称为Mauriac综合征。晚期可出现蛋白尿、高血压等糖尿病肾病表现,最后致肾衰竭。还可出现白内障、视力障碍、视网膜病变,甚至双目失明。

(二)辅助检查

1.血糖

符合下列任一标准即可诊断为糖尿病:①空腹血糖(FPG)>7.0 mmol/L。②有典型糖尿病症状并且餐后任意时刻血糖水平>11.1 mmol/L。③葡萄糖耐量试验2 h血糖>11.1 mmol/L。空腹血糖受损(IFG):FPG为5.6~6.9 mmol/L。糖耐量受损(IGT):口服75 g葡萄糖后2 h血糖在7.8~11.0 mmol/L。IFG和IGT被称为"糖尿病前期"。

2.尿液检查

任意尿糖定性呈阳性反应,根据含糖多少可分为+、++、+++、++++。糖尿病酮症酸中毒时尿酮体阳性。监测尿微量清蛋白,可及时了解肾脏的病变情况。

3.葡萄糖耐量试验

对临床无症状、尿糖阳性,但空腹和任意血浆葡萄糖浓度<11.1 mmol/L的患儿不能确诊为糖尿病时,才需要进行葡萄糖耐量试验。葡萄糖用量为1.75 g/kg,最大量不超过75 g,溶于200~300 mL水中,在5~15 min服完,于服糖前、服糖后30 min、60 min、120 min、180 min分别取血测葡萄糖。糖尿病患儿120 min血糖>11.1 mmol/L,且血清胰岛素峰值下降。

4.血气分析和电解质测定

有酮症酸中毒时可见代谢性酸中毒和电解质紊乱。当血气分析显示患儿血pH<7.30,

HCO_3^-<15 mmol/L 时,即有代谢性酸中毒存在。

5.血脂

胆固醇、三酰甘油、游离脂肪酸等可增高,适当治疗可使之降低,故定期监测血脂水平,有助于判断病情控制情况。

6.血胰岛素及 C 肽水平

血胰岛素及 C 肽水平可用于 1 型、2 型糖尿病的鉴别诊断,C 肽在 1 型糖尿病患者中随病程延长而逐渐下降,2 年后多数患者空腹 C 肽水平在 0.5 ng/mL 以下,一般>3 ng/mL 时不能诊断为胰岛素缺乏。

7.糖化血红蛋白(HbA1c)

糖化血红蛋白代表了 1~3 个月的血糖水平,正常值为<6%,治疗良好时应<9%,如>12%则代表血糖控制不佳。

8.血胰岛细胞自身抗体测定

血胰岛细胞自身抗体测定对 1、2 型糖尿病的鉴别有一定帮助。

(三)诊断标准

①患儿有"三多一少"症状。②尿糖阳性。③空腹血糖>7.0 mmol/L(>126 mg/dL),或任意血浆血糖/口服葡萄糖耐量试验 2 h 时的血糖>11.1 mmol/L(>200 mg/dL)者即可诊断为糖尿病。

(四)鉴别诊断

1.非糖尿病性葡萄糖尿

有些先天性代谢病如 Fanconi 综合征、肾小管酸中毒、胱氨酸尿症或重金属中毒等患儿都可发生糖尿,主要依靠空腹血糖或葡萄糖耐量试验鉴别。

2.新生儿暂时性糖尿病

病因不明,可能与患儿胰岛 β 细胞功能发育不够成熟有关。多在出生后 6 周内发病,表现为发热、呕吐、体重不增、脱水等症状。血糖增高,尿糖及酮体阳性,经补液等一般处理或给予小量胰岛素 1 U/kg 即可恢复。对这类患儿应进行葡萄糖耐量试验和长期随访,以与 1 型糖尿病鉴别。

3.其他

发生酸中毒、昏迷的疾病,如尿毒症、感染中毒性休克、低血糖症、急腹症、颅内感染、重症肺炎等。

二、治疗

儿童糖尿病治疗的目的是消除糖尿病症状;避免或减少酮症酸中毒及低血糖的发生;维持儿童正常生长发育;减轻患儿心理障碍;预防并发症。

(一)胰岛素治疗

根据胰岛素的种类及作用时间可分为速效胰岛素类似物、短效胰岛素(RI)、中效珠蛋白胰岛素(NPH)和长效鱼精蛋白胰岛素(PZI)。

1.剂量

患儿开始治疗时可用 RI 每天 0.5~1.0 U/kg;年龄<3 岁者用每天 0.25 U/kg,总量分 3~4 次注射。每次于进餐前 20~30 min 皮下注射。参考残余 β 细胞功能,如空腹 C 肽过低

者及病程较长者,早餐前用量偏大,中、晚餐前用量可相等。

(1)每日 2 次皮下注射方案即早餐前和晚餐前注射预混胰岛素(多用短效胰岛素加上中效胰岛素)。全日所需总量的 2/3 在早餐前 30 min 注射,1/3 在晚餐前 30 min 注射;每次注射用 NPH 和 RI 按 2∶1 或 3∶1 混合(亦可 RI 和 PZI 按 3∶1 或 4∶1 混合)。因远期并发症多,现已渐趋淘汰。

(2)每日 3 次皮下注射方案。即早餐前注射预混胰岛素(短效胰岛素或速效胰岛素类似物加上中效胰岛素),晚餐前注射短效胰岛素,睡前注射中效胰岛素或长效胰岛素类似物。

(3)每日多次皮下注射方案(餐时/基础)。即三餐前注射短效胰岛素或速效胰岛素类似物,睡前注射中效胰岛素或长效胰岛素类似物。

(4)胰岛素泵持续皮下胰岛素输注,多用短效胰岛素。

(5)剂量调整。应根据用药日血糖或尿糖检测结果,调整次日的胰岛素用量,每 2～3 d 调整一次,直至尿糖不超过＋＋,在血糖、尿糖稳定后,可在相当长时间不用再调整。

(6)在胰岛素应用过程中需注意胰岛素过量、胰岛素不足、胰岛素耐药等情况的发生。

2.注射部位

双上臂前外侧、大腿前外侧、腹壁等部位为宜。应按顺序成排轮换注射,每针每行间距均为 2 cm。以防止长期在同一部位注射发生局部皮下组织的纤维化或萎缩。

(二)饮食指导

每日所需热量＝1 000＋年龄×(80～100),对年幼儿宜稍偏高。此外,还要考虑体重、食欲及运动量。全日热能分配为早晨 1/5,中餐和晚餐分别为 2/5,每餐中留出少量(5％)作为餐间点心。较胖和大龄儿童每日热卡减至 209～251kJ(50～60kcal)/kg。每日总热卡中糖类＞50％,建议用多种高纤维碳水化合物。脂肪占 30％～35％。减少动物脂肪,增加植物脂肪,多食瘦肉、鱼、腊肉,限制蛋类可减少胆固醇。蛋白质占 10％～20％,随年龄增长而减少,＜3 岁为 2 g/kg,3～10 岁为 1 g/kg,青春期为 0.8～0.9 g/kg。水果和蔬菜每日 5 种以上。

(三)运动治疗

目前有主张 1 型糖尿病的学龄儿童每天都应参加 1 h 以上的适当运动。运动时必须做好胰岛素用量和饮食调节,运动前减少胰岛素用量或加餐,固定每天的运动时间,避免发生运动后低血糖。

(张 宁)

第三十九节 低血糖

低血糖症是由代谢、内分泌等多种因素引起血糖水平降至生理低限以下,并出现一系列临床症状的临床综合征。血中葡萄糖几乎是新生儿脑耗氧代谢的全部物质。生后第一年脑发育最快,葡萄糖的利用率最大,当发生低血糖时对大脑损伤的程度也最重,月龄越小,婴儿低血糖的危害性越大,对脑发育和脑功能的损害也更为严重。因此必须引起临床重视。

一、病因及发病机制

维持血糖平衡的多个环节及其调节机制的紊乱都可导致低血糖的发生。如葡萄糖产生过少和需要增加、葡萄糖消耗增加等。

二、临床表现

无症状性低血糖多见,此在新生儿尤其明显,有症状时主要是脑葡萄糖利用减少引起的脑功能障碍及交感神经兴奋两类症状。需注意低血糖症临床表现多种多样且常无特异性。

交感神经兴奋症状有苍白、出汗、无力、摄入不足感、心悸、心动过速、收缩压增高、舒张压降低等。脑功能障碍症状有头痛、头晕、焦虑、注意力不集中、定向障碍、视力模糊、复视、发音含糊或不连贯、意识不清、昏迷、抽搐。

需要注意的是新生儿和小婴儿低血糖的症状模糊、不明显,常易被忽略并无特异性。小婴儿低血糖可表现为发绀发作、呼吸暂停、呼吸困难、拒奶、肌阵挛、衰弱、嗜睡、惊厥、体温不升。

高胰岛素血症患儿常反复发生低血糖惊厥或发作性的衰弱无力或紧张不安。酮症性低血糖、糖原代谢病和糖异生障碍的疾病多发生在空腹时间,同时可有糖代谢紊乱。

三、诊断与鉴别诊断

本病诊断不难,其诊断标准是:①低血糖的临床症状(主要是交感神经兴奋和脑部症状)。②血糖值下降。由于采集血标本和检测血液中葡萄糖方法的差异,低血糖症特别是新生儿低血糖症的低血糖诊断指标比较混乱。原来有人定义是凡足月儿最初 3 d 血糖低于 1.65 mmol/L(30 mg/dL),3 d 后低于 2.2 mmol/L(40 mg/dL),低出生体重儿最初 3 d 低于 1.1 mmol/L(20 mg/dL),出生 1 周后低于 2.2 mmol/L(40 mg/dL),称为低血糖,现有人提出不论是足月儿或低出生体重儿,全血血糖低于 2.2 mmol/L(40 mg/dL),均称为新生儿低血糖,并主张给予积极治疗。较大婴儿和儿童空腹血糖<2.8 mmol/L(<50 mg/dL)即是低血糖。出生婴儿血糖<2.24 mmol/L(<40 mg/dL)时就应该开始积极治疗。③给予葡萄糖补充后症状缓解。临床上如遇到惊厥或昏迷患儿,应常规检测血糖水平,强调立即采血,如取血延迟,可因神经激素等调节作用使血糖迅速增高而延误诊断。本病诊断需与非低血糖引起的具有类似症状的疾病鉴别,如低钙惊厥、中枢神经系统疾病、瑞氏综合征等。为明确低血糖的病因,详细的病史询问、体格检查和实验室检查是必要的。对低血糖患儿体格检查时注意身高、肝脏大小、皮肤有无色素沉着,取血同时应测血糖、血胰岛素、酮体、乳酸、丙酮酸、血 pH 值,必要时还需测胰高糖素、氢化可的松、肾上腺素、甲状腺素及生长激素等反调节激素,疑先天性氨基酸代谢缺陷可测尿氨基酸。疑有胰岛细胞增生症或胰岛腺瘤存在时,可做腹部 B 超或 CT 检查,疑有糖原累积病时应选择性进行刺激试验和肝活检送肝糖原和酶活力测定。

四、治疗

低血糖的治疗原则是迅速提高血糖水平,缓解症状,防止神经系统器质性损伤,针对低血糖的病因给予病因治疗。对于低血糖症患儿,特别是新生儿低血糖,强调不管有无症状,均应给予积极治疗。

(1)新生儿低血糖生糖基质不足时,应尽早喂养,生后 4~6 h 开始给糖水及奶;不能进食时用 5%~10%葡萄糖,按每分钟 6~10 mg/kg 静脉输入,经 4~6 h 根据血糖结果调节输注速率,使血糖维持于 40~120 mg/dL(2.2~6.7 mmol/L),稳定 24 h 后停用。如低血糖复发应增加葡萄糖的输入量,直至采用 15%~20%葡萄糖。对补充葡萄糖无明显效应者可加服泼尼松每日 2 mg/kg,或肌内注射氢化可的松 2.5 mg/kg,每 6~8 h 1 次,一旦血糖恢复即逐渐减量。仍无效,可考虑加用生长激素 1 g/24 h。

(2)对患糖尿病的母亲在孕期内应对糖尿病加强控制,使其血糖水平接近正常;糖尿病母亲婴儿有高胰岛素血症时,输入葡萄糖后又刺激胰岛素分泌致低血糖的反跳,因此葡萄糖的输入应维持到高胰岛素症状消失才停止。

(3)糖原代谢病及其他低血糖时应调整饮食:糖原代谢病时应日夜每 3~4 h 进食一次,或夜间胃管连续滴注食物。食物按 60%~70% 的糖和淀粉,少食果糖及半乳糖,蛋白质 12%~15%,脂肪 12%~25%。夜间食量占全日食物总量的 1/3。食物总热量的需要按婴儿年龄的生理需要计算。

(4)酮症性低血糖是以高蛋白、高糖饮食为主。

(5)不具备输液条件时,可用胰高血糖素 0.03 mg/kg(最大量 1 mg)或 1∶1 000 肾上腺素 0.01 mg/kg,肌内或皮下注射,此类药物作用短暂。一旦清醒即改经口进食,以维持血液浓度。如为肝糖原分解或糖异生障碍者则胰高血糖素不能使血糖升高。

(张　宁)

第四十节　生长激素缺乏症

生长素缺乏症(growth hormone deficiency,GHD)是指因垂体前叶合成和分泌的生长激素(growth hormone,GH)不足或完全缺乏,或由于生长激素分子结构异常、受体缺陷等而导致的儿童生长发育障碍性疾病。患者身高处于同年龄、同性别正常健康儿童生长曲线第 3 百分位数以下或低于平均数减两个标准差,符合矮身材的标准。原发性生长激素缺乏症多见于男孩,患者出生时身高体重正常,数周后出现发育迟缓,经 2~3 岁逐渐明显,其外观明显小于实际年龄,但身体各部位比例尚匀称,智力发育正常。

一、诊断要点

(一)临床表现

①生长落后,出生时身高,体重均正常,常在 1 岁后出现生长速率减慢,身高落后较体重落后更明显,身高生长速率<5 cm/年,体型匀称。身高处于同性别同年龄正常儿童生长曲线第 3 百分位数以下,或低于平均值减两个标准差。②头颅呈圆形,面部幼稚,脸圆胖,皮肤细腻,头发纤细。③智力发育正常。④下颌发育不良,牙齿萌出延迟,且排列不整齐。⑤骨骼发育落后,骨龄落后于实际年龄 2 岁以上,但与其身高年龄相仿,骨骼融合较晚。⑥多数青春期发育延迟。⑦少数患儿除生长激素缺乏外,还可同时伴一种或多种垂体激素缺乏,如伴抗利尿激素缺乏表现为尿崩症;促甲状腺激素缺乏表现为甲状腺功能减退;促肾上腺皮质激素缺乏表现为肾上腺皮质功能不全,并发生低血糖;促性腺激素缺乏时,有性腺发育不良,出现小阴茎,至青春期时仍无性器官发育和第二特征发育。

(二)辅助检查

1. 生长激素激发试验

生长激素缺乏症的诊断依靠 GH 水平的测定。生理状态下,GH 呈脉冲式分泌,其分泌有明显个体差异,并受睡眠、运动、下丘脑、神经递质等多种因素影响,故单次测定血 GH 水平不能真正地反映机体的 GH 分泌情况。对疑诊患儿必须进行 GH 刺激试验,以判断其垂体分泌 GH 的功能。目前多主张选择作用方式的两种药物进行 GH 激发试验:即一种抑制生长抑素的药物(如胰岛素、溴吡斯的明),与另一种兴奋生长激素释放激素的药物(如可乐定、左旋多巴、精氨酸,生长激素释放激素)进行组合,进行两种药物试验时,可以一次同时给予,也可分 2 d 进行,均在清晨空腹卧床休息时进行。

生长激素激发试验中最敏感的是胰岛素试验,但要注意低血糖惊厥的发生。两种或两种以上生长激素激发试验均异常时才能确定诊断。

结果判断:一般认为 GH 的峰值在试验过程中<10 μg/L 即为分泌功能不正常。GH 峰值<5 μg/L 为 GH 完全缺乏;GH 峰值 5~10 μg/L 为 GH 部分缺乏。多选择胰岛素加可乐定或左旋多巴试验。对于年龄较小的儿童,尤空腹时有低血糖症状者应用胰岛素时应注意监护,因其可能引起低血糖惊厥等严重反应。

2.GH 自然分泌测定

夜间 12 h 或 24 h GH 分泌相连续检测可更准确地反映 GH 的自然分泌情况,试验结果的重复性亦较激发试验更好,尤其对 GHND 的诊断有重要意义。但该方法操作过于复杂,需采集多达 36~72 个血标本,所得结果与 GH 激发试验相关性极差,而且在 GHD 患儿和正常矮身材儿童之间存在重叠,使其临床实用性大大降低。亦有人应用连续血液采集系统取血测 GH 水平,但此方法不但需要插管,也不能反映 GH 分泌脉冲,对 GHD 的诊断价值不大。

3.其他内分泌功能检查

生长激素缺乏症诊断一旦确定,应检查下丘脑—垂体轴的功能,可选择测定 TSH、T₄、TRH 刺激试验、促性腺激素释放激素刺激试验来判断下丘脑体—甲状腺和性腺轴的功能。

4.胰岛素样生长因子(IGF-1)和类胰岛素生长因子结合蛋白(IGFBP-3)测定

胰岛素样生长因子和类胰岛素生长因子结合蛋白一般可作为 5 岁到青春发育期前儿童生长激素缺乏症筛查检测,但该指标有一定的局限性。正常人 IGF-1 和 IGFBP-3 水平受各种各样的因素影响,如性别、年龄、营养状态、性发育程度和甲状腺功能状况等,故必须建立不同性别和年龄组儿童的正常参考值范围。

5.染色体检查

对身材矮小患儿或(和)体态发育异常者行染色体核型分析,尤其是女性矮小伴青春期发育延迟者,应常规行染色体分析,排除常见的染色体疾病如 Turner 综合征等。

6.其他

X 线骨龄测定、头颅 CT 或 MRI 等检查,常用左手腕、掌、指骨正位片评定骨龄。生长激素缺乏症患儿骨龄落后于实际年龄 2 岁或 2 岁以上。已确诊为生长激素缺乏症的患儿,根据需要选择头颅 CT 或 MRI 检查,以了解下丘脑—垂体有无器质性病变,尤其是对检测肿瘤有重要意义。

(三)诊断依据

①匀称性身材矮小。身高落后于同年龄、同性别正常儿童生长曲线第 3 百分位数以下者(或低于平均数减两个标准差)。②生长缓慢。生长速率每年<5 cm。③骨龄落后于实际年龄 2 年以上。④两种药物激发试验结果均示 GH 峰值低下。⑤智能正常,与年龄相称。⑥排除其他影响生长的疾病。

(四)鉴别诊断

引起生长发育落后原因很多,临床上需鉴别的疾病如下。

1.家族性矮身材

父母身高均矮,小儿身高常在第3百分位数左右,但其生长速率每年＞5 cm,骨龄和年龄相称,智能和性发育正常。

2.体质性青春发育迟缓

体质性青春发育迟缓多见于男孩。青春期开始发育的时间比正常儿童迟3～5年,青春期前生长缓慢,骨龄也相应落后,但身高与骨龄一致,青春期发育后其最终身高正常。父母一方往往有青春期发育延迟病史。

3.宫内生长迟缓(小于胎龄儿)

出生时身高、体重均低于同胎龄第10百分位数,部分患儿呈现生长落后并有生长激素缺乏情况。

4.先天性卵巢发育不全综合征(Turner综合征)

女孩身材矮小时应考虑此病。临床特点为:身材矮小;第二性征不发育;具有特殊的躯体特征:如颈短、颈蹼、肘外翻、后发际低、乳距宽、色素痣多等。典型的Turner综合征与生长激素缺乏症不难区别,但嵌合型或等臂染色体所致者因症状不典型,应进行染色体核型分析以鉴别。

5.其他

营养不良、甲减、软骨发育不良、黏多糖病等其他内分泌和遗传代谢病等。

二、治疗

(一)病因治疗

尽可能查明原因,针对病因(如肿瘤、营养障碍、精神压抑等)治疗。

(二)药物治疗

对于生长激素缺乏,Turner综合征,宫内生长迟缓,慢性肝肾疾病等患儿,可使用以下药物。

1.基因重组人生长激素

基因重组人生长激素每日0.1～0.15 U/kg皮下注射一次,每晚睡前应用,每周6～7次,疗程及药物剂量应根据生长发育状况进行个体化调整,坚持用药至青春期骨骺闭合为止。治疗时年龄越小,效果越好,以第1年效果最好,身高增长可达到每年10～12 cm,以后生长速度逐渐下降。血清IGF-1和IGFBP-3水平检测可作为rhGH疗效和安全性评估的指标。不良反应较少,主要有:①注射局部红肿,停药后可消失。②少数患者注射后数月会产生抗体,但对促生长疗效无显著影响。③较少见的有暂时性视盘水肿、颅内高压等。④有增加股骨头骺部滑出和坏死的发生率,但危险性相当低。

2.蛋白质合成激素

因各种原因不能使用生长激素者可使用蛋白质合成激素,如美雄诺龙、苯丙酸诺龙、司坦唑醇。

3.可乐定

可乐定剂量为每天3～5 μg/kg,夜间临睡前一次服用,3～6个月为一疗程。配合GH替代治疗,加强营养,适当补充钙剂、锌等营养药物,积极参加体育锻炼,保证充足睡眠。

(三)定期随访

最好每 3 个月随访一次,定期检测身高、体重、骨龄、空腹血糖、甲状腺功能等。

(张　宁)

第四十一节　先天性甲状腺功能减退症

甲状腺功能减退症(hypothyroidism)可分为先天性与获得性两类,先天性者又称克汀病,是由于多种先天性原因引起甲状腺激素合成不足引起的临床综合征,是儿科内分泌异常引起智能低下最常见的原因,由于甲状腺先天性缺陷而引起者称为散发性克汀病,由于地区性缺碘引起者称地方性克汀病。

一、诊断要点

(一)临床表现

症状出现早晚及轻重程度有很大区别,先天性无甲状腺患儿在婴儿早期即可出现症状,甲状腺发育不良者常在生后 3～6 个月出现症状,亦偶有在数年之后始出现症状者。主要特征:智力落后,生长发育迟缓,生理功能低下。

1.新生儿期表现

患儿常为过期产儿,出生体重常大于第 90 百分位,可有前囟大 4 cm×4 cm,后囟 0.5 cm,头围可正常,身长偏小,亦可正常,生理性黄疸期常延长,达 2 周以上,胎便排出延迟,生后常腹胀、便秘、脐疝,患儿多睡少动,对外界反应迟钝,肌张力低下,吸吮差,哭声低且少,呆滞,体温不升(常<35℃),四肢冷,末梢循环差,皮肤出现花斑及硬肿现象,呆笨面容且臃肿,呼吸表浅且缓慢,心音低钝且缓慢。

2.婴幼儿及儿童期表现

(1)特殊面容和体态。较大患儿呈呆笨面容、头大、颈短、皮肤粗糙、面色苍黄、毛发稀疏、无光泽、面部黏液水肿、眼睑水肿、眼距宽、鼻梁低平、唇厚、舌大而宽厚、常伸出口外、患儿身材矮小、躯干长而四肢短小、上下部量比例>1.5、腹部膨隆、常有脐疝。

(2)神经系统症状。智能低下、表情淡漠、神经反射迟钝、运动发育障碍。

(3)生理功能低下。精神差、安静少动、对周围事物反应少、嗜睡、食欲缺乏、声音低哑、体温低而怕冷、心率及呼吸缓慢、心音低钝、肌张力低、肠蠕动慢、腹胀、便秘。可伴心包积液、心电图呈低电压、P-R 间期延长、T 波平坦等改变。

(4)部分患儿有不同程度的甲状腺肿大。由于新生儿和婴幼儿患儿临床表现缺乏特异性、因此有以下情况者应常规检查甲状腺功能:喂养困难、生长障碍、哭声低哑、体温不升、经常腹胀便秘、黄疸迟退、智力低下、贫血、顽固性低血糖、原因不明的呼吸心率缓慢、伴过期产。

(二)辅助检查

1.新生儿筛查

先天性甲减是我国法定的筛查病种,采用生后 2～3 d 新生儿干血滴纸片监测 TSH 浓度作为初筛,若>15~20 mU/L 时,再进一步检测血清 TSH 和 T₄ 以确定。采集标本简便,假阳性和假阴性率较低,故为患儿早期确诊、避免神经精神发育严重缺陷、减轻家庭和社会负担的重要防治措施。

2.甲状腺功能测定

甲状腺功能测定包括 T_3、T_4、TSH,及 TSH 刺激试验,如血清 T_4(或 FT_4)降低,TSH 明显升高,可确诊。T_3(或 FT_3)轻症者可正常。若血清 T_4、TSH 均低,则疑 TRH、TSH 分泌不足,可进一步做 TRH 刺激试验:静脉注射 TRH 7 $\mu g/kg$,正常者在注射 20~30 min 出现 TSH 峰值,90 min 后回到基础值。若未出现高峰,应考虑垂体病变;若 TSH 峰值甚高或出现时间延长,则提示下丘脑病变。

3.骨龄测定

患儿骨龄明显落后于实际年龄,6 个月以下应摄膝关节片,其他年龄小儿可摄腕骨。

(三)鉴别诊断

1.先天性巨结肠

患儿出生后即开始便秘、腹胀,并常有脐疝,但其面容、精神反应及哭声等均正常,钡灌肠可见结肠痉挛段与扩张段。

2.21-三体综合征

患儿智能及动作发育落后,但有特殊面容:眼距宽、外眼眦上斜、鼻梁低、舌伸出口外、皮肤及毛发正常,无黏液性水肿,常伴有其他先天畸形。染色体核型分析可鉴别。

3.骨骼发育障碍的疾病

骨骼发育障碍的疾病如先天性软骨发育不良、黏多糖病等都有生长迟缓症状,骨骼 X 线片和尿中代谢物检查可资鉴别。

4.重症佝偻病

患儿有动作发育迟缓、生长落后等表现。但智能正常,皮肤正常,有佝偻病的体征,血生化和 X 线片可鉴别。

二、治疗

1.一般治疗

本病应早期确诊,尽早治疗,一旦确诊,应终身服用甲状腺制剂,饮食中应富含蛋白质及矿物质等。

2.甲状腺激素替代治疗

常见左甲状腺素钠(优甲乐):新生儿每天 10~15 $\mu g/kg$,6 个月以内婴儿每天 8~10 $\mu g/kg$,6~12 个月为每天 5~8 $\mu g/kg$,最大剂量每天 10~15 $\mu g/kg$,每日服用一次即可,保持 T_4 在正常上限(10~16 $\mu g/dL$),治疗后血 T_4 及 FT_4 可在 7~10 d 升至正常水平。首剂后 10~14 d 复查,如 T_4 正常,1 个月后复查,仍正常,则 1 岁内每 3 个月一次,以后每半年复查一次。治疗期间要监测药物是否过量及肝、肾功能,心功能及脑的发育。①强调早期治疗,不论器质病因何在,一旦确诊立即治疗。②对先天性甲状腺发育异常或甲状腺激素合成障碍者需终身替代治疗。随患者病情、药物、年龄、身体状况及气温不同和变化,每个患者需用的药量不完全相同。由于患者原来处于功能减低状态,代谢低,血流较慢,应从小剂量开始,缓慢增加直至甲状腺功能正常,然后相对长期维持。但随年龄增长,还需不断改变药量。③对下丘脑垂体性甲低患者,甲状腺素需从小剂量开始,同时予生理需要量的皮质激素,防止突发性肾上腺皮质衰竭。④疑有暂时性甲低者,一般需正规治疗至甲状腺功能正常后方可停药,停药6周后再复查甲状腺功能,若甲状腺功能正常则不需继续治疗。

(张　宁)

第四十二节　甲状腺功能亢进症

甲状腺功能亢进(hyperthyroidism,简称甲亢)是各种原因导致甲状腺组织分泌过多的甲状腺素引起甲状腺肿大、眼球外突及基础代谢率增高等表现的疾病,多由弥散性毒性甲状腺肿(Graves病)和弥散性甲状腺肿引起,以儿童和青春期高发,女孩为男孩的4～6倍。

一、诊断要点

(一)临床表现

儿童甲亢多为慢性起病,从发病到诊断的时间一般是6个月左右,多为学龄儿童。小儿早期表现多为记忆力降低,学习成绩下降以及情绪异常如易激惹、兴奋和易哭等,但这些症状多不被重视。往往出现甲状腺大或双眼突出方来就诊。

1. 典型症状

主要是基础代谢率增高表现:①身高一般正常或比同龄儿高,但有消瘦、多汗、怕热、低热、乏力等。②精神神经系统:患儿情绪不稳定,脾气躁,易激动、好动、兴奋、多语等,手和舌可出现细微且快速震颤。③循环系统:心悸、心动过速、可有心率紊乱、心尖部可闻及收缩期杂音、脉压增大、可有高血压、心脏扩大等而心力衰竭、房颤在小儿少见。④消化系统:食欲亢进、易饥饿、但少部分表现为食欲缺乏、消瘦、乏力,极少数有腹泻症状,大便次数增多但质正常,为不成形便。⑤生殖系统:性发育缓慢,可有月经紊乱、闭经及月经过少。肿大的甲状腺压迫气管时出现咳嗽,呼吸困难。应急情况下出现甲亢危象表现:高热、大汗、心动过速甚至心律失常、频繁呕吐及腹泻、迅速出现休克、昏迷。

2. 主要体征

突眼,多数为轻中度;眼裂增宽,较少瞬目,常作凝视状;上眼睑挛缩,向下看时,上眼睑不能随眼球向下转动;向上看时,前额皮肤不能皱起;辐辏力弱,两眼看近物时向内侧聚合不良。甲状腺肿大,多属轻中度弥散性肿大,质软,表面光滑,随吞咽动作而上下移动,可有血管杂音及震颤;心率快,心音亢进,脉压大,心尖部可有收缩期杂音,心动过速甚至心律失常,心力衰竭等。

(二)辅助检查

1. 甲状腺功能检查

血清 T_3、T_4 增高,FT_4 增高诊断价值更高。若血 TT_3、FT_3 明显增高而 TT_4、FT_4 不高时,对甲亢的早期诊断有意义,同时应考虑 T_3 型甲亢的可能。TSH减低,甲亢时TSH降低,一般方法只可测得<4～5 mU/L 的 TSH 值,而采用超敏感方法可测得到 0.02 mU/L,对甲亢的确诊更有意义。同时应检测促甲状腺激素受体抗体(TRAb),抗甲状腺球蛋白抗体

(TGAb),抗甲状腺微粒体抗体(TMAb)。Graves 病 TGAb 及 TPOAb 仅轻度升高,若明显升高,则考虑是桥本甲状腺炎。近年来检测 TRAb,尤其是 TSAb 的水平明显升高,对 Graves 病诊断更有意义。

2.甲状腺 B 超及碘-131 试验

甲状腺 B 超用以了解甲状腺大小、性质,以排除肿瘤、囊肿等。^{131}I 摄取率是诊断甲亢的传统方法,目前已被 sTSH 测定技术所代替,现主要用于甲状腺毒症病因的鉴别。正常值为 3 h 5%～25%,24 h 20%～45%,高峰在 24 h 出血。甲亢时^{131}I 摄取率表现为总摄取量增加,摄取高峰前移。

3.其他

血生化,血脂(降低),血糖(升高),糖耐量(降低),心电图(窦性心动过缓、ST-T 段改变、房颤、左心室高电压多见)等。

(三)鉴别诊断

1.单纯性甲状腺肿

单纯性甲状腺肿多发生在青春期,较少有临床症状,有甲状腺的弥散性肿大,但甲状腺功能正常。

2.慢性淋巴细胞性甲状腺炎

慢性淋巴细胞性甲状腺炎少数患者可表现为甲亢,甲状腺弥散性肿大但质地柔韧,且其血中抗体阳性,TGAb、TPOAb 滴度明显增高。

3.甲状腺肿性克汀病

甲状腺肿性克汀病为家族性酶缺乏所致的散发性甲状腺功能减退症,有家族遗传史,有甲低的表现,血 T$_4$ 降低、TSH 升高等可资鉴别。

4.单纯性甲状腺囊肿或肿瘤

单纯性甲状腺囊肿或肿瘤较少见,甲状腺前者可扪及囊状物,质软,后者可触及单个或多个结节,质地硬。甲状腺 B 超或扫描可协助明确肿块的性质。

5.心脏本身的疾病

心脏本身的疾病如心肌炎、心脏病等,临床可有心脏病变的体征,甲状腺功能正常,心电图、心脏 B 超或心肌酶谱等异常。

还需注意与重症肌无力等相鉴别。

二、治疗

(一)一般治疗

急性期注意卧床休息,避免情绪波动,多食蛋白质、糖类食物,特别是富含维生素的新鲜蔬菜和水果。饮食中应忌碘盐,另外紫菜、海带等海产品亦应尽量少吃或不吃,否则甲亢恢复慢且易复发。

(二)抗甲状腺药物

治疗小儿首选药物治疗,其优点是:①疗效较好。②不会导致永久性甲状腺功能减退。③方便、经济、使用较安全。但也有其固有的缺点:①疗程长,一般需 1～2 年,有时长达数年,许多患儿的依从性差。②部分患儿对治疗不敏感,并且停药后复发率较高。③有药物不良反应,可伴发肝损害或粒细胞减少等。

甲巯咪唑或卡比马唑每天 $0.5\sim1.0$ mg/kg,分 3 次口服,最大量为每天 30 mg,首选甲巯咪唑。咪唑类抗甲状腺药物作用强、疗效迅速、代谢缓慢、作用维持时间较长。

硫脲类衍生物:甲硫嘧啶或丙硫嘧啶每天 $5\sim10$ mg/kg,最大量为每天 300 mg。经过 $4\sim8$ 周治疗后临床症状消失,心率减慢至 $80\sim90$ 次/min,BMR 正常,血 T_3、T_4、TSH 亦恢复正常,逐步减量 $1/3\sim1/2$,病情稳定后可减为维持剂量。定期复查血常规,肝肾功能,注意药疹及肝功能损害。毒副反应较少,亦较轻。较常见的不良反应为:①粒细胞减少:一般治疗开始 $1\sim4$ 周出现,若白细胞计数下降至 3×10^9/L 或中性粒细胞减少到 1.5×10^9/L 时,应停药观察。②皮疹:多为轻型,表现为荨麻疹、紫斑等,可加服抗过敏药物。③其他:药物热、关节炎、肝炎、肾小球肾炎等更少见,但在使用中需注意观察,及时处理。

注意事项:①治疗初期应每个月监测甲状腺功能及白细胞,3 个月后应每 $2\sim3$ 个月复查 1 次。②甲状腺片的应用:在治疗过程中若出现甲状腺大更明显或出现甲低表现时,应加服左甲状腺素钠(LT_4)每天 $25\sim50$ μg 或甲状腺片每天 $40\sim80$ mg,并酌情减少甲疏咪唑用量,并监测甲状腺功能。③β 受体阻滞剂:最常用普萘洛尔(心得安)每天 $1\sim2$ mg/kg,普萘洛尔不仅为 β 受体阻滞剂,还能抑制 T_4 在周围组织中转变为 T_3,对减轻病情有效,尤适于心率增快者。④对症治疗:给予各种维生素类药物等。

(三)甲状腺素的补充

治疗过程中,甲状腺肿大加剧或出现甲状腺功能减退,应适量补充左旋甲状素腺钠治疗。

(四)对症治疗

心动过速伴心悸者可用普萘洛尔(心得安)每天 $0.5\sim1$ mg/kg,分 $2\sim3$ 次服至甲状腺功能正常停用,必要时可应用镇静剂,地西泮(安定)每天 $0.25\sim0.5$ mg/kg,突眼明显者可用泼尼松每天 $1\sim2$ mg/kg 或维生素 B_6。

(五)手术治疗

儿童一般不考虑,仅在中、重度甲亢长期口服药物无效或停药后反复复发、不愿长期服药者、药物过敏或甲状腺肿大影响呼吸时应用。一旦手术,建议进行甲状腺全切术或次全切除术。5 岁以下的患儿可由具有甲状腺手术经验的外科医师进行甲状腺切除术,对于甲状腺组织较大(>80 g)的患儿,^{131}I 治疗效果差,推荐采用手术治疗。甲状腺切除术中增加手术切除范围可改善预后,术后并发症包括暂时或永久性复发、喉上神经损伤、甲状旁腺功能减退症、出血,另外手术会遗留颈部瘢痕。

(六)放射性^{131}I 治疗

放射性^{131}I 在儿科较少用。采用放射性^{131}I 治疗前口服抗甲状腺药物 $1\sim2$ 周。尽管放射性^{131}I 治疗简单、经济,但远期效果差,甲低发生率可高达 90% 以上,故我国儿科少用。一般认为至少满 17 岁才考虑此方法。但目前,在美国放射性^{131}I 治疗已作为经抗甲状腺药物治疗后复发的儿童及青少年 Graves 患者的确定性疗法。

适应证:对抗甲状腺药物过敏而不能继续用药者、长期治疗无效、治疗后复发者或对药物治疗依从性差者。

禁忌证:甲状腺极度肿大并有压迫症状者、重症浸润性突眼者、甲亢危象、甲状腺摄碘不能或摄碘功能低下者。^{131}I 的剂量通常根据超声获得的甲状腺组织大小及^{131}I 摄取量计算而得,每克甲状腺组织推荐的^{131}I 治疗剂量为 15 μCi,以达到甲状腺切除或甲状腺功能减退。

^{131}I治疗的不良反应少见,不到10％的患儿在治疗的第一周会出现轻微的甲状腺触痛,可使用对乙酰氨基酚或非甾体消炎药对症治疗。关于远期恶性肿瘤发生率问题,近年的多中心流行病学调查结果认为,放射性^{131}I治疗并不使患者发生各种恶性肿瘤的风险增加,包括发生于甲状腺的肿瘤,但结论性意见有待进一步的观察验证。

(七)甲亢危象处理

甲亢危象在儿科较少见,多在应激情况下发生,如感染、手术、过度疲劳、精神创伤等。甲亢危象主要是大量甲状腺素进入血循环的结果,临床表现为高热、烦躁不安、心动过速、多汗、腹泻甚至休克。治疗应:①首先给予抗甲状腺药物,阻止甲状腺素进一步合成。②同时服用卢戈液10～20滴,每6 h口服;不能口服者,予碘化钠0.25 g加入葡萄糖盐水中静脉滴注。③普萘洛尔1 mg/kg静脉滴入可迅速控制症状。④对症治疗,纠正脱水、补充热量、控制感染、吸氧、镇静,必要时积极控制心力衰竭。

(张　宁)

第四十三节　川崎病

川崎病(KD)又称皮肤黏膜淋巴结综合征(MCLS),是一种以全身性中、小动脉炎性病变为主要病理改变的急性热性发疹性疾病。其临床特点为发热伴皮疹,指、趾红肿和脱屑,口腔黏膜和眼结膜充血及颈淋巴结肿大,其最严重危害是冠状动脉损害,它是儿童期后天性心脏病的主要病因之一。本病于1967年由日本川崎富作首次报告,目前世界各国均有发病,以亚裔人发病率为高。发病年龄以5岁内、尤其是婴幼儿为主,男孩多见,四季均可发病。

一、病因

病因不明,流行病学资料支持其病因可能为感染所致,曾提出溶血性链球菌、葡萄球菌、支原体和病毒(尤其是反转录病毒)感染为其病因,但反复病原学检查均未能证实。

二、临床表现

(一)主要表现

1.发热

常为不规则热或弛张热,可高达40℃以上,一般持续1～3周。高热时可有烦躁不安或嗜睡。

2.球结合膜充血

球结合膜充血多于起病3～4 d出现,双眼球结合膜血管明显充血,无脓性分泌物,热退时消散。

3.唇及口腔表现

唇充血皲裂,舌乳头突起、充血似杨梅舌。口腔及咽黏膜弥散性充血,呈鲜牛肉色。

4.多形性红斑或猩红热样皮疹

多形性红斑或猩红热样皮疹以躯干最多,常在第1周出现,偶有痛痒,不发生疱疹或结痂。

肛周皮肤发红、脱皮。有的婴儿原卡介苗接种处重新出现红斑、疱疹或结痂。

5. 手足症状

急性期手足硬性水肿和掌跖红斑,恢复期在指趾末端沿指趾甲与皮肤交界处出现膜样脱皮,这一症状为本病较特征性的表现。指、趾甲有横沟。

6. 颈淋巴结肿大

单侧或双侧颈淋巴结肿大,坚硬有触痛,表面不红,无化脓。病初出现,热退时消散。有时亦伴枕后、耳后淋巴结肿大。

(二)心脏表现

于疾病的 1~6 周可出现心肌炎、心包炎、心内膜炎、心律失常。心电图可示低电压、P-R 或 QT 间期延长、ST-T 改变等;伴冠状动脉病变者,可呈心肌缺血甚至心肌梗死改变。冠状动脉造影或二维超声心动图可发现 30%~50% 病例伴冠状动脉扩张,其中 15%~20% 发展为冠状动脉瘤,多侵犯左冠状动脉。

冠状动脉损害多发生于病程 2~4 周,但也可见于疾病恢复期。心肌梗死和冠状动脉瘤破裂可致心源性休克,甚至猝死。

(三)其他

可有间质性肺炎、无菌性脑膜炎、消化系统症状(腹痛、呕吐、腹泻、麻痹性肠梗阻、肝大、黄疸等)和关节肿痛以及视力障碍等。

三、辅助检查

(一)血液学检查

周围血白细胞增高,以中性粒细胞为主,伴核左移。轻度贫血,血小板早期正常,第 2~3 周增多。血沉增快,C-反应蛋白、ALT 和 AST 升高。

(二)免疫学检查

血清 IgG、IgM、IgA、IgE 和血液循环免疫复合物升高。Th2 类细胞因子如 IL-6 明显增高,血清总补体和 C_3 正常或增高。

(三)心电图

早期示窦性心动过速,非特异性 ST-T 变化;心包炎时可有广泛 ST 段抬高和低电压;心肌梗死时相应导联有 ST 段明显抬高,T 波倒置及异常 Q 波。

(四)X 线胸部平片

可示肺部纹理增多、模糊或有片状阴影,心影可扩大。

(五)超声心动图

急性期可见心包积液,左室内径增大,二尖瓣、主动脉瓣或三尖瓣反流;可有冠状动脉异常,如冠状动脉扩张(直径>3 mm,≤4 mm 为轻度;4~7 mm 为中度)、冠状动脉瘤(≥8 mm)和冠状动脉狭窄。

(六)冠状动脉造影

超声检查有多发性冠状动脉瘤,或心电图有心肌缺血表现者,应进行冠状动脉造影,以观察冠状动脉病变程度,指导治疗。

四、诊断及鉴别诊断

(一)诊断标准

发热 5 d 以上,伴下列 5 项临床表现中 4 项者,排除其他疾病后,即可诊断为川崎病。

(1)四肢变化:急性期掌跖红斑、手足硬性水肿,恢复期指趾端膜状脱皮。

(2)多形性红斑。

(3)眼结膜充血。

(4)口唇充血皲裂,口腔黏膜弥散充血,舌乳头呈杨梅舌。

(5)颈部淋巴结肿大。

如上述 5 项临床表现中不足 4 项,但超声心动图有冠状动脉损害,亦可确诊为川崎病。

(二)鉴别诊断

本病需与感染性疾病如猩红热、败血症、化脓性淋巴结炎及其他免疫性疾病如幼年特发性关节炎、系统性红斑狼疮、渗出性多形性红斑等相鉴别。

五、治疗

(一)阿司匹林

每日 30～50 mg/kg,分 2～3 次服用,热退后 3 d 逐渐减量,2 周左右减至每日 3～5 mg/kg,维持 6～8 周。如有冠状动脉病变时,应延长用药时间,直至冠状动脉恢复正常。

(二)静脉注射丙种球蛋白(IVIG)

早期(发病 10 d 内)静脉注射丙种球蛋白每日 400 mg/kg,共 5d,可减少冠状动脉病变发生率,缩短发热时间;或 1～2 g/kg,一次大剂量滴入的效果更好。应同时合并应用阿司匹林,剂量和疗程同上。部分患儿对 IVIG 效果不好,可重复使用 1～2 次。

(三)糖皮质激素

因可促进血栓形成,易发生冠状动脉瘤和影响冠脉病变修复,故不宜单独应用。IVIG 治疗无效的患儿可考虑使用糖皮质激素,亦可与阿司匹林和双嘧达莫合并应用。剂量为泼尼松每日 1～2 mg/kg 清晨顿服,用药 2～4 周。

(四)其他治疗

1.抗血小板聚集

除阿司匹林外加用双嘧达莫,每日为 3～5 mg/kg。

2.对症治疗

根据病情给予对症及支持治疗,如补充液体、保护肝脏、控制心力衰竭、纠正心律失常等,有心肌梗死时应及时进行溶栓治疗。

3.心脏手术

严重冠状动脉病变宜行外科手术,如冠状动脉搭桥术等。

六、预后

本病系自限性疾病,多数预后良好,1%～2% 的病例可有 1 次或多次复发。有冠状动脉病变者,多数于 1 年内超声心动图恢复正常,但 1%～2% 可死于心肌梗死或动脉瘤破裂,个别病例在临床症状消失数年后猝死。

无冠状动脉病变患儿于出院后 1 个月、3 个月、半年及 1 年进行一次全面检查(包括体检、ECG 和超声心动图等)。

(张　宁)

第四十四节　过敏性紫癜

过敏性紫癜是一种主要侵犯毛细血管的变态反应性疾病,为血管炎综合征中的最常见类型。临床特点主要为皮肤紫癜、关节肿痛、腹痛、便血和血尿等。

一、病因和发病机制

病因不明,与本病有关的因素是感染(细菌、病毒或寄生虫等)、药物(抗生素、磺胺类、异烟肼、水杨酸类、苯巴比妥钠等)、食物(鱼、虾、蟹、蛋、牛奶等)及其他(花粉吸入、昆虫叮咬、疫苗注射等)。

近年研究表明,A 组溶血性链球菌感染是诱发本病的重要因素。机体对这些因素产生不恰当的免疫应答,形成免疫复合物,引起广泛的毛细血管炎,严重时可发生坏死性小动脉炎,血管壁通透性增强导致皮肤、黏膜和内脏器官出血和水肿。

二、临床表现

本病多见于 6 岁以上的儿童与青年。多为急性起病,在起病前 1～3 周常有上呼吸道感染史。首发症状以皮肤紫癜为主,约半数患儿有关节肿痛或腹痛,并伴有低热、食欲缺乏、乏力等全身症状,30%～60%的患儿有肾损害。

(一)皮肤紫癜

病程中反复出现皮肤紫癜为本病特点,最多见于下肢和臀部,尤以小腿伸侧较多,对称分布,分批出现,严重者延及上肢和躯干。紫癜大小不等,呈紫红色,高出皮肤,可融合成片,以致出血性坏死,紫癜一般经 4～6 周消退,部分患儿间隔数周或数月后又复发。可伴有荨麻疹、多形性红斑和血管神经性水肿。

(二)消化道症状

不少患者可反复出现阵发性腹痛,常位于脐周或下腹部,可伴恶心、呕吐,部分患儿有便血,偶有肠套叠、肠梗阻或肠穿孔发生,有的腹痛常发生在皮肤紫癜显现以前。这是由于血管炎引起肠壁水肿、出血、坏死或穿孔而产生的肠道症状和并发症。

(三)关节疼痛或肿胀

多累及膝、踝、肘等关节,可单发亦可多发,呈游走性,有积液,不遗留关节畸形。

(四)肾症状

30%～60%的患儿有肾病变,常在病程 1 个月内出现,症状轻重不一。多数患者出现血尿,有管型,尿蛋白阳性,伴血压增高和水肿,称为紫癜性肾炎。少数呈肾病综合征表现。有些患儿的血尿、蛋白尿持续数月至数年,大多数都能完全恢复。约有 6%的患儿发展为慢性肾炎。

(五)其他

偶可发生颅内出血,导致惊厥、昏迷、瘫痪、失语等严重症状。还可出现鼻出血、牙龈出血、咯血等出血表现。

三、诊断及鉴别诊断

根据典型的皮肤症状及实验室检查,即可诊断。如果皮肤症状轻微或皮疹未出现前,患儿有剧烈腹痛、多发性关节疼痛或水肿、高血压、血尿等症状,则需与特发性血小板减少性紫癜、外科急腹症、风湿性关节炎及急性肾炎等疾病鉴别。

四、治疗

(一)一般疗法

急性发作期卧床休息;尽可能寻找并避免接触过敏原;积极治疗感染;腹痛时用解痉剂。

(二)糖皮质激素与免疫抑制刑

急性发作症状明显时,使用泼尼松,可改善腹痛和关节症状,但不能减轻紫癜或减少肾损害的发生率,也不能防止复发。剂量每日 1～2 mg/kg,分次口服,症状缓解后即可停药,疗程多在 10 日内。严重病例可静脉滴注皮质类固醇制剂,若并发肾炎且经激素治疗无效者,可试用环磷酰胺治疗。

(三)止血、脱敏处理

安络血可增加毛细血管对损伤的抵抗力,加用维生素 C 以改善血管脆性。消化道出血者应限制饮食或禁食,可静脉滴注西咪替丁每日 20～40 mg/kg,出血过多导致贫血者予以输血。有荨麻疹或血管神经性水肿时,应用抗组胺药物或静脉滴注钙剂有助于脱敏。

(四)抗凝治疗

阻止血小板和血栓形成,应用阿司匹林每日 3～5 mg/kg,每日 1 次;或双嘧达莫(潘生丁)每日 3～5 mg/kg,分次服用。

(五)其他

应用钙通道拮抗剂,如硝苯地平每日 0.5～1 mg/kg,分次服用;或吲哚美辛每日 2～3 mg/kg,分次服用,均利于血管炎的恢复。

五、病程和预后

绝大部分患者预后良好。轻症一般为 7～10 日痊愈,重症病程则可长达数周至数月,也可反复发作持续 1 年以上。

(张　宁)

第四十五节　小儿龋病

儿童龋病病因与成人龋病类似,但因儿童处于生长发育期,牙齿的结构随年龄增长不断发生变化,在 6～12 岁期间乳恒牙出现替换,因此,儿童龋病有其自身的特点。

一、病因

1.解剖形态

磨牙和年轻恒牙的咬合面窝沟点隙多、窝沟深度较成人深,乳牙之间存在间隙,易造成食物滞留,菌斑堆积。

2.牙体组织结构

萌出的乳牙和年轻恒牙表面釉质未成熟,釉质、牙本质矿化程度低,抗酸蚀能力弱。

3.儿童饮食特点

儿童喜欢含糖饮食,偏爱软质食物,食物黏稠,而且进食次数多,多数幼儿还在睡前和夜间进食,不利于牙齿的清洁。

4.儿童口腔的自洁和清洁作用差

儿童年龄小,没有口腔保健意识,加之动作协调能力差,不能很好地清洁牙齿。另外,儿童睡眠时间长,睡眠时口腔唾液分泌减少,不利于口腔自洁。

5.早期发现困难

乳牙牙髓神经系统结构不完善,对各种不良刺激反应不敏感,而且儿童自我感知能力和表达能力较差,多数乳牙龋不能在早期被发现。

二、临床表现

1.儿童患龋率高、发病早

儿童因存在以上各种易患龋的因素,乳牙和年轻恒牙往往在萌出不久即可患龋,还经常累及同一时期萌出的多个牙齿。

2.龋损广泛,进展速度快

龋损可以同时出现在多个牙齿和多个牙面,恒牙龋主要发生在咬合面和邻面,乳牙龋除发生在咬合面、邻面外,还经常发生在唇面、舌面等光滑面和牙颈部。有的儿童突发性出现多个牙齿的广泛龋损,迅速形成龋洞,早期就可波及牙髓,且常累及不好发龋的牙齿和部位,例如下切牙及牙齿的切端和牙尖。

3.自觉症状不明显

乳牙和年轻恒牙的牙髓神经系统发育不完善,儿童患龋后的自觉症状不如成人明显,同时儿童自我感知能力和表达能力较差,所以多数乳牙龋直到发展成牙髓炎甚至根尖周炎时,才被发现。

4.修复性牙本质形成活跃

牙髓受到龋损的刺激后能够形成修复性牙本质,防止细菌进一步感染牙髓。年轻恒牙牙髓血运丰富,更容易形成修复性牙本质,早期发现并治疗龋齿,可以有效地避免牙髓感染。

三、危害

(一)对口腔局部的影响

1.对咀嚼功能的影响

龋齿会导致牙体缺损,当多个牙齿龋坏,特别是磨牙龋坏时,儿童的咀嚼效率会明显降低。

2.对继承恒牙的影响

乳牙龋病引起的根尖周炎,会对其下方恒牙胚发育造成影响,引起恒牙釉质发育不全、早萌或迟萌。

3.对牙列及咬合关系的影响

乳牙邻面龋坏会致牙弓长度减小,使恒牙萌出间隙不足或错位拥挤,导致错咬合畸形。

4.损伤口腔黏膜及软组织

龋损所致的残冠、残根会刺激局部舌、唇、颊的黏膜,有时可形成创伤性溃疡。

5.对面部发育的影响

咀嚼运动的生理刺激直接影响着颌骨的发育,如果一侧的咀嚼功能降低或失用,会导致颜面发育不对称,失用侧发育比健侧差。

(二)对全身的影响

1.急性感染性疾病

由于儿童颌骨骨质疏松,血运丰富,龋病引起急性牙髓炎、根尖炎易扩散形成颌骨骨髓炎和急性化脓性蜂窝织炎,严重感染可导致急性败血症。

2.慢性感染

龋病引起的慢性根尖周围组织炎症,可通过血运传播细菌,引起机体其他组织发生感染,引起低热、风湿性关节炎、蛛网膜炎、肾炎等。

3.营养不良

咀嚼功能的降低必然会影响儿童的营养摄入,长期慢性营养不良会使儿童的生长发育受到影响,而且儿童机体的抵抗力也会降低。

4.对儿童发音的影响

幼儿期是儿童学习语言的最佳时期,乳牙(特别是乳前牙)的大面积崩解会影响正确的发音。

5.对儿童心理的影响

前牙龋齿影响美观,会给儿童心理的发育产生一定的负面作用。

四、治疗原则

对儿童龋病的治疗,必须根据不同年龄阶段龋病发生发展的特点,有针对性地制订治疗方案。在儿童口腔中多数牙有龋齿的情况下,治疗必须有计划性,要分清轻重缓急;并且要让家长明白龋齿预防和定期检查的重要性,协助改变不良饮食习惯,控制甜食量和摄入频率。

乳牙列:乳磨牙和乳尖牙在口腔中保留时间长,是治疗的重点;乳前牙龋如果不能较好地控制到替换期,也需积极治疗,从而避免对继承恒牙造成不良影响。

混合牙列:这一时期的乳牙龋可以缓治,乳牙接近替换时,如 5 岁后的乳切牙和 11 岁左右的乳磨牙,可以不治疗。

年轻恒牙龋病的预防和治疗是这一时期的重点。要及时检查新萌出的恒牙,采用窝沟封闭等保护措施预防龋齿;对年轻恒牙龋要积极治疗,防止龋损扩大。年轻恒牙深龋治疗时,要注意尽量减少对牙髓组织的危害。对全部去除龋坏组织可能会露髓的病例,可以保留少许近髓处的软化牙本质,并进行促进修复性牙本质形成和促进软化牙本质再矿化的治疗,等形成修复性牙本质及软化牙本质再矿化后,再去净腐质,完成治疗。

(王 璐)

第四十六节　急性感染性喉炎

急性感染性喉炎是喉黏膜急性弥散性炎症。临床上以犬吠样咳嗽、声嘶、喉鸣、吸气性呼吸困难为特征。可发生于任何季节，以冬春季为多。多见于 5 岁以下，尤其是婴幼儿，新生儿罕见。

一、病因

引起上感的病毒、细菌均可引起急性喉炎。常见的病毒为副流感病毒、流感病毒和腺病毒，常见的细菌为金黄色葡萄球菌、链球菌和肺炎链球菌。患麻疹、百日咳、猩红热、流感、白喉等急性传染病时，也容易并发急性喉炎。由于小儿喉腔狭窄，喉软骨柔软，黏膜下淋巴组织丰富，组织疏松，炎症时易水肿、充血，发生喉梗阻。所以，小儿急性喉炎的病情比成人严重。

二、临床表现

起病急、症状重。患儿可有发热、头痛等上感的全身症状，但多不突出。主要表现有声嘶、咳嗽、喉鸣、吸气性呼吸困难，其特征是犬吠样咳嗽，呈"空、空"的咳声。喉镜检查可见喉黏膜充血，肿胀，尤以声门下区红肿明显，喉腔狭窄，喉黏膜表面可有脓性或黏液性分泌物附着。一般白天症状较轻，夜间入睡后由于喉部肌肉松弛，分泌物阻塞，症状加重，可出现吸气性喉鸣和吸气性呼吸困难、发憋，甚至出现喉梗阻，严重者可窒息死亡。

喉梗阻按吸气性呼吸困难的轻重，临床上分为 4 度。Ⅰ度：安静时无症状，仅活动后吸气性喉鸣、呼吸困难，肺呼吸音清晰，心率无改变。Ⅱ度：安静时也有吸气性喉鸣和呼吸困难，轻度三凹征。不影响睡眠和进食，肺部听诊可闻及喉传导音或病理性呼吸音，心率增快。无明显缺氧的表现。Ⅲ度：除上述呼吸梗阻症状进一步加重外，患儿因缺氧而出现烦躁不安，口唇、指趾发绀，头面出汗、惊恐面容。听诊呼吸音明显减低，心音低钝，心率快。Ⅳ度：患儿渐显衰竭、昏睡状态，由于呼吸无力，三凹征可不明显，面色苍白或发、灰，肺部听诊呼吸音几乎消失，仅有气管传导音，心音低钝，心律不齐，如不及时抢救可因严重缺氧和心力衰竭而死亡。

三、诊断和鉴别诊断

根据急起的犬吠样咳嗽、声嘶、吸气性喉鸣和吸气性呼吸困难、昼轻夜重等可做出诊断。但需和急性喉痉挛、白喉、呼吸道异物等其他原因引起的喉梗阻鉴别。

四、治疗

（一）保持呼吸道通畅

清除口咽部分泌物，防止缺氧，必要时，可用 1% 麻黄素以及肾上腺皮质激素超声雾化吸入，有利于黏膜水肿消退。

（二）积极控制感染

由于病情进展快，难以判断感染系病毒或细菌引起，因此，宜选用足量抗生素治疗。常用者为青霉素类，头孢菌素类以及大环内酯类。

（三）糖皮质激素

因其非特异性的抗感染、抗过敏作用，能较快减轻喉头水肿，缓解喉梗阻。应与抗生素同时应用。常用泼尼松每天 1~2 mg/kg,分次口服。严重者可用地塞米松或氢化可的松注射。激素应用时间不宜过长,一般 2~3 d 即可。

(四)对症治疗

缺氧者给予氧气吸入;烦躁不安者可应用镇静剂,异丙嗪有镇静和减轻喉头水肿的作用,而氯丙嗪可使喉头肌肉松弛,加重呼吸困难因而不宜使用;痰多者可止咳祛痰,严重时直接喉镜吸痰。

(五)气管切开

经上述处理,病情不见缓解,缺氧进一步加重,或Ⅲ度以上的喉梗阻,应及时气管切开,以挽救生命。

(宋 丹)

第四十七节 幼儿急疹

幼儿急疹是一种急性出疹性传染病。起病急骤,发热较高,持续 3~5 d 体温骤降,热退时皮肤出现玫瑰红色的斑丘疹,病情减轻,如无并发症可很快痊愈。本病好发于婴幼儿,以 6 个月至 1 岁年龄段发病率最高,此时正为哺乳期间,故称为"奶麻"。因其形似麻疹,故又称为"假麻"。幼儿急疹一年四季均可发生,冬春发病较高,多为散发,传染性不强,偶见流行。

一、病因及发病机制

幼儿急疹病原体为人类疱疹病毒 6 型,病毒颗粒呈球形,直径为 200 nm。其核衣壳为 163 个壳微粒组成的立体对称 20 面体,其内部是由双股 DNA 组成的核心,核衣壳外有一层脂蛋白包膜。为嗜淋巴细胞病毒,可在 T 淋巴细胞及 B 淋巴细胞内复制,亦可在唾液腺、乳腺、肾脏中潜伏并持续进行低密度复制。无症状的成人患者是本病的传染源,病毒经唾液、气管分泌物及尿液排出,幼儿通过与父母密切接触而感染,胎儿可通过胎盘从母体得到抗体。本病多见于 6~18 月小儿,3 岁后少见,春、秋两季发病较多,无性别差异。

二、临床表现

1. 发热

潜伏期 1~2 周,平均为 10 d。起病急骤,多无前驱症状,体温 39 ℃~40 ℃以上,起病初常伴有咳嗽、流涕、结膜及咽部充血等,高热期常有食欲缺乏、呕吐、腹泻等消化道症状,枕部、颈部及耳后淋巴结轻度肿大。大部分患儿一般情况较好,少数患儿有烦躁、睡眠不宁或出现惊厥。

2. 出疹

发热经 3~5 d,热度突然下降,在 24 h 内体温降至正常,热退同时或稍后出疹,皮疹为不规则小型的玫瑰色斑点,直径为 2~3 mm,周围有浅色红晕,压之褪色,很少融合。皮疹最初见于颈部与躯干,很快波及全身,以躯干、腰、臀等处为最多,面部及肘、膝等处则较少,持续经 1~2 d皮疹消退,疹退后没有脱屑和色素沉着。

三、辅助检查

外周血呈白细胞减少,分类则以淋巴细胞增多为主。

四、诊断与鉴别诊断

1.诊断

(1)患儿以 2 岁以下的婴儿为多。

(2)起病急骤,突然高热,持续 3~4 d,全身症状轻微。

(3)热退同时或稍后出疹,为玫瑰红色皮疹。皮疹以躯干、腰、臀部为主,面部及肘、膝关节等处少见,出现 1~2 d 即消退,疹退后无脱屑及色素沉着。

(4)结合辅助检查。

2.鉴别诊断

主要与麻疹、风疹、猩红热鉴别。

五、治疗

1.一般治疗

患儿卧床休息,注意隔离,避免交叉感染。多饮水,给予易消化食物,适当补充维生素 B、维生素 C 等。

2.对症治疗

高热时物理降温或给予小量退热剂,一旦出现惊厥给予苯巴比妥钠或水合氯醛,可适当补液。预防隔离患儿至出疹后 5 d。本病流行期间,避免到公共场所,对可疑患儿,应隔离观察 7~10 d。

(张云云)

第四十八节　水　痘

水痘是由水痘-带状疱疹病毒初次感染引起的急性出疹性疾病,主要发生在婴幼儿和学龄前儿童,传染力强,自发病前 1~2 d 直至皮疹干燥结痂均有传染性,接触或飞沫吸入均可传染,易感儿发病率可达 95% 以上。感染后可获得持久的免疫力,但以后可以发生带状疱疹。冬春两季多发。

一、病因及发病机制

病原体为水痘-带状疱疹病毒(VZV)。该病毒在外界环境中生存力弱,不耐高温、不耐酸,不能在痂皮中存活。人类是该病毒唯一宿主,水痘患者为本病的传染源。主要通过空气飞沫经呼吸道传播,也可通过接触患者疱疹浆液而感染。传染期从出疹前 1~2 d 至病损结痂,有 7~8 d。人群普遍易感,主要见于儿童,以 1~6 岁为高峰,20 岁以后发病者占 2% 以下,孕妇分娩前 6 d 患水痘可感染胎儿,出生后 10 d 内发病。水痘病毒经口、鼻侵入人体,首先在呼吸道黏膜细胞内增殖复制 4~6 d,而后侵入血液并向全身扩散,引起各器官病变。本病病变主要是在皮肤棘状细胞层,细胞肿胀变性形成囊状细胞,核内有嗜酸性包涵体,细胞裂解及组织液渗入后即形成疱疹。水疱液中含有大量的病毒颗粒。水疱也常见于口咽部、呼吸道、胃肠道、眼结膜和阴道黏膜表面。

二、临床表现

1.典型水痘

潜伏期多为 2 周左右。起病较急,前驱期仅 1 d 左右,表现为发热、全身不适、恶心、呕吐、腹痛等。在发病 24 h 内出现皮疹,初起于躯干部,继而扩展至面部及四肢,四肢末端稀少,呈向心性分布。开始为红色斑丘疹或斑疹,数小时后变成米粒至豌豆大的圆形紧张水疱,周围红晕。约 24 h 内水疱内容物变混浊,且疱疹出现脐凹现象,水疱易破溃,2～3 d 迅速结痂。在为期 1～6 d 的出疹期内皮疹相继分批出现,由于皮疹演变过程快慢不一,故同一时间内可见上述三种形态皮疹同时存在。皮疹脱痂后一般不留瘢痕,水疱期痛痒明显,若因挠抓继发感染时可留下轻度凹痕。黏膜皮疹可出现在口腔、结膜、生殖器等处,易破溃形成浅溃疡。水痘多为自限性疾病,10 d 左右自愈,一般患者全身症状和皮疹均较轻。

2.重症水痘

多发生在白血病、淋巴瘤等恶性病或免疫功能受损病儿。伴高热及全身中毒症状。出疹 1 周后体温仍可高达 40 ℃～41 ℃,患儿皮疹融合,形成大疱型疱疹或出血性皮疹,呈离心性分布,常伴血小板减少而发生暴发性紫癜。

三、并发症

常见为皮肤继发细菌感染如脓疱疮、丹毒、蜂窝组织炎,甚至由此导致败血症等。继发性血小板减少可导致皮肤、黏膜甚至内脏出血。神经系统可见水痘后脑炎、格林-巴利综合征、横贯性脊髓炎、面神经瘫痪、Reye 综合征等。其他少数病例可发生心肌炎、肝炎、肾炎、关节炎及睾丸炎等。

四、辅助检查

1.外周血白细胞计数

白细胞总数正常或稍低。

2.疱疹刮片

刮取新鲜疱疹基底物,用瑞氏或吉姆萨染色可发现多核巨细胞,用酸性染色检查核内包涵体,可供快速诊断。

3.病毒分离

在起病 3 d 内,取疱疹液体接种人胚羊膜组织,病毒分离阳性率较高。

4.血清学检查

常用的为补体结合试验,水痘患者于出疹后 1～4 d 血清中出现补体结合抗体,2～6 周达高峰,经 6～12 个月逐渐下降,双份血清抗体滴度 4 倍以上升高。

5.PCR 检测

检测患者呼吸道上皮细胞和外周血白细胞中的特异性病毒 DNA,是敏感快速的早期诊断方法。

五、诊断与鉴别诊断

1. 诊断

根据病史和皮疹特征诊断不难,必要时可做辅助检查明确诊断。

(1)病前 2～3 周有与水痘或带状疱疹患者密切接触史。

(2)发热与皮疹(斑丘疹、疱疹)同时发生,或无发热即出疹。皮疹呈向心性分布,以躯干、头、腰部多见。皮疹分批出现,斑丘疹→水疱疹→结痂,不同形态皮疹同时存在,皮疹脱痂后不留瘢痕。

(3)白细胞计数正常或稍低,淋巴细胞相对增高。

2. 鉴别诊断

(1)与麻疹、风疹、幼儿急疹、猩红热鉴别:以上疾病的皮疹均为斑丘疹,分布全身,形态细小如针尖或粟粒状,无疱疹、结痂现象。

(2)与脓疱疮鉴别:脓疱疮多发于夏天炎热季节,疱疹较大,壁较薄,内含脓液,不透亮,容易破溃,破溃后随脓液流溢蔓延至附近皮肤而发,多发于头面部及四肢暴露部位。

六、治疗

水痘是自限性疾病,无并发症时以一般治疗和对症处理为主。

(1)加强护理,供给足够水分和易消化的饮食,勤换内衣,剪短指甲,保持手的清洁,防止抓破水疱。

(2)局部治疗以止痒和防止感染为主,可外搽炉甘石洗剂,疱疹破溃或继发感染者可外用 1% 甲紫或抗生素软膏。必要时可给予少量镇静剂。

(3)抗病毒药物,首选阿昔洛韦,口服 2 mg/kg,每日 4 次,应尽早使用,一般应在皮疹出现的 48 h 内开始;重症患者需静脉给药,10～20 mg/kg,每 8 h 1 次。此外,早期使用 α-干扰素能较快抑制皮疹发展,加速病情恢复。

(4)继发细菌感染时给予抗生素治疗。

(5)皮质激素对水痘病程有不利影响,可导致病毒播散,一般不宜用。预防控制传染源,隔离病儿至皮疹全部结痂为止,对已接触的易感儿,应检疫 3 周。水痘减毒活疫苗是被批准临床应用的人类疱疹病毒疫苗,接触水痘患儿后立即应用,保护率可达 85%～95%,并可持续10 年以上。对免疫功能低下、应用免疫抑制剂者及孕妇,若有接触史,肌内注射丙种球蛋白或带状疱疹免疫球蛋白,可起到预防作用。

(张云云)

第四十九节　手足口病

手足口病又名夏季疱疹综合征,是以口腔黏膜溃疡及手、足、臀等处发生皮疹为主要特征的小儿传染病,多发于夏秋季,好发于学龄前儿童,大多数预后良好,少数病例可出现脑膜炎、脑炎、肺水肿、循环障碍等重症表现。

一、病因及发病机制

手足口病由肠道病毒引起。属于小 RNA 病毒,为单链 RNA。至少有 20 多种肠道病毒血清型能引起手足口病,我国以柯萨奇病毒 A 组 16 型(CoxA16)和肠道病毒 71 型(EV71)多见。该病毒对外界有较强的抵抗力,适合在湿热的环境中生存,对乙醚、来苏、氯仿等消毒剂不敏感,但对紫外线和干燥敏感,不耐强碱,高锰酸钾、漂白粉、甲醛、碘酒等能使其灭活。人是唯一宿主,患者和隐性感染者均为本病的传染源。主要经粪-口或呼吸道飞沫传播,亦可经接触患者皮肤、黏膜疱疹液而感染。发病前数天,感染者咽部与粪便就可检出病毒,通常以发病后一周内传染性最强。在急性期,患者粪便排毒 3~5 周,咽部排毒 1~2 周。健康带毒者和轻型散发病例是流行间歇和流行期的主要传染源。患者粪便、疱疹液和呼吸道分泌物及其污染的手、毛巾、牙杯、玩具、食具、奶具、床上用品、内衣以及医疗器具等均可造成本病传播。人对肠道病毒普遍易感,显性感染和隐性感染后均可获得特异性免疫力。病毒侵入人体后在局部黏膜或淋巴组织中增殖,由此进入血液循环导致病毒血症,并随血流播散至脑膜、脑、脊髓、心脏、皮肤、黏膜等组织继续复制,引发炎症性病变并出现相应的临床表现。

二、临床表现

本病的潜伏期多为 2~10 d,平均为 3~5 d。急性起病,发热多先于发疹或与皮疹同时出现。皮疹多见于手掌、足跖和口腔,偶见于面部、胸背或臀部。口腔黏膜上的小水泡往往先于皮肤损害,直径为 1~3 mm,数目多少不一,破裂后形成浅糜烂,自觉疼痛。手足皮疹开始为红色斑丘疹,或呈椭圆形灰白色小米粒至绿豆大小水泡,直径为 1~10 mm,疱液清澈透明,周围可有炎性红晕,数目不多。多在一周内痊愈,预后良好,不留色素沉着。出现脑膜炎、心肌炎等并发症时,有心悸、头痛、呕吐等症状表现。

三、辅助检查

1.血液检查

白细胞总数偏低或正常,淋巴分类偏高。

2.病原学检查

(1)病毒抗原及基因检测:咽拭子、呼吸道分泌物、疱疹液或粪便中 CoxA16、CoxA6 及 EV71 等肠道病毒特异性核酸阳性有诊断意义。

(2)特异性抗体检查:急性期与恢复期血清 CoxA16、CoxA6 及 EV71 等肠道病毒中和抗体有 4 倍以上的升高有诊断意义。

四、诊断与鉴别诊断

1.诊断

(1)主要侵犯 5 岁以下的幼儿。

(2)口腔黏膜上的小水泡往往先于皮肤损害,直径为 1~3 mm,数目多少不一,破裂后形成浅糜烂,自觉疼痛。

(3)手足皮疹开始为红色斑丘疹,很快变成小疱,直径为 1~10 mm,疱液清澈透明,周围绕以红晕,数目不多。

(4)发病前有发热、全身不适、食欲缺乏等前驱症状。

(5)辅助检查示白细胞总数偏低或正常,淋巴细胞分类偏高。

2.鉴别诊断

(1)水痘:由感染水痘病毒所致。疱疹较手足口病稍大,呈向心性分布,躯干、头面多,四肢少,疱壁薄,易破溃结痂,疱疹多呈椭圆形,且在同一时期、同一皮损区斑丘疹、疱疹、结痂并见为其特点。

(2)疱疹性咽峡炎:多见于5岁以下小儿,起病较急,常突发高热、口腔疼痛甚或拒食,病变在口腔后部,如扁桃体前部、软腭、悬雍垂等部位出现灰白色小疱疹,1～2 d疱疹破溃形成溃疡,颌下淋巴结可肿大,但很少累及颊黏膜、舌、齿龈以及口腔以外部位皮肤,可供鉴别。

(3)丘疹性荨麻疹:皮疹分布在四肢及躯干,不累及口腔,皮疹为较硬的粟粒大丘疹,可有水疱,但触之较硬,皮疹反复出现,奇痒。

五、治疗

1.对症治疗

高热者给予物理降温,必要时给予解热镇痛剂;烦躁不安者,给予异丙嗪每次 1 mg/kg 肌内注射;皮肤瘙痒重者,给予炉甘石洗剂外涂;疱疹破溃时,涂以 2% 龙胆紫或冰硼散、锡类散等,每日数次;继发感染者,及时给予抗生素。口腔疱疹破溃者,用 1%～3% 过氧化氢(双氧水)或 2% 的碳酸氢钠溶液漱口,疼痛严重者,进食前可先涂 2% 丁卡因或 1% 普鲁卡因溶液以止痛。重证患儿应加强支持疗法,适当补液,并补充 B 族维生素、维生素 C。合并心肌炎者,按心肌炎治疗,合并脑炎者,参照乙脑救治。

2.抗病毒药物

利巴韦林注射液每日 10～15 mg/kg,分 2～3 次口服或肌内注射。重症可予阿昔洛韦每日 15～20 mg/kg,静脉滴注,每日 1 次,连用 3 d。必要时,可延长用药。

六、预防

(1)加强本病流行病学监测,本病流行期间,勿带孩子去公共场所,发现疑似患者,应及时进行隔离。对密切接触者应隔离观察 7～10 d,给予板蓝根颗粒冲服;体弱者接触患儿后,可予丙种球蛋白肌内注射,以作被动免疫。

(2)注意个人卫生,养成饭前便后洗手的习惯。对被污染的日常用品、食具等应及时消毒处理,患儿粪便及其他排泄物可用 3% 漂白粉澄清液或 84 溶液浸泡,衣物置阳光下暴晒,室内经常通风换气。

(3)给予清淡无刺激、富含营养的流食或软食,温度适宜,多饮温开水。进食前后可用生理盐水或温开水漱口,清洁口腔,以减轻食物对口腔的刺激。

(4)注意保持皮肤清洁,对皮肤疱疹切勿抓挠,以防溃破感染。对已有破溃感染者,可用金黄散或青黛散麻油调后外敷患处,以收敛燥湿,助其痊愈。

(张云云)

第五十节 蛔虫病

人蛔虫亦称似蚓线虫,简称蛔虫,成虫寄生于人体小肠,可引起蛔虫病,幼虫能在人体内移行引起内脏移行症或眼幼虫移行症。儿童特别是学龄前儿童感染率高。温暖、潮湿和卫生条件差的地区感染较普遍。农村感染率高于城市。

一、病因及发病机制

蛔虫是寄生人体肠道线虫中体型最大者,雌雄异体,形似蚯蚓,活虫略带粉红色或微黄色。成虫寄生于人体小肠,以肠内容物为食物,雌虫每天排卵可多达20万个,随粪便排出的蛔虫卵在适宜环境条件下5~10 d发育成熟即具感染性。蛔虫卵感染者或蛔虫病患者是本病的主要传染源,经口吞入感染性的蛔虫卵是主要的传播途径。蛔虫卵随粪便排出后,可污染土壤、蔬菜、瓜果等,小儿通过污染的手或生吃具有感染性虫卵的蔬菜、瓜果,均易受感染;蛔虫卵亦可随灰尘飞扬被吸至咽部而吞入。虫卵被吞食后,幼虫破卵而出穿入肠壁通过门静脉系统循环而进入肺脏,穿破肺组织进入肺泡腔,沿支气管向上移行到气管又重新被吞咽。幼虫进入小肠逐步发育成熟为成虫。在移行过程中幼虫也可随血流到达其他器官,一般不发育为成虫,但可造成器官损害。蛔虫寄生于人体肠道,吸取营养,扰乱脾胃功能,从而出现不同程度的消化道症状,重者影响小儿的生长发育。蛔虫有扭结成团和钻孔的习性,若误入胆管、肝、胰腺、阑尾等邻近器官,可引起严重并发症,重则危及生命。

二、临床表现

1.幼虫移行引起的症状

(1)蛔虫卵移行至肺脏使细支气管上皮细胞脱落、肺部出血而造成肺蛔虫病,表现为咳嗽、胸闷、血丝痰、血嗜酸性粒细胞增多,肺部体征不明显,胸部X线片可见肺部点状、片状或絮状阴影,病灶易变或很快消失,称为蛔虫性肺炎或蛔虫性嗜酸性细胞性肺炎,即Loeffler综合征。症状1~2周消失。

(2)严重感染时,幼虫可侵入脑、肝、脾、肾、甲状腺和眼,引起相应的临床表现,如癫痫、肝大、腹痛等。

2.成虫引起的症状

成虫寄生于空肠,以肠腔内半消化食物为食。临床表现为食欲缺乏或多食易饥,异食癖;最常见的症状是反复阵发性脐周腹痛或反复脐周隐痛。疼痛以脐或上腹部为主,可自行缓解,痛时喜按揉,可伴食欲减退或多食易饥、腹泻或便秘等消化功能紊乱的症状。大量而长期的蛔虫感染可引起消瘦、贫血、营养不良、生长发育延缓等;蛔虫的代谢产物或毒素刺激神经,可引起神志不宁、夜惊、磨牙、异食癖、烦躁、易怒等,重者可发生晕厥。虫体异性蛋白可引起荨麻疹、颜面浮肿、鼻及咽喉部瘙痒等过敏表现。

三、并发症

蛔虫有钻孔的习性,在人体不适(发热、胃肠病变等)或大量进食辛辣食物和服用驱虫药物剂量不当等因素刺激下,蛔虫钻入开口于肠壁的各种管道,不仅可引起胆道蛔虫病、蛔虫性肠梗阻,而且上窜阻塞气管、支气管造成窒息死亡,亦能钻入阑尾或胰管引起炎症。

1.胆道蛔虫病

胆道蛔虫病以儿童及青壮年为多,女性较常见。诱因有高热、腹泻、妊娠、分娩等。是最常见的并发症,占严重合并症的64％,包括胆道大出血、肝脓肿、胆结石、胆囊破裂、胆汁性腹膜炎、肠穿孔等。成虫堵塞胆道的病例多发生在感染严重的儿童。临床表现起病急,右上腹偏中有剧烈阵发性绞痛,钻凿样感,患者辗转不安、恶心、呕吐,可吐出蛔虫。部分患儿可发生胆道感染,出现发热、黄疸、外周血白细胞数增高。

2.蛔虫性肠梗阻

大量感染成虫可因蛔虫团形成肠梗阻,或蛔虫毒素刺激肠壁引起痉挛所致。多见于10岁以下的儿童,又以2岁以下发病率最高。常为不完全性肠梗阻,起病急骤、脐周或右下腹阵发性剧痛、呕吐、腹胀、肠鸣亢进、可见肠形和蠕动波、可扪及条索状包块。腹部X线检查可见肠充气和液平面。

3.肠穿孔及腹膜炎

由于肠壁血循环障碍缺血、坏死而穿孔,发生腹膜炎,多继发于持续较久的蛔虫性肠梗阻或阑尾炎。表现为剧烈腹痛、明显的腹膜刺激症状,全身衰竭时可出现进行性腹胀。腹部X线检查见膈下游离气体。

四、辅助检查

1.病原学检查

粪便涂片法或盐水浮聚法可较容易查到虫卵。近年来常用改良加藤法。该法虫卵检出率较高。由于蛔虫产卵量大,采用直接涂片法,查一张涂片的检出率为80％左右,查3张涂片可达95％。对直接涂片阴性者,也可采用沉淀集卵法或饱和盐水浮聚法,检出效果更好。

2.血常规检查

幼虫移行时引起的异位蛔虫病及并发感染时,血液白细胞与嗜酸性粒细胞计数增多。

3.B超和逆行胰胆管造影

B超和逆行胰胆管造影有助于异位蛔虫症的诊断。

五、诊断

根据临床症状和体征,有排蛔虫或呕吐蛔虫史,粪便查到蛔虫卵即可确诊。血中嗜酸性粒细胞计数增多,有助于诊断。厌食、腹痛、体重下降等应注意患蛔虫病的可能性。若出现上述并发症时,需与其他外科急腹症鉴别。

六、治疗

1.驱虫治疗

(1)甲苯达唑:是治疗蛔虫病的首选药物,为广谱驱虫药,能杀灭蛔、蛲、钩虫等,可抑制虫体对葡萄糖的摄入,进而导致ATP生成减少,使虫体无法生存,在杀灭幼虫、抑制虫卵发育方面亦起作用。>2岁驱蛔剂量为每次100 mg,每日2次,连服3 d。本药不良反应小,偶见胃肠不适、腹泻、呕吐、头痛、头昏、皮疹、发热等。

(2)枸橼酸哌嗪:安全有效的抗蛔虫和蛲虫药物,阻断虫体神经肌肉接头冲动传递,使虫体不能吸附在肠壁而随粪便排出体外,麻痹前不兴奋虫体,适用于有并发症的患儿。每日剂量150 mg/kg(最大剂量不超过3 g),睡前顿服,连服2 d。本药毒性低,大量时偶有恶心、呕吐、腹痛、荨麻疹、震颤、共济失调等，肝肾功能不良及癫痫患儿禁用。在肠梗阻时，最好不用，以免引起虫体骚动。

(3)左旋咪唑：广谱驱肠虫药，可选择性抑制虫体肌肉中琥珀酸脱氢酶，抑制无氧代谢，减少能量产生，使虫体肌肉麻痹随粪便排出。口服吸收快，由肠道排泄，无蓄积中毒。驱蛔效果达 90%～100%，对钩虫、蛲虫也有效，同时也是一种免疫调节剂，可恢复细胞免疫功能。驱蛔虫每日剂量为 2～3 mg/kg，顿服。不良反应有头痛、呕吐、恶心、腹痛，偶有白细胞减少、肝功损害、皮疹等，肝肾功能不良者慎用。

2.并发症的治疗

(1)胆道蛔虫病：治疗原则为解痉止痛、驱虫、控制感染及纠正脱水、酸中毒及电解质紊乱。驱虫最好选用虫体肌肉麻痹驱虫药。内科治疗持久不缓解者，必要时可手术治疗。

(2)蛔虫性肠梗阻：不完全性肠梗阻可采用禁食、胃肠减压、输液、解痉、止痛等处理，疼痛缓解后给予驱虫治疗。完全性肠梗阻时应立即手术治疗。

（张云云）

第五十一节 蛲虫病

蛲虫病是以引起肛门、会阴部瘙痒为特点的一种肠道寄生虫病。世界各地流行极广，我国南方、北方普遍流行，儿童感染率高于成人。尤其是集体机构儿童感染率高。

一、病因及发病机制

蛲虫虫体细小如线头，长约 1 cm，呈乳白色，雌雄异体。成熟雌虫大都寄生在人体的盲肠、阑尾、结肠、直肠和回肠下段。交配后雄虫很快死亡，雌虫向肠腔下段移行，常在夜间小儿入睡后肛门括约肌松弛时，爬出肛门，在肛周、会阴部皮肤皱褶处边爬边产卵，每条产卵数千至万余，可引起该处奇痒。产卵后，雌虫多因干枯死亡，少数雌虫可由肛门蠕动移行返回肠腔。产出的虫卵大多在 6 h 内发育为感染性虫卵。小儿抓痒，手指和指甲沾染虫卵，经口吞入可引起自身再感染。感染性虫卵经口进入消化道，在胃或十二指肠内孵化出幼虫，幼虫在大肠内发育成熟。成虫寿命短，一般不超过 2 个月。在干燥环境中虫体自行破裂，或产卵时卵尽虫死。蛲虫患者是唯一的传染源。感染性卵抵抗力强，在室内一般可存活 3 周，虫卵可散落在衣裤、被褥或玩具、食物上。主要传播途径为吸吮被虫卵污染的食物及手指，或吸入含虫卵的尘埃而感染。偶尔在肛周孵化的幼虫可再返爬回肛门入肠内发育为成虫而发生逆行感染。

二、临床表现

1.肛门周围或会阴部瘙痒

由蛲虫产生的毒性物质和机械刺激所产生，夜间尤甚，影响睡眠，小儿哭闹不安。局部皮肤可因瘙痒抓破后造成肛门周围皮肤脱落、充血、皮疹、湿疹，甚而诱发化脓性感染。

2.消化道症状

蛲虫钻入肠黏膜，以及在胃肠道内机械或化学性刺激可引起胃肠激惹现象，如食欲减退、恶心、呕吐、腹痛、腹泻等症状。

3.精神症状

由于寄生虫在体内排出的代谢产物,导致精神兴奋,失眠不安,小儿夜惊咬指等。小儿的异嗜症状,蛲虫病患者最为常见,如嗜食土块、煤渣、食盐等。

4.其他症状

由于蛲虫的异位寄生所引起,如:阴道炎、输卵管炎、子宫内膜炎等。也可侵入阑尾发生阑尾炎,甚至发生腹膜炎。

三、辅助检查

1.血常规检查

外周血白细胞、血红蛋白及血小板多无明显变化。

2.粪便检查

粪便检查蛲虫卵的阳性率较低,直接涂片阳性率仅为1‰～2‰,浓缩镜检阳性率为5‰。

3.肛周检查成虫

因蛲虫有夜间爬出肛门外产卵的特性,故在儿童入睡后1～3 h间观察肛周皮肤皱襞、会阴等处可发现成虫或雌虫。

4.肛周检查

可用棉签拭子或玻璃棒拭抹肛周皱襞污物镜检,一次检出虫卵为50%左右,三次检出率达90%以上。肛周查虫卵有下列几种方法。

(1)甘油棉拭涂片法:先将棉拭子置于消毒的生理盐水中备用。棉拭拧干后擦拭患者肛门周围,然后在滴50%甘油的载玻片上混匀并镜检。

(2)沉淀法:准备方法同前。将擦拭过肛周的棉拭子插入盛有生理盐水的试管中,充分振荡使虫卵洗入生理盐水中,沉淀后取沉渣镜检。

(3)棉拭漂浮法:准备方法同前。将擦拭过的棉拭子放入饱和生理盐水中,然后使虫卵漂浮再行镜检。

(4)胶黏拭法:把涂胶液的玻璃纸剪成小纸条,然后黏附于洁净的载玻片上备用。撕下玻璃纸条,将有胶的一面粘于患者肛周,再将玻璃纸取下仍粘回原玻片进行检查。

四、诊断及鉴别诊断

1.诊断

主要依靠临床症状,并检出虫卵或成虫以确定诊断。因蛲虫一般不在肠内产卵,故粪便直接涂片法不易检出虫卵,必须从肛门周围皮肤皱襞处直接采集标本。可于每日凌晨用透明胶纸紧压肛周部位粘取虫卵,然后在显微镜下观察,很容易看到虫卵,有时需多次检查。

2.鉴别诊断

蛲虫病肛门及会阴部瘙痒需与肛门湿疹相鉴别。肛门湿疹以肛门部有渗出、丘疹和瘙痒为主要症状,查不到蛲虫及虫卵。患者出现尿频、尿急等症状时,需与尿路感染鉴别,检查尿常规及蛲虫卵即可区别。

五、治疗

1.一般治疗

蛲虫的寿命一般为20～30 d,如能避免重复感染,即使不治疗也能自行痊愈。患儿须穿满裆裤,防止手指接触肛门,每天早晨用肥皂温水清洗肛门周围皮肤。换下的内衣内裤应蒸煮或开水浸泡后日晒杀虫,连续 10 d。

2.药物治疗

(1)噻嘧啶:为广谱高效驱虫药,可抑制虫体胆碱酯酶,阻断虫体神经肌肉接头冲动传递,麻痹虫体,安全排出体外。口服很少吸收,毒性极低。剂量为 10 mg/kg(最大量 1g),睡前顿服。

(2)恩波吡维铵:剂量为 5 mg/kg(最大量 0.25 g),睡前顿服,药片不可咬碎。必要时可在 2 周后重复治疗。服药后 1~2 d 粪便会染成红色。

(3)苄酚宁:剂量为 5 mg/kg,睡前顿服(药片不可咬碎)。为了防止复发,间隔 14 d 后再服一剂,疗效佳,不良反应少,偶见恶心、呕吐反应。

3.局部治疗

每晚睡前清洗会阴和肛周,涂擦蛲虫软膏(含百部浸膏 30%、龙胆紫 2%)杀虫止痒,或用噻嘧啶栓剂塞肛,连用 3~5 d。

六、预防

预防的原则是:治疗与预防同时进行,个人防治与集体防治同时进行。

(1)大力宣传蛲虫病的危害、感染的方式、预防和治疗的意义等。

(2)培养儿童良好的卫生习惯,饭前便后洗手,勤剪指甲,纠正吮手指习惯等。勤换洗内裤、被褥。集体儿童单位要严格分铺,床位间有一定的距离。

(3)婴幼儿尽早穿满裆裤,衣服、玩具、用具、食器定期消毒。

(4)对蛲虫病的预防强调应用综合性的防治措施,这样才可有效地防止再感染,达到消灭蛲虫病的目的。

(张　宁)

第二十章 常见妇科与儿科疾病中医治疗

第一节 月经先期

月经周期提前7～10 d,经期正常,连续2个月经周期以上者,称为"月经先期",亦称"经期超前""先期经行""经早"。本病始见于《金匮要略方论》。该书"卷下"篇云:"带下经水不利,少腹满痛,经一月再见者,土瓜根散主之。"本病的主要特点是月经先期,如伴有月经过多或经期延长者,有可能发展为崩漏。育龄期妇女罹患本病可难以受孕,或易于流产。因此,应及时予以治疗。西医学排卵障碍性异常子宫出血中黄体功能不足引发的月经频发,以及盆腔炎性疾病所致的经期提前可参照本病辨证治疗。

一、病因病机

本病的主要发病机制是冲任不固,经血失于制约,月经提前而至。常由气虚和血热所致。气虚有脾气虚和肾气虚之不同,血热有阴虚血热、阳盛血热和肝郁化热之区别。

(一)气虚

1.脾气虚

素体脾虚,或久病伤气,或劳倦过度,思虑不解,饮食失节,损伤脾气,中气虚弱,失于统摄,冲任不固,不能约制经血,故月经提前而至。

2.肾气虚

先天禀赋不足,肾气虚衰,或房劳多产,或久病伤肾,耗伤肾气,则失于封藏,冲任不固,不能约制经血,遂致月经提前而至。

(二)血热

1.阴虚血热

素体阴虚,或失血伤阴,或多产房劳,耗损精血,或思虑过度,阴血暗耗,阴虚生内热,热扰冲任,冲任不固,经血失于制约,遂致月经提前而至。

2.阳盛血热

素体阳盛,或过食温燥、辛辣之品,或感受热邪,蕴而化热,热伤冲任,扰动血海,迫血妄行,故月经提前而至。

3.肝郁化热

素性抑郁,或情志内伤,抑郁不舒,肝气郁结,郁久化热,热伤冲任,扰及血海,遂致月经提前而至。

二、诊断

1.病史

既往月经正常,有劳倦过度、饮食失节或情志内伤史。或有盆腔炎性疾病病史。

2.症状

经期提前7～10 d,连续2个月经周期,经期、经量基本正常者。或可伴有月经过多。

3.检查

(1)妇科检查:盆腔无明显器质性病变者,多属排卵障碍性子宫出血中的黄体功能不足;有盆腔炎性疾病体征者,应属盆腔炎性疾病引起的月经先期。

(2)卵巢功能检查:因黄体功能不足而月经先期者,基础体温(BBT)呈双相型,但黄体期少于12 d,或BBT上升缓慢;月经来潮6 h内诊断性刮宫子宫内膜活组织检查呈分泌不良现象。

三、辨证论治

辨证主要辨其属气虚或血热。治疗以安冲为大法,或补脾固肾以益气,或养阴清热,或清热降火。气虚之中有脾气虚证、肾气虚证;血热之中有阴虚血热证、阳盛血热证和肝郁化热证,临证时必须细加辨之。

(一)气虚证

1.脾气虚证

主要证候:月经提前,或兼量多,色淡质稀,神疲肢倦,气短懒言,小腹空坠,纳少便溏,舌淡红,苔薄白,脉缓弱。

证候分析:脾主中气而统血,脾气虚弱,统摄无权,冲任不固,经血失于制约,故月经提前而至,量多;脾气不足,生化无源,不能"受气取汁,变化而赤",故经血色淡质稀;脾虚中气不足,清阳不升,故神疲肢倦,气短懒言,小腹空坠;运化失职,则纳少便溏。舌淡红,苔薄白,脉缓弱,皆为脾虚之征。

治疗法则:补脾益气,固冲调经。

方药举例:补中益气汤(《脾胃论》)。

方药组成:人参、黄芪、甘草、当归、陈皮、升麻、柴胡、白术。

方中以人参、黄芪益气为君,白术、甘草补中健脾为臣,共奏补中益气健脾之功;陈皮理气运脾;当归补血和营;升麻、柴胡升阳举陷。全方健脾益气,固冲调经,则经血按时而下。

若月经过多者,去当归,重用黄芪、党参以益气摄血;经行期间去当归,酌加艾叶、阿胶、海螵蛸以止血固摄;便溏者,酌加山药、茯苓、薏苡仁以扶脾止泻。

若心脾两虚者,症见月经提前,心悸怔忡,失眠多梦,四肢倦怠,舌淡苔薄,脉细弱。治宜养心健脾,固冲调经,方用归脾汤(《校注妇人良方》)。

方药组成:白术、茯神、黄芪、桂圆肉、酸枣仁、人参、木香、当归、远志、甘草、生姜、大枣。

方中人参、白术、黄芪、甘草健脾补气固冲;当归、桂圆肉、大枣健脾养血;酸枣仁、茯神、远志养心宁神;生姜、木香行气醒脾。全方共奏补脾养心,固冲调经之效。

2.肾气虚证

主要证候:经期提前,量少,色淡黯,质清稀,腰酸腿软,头晕耳鸣,小便频数,面色晦暗或有黯斑,舌淡黯,苔薄白,脉沉细。

证候分析:"冲任之本在肾",肾气不足,封藏失职,冲任不固,故月经提前;肾气虚弱精血不足,故量少;肾气不足,日久损及肾阳,血脉失于温煦,故经色淡黯,质稀;腰为肾之外府,肾主骨,肾虚故腰酸腿软;肾虚精血不足,髓海失养,故头晕耳鸣;肾虚气化失常,故小便频数;肾虚则肾水之,色上泛,故面色晦暗或有黯斑。舌淡黯,脉沉细,也为肾虚之征。

治疗法则:补肾益气,固冲调经。

方药举例:固阴煎(《景岳全书》)。

方药组成:菟丝子、人参、熟地黄、山药、山茱萸、远志、炙甘草、五味子。

方中菟丝子补肾而益精气;熟地黄、山茱萸滋肾益精;人参、山药、炙甘草健脾益气,补后天以养先天;五味子、远志交通心肾,使心气下通,以加强肾气固摄之力。全方共奏补肾益气,固冲调经之效。

若腰痛甚者,酌加续断、杜仲补肾而止腰痛;夜尿频数者,酌加益智仁、金樱子固肾缩尿。

(二)血热证

1.阴虚血热

主要证候:经期提前,量少,色红质稠,颧赤唇红,手足心热,咽干口燥,舌红,苔少,脉细数。

证候分析:阴虚内热,热扰冲任,冲任不固,故月经提前;阴虚血少,冲任不足,血海满溢不多,故经血量少;血为热灼,故经色红而质稠;虚热上浮,故颧赤唇红;阴虚内热,故手足心热;阴虚津少,不得濡润,故咽干口燥。舌红,苔少,脉细数,也为阴虚血热之征。

治疗法则:养阴清热,凉血调经。

方药举例:两地汤(《傅青主女科》)。

方药组成:生地黄、玄参、地骨皮、麦冬、阿胶、白芍药。

方中玄参、麦冬养阴清热,生地黄滋阴清热凉血;白芍药养血敛阴;阿胶滋阴止血;地骨皮清虚热,泻肾火。全方共奏养阴清热,凉血调经之效。

若月经量少者,酌加山药、枸杞子、何首乌滋肾以生精血;手足心热甚者,酌加白薇、生龟甲育阴潜阳以清虚热。

2.阳盛血热证

主要证候:经期提前,量多,色紫红,质稠,心胸烦闷,渴喜冷饮,大便燥结,小便短赤,面色红赤,舌红,苔黄,脉滑数。

证候分析:热伤冲任,迫血妄行,故月经提前,量多;血为热灼,故经色紫红,质稠;热扰心肝二经,故心胸烦闷;热邪伤津,故渴喜冷饮,大便燥结;热灼膀胱,故小便短赤。面色红赤,舌红,苔黄,脉滑数,为热盛之征。

治疗法则:清热降火,凉血调经。

方药举例:清经散(《傅青主女科》)。

方药组成:牡丹皮、地骨皮、白芍药、熟地黄、青蒿、黄柏、茯苓。

方中黄柏、青蒿、牡丹皮清热降火凉血;熟地黄、地骨皮清热滋阴凉血;白芍药养血敛阴;茯苓淡渗行水泄热。全方清热降火,凉血养阴,祛邪扶正,壮水制阳,使热去则阴不伤,血安而经自调。

若月经过多者,去茯苓,酌加地榆、茜草根以凉血止血;若经行腹痛,经血夹瘀块者,酌加炒蒲黄、三七粉以化瘀止血止痛;要同时伴有发热者,可酌加金银花、连翘、柴胡以清热解毒。

3.肝郁化热证

主要证候:经期提前,量多或少,经色紫红,质稠有块,经前乳房、胸胁、少腹胀痛,烦躁易怒,口苦咽干,舌红,苔黄,脉弦数。

证候分析:肝郁化热,热扰冲任,迫血安行,故月经提前;肝郁化热,血海失司,故月经量多或少;血为热灼,故经色紫红,质稠有块;气滞于肝经,故经前乳房、胸胁、少腹胀痛;气机不畅,则烦躁易怒;肝经郁热,故口苦咽干。舌红,苔黄,脉弦数,为肝郁化热之象。

治疗法则:清肝解郁,凉血调经。

方药举例:丹栀逍遥散(《女科撮要》)。

方药组成:牡丹皮、炒栀子、当归、白芍药、柴胡、白术、茯苓、炙甘草。

方中柴胡、栀子、牡丹皮疏肝解郁,清热凉血;当归、白芍药养血柔肝;白术、茯苓、炙甘草培脾和中。全方共奏清肝解郁、凉血调经之功。

若月经过多,或行经时,去当归,酌加牡蛎、茜草、炒地榆以固冲止血;经行不畅,夹有血块者,酌加泽兰、益母草以活血化瘀通经;经行乳房胀痛甚者,酌加瓜蒌、王不留行、路路通以解郁行滞止痛。

(王会明)

第二节　月经后期

月经周期错后 7 d 以上,甚至 3～5 个月一行,经期正常,连续 2 个月经周期以上者,称为"月经后期",亦称"经期错后""经行后期""经迟"。本病始见于《金匮要略方论》。该书"卷下"云:"温经汤……主妇人少腹寒,久不受胎,兼取崩中去血,或月水来过多,及至期不来。"《丹溪心法·妇人八十八》云:"妇人经水过期,血少也,四物加参术;带痰加南星、半夏陈皮之类。""过期,紫黑有块,亦血热也,必作痛,四物加香附、黄连;过期,淡色来者,痰多也,二陈加川芎、当归。"本病的特点是月经周期超过 35 d 以上,在 6 个月内,关键是经期正常。月经后期如伴经量过少,常可发展为闭经。西医学的月经稀发可参照本病辨证治疗。

一、病因病机

本病的主要发病机制是精血不足或邪气阻滞,血海不能按时满溢,遂致月经后期。常由肾虚、血虚、血寒、气滞和痰湿所致。

1.肾虚

先天禀赋不足,肾气亏虚,或房事不节,或早婚多产,损伤肾气,肾虚则冲任不足,血海不能按时满溢,遂致月经周期错后。

2.血虚

数伤于血,或产多乳众,病后体虚,饮食减少,化源不足,营血衰少,冲任不足,血海不能按时满溢,遂致月经周期错后。

3.血寒

(1)虚寒:素体阳虚,或久病伤阳,阳虚内寒,脏腑失于温养,生化失期,气虚血少,冲任不足,血海不能按时满溢,遂致月经周期错后。

(2)实寒:经产之时,感受寒邪,或过服寒凉,寒邪搏于冲任,血为寒凝,胞脉不畅,血行迟滞,血海不能按时满溢,遂致月经周期错后。

4.气滞

素性抑郁,情志不遂,气不宣达,血为气滞,冲任不畅,气血运行迟滞,血海不能按时满溢,遂致月经周期错后。

5.痰湿

素体肥胖,痰湿内盛,或劳逸过度,饮食不节,损伤脾气,脾失健运,痰湿内生,痰湿下注冲任,壅滞胞脉,气血运行缓慢,血海不能按时满溢,遂致月经周期错后。

二、诊断

1.病史

先天不足,初潮来迟,或有感寒饮冷、情志不遂史。

2.症状

月经周期错后 7 d 以上,甚至 3～5 个月一行,经期、经量基本正常。

3.检查

(1)妇科检查:子宫大小正常或略小。

(2)实验室检查:卵巢功能测定有助于诊断。

(3)超声检查:了解子宫、卵巢的发育和病变情况。先天不足者,多有发育不良的体征。

三、辨证论治

本病辨证须辨明虚实,虚证治以补肾养血,实证治以活血行滞。

(一)肾虚证

主要证候:经期错后,量少,色淡黯,质清稀,腰酸腿软,头晕耳鸣,带下清稀,面色晦暗,或面部黯斑,舌淡黯,苔薄白,脉沉细。

证候分析:肾虚精血亏少,冲任不足,血海不能按时满溢,故经期错后,量少;肾虚命门火衰,阴血失于温煦,故经色淡黯,质清稀;肾主骨生髓,脑为髓海,腰为肾之外府,肾虚则腰酸腿软,头晕耳鸣;肾气虚,水失气化,湿浊下注,带脉失约,故带下清稀;肾主黑,肾虚则肾色上泛,故面色晦暗或面部黯斑。舌淡黯,苔薄白,脉沉细,为肾虚之征。

治疗法则:补肾益气,养血调经。

方药举例:大补元煎(《景岳全书》)。

方药组成:人参、山药、熟地黄、杜仲、当归、山茱萸、枸杞子、炙甘草。

方中人参、山药、杜仲补肾气以固命门;山茱萸、枸杞子补肾填精而生血;当归、熟地黄养血益阴;甘草调和诸药。全方共奏补肾益气,养血调经之效。

若月经量少者,酌加紫河车、肉苁蓉、何首乌养精血以行经;带下量多者,酌加鹿角霜、金樱子、芡实以固涩止带;若月经延后过久者,酌加肉桂、川牛膝以温经活血,引血下行。

(二)血虚证

主要证候:经期错后,量少,色淡质稀,小腹空痛,头晕眼花,心悸失眠,皮肤不润,面色苍白或萎黄,舌淡,苔薄,脉细无力。

证候分析:营血虚少,冲任失养,血海不能如期满溢,故经期错后,量少;血虚故经色淡,质稀;血虚胞脉失养,故小腹空痛;血虚上不荣清窍,故头晕眼花;血虚内不养心,故心悸失眠;血虚外不荣肌肤,故皮肤不润,面色苍白或萎黄。舌淡,苔薄,脉细无力,亦为血虚之征。

治疗法则:补血养营,益气调经。

方药举例:人参养荣汤(《太平惠民和剂局方》)。

方药组成：人参、白术、茯苓、炙甘草、当归、白芍药、熟地黄、肉桂、黄芪、五味子、远志、陈皮、生姜、大枣。

方中四君子汤加陈皮以益气生血；四物汤去川芎以养血调经；黄芪、五味子补气敛阴，远志养心定惊安神；生姜、大枣补益脾胃，滋气血生化之源。全方共奏补血养营，益气调经之效。

若月经过少者，酌加阿胶、丹参、鸡血藤养血活血；若经行小腹隐隐作痛者，重用芍药，酌加延胡索、香附养血理气调经止痛。

（三）血寒证

1.虚寒证

主要证候：经期错后，量少，色淡质稀，小腹隐痛，喜热喜按，腰酸无力，面色苍白，小便清长，舌淡，苔白，脉沉迟无力。

证候分析：阳气不足，阴寒内盛，脏腑虚寒，气血生化不足，气虚血少，血海满溢延迟，故月经推迟而至，量少，色淡，质稀；胞中虚寒，胞脉失于温养，故经行小腹隐隐作痛，喜热喜按；阳虚肾气不足，外府失养，故腰酸无力；阳气不布，故面色苍白；阳虚内寒，膀胱失于温煦，故小便清长。舌淡，苔白，脉沉迟无力，为虚寒之征。

治疗法则：温经扶阳，养血调经。

方药举例：大营煎（《景岳全书》）。

方药组成：当归、熟地黄、枸杞子、炙甘草、杜仲、牛膝、肉桂。

方中肉桂温经扶阳，通行血脉；当归熟地黄、枸杞子、杜仲补肾填精养血；牛膝活血通经，引血下行。全方共奏温经扶阳、养血调经之效。

若经行小腹痛者，酌加巴戟天、小茴香、香附，温阳理气止痛；虚甚者，加人参益气。

2.实寒证

主要证候：经期错后，量少，经色紫黯有块，小腹冷痛拒按，得热痛减，畏寒肢冷，舌黯，苔白，脉沉紧或沉迟。

证候分析：寒邪客于冲任，血为寒凝，运行不畅，血海不能按期满溢，故月经推迟而至，量少；寒凝血滞，故经色紫黯有块；寒邪客于胞中，气血运行不畅，"不通则痛"，故小腹冷痛，得热后气血稍通，故小腹痛减；寒为阴邪，易伤阳气，阳气不得外达，故畏寒肢冷。舌黯，苔白，脉沉紧或沉迟，亦为实寒之征。

治疗法则：温经散寒，活血调经。

方药举例：温经汤（《妇人大全良方》）。

方药组成：人参、当归、川芎、芍药、肉桂、莪术、牡丹皮、甘草、牛膝。

方中肉桂温经散寒，通脉调经；当归、川芎活血调经；人参甘温补气，助肉桂通阳散寒；莪术、牡丹皮、牛膝活血祛瘀，助当归川芎通行血滞；芍药、甘草缓急止痛。全方共奏温经散寒，活血调经之效。若经行腹痛者，加小茴香、香附、延胡索以散寒行滞止痛；月经过少者，酌加丹参、益母草、鸡血藤养血活血调经。

（四）气滞证

主要证候：经期错后，量少，经色黯红或有血块，小腹胀痛，精神抑郁，胸闷不舒，舌苔正常，脉弦。

证候分析：肝气郁结，气机不利，血为气滞，冲任气血运行不畅，血海不能按时满溢，故周期延后，量少；气滞血瘀，故经色黯红，或有血块；气机不畅，经脉壅滞，故小腹胀痛；肝气郁结，失于条达,则精神抑郁,胸闷不舒。脉弦乃气滞之征。

治疗法则:理气行滞,活血调经。

方药举例:乌药汤(《兰室秘藏》)。

方药组成:乌药、香附、木香、当归、甘草。

方中乌药理气行滞;香附理气调经;木香行气止痛;当归活血行滞调经;甘草调和诸药。全方共奏理气行滞,活血调经之效。

若小腹胀痛甚者,酌加柴胡、枳壳、延胡索,以疏肝解郁,行气止痛;乳房胀痛明显者,酌加橘核、川楝子、王不留行行气止痛;月经过少者,酌加鸡血藤、川芎、桃仁、红花,以活血通经。

(五)痰湿证

主要证候:经期错后,量少,色淡,质黏,头晕,心悸气短,脘闷恶心,形体肥胖,带下量多,舌淡胖,苔白腻,脉滑。

证候分析:痰湿内盛,滞于冲任,气血运行不畅,血海不能如期满溢,故周期延后,量少,色淡,质黏;痰湿阻于中焦,气机升降失常,故头晕,心悸气短,胸闷恶心;痰湿积聚体内,导致肥胖;痰湿流注下焦,损伤任带二脉,任脉不固,带脉失约,故带下量多。舌淡胖,苔白腻,脉滑均为痰湿之征。

治疗法则:燥湿化痰,活血调经。

方药举例:芎归二陈汤(《丹溪心法》)。

方药组成:陈皮、半夏、茯苓、甘草、生姜、川芎、当归。

方中半夏、陈皮、甘草燥湿化痰,理气和中;茯苓、生姜渗湿化痰;当归、川芎养血活血。全方可使痰湿除,经脉无阻,其经自调。若脾虚食少,神倦乏力者,酌加人参、白术,益气健脾;脘闷呕恶者,酌加砂仁、枳壳,醒脾理气和胃;白带量多者,酌加苍术、车前子,除湿止带;肝郁脾湿者加香附、苍术,以疏肝理气,燥湿健脾。

(王会明)

第三节 小儿肺炎

肺炎是小儿时期常见病和多发病之一,支气管肺炎又称小叶肺炎,是小儿时期最为常见的肺炎类型。发病率较高,占儿科住院患者的 $24.5\%\sim65.2\%$,是我国 5 岁以下儿童的第一位死因,严重威胁我国儿童的健康。感染性支气管肺炎常见病原包括细菌、病毒、非典型微生物(支原体、衣原体、嗜肺军团菌等),此外还有真菌和原虫等,以上病原可单独或混合感染;不同病原体所致肺炎的病理改变亦不同。病原体经呼吸道(少数经血行)侵入支气管及肺泡后,引起支气管及肺泡受累,最终可导致通气及换气功能障碍。当炎症蔓延到支气管时,支气管腔因黏膜充血、水肿及渗出物堵塞,致使管腔狭窄甚至闭塞,发生阻塞性肺气肿或肺不张,导致通气功能障碍。当肺泡受累后,肺泡壁充血、水肿,使肺泡壁增厚,同时肺泡腔内充满炎性渗出物,致使气体弥散,阻力增加,导致换气功能障碍。在重症肺炎时,上述两种障碍可不同程度同时存在,最终导致缺氧及二氧化碳潴留,引起全身性代谢和器官功能障碍,如呼吸功能不全、心脏功能不全、休克或 DIC、中毒性脑病、中毒性肠麻痹、水电解质和酸碱平衡紊乱等。

一、病因病机

小儿脏腑娇嫩,腠理不密,时邪外犯,侵袭肺卫,化火生痰或痰火内伏,痰热互结,闭郁肺经,气道壅遏,肺失肃降,逆气冲上而发病。

二、辨证要点

1. 辨表证里证

本病起病时与感冒相似,表现为风寒、风热表证。但特点是表证时间短暂,很快入里化热,主要特征为咳嗽频作、气急喘促、鼻翼翕动。

2. 辨风寒风热

本病多为感受风邪所致,初起应分清是风热还是风寒。感受风寒,表现为恶寒无汗,咳声不扬,痰多清稀,舌不红,苔多白,脉浮而紧。感受风热者,表现为发热重,咳声响亮,痰黏稠或为黄痰,舌边尖红,苔多薄白或薄黄,脉多浮数。

3. 辨痰重热重

痰热壅肺时,应辨清热重、痰重。热重者高热稽留不退,面赤唇红,烦渴引饮,烦躁不安,干咳少痰,大便秘结,小便短赤,舌红起刺,苔黄燥,脉洪大;痰重者,咳嗽剧烈,气促鼻扇,喉中痰鸣,甚则痰声辘辘,胸高气急,舌红苔厚腻或黄腻,脉滑数。

4. 辨轻证重证

轻证表现为发热、咳嗽、气急,如兼见鼻翼翕动、高热稽留不退、颜面青紫等,则为重证之候。如果病情进一步发展,出现面色苍白,神志不清,四肢不温,精神萎靡,或呼吸不整,甚则痉厥抽搐等,则为变证、危证。

三、治疗

(一)辨证施治

1. 常证

(1)风寒闭肺

证候:恶寒发热,无汗,呛咳气急,痰白而稀,口不渴,咽不红,舌质不红,舌苔薄白或白腻,脉浮紧,指纹浮红。

治法:辛温开闭,宣肺止咳。

主方:华盖散加减。

常用药:麻黄、桑白皮、紫苏子、杏仁、茯苓、陈皮、甘草。若恶寒身痛重加桂枝、白芷;痰多,苔白腻加半夏、莱菔子;若寒邪外束,内有郁热,症见发热口渴,面赤心烦,苔白,脉数者,则宜用大青龙汤。

(2)风热闭肺

证候:发热恶风,微有汗出,咳嗽气急,痰多,痰黏稠或黄,口渴咽红,舌红,苔薄白或黄,脉浮数。重证则见高热,咳嗽微喘,气急鼻扇,喉中痰鸣,面赤,便干尿黄,舌红,苔黄,脉滑数,指纹浮紫或紫滞。

治法:辛凉开闭,清肺止咳。

主方:银翘散合麻杏石甘汤加减。

常用药:金银花、连翘、薄荷、荆芥、淡豆豉、桔梗、牛蒡子、芦根、竹叶、麻黄、杏仁、石膏、甘草。咳剧痰多者,加川贝母、瓜蒌皮、天竺黄;热重者,加黄芩、山栀、板蓝根、鱼腥草;夹有积滞者,加莱菔子、全瓜蒌。

(3)痰热闭肺

证候:发热,烦躁,咳嗽喘促,气急鼻扇,喉间痰鸣,口唇青紫,面赤口渴,胸闷胀满,泛吐痰涎,舌质红,舌苔黄腻,脉弦滑。

治法:清热涤痰,开肺定喘。

主方:五虎汤合葶苈大枣泻肺汤加减。

常用药:麻黄、杏仁、甘草、细茶、石膏、葶苈子、大枣。痰盛者,加浙贝母、天竺黄、鲜竹沥;热甚者,加栀子、虎杖;热盛便秘,痰壅喘急,加生大黄,或用牛黄夺命散;面唇青紫者,加丹参、赤芍。

(4)毒热闭肺

证候:高热持续,咳嗽剧烈,气急鼻扇,喘憋,涕泪俱无,鼻孔干燥,面赤唇红,烦躁口渴,小便短黄,大便秘结,舌红而干,舌苔黄,脉滑数。

治法:清热解毒,泻肺开闭。

主方:黄连解毒汤合麻杏甘石汤加减。

常用药:黄连、黄芩、黄柏、栀子、麻黄、杏仁、石膏、甘草。热重者,加虎杖、蒲公英、败酱草;腹胀大便秘结者,加生大黄、玄明粉;口干鼻燥、涕泪俱无者,加生地黄、玄参、麦冬;咳嗽重者,加前胡、款冬花;烦躁不宁者,加白芍、钩藤。

(5)阴虚肺热

证候:病程较长,干咳少痰,低热盗汗,面色潮红,五心烦热,舌质红乏津,舌苔花剥、少苔或无苔,脉细数。

治法:养阴清肺,润肺止咳。

主方:沙参麦冬汤加减。

常用药:沙参、玉竹、甘草、桑叶、麦冬、扁豆、天花粉。余邪留恋,低热起伏者,加地骨皮、知母、黄芩、鳖甲、青蒿;久咳者,加百部、枇杷叶、百合、诃子;汗多者,加龙骨、牡蛎、酸枣仁、五味子。

(6)肺脾气虚

证候:咳嗽无力,喉中痰鸣,低热起伏不定,面白少华,动辄汗出,食欲缺乏,大便溏,舌质偏淡,舌苔薄白,脉细无力。

治法:补肺健脾,益气化痰。

主方:人参五味子汤加减。

常用药:人参、五味子、白术、茯苓、麦冬、甘草。咳嗽痰多者,去五味子,加半夏、陈皮、杏仁;咳嗽重者,加紫菀、款冬花;动则汗出重者,加黄芪、龙骨、牡蛎;汗出不温者,加桂枝、白芍;食欲缺乏者,加山楂、神曲、麦芽;久泻不止者,加扁豆、山药、煨木香、煨诃子。

2.变证

(1)心阳虚衰

证候:突然面色苍白,口唇青紫,呼吸困难,或呼吸浅促,额汗不温,四肢厥冷,烦躁不安,或神萎淡漠,肝脏迅速增大,舌质略紫,苔薄白,脉细弱而数,指纹青紫,可达命关。

治法:温补心阳,救逆固脱。

主方：参附龙牡救逆汤加减。

常用药：人参、附子、龙骨、牡蛎、白芍、甘草。也可用独参汤或参附汤少量频服以救急；气阴两竭者，加麦冬、西洋参；肝脏增大者，可酌加红花、丹参。

（2）邪陷厥阴

证候：壮热烦躁，神昏谵语，四肢抽搐，口噤项强，两目窜视，舌质红绛，指纹青紫，可达命关，或透关射甲。

治法：平肝息风，清心开窍。

主方：羚角钩藤汤合牛黄清心丸加减。

常用药：羚羊角、钩藤、桑叶、菊花、生地、白芍、川贝母、竹茹、茯神、郁金、水牛角、黄连、黄芩、山栀子。若昏迷痰多者，加菖蒲、胆南星、竹沥；高热神昏抽搐者，可选加紫雪丹、安宫牛黄丸和至宝丹。

（二）其他疗法

1.中成药

（1）通宣理肺口服液：用于风寒闭肺证。3～7岁儿童每次8 mL，7岁以上儿童每次10 mL，每日2～3次，口服。

（2）小儿咳喘灵泡腾片：用于风热闭肺证。2岁以下小儿1片/次；3～4岁儿童1.5片/次；5～7岁儿童2片/次；每日3～4次，温开水泡腾溶解后口服。

（3）小儿清肺化痰颗粒：用于痰热闭肺证。周岁以内每次3 g；1～5岁每次6 g，5岁以上每次9～12 g，每日2～3次，温开水冲服。

（4）养阴清肺口服液：用于阴虚肺热证。6岁以内每次3 mL，7～10岁5 mL/次，11～14岁10 mL/次，每日2次，口服。

（5）玉屏风颗粒：用于肺脾气虚证。1岁以下2 g/次，1～5岁2.5～5 g/次，6～14岁每次5 g，每日3次，口服。

（6）喜炎平注射液：用于风热闭肺证和痰热闭肺证。

2.药物外治

主要采用敷贴疗法，用于肺炎后期迁延不愈或痰多、两肺湿啰音经久不消失者。①天花粉、黄柏、乳香、没药、樟脑、大黄、生天南星、白芷各等份。上药研为细末，以温食醋调和成膏状，置于纱布上，贴于胸部左右中府、屋翳穴，1日1～2次；②白芥子末、面粉各30 g，加水调和，用纱布包后，敷贴背部，每日1次，每次约15 min，出现皮肤发红为止，连敷3 d；③大黄、芒硝、大蒜各15～30 g，调成膏状，纱布包，敷贴背部，如皮肤未出现刺激反应，可连用3～5 d。

3.针灸疗法

体针主穴：尺泽、孔最、列缺、合谷、肺俞、足三里。配穴：邪客肺门，加风门、大椎、风池；痰热壅肺，加少商、丰隆、曲池、中脘；肺灼阴伤，加太溪、膏肓；阳气虚脱，加气海、关元、百会。一般施以捻转泻法或透天凉手法，足三里施以捻转补法，气海、关元、百会可配合灸法。每日1次。

4.推拿疗法

风寒闭肺：清肺经、大肠经、清天河水，揉二扇门，按天突、风池、肺俞，擦胸背。风热闭肺：清肺经、大肠经，清天河水，退六腑，清心经、脾经，推涌泉，推脊。痰热闭肺：清肺经、清天河水，退六腑，揉天突，分推膻中，直推膻中，揉乳旁、乳根，揉肺俞，分推肩胛骨，推脊，推涌泉。正虚邪恋:补脾经、肺经,推三关,按揉精宁,摩中脘,按揉足三里,推涌泉,揉心俞、肺俞。

5.拔罐疗法

取穴:风门、肺俞、膏肓或在肺部有湿啰音处。闪火操作。1 d或隔日1次。每次5~10 min,5 d为1个疗程。适用于肺炎啰音久不消退者。适用于2岁以上儿童。

(彭昕欣)

第四节　小儿腹泻

小儿腹泻是一组多病原、多因素引起的以大便次数增加和大便性状改变为特点的消化道疾病,是我国婴幼儿最常见的疾病之一。按病程可分为急性腹泻、迁延性腹泻、慢性腹泻。病程在2周至2个月为迁延性腹泻;病程2个月以上为慢性腹泻。本病中医学属于"泄泻"范畴。小儿脾常不足,感受外邪、伤于乳食等易引起脾失健运,水湿内停而致腹泻。腹泻日久,进一步损伤脾气,运化失职,迁延不愈,出现脾肾两虚而发生洞泄之虚证。脾虚水谷不化,积滞也随之而生,则形成虚实夹杂证。脾阳久虚,化源不足或久泻津液亏损引起脾阴虚证。

一、病因病机

1.感受外邪

小儿脏腑娇嫩,肌肤薄弱,冷暖不知自调,易为外邪侵袭而发病。外感风、寒、暑、湿、热邪均可致泻,唯无燥邪致泻之说,盖因脾喜燥而恶湿。其他外邪则常与湿邪相合而致泻,故前人有"无湿不成泻"、"湿多成五泻"之说。由于气候的因素,一般冬春多为风寒(湿)致泻,夏秋多暑湿(热)致泻。小儿暴泻以湿热泻最为多见。

2.内伤饮食

小儿脾常不足,运化力弱,饮食不知自节,若调护失宜,乳哺不当,饮食失节或不洁,过食生冷瓜果或不消化食物,皆能损伤脾胃,而发生泄泻。故《素问·痹论》说:"饮食自倍,肠胃乃伤。""伤食泻既可单独发生,更多于其他泄泻证候中兼见。"

3.脾胃虚弱

先天禀赋不足,后天调护失宜,或久病迁延不愈,皆可导致脾胃虚弱。胃弱则腐熟失职,脾虚则运化失常,因而水反为湿,谷反为滞,清浊不分,合污而下,而成脾虚泻。亦有暴泻实证,失治误治,迁延不愈,损伤脾胃,而由实证转为虚证泄泻者。

4.脾肾阳虚

脾虚致泻者,一般先耗脾气,继伤脾阳,日久则脾损及肾,造成脾肾阳虚。肾阳不足,火不暖土,阴寒内盛,水谷不化,并走肠间,而致澄彻清冷,洞泄而下的脾肾阳虚泻。

二、辨证要点

本病病位在脾胃,病机关键为脾虚湿盛,本病以八纲辨证为纲,须辨寒热、虚实、辨轻重。

1.辨寒证

热证泻下清稀,臭气轻,含泡沫,口淡不渴,肛周不红,舌淡,苔白为寒泻;泻下急迫,粪便色黄臭秽,可见黏液,口干口渴,小便短赤,肛周红赤,舌红,苔黄腻,为湿热泻。

2. 辨虚实

轻重本病初起，多因感受风寒、湿热之邪，或伤于乳食，损伤脾胃，脾失健运而致，为轻证、实证；腹泻日久，成脾虚泻，大便色淡不臭，食后即便，或脾肾阳虚，大便清冷，完谷不化，为虚证；泻下不止，气阴两伤，可见精神萎靡、尿少、皮肤干燥，属重症；或至尿少肢厥、脉微欲绝之阴竭阳脱证，属于危重症。

三、治疗

（一）辨证施治

1. 常证

（1）风寒泻

证候：便稀多沫，便次增多，鼻流清涕或鼻塞喷嚏，大便无臭，腹胀肠鸣，腹痛多啼，小便短少，舌淡，苔薄白，脉浮紧，指纹红滞。

治法：疏风散寒，和中止泻。

主方：藿香正气散加减。

常用药：藿香、苏叶、木香（后下）、白芷、大腹皮、厚朴、陈皮、半夏、桔梗、茯苓、白术、苍术、甘草。里寒重者，加干姜；夹食积者，加神曲、山楂。

（2）湿热泻

证候：下利垢浊，稠黏臭秽，便时不畅，似痢非痢，次多量少，肛门赤灼，发热或不热，渴不思饮，腹胀，面黄唇红，舌红，苔黄厚腻，指纹紫滞，脉濡数。

治法：清热利湿，和中止泻。

主方：自制实热汤加减，或葛根黄芩黄连汤加减。

常用药：藿香、地榆、寒水石、丁香、伏龙肝、赤石脂等，煎汤后浓缩为 30～45 mL，3～6 个月患儿每次 10 mL，6 个月至 1 岁患儿每次 15 mL，1 d 3 次。热重于湿者，加银花、连翘；湿重于热者，加茯苓、法半夏、泽泻；腹胀满者，加木香（后下）；呕吐者，加竹茹；兼暑邪郁表者，加香薷。

（3）伤食泻

证候：腹痛即泻，泻后痛减，不思乳食，大便酸臭，形如败卵，脘腹胀满，纳呆恶食，口臭唇红，夜卧不安，手心发烫，小便短少，舌淡红，苔厚腻，指纹沉滞，脉滑实。

治法：消食导滞，燥湿止泻。

主方：保和丸加减。

常用药：山楂、神曲、谷芽、麦芽、莱菔子、陈皮、茯苓、法半夏、连翘、砂仁、苍术、甘草。腹胀腹痛明显者，加木香（后下）、厚朴；呕吐者，加生姜。

（4）寒湿泄泻

证候：大便稀薄如水，淡黄不臭，腹胀肠鸣，口淡不渴，唇舌色淡，不思乳食，或食入即吐，小便短少，面黄腹痛，神疲倦怠，舌淡，苔白厚腻，指纹淡，脉濡。

治法：温脾燥湿，渗湿止泻。

主方：胃苓汤加减，或藿香正气散加减。

常用药：陈皮、法半夏、茯苓、猪苓、泽泻、苍术、扁豆、白术、川朴、藿香、甘草、白蔻仁等。脾虚明显，气短乏力，面色少华者，加太子参、怀山药；纳呆者，加神曲、谷芽、麦芽；腹胀甚者，加木香、砂仁;舌淡嫩者,加炮姜炭。

(5)脾虚泻

证候:腹泻便溏、时泻时止,或食后作泻,食欲缺乏,神疲倦怠,大便色淡不臭,面色萎黄无华,肌肉消瘦。舌淡,苔白,指纹淡红,脉弱无力。

治法:健脾益气,助运止泻。

主方:参苓白术散加减。

常用药:党参、茯苓、炒白术、炙甘草、炒白扁豆、莲子、山药、砂仁、薏苡仁、赤石脂、伏龙肝、茯苓等。胃纳呆滞,舌苔腻,加藿香、焦山楂;腹胀不适者,加木香;腹冷舌淡,大便夹不消化物,加干姜。

(6)脾肾阳虚泻

证候:久泻不止,下利清谷,澄澈清冷,四肢不温,面白唇淡,精神萎靡,不思乳食,面色苍白,嗜卧,舌淡,苔白润,指纹淡红,脉沉细微。

治法:温补脾肾,救逆固脱。

主方:附子理中汤合四神丸加减。

常用药:附子、党参、干姜、吴茱萸、甘草、白术、茯苓、肉豆蔻。脱肛者,加炙黄芪、升麻;久泻滑脱不禁者,加诃子、石榴皮、赤石脂。

2.变证

(1)气阴两伤

证候:泻下过度,质稀如水,精神萎靡或心烦不安,目眶及囟门凹陷、皮肤干燥或枯瘪,啼哭无泪,口渴引饮,小便短少,甚至无尿,唇红而干,舌红少津,苔少或无苔,脉细数。

治法:健脾益气,酸甘敛阴。

主方:人参乌梅汤加减。

常用药:人参、乌梅、莲子、山药、白术、茯苓、赤石脂、山楂炭、甘草。

(2)阴竭阳脱

证候:泻下不止,次频量多,精神萎靡,表情淡漠,面色青灰或苍白,哭声微弱,啼哭无泪,尿少或无,四肢厥冷,舌淡无津,脉沉细欲绝。

治法:挽阴回阳,救逆固脱。

主方:参附龙牡汤加减。

常用药:人参、附子、龙骨、牡蛎、白芍、茯苓、白术、怀山药、甘草。大便洞泄不止者,加干姜;重症者,可用高丽参另炖以加强益气回脱之效。

(二)中药成药

(1)藿香正气水:每次5 mL,每日3次,用于风寒泻者。

(2)葛根芩连微丸:每次半袋,<1岁每天2次,>1岁每天3次,用于湿热泻者。

(3)保济口服液:每次1支,每日3次,用于风寒泻伴有感冒症状者。

(三)推拿疗法

脾虚泻者,补脾经、推大肠经、揉板门、清小肠经、运内八卦、揉腹、推下七节骨、揉长强;伤食泻者,清大肠经、揉腹、分腹阴阳、揉中脘、揉腹、捏脊;湿热泻者,清脾经、清大肠经、推六腑。

(彭昕欣)

第二十一章 常见妇产科疾病超声诊断

第一节 急性乳腺炎

一、临床要点

急性乳腺炎的临床症状可有高热,寒战,乳房病灶区红、肿、热、痛,白细胞计数增高等。如果治疗不当或反复感染,可形成慢性化脓性乳腺炎,炎症周围结缔组织增生、增厚,形成肿块。

二、超声诊断要点

(1)边界:肿块边界模糊不清。

(2)内部回声:回声减低,分布不均匀。形成脓肿后,内部可见不均质性无回声区。

(3)血流信号:血流信号较丰富。

(4)病灶周边皮肤层:皮肤水肿、增厚,皮下脂肪层回声增强。

(5)其他:探头按压病灶时,局部有压痛。

三、鉴别诊断要点

(一)炎性乳腺癌

炎性乳腺癌临床虽不多见,但也可发生于妊娠期或哺乳期,需与急性乳腺炎相鉴别。炎性乳腺癌多发生于绝经后早期,病程短,进展快,可在短期内侵袭整个乳房。临床上均以乳腺急性炎症就诊,表现为红、肿、热、痛,患侧乳房皮肤充血、红肿,整个乳房增大、变硬,短期内出现皮肤的卫星结节。但无畏寒、发热、白细胞增多等全身炎性反应。炎性乳腺癌转移率高,预后差。炎性乳腺癌超声诊断要点如下。

(1)乳腺肿大,皮肤和皮下组织水肿。

(2)肿瘤侵及区域乳腺腺体回声减低、杂乱,似有块状结构,但无包膜,与周围无明显分界。

(3)肿瘤侵及区血流丰富,不规则。

(4)腋窝淋巴结肿大。超声检查结合其特异的临床表现,诊断并不难,必要时可行穿刺活检明确诊断。

(二)乳腺结核

乳腺结核是乳房的一种慢性特殊性感染,相对少见,多继发于肺结核的血源性散播。原发性乳腺结核很少见,多见于 20～40 岁的女性,病程较长,一般无全身症状,偶有隐痛等感染症状。乳腺结核超声诊断要点如下。

(1)乳腺内有实性低回声结节,内部回声分布不均匀,部分肿块因干酪样坏死、液化而形成大小不等、形态不规则的无回声区,探头加压较大范围的无回声区可有流动感。

(2)肿块形态不规则,边界欠清。

(3)后期可形成冷脓肿,脓肿可向皮肤表面溃破形成窦道,可见脓肿与皮肤之间的条状无回声区。

（4）同侧腋窝淋巴结可反应性增大。乳腺结核的超声声像图表现多样化，单从声像图难以准确诊断，必要时可行超声引导下细针穿刺活检，提供细胞学和生物学证据。

（王晓波）

第二节　乳腺癌

一、临床要点

乳腺癌的早期可无症状，随着病情发展，可表现出局部和全身症状。

（一）肿块

肿块是乳腺癌的首发症状。尤其是无痛性小肿块常常是乳腺癌最早的征象。肿块好发于外上象限，其次为中央区和其他象限。肿块一般质地硬，活动度差，边界欠清。

（二）疼痛

多数乳腺癌患者缺乏疼痛症状，因此乳腺癌不易被早期发现。

（三）乳房皮肤改变

当乳腺癌侵及浅筋膜或 Cooper 韧带使之缩短时，会牵拉皮肤，使局部皮肤凹陷，如同酒窝，称酒窝征。

1.发红及肿胀

生长较快、体积较大的肿瘤，可出现皮肤表面浅静脉怒张、局部皮温升高，如肿瘤接近皮肤表面时皮肤可发红。当癌细胞阻塞皮下淋巴管时，可出现皮肤水肿，呈橘皮样变。

2.皮肤破溃

肿瘤发展到晚期，肿块胀大，可使皮肤隆起，若血液供应不足，随着皮肤发红、变薄，可发生破溃。患者常伴有疼痛。

3.皮肤结节

结节分布在病变周围的皮肤时，称卫星结节，是癌细胞沿淋巴管、输乳管或浅筋膜梁索直接浸润于皮肤所致。

4.铠甲癌

数个皮肤结节融合成片，覆盖整个患侧胸壁，并可延及腋窝至背部，甚至超过胸骨中线，延伸到对侧胸壁。厚、硬像板块的皮肤好似铠甲，故称铠甲癌。

5.乳腺轮廓改变

肿块较大时，乳房可有局部隆起。

6.乳头、乳晕改变

乳头回缩，凹陷。乳腺癌所致的乳头回缩不可被拉出，而且凹陷的乳头下或周围可扪及肿块，可区别于先天性乳头内陷。还可伴有乳头湿疹样改变。

7.乳头溢液

溢液可为无色、淡黄色、棕色、血性等。

8.区域淋巴结肿大

腋窝淋巴结转移最为常见,晚期可侵及锁骨上淋巴结。

9.远处转移表现

乳腺癌可经血液或淋巴途径发生远处转移,好发部位以肺、胸膜、骨、肝、脑及软组织较多见。

二、超声诊断要点

(一)乳腺浸润性导管癌超声诊断

(1)腺体层内可见低回声团块,内部回声不均匀。部分肿块内可发生出血、坏死,并可发生囊性变,肿块内部出现无回声区。

(2)形态不规则,呈分叶状、蟹足状、毛刺状等,是肿瘤边缘癌细胞向周围正常组织扩散所致。

(3)肿块纵横比大于1,肿块生长方向可垂直乳腺平面。

(4)微钙化:肿块内可出现簇状针尖样钙化。

(5)边界不清:肿块边缘呈浸润性,无包膜,肿块可浸润脂肪层及后方胸肌。

(6)恶性环:肿块周边常可见高回声声晕环绕,是癌细胞穿破导管向间质浸润引起周围结缔组织不均匀增生所致,为炎性渗出或组织水肿及血管新生而形成边界模糊的浸润混合带,一般厚薄不一。

(7)后方回声衰减:目前认为,癌组织内间质含量高于实质,导致声能的吸收衰减。

(8)彩色多普勒:肿块边缘、内部可出现粗大、扭曲走行的血管,肿块内动脉收缩期最大流速(PSV)>20 cm/s 及 RI>0.7,对肿块恶性诊断有一定的价值。

(9)导管征:导管征是一种重要的间接征象,肿块旁可见一支或数支乳导管扩张,内透声差,指向乳头方向。

(10)腋窝淋巴结转移:转移性淋巴结可表现为体积增大,内部回声呈低回声,淋巴结门偏心或消失;多发淋巴结肿大时,淋巴结之间可见相互融合,CDFI 示淋巴结内血供丰富。

(二)乳腺癌超声造影表现

乳房是相对缺乏血供器官,血液供应主要有三个来源:腋动脉的分支胸体侧动脉、胸廓内动脉的分支乳房前内侧动脉和胸主动脉肋间后动脉的分支乳房后内侧动脉,前两支是主要血供来源,在乳晕周围相互吻合成动脉丛。乳房的静脉分浅、深两个静脉系。乳房的深静脉和同名动脉伴行,浅静脉位于乳房皮下浅筋膜层内,相互吻合成网。乳腺超声造影有别于肝肾等实质性器官的超声造影,乳房血管和内分泌周期有密切关系,女性月经期、妊娠期、哺乳期在内分泌的作用下血管增多、增粗,绝经期后腺体萎缩,血管较年轻时更加细小。目前超声造影剂微泡对乳腺病灶灌注状态的特异性有待研究,良恶性乳腺肿瘤超声造影表现和时间-强度曲线方面仍存在一定重叠性,有待进一步研究。乳腺癌的超声造影多表现为肿块内部及周边血管管径粗细不均,走行迂曲,分支紊乱。肿块内开始增强时间、达峰时间均早于周围乳腺组织,呈不均匀性高增强,造影剂廓清时间较周围正常组织长,表现为"快进慢出"的特征。时间-强度曲线多表现增强持续时间较长,上升支陡直,斜率显著高于良性肿瘤,峰值强度较高,下降支较平缓。

三、鉴别诊断要点

（一）乳腺癌与乳腺良性病变的鉴别

良性肿瘤形态上规则，呈椭圆形或圆形，边界清晰，内部回声均匀，有包膜样回声，后方声影不变或稍增强，可有侧方声影，无组织浸润，无肿大腋窝淋巴结。恶性肿瘤形态上分叶状、不规则，边界不清晰，粗糙，可呈蟹足样，内部回声不均匀，低回声，强弱不等，多无包膜样回声，后方声影衰减或无改变，无侧方声影，常有组织浸润，可有转移灶腋窝淋巴结。

（二）乳腺病

乳腺病常由内分泌紊乱及精神因素引起，月经前乳房胀痛，经后疼痛减轻，多为两侧乳房，病程长。乳腺病在临床症状上表现为周期性疼痛，病程长，多为双侧，弥散性，典型的囊肿为无回声，后方回声增强。乳腺癌无临床症状，病程短，发展迅速，单侧，局限性，呈边界不清的低回声，后方回声衰减。

（三）乳腺浸润性小叶癌

乳腺浸润性小叶癌是乳腺癌的第二大常见类型，由小叶原位癌发展而来，癌细胞突破基底膜，向间质浸润生长，本型又称小细胞癌，预后极差，10 年生存率仅为 34.7%。浸润性小叶癌临床多无明确的疼痛和肿块，触诊多无明显的包块或虽触及肿块但边界不明显。临床上发现病变时，多伴有腋窝淋巴结转移。乳腺浸润性小叶癌超声诊断：常侵犯乳腺较大面积，占据 2 个以上象限范围，无团块状征象，病变区回声杂乱，难以准确划分正常乳腺组织和异常组织，由于浸润性小叶癌的癌细胞间散布着大量正常乳腺组织，因此声像图中大多数肿块边界模糊不清，后方回声衰减明显。部分亦可表现为肿块内部呈极低回声，形态不规则，微钙化少见，肿块内部多为少血供，较浸润性导管癌稀少。少数可呈现多中心病灶，表现为同一乳房见多个类似结节存在。

（王晓波）

第三节　多囊卵巢综合征

多囊卵巢综合征少见，其临床表现及病理改变极其复杂，两侧卵巢均匀增大，比正常可大 1～4 倍，外观呈珍珠样白色，有光泽，包膜紧张、光滑、增厚，触之有张力、囊性感。双侧卵巢增大可不一致，亦有不增大者。切面：包膜一致性增厚，膜下有许多小囊肿，多少不等，多者排列成行可达数十个。囊肿大小不等，一般不超过 1 cm。囊肿内面光滑，腔内含清亮液。子宫较小。

一、临床要点

（1）月经失调：临床最为常见，主要表现为月经稀少，月经过少，甚至闭经，亦有表现为无排卵型功能失调性子宫出血，量或多或少，周期或不规则。此外，尚有稀发的有排卵月经或黄体功能不足者。

（2）不孕多为原发性不孕症，它常是患者就诊的原因。

（3）多毛：约半数患者有此表现，多在青春期前后发生，其毛发分布有男性化倾向，多见于上唇上面、乳头旁、腹中线、肛门周围及四肢等。

（4）肥胖仅见于部分患者。

二、超声诊断要点

（1）双侧卵巢呈均匀性增大，单侧面积＞5.5 cm²，轮廓清晰，包膜回声增强。

（2）卵巢切面内可见数个大小不等的圆形无回声区，多数小于 5 mm，其数目多在10 个以上。

（3）经阴道超声检查可见卵巢髓质回声异常：①髓质面积增大，占据卵巢的主要部分，卵泡被挤向卵巢周边；②髓质回声明显增强，与卵泡形成明显对比；③卵泡之间明显增强的髓质，似卵泡壁增厚，卵巢呈蜂窝状改变；④有时可见有陶氏腔和结肠旁沟少量积液所致的无回声区。

（4）彩色多普勒超声能直观地显示卵巢内血流，表现为髓质内血流显示率高，血流阻力小，流速增快，子宫动脉的阻力亦增强。

三、鉴别诊断要点

1.卵泡膜细胞增生症

临床表现为肥胖、月经稀少或闭经、多毛、音调低沉、额颞部秃发等男性化症状，极少数出现月经过多或绝经后出血，本病男性化症状比多囊卵巢综合征严重，常发生于绝经后。枸橼酸氯米芬（克罗米芬）促排卵对本病无效，而对多囊卵巢综合征的成功率可达 80％以上。以此进行鉴别。确诊则靠卵巢活检。

2.卵巢男性化肿瘤

临床可见类似多囊卵巢综合征的症状，但一般为单侧性、实质性肿瘤，进行性增大，增大的速度较快，血睾酮浓度较高，通常高出 3 倍，而雄烯二酮与脱氢表雄酮增加较少，腹腔镜检查可以鉴别，经地塞米松抑制试验可以区别雄激素的产生来自卵巢还是肾上腺皮质。

3.肾上腺皮质增生或肿瘤

多囊卵巢综合征患者，ACTH 兴奋试验反应正常，地塞米松抑制试验、17 酮、17 羟均较基数低，加用 hCG 后，17 酮升高，但 17 羟不升高。肾上腺皮质增生患者则相反，促肾上腺皮质激素 ACTH 兴奋试验反应亢进，17 酮、17 羟明显增加，地塞米松抑制试验有反应，加用 hCG后，17 酮、17 羟不回升。肾上腺皮质肿瘤患者，ACTH 兴奋试验、地塞米松抑制试验均无反应。

（王晓波）

第四节　急、慢性盆腔炎症

一、简介

急性盆腔炎包括急性子宫体炎和急性附件炎（输卵管卵巢脓肿），慢性盆腔炎主要表现为输卵管炎性积水、输卵管卵巢囊肿。盆腔炎症导致的盆腔形态学异常以输卵管形态改变为特征,输卵管在正常情况下经常规超声检查难以显示,当发生急、慢性盆腔炎症时,可因输卵管增粗或积液而被检测出来。输卵管炎症常合并卵巢炎症,两者难以区分开来。

二、扫查方法

采用经阴道超声检查,检查时注意观察输卵管的管壁厚度、管腔内成分及其与卵巢及周围盆腔组织的结构关系。

三、超声诊断要点

(一)急性输卵管卵巢炎

输卵管卵巢炎急性期仅表现为输卵管轻度增粗(直径>0.5 cm),卵巢增大、回声减低;随着炎症进展病灶与周围组织分界不清,炎症未得到控制时形成输卵管卵巢脓肿,表现为输卵管增粗,管壁增厚,输卵管内积液形成不均质云雾状低回声,呈弯曲管道状相连;波及同侧卵巢时,同侧卵巢增大形成脓肿,形成圆形的囊性结构,内可见与输卵管腔内一样的不均质云雾状低回声,两者相连,但囊内液互不相通;多数病例在直肠子宫陷凹处可见云雾状低回声区,内可有点状高回声。CDFI 显示病灶内分隔或周边可见较丰富条状血流信号,可记录到中等阻力动脉血流频谱。

(二)慢性输卵管炎症

急性盆腔炎过后,可遗留下输卵管积水、输卵管卵巢粘连或子宫、卵巢旁粘连包裹性积液等。

1.输卵管积水

输卵管增粗肿大,管壁薄、光滑,内透声好,囊内可见不完整分隔,呈弯曲管道状或囊袋状。其旁可见正常卵巢回声。

2.输卵管卵巢囊肿

输卵管卵巢脓肿经吸收后可形成输卵管卵巢囊肿,可为多房性不规则囊性团块,内可见分隔,团块与周围组织因粘连而分界不清。

3.附件慢性炎性包块

输卵管卵巢炎症后慢性纤维增生形成,可与肠管、网膜、子宫等粘连,表现为边界不清、不均质低回声的占位。

四、鉴别诊断

(1)输卵管卵巢脓肿需与异位妊娠形成的混合性包块鉴别,可结合临床及 hCG 水平作出判断。

(2)卵巢囊肿蒂扭转合并感染时,其周围有渗出粘连、囊内有出血时声像图表现类似输卵管卵巢脓肿,须结合病史及临床表现进行原发病变的综合判断。

(3)盆腹腔疾病手术后感染、粘连,常在肠管、大网膜、乙状结肠壁及内生殖器官之间形成包裹性积液,须与卵巢囊肿及输卵管积水相鉴别,后者肿块呈弯曲管道状的特征。

五、注意事项

(1)输卵管积液或积脓在声像图上有管道状的特征,鉴别诊断应仔细观察包块的形态结构。

（2）亚急性感染性肿块与恶性肿瘤鉴别困难，要结合临床病史、妇科检查及实验室检查。对诊断不清者可抗感染治疗后定期复查，对比图像的变化判断。

（3）经阴道超声检查可更详细观察输卵管管状结构、壁上皱褶、囊壁边界、病灶血流等，有助鉴别诊断，但对于盆腔巨大囊性占位，需结合经腹超声检查，以免漏诊与误诊。

（程雪婧）

第五节　盆腔淤血综合征

盆腔淤血综合征（pelvic congestion syndrome）是由于盆腔静脉或静脉丛曲张、淤血压迫淋巴管和神经纤维，从而引起慢性下腹坠痛，深部性交疼痛、低位腰痛、极度疲劳、淤血性痛经等症候群，妇科检查常无明显阳性体征。

任何使盆腔静脉血流出盆腔不畅或受阻的因素，均可致盆腔静脉淤血。和男性相比，女性盆腔循环在解剖学、循环动力学和力学方面有很大的不同，是易于形成盆腔淤血的基础。

一、病因

（一）解剖学因素

女性盆腔循环的特点，主要是静脉数量增多和构造薄弱。盆腔的中等静脉如子宫静脉、阴道静脉和卵巢静脉，一般是2~3条静脉伴随一条同名动脉，卵巢静脉甚至可多达5~6条，形成蔓状静脉丛，弯曲在子宫体两侧后方，直到它们流经骨盆缘前才形成单一的卵巢静脉。在子宫、输卵管、卵巢静脉间有许多吻合支，在输卵管系膜内，有子宫静脉与卵巢静脉的吻合支，并形成环状的静脉循环，再与外侧的卵巢静脉丛吻合。起源于盆腔脏器黏膜、肌层及其浆膜下的静脉丛，汇集成2支以上的静脉，流向粗大的髂内静脉。盆腔静脉数量上的增多，是为了适应盆腔静脉流动缓慢的需要。盆腔静脉较身体其他部位的静脉壁薄，缺乏由筋膜组成的外鞘，没有瓣膜，缺乏弹性，穿行在盆腔疏松的结缔组织之中，因而容易扩张和形成众多弯曲的静脉丛。盆腔的中小静脉只在它进入大静脉前才有瓣膜，有的经产妇还常有瓣膜功能不全。这些特点使盆腔脏器的静脉系统，就像一个水网相连的沼泽一样，同时也能够容纳大量迅速流入的静脉血。此外，膀胱、生殖器官和直肠3个系统的静脉丛彼此相通，由于缺少瓣膜，故三者间任何一个系统的循环障碍，皆可影响到其他两个系统。

（二）体质因素

有些患者由于体质的因素，血管壁组织显著薄弱，弹性纤维少，弹性差，易于形成静脉血流淤滞和静脉曲张。即使第一次妊娠，平时不从事长时间站立或静坐工作，也可能出现下肢和（或）盆腔静脉曲张及盆腔淤血综合征。

（三）力学因素

不同力学因素证明能够影响盆腔血液的流速，从而改变局部血管的压力，静脉更易受其影响。

1.体位

长期从事站立或静坐工作者，盆腔静脉压力持续增高，易导致盆腔淤血综合征。此类患者常诉久站、久坐后下腹痛、腰痛加重,白带量及月经量增多,而经过休息,往往症状即减轻。此外,习惯于仰卧位睡眠者,由于子宫体的重力作用及膀胱充盈使子宫体向后移位,也可影响盆腔静脉血的流出。从力学角度来说,习惯性仰卧位睡眠者,盆腔大部分静脉的位置均低于下腔静脉,不利于盆腔静脉流出盆腔,侧卧位或侧俯卧位睡眠则有利于盆腔静脉血的流出。

2.子宫后倾

子宫后倾在妇科患者中占 15%～20%,在经产妇中可能还要高一些。

子宫后倾时,卵巢静脉丛血管随子宫体下降弯曲在骶凹的两侧,使静脉压力增高,回流受到影响,以致使静脉处于淤血状态。如再有仰卧位睡眠习惯,久而久之便可引致盆腔淤血综合征。

3.早婚、早育及孕产频繁

妊娠期间因大量雌、孕激素的影响,再加上增大的子宫对子宫周围静脉的压迫,可引起子宫周围静脉扩张。

4.便秘

便秘影响直肠的静脉回流,而直肠和子宫、阴道静脉互相吻合。痔丛静脉淤血必然引起子宫阴道静脉丛淤血,故习惯性便秘易于产生盆腔淤血。

5.阔韧带裂伤

阔韧带筋膜裂伤使其构造上薄弱,缺乏弹性,缺乏固有血管外鞘的静脉更失去支持,而形成静脉曲张,还使子宫后倒。

6.输卵管结扎术

输卵管结扎术是一种小手术,从理论上讲,完全有可能不产生上述并发症。但事实上确有些结扎妇女出现一些令患者痛苦、使医生棘手的并发症。

近年来不少杂志也陆续刊出有关结扎术后出现下腹痛、月经紊乱、继发性痛经等并发症的报道。

(四)自主神经功能紊乱

尽管有上述种种原因及解剖学病变,但至今不少妇产科工作者认为盆腔淤血综合征的某些症状,如抑郁、忧伤、心情烦躁、易疲劳、慢性疼痛、腰痛、性感不快等,在很大程度上与患者的精神状态有关。可能系自主神经功能紊乱的结果。

(五)其他

临床上发现子宫肌瘤、慢性盆腔炎(尤其是形成输卵管卵巢囊肿者)、哺乳期闭经、中重度子宫颈糜烂等患者,在做盆腔静脉造影时,有的也显示盆腔静脉淤血现象;而长期忧郁、久病、失眠等精神影响,及经前期雌、孕激素水平波动者,也有类同盆腔淤血症的症状。前一类情况的盆腔静脉淤血景象可视为一种并发变化;后一类情况则可考虑为盆腔淤血综合征的加重因素。

二、病理特征

大体病理所见:外阴静脉充盈以至曲张,阴道黏膜紫蓝着色,宫颈肥大、水肿,颈管黏膜常呈外翻性糜烂,周围黏膜紫蓝色,有时可在宫颈后唇看到充盈的小静脉,宫颈分泌物很多。手术中可见,绝大多数患者子宫后倒在骶凹内,表面呈紫蓝色淤血状或黄棕色淤血斑点及浆膜下水肿,可看到充盈、曲张的子宫静脉,两侧卵巢静脉丛像一堆蚯蚓状弯曲在后倒的宫体侧方,可能一侧较另一侧更重一些,有时像静脉瘤一样异常粗大。

输卵管系膜内的静脉也较正常明显增粗、充盈,直径可达 0.8～1.0 cm,有的呈静脉瘤样。把子宫推成前位后,有可能在两侧阔韧带后叶凹陷处看到腹膜裂伤,少数裂伤像睁大的眼裂一样,裂伤可向内延伸到骶骨韧带。有的裂伤较小,还有的后叶腹膜菲薄,可见充盈、曲张的子宫静脉丛在裂伤处隆起膨出。

通常不超过 10 min,就可看到推成前位的子宫已由紫蓝色恢复到正常的淡红色。镜下,子宫内膜间质水肿,静脉充盈、扩张。卵巢一般较大,囊状,表面水肿样。乳房腺体水肿、充血,导致乳房胀痛。遇有阔韧带裂伤及Ⅲ度子宫后倾者,子宫直肠凹陷内可有 30～80 mL 的淡黄色浆液性液体。

三、临床表现

"三痛二多一少"即盆腔坠痛、低位腰痛、性交痛,月经多、白带多,妇科检查阳性体征少。

四、超声表现

盆腔淤血综合征的诊断,除病史和体征外,以往主要靠盆腔静脉造影,操作复杂。经阴道彩色多普勒超声可观察盆腔内迂曲扩张的静脉丛,可明显提高诊断符合率。二维声像图可见子宫轻度均匀性增大,多后倾后屈位;子宫两侧及附件区盆腔静脉扩张、迂曲,内径增宽,成串珠状或蜂窝状的无回声区聚集成团,CDFI 可见上述子宫两侧及附件区的无回声内呈红、蓝相间的彩色血流信号,色彩较为暗淡,有时可见蚯蚓状彩色血流信号,相互连接成粗大的湖泊状彩色斑片,频谱多普勒显示为低速、连续性较差的静脉血流信号。部分病例程度较重,可见子宫肌壁间微小静脉扩张,呈静脉窦状伴盆腔积液或宫腔积液。卵巢大小正常或轻度肿大,左卵巢静脉回流至左肾静脉,行程距离长,故左侧易发生静脉曲张。有学者将静脉内径>0.6 cm,静脉丛范围 2.5 cm×4.5 cm 左右,静脉血流速度<7 cm/s 作为诊断盆腔淤血综合征的参考指标,值得借鉴。

参照手术结果,对其严重程度进行分级。

(一)轻度

受累静脉轻度扩张、迂曲,多为平行扩张,扩张的静脉丛范围较为局限约 2.0 cm×3.0 cm,管腔内静脉流速基本正常,子宫肌壁内静脉无改变。

(二)中度

受累静脉增宽,曲张静脉丛形成圆形或椭圆形无回声区,范围最大约为 3.0 cm×4.5 cm,管腔内血流流速减低为(4～8) cm/s,子宫肌壁内静脉窦轻度扩张。

(三)重度

除受累静脉内径、范围,子宫静脉窦开放比轻、中度更显著外,子宫肌壁内迂曲的血管呈"蜂窝样""彩球样"改变,相应部位频谱形态杂乱、低平,且不连续。

五、鉴别诊断

根据临床症状体征及超声声像图表现,诊断盆腔淤血综合征并非十分困难,但仍需与髂总静脉受压综合征、下腔静脉综合征以及子宫肌壁内血管畸形等相鉴别。如超声仅发现单侧静脉扩张,要注意是否有盆腔后方肿块压迫所致。部分疑难病例可做腹腔镜检查。

(一)盆腔炎症

子宫及附件不同程度炎性充血,显示为彩色血流丰富,动脉及静脉最大流速增快,静脉内径<5 mm。

(二)髂总静脉受压,髂静脉血栓形成,下腔静脉综合征等

以上均可导致盆腔静脉回流受阻而淤血。髂总静脉受压者沿髂静脉向上可追溯到狭窄处,髂静脉血栓可在髂静脉内找到低回声条块,下腔静脉综合征在下腔静脉内找到低回声条块造成的堵塞,上述特征有助于鉴别。

(三)子宫肌壁内血管畸形

多由先天性或多次刮宫引起,表现为肌壁间蜂窝状无回声区,但缺乏双附件区蜂窝状无回声区。

(程雪婧)

第六节　盆底功能障碍性疾病

一、扫查方法

1. 盆底功能障碍性疾病

盆底功能障碍性疾病可采用经会阴、经阴道及经直肠超声检查。检查前应排空大便,避免肠气干扰;膀胱适度充盈(以膀胱容量小于 50 mL 为宜),清楚显示膀胱颈和膀胱后底部。

2. 经会阴检查

探头应紧贴会阴部,避免探头与会阴之间存在气体造成伪像。使用腔内探头观察前盆腔时尽可能显示清楚耻骨联合中轴线、耻骨联合后下缘;观察后盆腔时,探头需向背尾侧偏移并指向肛管方向。使用经腹部探头观察盆腔时,应分开双侧大阴唇,将探头放置在阴唇之间,矢状面清晰显示耻骨联合、尿道、尿道内口及肛门括约肌等结构。

3. 操作步骤

取盆底正中矢状切面、旁矢状切面、横切面及轴平面观察。静息状态下成像 1 次,最大 Valsalva 动作及缩肛动作分别成像 2~3 次。

二、超声诊断要点

1. 灰阶超声表现

(1)压力性尿失禁:最大 Valsalva 动作时,部分患者尿道内口可呈漏斗形,膀胱尿道后角开放,常大于 $140°$,尿道倾斜角常增大至 $60°$,甚至达 $90°$ 以上,膀胱颈活动度明显增加。

(2)前盆腔器官脱垂:在最大 Valsalva 动作时,膀胱颈活动度增加,达到或低于耻骨联合后下缘;膀胱后壁下降至耻骨联合后下缘甚至脱到阴道外口。

(3)中盆腔器官脱垂:最大 Valsalva 动作时,宫颈或阴道穹隆(小肠或腹膜脂肪)沿阴道下降,达到或低于耻骨联合后下缘,甚至脱到阴道外口。

(4)后盆腔脏器脱垂:最常见是直肠前壁膨出,在最大 Valsalva 动作时,直肠前壁向前呈

囊状向阴道内突出,膨出物与肛管约呈 90°夹角。

(5)肛提肌损伤:静息状态下,可见耻骨直肠肌前部与耻骨降支完全或部分分离,损伤处肌纤维回声紊乱或中断,呈低回声或不均匀回声。缩肛运动时断端更明显,无明显增厚。

(6)肛门括约肌损伤:盆底矢状切面及横切面上可见括约肌损伤部位连续性中断,损伤累及黏膜时,可见肛管黏膜自损伤部位膨出。

2.三维超声表现

(1)肛提肌裂孔扩张:两侧耻骨直肠肌向侧方膨隆,肛提肌裂孔呈"O"形扩大,合并膀胱脱垂时阴道内可见球样无回声;合并直肠膨出时在阴道内可见高回声的肠内容物。

(2)肛提肌损伤:通过不同的成像模式(多平面模式、容积模式等)可直接显示肛提肌的损伤,此外肛提肌裂孔不对称、肛提肌-尿道间隙增大往往也提示存在肛提肌的损伤。

三、注意事项

(1)Valsalva 动作时可见膀胱尿道连接部向背尾侧位移,动作一般持续至少 5s;缩肛运动时可见膀胱尿道连接部向头腹侧位移。在最大 Valsalva 动作时,探头应随盆腔器官的下移而向后向下移动,以保证不妨碍脱垂器官下移且能显示脱垂器官的最低点。

(2)灰阶超声观察肛提肌时,总增益应相对降低,有利于肌束的显示;在扫查过程中应始终显示耻骨直肠肌在耻骨降支的附着点。

(王晓波)

第七节　宫颈炎

子宫颈是阻止病原体进入内生殖器的一个重要防线。但本身却受各种疾病因素的侵袭而发生炎症。宫颈炎可分为急性和慢性两种,以慢性宫颈炎为常见。在育龄妇女中,已婚经产妇大部分有慢性宫颈炎。其病理类型分为:宫颈糜烂(cervical erosion)、宫颈肥大(cervical hypertrophy)、宫颈息肉(cervical polyp)、宫颈腺囊肿(naboth cyst)和宫颈黏膜炎(endocervicitis)。

主要临床表现为白带增多;伴有息肉形成时,易有血性白带或性交后出血。不同类型的宫颈炎其超声图像表现各不相同,但常多个表现同时存在。宫颈糜烂不引起宫颈形态学的改变,所以超声检查对其无意义。

一、宫颈肥大

(一)病理特征

宫颈肥大是由于慢性炎症长期刺激,子宫颈组织反复充血、水肿、炎性细胞浸润及结缔组织增生所致。

(二)超声表现

宫颈肥大时,其宫颈横径、前后径及长度有不同程度的增大。宫体大小正常。宫颈外形规则,各层结构尚清晰。宫颈肌层回声可稍增强或增强,分布欠均匀,宫颈管线清晰。彩色多普勒超声表现宫颈内血流信号不丰富,仅在急性发作时血流信号增多。

二、宫颈囊肿

(一)病理特征

宫颈腺囊肿又称纳氏囊肿(Naboth 囊肿),慢性炎症致腺上皮鳞化和上皮下间质的纤维化导致宫颈管内膜腺体颈部狭窄或阻塞,分泌物滞留,腺体单纯性扩张而形成。肉眼观察宫颈表面突出多个小囊泡,较深部的囊肿可不表现出来。一般无特殊症状。

(二)超声表现

宫颈前后唇以及内外口之间肌层及黏膜层内均可发生宫颈囊肿。其超声表现为圆形或椭圆形的无回声区,伴侧方声影,后方回声增强,合并感染时囊肿内可呈低回声,其大小可由数毫米至数厘米不等,可单发或多发。

三、宫颈息肉

(一)病理特征

宫颈息肉绝大部分来自颈管内膜,故又称宫颈内膜息肉。大多数宫颈息肉属于炎性刺激引起。在慢性宫颈炎时,宫颈内膜表面上皮、腺体和间质增生,使颈管的皱襞肥大而突出,渐渐向外生长并垂悬而成为息肉。宫颈息肉多数为单发性,呈扁圆形或长圆形,淡红色或红色,表面光滑,有时略呈分叶状,常有一蒂与颈管内膜相连,偶尔基底广阔。一般大小数毫米,也可大如蚕豆样。

(二)超声表现

小型息肉超声不易发现。较大息肉可表现为宫颈管黏膜层或宫颈外口处呈扁圆形或条状实质性的突起,回声可为均匀的低回声、中等回声或强回声,宫颈管线仍可清晰显示。彩色多普勒血流显像可见星点状血流,或见血流伸入息肉内。宫颈息肉常可合并宫颈囊肿。

(程雪婧)

第八节　宫颈肌瘤

一、病理特征

子宫颈平滑肌瘤是宫颈良性肿瘤中发病率相对较高的一种疾病。根据肿瘤组织来源可分为原发性宫颈平滑肌瘤和继发性宫颈平滑肌瘤。

前者是来自于子宫颈间质内肌组织或血管肌组织。因为在宫颈间质内仅含极少量平滑肌,故原发性宫颈平滑肌瘤的发生率较低。常见的是继发性宫颈肌瘤,是子宫体肌瘤位于子宫颈部位。

二、临床表现

宫颈肌瘤的发生率仅为宫体肌瘤的 1/12。由于宫颈肌瘤缺少自觉症状,往往发现时肿瘤常已长至较大。宫颈肌瘤按生长部位可分为 4 种类型:即前壁、后壁、侧壁和悬垂型。最常见的部位是后壁,其次是前壁和侧壁。悬垂型是指肌瘤生长在宫颈管内,渐突入阴道内,形成黏膜下宫颈肌瘤。多数宫颈肌瘤无症状,若为悬垂型宫颈肌瘤,或肌瘤较大压迫周围脏器可出现相应症状。

三、超声表现

(一)子宫颈肌壁间肌瘤

子宫体形态正常,回声均匀。宫颈前后径、长径或横径增大,宫颈肌壁间可见实质性团块,呈低回声或高回声,形态规则,边界清晰,多呈类圆形,可向外突起。肌瘤变性时其内部回声可呈现多样化改变。彩色多普勒血流显像(CDFI)示包块周边呈环状、半环状血流信号或不显示血流信号,包块内部可呈条状或星点状血流信号。

(二)子宫颈黏膜下肌瘤

子宫体形态正常,内膜线清晰。宫颈管内可见实质性团块,可呈低回声或高回声,形态规则,边界清晰,多呈类圆形,子宫内口未开,宫颈管与宫腔不相通。CDFI示其内血流丰富,血流呈环状或线状,经阴道超声检查血流更明显。

四、鉴别诊断

(一)子宫体部肌瘤

巨大的子宫颈部肌瘤,占据盆腔,将子宫体推向上方,此时经阴道超声检查往往会误诊为宫体肌瘤,经腹部较大范围的超声检查可以清楚地显示被推向上方的宫体,加以鉴别。

(二)卵巢肿瘤

子宫颈部肌瘤向侧壁生长或向子宫外凸起的浆膜下肌瘤,在子宫颈部侧壁探及一实质性肿瘤,当肌瘤较大将卵巢遮挡或卵巢显示不清时,常易误诊为卵巢肿瘤。尤其当肌瘤存在囊性变时,与卵巢肿瘤常难以鉴别。仔细寻找肿块的血流来源可加以鉴别。

(三)宫颈部积血

积血有时存在宫颈口,超声可见略强的回声区,形态规则,边界清晰,但内部回声欠均匀,尤其是CDFI显示其内无明显血流信号。

(四)子宫颈癌

宫颈癌的声像图表现为宫颈增大,回声不均,可见形态不规则的低回声区,边界不清,宫颈管结构模糊,内部血流丰富。有接触性出血的病史。与肌瘤边界清晰、包膜血流不同。

(程雪婧)

第九节　宫颈癌

宫颈癌是全球女性中发病率仅次于乳腺癌的恶性肿瘤,为妇科最常见的恶性肿瘤。发病率约占女性恶性肿瘤的6%,其发病年龄分布呈双峰状,为35～39岁和60～64岁。

一、临床要点

临床表现的轻重与病情早晚有关,宫颈上皮内癌变及镜下早期浸润癌一般无症状。以后各期最早出现的症状主要有阴道出血和阴道排液。

1.阴道出血

最早表现为性交后或双合诊检查后少量出血,称接触性出血。以后则可能有经间期或绝经后少量不规则出血。

晚期病灶较大时则表现为多量出血,甚至因较大血管被侵蚀而引起致命大出血。一般外生型癌出血较早,血量也多,内生型癌出血较晚。

2.阴道排液

最初量不多,呈白色或淡黄色,无臭味。随着癌组织破溃和继发感染,阴道可排出大量米汤样、脓性或脓血性液体,伴恶臭。宫颈黏液性腺癌患者,由于癌灶分泌大量黏液,常诉大量水样或黏液样阴道排液。

3.晚期症状

若癌瘤侵犯盆腔结缔组织,压迫膀胱、直肠和坐骨神经以及影响淋巴和静脉回流时,可出现尿频、尿急、肛门坠胀、便秘、下腹痛、坐骨神经痛、下肢肿瘤等。癌瘤压迫或侵犯输尿管,可出现肾盂积水、尿毒症。终末期因长期消耗常出现恶液质。

二、超声诊断要点

宫颈癌早期宫颈大小及形态无明显变化,随病情的不断进展,子宫颈增厚,体积增大,回声不均匀,出现实质性肿块,其回声较正常子宫回声减低,与周围组织分界不清。宫颈管形态发生改变、不规则,有时其内可见实性肿块,位于宫颈下端的肿块可造成阻塞而使宫颈管扩张。

晚期,癌肿向子宫体蔓延,导致其形态发生改变;向周围侵犯膀胱、输尿管,膀胱后壁连续性中断、输尿管扩张及肾积水;侵犯直肠及阴道,和周围脏器发生粘连,或发生淋巴结转移,宫颈两侧出现低回声或混合性肿块。

CDFI检查显示,病变周围和内部有较丰富的彩色血流信号,动脉频谱为低肌力型,阻力指数比宫体恶性肿瘤高。

三、鉴别诊断要点

1.子宫颈糜烂与早期宫颈癌相鉴别

可有月经间期出血,或接触性出血,阴道分泌物增多,检查时宫颈外口周围有鲜红色小颗粒,拭擦后也可以出血,故难以与早期宫颈癌鉴别。可作阴道脱落法细胞学检查或活体组织检查以明确诊断。

2.子宫颈外翻

外翻的黏膜过度增生,表现也可呈现高低不平,容易出血,症状与宫颈癌相似,但子宫外翻的宫颈黏膜弹性好,边缘较整齐。阴道脱落法细胞学检查或活检很容易鉴别。

3.宫颈湿疣

现为宫颈赘生物,表面多凹凸不平,有时融合成菜花状,可进行活检与宫颈癌相鉴别。

4.子宫内膜癌

有阴道不规则出血,阴道分泌物增多与宫颈癌很难鉴别。子宫内膜癌累及宫颈时,检查时颈管内可见到有癌组织堵塞,确诊须做分段刮宫送病理检查。

5.子宫黏膜下骨瘤或内膜息肉

多表现为月经过多或经期延长,有时出血同时可伴有阴道排液或血性分泌物,通过探宫腔、分段刮宫、子宫碘油造影或宫腔镜检查可与宫颈癌做出鉴别诊断。

6. 原发性输卵管癌

阴道排液、阴道流血和下腹痛,阴道涂片可能找到癌细胞。而输卵管癌宫内膜活检阴性,宫旁可扪及肿物,如包块小而触诊不到者,通过腹腔镜检查可以确诊。通过症状表现及相关检查不难与宫颈癌相鉴别。

7. 老年性子宫内膜炎合并宫腔积脓

常表现阴道排液增多,浆液性、脓性或脓血性。子宫正常大小或增大变软,扩张宫颈管及诊刮即可明确诊断。扩张宫颈管后即见脓液流出,刮出物见炎性细胞,无癌细胞。病理检查即能证实。但也要注意两者并存的可能。

8. 功能失调性子宫出血

女性更年期常发生月经紊乱,尤其子宫出血较频发者,不论子宫大小是否正常,必须首先做诊刮,明确性质后再进行治疗。

9. 其他宫颈良性病变

子宫颈结核、阿米巴性宫颈炎等,可借助活检与宫颈癌鉴别。

(程雪婧)

第十节　子宫体癌

子宫体癌绝大多数为腺癌,称为子宫体腺癌,多发生在子宫内膜,也称子宫内膜癌,是指子宫内膜腺体上皮发生的恶性肿瘤,因原发在子宫体,又称为子宫体癌,是妇科常见的恶性肿瘤,发病率仅次于子宫颈癌,占第二位。高发年龄为 58~61 岁,尤其好发于绝经后女性。

一、临床要点

极早期患者可无明显症状,仅在普查或其他原因作妇科检查时偶然发现。一旦出现症状,则多表现为以下症状。

1. 子宫出血

绝经期前后的不规则阴道出血是子宫内膜癌的主要症状,常为少量至中等量出血,很少为大量出血。

个别也有月经周期延迟者,但表现不规律。在绝经后患者多表现为持续或间断性阴道出血。子宫内膜癌患者一般无接触性出血。晚期出血中可杂有烂肉样组织。

2. 阴道排液

初期可能仅有少量血性白带,后期发生感染、坏死,则有大量恶臭的脓血样液体排出。有时排液可夹杂癌组织的小碎片。

3. 疼痛

由于癌肿及其出血与排液的淤积,刺激子宫不规则收缩而引起阵发性疼痛,占 10%~46%。这种症状多半发生在晚期。如癌组织穿透浆膜或侵蚀宫旁结缔组织、膀胱、直肠或压迫其他组织也可引起疼痛,往往呈顽固性和进行性加重且多从腰骶部、下腹向大腿及膝放射。

4.其他

晚期患者自己可触及下腹部增大的子宫和(或)邻近组织器官,可致该侧下肢肿痛,或压迫输尿管引起该侧肾盂输尿管积水或致肾脏萎缩;或出现贫血、消瘦、发热、恶液质等全身衰竭表现。

二、超声诊断要点

(1)癌症早期,子宫大小正常,肌层回声均匀,与内膜界线清晰。

(2)随着癌组织在宫腔内不断增大,并向肌层内侵蚀,子宫体积增大,肌层回声变得不均匀,病灶局部回声较正常肌层减低,二者交界处回声更低,且形态不规则,彩色多普勒显示该处为扩张的血管,呈低阻力型。

(3)子宫内膜弥散性或局灶性增厚。弥散型,子宫内膜厚呈不均匀增厚>6 mm,除宫腔内病灶处,肌层内可见稍低回声区域,形态不规则,与肌层分界不清。CDFI检查显示病灶区域血管扩张、分布紊乱、阻力降低。局限性,病灶所在部位表现为团块回声,回声稍增强,形态不规则,呈现息肉状突起,与正常组织分界不清,彩超显示绝大多数内膜癌周边或内部可见彩色血流,其频谱表现为舒张期血流丰富,呈低阻力型,阻力指数为 0.42~0.44 和良性病变(0.67~0.71)存在显著差异。

(4)当宫腔内的癌灶逐渐增大,内部发生缺血、坏死,病灶内出现不规则无回声。癌组织阻塞子宫颈管时,宫腔内可出现积液、积血所致的无回声区。

(5)病变晚期,癌组织侵犯盆腔内其他脏器,宫旁可探及回声稍低的混合性肿块,与子宫分界不清。

(6)经阴道超声能清晰显示子宫内膜层、肌层及其分界,因而可判断子宫内膜癌及肌层侵蚀的范围和深度,从而进行临床分期,对手术方式的选择和判断预后均有重要意义。

三、鉴别诊断要点

子宫内膜癌由于缺乏特征性图像,常与子宫肌瘤变性、多发性肌瘤以及与绒毛膜上皮癌、子宫平滑肌肉瘤等图像类似,鉴别较困难。但子宫内膜癌患者多为老年女性,临床表现有绝经期后的子宫出血、阴道排液、下腹或腰骶部疼痛等,且患者多有肥胖、高血压、糖尿病三联症的表现。根据子宫超声图像特点或伴有宫腔内积液征象等,结合上述临床表现则可与子宫肌瘤等疾病鉴别。但也有文献报道,35%的子宫内膜癌患者同时合并有肌瘤。绝经后子宫内膜常呈一线状,厚度为 3~5 mm,如>8 mm 则应视为异常。

(程雪婧)

第十一节　葡萄胎

一、完全性和部分性葡萄胎

妊娠后胎盘滋养细胞增生,间质水肿,形成大小不等的水泡,水泡间借蒂连成串如葡萄,称为葡萄胎,有时也称水泡状胎块(hydatidiform mole)。它是胎盘的一种良性病变。葡萄胎分为完全性葡萄胎(complete hydatidiform mole)和部分性葡萄胎(partial hydatidiform mole)。完全性葡萄胎是胎盘绒毛基本上变为葡萄胎组织,而胚胎早就停止发育并被吸收,此种类型比较常见,发病率约为1.4%。有时胎盘绒毛仅部分发生增生水肿变性,胎儿和葡萄胎可同时在子宫腔内发育,这种情况称为部分性葡萄胎,发病率约为0.5%。葡萄胎较多发生在年轻妇女(<15岁)和年长妇女(>40岁),以20～29岁年龄段发病率最低。但对于阴道不规则出血的围绝经期妇女,不能忽视葡萄胎的诊断,当超声图像不典型时,要注意结合血hCG的测定进行鉴别诊断,减少误诊率。

(一)病理特征

1.完全性葡萄胎

大体解剖可见水泡状物形如葡萄、串珠状,直径数毫米至数厘米不等,由纤细纤维素相连。常伴有血块及蜕膜样物。有时水泡状物占满整个宫腔。显微镜下可见绒毛体积增大,轮廓规则,滋养细胞增生,间质水肿,间质内血管消失。

2.部分性葡萄胎

仅可见部分绒毛变为水泡,合并胚胎或胎儿,大多胎儿已死亡。也有部分性葡萄胎合并足月胎儿分娩的报道,较为罕见。显微镜下见绒毛常呈扇形,大小不等,轮廓不规则,部分间质水肿,滋养细胞增生程度较轻,间质中也可见胎源性血管和有核红细胞。

葡萄胎另一较为重要和常见的病理变化是双侧卵巢的改变。增生的滋养细胞产生大量hCG,长期刺激卵巢内颗粒细胞和卵泡膜细胞发生黄素化形成囊肿,往往双侧性,称卵巢黄素化囊肿(theca lutein ovarian cyst)。在完全性葡萄胎,卵巢黄素囊肿的发生率为30%～50%。随着葡萄胎原发疾病的治疗,hCG的下降,卵巢囊肿在2～3个月或半年内逐渐缩小。

(二)临床表现

由于超声检查的普及和血hCG测定的广泛应用,有很多患者尚未出现临床症状就被诊断。典型葡萄胎的症状为:①停经后阴道出血;②子宫增大超过停经月份,手感软;③较严重的妊娠反应,如妊娠呕吐等;④下腹疼痛,由于子宫增大较快和(或)双卵巢增大所致。

(三)超声表现

B超检查是诊断完全性葡萄胎和部分性葡萄胎的重要辅助检查方法之一,超声检查对完全性葡萄胎和部分性葡萄胎的诊断正确率都可高达在95%以上,是临床疑诊葡萄胎的首选的辅助检查方法。

1.完全性葡萄胎主要超声征象

(1)子宫增大:大多大于停经月份。

(2)宫腔杂乱回声:宫腔内充满了"雪片状"或"蜂窝状"杂乱回声,为水泡状胎块的囊壁回声;这是葡萄胎主要的超声所见,也是诊断葡萄胎主要的影像依据。

(3)宫腔积血:大部分葡萄胎患者伴有宫腔积血,使得子宫较正常停经月份为大。超声可见宫腔内不规则液性暗区在"雪片状"或"蜂窝状"杂乱边缘回声中;部分性葡萄胎时,宫腔内尚可见胎儿组织或残留的绒毛膜囊;需超声仔细鉴别,彩色多普勒超声对鉴别有帮助。

(4)双侧卵巢黄素化囊肿:超声往往表现为双侧性、中等大小(5～10 cm)的囊肿,圆形或长椭圆形,囊壁薄,见分隔,囊内液清;但也有部分葡萄胎患者卵巢黄素囊肿较大,>10 cm的囊肿有时会自发破裂,发生急腹症的临床表现,此时超声可见原囊肿张力降低,皱缩状,盆腔内有游离液体。

（5）CDFI 表现：在完全性葡萄胎中可见子宫峡部动脉表现低阻抗、高流速改变。在部分性葡萄胎中可见正常或子宫动脉高阻抗血流，但在宫腔内的"雪片状"和"蜂窝状"回声中未见血流，这是鉴别葡萄胎和妊娠滋养叶肿瘤的重要表现。

2.部分性葡萄胎超声表现

主要是葡萄胎特征加上宫内妊娠囊或可见胎儿，无论胎儿是否存活。

（四）鉴别诊断

1.胎盘绒毛水泡样退行性变

过期流产胎盘绒毛组织水泡样变发生率约占过期流产的 30％，与部分性葡萄胎在超声声像图上极为相似，且临床表现亦相同，均有停经史及阴道不规则出血，常难以鉴别。胎盘水泡样退行性变是一种胎盘的退行性改变，与葡萄胎增生性变化完全不同。表现为 hCG 上升不高，子宫增大不明显，但超声仍可见的胎盘绒毛内"水泡样"回声，较为稀疏，常偏向宫腔一侧，宫腔内也常见杂乱回声或停止发育的胚胎。

在与部分性葡萄胎鉴别上较为有意义的是 CDFI，胎盘水泡样退行性变在超声"水泡样"组织及其旁可见较为丰富的血流。部分性葡萄胎肌层及宫腔组织内无明显血流或仅见稀疏星点状血流。

2.子宫内膜腺肌瘤样息肉

超声检查时也有宫腔内蜂窝状回声，部分患者也有停经史，超声须鉴别。子宫内膜腺肌瘤样息肉患者大多有月经不调或应用孕激素病史，血 hCG 正常，无早孕反应。结合临床应可以鉴别。

二、特殊部位葡萄胎的超声诊断

虽然葡萄胎的经典定义和特点是病变局限在宫腔内，不侵入肌层，也不远处转移。但从理论上讲，有宫外孕的发生也就有异位葡萄胎的可能。其中输卵管葡萄胎和卵巢葡萄胎屡见报道。

（一）输卵管葡萄胎

输卵管葡萄胎发生概率较低，机制尚不明确。有报道认为可能与输卵管妊娠破裂较早，未发生成为葡萄胎就已经清除病灶，终止妊娠有关。综合文献报道共有 30 多例。国内报道大多为误诊报道，以误为输卵管妊娠为最常见，以急腹症为首发症状。也有报道输卵管葡萄胎致阔韧带破裂出血危及患者生命。输卵管葡萄胎的超声诊断中要注意与异位妊娠绒毛水泡样变性及输卵管绒癌鉴别。

除拓展思路，考虑少见病、罕见病以外，超声诊断也要充分利用临床病史及实验室检查结果修正诊断。尤其是血 hCG 水平，一般来讲，hCG 升高程度依次是滋养叶疾病＞正常妊娠＞异位妊娠。

（二）卵巢葡萄胎

国内仅见数例报道，均为误诊。

（程雪婧）

第十二节　异位妊娠

异位妊娠指受精卵种植在子宫体腔以外部位的妊娠。最常见的为输卵管妊娠,约占异位妊娠的90%。

(一)输卵管妊娠

1.病理与临床表现

输卵管妊娠是指受精卵在输卵管腔内种植发育。最常见的是壶腹部,约占60%,其次为狭部,约占25%,其余部位少见。临床常有停经或不规则阴道出血、急腹症,血β-hCG增高的病史。

2.二维声像图表现

(1)宫外孕早期,经腹部超声,早期仅表现附件增厚,后期则可观察到附件区或子宫后方回声杂乱包块,包块周边边界不清楚。

(2)经阴道超声,则有可能观察到早期着床于输卵管的孕囊。可见到小于2 cm输卵管妊娠包块。

(3)子宫可稍大,宫腔内可见增厚内膜及积血(假孕囊)。

(4)有内出血者,依出血量多少,可在陶氏腔、双侧髂窝、侧腹、肝肾及脾肾间隙见到无回声暗区,出血量多者,可见肠腔漂浮在液体中。

3.彩色及频谱多普勒表现

(1)子宫肌壁血流丰富。

(2)宫外妊娠囊外周有丰富的血流信号,可呈彩球状,也可呈星点状分布。可记录到滋养层频谱。

(3)若胚芽存活,可见红蓝相间闪烁的心管搏动及原始脐带血流信号,可记录到心管搏动频谱。

(二)输卵管间质部妊娠

输卵管间质部妊娠也就是宫外孕。女性患有宫内膜炎症、子宫内膜息肉、宫腔粘连、子宫内膜结核、子宫内膜先天性发育异常等疾病,还有输卵管炎症慢性输卵管炎,输卵管内膜因炎症粘连而导致输卵管变狭窄等都是造成输卵管间质妊娠的主要原因。其发生率为异位妊娠的2%～4%。临床常有"宫内"见到孕囊反复清宫失败的病史。

1.二维声像图表现

(1)纵切宫底膨隆,胎囊回声环靠近宫底,胎囊部环绕肌层不全或消失。宫腔内缺少胎囊回声环,可见子宫内膜增厚。

(2)横切面,胎囊偏向宫底一侧,呈偏心圆。

2.彩色及频谱多普勒

(1)胎囊着床处子宫肌壁血流异常丰富,可呈彩环样环绕着胎囊。

(2)胎囊着床处可测到滋养层频谱。

(3)胎囊内存活胚胎可记录到心管搏动及脐动脉血流。

(三)宫颈妊娠

宫颈妊娠是指受精卵在宫颈管内着床和发育的一种疾病,极为罕见,主要表现为阴道流血以及血性分泌物等症状,易与不全流产、难免流产等疾病相混淆。近年来随着辅助生殖技术的大量应用,宫颈妊娠的发病率呈增高趋势。宫颈妊娠多见于经产妇有早孕反应,因此早孕期间通过早孕试纸或检测血 hCG 的方法判断怀孕后,必须通过超声确定妊娠的部位。宫颈妊娠属于异位妊娠,异位妊娠能够侵蚀局部肌层组织,引起患者局部出血甚至失血性休克危及生命,因此宫颈妊娠必须及时治疗。临床常表现阴道不规则出血。严重者可致大出血休克。

1.二维声像图表现

(1)宫体正常大小。

(2)宫颈膨大如球,与宫体相连,明显大于宫体。宫体似一顶小帽子,戴在宫颈上。

(3)宫颈管内回声杂乱,见强弱不均回声及形态不规则低回声呈蜂窝状。

2.彩色及频谱多普勒

(1)宫颈胚胎着床处,血流稍丰富,凝血块内无血流信号显示。

(2)胚胎着床处可测到滋养频谱或特殊频谱。

(四)宫内宫外同时妊娠

子宫增大,宫腔内可见胎囊,存活的胚胎。宫外附件区见边界不清,回声杂乱包块。动态观察包块的回声及大小径线常发生变化,包块内可测到滋养层血流或特殊频谱。

(五)子宫残角妊娠

子宫残角妊娠指受精卵与残角子宫内着床并生长发育,多发生于初产妇,残角子宫为子宫先天发育畸形,系胚胎期副中肾管会合过程中出现异常,而导致一侧副中肾管发育不全的结局,表现为除正常子宫外上可见一较小子宫,宫腔内有时可见内膜线。残角子宫往往不能与另一侧发育较好的宫腔沟通,从而使残角子宫可能出现下述两种方式受精:一种方式是精子经对侧输卵管外游走至患侧输卵管内与卵子结合而进入残角子宫;另一种方式是受精卵经对侧输卵管外游到患侧输卵管,而进入残角子宫着床发育。

1.二维声像图表现

(1)子宫径线稍大于正常,子宫内膜增厚(蜕膜)。

(2)子宫侧方或侧上方见一包块向宫外甩出,内见完整的妊娠囊,囊内可见胚胎或胎儿、羊水及胎盘回声。

(3)包块与子宫宫体见一缩窄区相连,包块周边见完整的肌壁回声。

2.彩色及频谱多普勒

(1)子宫与间质部类似,妊娠囊外周见丰富的血流信号。

(2)在丰富的血流区内记录到滋养层频谱。

3.鉴别诊断

(1)子宫间质部妊娠位于子宫宫底,横切呈偏心圆,紧贴子宫侧壁,与子宫无分界。

(2)腹腔妊娠与子宫无连接关系,妊娠囊外围无肌壁回声。

(3)少见的大孕周的输卵管妊娠少数壶腹部妊娠可持续 10 周左右,声像图与彩色多普勒表现与残角妊娠酷似,但妊娠囊外围无肌壁回声。

(王晓波)

第十三节　胎儿心脏超声初步筛查与基本检查

一、概念

先天性心脏病是导致婴儿死亡的原因之一,占存活出生儿的 4‰～13‰,据 1950～1994 年世界卫生组织的统计报道,婴儿死亡者中 42% 源于心脏畸形。心脏的结构畸形常常在产前超声诊断时被遗漏。先心病的产前诊断,可以改善各类心脏畸形胎儿的妊娠结局。

先心病的产前检出率各国乃至各地区的报道有很大的差异。这些差异的原因可归因于检查者的经验、母体肥胖、探头频率、腹部操作手法、妊娠月龄、羊水量和胎位等。根据随访反馈信息进行继续教育、进行基本的超声心动图入门和基本操作技能训练,是提高筛查效率的重要因素。例如,英国北部地区医务人员经过 2 年的培训后,胎儿心脏畸形的检出率提高了一倍。

二、条件与技术

妊龄胎儿心脏检查最佳时间是妊娠 18～22 周,部分畸形如颈项透明层增厚,则在妊娠的早期与中期交界时期检出。但在有些国家妊娠早期的超声检查未列入医疗保险范围之内,因此可能有更多的畸形未能发现或检出。而妊娠 20～22 周的完整筛查对结构畸形可获得较为满意的检出率,则无须其他附加检查。妊娠 22 周之后,如果胎儿体位允许,也有部分解剖畸形经超声检出。

值得注意的是,尽管心脏四腔图是筛查心脏畸形的理想图像,识别心脏四腔图结构比单一心腔图诊断心脏畸形更有意义,但仍有遗漏先心病的潜在风险,这就可以理解为什么有些特殊类型的畸形到妊娠晚期仍未能发现的原因,例如大动脉转位、主动脉缩窄,这类畸形仅根据心脏的四腔图很难做出诊断。

三、技术因素

1. 探头频率

高频探头对细小的结构有较好的分辨率,但穿透性差。在衡权分辨力与穿透率的舍取时,尽可能使用频率较高的探头。妊娠晚期和孕妇较肥胖腹壁较厚者,应用谐波成像可改善图像质量。

2. 图像参数

二维 B 超依然是胎儿心脏检查最可靠的基本方法,在图像的对比分辨率基础上,仪器设置重点强调高帧频,即应用单聚焦点、缩小图像宽度来达到提高帧频的目的。

3. 局部放大与电影回放

应用局部放大,使心脏图像占据整个图像的一半或者 1/3 以上,并应用电影回放,动态观察心动周期中室间隔缺损和心脏各瓣膜的运动。

四、胎儿心脏初步筛查

正常胎儿心脏面积小于胸腔面积的 1/3,部分胎儿心脏外围呈细窄的极低回声,易误诊为心包积液,如果没有其他表现,这种声像图常常是正常变异。经心脏四腔图可观察胎儿的心率与心律,正常胎儿心率为 120～160 次/分钟。妊娠中期可观察到一过性的轻度心动过缓。持续性心动过缓,特别是心率低于 110 次/分钟时,应评估是否存在传导阻滞。

妊娠晚期反复出现心率下降可能是胎儿窘迫所致。偶尔出现的心率增快并非典型的心脏结构畸形的表现,但心率或心律的紊乱提示临床应进行胎儿超声心动图检查。心率轻度增加,略大于 160 次/分钟,可见于正常胎动时。但持续性胎儿心动过速则提示胎儿宫内窘迫或其他严重心律失常。

正常胎儿的心脏轴指向左侧(45±2)。(2SD),较容易显示,即便是心脏四腔图不满意,也一定要注意心脏的位置、轴向。胎儿的心脏和胃,不论是同时或分别不在左侧,均视为心脏位置异常。

心脏的轴向异常增加了心脏畸形的风险,特别是流出道畸形。心脏的位置与轴向异常可能是染色体畸形表现之一;或是膈疝或胸腔占位性病变引起,如囊腺瘤畸形;或是继发于肺缺如或肺发育不全。正常胎儿的左心房与右心房的大小基本相等可,显示房间隔中央的卵圆瓣在房间隔的左房侧摆动。肺静脉汇入左房,但肺静脉的显示并非心脏基本筛查的必检内容。房间隔的下缘部分,是持续存在的原发房间隔。调节束是右心室的解剖标志。如果没有室壁增厚,左右心室的内径大小基本一致,少数胎儿左右心室的大小略不对称,属正常变异,而左心发育不良综合征和主动脉缩窄的胎儿,左、右心室大小显著的不对称。仔细观察室间隔心尖至房室瓣环水平,可识别室间隔缺损。当声束方向与室间隔平行时,显示缺损比较困难,因回声的失落可能误诊为室间隔缺损。受仪器分辨率、胎儿大小、胎儿体位的影响,较小的室间隔缺损(1~2/m)诊断尤其困难。

心脏中央显示两组呈各自启闭运动的房室瓣,分别是二尖瓣和三尖瓣,三尖瓣隔瓣紧贴室间隔,比尖瓣低,靠近心尖。房室瓣的异常提示存在心脏畸形,如房室隔缺损。

五、胎儿心脏基本检查

如果仪器和人员技术条件允许,应将心室流出道检查,作为胎儿心脏基本检查的一部分。与单独经心脏四腔图筛查相比,显示心室流出道对心脏畸形有更高的检出率。在心脏初步筛查的基础上进行流出道扫查,有助于识别圆锥动脉干畸形,如法乐氏四联症、永存动脉干等。基本检查至少要进行大血管评价,正常的大血管从各自心室发出后,相互呈交叉的位置关系,如失去这种正常位置关系则一定要进行胎儿超声心动图检查。

(一)技术要点

在心脏四腔图的基础上,声束的切面以室间隔为中心,将声束逐渐指向胎儿的头端,则可显示流出道图。显示流出道的另一个方法是,当声束垂直于室间隔时,在四腔图的基础上,旋转探头,逐渐显示出左室流出道(左心长轴图);显示出左室流出道后,探头向头端摆动,显示出与主动脉呈垂直关系的右室流出道、主肺动脉。也有学者应用"三血管图"评价肺动脉、主动脉和上腔静脉的大小比例和位置关系。也有作者应用上述切面图评价胎儿大血管与气管的关系。

(二)左室流出道

左室流出道图可显示大血管起自左心室,并显示主动脉根部与室间隔的连续关系,显示主动脉瓣的启闭运动、有无瓣膜增厚。如左室流出道连接的是主动脉,则可显示主动脉弓以及主动脉弓的三个分支指向胎儿的颈部。主动脉及其分支的检查不是胎儿心脏基本检查的常规内容。左室流出道图可显示室间隔缺损、圆锥动脉干畸形,这些是初步筛查时仅在心脏四腔图上所无法诊断的内容。

（三）右室流出道

右室流出道图可显示大血管起自剖解右室（右室内有调节束）。肺动脉起自右室，并向升主动脉的左侧延伸，胎儿期肺动脉内径比主动脉略宽，在主动脉根部的上方与升主动脉呈70度夹角。肺动脉瓣呈启闭运动，无瓣膜增厚。如肺动脉远端呈左右分叉，则可证明是肺动脉。肺动脉的左侧分支与动脉导管相通，连于降主动脉，右侧分支为右肺动脉。

总结18000例存活胎儿的超声检查经验，认为胎儿心脏初步筛查常规时间平均为30 min，如果技术条件允许，则进行基本心脏检查（即包括心室流出道）。在心脏四腔图的基础上，针对心室流出道图像的获取，约93%可获得满意的声像图，其余7%则显示不清或不满意，其比率分别为左室流出道4.2%、右室流出道1.6%、双侧流出道1.3%。

六、胎儿超声心动图

针对低风险人群进行筛查，如怀疑存在心脏病可能，也应进行胎儿超声心动图检查。遗憾的是，对非高风险人群和心脏以外畸形的胎儿产前诊断发现，心脏畸形的比率也较高，对这类胎儿的检查程序不在本指南中具体说明，但必须知道为什么这类妊娠者需要进行胎儿超声心动图综合性评价。例如，在妊娠11~14周颈项透明层厚度增加超过3.5 mm时，即便是在随后的胎儿监测均为正常范围，对这类胎儿也应进行详细的超声心动图检查。

胎儿超声心动图由专门的超声医师完成，并熟悉产前胎儿心脏病诊断学。以胎儿心脏的初步筛查为起点，详细评价胎儿心脏的结构和功能，包括心脏的位置、体静脉和肺静脉与心腔的连接、卵圆（孔）瓣、心房与心室的连接、大血管的位置关系等，以及主动脉和动脉导管的长轴图。除上述二维声像图以外，其他超声技术也是胎儿超声心动图的内容之一。包括应用多普勒超声测量血流速度，检测瓣膜及心腔内的异常血流信号，M型超声心动图则用于显示和测量心律失常、心室功能不全和室壁增厚。

（一）胎儿超声心动图的检查步骤

(1)首先判断胎方位。

(2)心脏在胸腔的位置，心胸比例：采用胸腔横切面。

1)心尖朝向左侧，胃泡上方。

2)左房在心脏四腔中最靠近脊柱。

3)心底位于胸腔中后部。

4)降主动脉位于脊柱左前方、左心房的左后方。

5)下腔静脉位于脊柱右前方正常心脏约占胸腔1/3，胎心面积与胸腔面积比值为0.25~0.33，胎心与胸腔周长的比值<0.5。

(3)测量四个心腔的大小及比例；观察四个瓣膜的结构和位置；测量大血管的直径、血流并观察其走形。

（二）胎儿超声心动图的监护

目前所用的超声心动仪，具有二维超声、M型超声及脉冲、连续波及彩色多普勒超声的功能，能够提供良好的图像。根据胎儿心脏位置特点，检查的心脏切面分为四腔、长轴及短轴3种。以超声经胎儿腹部检查心脏为佳。

胎儿超声心动图检查的适应证如下。

（1）高龄妊娠、过期妊娠。

（2）妊娠最初 3 个月内孕妇患感染性疾病及服用药物史；孕妇有长期接触毒物及放射线史；孕妇患血液病、内分泌疾病、严重心血管疾病及传染病。

（3）孕妇曾有心内、心外畸形的不良生育史；孕妇有心脏病家族史。

（4）经检查已正式或怀疑胎儿有心内、心外畸形或染色体异常。

（5）胎儿生长受限、羊水过多、羊水过少。

（6）胎心率过快、过慢或心律不齐。

（7）妊娠 18～22 周为最适合的初次检查时间并自愿要求检查者。

胎儿 M 型超声心动图用于评价胎儿心室腔径、大动脉内径心室壁厚度、心律失常等，常在房室瓣水平、左室长轴和短轴切面中应用 M 型超声测量。应用超声心动图能够正确作出诊断的先天性心脏病有：室间隔缺损、房间隔缺损、动脉导管未闭、大血管转位、永存动脉干、单心房、单心室、左心发育不良右心发育不良、三尖瓣下移、法洛四联症等。胎儿超声心动图是目前诊断胎儿心律失常最有价值的方法。胎儿心律失常中以单纯性房性期前收缩最常见，室性期前收缩少见。由于开展胎儿超声心动图，已经能够将先天性心脏病的诊断提前到胎儿时期，这对先天性心脏病的治疗产生重要影响，在分娩之前手术矫治先天性心脏病已有可能成为事实。

（三）胎儿超声心动图的图像特点

1. M 型胎儿超声心动图常用波群

（1）心底波群：将取样线置于心底侧，显示的为右心室流出道、主动脉、左心房，和出生后雷同。本波群可测量主动脉和左心房的大小。

（2）心室波群：在左心室长轴和四腔心切面均可用取样线采得心室波群曲线。可左心室、右心室、室间隔及二、三尖瓣同时显示，在出生后无法采得。在本波群可测量心室及室壁的大小和厚度，根据 E 峰判定有无胎儿心律不齐。

2. 频谱多普勒特点

（1）胎儿二尖瓣频谱 E 峰小于 A 峰，和出生后正常人正相反。由于被动充盈的 E 峰较主动的心房收缩形成的 A 峰小。至妊娠末期可变为 E 峰大于 A 峰。

（2）主动脉血流速度较肺动脉为快。

（3）胎儿各瓣口血流速度正常值。最大流速：三尖瓣口：51.95 ± 19.4 mm/s；二尖瓣口：48.89 ± 20.8 mm/s。平均速度：三尖瓣口：$13.5+6.0$ cm/s；二尖瓣口：12.5 ± 5.2 cm/s；肺动脉瓣口：17.2 ± 8.0 cm/s；主动脉瓣口：18.0 ± 8.6 cm/s。

3. 彩色多普勒血流显像

（1）在四腔心和双房切面可见卵圆孔处呈持续性红色或蓝色过隔血流（R-L 分流），收缩期更鲜艳。

（2）二、三尖瓣口舒张期血流颜色一致，主动脉和肺动脉内收缩期血流颜色一致，于主动脉右侧有时同时见右肺动脉的血流显示。胎儿心内血流正常是较暗淡的红蓝两种血流，如出现鲜艳的花彩血流有利于查明畸形所在。

（四）胎儿超声心动图的几个常用切面

（1）四腔心切面：靠近脊柱的心房为左心房，同时左心房内可见卵圆孔瓣飘浮；左右心室的鉴别靠观察房室瓣的位置，三尖瓣隔瓣附着点更接近于心尖即右心室。双房大小近似，双室大小近似。

（2）左心室长轴切面：与出生后基本一致，心尖向左，心底为右侧。左心房仍较靠近脊柱。

（3）五腔心切面：与生后相同，此切面可显示室间隔缺损、主动脉骑跨。

（4）大血管短轴切面：与出生后基本相同，圆形主动脉位于右侧，条形肺动脉位于左前方。同时见肺动脉发育较主动脉稍粗大。

（5）主动脉弓及降主动脉切面：此为胎儿特有切面，可显示升主动脉、主动脉弓及其三条头臂干和胸主动脉，全貌呈"拐杖状"。

（6）动脉导管切面：亦为胎儿特有切面。在主动脉全程切面的基础上，稍旋转探头，即可见到动脉导管，动脉导管与右肺动脉呈直角关系。

（任　贺）

第十四节　胎儿早期超声检查

一、胎儿头臀长(CRL)

1.检查方法

声束通过胎儿间脑、菱脑、鼻骨、鼻尖、颏部、脊髓、外生殖器等做正中矢状切面扫查，即可获得头臀长正中矢状切面。此切面扫查时应适当放大图像，在臀部和头部皮肤清晰可辨，处于自然伸展姿势时扫查。

2.观察内容

可观察到胎儿间脑、菱脑、鼻骨、鼻尖、脊髓、外生殖器等。

3.测量参数及方法

在胎儿自然伸展姿势时测量头臀长。应避免胎儿过屈或过伸，测量颅顶部皮肤到臀部皮肤外缘间的距离，测量 3 次取平均值。

二、胎儿颈后皮肤透明层(NT)

1.检查方法

声束通过胎儿间脑、菱脑、鼻骨、鼻尖、颏部、脊髓等作正中矢状切面扫查。扫查时尽可能将图像放大，使图像只显示胎儿。

2.观察内容

此切面上可清楚观察到 NT、间脑、菱脑、鼻骨、鼻尖、颏部、脊髓等。胎儿处于自然伸展姿势，NT 应尽可能在图像上呈水平位，清楚显示并确认胎儿背部皮肤(而非羊膜)。

3.测量参数及方法

测量 NT 厚度。在胎儿自然姿势(无过屈或过伸)时测量，垂直测量 NT 无回声的距离，测量最宽处，测量游标的内缘应置于无回声的 NT 的外缘，使测量游标的轻微移动只会改变测量结果 0.1 mm。应测量多次，并记录最大值。有颈部脑脊膜膨出、颈部脐带时，注意辨认，避免误测。有颈部脐带时，NT 测量应分别测量颈部压迹上、下两端最宽处的距离，并取两者的平均值。

三、胎儿鼻骨

1.检查方法

声束平面尽可能与鼻骨长轴相垂直,其他要求与 NT 测量切面相同,获取有一定倾斜角度(在 30°以内)的头颈上胸部正中矢状切面。

2.观察内容

此切面观察到鼻根、鼻尖及鼻骨呈 3 条强回声线,位于上方的线为皮肤强回声线,下方较粗且回声较上面皮肤明显增强者为鼻骨回声,第 3 条线与皮肤几乎相连但略高一点,则为鼻尖形成的短线。其他标准与 NT 切面相同。

3.测量参数及方法

主要观察鼻骨是否存在,怀疑鼻骨短小时,应测量鼻骨长度。鼻骨的测量:声束尽可能正对胎儿面部,显示前额、额骨、鼻、鼻骨、上下唇、下颌。放大至颜面部占屏幕的 2/3 以上。此切面可以测量鼻骨长度。

测量方法:光标置于鼻骨两端的外缘。

胎儿鼻骨长度正常值如下。

11～11+6 周:平均 2.3 mm(1.5～3.2 mm);

12～12+6 周:平均 2.6 mm(1.4～4.2 mm);

13～14+6 周:平均 2.9 mm(2.1～3.8 mm)。

在此切面不应显示眼眶,鼻骨显示不清时,应注意声束入射角是否得当,避免因声束入射角度不当误诊为鼻骨缺如或发育不良,此时应调整声束角度或加扫鼻骨横切面及冠状切面进一步确认鼻骨情况。

四、胎儿颅脑及颜面

1.检查方法

声束平面从胎儿前额进入,通过胎儿侧脑室对胎儿颅脑进行横切面扫查,即可获得侧脑室水平横切面;然后声束平面以前额为基点,向胎儿尾侧扫查,依次可获得小脑水平横切面、双眼球冠状切面和 鼻后三角冠状切面。

(1)侧脑室水平横切面:可观察到强回声的脑中线把两侧大脑半球分开,两侧大脑半球内主要为侧脑室及其内的脉络丛占据,大脑实质仅表现为侧脑室周围薄层低回声带,强回声脉络丛几乎充满两侧侧脑室。侧脑室横切面主要观察脑中线是否存在,左右大脑半球是否对称等。

(2)小脑横切面:可观察到脑中线、丘脑、小脑、第四脑室及颅后窝池等。小脑横切面主要观察脑中线是否存在,颅后窝池是否存在等。

(3)双眼球冠状切面:可观察到双眼球、硬腭、下颌骨、双耳等。双眼球冠状切面主要观察双侧眼球是否存在、大小及位置,双耳是否存在,硬腭是否连续完整等。

(4)鼻后三角冠状切面:可观察到两块鼻骨、上颌骨、上牙槽及下颌骨等结构。鼻后三角冠状切面主要观察鼻骨是否存在,上牙槽是否连续完整等。

五、胎儿心脏

1.检查方法

声束从心尖部进入,在膈肌稍上方横切胸腔,即获得心尖四腔心切面;声束平面向胎儿头侧偏斜,即可获得三血管气管切面图像。

2.四腔心切面

(1)观察内容:四腔心切面主要观察心脏位置,心尖指向,心轴,左、右房室大小,房室瓣情况等。

(2)测量参数及方法:三尖瓣频谱的测量。取样门置于三尖瓣口,获得频谱后,观察收缩期(前一心动周期 A 峰与本周期 E 峰之间的时期)有无反流,测量反流最高速度并判断反流持续时间是否超过收缩期的 1/2。多普勒角度应尽可能减小(小于 30°为宜);适当增大取样门(≥3 mm)及加快扫描速度有利于获得高质量的频谱。取样门勿过于靠近房室间隔,以免受到主、肺动脉等的干扰。

3.三血管气管切面

观察内容:主要观察肺动脉、主动脉弓、上腔静脉排列关系,血管数目,血管径线,血流方向等。3VT 切面显示从左向右依次显示肺动脉、主动脉弓和上腔静脉,肺动脉和主动脉弓排列呈"V"形,两者血流方向相同。彩色多普勒血流成像对这些结构显示更清楚。

六、胎儿腹部

1.检查方法

声束通过胎儿上腹部的胃泡、肝脏横断扫查,可获得上腹部横切面图,然后声束平面向胎儿尾侧平移扫查,通过脐带腹壁插入口时,可获得脐带腹壁插入口横切面。通过膀胱时,可即获得膀胱水平横切面。

2.腹部横切面

(1)观察内容:腹部呈圆或椭圆形,脊柱为横切面,可见胃泡位于左侧,肝脏位于右侧。

(2)测量参数及方法:静脉导管频谱的测量。静脉导管:在脐静脉近心段和右心房之间寻找流速增快的节段即胎儿静脉导管部位,取样框置于流速增快节段的中部,获得频谱后评价 A 波的类型(心房收缩期 A 波消失或反向时为 A 波异常)。

在头臀径>45 mm、胎儿相对静止时测量。多普勒入射角度应<60°;取样门尽可能减小(≤1 m)以降低下腔静脉及肝静脉的频谱信号干扰。

3.脐带腹壁插入口横切面

观察内容:可见脐带腹壁入口位于前腹壁中央,与后腹壁脊柱回声连成一直线构成此平面的前后中轴线;观察腹壁完整性与连续性,脐带腹壁入口处位置是否正常、有无包块或肠管外翻等。

4.膀胱水平横切面

可见无回声的膀胱,位于盆腔内,彩色血流模式下在膀胱的两侧各有 1 根脐动脉,略向脐孔处旋转探头,可见脐血管在腹正中处进入脐带内。观察脐动脉数目,膀胱位置、大小及壁的厚度等。

七、胎儿肢体

1.检查方法

声束通过一侧上肢作冠状或矢状扫查,即可获得一侧上肢冠状或矢状切面;声束通过一侧下肢作冠状或矢状扫查,即可获得一侧下肢冠状或矢状切面。对每一肢体按此方法逐一扫查,不漏检任何一条肢体。

2.上肢冠状或矢状切面

观察内容:应显示上臂及其内的肱骨,前臂及其内尺、桡骨,手掌及手指。骨的长度、回声强度、数目及形态,肢体是否存在或缺如,手的形态是否正常。此孕期胎儿呈张手状态,易观察到手指数目。

3.下肢冠状或矢状切面

应显示大腿及其内的股骨,小腿及其内胫、腓骨,足。主要观察骨的长度、回声强度、数目及形态,肢体是否存在或缺如,足形态是否正常。

八、胎盘

1.检查方法

全面扫查胎盘,在胎盘表面寻找脐带插入口。正常胎盘附着于子宫肌层内侧,呈圆盘状,在胎盘入口处的脐带与胎盘表面的脐血管呈"人"字形。应使用彩色或能量多普勒显示胎盘脐带入口处。

2.胎盘内部回声

发现异常回声,如占位、囊肿及绒毛膜下较大范围的液性暗区(长径>5 cm),应予记录。

3.胎盘位置

判断胎盘在子宫内的附着位置,并观察胎盘与宫颈内口的关系。除非胎盘完全覆盖宫颈内口,一般在早孕期不做前置胎盘的提示。

4.剖宫产瘢痕

对于剖宫产术后再次妊娠的孕妇,应着重观察胎盘与瘢痕的关系,以除外瘢痕妊娠及胎盘植入。

5.脐带胎盘

入口处观察脐带胎盘入口的位置以除外球拍状胎盘、帆状胎盘、血管前置等。

九、羊水

1.检查方法

全面显示宫腔范围内的羊水分布情况。

2.观察内容

羊膜囊形态是否饱满,和胎儿肢体是否有粘连,胎儿躯体是否完全位于羊膜囊内。测量参数及方法:测量最大羊水池深度。探头垂直于孕妇腹壁,测量最大羊水池深度。

十、宫颈

1.检查方法

经腹扫查,探头置于耻骨联合上方,纵切宫颈,显示宫颈管。

2.观察内容

宫颈内口及宫颈内口与胎盘下缘位置关系。

(任　贺)

第十五节　中孕期胎儿超声检查

一、丘脑水平横切面

1. 检查方法

声束从胎儿颅骨的颞侧进入,垂直于脑中线,横切胎儿颅脑。要求清楚显示脑中线、透明隔腔、两侧丘脑对称及丘脑之间的裂隙样第三脑室。同时,环状颅骨高回声呈椭圆形,左右对称。

2. 观察内容

(1)环状颅骨高回声:呈椭圆形,左右对称,完整连续,有时在环状颅骨高回声两侧出现回声失落(由于声束的入射角过大,>20°)。

(2)脑中线:脑中线居中,不连贯。

(3)透明隔腔:在脑中线的前 1/3 处,呈方形或梯形无回声,左右两侧见等号样强回声。

(4)丘脑:位于图像中央、中线两侧,呈对称的卵圆形低回声。

(5)第三脑室:两侧丘脑中间的缝隙为第三脑室,其宽度正常时小于 2 mm。大脑及大脑外侧裂可清楚显示。

3. 测量参数及方法

在此切面测量双顶径及头围。测量透明隔腔。

(1)双顶径(BPD)的测量方法:测量近端颅骨骨板外缘至远端颅骨内缘的距离。

(2)头围(HC)的测量方法:利用超声设备具有椭圆形测量功能,将椭圆形测量标尺放置于颅骨回声的外缘直接测量 HC。

(3)透明隔腔的测量方法:测量透明隔腔无回声的最大左右径,将取样点放置于两侧等号样强回声的内侧缘,正常透明隔腔左右径不大于 10 mm。

二、侧脑室水平横切面

1. 检查方法

在获得丘脑水平横切面后,声束平面平行向胎儿头顶方向稍移动或探头由颅顶部向下方平行移动,即可获此切面。侧脑室后角显示清楚,图像可显示两侧丘脑、脑中线。侧脑室额角侧壁几乎和大脑镰相平行,枕角向两侧分开离脑中线较远。

2. 观察内容

环状颅骨高回声、脑中线、透明隔腔、丘脑、第三脑室、大脑、大脑外侧裂的图像特征与丘脑水平横切面相似,但在此切面上侧脑室后角内有高回声脉络丛,前角可显示侧壁,几乎与大脑镰平行。

3. 测量参数及方法

测量侧脑室后角宽度。侧脑室后角宽度的测量方法:在侧脑室体部近后角内缘处测量,垂直于侧脑室壁切缘。整个妊娠期间,胎儿侧脑室后角宽度均应小于 10 mm。测量后角宽度及前角侧壁到脑中线的距离,可判断有无脑室扩张及脑积水。中孕期时,由于侧脑室内脉络丛呈高回声,其远侧的大脑皮质回声低或极低,应注意和侧脑室扩张或脑积水相区别。

三、经小脑横切面

1.检查方法

在获得丘脑平面后声束略向尾侧旋转,即可获此切面。要求同时显示清晰的小脑半球且左右对称以及前方的透明隔腔,环状颅骨高回声左、右对称,呈椭圆形。

2.观察内容

(1)颅骨强回声环、脑中线、透明隔腔、丘脑、第三脑室、大脑、大脑外侧裂的图像特征与丘脑水平横切面相似。

(2)在此切面上小脑半球呈对称的球形结构,最初为低回声,随着妊娠的进展其内部回声逐渐增强,晚孕期显示出一条条排列整齐的高回声线为小脑裂,两侧小脑中间有高回声的蚓部相连。蚓部的前方有第四脑室,后方有颅后窝池。

(3)大脑脚位于小脑前方,丘脑后下方,属于中脑的构成部分,在声像上呈类圆形的低回声结构。

3.测量参数及方法

测量小脑横径、颅后窝池。

(1)小脑横径测量方法:取样点放置于左右小脑半球的两侧边缘处,正常小脑横径随孕周而逐渐增长。在孕 24 周前,小脑横径约等于孕周(以 mm 为单位,如 20 mm 即为孕 20 周),孕 20~38 周平均增长速度为每周 1~2 mm,孕 38 周后平均增长速度约为每周 0.7 mm。

(2)颅后窝池宽度测量方法:取样点放置于小脑蚓部后缘及颅骨强回声内缘,正常中孕时颅后窝池宽度小于 10 mm。

四、双眼球横切面

1.检查方法

以标准双顶径测量平面为基准,探头向颅底方向平行移动,可显双眼球切面,探头尽可能移向胎儿面部前方进行横切扫查。以胎儿双侧眼球及晶状体同时显示且双侧眼球大小相等、晶状体大小相似的横切面。

2.观察内容

可显示双侧晶状体及眼球,且双侧晶状体及眼球大小基本相等。

3.测量参数及方法

常用于测量胎儿眼外距、眼内距,并计算眶间距之比。游标置于眶外缘处进行测量,即为眼外距。游标置于眶内缘处进行测量,即为眼内距。正常胎儿眶间距之比(眼内距/眼外距)约为 1∶3。

五、颜面部正中矢状切面

1.检查方法

在横切面的基础上,旋转探头,使声束的方向尽量与横切面垂直,再平行移动声束平面,通过胎儿鼻尖处作矢状切面扫查可获得此切面。

2.观察内容

前额、鼻根、鼻梁、鼻尖、鼻柱、上唇、口裂、下唇、下颌及其深部的骨性结构如额骨、鼻骨、上颌骨牙槽突及其内的乳牙、下颌骨牙槽突及其内的乳牙,还可观察到口腔及其内的舌,下巴则表现为有一定曲度的 S 形。

3.测量参数及方法

鼻骨的测量:鼻骨的测量方法:切面要求鼻尖显示的同时只显示鼻柱,不能显示鼻孔,不能显示眼眶回声。测量光标置于鼻骨强回声上下两端的外缘。

六、颜面部冠状切面

1.检查方法

在获得丘脑水平横切面后,探头旋转 90°进行冠状切面扫查,即可获得颅内结构的冠状切面,再将声束平面平行向颜面部方向移动,可以获得一系列颜面部冠状切面图像,声束平面通过鼻、上唇、下唇及颏部,即可获得鼻唇冠状切面。

2.观察内容

(1)可显示鼻的外形、双侧鼻孔、鼻翼、鼻柱。

(2)上唇及人中、上下唇是否连续完整、颏部及口角的观察。

七、脊柱超声扫查

脊椎超声扫查包括脊柱矢状面、冠状切面、横切面。主要了解脊柱的连续性、弯曲情况(包括后凸、侧凸等)、长度、表面皮肤及皮下组织的连续性、有无包块突出,椎体及椎弓形态、大小、数目及骨化程度,椎管形态、宽度及其内脊髓情况等。

1.脊柱矢状面

(1)检查方法:声束平面从胎儿的背部或腹部进入,作正中矢状切面扫查,即可获得脊柱的矢状切面。一般主张从胎儿背部入射,脊柱图像更清楚。

(2)观察内容:在此切面上脊柱呈两行排列整齐的串珠状平行高回声带,从枕骨延续至骶尾部并略向后翘,最后汇合在一起。在腰段膨大,两高回声带增宽,两高回声带之间为椎管,其内有脊髓、马尾等,妊娠中晚期,在 2～3 腰椎处可见脊髓圆锥。

2.脊柱冠状切面

(1)检查方法:探头移向胎儿的两侧从腋后线纵切胎儿脊柱,可获得脊柱的冠状切面。

(2)观察内容:在近腹侧的冠状切面上可见整齐排列的 3 条平行高回声带,中间的高回声带为椎体,两侧的高回声带为椎弓骨化中心。在偏向背侧的冠状切面上,脊柱仅表现为由椎弓骨化中心组成的两条平行高回声带,中央的椎体骨化中心不显示。

3.脊柱横切面

(1)检查方法:在矢状切面的基础上,探头旋转 90°时,即获得脊柱横切面。

(2)观察内容:在此切面上脊柱表现为 3 个高回声骨化中心,呈"品"字形排列,位于背部两侧高回声骨化中心为椎弓板,呈"八"字形排列,位于前方中间的高回声骨化中心为椎体。脊柱表面皮肤完整,脊髓呈低回声。

八、四肢超声扫查

1.胎儿上肢超声扫查

包括肩胛骨横切面、肱骨长轴切面、前臂纵切面和横切面、手切面。

(1)肩胛骨横切面

1)检查方法:声束通过双侧肩胛骨对胎儿上胸部作横切面,即可获得肩胛骨横切面。

2)观察内容:该切面上肩胛骨位于背部两侧,紧贴骨性胸廓表面,左右对称,呈"八"字形短棒状强回声,脊柱为横切面。了解肩胛骨是否存在、左右是否对称、有无发育不良或缺如等。

(2)肱骨长轴切面

1)检查方法:沿一侧肩胛骨的肩峰方向寻找该侧的肱骨并显示肱骨短轴切面,探头旋转90°后即可显示肱骨长轴切面。正常骨化良好的肱骨呈平直的高回声,后方伴明显声影。在肩关节侧可见低回声肱骨头,在肘关节侧可见肱骨髁。

2)观察内容:主要了解肱骨形态、有无骨折与弯曲、长度及骨化程度、肱骨头内次级骨化中心等。正常肱骨呈平直的高回声,后方伴明显声影,肱骨头内次级骨化中心在 36 周后出现,可被超声检出。

3)测量参数及方法:测量肱骨长度。清晰显示骨干两端骨化的干骺端,测量骨化的干骺端之间的最长直线距离,超声入射线与股骨的夹角,通常建议在 45~90°之间。每个标尺放置在骨干两侧骨化的干骺端边缘,不包括远侧的骨骺,注意避免形成三角形凸出状的伪影,可造成股骨边缘延伸的假象并引起测量误差。

(3)前臂纵切面和横切面

1)检查方法:显示肱骨后,沿着上肢的自然伸展方向追踪显示出前臂尺、桡骨纵切面,然后探头旋转 90°横切前臂,可获得前臂横切面,进一步确认前臂有尺、桡两骨。正常前臂内尺、桡两骨初级骨化中心远端在同一平面上,但尺骨初级骨化中心较桡骨长,其近端两骨不齐平,尺骨较桡骨长,更靠近肱骨,超声可据此区别尺骨和桡骨,有时纵切面仅能显示前臂内 1 根骨,此时需横切前臂辅助诊断。

2)观察内容:主要了解前臂内骨骼的数目、形态、有无骨折与弯曲、长度及骨化程度等。

(4)手切面

1)检查方法:在获得前臂纵切面后,探头此时继续向前臂末端扫查,显示出手腕、手掌及掌骨、手指及指骨回声,并观察手的姿势及其与前臂的位置关系。胎儿手呈张手状态时,手掌、掌骨、手指及其内指骨均可清晰显示;手呈紧握拳状时,切面上手呈握拳状,手指显示不清。

2)观察内容:主要观察胎儿手指的数目和形态、结构、大拇指的有无、形态、结构、大拇指与其余四指的相互关系,以及其与手掌、手腕的关系、手的姿势等。观察手指与指骨时应尽可能观察到其冠状切面而不是短轴切面。

2.胎儿下肢超声扫查

包括髂骨横切面、股骨长轴切面、小腿长轴切面与横切面、足底平面。

(1)髂骨横切面

1)检查方法:声束通过双侧髂骨对胎儿盆腔作横切面,即可获得髂骨横切面。髂骨位于盆腔背部两侧,左右对称,呈"八"字形短棒状高回声,脊柱为横切面。

2)观察内容:了解髂骨是否存在、左右是否对称、有无发育不良或缺如等。此外,此切面可测量髂骨角大小,正常胎儿组平均髂骨翼角度为 63.1°±20.3°,髂骨角增大可作为胎儿染色体异常尤其是 21-三体的软指标之一,21-三体为 80°±19.7°。以髂骨翼角度≥90°,作为异常判断标准,可检出 90%的 21-三体胎儿阳性预测值 33%。

(2)股骨长轴切面

1)检查方法:沿一侧髂骨的髋关节方向寻找该侧股骨并显示股骨短轴切面,探头旋转 90°后即可显示股骨长轴切面。正常骨化良好的股骨呈平直的高回声,后方伴明显声影,近端有低回声的股骨头和大转子,远端有骺软骨。

2)观察内容:主要了解股骨形态、有无骨折与弯曲、长度及骨化程度,正常股骨呈平直的高回声、后方伴明显声影。

3)测量参数及方法:测量股骨长度。股骨长度的测量方法:清晰显示骨干两端骨化的干骺端,测量干骺端之间的最长直线距离。超声入射线与股骨的夹角,通常建议在 $45°\sim90°$ 度之间。每个标尺放置在骨干两侧骨化的干骺端边缘,不包括远侧的骨骺,注意避免形成三角形凸出状的伪影,可造成股骨边缘延伸的假象并引起测量误差。

(3)小腿长轴切面与横切面

1)检查方法:显示股骨后,沿着下肢的自然伸展方向追踪显示出小腿内胫、腓骨纵切面,然后探头旋转 90°横切小腿,可获得小腿横切面,进一步确认小腿内的胫、腓两骨。正常小腿内有胫、腓两骨初级骨化中心,两骨上下两端均齐平,胫骨位于小腿内侧较粗,腓骨位于小腿外侧较细,超声可据此区别胫骨和腓骨,有时纵切面仅能显示小腿内 1 根骨,此时需横切小腿辅助诊断。

2)观察内容:主要了解小腿内骨骼的数目、形态、有无骨折与弯曲、长度及骨化程度等。

(4)足底平面

1)检查方法:显示小腿纵切面后,探头此时继续向足方向移动,到足水平探头旋转 90°。即可获得足底平面。此切面上同时显示足底前端足趾(前足部)、足弓(中足部)和足跟(后足部)。

2)观察内容:主要观察胎儿足趾的数目和形态、结构以及足与小腿的关系、足的姿势等。正常足与小腿骨骼的关系是小腿骨与足底平面垂直,即在显示小腿骨骼长轴切面时,只能显示足跟部,不能显示足底平面。

九、正常胎儿肺与膈肌超声扫查

正常胎儿肺与膈肌超声扫查包括双肺横切面、双肺与膈肌矢状切面、双肺与膈肌冠状切面。

1.双肺横切面

(1)检查方法:探头与胎儿长轴垂直横切于胸部,包含两条对称的完整肋骨,即四腔心切面。

(2)观察内容:正常胎儿胸部轮廓规则,强回声的肋骨完整且有正常弯曲,无变形,可见外围软组织及皮肤层。胸椎位于背侧正中,胸骨位于前胸部正中,胸骨在第二孕期末开始骨化。心脏面积约占胸廓面积的 1/3,其中 2/3 位于左侧胸腔内,心尖指向左前方。双肺呈半月形包绕心包及其内的心脏,两侧基本对称,双肺呈高回声,内回声均匀一致,未见明显占位及异常回声,随孕周进展,肺脏回声逐渐增强,没有纵隔移位的表现,纵隔局部没有包块,心脏未见移位及受压。胸腺位于心脏三血管切面前方。

(3)测量参数及方法:必要时,测量胸围、肺周长、肺体积。①胸围的测量方法:四腔心水平胸腔横切面为测量胸围的标准切面。沿肋骨外缘测量胸围周长,不包括皮肤及皮下脂肪层;②肺周长的测量方法:取四腔心切面,清晰显示双侧肺脏与胸壁、心脏的交界面,沿肺脏外缘描绘测量肺周长;③肺体积的测量方法:可根据二维超声测量肺的各个径线再通过公式计算体积,也可直接利用三维超声计算软件得出体积。

2.双肺与膈肌矢状切面

(1)检查方法:声束平面从胎儿胸部左侧或右侧前方或后方进入,通过左、右肺做胎儿胸腔矢状切面扫查,可获得左或右肺矢状切面。要求清楚显示双肺,尾侧可观察到膈肌和胃泡。

(2)观察内容:主要观察肺、膈肌,心脏和胃泡回声相对于膈肌的位置,胸腔内有无异常回声。正常情况下,肺呈均质回声,回声强度略高于肝脏。膈肌呈弧形低回声薄带结构,凸面向胸腔,分隔胸腔和腹腔,胃位于膈肌下方腹腔左侧,肝位于膈肌下方腹腔右侧,心脏位于膈肌上方胸腔。

3.双肺与膈肌冠状切面

(1)检查方法:声束平面从胎儿胸部左侧或右侧近似腋中线进入,通过双肺做胸腔冠状切面扫查。

(2)观察内容:左、右肺肺尖基本位于同一水平,右肺下界略高于左肺,双肺呈高回声,均匀一致。膈肌呈完整的低回声带,凸向胸腔,将胸腔与腹腔内容物(如肝、胃及肠等)分开,胃位于膈肌下方腹腔左侧,肝位于膈肌下方腹腔右侧,心位于膈肌上方胸腔。

十、上腹部横切面

1.检查方法

探头在孕妇腹部沿胎儿纵轴方向由头侧向足侧移动,显示胎儿腹部脏器后旋转探头90°做垂直于脊柱的胎儿腹部横切面。尽可能呈圆形,两侧肋骨对称,需显示胃泡和脐静脉,不应显示肾脏或胸腔脏器。

2.观察内容

(1)腹壁及背部全层连续完整;脊柱椎体横断面显示椎体及两侧椎弓的骨化中心呈"品"字形强回声结构。

(2)胃泡位于左上腹,呈椭圆形或牛角形无回声,可见蠕动,胃的大小随孕周的增大而增大,大小变化范围较大,受胎儿吞咽羊水及胃排空的影响明显,因此不同胎儿胃的大小可不同,同一胎儿在不同时刻检查亦可不同。

(3)肝脏大部分位于右侧,少部分位于中线偏左,呈均匀一致等回声,回声略高于肺组织,内无占位。

(4)脐静脉正对脊柱,向上向后走行,弯向右侧,入肝组织和门静脉窦,在门静脉窦处经静脉导管入下腔静脉,呈弧形管状结构,CDFI可见管腔内血流信号充盈良好,多普勒频谱为单相静脉频。

(5)胆囊位于脐静脉右侧,近腹壁但与腹壁不相连,呈梨形或长茄形,内呈无回声,透声好,内部及周边无异常回声及占位。

(6)腹主动脉位于脊柱左前方,呈一管状结构横断面。腹主动脉右前方可见另一管状结构横断面,为下腔静脉,CDFI均可见管腔内血流信号充盈良好,颜色不同(血流方向相反)。

(7)脊柱两侧近背部可见双侧肾上腺,右侧肾上腺位于下腔静脉后、右侧膈肌脚的侧面,左肾上腺位于左侧膈脚和腹主动脉侧面。右侧肾上腺呈三角形,左侧肾上腺呈新月形,周围为低回声的皮质,中央为线条状强回声的髓质,随孕周增加,中央强回声线可逐渐增厚。

(8)脾脏位于胃泡的左后方,左侧肾上腺的外侧,超声显示呈等回声的月牙形或三角形,内部回声均匀。

十一、双肾超声扫查

双肾超声扫查包括双肾横切面、纵切面、冠状切面。

1.双肾横切面

(1)检查方法:在上腹部横切面基础上将探头平行向胎儿足侧移动,声束穿过胎儿双肾,获取肾横切面。

(2)观察内容:观察双肾的有无、位置、大小、形态、结构及回声等。正常肾脏横切面呈椭圆形,分别位于脊柱两侧。肾皮质位于肾脏外缘,呈强度略低于肝和脾的等回声,髓质位于皮质内侧,强度较皮质更低,呈弱回声,肾盂位于肾脏中央近肾门处,近似管状,内呈无回声。正常肾脏皮质及髓质内无占位及异常回声。

(3)测量参数及方法:在横切面测量肾的最大横径及肾盂宽度(前、后径)。

肾盂正常值:妊娠28周前小于5 cm,妊娠28周后应小于7 cm。

3.测量参数及方法

测量腹围。必要时测量胃泡。

(1)腹围的测量方法:腹围应于皮肤线外缘进行测量,可用超声设备的椭圆形功能进行直接测量。

(2)胃泡的测量方法:胃泡长径测量为无回声最大长轴切面上的最大径(形态呈弯曲状时用折线法测量长径),前、后径为同一切面上垂直于长径的最大径线。左、右径为垂直于最大长轴切面的胃体横切面上的左、右最大径线。注意测量的前、后径及左、右径均为针对该脏器长轴而言,而非针对胎儿体位而言。

2.双肾纵切面

(1)检查方法:在胎儿脊柱矢状切面基础上将探头分别向脊柱的两侧移动,获得左(右)肾纵切面。

(2)观察内容:正常肾脏矢状切面呈长椭圆形,分别位于脊柱两侧。纵切面双肾上方可见肾上腺,左肾上腺上方可见胃泡回声。测量参数及方法:在纵切面可测量肾的最大上下径即长径,与之垂直测量其最大前后径。

3.双肾冠状切面

(1)检查方法:在矢状面或横切面基础上再次旋转探头,使声束从胎儿侧面进入,获取冠状切面。

(2)观察内容:正常肾脏冠状切面呈"蚕豆"状,分别位于脊柱两侧。彩色多普勒模式下于冠状切面可见双侧肾动脉由腹主动脉发出,双侧肾静脉汇入下腔静脉,左、右侧肾动(静)脉血流信号颜色不同(即方向相反)。

(任　贺)

参 考 文 献

[1] 邓秀莲,张桂欣,宁淑敏.妇产科临床急症手册[M].石家庄:河北科学技术出版社,2014.

[2] 沈鸿敏.女性生殖内分泌疾病临床指导与实践[M].北京:中国医药科技出版社,2015.

[3] 夏慧敏,龚四堂.儿科常见疾病临床诊疗路径[M].北京:人民卫生出版社,2014.

[4] 周文浩,程国强.新生儿疾病速查[M].北京:人民卫生出版社,2014.

[5] 王卫平.儿科学[M].8 版.北京:人民卫生出版社,2013.

[6] 单鸿丽,刘红.妇产科疾病防治[M].西安:第四军医大学出版社,2015.

[7] 王敏.现代临床妇产与儿科疾病诊疗[M].北京:科学技术文献出版社,2019.

[8] 亓学海.临床妇产与儿科疾病诊疗[M].北京:中国纺织出版社,2019.

[9] 王超.临床妇科病诊治[M].长春:吉林科学技术出版社,2019.

[10] 王生玲.新编临床妇产科疾病诊疗学[M].西安:西安交通大学出版社,2018.

[11] 黄晋.实用临床妇产与儿科诊疗学[M].长春:吉林科学技术出版社,2018.

[12] 田海珍.现代妇科与产科[M].上海:上海交通大学出版社,2018.

[13] 闫懋莎.妇产科临床诊治[M].武汉:湖北科学技术出版社,2018.

[14] 张娟.新编临床妇产与儿科学[M].长春:吉林科学技术出版社,2018.

[15] 刘淑兰.妇科常见病诊疗技术[M].天津:天津科学技术出版社,2018.

[16] 尹娟.现代妇科疾病诊治实践[M].天津:天津科学技术出版社,2018.

[17] 柳英丽.儿科临床指南[M].长春:吉林科学技术出版社,2016.

[18] 孙志群.现代儿科疾病学[M].长春:吉林科学技术出版社,2016.